国家中医药优势特色教育培训中医护理规划教材

总主编 徐桂华

“西学中”中医护理临床规培教程

主 编 徐桂华 胡 慧

中国中医药出版社
·北 京·

图书在版编目（CIP）数据

“西学中”中医护理临床规培教程 / 徐桂华，胡慧主编 . —北京：中国中医药出版社，2023.9（2024.4 重印）
国家中医药优势特色教育培训中医护理规划教材
ISBN 978-7-5132-8208-6

Ⅰ. ①西… Ⅱ. ①徐… ②胡… Ⅲ. ①中医学—护理学—岗位培训—教材 Ⅳ. ① R248

中国国家版本馆 CIP 数据核字（2023）第 099087 号

中国中医药出版社出版
北京经济技术开发区科创十三街 31 号院二区 8 号楼
邮政编码 100176
传真 010-64405721
河北品睿印刷有限公司印刷
各地新华书店经销

开本 889 × 1194 1/16 印张 32.25 字数 864 千字
2023 年 9 月第 1 版 2024 年 4 月第 2 次印刷
书号 ISBN 978 – 7 – 5132 – 8208 – 6

定价 126.00 元
网址 www.cptcm.com

服务热线 010-64405510
购书热线 010-89535836
维权打假 010-64405753

微信服务号 zgzyycbs
微商城网址 https://kdt.im/LIdUGr
官方微博 http://e.weibo.com/cptcm
天猫旗舰店网址 https://zgzyycbs.tmall.com

如有印装质量问题请与本社出版部联系（010-64405510）

《“西学中”中医护理临床规培教程》

编委会

主　编

徐桂华（南京中医药大学）　　胡　慧（湖北中医药大学）

副主编

严姝霞（南京中医药大学）　　毕怀梅（云南中医药大学）
王　芳（成都中医药大学）　　唐　玲（北京中医药大学）
周秀玲（长春中医药大学）　　冯　凤（山东中医药大学）

编　委（以姓氏笔画为序）

王云翠（湖北中医药大学）　　王秋琴（南京中医药大学）
王莉莉（河南中医药大学）　　王淑荣（黑龙江中医药大学）
尤　敏（安徽中医药大学）　　任　蓁（黑龙江中医药大学）
刘汉娇（深圳市中西医结合医院）　　刘晓芳（广西中医药大学）
何小娟（淮安市中医院）　　张晓英（山西省针灸医院）
周　坚（广州中医药大学）　　姜荣荣（南京中医药大学）
袁亚美（安徽中医药大学）　　徒文静（南京中医药大学）
徐　勰（南京中医药大学）　　徐东娥（浙江省立同德医院）
常丽娟（长春中医药大学）　　董春玲（上海中医药大学）
韩　琳（陕西中医药大学）　　谢　薇（贵州中医药大学）

前 言

没有全民健康，就没有全面小康。习近平总书记指出，加快推进健康中国建设，努力全方位、全周期保障人民健康，为实现“两个一百年”奋斗目标、实现中华民族伟大复兴的中国梦打下坚实健康基础。作为中华民族的瑰宝，中医药健康服务在助力健康中国建设中发挥着重要作用。“三分治，七分养”更是突出了中医护理在卫生健康事业中的优势和特色。如何培养一批实用性、专业化、专科化的中医护理人才队伍，构建普及型、骨干型、专科型的分层次中医护理人才培养体系，开展不同层次的中医护理人才规范化教育，适应全生命周期的健康需求是当务之急。

分层次、分类别培养一批热爱中医护理事业、理论水平扎实、专业技术精湛、科研能力突出的中医护理人才，提升中医护理队伍的专业素质、服务能力和科研水平，充分发挥中医护理在服务健康中国的重要作用，特编写国家中医药优势特色教育培训中医护理规划教材，包括《“西学中”中医护理临床规培教程》《中医护理骨干人才规培教程》《中医护理专科护士规培教程》等。

《“西学中”中医护理临床规培教程》面向西医院校毕业的护士，强化中医护理基本理论、基本知识和基本技能，实现国家中医药管理局对“西学中”100个学时的培训要求，具备基本的中医护理健康服务能力。

《中医护理骨干人才规培教程》面向具有一定的中医护理工作经历，且具备基本中医护理服务能力的护士，夯实中医护理基础理论，强化中医护理临证思维，提升辨证施护能力，在专科专病中医特色护理及中医适宜技术应用方面发挥特色和优势。

《中医护理专科护士规培教程》面向中医护理骨干人才，提高解决中医护理临床复杂问题的能力，加强中医护理科研素养，培养中医护理教育教学能力，提升中医护理管理能力，培养确有专长的中医护理高层次人才。

本套教材编写全面贯彻《中共中央 国务院关于促进中医药传承创新发展的意见》及《“十四五”中医药人才发展规划》通知的精神，循序渐进地培养能够彰显中医药特色，满足中医药传承精华、守正创新需求的中医护理特色人才队伍。

本套教材凝聚了全国中医护理教育、临床、管理专家的集体智慧，体现了编写团队齐心协力、求真务实、精益求精的工作作风，谨此向所有编写单位及个人致以衷心的感谢。

南京中医药大学徐桂华

2023年8月

编写说明

为全面贯彻国务院《中医药发展战略规划纲要（2016—2030年）》《关于加快中医药特色发展的若干政策措施》《关于深化医教协同进一步推进医学教育改革与发展的意见》中“西医学习中医”的相关精神，中国中医药出版社组织实施了国家中医药优势特色教育培训中医护理规划教材《“西学中”中医护理临床规培教程》的编写工作。

中医护理学是在中医学理论指导下，应用整体观念的理念，辨证施护的方法，传统的护理技术，指导临床护理、预防、养生、保健和康复的一门学科。

《“西学中”中医护理临床规培教程》共分为走进中医护理、认识中医护理、学习中医护理、实践中医护理、应用中医护理五篇，系统介绍了中医护理发展史、中医护理基础理论、四诊、辨证、经络腧穴、一般护理、常用养生功法、常用中医护理技术，以及常见病证的中医护理等主要内容，体现了中医护理基础理论、基本知识和基本技能及临床应用，注重对“西学中”护理人员中医护理临证思维、实践能力和创新能力的培养。

本教材紧扣护理学专业特点，力求做到应用面广、实用性强，体现了以下特点：

1. 体系完整，内容全面 本教材将中医护理理论体系分为五篇，从走进中医护理、认识中医护理、学习中医护理，到实践中医护理、应用中医护理，体系完整，内容全面，能够满足西医背景护理人员学习中医的需求。

2. 知识模块，重组完善 本教材整合中医护理基础理论、中医一般护理、中医护理技术、中医临床护理等版块，重组知识模块，如将推拿中的手法内容放到穴位按摩中，将中药方剂的内容放到用药护理中，完善知识模块的同时避免了内容的重复。

3. 图文并茂，配套视频 本教材将深奥的中医护理基础理论用自绘图表的形式呈现，并在经络腧穴、常用中医护理技术等章节插入大量图片，常用养生功法章节配套视频，临床常见病证的证候类型简化为表格形式，使教师好教，学生好学，临床好用。

本教材编写分工如下：第一章绪论、第二章中医护理的内涵与外延、第三章新时期中医护理发展与展望由徐桂华编写，第四章中医基础理论由徐桂华、王秋琴、谢薇、徒文静、刘汉娇编写，第五章四诊由王云翠编写，第六章辨证由王莉莉编写，第七章经络腧穴概要由姜荣荣编写，第八章中医护理的基本内容由胡慧、严姝霞、袁亚美编写，第九章常用养生功法由徐鹍、任蓁、王芳、何小娟编写，第十章常用中医护理技术由唐玲、张晓英、董春玲、王淑荣、刘晓芳编写，第十一章常见病证的中医护理由严姝霞、何小娟、周秀玲、唐玲、冯凤、尤敏、常丽娟、董春玲、王芳、王淑荣、周坚、韩琳、毕怀梅、刘晓芳、徐东娥编写。

本教材编写得到了中国中医药出版社和所有编者及所在单位的大力支持，在修改、审定本教材过程中，得到了南京中医药大学护理学院陈华、叶然、鹿竞文、黄丽娜老师的大力协助，在此表示衷心感谢。

教材在编写中难免有疏漏和不足之处，祈请各校师生与同道提出宝贵意见，以便进一步修订、完善。

《“西学中”中医护理临床规培教程》编委会

2023年6月

目　录

第四篇　实践中医护理

第五篇 应用中医护理

第一篇

走进中医护理

第一章
绪　论

中医学有数千年的历史，是中华民族在长期的生产与生活实践中认识生命、维护健康、战胜疾病的宝贵经验总结，是我国优秀的民族文化遗产的重要组成部分。它具有独特的理论体系、丰富的临床经验和科学的思维方法，是以自然科学为主体并与社会科学相交融的科学知识体系。

中医护理学是中医学的重要组成部分，是在中医学理论指导下，应用整体观念的理念、辨证施护的方法、中医护理适宜技术指导临床护理、预防、养生、保健和康复的一门学科。

第一节　中医护理学发展概况

中医护理学与中医学同步经历了起源、形成、发展等各个阶段。中医学历来主张“三分治，七分养”，养即护理。诸如将护、调护、调理、调摄、抚养、侍候等具有护理含义的词汇就散见于大量的中医文献之中。护理的职责一般由医者、医者的助手及患者的家属所分担，呈现出医中有护、医护合一的明显特征。

一、古代中医护理学的发展

（一）萌芽时期

早在远古时代，我们的祖先在与大自然作斗争的过程中逐步积累了大量护理知识。人类用树叶和兽皮做衣遮体避寒邪，形成了早期的生活起居护理。如《韩非子·五蠹》曰：“妇人不织，禽兽之皮足衣也。”《礼记·礼运》曰：“昔者……冬则居营窟，夏则居橧巢……未有麻丝，衣其羽皮。”在劳动中受伤后，人们学会用树枝固定骨折部位，用清澈的溪水冲洗伤口，成为骨折小夹板固定、伤口消毒处理的雏形。《淮南子·修务训》载：“神农……尝百草之滋味，水泉之甘苦，令民知所避就。当此之时，一日而遇七十毒。”表明人们开始懂得如何减少误食和中毒。伴随着火的使用，人类在取暖过程中，发现因受寒湿而引起的疼痛减轻，这就是原始的热疗法。原始人在用火过程中，偶然烧灼了皮肤表层，发现局部烧灼能够减轻某些疾病的症状，从而形成了原始的灸法。

（二）夏至春秋时期

夏至春秋时期，建立了最早的医学制度。周代有食医、疾医、疡医、兽医的医学分科，并开展除虫、灭鼠、改善环境卫生等防病调护活动。如《周礼·天官》中记述医师下设有士、府、史、徒等专职人员，“徒”兼有护理职能，负责看护患者。在这一时期，还出现了丰富的护理方

法。“喜、怒、哀、乐、爱、恶、欲之情，过则有伤”，说明对情志护理已有所认识。“凡疗疡，以五毒攻之，以五气养之，以五药疗之，以五味节之”，表明已认识到外科疮疡用药护理和饮食护理的重要性。《礼记》记载的“炮生为熟，令人无腹疾”，为食物的消毒灭菌提供了资料。“五日则燂汤请浴，三日具沐”“头有疮则沐，身有疡则浴”，为个人卫生提供了借鉴。“鸡初鸣，咸盥漱”成为口腔护理的最早记载。《诗经》“洒扫庭内”，《管子》“当春三月……抒井易水，所以去兹毒也”，记载了环境护理的内容。《枕中记·导引》所述“常以两手拭面，令人面有光泽，斑皱不生”，成为养颜美容的重要记载。

（三）战国至东汉时期

战国初期，我国现存最早的古医书《五十二病方》中记载了对伤口的冲洗消毒，如“犬所啮，令毋痛及易疗方：令啮者卧，而令以酒财沃其伤”。这是酒精处理伤口的最早记录。

战国至东汉时期，《黄帝内经》《伤寒杂病论》《神农本草经》等医药典籍的相继问世，标志着中医护理的初步形成，为中医护理确立了基本原则。

1.《黄帝内经》奠定了中医护理学的理论基础　《黄帝内经》是我国现存最早、比较完整的一部中医古典医学巨著，包括《素问》和《灵枢》两部分，各81篇。它系统论述了人体的结构、生理、病理，以及疾病的诊断、防治，在护理方面涉及生活起居护理、饮食护理、情志护理、用药护理、病情观察及部分护理技术等内容，奠定了中医护理学的理论基础。

（1）*《黄帝内经》与生活起居护理*　《黄帝内经》从“人与天地相应也”指出了人和自然界的统一性，这与我们现在说的整体观念是一致的。其云：“四时阴阳者，万物之根本也，所以圣人春夏养阳，秋冬养阴，以从其根，故与万物沉浮于生长之门。”“法于阴阳，和于术数，食饮有节，起居有常，不妄作劳。”提醒人们顺应四时气候，做好日常生活调护，避免疾病的发生。

（2）*《黄帝内经》与饮食护理*　如《素问·生气通天论》说：“膏粱之变，足生大疔，受如持虚……因而饱食，筋脉横解，肠澼为痔。”说明饮食调养要注意忌饱食及肥甘厚味之品。《素问·玉机真脏论》说：“浆粥入胃，泄注止，则虚者活；身汗得后利，则实者活。”指出食粥养胃、止泻，啜热稀粥发汗促使邪气外泄，增强人体正气。“毒药攻邪，五谷为养，五果为助，五畜为益，五菜为充，气味合而服之，以补益精气”，这一饮食原则与现代营养学中的平衡膳食要求基本一致。“病热少愈，食肉则复，多食则遗，此其禁也”等记载，提出了疾病恢复期，不可大补，否则“虚不受补”，为饮食护理提供了依据。

（3）*《黄帝内经》与情志护理*　《黄帝内经》中包含着丰富的情志护理内容，强调情志活动与脏腑功能密切相关，认为情志失调会导致气机紊乱，脏腑功能失调，从而诱发或加重病情，如“怒伤肝、喜伤心、忧伤肺、思伤脾、恐伤肾”；“精神不进，志意不治，故病不可愈”。此外，《黄帝内经》中还记载了情志相胜法、说理开导法等情志调护的方法。如“悲胜怒，恐胜喜，怒胜思，喜胜忧，思胜恐”，这是根据五行之间相生相克关系的原理，用相互克制的情志来转移和干扰对机体有害的情绪，以达到调和情志的目的，此乃中医情志调护的一大特色，为历代医家广泛使用。“告之以其败，语之以其善，导之以其所便，开之以其所苦”，此种开导法对现代心理护理有着重要的指导意义，调护者对患者做耐心细致的思想工作，晓以利害，使其遵守医嘱，配合治疗护理。重视心理调护，调动患者的主观能动性，使其积极配合治疗和护理，是中医护理的一大特点。

（4）*《黄帝内经》与用药护理*　如《素问·脏气法时论》指出：“肝苦急，急食甘以缓之……心苦缓，急食酸以收之……脾苦湿，急食苦以燥之……肺苦气上逆，急食苦以泄之……肾

苦燥，急食辛以润之，开腠理，致津液，通气也。”以五行生克理论为依据，阐述五脏疾病用药护理。《灵枢·四时气》有关于水肿用药护理的记载：“方饮无食，方食无饮，无食他食，百三十五日。”阐明水肿患者在服利尿药期间的注意事项，同时强调了水肿的饮食禁忌。

（5）《黄帝内经》与病情观察　《素问·脉要精微论》载：“中盛脏满，气盛伤恐者，声如从室中言，是中气之湿也。言而微，终日乃复言者，此夺气也。”即通过观察呼吸频率和声音来判断中气的虚实，指出了病情观察的要点。《素问·五脏生成》云：“五脏之气，故色见青如草兹者死，黄如枳实者死，黑如炲者死，赤如衃血者死，白如枯骨者死，此五色之见死也。青如翠羽者生，赤如鸡冠者生，黄如蟹腹者生，白如豕膏者生，黑如乌羽者生，此五色之见生也。”指出望色的要领以滋润光滑、颜色鲜明而含蓄为有生气，若枯槁不泽、晦暗无神则为败象，并以色之善恶判断疾病的轻重和预后的吉凶。

（6）《黄帝内经》与护理技术　《黄帝内经》记载的中医护理技术有针刺、灸法、推拿、刮痧、敷贴、热熨等。《素问·举痛论》云：“寒气客于背俞之脉，则脉泣，脉泣则血虚，血虚则痛。其俞注于心，故相引而痛。按之则热气至，热气至则痛止矣。”指出寒邪侵袭所致的疼痛可通过按摩推拿来缓解。《素问·骨空论》曰：“失枕，在肩上横骨间，折，使揄臂，齐肘正，灸脊中。”介绍了落枕患者灸治时的取穴方法。《素问·玉机真脏论》曰：“今风寒客于人……或痹不仁肿痛，当是之时，可汤熨及火灸刺而去之。”指出风寒侵入经络，发生麻痹或肿痛等症状时，可用汤熨、火罐、艾灸、针刺等方法以散邪。

2.《伤寒杂病论》开创辨证施护先河　《伤寒杂病论》为东汉末年张仲景所著。该书问世不久，因战乱而散佚，后经王叔和搜集整理而成现今的《伤寒论》与《金匮要略》。前者以六经辨伤寒，后者以脏腑论杂病。在形成中医辨证论治理论体系的同时，也为中医护理的辨证施护开创了先河。该书在生活起居护理、饮食护理、情志护理、用药护理、临证护理及中医护理技术操作等方面都有了较大的进展，起到了承上启下、继往开来的作用。

（1）《伤寒杂病论》与护理技术　该书有关护理技术的记载十分丰富。

①首创灌肠法：《伤寒论·辨阳明病脉证并治》曰：“阳明病……当须自欲大便，宜蜜煎导而通之。若土瓜根及大猪胆汁，皆可为导。”“又大猪胆一枚，泻汁，和少许汁醋，以灌谷道内，如一食顷，当大便出宿食恶物，甚效。”这是关于灌肠法的最早记载。②最早开展复苏术：《金匮要略·杂疗方》曰：“徐徐抱解，不得截绳，上下安被卧之；一人以脚踏其两肩，手少挽其发，常弦弦，勿纵之；一人以手按据胸上，数动之；一人摩捋臂胫，屈伸之；若已僵，但渐渐强屈之，并按其腹。如此，一炊顷，气从口出，呼吸眼开，而犹引按莫置，亦勿苦劳之。”这段文字记载了自缢的抢救复苏过程，呈现人工呼吸、胸外心脏按压的雏形。这是迄今世界上最早关于心肺复苏抢救技术的记载。③其他护理技术：该书记载了熏洗法、坐浴法、舌含法、热熨法、艾灸法、搐鼻法等。如用百合煎汁洗，治心肺阴虚之证候；狐惑病蚀于下者，用苦参汤外洗等。《金匮要略·杂疗方》还记载有抢救“尸厥”“卒死”等昏迷垂危患者，用“捣薤汁灌耳中”“雄鸡冠割取血，管吹内鼻中”“吹皂荚末鼻中”，以及“菖蒲屑内鼻两孔吹之”等法。

（2）《伤寒杂病论》与用药护理　该书记载了大量方药的用药法，如汤药的煎煮法，服药的温度、时间、次数，药后的观察，服药的注意事项及饮食宜忌等，并确立了辨证施护原则。如服桂枝汤后，所载“服已须臾，啜热稀粥一升余，以助药力，温覆令一时许，遍身漐漐微似有汗者益佳”；“凡服汤发汗，中病即止，不必尽剂也”，为服药护理，以及药后观察提供了依据。

（3）《伤寒杂病论》与饮食护理　该书重视饮食调护，强调饮食的禁忌原则，并有专篇论述禽兽鱼虫禁忌和果实菜谷禁忌。如《金匮要略·痰饮咳嗽病脉证并治》曰：“得快下后，糜粥自

养。”指出对腹泻的患者，应先给予清淡饮食，待胃肠功能恢复后再逐渐恢复正常饮食。

3.《神农本草经》详细阐述用药护理 该书是我国现存最早的药物学专著。书中载药365种，根据药物毒性的大小将药物分为上、中、下三品，寒、凉、温、热四性，以及酸、苦、甘、辛、咸五味，并提出君臣佐使、七情和合等理论，明确了“治寒以热药，治热以寒药”的用药原则，为后世中药的理论体系奠定了基础，对临床用药护理亦具有重要意义。此书指出临床用药中要注意密切观察和记录药物的增效与减效、有毒与无毒的各种临床变化。对有毒性作用的药物，要特别谨慎，强调必须从小剂量开始，逐渐增加剂量，以免造成药物中毒的严重后果。其云：“若用毒药疗病，先起如黍粟，病去即止。不去倍之，不去十之，取去为度。”此外，该书对服药时间和方法也相当重视。其云：“病在胸膈以上者，先食后服药；病在心腹以下者，先服药而后食；病在四肢血脉者，宜空腹而在旦；病在骨髓者，宜饱满而在夜。”表明服药的时间和方法将直接影响药物效果的发挥。因此，该书对护理人员掌握用药的剂量、毒副作用及用药后效果观察等具有非常重要的意义。

4. 华佗发明麻沸散，创编保健体操 华佗是我国后汉时期的名医，精通内、外、妇、儿诸科及针灸等，以擅长外科著称，首创酒服麻沸散作为外科手术的麻醉剂。华佗在古代气功导引的基础上，模仿虎、鹿、猿、熊、鸟五种动物的活动姿态，创编了一套保健体操，名叫“五禽戏”，使头、身、腰、四肢等各个关节都得到活动，认为“人体欲得劳动，但不当使极耳，动摇则谷气得消，血脉流通，病不得生，譬如户枢，终不朽也”。五禽戏流传至今，已成为人们强身健体的保健操，丰富了我国保健体育的内容，在养生康复及中国体育史的发展中都有重要意义。

（四）魏晋南北朝时期

魏晋南北朝时期，政治、经济、文化的发展有了新的提高，出现了众多名医名著，推动了中医护理学理论体系的发展。

1.《肘后备急方》集中医护理各科之大成 晋代葛洪所著的《肘后备急方》是集中医急救、传染病、内科、外科、妇科、五官科、精神科、伤科等的总论述。书中关于治疗疟疾有这样一段记载：“青蒿一握，以水二升，绞取汁，尽服之。”正是这寥寥数语给了屠呦呦教授灵感，成功提取了青蒿素，挽救了全球无数人的性命，成为中国首位获得诺贝尔生理学或医学奖项的科学家，为中医药走向世界指明了方向。书中还广泛涉及护理内容，记载了烧灼止血法，并首创以口对口吹气法抢救猝死患者的复苏术；记载了腹水的饮食护理，即“勿食盐，常食小豆饭，饮小豆汁，鲤鱼佳也”；记载了用海藻治瘿病，与后人揭示的甲状腺肿大与缺碘有关相一致；提出了用狗脑敷治疯狗咬伤，开创了用免疫法治疗狂犬病的先河。

2.《刘涓子鬼遗方》发展中医外科护理 南北朝时期龚庆宣所著的《刘涓子鬼遗方》是我国现存最早的一部外科专著。该书记载了许多外科病证的护理，如对腹部外伤肠管脱出者，还纳时要注意保持环境清洁、安静，还应注意外敷药的干湿，干后即当更换。该书更强调饮食护理，如纳肠入腹后要“十日之内不可饮食，频食而宜少，勿使患者惊，惊则煞人”。这些护理原则和要求促进了中医外科护理的发展。

（五）隋唐五代时期

隋唐五代时期是封建社会发展的繁荣阶段。隋唐统治者直接参与医学事业的领导和组织工作，采取了一些促进医学发展的重大举措，如设置太医署培养医学生，开始医学分科，规定经考试录用医生，以及政府主持编修医书等。随着临床医学专科化的发展，中医护理学得到进一步充实和提高，形成许多专科护理的经验。

1.《诸病源候论》论述各种疾病护理 隋朝巢元方编撰的《诸病源候论》是我国第一部病因病机证候学专著，对1729种病候的病因、病机、症状、诊断进行了详尽的论述，同时也论述了各种疾病的护理。外科方面，十分重视术后护理。如外科肠吻合术后的饮食护理，“当作研米粥饮之，二十余日，稍作强糜食之，百日后，乃可进饭耳。饱食者，令人肠痛决漏”，此与现代护理手术后从流质、半流质过渡至软饭的饮食护理原则不谋而合。妇科方面，“妇人妊娠病诸候”记录了北齐徐之才的“十月养胎法”，强调妇女妊娠期间当注意饮食起居及情志调养，这对保护产妇和胎儿的身心健康，防止流产，具有积极的作用。还介绍了乳痈的护理方法，“手助捻去其汁，并令旁人助嘬引”，以使淤积的乳汁排出，而使乳痈消散，这一护理方法一直沿用至今。儿科方面，书中首列“养小儿候”，提出“小儿始生，肌肤未成，不可暖衣，暖衣则令筋骨缓弱，宜时见风日，若不见风日，则令肌肤脆软”，主张在风和日丽的时候，抱小儿于阳光下嬉戏，不可穿着太暖，可使小儿耐受风寒，不易得病。此外，该书对中风、淋证、温热病的病情观察记录很详细，如“凡皮肤热甚，脉盛躁者，病温也”，提倡以脉象来对温热病进行病情观察。

2.《备急千金要方》专论医德，首创导尿术，重视妇儿保健 唐代孙思邈编撰的《备急千金要方》以“人命至重，有贵千金，一方济之，德逾于此”而得书名。该书阐述了医德规范要求和所要达到的境界，更详细地论述了临床各科的护理、食疗及养生等内容。

（1）*专论医德* 孙思邈的《大医习业》和《大医精诚》两篇专论医德，其中阐述的医德规范要求和所要达到的境界，至今为中医学生入门必学。其云：“凡大医治病，必当安神定志，无欲无求，先发大慈恻隐之心，誓愿普救含灵之苦。如有疾厄来求救者，不得问其贵贱贫富，长幼妍媸，怨亲善友，华夷愚智，普同一等，皆如至亲之想……如此可为苍生大医，反此则是含灵巨贼。”此论可谓开中国医德规范之先河。他强调对患者要不分贫富贵贱，一视同仁；告诫医护人员不可将医术作为获取钱财的手段；对危急患者要急患者所急，想患者所想；在医疗作风上要有德有体，有高度的社会责任感。孙思邈高尚的医德一直流传后世，成为从医人员学习的典范。

（2）*首创葱管导尿术* 书中详细记载了用葱管导尿解除尿潴留的过程：“以葱叶除尖头，纳阴茎孔中深三寸，微用口吹之，胞胀，津液大通即愈。”葱管导尿术的出现，标志着护理技术渐臻成熟。这一方法比1860年法国人发明的橡皮管导尿术要早1200多年，充分体现了古代中国人的智慧。

（3）*儿科护理* 孙思邈收集和总结唐代以前对小儿保健防病的经验，为儿科临证护理作出了重要贡献。对初生婴儿，指出“先以绵裹指，拭儿口中及舌上青泥恶血……若不急拭，啼声一发，即入腹成百病也”，此与现代护理首先要保持新生儿呼吸道通畅不谋而合。皮肤护理方面，指出小儿沐浴后，腋窝和阴部要扑上细粉干燥，以防湿疹。母乳喂养方面，内容丰富细致，提出“凡乳母乳儿，当先极挼，散其热气”，即要求哺乳前先适当揉搓，散去乳房的热气，使泌乳通畅，便于吸吮，并认为“视儿饥饱节度，知一日中几乳而足，以为常”，即应根据婴儿需要确定每日哺乳次数和量，这与现代母乳喂养中的按需哺乳原则一致；“母有热以乳儿，令变黄不能食……母怒以乳儿，令喜惊发气疝，又令上气癫狂……母醉以乳儿，令身热腹满”，强调乳母的健康状况、情志、饮食与婴儿的身心发育关系密切，故对乳母的选择要求严格，认为：“其乳儿者，皆宜慎于喜怒……但取不狐臭、瘿瘘、疥疮、耳聋、鼻渊、癫痫，无此等疾者，便可饮儿也。”“新生三日后，应开肠胃，助谷神，可研米作浓饮，如乳酪浓薄，以豆大与儿咽之，频咽三豆许止，日三与之，满七日可与哺也。儿生十日始哺如枣核，二十日倍之，五十日如弹丸，百日如枣。”认为随着婴儿年龄的增长，添加辅食要遵循由少到多、由细到粗、由稀到稠的原则。这

些记载为后世小儿如何添加辅食提供了重要的参考依据。

（4）*妇产科护理* 孙思邈对妇人怀孕养胎、分娩乃至产褥期的护理，都进行了详细叙述。如妊娠妇女应“居处简静”，禁酒及冰浆；在临产护理时，不能让不洁者进产房。对产后护理指出“妇人产后百日以来，极须殷勤，忧畏勿纵心犯触及即便行房”等。这些护理方法对现代妇产科护理仍具有指导意义。

（5）*养生保健* 孙思邈提倡“预防为主”，对饮食、起居、衣着等亦有具体论述，如“食毕当行步踌躇……则食易消”“饮食即卧，乃生百病”“湿衣及汗衣皆不可久着”“饥忌浴，饱忌沐”，此为养生保健提供了借鉴。消渴所慎有三，“一饮酒，二房事，三咸食及面”，且强调“能慎此者，虽不服药而自可无他，不知此者，纵有金丹亦不可救”，至今对糖尿病的养生护理仍有重要的借鉴作用。

3.《外台秘要》记载了实验观察法和传染病护理 唐代王焘的《外台秘要》对于临证护理中的病情观察很有创见。如对黄疸病的观察曾指出：“每夜小便里浸少许帛，各书记日，色渐退白则瘥。”即用白帛每夜浸在病者的小便里以染色，然后按日期顺序记录下来，对比每日帛上黄色之深浅，以此来判断病情的发展趋势，如果黄色渐退为白，则表示病愈。这一记载，可谓是世界上最早的实验观察法，也说明我国早在唐代就开始有了简单的护理记录。另外，还注意到消渴患者的尿是甜的，并对消渴采取饮食疗法和生活起居调护。该书最突出的贡献是对传染病的论述，如对伤寒、肺结核、疟疾、天花、霍乱等病情观察方面均有较详尽的记载。书中对传染病的护理提出了禁止带菌人进入产房和“不得令家有死丧或污秽之人来探”等护理探视制度。

（六）宋金元时期

宋金元时期是我国科学技术发展较快、成果较多的时期。随着中医学理论的不断完善和临床治疗的发展，中医护理取得长足的进步。如北宋政府主持编撰的《圣济总录》《太平圣惠方》等，除了对当时有效的医方、验方进行了一次系统的集结，还广泛收集了内、外、妇、儿、五官等各科的护理经验。其他如钱乙的《小儿药证直诀》、陈直的《寿亲养老新书》、陈自明的《妇人大全良方》，也分别论述了小儿、老人及妇女的护理方法和特点。

1. 一般护理

（1）*用药护理* 煮药、服药讲究方式方法，体现了中医护理的特色。这方面的内容在宋代医籍中已有较详细论述。《太平圣惠方》载：“凡煮汤……常令文火小沸，令药味出。煮之调和，必须用意。然则利汤欲生，水少而多取；补汤欲熟，多水而少取。用新布绞之。服汤宁小热，即易消下，若冷，则令人呕逆。”并在指出“服饵之法”时，认为“少长殊途，强羸各异，或宜补宜泻，或可汤可丸，加减不失其宜，药病相投必愈”。服药方法应根据患者情况灵活变通，不可千篇一律。《圣济总录》则谈到清利药和补益药的不同服用方法，“凡服利汤，贵在侵早，仍欲稍热，若冷则令人吐呕。又须澄清，若浊则令人心闷。大约分为三服，初与一服，宜在最多，乘病患谷气尚强故也。次与渐少，又次最少。若其疏数之节，当问病患，前药稍散乃可再服”“凡服补益丸散者，自非衰损之人，皆可先服利汤，泻去胸腹中壅积痰实，然后可服补药”。此外，服药的多少，要与患者血气相适应。因人有体质不同，病有新久之分，故须辨证用药。

（2）*饮食护理* 中医历来强调饮食护理的重要性，到了宋金元时期，随着医药经验、生活经验的丰富，一些论著进行了进一步阐述。李东垣的《脾胃论》详细论述了脾胃内伤病的精神调养、饮食起居调理及用药宜忌等问题，强调不论有无患病，都应注意调理饮食，不宜过食大咸、大辛之味。《太平圣惠方》在介绍“服诸药忌”时指出：服药不可多食生胡荽及蒜杂生菜，不可

多食肥猪、犬肉、油腻肥羹及鱼脍腥臊，也不可食诸滑物果实等。当中风患者出现失音、闷乱、口眼㖞斜等症状时，张子和强调严禁进食“鸡、猪、鱼、兔、酒、醋、荞面动风引痰之物”。

（3）*生活起居护理* 宋元以后有较全面记载生活护理的专著，如陶谷的《清异录》，蒲虔贯的《保生要录》等。《保生要录》可谓我国较早也较全面的生活护理专著，其中指出衣服厚薄欲得随时合度，是以暑时不可全薄，寒时不可极温，盛暑不可露卧，并倡用药枕以健身防病。

2. 专科护理 随着护理经验的日益积累和丰富，宋金元时期的中医护理开始朝着专科专病的方向发展，专科护理的内容已趋完备。

（1）*儿科护理* 小儿生活起居方面，强调衣着冷热寒温适宜，如《格致余论》谈到“童子不衣裘帛”，尤其是裤子不宜选用丝织品和毛皮制品，因为丝毛制品比布温暖，而下半身主阴，得寒凉之气而阴精易于生长，得温暖之气则阴精反而易致暗耗。小儿饮食护理方面，《小儿药证直诀》云：“乳母无知，但欲速得长大，更无时度，或儿睡着而更衔乳，岂有厌足？受病之源，自此渐至日深，导其胃气之虚，慢惊自此而得，可不慎乎！此候但令节乳为上，甚则宜令断乳。”在小儿疾病护理方面，《小儿卫生总微方论》载：“儿初生，须当以时断脐……才断脐讫，须用烙脐饼子安脐带上，烧三壮，炷如麦大。若儿未啼，灸至五七壮……上用封脐散裹之。”认为小儿脐风与成人破伤风是同一种疾病，并发明“烙脐饼子”加以预防。所谓“烙脐饼子”，是指将药物制成大小如麦粒的药膏，置于脐带的创口上点火燃烧，以杀灭存留在伤口上的微生物。而封脐散则用以祛腐生肌，消毒收敛。由于脐带无神经末梢，因此直接用高温火烙的灭菌方法，既简便易行，又安全可靠。再如鹅口疮（又称雪口），好发于哺乳期婴儿，据《圣济总录》记载，可用“以绵缠箸头”蘸药汁擦拭的方式护理患儿。惊风是儿科四大病证中最危急的证候，《儒门事亲》指出，当抽搐发作时，护理者千万不能强力按压止搐，否则可因“气血偏胜，必痹，其一臂，渐成细瘦，至老难治”，认为最好的护理方法是“置一竹簟铺之凉地，使小儿寝其上，待其搐，风力行遍经络，茂极自止，不至伤人”。

（2）*妇科护理* 《妇人大全良方》谓：“若遇经行，最宜谨慎，否则与产后症相类。若被惊怒劳役，则血气错乱，经脉不行，多致劳瘵等疾。”言简意赅，揭示了经期护理的重要性。对于孕妇的护理，书中指出妊娠期前五月之膳食可与常人无大差异；后五月因胎儿发育加快，宜调五味以增进食欲，但须有节，以免胎儿发育过快而致难产。书中还以“妊娠逐月服药将息（即护理）法”“将护孕妇论”等为题，较详细地论述了妇女妊娠期在饮食、生活、情志等方面应注意的事项。对于产后护理，则强调产妇需充分休息，初产者可用手轻轻自上而下按摩腹部，以促进子宫复原，减少产后出血，防止产后血晕；饮食以易消化的半流质为宜，同时应避免影响产妇身心健康的语言、环境刺激等。

（3）*老年护理* 《格致余论》谈到老年人“饮食尤当谨节”，需注意“物性之热者，炭火制作者，气之香辣者，味之甘腻者”，皆不可食。《寿亲养老新书》认为老人饮食“大抵宜其温热熟软，忌其黏硬生冷”“食饱，不宜急行”“腹空，即需索食，不宜忍饥”。《寿亲养老新书》还记载了较多老年人的生活护理内容，如“栖息之室，必常雅洁，夏则虚敞，冬则温密。其寝寐床榻，不须高广，比常之制三分减一，低则易于升降，狭则不容漫风。褥浓藉务在软平。三面设屏，以防风冷。其枕宜用夹熟色帛为之，实以菊花”。除了居住环境，该书还就老人穿衣提出具体要求，“其衣服制度，不须宽长，长则多有蹴绊，宽则衣不着身”“虽遇盛夏，亦不可令袒露”“春时，遇天气燠暖，不可顿减绵衣”等。

（七）明清时期

明清时期，随着对医药认知程度的深入，医家对疾病的护理体会亦趋加深。尤其在疾病的治

疗康复、妇婴保健及老年人的将养方面，一些综合性著作及内、外、妇、儿、老年养生等专著中均有丰富的记述。

1. 养生康复 明代冷谦《修龄要旨》一书提出“养生十六宜”（发宜多梳，面宜多擦，目宜常运，耳宜常弹，舌宜抵腭，齿宜数叩，津宜数咽，浊宜常呵，背宜常暖，胸宜常护，腹宜常摩，谷道宜常撮，肢节宜常摇，足心宜常擦，皮肤宜常干沐浴，大小便宜闭口勿言），可谓养生术的经验之谈，至今对养生康复护理有着重要的指导价值。清代名医叶天士在老年病的防护方面强调颐养，指出“寒暄保暖摄生，尤当加意于药饵之先”，饮食当“薄味”，力戒“酒肉厚味”，同时，当“务宜怡悦开怀”“戒嗔怒”。陈实功的《外科正宗》载有“调理须知”一节，该书对痈疽的病源、诊断、调治，以及其他外科疾病的康复护理的记述，条理清楚，内容翔实。如“疮愈之后，劳役太早，乃为羸症，入房太早，后必损寿，不避风寒，复生流毒”“凡病虽在于用药调理，而又要关于杂禁之法，先要洒扫患房洁净……庶防苍蝇蜈蚣之属侵之”等。清代袁昌龄《养生三要》有“病家须知”。钱襄撰著的《侍疾要语》是现存古代中医文献中最早较全面论述中医护理的专书，历述了对患者的精神、生活、饮食、疾病、用药等方面的护理要点，强调情志护理对于患者康复的重要作用，并详细论述了采用音乐消除患者烦躁的护理方法。该书在病室环境的设置、陪护制度、探视制度、夜班护理人员的职责、患者的卧位、人工喂养疗法及长期卧床患者预防压疮的具体措施等方面都有较详细的描述。

2. 温病护理 明清时期，温病肆虐，促进了温病学的发展，无论在理法方药方面，还是在病情的观察和护理方面，都积累了丰富的经验。

明末吴又可所著的《温疫论》，在“论食”“论饮”“调理法”三篇专论中，详细论述了温疫的护理措施。如“时疫有首尾能食者，此邪不传胃，切不可绝其饮食，但不宜过食耳”“首尾后数日微热不思食者，此微邪在胃，正气衰弱，强与之，即为食复。有下后一日便思食，食之有味，当与之，先与米饭一小杯，加至茶瓯，渐进稀粥，不可尽意，饥则再与”“大渴思饮冰水及冷饮，无论四时，皆可量与”。同时，“能饮一升，止与半升，宁使少顷再饮”。而对于内热烦渴者，应给“梨汁、藕汁、蔗浆、西瓜”，用以清热止渴生津。温邪易伤津耗液，温病患者失液应予补充，上述描述与现代护理学体液疗法的观点一致。

清代吴鞠通《温病条辨·中焦篇》对热病的口腔护理有所记载：“以新布蘸新汲凉水，再蘸薄荷细末，频擦舌上。”另记载：“胃液干燥，外感已净者，牛乳饮主之。”针对流行性热病的不同病程和病情，制订了十分具体而合理的饮食菜单。叶天士的《温热论》系统阐明了温病发生、发展的规律，指出温病卫、气、营、血四个阶段辨证论治和施护的纲领，总结了温病察舌、验齿、辨斑疹等病情观察的方法，如“舌白而薄者，外感风寒也……若白干薄者，肺津伤也”“其热传营，舌色必绛”“齿若光燥如石者，胃热盛也”等，并指出在观察舌象、判断病情、推测预后的同时还应做好口腔护理。这些都为中医护理学的病情观察增添了新的内容。

3. 传染病护理 明清时期由于传染病的流行，在预防交叉感染、消毒灭菌和预防接种方面有了突破性的进展。如对传染病患者的衣服用蒸汽消毒法处理，用焚烧檀香、沉香之类的药物，不仅可以进行空气消毒，而且还可以驱除室内异味，使空气清香。再如陈耕道《疫痧草》指出：“不能因弟发痧而决兄不发也，亦不能因兄发痧而决弟之必发也。亦有兄发痧而预使弟服药，盍因弟发痧而使兄他居之为妙乎？”清政府特设“查痘章京”一职，专查天花患者，并强令迁出四五十里以外居住，这些都是有效的隔离措施。明清时期已广泛而有效地应用人痘接种术预防天花。这种预防天花的措施实为人工免疫法的先驱。

二、近代中医护理学的发展

1840年鸦片战争以后，我国逐步沦为半封建半殖民地社会，随着西方列强的侵入，西方医学在我国广泛流传和渗透，中西文化出现了大碰撞。中医学理论的发展呈现出新旧并存的趋势，一是继承收集和整理前人的学术成果，二是出现了中西汇通和中医学理论科学化的思潮。以唐宗海、朱沛文、恽铁憔、张锡纯为代表的中西汇通学派，认为中西医互有优劣，可以殊途同归。这一时期，也出现了部分中医临床病证治疗专著，如吴师机的《理瀹骈文》、张山雷的《疡科纲要》、何炳元的《新纂儿科诊断学》、严鸿志的《女科精华》等，部分书籍中涉及中医调护，至今仍具有一定的学术价值。如《理瀹骈文》中创立了数十种中医外治法，如"水肿，捣葱一斤坐身下，水从小便出""治痢用平胃散炒热敷脐上，冷则易之，又治久痢人虚或血崩肿者，不要用升药，用补中益气汤坐熏"等，还专门讨论了中风后遗症的护理，如"中风口眼㖞斜乃经络之病，用生瓜蒌汁和大麦面为饼，炙热熨心头（熨贴胸部），此治本之法也"。这为中医护理提供了很多简便实用的操作技术。

在这一时期，中医办学得到了发展，如"京师同文馆""利济医学堂"等，可谓是最早的医学院。上海等地创办了中医院。随着医院的建立，护士队伍逐步形成。尽管当时没有中医护士，在中医院或中医诊所工作的护士在中医师的指导下，已运用各种中医护理技能为患者解除病痛，成为发展中医护理的先驱。

三、现代中医护理学的发展

（一）中医护理起步阶段

中华人民共和国成立后，全国大力开展了对中医药学的继承发扬和研究工作，各地相继成立了中医教学和研究机构、中医院和中医病房，为中医护理的发展和提高创造了良好的条件。中医护理专业相继设立，初步培养了一支中医护理专业队伍。1956年，南京中医学院附属卫校率先在全国开设了中医护理专业。1958年，由南京中医学院附属医院编著、江苏人民出版社出版的中国第一部中医护理专著《中医护病学》问世，供中医护士学校教学所用。后经两年护理教学实践，又积累了不少新经验，于是对《中医护病学》进行了补充，于1960年撰写了《中医护理学概要》，为中医护理学成为一门独立的学科奠定了基础。

（二）中医护理发展阶段

1. 中医护理人才培养　随着国民经济的发展，人们生活水平的提高，社会对中医护理人才的需求日显突出。1979年，南京中医学院附属卫校在全国率先恢复了中医护理班的招生。20世纪80年代中期，南京、北京、湖北、黑龙江等中医学院纷纷开设了护理专业。至1990年，全国已有7所中医护士学校，培养了1531名中医护士。至2000年，已有南京、北京、黑龙江、广州、福建、广西、安徽、长春、浙江、山东、上海等11所高等中医药院校开设了高等护理专业，至今所有中医药院校都相继开办了护理本科专业。2003年，南京中医药大学率先招收中西医结合护理学硕士研究生；2009年，又率先招收中西医结合护理博士研究生；2017年，获批护理学一级学科博士学位授权点，也是至今中医药院校唯一的护理博士学位授权点。目前，已形成本专科、硕士、博士多层次中医护理高层次人才培养体系。

继续教育方面，2014年，国家中医药管理局在全国遴选了18家中医护理骨干培训基地，开

展全国中医护理骨干人才培训，以及全国中医护理优势特色技术高级研修班，至2023年累计培训32个省、市、自治区中医护理骨干人才2000余名，对临床中医护理人才队伍建设，以及中医护理实践发展起到了重要的推动作用。目前，各地区中医护理专科护士培训陆续开展，培养了一批具有中医护理专长的护理人才。

2. 中医护理学术交流 在这一阶段，中医护理学术交流、科研、专著出版也取得了可喜的成绩。1984年6月在南京第一次召开了全国中医、中西医结合护理学术交流会，收到学术论文517篇，内容丰富，涉及面广，包括临床各科护理、基础护理、病房管理、护理科研、中医传统技术的临床应用、中医护理理论探讨及建设性意见等。会上还成立了中华护理学会中医护理学术委员会、中西医结合护理学术委员会。1985年，应国际医学信息协会邀请，南京中医学院附属医院参加了“护理与计算机”国际会议，会上宣读了“中医肾系疾病计算机辅助辨证施护系统”论文，引起美国、日本、加拿大等19个国家与会代表的强烈反响，这是中医护理第一次走向国际舞台，同时也是中医护理与信息化建设有机结合的重要标志。相继在1986年中美护理学术交流会及1989年国际护理学术交流会上，中医护理论文受到国际护理学术界的普遍关注和好评。

近年来，中医护理越来越受到国际护理学术界的认可，国际交流与合作日益加深，2013年11月世界中医药学会联合会护理专业委员会成立，来自美国、比利时、加拿大、葡萄牙、瑞士、智利、挪威、瑞典、爱尔兰、肯尼亚、西班牙、伊朗、委内瑞拉、坦桑尼亚、乌干达、尼泊尔、泰国、蒙古、韩国19个国家与地区及境内31个省、市、自治区的300余名代表参加了成立大会，南京中医药大学护理学院成为会长单位，徐桂华教授为第一任会长。该专委会搭建了中医护理国际交流平台，为中医护理走向国际提供了平台。2014年10月，专委会成立专业技术标准审定委员会，开展中医护理国际标准制订工作，并积极与国际标准化组织协作，审定委员会成员接受ISO－TC249秘书处培训。至今，已召开六届学术年会，参会单位遍及全球40余个国家，已发布《中医护理核心知识和实践能力培养标准专家共识》，目前专委会正在研制《中医护理基本名词术语中英对照国际标准》和《中医护理专科护士教育标准》两项标准。

3. 中医护理专科建设 “十二五”期间，《中国护理事业发展纲要》中明确提出大力发展中医护理，其目标和任务是：提高中医护理水平，发挥中医护理特色和优势，注重中医药技术在护理工作中的应用。“十三五”期间，《全国护理事业发展规划（2016—2020年）》强调应加强中医护理技术的推广和应用，提升中医护理服务能力和水平。“十四五”期间，《全国护理事业发展规划（2021—2025年）》进一步指出应积极开展辨证施护和中医特色专科护理，持续提升中医护理服务质量，创新中医护理服务模式，促进中医护理进一步向基层和家庭拓展，向老年护理、慢病护理领域延伸。国家中医药管理局制订并推广优势病种中医护理方案，开展中医护理人员的规范化培训，培养中医护理人才数万名；在全国确立了56个中医护理重点专科建设单位，开展优势病种中医护理专科专病方案研究。目前已形成52个优势病种中医护理专科专病方案，在国家中医药管理局指导下已被广泛推广应用，促进了中医护理的可持续发展。

4. 中医护理学科发展 1985年，卫生部（今国家卫生健康委员会，简称“国家卫健委”）中医司下发了《中医护理常规和技术操作规程》，对中医护理工作提出了初步的规范和要求，实行了中医护理查房和书写中医护理病历制度。“十四五”以来，中医护理事业发展取得显著的成效，中医临床护理的学术研究蓬勃开展，如中医护理内涵界定和外延的研究、中医护理古代文献数据库建设、中医护理传统技术的规范化研究、中医护理质量标准体系的研究、专科专病中医护理研究、中医食疗在疾病护理中的应用、社区中医护理慢病管理、运动养生等方面均取得了一定的成果，并逐渐形成中医护理理论研究、中医护理技术规范化研究、中医护理专科专病研究、中

医护理社区慢病管理研究等研究方向。

第二节　中西医结合护理

随着社会经济的发展和科学技术的进步，世界各国都日益重视人的健康和生活质量，人们健康保健意识不断增强，提高健康保健水平已成为护理的重要功能之一。我国目前西医护理发展较为迅速，已逐步走向成熟，而中医护理有其自己的特色，如整体观念、辨证施护、养生康复与保健、中医营养与食疗、中医护理适宜技术、传统保健体育等，都充分显示了中医护理的优势。"坚持中西医并重，传承创新中医药发展"被写进了党的十九大报告。所以，走中西医结合护理的道路将是我国护理改革发展之路。

中西医结合护理，不但继承我国中医护理的特色，还充分运用现代护理知识，使二者有机结合，为患者服务，更能体现整体护理的优势。中医护理和西医护理是护理学科的两个分支，其理论体系、护理实践等方面相互联系、相互补充、相互渗透、相互完善，辨病、辨症与辨证护理相结合，有着共同的目标，都是为了解决患者的健康问题。

一、中西医护理发展历程相似，目标一致

中医护理学的发展与现代护理学的发展走过了相似的历程，在护理学尚未成为一门独立的学科以前，同样经历了自我护理和家庭护理阶段。护理学与医学原本是"混沌"一体的，具有医中有护、医护合一的特征。所不同的是，现代护理学成为一门独立的学科始于19世纪的中叶，而中医护理学从医学中另立门户是在20世纪50年代。它们是护理学的两个分支，都是以解决人的健康问题为目标。

二、中西医护理理论基础相互补充

中医护理学的形成与发展经历了数千年的漫长过程，是我国劳动人民在长期生活、实践中与疾病作斗争的经验总结，其理论是从长期临床实践经验中归纳、演绎、推理出来的，受古代哲学思想的影响，重视从整体、辨证的角度对疾病加以分析、护理。

现代护理学则较注重局部器官与功能的病理变化，从细胞、分子水平探讨疾病的发生、发展规律，从而对疾病有一个全面的认识。系统理论、需要理论、压力与适应理论、自理理论等护理学理论，为护理实践活动提供了总的方向和方法论指导。

中、西医学是两种不同的理论体系。中医学建立在整体、立体思维基础上，强调从宏观整体揭示人体生命活动规律，以辨证、宏观、定性、自然疗法为特点。西医学是建立在直观、线性思维基础上，注重探析人体微观结构和功能，以辨病、定位、定量、对抗性治疗为特点。所以，中医护理更侧重于以"证"为中心，西医护理则侧重于以"病"为重点。两者有机结合，护理发展将更趋完善。

三、中西医护理理念相互渗透

（一）整体观念与整体护理

中医学整体观念认为，人是一个有机的整体，是以五脏为中心，通过经络的联系和沟通，将各脏腑、组织、器官，以及皮毛、筋肉、骨骼等联系成一个有机的整体，共同完成各项生理活

动。同时，整体观念还高度重视人与自然和社会的统一性。

现代护理学中“整体护理”的概念是美国护理学家 Henderson 于 1955 年提出，该观念在 20 世纪 90 年代引入中国。其实质是：以人为中心，以现代护理观为指导，以护理程序为框架，对护理服务的对象实施包括生理、心理、社会、文化、精神等五个方面的护理。

从现代护理学中整体护理包含的五个方面和中医学中整体观念的内涵来看，两者都关注到人的生理功能，中医更加体现整体，重点强调人的整体性中各脏腑生理功能之间的相互影响；心理护理方面，中医的情志护理早在 2000 多年前的《黄帝内经》中就有详述，与整体护理强调的心理护理不谋而合；整体护理强调要关注人的社会、文化、精神层面的护理，这与中医强调人与社会的统一性基本一致；中医强调的人与自然统一、“天人相应”观，更是对整体护理的补充与完善。整体护理应该起源于中国。

护理学中这一以人为中心的整体护理的概念与传统中医护理的整体观念是完全相通的，要求护理人员在开展整体护理的过程中，不要照搬国外的经验和模式，而应立足于本国，在继承中医学的基础上继续开拓创新，将中西医护理理念融会贯通，实施具有中国特色的整体护理。

（二）辨病、辨症与辨证护理

1. 辨病护理 中医学所认识的“病”，是指在病因的作用下，机体邪正交争，阴阳失调，出现具有一定发展规律的演变过程，具体表现为若干特定的症状和各阶段的相应证候。如“胁痛”包括肝郁气滞、肝胆湿热、瘀血阻络、肝阴不足等证候，而西医对“病”的认识，则注重病因、病理形态和病理生理的改变，如肝炎、胆囊炎、冠心病、肺炎等。中医学的“病”常常要结合西医学的“病”来进一步认识，如“胁痛”相当于西医学的急慢性肝炎、胆囊炎、胆石症等病。所以必须运用中医的四诊八纲和西医的诊断学对“病”有一个全面的认识，这样才能全面观察病情变化，给予有的放矢的护理。

2. 辨症护理 症状是患者主观感觉到不适或痛苦的异常感觉或病态改变。人患病后可以表现不同的症状，如肝炎患者会出现胁痛、纳差、乏力、恶心等。所以在护理工作中，要抓住患者的主要症状，找出护理问题，确定护理诊断，再根据中医“急则护其标，缓则护其本”等护治原则，制订护理计划，采取相应的护理措施。如高热、昏迷、便血、呕血、呕吐等症状，往往来势急，应立即进行降温、输血等对症护理，待病情稳定，给予扶正固本、益气养血等缓则护本的护理措施。

3. 辨证护理 详见第二章第一节中“辨证施护”相关内容。

4. 中西医结合护理是辨病、辨症与辨证护理的结合 要对患者实施中西医结合整体护理，必须将辨病护理、辨症护理和辨证护理有机结合。在护理患者时，首先要确定患者患了“什么病”，表现“什么症状”，以提出主要护理诊断，制订护理措施，这是西医护理常采取的步骤。中医护理还要在此基础上进行辨证分析，确定是“什么证候”。如中医的“胁痛”，西医学诊断为胆囊炎、胆石症，患者主要症状为胁痛、发热、纳差、便秘等，此时还要辨别是肝郁气滞、肝胆湿热、瘀血阻络、肝阴不足等证候中的哪一种证候，如是肝郁气滞证，在重点做好情志护理的同时，饮食上给予丝瓜、橘皮等疏肝解郁、行气止痛之品。如是肝胆湿热证，首先要做好降温的护理，保持大便通畅，因“腑以通为用”，腑气通，则湿热解，饮食上给予苦瓜、冬瓜、绿豆、荸荠等清热除湿之品，可用金钱草煎水代茶饮，忌辛辣油腻之品，以免助湿生热。“辨证”着眼于整体，把人本身的阴阳失调和外部环境结合起来加以综合分析，强调因人、因时、因地护理，但对病的局部往往重视不够；而西医护理以现代解剖学、生理学等为基础，注重病因、病理形态

和病理生理的改变，即对疾病发生发展的物质基础了解得较为深入、具体，但因注重局部病变而忽视整体。将两者结合起来，既明确了患的是什么病，出现什么症状，又了解了疾病在各阶段的本质表现。只有将“病、症、证”三者有机地结合，相互补充，相互完善，才能使中西医护理有机结合。

四、中西医护理实践相互完善

中医护理的手段非常丰富，包括起居、饮食、情志、用药、养生、康复，以及熏、蒸、淋、洗、针、敷等方法。如耳穴埋籽法可治疗失眠；五倍子粉外敷肚脐可缓解自汗、盗汗；艾条灸或隔姜灸中脘可减轻寒性胃痛；中药熏洗可减轻关节痛；推拿按摩可治疗小儿疳证；中药灌肠可治疗结肠炎；中药换药可治疗压疮；中药外敷可治疗伤筋；中医养生、康复、食疗等可促进康复，延年益寿。这些中医护理的手段大大丰富了西医护理的内容，更有效地解决了患者的健康问题。西医护理中的护理程序为中医辨证施护实践提供借鉴，循证护理实践对中医护理科研具有方法学意义，对症护理使中医护理技术在优势病证中的应用更聚焦、更深入。

五、中西医结合护理展望

（一）中西医结合护理成为一门独立学科

中西医结合医学已正式列入国家技术监督局于1992年11月发布、1993年1月1日起实施的《中华人民共和国国家标准学科分类与代码》中，作为一门独立的学科在我国正式确立。2011年，国务院学位办已将护理学列为一级学科，中医护理学、中西医结合护理学将成为护理学二级学科来发展，中西医结合护理将不断充实、完善和发展。

（二）确立中西医结合护理人才培养模式

推进中西医结合护理的关键问题就是人才培养。南京中医药大学“夯实西医，突出中医，加强人文，注重整体”的教学理念和培养目标，为中西医结合护理人才的培养提供了重要参考。护理教育应紧紧围绕中西医结合护理人才的培养目标制订教学计划，改革课程设置，加强教材建设，完善实践教学。培养既能掌握现代护理知识和技能，又能掌握中医的辨证施护、整体护理，知识面宽、能力强、素质高、富有创新精神的从事护理临床、护理教育、护理科研和护理管理等工作的中西医结合高级护理人才。

（三）开展中西医结合护理研究

屠呦呦发现青蒿素，充分显示了中西医结合的优势。科学研究是护理学科的薄弱环节，如能将中西医护理研究进行有机地结合，将会开辟一个新的天地。中西医结合护理研究主要是通过现代先进的科学技术对中医护理理论和临床护理实践的作用机制进行深入研究，使其标准化与客观化。如用高压灌肠器进行中药保留灌肠治疗尿毒症，可以从药液温度、灌肠速度、药量、保留时间、臀部高度等方面与传统灌肠器进行对比分析，找出最佳方法。如刮痧治疗腰椎间盘突出症，在总结临床疗效的基础上，探析其作用机制，制订一套规范化的刮痧方法。科学研究必将推动学科发展，随着护理事业的蓬勃发展，中西医结合护理研究将有广阔的发展前景。

（四）迎接21世纪护理功能多元化的挑战，逐步与国际护理接轨

随着中医学不断向西方国家传播，发达国家越来越重视中医中药的研究与开发，但在中医护

理方面才刚刚起步。近年来，很多西方国家和地区对中医护理开始有所认识，与我国联合办学，开展科研合作，发展中医护理。我国港澳台地区也越来越重视中医护理，计划开设中医护理专业。走中西医结合护理的道路，将是我国护理的特色之路，也是我国护理走向国际的一条出路，并逐步与国际护理接轨。

第二篇

认识中医护理

第二章
中医护理的内涵与外延

第一节　中医护理的内涵

中医护理学内涵丰富，体系完整，包含了理念、方法、技术和功能四个层面。其理念上，紧紧把握整体观念，将人体自身的整体性和人与自然、人与社会环境的统一性紧紧联系在一起。在护理工作中要充分考虑以人的健康为中心，不仅关注疾病本身，更要关注人的心理、社会、精神、文化、环境等多方面因素对人的影响，给予全方位的整体护理。其方法上，采用辨证施护，这是中医护理的精髓，有别于西医护理。西医护理主要是对“病”的护理，对“症”的护理，而中医护理在对“病”“症”护理的同时，主要体现的是辨“证”护理，根据不同的证候给予相应的护理。其技术上，应用中医护理适宜技术解决健康问题，如艾灸、拔罐、刮痧、熏洗、药熨、穴位贴敷、穴位按摩、耳穴埋籽等，具有简、便、验、廉的特点，逐步向临床、社区、家庭延伸，在养生康复保健等方面发挥独特的功效。其功能上，主要体现在临床护理、预防、养生、保健和康复等方面。

一、整体观念

整体观念，是中医学关于人体自身的完整性及人与自然、社会环境的统一性的认识。整体观念认为，人体是一个由多层次结构构成的有机整体，脏腑、器官、经络、肌肉、皮毛、筋脉、四肢百骸、气血津液等，在结构上不可分割，功能上相互协调、相互为用，病理上相互影响。人生活在自然和社会环境中，人体的生理功能和病理变化，必然受到自然环境、社会条件的影响。人类在适应和改造自然及社会环境的过程中维持着机体的生命活动。所以，中医学的整体观念主要体现在人体自身的整体性和人与自然、人与社会环境的统一性三个方面。

（一）人体是一个有机的整体

整体观念认为，人是一个有机的整体，是以五脏为中心，通过经络的联系和沟通，将各脏腑、组织、器官，以及皮毛、筋肉、骨骼等联系成一个有机的整体，共同完成各项生理活动。如心与小肠相表里，主血脉和神志，其体合脉，其华在面，开窍于舌。心主血脉功能正常，则神清气爽，面色红润光泽，脉搏和缓有力。再如脾与胃相表里，主运化和肌肉、四肢，其体合肉，其华在唇，开窍于口。脾之运化功能正常，则为化生精、气、血等提供充足的养料，脏腑、经络、四肢百骸，以及筋肉皮毛等组织就能得到充足的营养而发挥正常的生理活动。五脏又分别与喜、怒、忧、思、恐等情志活动有关，各种不同的情志活动，可以对不同的脏腑产生影响。在护理

上，可以通过各脏腑与器官、肌肉、皮毛、筋脉、四肢百骸之间的关系，观察病情变化，找出所属脏腑之间的关系，有的放矢地进行护理。通过情志护理，可以调畅脏腑气机，有助于发挥各自的生理功能。

这种整体性同时也表现在病理方面。人体是一个内外紧密联系的整体，内脏有病，可反映于相应的形体官窍，即所谓“有诸内，必形诸外”。因“肝开窍于目”，如肝（阴）血不足，会导致两目干涩、视物不清等症。因“心开窍于舌”，如心火上炎，可出现口舌生疮或糜烂。因“肾开窍于耳”“肾主骨，其华在发”“齿为骨之余”，如肾虚可致听力下降，头发早白，牙齿松动，骨质疏松。脏腑之间在病理上也相互影响，如肝的疏泄功能失常，不仅会出现本脏的病变，而且会影响脾胃的功能，出现脘腹胀满、不思饮食、腹痛腹泻等症。因此，五脏之中，一脏有病，可影响他脏。护理患者时不能孤立地只看局部病证，单纯地进行对症处理，而要根据脏腑与组织器官之间的关系，全面整体地护理患者，如给予莲子心泡茶饮，清心泻火，缓解口舌糜烂；通过情志护理，使肝气调畅，有助于脾胃功能的发挥；通过补肾，可以缓解耳鸣耳聋、牙齿松动等症。

（二）人与自然环境的统一性

1. 人与自然统一　中医学历来十分重视人与自然环境的联系，包括人与季节、人与昼夜、人与环境的统一。关于季节、昼夜、地理环境等对人体影响的论述尤多。如《灵枢·邪客》中说：“人与天地相应也。”自然界的任何变化，如时令的交替，气象的变迁，地理环境和生活环境的改变等，均可使人体产生一定的生理和病理反应。人体为适应自然界的变化，在生理上必须做出适应性的调节。如一年间气候变化的规律是春温、夏热、秋凉、冬寒。在夏热之时，人体以出汗散热来适应，而天气寒冷时，人体为了保温，腠理就密闭而少汗。所以，在护理上应注意，夏天人体腠理开泄，解表不可发汗太过，而冬令季节，要注意保暖。昼夜的变化，对疾病也有一定的影响。由于阳气在白昼偏盛且趋于表，夜间偏衰而趋于里，故疾病在一日内呈现“旦慧、昼安、夕加、夜甚”的规律，为护理上加强夜间病情观察提供了依据。

2. 人与环境和谐　地理环境是人类生存环境的要素之一，地域气候的差异，地理环境和生活习惯的不同，在一定程度上也影响着人体的生理活动和脏腑功能。一方水土养一方人，南方地区，地势低平，气候温暖而湿润，故要保持居室干燥通风，饮食有节，如四川人有爱吃麻辣火锅的饮食习惯，正是抵御潮湿侵袭的一种调节方法；北方地区，地势高而多山，气候寒冷干燥，人体的腠理多致密，故要多补水，多吃水果蔬菜，在起居护理方面，要注意居住环境保持一定的温度和湿度。

（三）人与社会环境的统一性

人生活在纷纭复杂的社会环境中，其生命活动必然受到社会环境的影响。人与社会环境是统一、相互联系的。一般说来，良好的心理状态，和谐的社会环境，有力的社会支持，融洽的人际关系，可使人精神振奋，勇于进取，有利于身心健康；而不利的社会环境，可使人精神压抑，或紧张、恐惧，从而影响身心功能，危害身心健康。如家庭纠纷，邻里不和，亲人亡故，同事之间或上下级之间的关系紧张等，可破坏人体原有的生理和心理的协调与稳定，不仅易引发某些身心疾病，而且常使某些疾病如冠心病、高血压、糖尿病、肿瘤的病情加重或恶化，甚至导致死亡。故《素问·玉机真脏论》说：“忧恐悲喜怒，令不得以其次，故令人有大病矣。”所以，在护理工作中，不但要做好患者本身的护理，而且要在家庭、社区、社会等层面给予相应的护理指导，

以创造一个和谐的社会环境。

二、辨证施护

证，又称证候，既不是症状，又不是病名，而是中医学特有的诊断学概念，是疾病过程中某一阶段或某一类型的病理概括。证候是病机的外在反映，病机是证候的内在本质。证候的内涵中包括了病变的部位、原因、性质和邪正盛衰的变化。如风寒感冒、肝阳上亢、心血亏虚、心脉瘀阻等都属证候的概念。

辨证施护是中医护理的精髓。所谓辨证，就是将四诊所收集的有关疾病的各种症状和体征加以分析、综合，概括、诊断为某种性质的证候。施护即是根据辨证的结果，遵循辨证的理论，确定相应的调护措施。辨证是决策护理的前提和依据，施护则是护理疾病的方法，同时也是检验辨证是否正确的手段。辨证施护的过程，就是认识和护理疾病的过程。辨证和施护在诊断护理疾病过程中，既相互联系又相互依赖，是理论和实践相结合的体现，是中医护理工作的基本法则。只有辨证准确，才能细致有效地做好护理工作。西医护理主要对“病”的护理，以及对“症”的护理，中医护理在对“病”“症”的护理同时，更强调的是辨“证”护理。

辨证施护内容丰富，方法多样，主要包括辨证施术、辨证施药、辨证施食（膳）、辨证施教、辨证施养等内容。

1. 辨证施术　辨证是将四诊所收集的有关疾病的各种现象和体征加以分析、综合，概括、诊断为某种性质的证候。施术即是根据辨证的结果，遵循辨证的理论，确定中医护理技术和方法。如耳穴埋籽缓解失眠一般取心、神门、交感、皮质下等耳穴，心肾不交证失眠，可加肝、肾穴；心脾两虚证失眠，可加脾、小肠穴；心胆气虚证失眠，可加肝、胆、三焦穴。再如脾胃虚寒证胃痛，可用艾灸、热熨等方法，胃热证忌用；气滞胃痛，穴位按摩中脘、足三里、合谷等穴，配合情志护理等方法进行辨证护理。所以，在实施中医护理技术时，也要强调辨证施术。

2. 辨证施药　根据不同的证候，采取不同的给药方法。如解表药，宜武火快煎；补益药，宜久煎；风寒感冒，药要热服，可饮生姜红糖茶；风热感冒，药可温服。另中药熏洗、中药敷贴、中药灌肠、中药足浴、中药外敷等外治法，依然遵循辨证施药的原则。

3. 辨证施食（膳）　根据不同的证候，采取适当的饮食指导。如寒证胃痛，护理上要注意防寒保暖，饮食药物均宜偏热服，并给予羊肉、狗肉等助阳散寒之品，忌食生冷瓜果；气滞胃痛，可用橘皮、郁金花等泡茶喝，穴位按摩中脘、足三里、合谷等穴，配合情志护理等方法进行辨证护理；食滞胃痛，饮食宜清淡，可食山楂等消食之品。再如咳嗽要辨别肺热或阴虚等不同证候，梨子生吃适用于咳嗽、发热、口渴，证属肺热津伤的患者，可达到清热生津之功，而冰糖蒸梨则适用于干咳少痰，证属肺阴虚的患者，以达养阴润肺之功。

4. 辨证施教　根据不同的症状和体征，在辨证的基础上，针对不同的证候，拟定合适的健康教育内容，包括饮食、起居、情志、用药、养生康复等内容。

5. 辨证施养　遵循治未病原则，根据不同的证候，采取科学的养生保健方法。如五禽戏中，猿戏适合肺气虚者练习，熊戏适合脾胃虚弱者，鹿戏适合痰湿内蕴者。

第二节　中医护理的外延

中医护理学外延广泛，服务对象包括患者和健康人，服务过程涉及从人出生到死亡的全过程；服务范围包括疾病护理、病后调摄与康复，以及人群的养生保健与治未病；服务场所包括医

院、家庭和社区；服务领域包括临床各专科护理、社区卫生服务和健康教育；其学科交叉涉及自然科学和社会科学，如中医学、临床医学、心理学、伦理学、管理学、教育学等；其学科任务既包括临床护理，还包括社区护理、护理管理、护理教育、护理科研等。

第三章

新时期中医护理发展与展望

“十四五”时期是我国全面建成小康社会、实现第一个百年奋斗目标之后，乘势而上开启全面建设社会主义现代化国家新征程、向第二个百年奋斗目标进军的第一个五年，也是中医护理高质量发展的重要历史时期。随着中医护理理论体系构建、中医护理技术规范化，以及中医护理专科专病研究的深入，中医护理循证实践，中医护理服务社区康养民生，中医护理专科队伍建设，国际护理学术交流等，将有力地推动中医护理学科的发展，也是中医护理未来的发展方向。

1. 建设中医护理专科队伍 《“健康中国2030”规划纲要》中强调要“全方位、全周期维护和保障人民健康”，要求护理高等教育关注生命全周期、健康全方位的需求，抓重点、强弱项、补短板，加强相关领域的人才培养、科研与社会服务能力。因此，需加强临床中医护士继续教育，开展中医护理人员分层次规范化培训。明确中医专科护士岗位定位、工作范畴和工作内容，在培养中医护理骨干护士的基础上，借鉴国外专科护士培养模式，依托各地区中医护理专科护士培训基地，院校合作，培养中医护理专科型人才，建立一支确有专长的中医护理人才队伍。同时，建立中医护理职称晋升渠道，建立符合中医护理临床实践需求的中医护理职称体系，为中医专科护士职业发展提供保障，推动中医护理更快更好地发展。

2. 提升中医护理临床服务能力 规范中医护理服务准入管理，通过界定中医护理服务对象、服务内容，明确中医护士岗位定位、工作范畴和工作内容，制订准入标准，保障患者及中医护士的权益；建立中医护理适宜技术规范，完善中医护理适宜技术解决常见病证的技术规范，建立常见病证中医适宜技术临床应用指南，促进中医护理技术规范化建设，规范中医护理临床实践；完善专科专病中医护理方案，建立疗效评价标准，加大中医护理门诊、中医护理病房建设力度，建立中医护理门诊建设标准，规范中医护理门诊范畴，明确中医护理服务内容，建设中医护理经典病房，提升辨证施护能力，提高中医护理疗效，实现中医护理服务能力全面提升。

3. 拓展中医护理服务范畴 促进中医护理与社区家庭服务融合，以需求为导向，构建“医院－机构－社区－居家”四位一体的中医药健康服务体系，针对不同的社区服务对象，构建相应的预防保健、康复护理、疾病护理、慢病管理等具有中医护理特色的新型社区护理服务模式，提高居民生存质量，降低医疗成本，发挥中医护理在慢病管理中的作用。探索具有中医特色的慢病管理模式，构建完善的服务路径，秉承“未病先防，既病防变，病后防复”的中医护理理念，促进慢性病患者的“自我保健”“自我康复”，提升中医护理慢病管理能力。

4. 推动中医护理在老年服务中的作用 随着人口老龄化的进程加速，健康养老已引起越来越多的关注，大力发展中医护理显得尤为重要。提高中医护理水平，发挥中医护理特色和优势，注重中医护理技术在机构和居家养老中的作用，提供具有中医护理特色的康复和健康指导，提高老年人生存质量，将是中医护理学科的发展方向之一。国务院印发的《中医药发展战略规划纲要

(2016—2030年)》(以下简称《纲要》)提出，发展中医药健康养老服务。推动中医药与养老融合发展，促进中医医疗资源进入养老机构、社区和居民家庭。支持养老机构与中医医疗机构合作，建立快速就诊绿色通道，鼓励中医医疗机构面向老年人群开展上门诊视、健康查体、保健咨询等服务。鼓励中医医师在养老机构提供保健咨询和调理服务。鼓励社会资本新建以中医药健康养老为主的护理院、疗养院，探索设立中医药特色医养结合机构，建设一批医养结合示范基地。《纲要》为中医护理健康养老服务提供了广阔的平台和发展前景。

5. 开展中医护理循证实践 推动中医护理学科建设，逐步形成中医护理理论、中医护理技术规范化、中医护理专科专病、社区慢病管理、养老护理服务、中医护理教育改革等相对稳定的研究方向。按照“理论研究－临床研究－基础研究－标准制订－推广应用”的研究思路，进一步挖掘中医护理古今文献，传承精华，建设全国多中心研究合作基地，深入开展中医护理专科专病研究，完善中医护理方案，提高临床疗效，开展中医护理技术规范化临床研究和基础研究，制订技术应用标准，建立优势病种规范化护理路径，形成中医护理循证指南。

6. 推动“互联网＋中医护理” 借助互联网优势，打造学科特色，坚持学术创新，实现传承与创新并举，传统与现代融合。大力发展中医护理远程服务、移动护理、智慧护理等护理服务模式。构建中医护理信息共享服务体系，逐步建立中医护理数据共享交换标准体系。探索互联网延伸等网络中医护理服务应用。利用信息技术提供在线咨询、预约诊疗、候诊提醒、上门服务、药膳配送等便捷服务。加强中西医护理研究，从理念、理论、技术、实践、产品等方面，形成中西医结合护理态势，产生一批标志性科研成果。

7. 重视人文护理内涵建设 挖掘中医护理在人文护理内涵建设中的作用，其整体观念、天人合一、情志护理等理论和内容，无不体现了人文护理的内涵。始终将立德树人放在第一位，重视课程思政，加强护生和护士人文素质的培养，构建人文护理素质要素，充分体现以人为本、以健康为中心的理念，传播中医护理文化，培养有温度、有高度、有深度的中医护理人员，构建和谐的医院环境和医患关系。

8. 促进中医护理国际交流 举办国际中医护理学术交流会议，搭建中医护理学术交流平台；建立中医护理合作基地，开展跨国界、跨学科中医护理科学研究；加快中医护理基本名词术语中英对照国际标准，建立中医护理技术、服务标准，建设中医护理一流课程，着眼国际护理前沿，推动中医护理国际化进程，为中医护理国际传播和交流奠定基础。

展望新时期中医护理的发展，必须以健康需求为导向，人才培养为基础，服务质量为先导，科学研究为动力，传承创新为途径，借鉴现代科学知识与方法，深入研究中医护理，不断探索新领域，为生命全周期、健康全方位保障人民健康，贡献中医护理的力量。

第三篇

学习中医护理

第四章

中医基础理论

中医基础理论主要阐述中医学的哲学基础、人体生理病理、病因病机，以及疾病防治等基本知识，包括阴阳学说、五行学说、藏象学说、精气血津液、病因病机、护治原则等。

第一节　阴阳学说

阴阳学说是研究阴阳的概念及其运动变化规律，并用以阐释宇宙间万事万物的发生、发展和变化的一种世界观和方法论。阴阳学说引入医学领域，用于阐明生命的起源和本质、人体生理功能和病理变化，指导临床诊断、治疗、预防、护理和康复，从而具备了更丰富的内涵。

一、阴阳的基本概念

阴阳的概念可以追溯到夏商时期或更早，其作为哲学概念成熟于战国与秦汉之际，被运用到生活和各学科领域，《素问·阴阳应象大论》曰："阴阳者，天地之道也，万物之纲纪，变化之父母，生杀之本始，神明之府也。"

（一）阴阳的含义

"阴阳"的原始含义是指日光的向背，朝向日光为阳，背向日光则为阴。如东汉许慎在《说文解字》中所言："阴，水之南，山之北也。阳，高明也。"随着认识的深化，阴阳的含义逐渐得到引申，如向日光处温暖、明亮，背日光处寒冷、晦暗。于是古人就以温暖、寒冷，光明、黑暗，运动、静止，上升、下降等来分阴阳。如此不断深化，阴阳则被抽象地概括为宇宙间相互关联的事物或现象对立双方的属性。阴和阳既可代表相互对立的事物和现象，又可代表同一事物或现象内部相互对立的两个方面。正如《类经·阴阳类》曰："阴阳者，一分为二也。"阴阳的含义引入医学领域，将人体中居于外、上的和对人体具有推动、温煦、兴奋、升举等作用的物质和功能归属于阳，将居于内、下的和对人体具有宁静、凉润、抑制、沉降等作用的物质和功能归属于阴。

（二）事物与现象阴阳属性的划分

事物和现象阴阳属性的划分，采用取象比类法，即从事物的形象（形态、作用、性质等）中找出能反映本质的特有征象，以阴和阳各自的抽象属性为基准，与某种事物所特有的征象相比较，以确定其阴阳归属。事物和现象的阴阳属性由其位置、性质、趋势等因素所决定。一般而言，凡是明亮的、温热的、运动的、上升的、兴奋的、弥散的、外向的、功能的、无形的都属于

阳；相对晦暗的、寒冷的、静止的、下降的、抑制的、凝聚的、内守的、物质的、有形的都属于阴。事物和现象的阴阳属性归类举例（表4－1）。

表4－1 事物和现象的阴阳属性归类举例

属性	时间	空间方位	季节	温度	湿度	重量	速度	亮度	性别	运动状态	组织器官	疾病进程
阳	昼	天，上，外，左，南	春，夏	温，热	干燥	轻	快	明亮	男	上升，外出，活动，兴奋，化气，亢进	皮肉，六腑，腰背	急性
阴	夜	地，下，内，右，北	秋，冬	凉，寒	湿润	重	慢	黑暗	女	下降，内收，安静，抑制，成形，衰退	筋骨，五脏，胸腹	慢性

（三）阴阳的特性

1. 阴阳的普遍性 宇宙间相互关联又相互对立的事物和现象普遍存在着阴阳，如呼吸运动中，呼属阳，吸属阴；人体组织中，手背属阳，手心属阴；病证特点中，甲状腺功能亢进属阳，甲状腺功能减退属阴。故阴阳是大自然的“遗传密码”。

2. 阴阳的相关性 能够划分阴阳属性的事物或现象，必须是相互关联的，或是处于同一事物内部的两个方面，如前进与后退、气与血。

3. 阴阳的相对性 一般而言，事物或现象相比较的层次或对象不变，则双方的阴阳属性是规定的，反之，则可能发生变化。因此，事物或现象的阴阳属性具有可变性、可分性和转化性。

（1）可变性 事物或现象的阴阳属性是在比较中确定的，如果比较的对象发生改变，则阴阳属性可发生改变。如从气候而言，温暖的春天属阳，寒冷的冬天属阴，但如果将春天和夏天比较，春天则属阴，炎热的夏天则属阳。

（2）可分性 处于同一范畴的事物或现象可以划分阴阳属性，而事物内部又可以划分阴阳属性，故阴阳具有无限可分性，即阴中有阳，阳中有阴，中国古代的太极图（图4－1），就充分体现了这一思想。再如，就昼夜而言，白昼属阳，夜晚属阴，而白昼中上午为阳中之阳，下午为阳中之阴，夜晚的前半夜为阴中之阴，后半夜为阴中之阳。

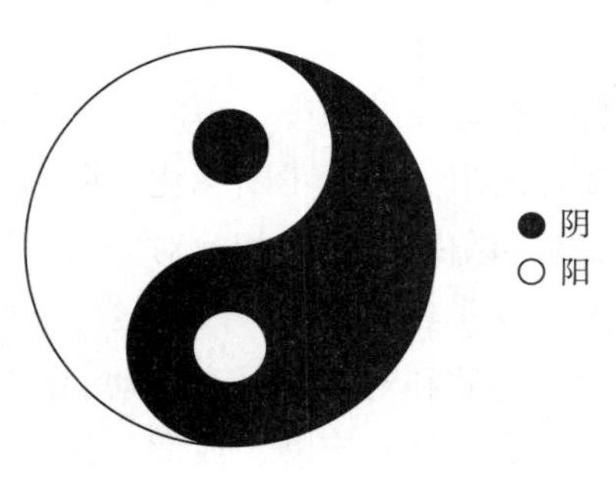

图4－1 太极图

（3）转化性 是指在一定条件下，阴或阳可各自向其相反的方面转化，即阴转化为阳，阳转化为阴。如昼夜交替，四季更迭，机体患病时体内的寒热转化等。阴阳之间能相互转化，一是因为阴中有阳，阳中有阴，双方已潜伏着转化的因素；二是因为事物或现象达到“物极”的状态，阴阳其中一方不能再上升和发展，则为另一方发展创造了条件。

二、阴阳学说的基本内容

阴阳学说主要包括阴阳的对立制约、互根互用、消长平衡和相互转化四个方面的内容。

（一）阴阳对立制约

阴阳对立制约，指属性相反的阴阳双方相互斗争、相互制约和相互排斥的关系。阴阳的相互对立，是指阴阳性质的相反，这种相反的特性主要体现为它们之间的相互斗争、相互制约。如温热可以驱散寒冷，寒凉可以清除炎热。阴阳的对立制约，推动着事物的发生、发展和变化，维持着事物发展的动态平衡。如夏季阳气旺盛，但夏至以后，阴气渐生，以制约炎热的阳气；冬季阴寒较盛，但冬至以后，阳气渐复，以制约严寒的阴气。如此，在自然界阴阳相互制约、相互排斥中，形成了四季寒、热、温、凉的气候变化。

（二）阴阳互根互用

阴阳互根，指阴和阳相互依存、互为根本，即阴和阳必须以对方的存在作为自身存在的先决条件，任何一方都不能脱离另一方而单独存在。如上为阳，下为阴，没有上也就无所谓下，没有下也就无所谓上。

阴阳互用，指阴阳双方相互资生、促进和助长。如“阴在内，阳之守也；阳在外，阴之使也”，是指阴为阳守持于内，阳为阴役使在外，阴阳相互为用，不可分离。阴阳的互根互用关系，广泛地用来阐释自然界的气候变化和人体的生命活动。如春夏阳气生而渐旺，阴气随之增长，天气虽热而雨水增多；秋冬阳气衰而渐少，阴气随之潜藏，天气虽寒而降水较少，如此维持自然界气候的相对稳定。再如，人类白天的兴奋必须以夜晚充足的睡眠为前提，夜晚能够安然入睡必须以白天的充分兴奋为条件。如果由于某些原因，互根互用关系失调，则会导致“孤阴不生，独阳不长”，或“阴阳互损”，甚至“阴阳离决，精气乃绝”的变化。

（三）阴阳消长平衡

阴阳消长平衡是指阴阳双方处于不断增长和消减运动变化之中，并在运动中维持着动态平衡。阴阳消长是阴阳运动变化的一种形式，是一个量变过程，主要包括此消彼长、此长彼消、此消彼消、此长彼长四个方面（图4－2）。

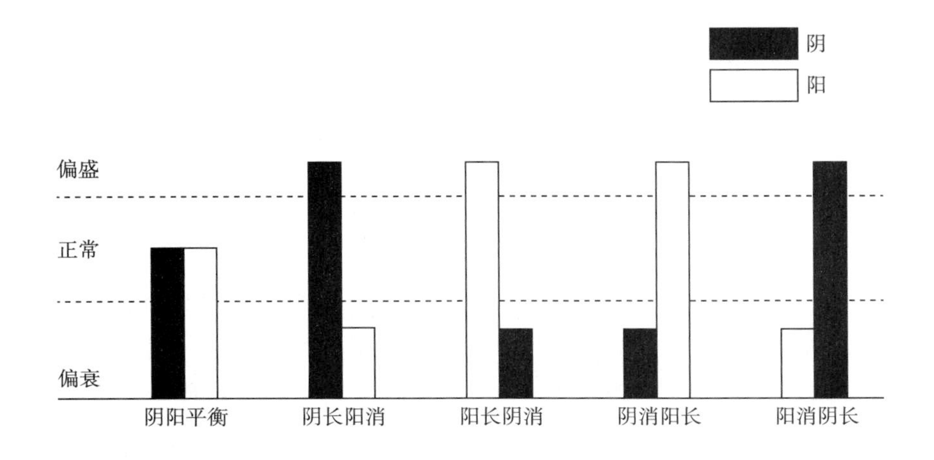

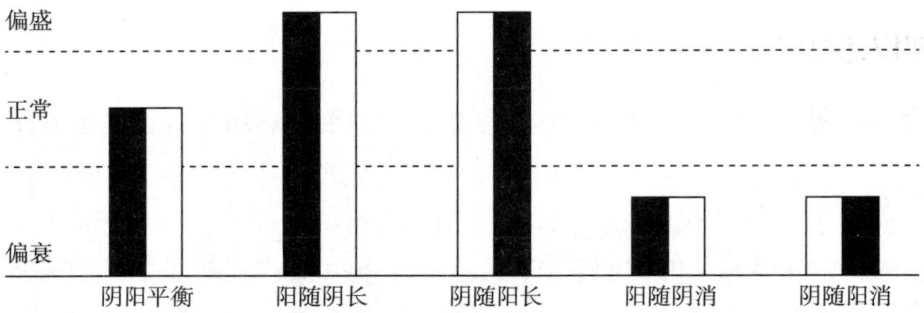

图 4－2　阴阳消长示意图

1. 此消彼长，此长彼消　指在阴阳双方对立制约的过程中，阴或阳一方衰弱，无力制约对方，从而引起对方的增长，甚至亢奋；或一方因增长而强盛，过度制约对方，从而引起对方的削减，甚至偏衰。以气候变化为例，由冬至春及夏，气候由寒冷逐渐转暖变热，这是“阳长阴消”的过程；由夏到秋及冬，气候由炎热逐渐转凉变寒，这是“阴长阳消”的过程。

2. 此消彼消，此长彼长　指在阴阳互根互用的过程中，阴或阳一方虚弱，无力滋生和促进对方，使对方也随之虚弱，即阴随阳消或阳随阴消；或一方旺盛可助长和促进对方，使对方也随之旺盛，即阴随阳长或阳随阴长。如随着春夏气温的逐渐升高而降雨量逐渐增多，属阴随阳长；随着秋冬气候的转凉而降雨量逐渐减少，属阴随阳消；人饥饿时由于精不足，不能化气，而出现乏力头晕，属阳随阴消；饥饿时补充养分，产生能量，增加气力，则属阳随阴长。

（四）阴阳相互转化

阴阳消长变化发展到“物极”阶段，事物内部阴与阳的比例出现颠倒，则该事物的属性发生转化，即所谓“物极必反”。故阴阳转化是阴阳运动的又一形式，是在阴阳消长变化的基础上发生的质变。阴阳相互转化，既可以表现为渐变式，如四季更替，昼夜转化，也可表现为突变式，如夏季酷热天气的骤冷，急性热病患者突然出现体温下降、四肢厥冷等。

三、阴阳学说在中医护理学中的应用

（一）说明人体组织结构

人体各脏腑经络形体组织，既是有机联系的统一整体，又可根据其所在部位、功能特点划分阴阳属性。就部位而言，胸部在上，属阳，腹部在下，属阴；体表属阳，体内属阴；背属阳，腹属阴。就脏腑而言，五脏为阴，六腑为阳。五脏之中又可分阴阳，即心肺居上（胸腔），属阳；肝脾肾位下（腹腔），属阴。就经络而言，循行于四肢外侧的经脉属阳，循行于四肢内侧的经脉属阴。

（二）说明人体生理功能

阴阳学说认为，人体的正常生命活动和生长壮老已的生命过程，是阴阳双方保持对立统一协调关系的结果。生命活动以物质代谢为基础，没有各种生命物质（阴）则无法产生各种生理活动（阳），而各种生理活动（阳）又不断促进各种生命物质（阴）的新陈代谢。人的前半生以阳气的推动、兴奋作用为主导，阴随阳长，维持人体生长发育的有序稳定；后半生以阴气的宁静、抑制作用为主导，阳随阴消，使人平稳度过更年期，走向老年阶段。

（三）说明人体病理变化

中医学认为，阴阳平衡协调，即“阴平阳秘”，是生命活动的基础和人体健康的保证，阴阳失调则是各种疾病发生、发展和变化的基础。阴阳失调主要表现为阴阳的偏盛、偏衰和互损。用阴阳说明人体病理变化（表4－2）。

表4－2　阴阳说明人体病理变化

阴阳盛衰	含义	病理	临床表现
阳偏盛	阳高于正常水平	阳盛则热	发热，大汗，面赤，烦躁，口渴喜冷饮，痰黄，尿赤，便秘，舌红，苔黄，脉洪数
阴偏盛	阴高于正常水平	阴盛则寒	恶寒，无汗，口不渴，或渴喜热饮，痰液清稀，便溏，舌淡，苔白，脉紧
阳偏衰	阳低于正常水平	阳虚则寒	畏寒，喜温喜按，自汗，乏力，气短，便溏，尿少或小便清长，舌淡胖嫩，苔白，脉沉迟弱
阴偏衰	阴低于正常水平	阴虚则热	消瘦，五心烦热，潮热，盗汗，颧红，口渴，口干，咽干，舌红少苔，脉细数

1. 阴阳偏盛　偏盛，即多余、亢盛、“实”。阴阳偏盛，包括阴盛和阳盛，是阴或阳任何一方高于正常水平的病理状态，即“邪气盛则实”，多形成实证。

（1）阳盛则热，阳盛则阴病　阳邪亢盛，性质为热，故形成实热证；阳盛则对阴过度制约，耗伤阴液，即阳长阴消，导致既有实热又有阴虚（图4－3）。

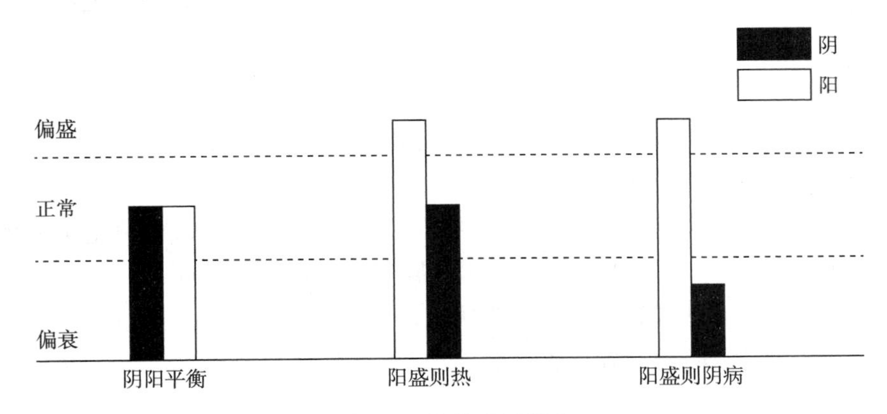

图4－3　阳偏盛示意图

（2）阴盛则寒，阴盛则阳病　阴邪亢盛，性质为寒，故形成实寒证；阴盛则对阳过度制约，损伤阳气，即阴长阳消，导致既有实寒又有阳虚（图4－4）。

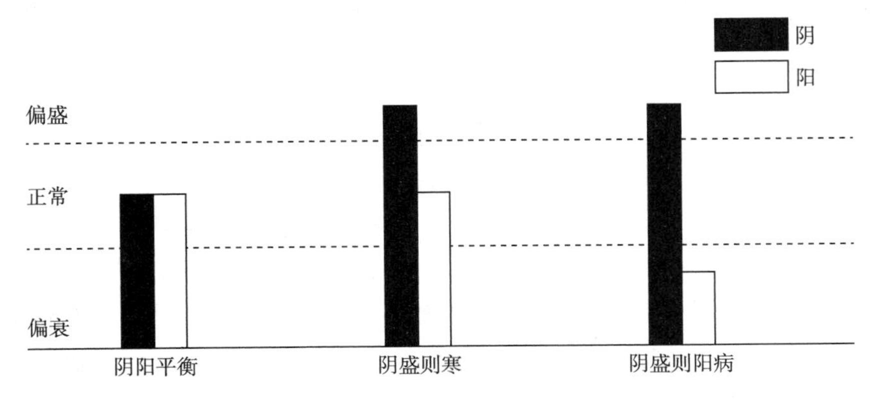

图4－4　阴偏盛示意图

2. 阴阳偏衰 偏衰，即不足、虚。阴阳偏衰，包括阴虚和阳虚，是阴或阳任何一方低于正常水平的病理状态，即“精气夺则虚”，多形成虚证（图4－5）。

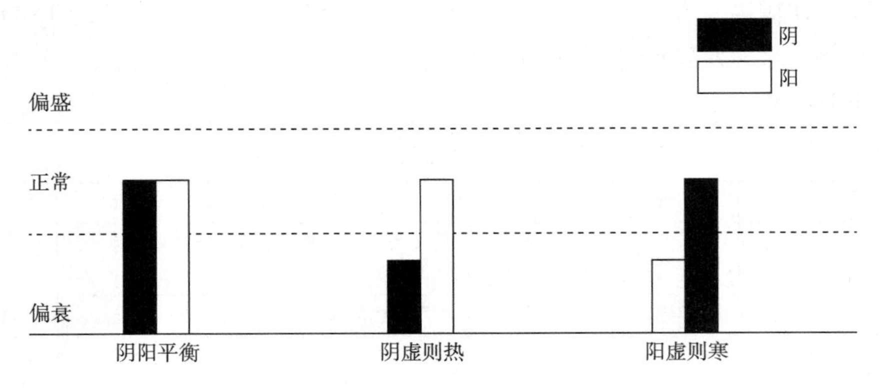

图4－5 阴阳偏衰示意图

（1）阳虚则寒 人体的阳气不足，阳虚不能制约阴，则阴相对偏盛而出现寒象。

（2）阴虚则热 人体的阴液不足，阴虚不能制约阳，则阳相对偏盛而出现热象。

3. 阴阳互损 由于阴阳之间互根互用，所以阴阳任何一方虚损到一定程度时，常导致另一方不足，即所谓“阴损及阳”和“阳损及阴”，最终可导致“阴阳两虚”，气血两虚，此即慢性病常见的病理过程。

（四）指导四诊与辨证

在护理评估中，通过望、闻、问、切四诊合参，概括分析色泽、声息、脉象、饮食口味等特点，辨别其阴阳属性，有助于临床辨证。如望面色，色泽黄赤鲜明者属阳，色泽青黑晦暗者属阴。观察气息，呼吸气粗者属阳，呼吸微弱者属阴。听声音，语声高亢洪亮，多言躁动者属阳；语声低微，少言沉静者属阴。问饮水，口干而渴者属阳，口润不渴者属阴。从脉象部位来分，寸为阳，尺为阴；以迟数分，数者为阳，迟者为阴；以形态分，浮、洪、大、滑者属阳，沉、细、小、涩者属阴。在辨证分析时，只有辨清阴阳，才能抓住疾病的本质。在八纲辨证中，以阴阳为总纲，将疾病分为阴证和阳证两大类。表证、热证、实证属阳，里证、寒证、虚证属阴。

（五）指导治疗与护理

阴阳偏盛、偏衰、互损是疾病的基本表现形式，故疾病治疗与护理的基本原则是调整阴阳，具体包括补其不足、泻其有余等，从而恢复阴阳的相对平衡（表4－3）。

表4－3 阴阳学说指导疾病治疗和护理

阴阳盛衰	病理	护治原则	药食性味
阳偏盛	阳盛则热	热者寒之	寒凉，苦、酸、咸
阴偏盛	阴盛则寒	寒者热之	温热，辛
阳偏衰	阳虚则寒	扶阳抑阴	温热，甘
阴偏衰	阴虚则热	滋阴抑阳	寒凉，甘

1. 阴阳偏盛的治则 阳偏盛所致实热证，宜用苦、酸、咸味、性质寒凉的药食，如苦瓜、乌梅、海蜇等，以制其阳，病室环境宜凉爽，湿度宜增加，治热以寒，即“热者寒之”。阴偏盛

所致实寒证，宜用辛味、温热的药食，如葱、姜、蒜等，以制其阴，病室宜温暖，湿度宜低，治寒以热，即“寒者热之”。

2. 阴阳偏衰的治则　阴虚所致虚热证，需滋阴壮水，以抑制阳亢火盛，多用甘味、寒凉的药食，如麦冬、玉竹、梨等。阳虚所致虚寒证，需扶阳益火，以消退阴翳，多用甘味、温热的药食，如大枣、赤砂糖等。此外，还可考虑“阴中求阳，阳中求阴”之法，即在温阳时，少量滋阴；在滋阴时，少量补阳，以发挥阴阳互用的作用。如肾阴虚者，在用黄精、女贞子、枸杞子、麦冬、百合、银耳等大量滋阴之品时，加入菟丝子、巴戟天、核桃等少量温阳的药食，以加强滋阴效果。

3. 阴阳互损的治则　阴阳互损导致阴阳两虚，护治时应采用阴阳双补的原则。对阳虚为主的阴阳两虚证，当补阳为主，兼以滋阴；对阴虚为主的阴阳两虚证，当滋阴为主，兼以温阳。

（六）指导养生与食疗

阴阳是生命的根本，故养生应善于调整阴阳，既要保持人体内部的阴阳协调统一，也要适应自然界的阴阳变化规律，保持人与自然界的协调统一，即天人相应。如《素问·四气调神大论》提出四时养生应遵循“春夏养阳，秋冬养阴”的原则。又如阳虚体质者，在夏季用温热法预培其阳，则冬季不易发冻疮、哮喘等病，即“冬病夏治”；对于阴虚体质者，在冬季用凉润法预养其阴，则夏季不易发失眠、高血压等心肝火旺的疾病，即“夏病冬养”。

食物有寒、热、温、凉不同性质，常称为四性。寒、凉属阴，温、热属阳。风寒感冒鼻流清涕者，可食用性质属阳的食物，如温性的生姜，以发散风寒；暑热口渴者，可食用性质属阴的食物，以清热解暑，生津止渴，如寒性的西瓜。

第二节　五行学说

五行学说，是研究木、火、土、金、水五行的含义、特性、生克制化与乘侮规律，并用以阐释宇宙万物的发生、发展、变化及相互关系的古代哲学理论。

五行学说应用于中医学，以五行的特性与运动变化规律阐释人体生理、病理及其与外在环境的相互联系，进而指导临床诊断、治疗与护理，从而形成了中医独特的五行学说。

一、五行的基本概念

在长期生活实践中，人们认识到木、火、土、金、水五种物质是人类生活中不可或缺的物质，故称其为“五材”。“五行”是在“五材”的基础上，将五种物质的属性和相互作用加以抽象描述而形成的概念，用以说明自然界一切事物和现象之间相生、相克的运动变化规律。

五行中的“五”，指木、火、土、金、水五种物质；“行”，指运动变化。五行，即木、火、土、金、水五种物质及其运动变化。

二、五行特性和五行归类

（一）五行特性

五行的特性，是古人在长期生活实践中，对木、火、土、金、水五种物质的直接观察和朴素认识的基础上，进行抽象升华而逐渐形成的理论概念，是用于分析各种事物的五行属性和研究事物之间相互联系的基本依据。其经典概括正如《尚书·洪范》所载：“水曰润下，火曰炎上，木

曰曲直，金曰从革，土爰稼穑。”

1. 木的特性 “木曰曲直”。曲，屈也；直，伸也。曲直，是指树木主干挺直向上，枝条能屈能伸，向上、向外舒展。引申为凡具有生长、升发、条达、舒畅等性质或作用的事物和现象，均归属于木行。

2. 火的特性 “火曰炎上”。炎，热也；上，向上。炎上，是指火具有炎热、上升、明亮的特性。引申为凡具有温热、升腾、光明等性质或作用的事物和现象，均归属于火行。

3. 土的特性 “土爰稼穑”。“爰”通“曰”。稼，指春种；穑，指秋收。稼穑，是指土地可播种和收获庄稼、生长万物。引申为凡具有承载、受纳、生化等性质或作用的事物和现象，均归属于土行。

4. 金的特性 “金曰从革”。从，指来自、由来；革，指变革。从革，是指金可顺从人意，改变形状，有沉重、潜降之性。引申为凡具有沉降、肃杀、收敛等性质或作用的事物和现象，均归属于金行。

5. 水的特性 “水曰润下”。润，指湿润；下，指向下。润下，是指水具有滋润和向下的特性。引申为凡具有寒凉、滋润、向下运行、闭藏等性质或作用的事物和现象，均归属于水行。

（二）五行归类

事物或现象的五行属性以五行的特性为依据，主要采用取象比类和推演络绎法进行归类。取象比类法是将事物或现象的性质和作用，与五行的特性相类比，从而得出其五行属性。例如，东方为日出之地，富有生机，与木的升发、生长特性相类，故归属于木行。推演络绎法，是根据已知的某些事物或现象的五行属性，推演、归纳与之相关的其他事物或现象，从而确定其五行归属。如肝属木行，肝与胆互为表里，肝的疏泄功能影响胆汁分泌，胆的决断影响肝的疏泄，故胆也属于木行。

五行学说对事物属性的归类以天人相应为指导原则，以五行为中心，以五方、五季、五脏为基本框架，将自然界的各种事物和现象及人体的生理病理现象，按其属性进行归纳，形成了联系人体内外环境的五行结构系统，用以说明人体及人与自然环境的统一性（表4-4）。

表4-4 事物属性的五行归类

自然界									五行	人体								
五音	五时	五味	五色	五化	五气	五季	五方	五谷		五脏	五腑	五体	五华	五志	五官	五液	五脉	五声
角	平旦	酸	青	生	风	春	东	麦	木	肝	胆	筋	爪	怒	目	泪	弦	呼
徵	日中	苦	赤	长	暑	夏	南	黍	火	心	小肠	脉	面	喜	舌	汗	洪	笑
宫	日西	甘	黄	化	湿	长夏	中	稷	土	脾	胃	肉	唇	思	口	涎	缓	歌
商	日入	辛	白	收	燥	秋	西	稻	金	肺	大肠	皮	毛	悲	鼻	涕	浮	哭
羽	夜半	咸	黑	藏	寒	冬	北	菽	水	肾	膀胱	骨	发	恐	耳	唾	沉	呻

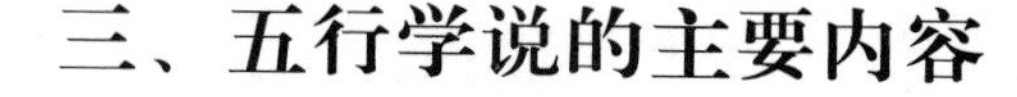

三、五行学说的主要内容

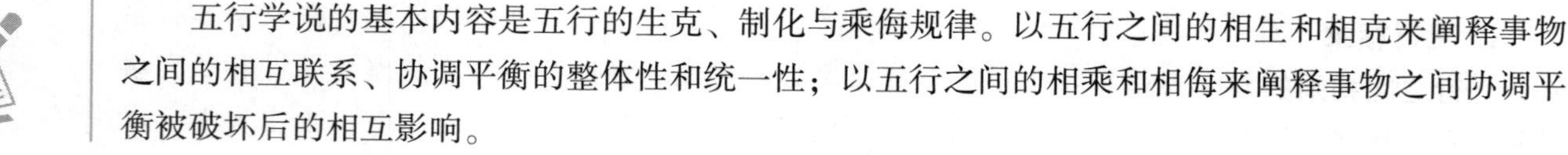

五行学说的基本内容是五行的生克、制化与乘侮规律。以五行之间的相生和相克来阐释事物之间的相互联系、协调平衡的整体性和统一性；以五行之间的相乘和相侮来阐释事物之间协调平衡被破坏后的相互影响。

（一）五行相生相克

1. 五行相生　是指木、火、土、金、水之间存在着有序的递相资生、助长和促进的关系。五行相生的次序是：木生火、火生土、土生金、金生水、水生木（图4－6）。在五行的相生关系中，任何一行都有“生我”和“我生”两个方面的关系，生我者为母，我生者为子，所以五行相生关系也称为母子关系。以火为例，由于火生土，故火为土之母，而火由木所生，故火为木之子。

2. 五行相克　是指木、火、土、金、水之间存在着有序的递相克制和制约的关系。五行相克的次序是：木克土、土克水、水克火、火克金、金克木（图4－6）。在五行的相克关系中，任何一行都有“克我”和“我克”两个方面的关系，我克者为我所胜，克我者为我所不胜。以木为例，木克者为土，土为木之所胜；克木者为金，金为木之所不胜。

（二）五行制化

五行制化，指五行之间既相互资生，又相互制约，“生中有克”“克中有生”，整体维持动态平衡的关系（图4－6）。五行系统的各部分都不是孤立的，而是密切相关的，每一部分的变化，都必然影响着其他部分的状态，同时又受着五行系统整体的影响与制约。五行相生、相克是事物正常生化和发展的必要条件，五行制化属于相生与相克相结合的自我调节，维持着事物间的平衡协调，促进稳定、有序的变化与发展。五行制化的规律：五行中一行亢盛时，必然随之有制约，以防止亢而为害，即在相生中有克制，在克制中求发展，循环往复。

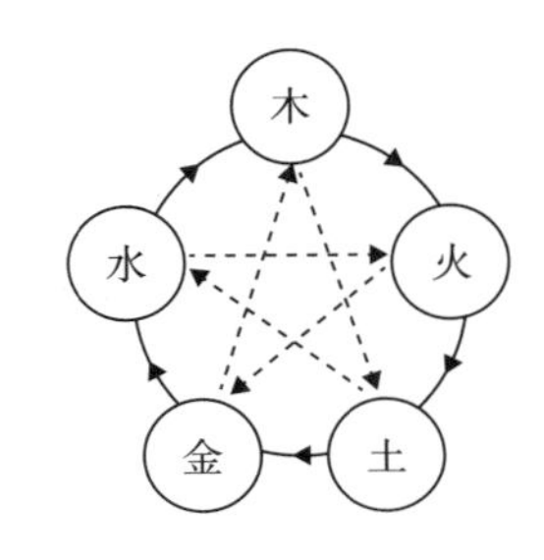

图4－6　五行生克制化示意图

（三）五行相乘相侮

五行相乘和相侮均是反常的相克现象（图4－7），因五行中的某一行太过或不及所致，两者可同时发生（图4－8），正如《素问·五运行大论》所载：“气有余，则制己所胜而侮所不胜；其不及，则己所不胜侮而乘之，己所胜轻而侮之。”五行乘侮体现了事物发展过程中的反常变化，对人体而言则是病理现象。

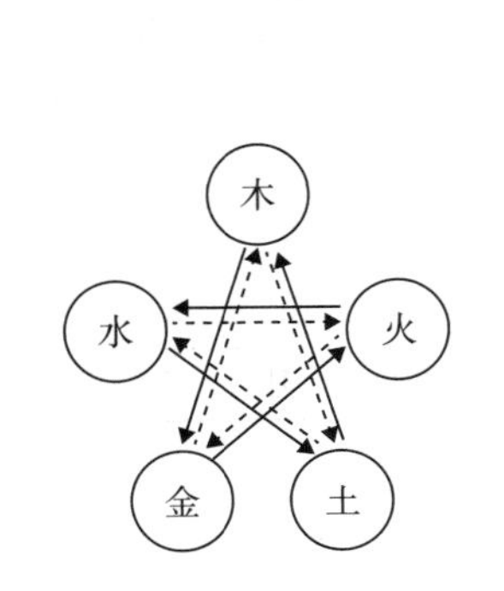

图4－7　五行相乘相侮示意图

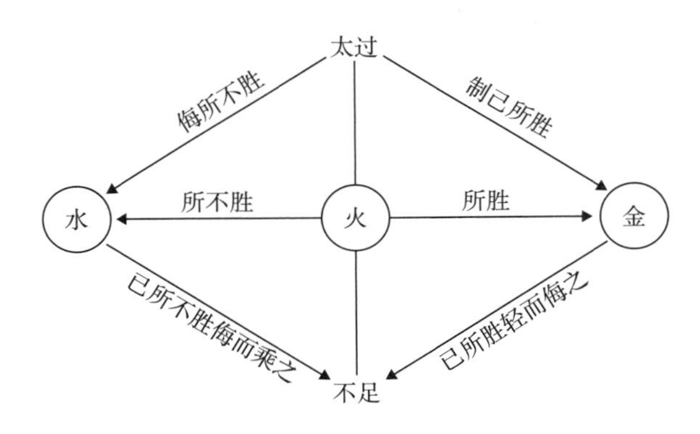

图4－8　五行乘侮同时发生（举例）

1. 五行相乘　乘，指乘虚侵袭。五行相乘是指五行中某一行对其所胜一行的过度制约或克制。五行之间相乘的次序与相克一致，即木乘土，土乘水，水乘火，火乘金，金乘木，但相克为正常现象，相乘为异常现象。引起相乘的原因有两个方面：一是某一行过于强盛，对其所胜一行

克伐太过，导致所胜一行虚弱，如木旺乘土；二是某一行过于虚弱，难以承受其所不胜一行的正常克制，使其自身更加虚弱，如土虚木乘。

2. 五行相侮 侮，指以强凌弱。五行相侮是指五行中某一行对其所不胜一行的反向制约和克制。五行相侮的次序与相克的顺序相反，即：木侮金、金侮火、火侮水、水侮土、土侮木。引起相侮的原因亦有两个方面：一是某一行过于强盛，非但不受“克我”之行的克制，反而对原来“克我”的一行实施反向克制，如木亢侮金；二是某一行过于虚弱，因而导致“我克”一行相对太过，不仅不能克制“我克”一行，反受其反向克制，如木虚土侮。

四、五行学说在中医护理学中的应用

（一）说明人体组织结构与五大系统

五行学说运用取象比类和推演络绎法，根据人体脏腑组织的特点与功能，将形体、官窍、情志等分属于五脏（肝、心、脾、肺、肾），五脏配合五腑（胆、小肠、胃、大肠、膀胱）、开窍于五官（目、舌、口、鼻、耳）、联系五体（筋、脉、肉、皮、骨）、外荣于五华（爪、面、唇、毛发），最终形成了以五脏为中心的五大生理病理系统。此外，五行学说还将人体五大系统与自然界的事物或现象相联系，如《素问·六节脏象论》所载肝“通于春气”，心“通于夏气”，肺“通于秋气”，肾“通于冬气”等，体现了人与自然相统一的整体观念。

（二）说明人体生理功能与生理联系

五行学说将人体五脏分属于五行，以五行特性来说明五脏的生理功能特点。如木有升发、舒展的特性，肝属木，则肝喜条达、舒畅，有疏泄功能；火有炎热、向上的特性，心属火，故心阳具有温煦作用；土有生化万物的特性，脾和胃属土，故脾胃有消化水谷、运送精微、营养全身的作用，为气血生化之源；金有清肃、收敛的特性，肺属金，故肺气有肃降功能；水有润下、闭藏的特性，肾属水，故肾有主水、藏精的功能。

五行学说亦用于阐释人体脏腑组织之间生理功能的内在联系。五行相生用于说明五脏之间的资生关系，如肝木藏血以养心，心阳温煦可暖脾，脾运化水谷以充肺，肺气清肃下行以助肾水，肾水可滋养肝阴（图4－9）。五行相克用于说明五脏之间的制约关系，如肝喜条达，可疏泄脾土，防其壅郁；脾主运化，可避免肾水泛滥；肾水滋润，可防止心火过亢；心阳温煦，可防肺气清肃太过；肺气清肃下行，可制约肝阳上亢（图4－10）。

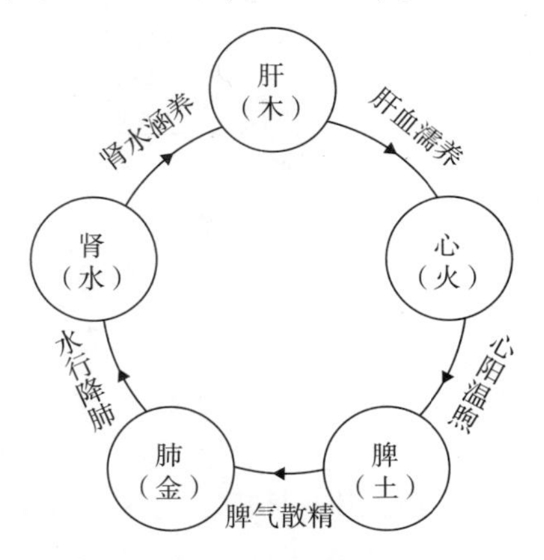

图4－9 五脏相互资生示意图

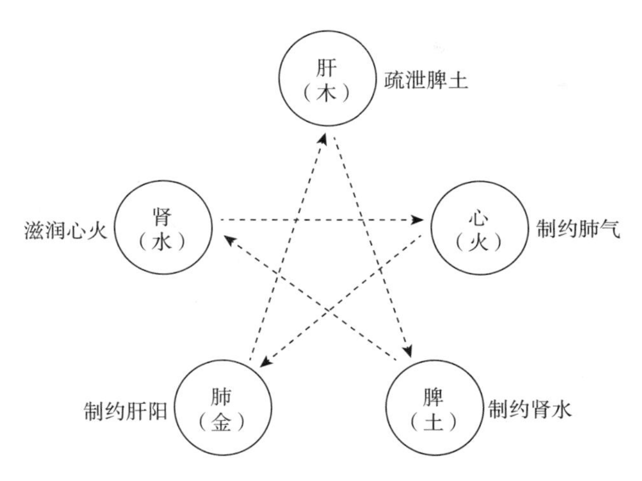

图4-10　五脏相互制约示意图

（三）说明人体病理变化与病理影响

五行学说运用五行乘侮和五行相生的关系，说明在病理情况下脏腑之间的相互影响。某脏有病可传至他脏，他脏疾病亦可传至本脏，这种病理上的相互影响称为传变。如肝脏有病，病传至心，为母病及子；病传至肾，为子病及母；病传至脾，为木乘土；病传至肺，为木侮金（图4-11）。其他四脏，以此类推。

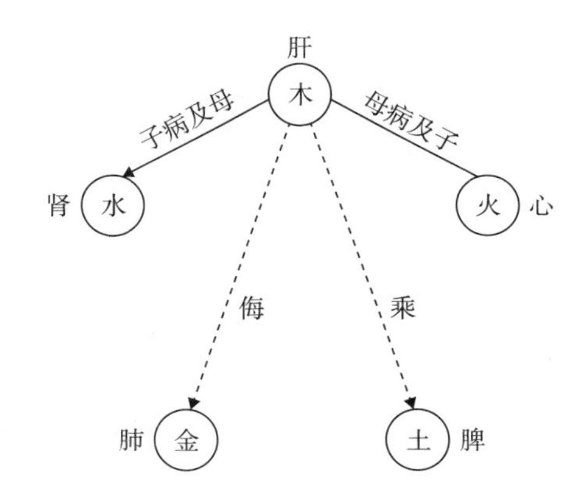

图4-11　五脏病变传变规律示意图（以肝为例）

五行学说亦可说明五脏发病与季节的关系。五脏外应五时，故五脏一般在其所主之时受邪而发病，即春天多发肝病，夏天多发心病，长夏多发脾病，秋天多发肺病，冬天多发肾病。此外，对于五脏病变的传变，不能完全受五行生克乘侮规律的束缚，临证应结合实际情况灵活分析。

（四）指导护理评估与诊断

一般而言，疾病是否传变，取决于脏腑的功能状态，即五脏实则传，虚则受。护理时，不仅要观察患者目前的症状，还需要考虑当前病变脏腑与其他脏腑的传变关系，各脏腑的功能状态，进行全面评估、预见性分析。

人体是一个有机的整体，内脏功能活动及其相互关系的异常变化，通常可从色泽、声音、形态、脉象等外部征象反映出来。五行学说将五脏与五色、五味，以及脉象变化等，以五行分类归属联系起来，作为诊断疾病的理论基础。如面见青色，喜食酸味，脉见弦象，可初步判断病位在

肝；面见赤色，口苦，脉象洪数，是心火亢盛；心气虚弱者，面见黑色，为火虚水乘；脾虚患者，面见青色，为木虚土乘。

（五）指导疾病治疗与护理

1. 确定治则与治法

（1）补母泻子　根据相生规律确定的治则是补母和泻子，如《难经》所言：“虚则补其母，实则泻其子。”主要治法如下：①滋水涵木法，指通过滋养肾阴以养肝阴，从而平抑、涵敛肝阳的治疗方法。主要适用于肾阴亏损而致肝阴不足，甚则肝阳偏亢之病证。②金水相生法，是滋补肺肾之阴的治疗方法。主要适用于肺虚或肾虚所致肺肾阴虚证。③培土生金法，是指健脾益气而补益肺气的治疗方法。主要适用于脾虚胃弱所致肺脾两虚之病证。④益火补土法，是指温肾阳（命门之火）以补脾阳的治法。主要适用于脾肾阳虚病证，如五更泻。

（2）抑强扶弱　根据相克规律确定的治则包括抑强和扶弱。主要治法如下：①扶土抑木法：是指健脾疏肝法。主要适用于肝郁脾虚病证。②培土制水法：是指温运脾阳或健脾益气法。主要适用于脾虚不运，或脾阳虚损，水湿泛滥而致的水肿等病证。③佐金平木法：指通过清肃肺气以抑制肝火亢盛的治疗方法。主要适用于肝火亢逆，灼伤肺金的“木火刑金”病证。④泻南补北法：指通过泻心火，补肾水以交通心肾的治疗方法。主要适用于肾阴不足、心阳偏亢、水火失济、心肾不交等病证。

2. 控制疾病传变　中医学运用五行生克乘侮关系，既可推断和概括疾病的传变规律，又可确定预防性治疗措施。如《金匮要略》所言：“见肝之病，知肝传脾，当先实脾。”即肝病容易传脾，治疗时可以先健脾，防止肝病传脾。

3. 指导技术选穴　中医护理技术实践中，运用五行学说指导经络腧穴的选择，常常获得独特的疗效。六阴经井、荥、输、经、合穴依次配属木、火、土、金、水五行；六阳经井、荥、输、经、合穴依次配属金、水、木、火、土五行。井穴多用于各种急救，昏迷患者常取十二井穴点刺放血；荥穴多用于各种热病，胃火牙痛取胃经荥穴内庭进行刮痧；输穴多用于肢节酸痛，腰痛常取后溪进行穴位按摩；经穴多用于气喘咳嗽，外感风寒的恶寒发热、咳嗽，常取肺经的经渠穴；合穴多用于腑病，如胃腑病证，可选足三里穴。

4. 指导情志护理　情志生于五脏，五脏之间存在着生克乘侮关系，故不同情志之间也存在类似的关系，利用这种相互作用，可治疗疾病。如《素问·阴阳应象大论》说：“怒伤肝，悲胜怒……喜伤心，恐胜喜……思伤脾，怒胜思……忧伤肺，喜胜忧……恐伤肾，思胜恐。”（图4－12）如范进中举的故事中，范进多年考试，终于考中，内心非常高兴，以致大喜伤心，而心神涣散，这是“喜伤心”，其老丈人怒扇一耳光后，范进清醒了，这是“怒胜喜”。

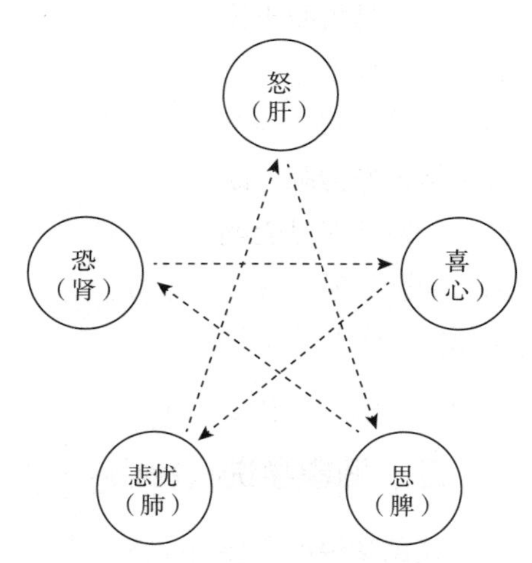

图4－12　情志相胜示意图

五、阴阳学说和五行学说之间的联系

阴阳学说和五行学说，是古代圣贤采用“仰观天文、俯察地理、中知人事”的研究方法，通过研究自然规律和生命规律所取得的研究成果。两种学说既

存在共性，又各有特点，且相互联系。

首先，二者均渗透着天人相应的整体观念，分析和探讨人与自然的关系、人体内部生理功能的相互配合与病理变化的相互影响。其次，中医学认为，阴阳是生命的本源，生命有五行的烙印，阴阳和五行均是大自然赋予人类和万物的“遗传密码”。阴阳学说着重以“一分为二”的观点来阐述相互对立的事物或现象或其内部矛盾的两个方面存在着对立制约、互根互用、消长平衡和相互转化的关系，认为整个宇宙是一个对立的统一体，人体是由各种对立的功能活动组成的统一体，人和自然也是对立的统一体。五行学说以木、火、土、金、水的五种特性，阐述自然和人体是存在生克制化关系的统一的整体，以气的五种运动方式，阐述人和自然又是相互联系的整体。第三，阴阳学说和五行学说相互联系，共同指导中医临床实践。《类经图翼》记载：“五行即阴阳之质，阴阳即五行之气。气非质不立，质非气不行。行也者，所以行阴阳之气也。”可见在实际应用中，二者相互结合。如在探讨脏腑功能时，脏腑可以分阴阳，其生理功能之间又存在着生克制化的关系。

阴阳学说和五行学说属于我国古代的辩证唯物观，但具有一定的局限性。因此，实际应用时不能只停留于阴阳或五行的抽象概念，而应该具体问题具体分析，客观研究人体生理功能和病理变化、人与自然的关系，才能科学地继承和发展中医。

第三节　藏象学说

藏象学说，是研究藏象的概念、脏腑的形态结构与生理病理、脏腑之间，以及脏腑与形体官窍、精气血津液、自然社会环境之间相互关系的学说。它是中医学特有的关于人体生理病理的系统理论，对养生防病、疾病诊治、护理与康复具有重要指导意义。

一、藏象的基本概念

藏，是指藏于体内的脏腑；象，是指表现于外的生理、病理现象及与外界相通应的事物或现象。脏腑根据形态结构与功能特点，可分为脏、腑、奇恒之腑。脏，即肝、心、脾、肺、肾，合称为五脏，其共同的生理功能是化生和贮藏精气，特点是藏而不泻，满而不实。在经络学说中，心包络也作为脏，故又称为六脏。腑，即胆、小肠、胃、大肠、膀胱、三焦，合称为六腑，其共同的生理功能是受盛和传化水谷，“以通为用，以降为顺”，特点是泻而不藏，实而不满。奇恒之腑，即脑、髓、骨、脉、胆、女子胞，因其功能似脏，主贮藏精气，具有藏而不泻的特点，但形态似腑，多为中空性器官，与五脏、六腑有明显区别，故称奇恒之腑。藏象学说中的脏腑，不单纯是一个形态器官，而主要是指一个功能活动系统，故不完全等同于现代解剖学中的脏器。

二、藏象学说的特点

藏象学说的主要特点是以五脏为中心的整体观，体现在以五脏为中心的人体自身的整体性及五脏与外界环境的统一性两个方面。首先，人体是一个以五脏为中心，通过经络将六腑、五体、五官、九窍、四肢百骸等全身脏腑形体官窍联系成一个有机整体；五脏代表人体的五个功能系统，五脏功能的协调共济、相互为用，是维持人体生理活动协调平衡的必要保证；五脏之中，又以心为主导，心为五脏六腑之大主。其次，五脏与外界环境的统一性包括与自然环境的协调统一及与社会环境密切相关两个方面。

三、脏腑

（一）心与小肠

1. 心 心居于胸中，两肺之间，膈膜之上，外有心包卫护，形似未开之莲蕊，在五行属火，为阳中之阳，与小肠通过经脉相互络属，构成表里关系。心的生理功能是主血脉和主藏神。心在志为喜，在液为汗，在体合脉，其华在面，在窍为舌，与夏气相通应。心为“君主之官”“五脏六腑之大主”，在人体生命活动中起主宰作用。

（1）心的生理功能

1）主血脉：指心具有生成血液，并推动血液在脉道内运行的生理功能。①主生血：饮食水谷经脾胃运化，化为水谷之精，水谷之精再化为营气和津液，营气和津液入脉，经心阳的温煦和气化，化为赤色液体（血液），即“奉心化赤”。②主行血：指心气具有推动血液在血管内运行的作用。血液的运行与五脏功能密切相关，其中心的搏动泵血作用尤为重要。③主脉：是指心气推动和调控心脏的搏动和脉管的舒缩，维持脉道通利，血流通畅。“脉为血之府”，是容纳和运输血液的通道。心、血、脉三者构成一个密闭循环的系统。血液在脉中正常运行，以心气充沛、血液充盈、脉管通利为基本条件，其中心气充沛起主导作用。

心主血脉功能正常，则面色红润而有光泽，舌淡红荣活，脉搏和缓有力，神志清晰。反之，则心悸、面色无华、脉虚无力，甚则心血瘀滞，而见心前区憋闷刺痛、面唇青紫、脉涩或结代等。

2）主藏神：“神”有广义与狭义之分。广义之神，指整个人体生命活动的主宰和总体现；狭义之神，指人的精神、意识、思维活动等。心主藏神，指心具有主宰人体生命活动和精神、意识、思维、情志活动的作用。心藏神功能正常，则各脏腑功能互相协调，可见精神振作，反应灵敏，喜乐有度。反之，如心血虚，血不养心，可见心悸、健忘、失眠、多梦；痰迷心窍，可见神昏、痴呆、举止失常。

心主藏神与心主血脉密切相关。血液是神志活动的物质基础，精神活动能调节和影响血液循环。如果心主血脉功能失常，常可导致神志改变；若心神不安，也可引起血行不畅。

（2）心与志、液、体、窍、时的关系

1）在志为喜：喜乐愉悦有益于心的功能正常发挥，但“喜则气缓”，喜乐过度，则又可使心神受伤，神志涣散，甚则出现喜笑不休等神志病变。

2）在液为汗：汗为津液所化生，血与津液又同出水谷精气，且互生互化，津液渗入脉内可生成血液，血液渗出脉外则化为津液，故有“血汗同源”之说；而血又为心所主，心血充盈，津液充足，汗化有源，心又主藏神，汗液生成与排泄受心神的调节，故称“汗为心之液”。心气不足可见自汗、心悸，心阴不足则见盗汗、失眠等。

3）在体合脉，其华在面：全身的血脉都属于心；血脉的畅通，以及心脏精气的盛衰，可反映在面部的色泽上。若心气旺盛，则脉搏和缓有力，面部红润而有光泽；如心气或心血不足，则脉搏细弱无力，面白无华；若心血瘀阻，则脉涩、结代，面色青紫等。

4）在窍为舌：心经的别络上系于舌，心的气血与舌相通，故舌为心之外候。如心的功能正常，则舌体红活荣润、柔软，味觉灵敏，语言流利。若心气不足，可见舌淡胖嫩；心阴不足，则舌质红绛瘦瘪；心火上炎则见舌红，甚则生疮；心血瘀阻，则见舌质暗紫，或有瘀斑；心藏神功能异常，则见舌强、语謇等症。

5）与夏气相通应：夏季气候炎热，人体心阳最盛，同气相求，故心与夏季相通应。一般而言，心阳亏虚者，病情多在夏季缓解，其自觉症状也有所减轻。心阴虚者，病情则在夏季加重。

2. 小肠　小肠位于腹腔，其上端与胃在幽门相接，下端与大肠在阑门相连。小肠与心相表里，生理功能是主受盛化物，泌别清浊，主液。

（1）受盛化物，泌别清浊　是指小肠接受经胃下传的食糜，食糜在小肠内停留一定的时间，由脾气与小肠共同对其进一步消化和吸收。分清别浊，清者，即水谷精微和津液；浊者，即食物残渣和部分津液。若小肠受盛化物、泌别清浊失常，则见腹胀、腹泻、便溏、小便短少等。

（2）主液　小肠在吸收谷精的同时，吸收了大量的津液，与谷精合为水谷之精，由脾气转输至全身，其中较清稀者上输于肺，经肺也可布散于全身，同时将脏腑代谢后产生的浊液下输肾和膀胱，成为尿液生成之源。临床以“利小便所以实大便”的方法治疗泄泻，正是“小肠主液”理论的具体应用。

（二）肺与大肠

1. 肺　肺位于胸腔，左右各一，在五脏六腑中位置最高，故有“华盖”之称。肺叶娇嫩，易受外邪侵袭，故又称“娇脏”。肺在五行属金，为阳中之阴，与大肠相表里。生理功能包括主气司呼吸，主宣发和肃降，通调水道，朝百脉、主治节。肺在志为悲（忧），在液为涕，在体合皮，其华在毛，在窍为鼻，与秋气相通应。

（1）肺的生理功能

1）主气，司呼吸：包括主呼吸之气与主一身之气两个方面。①主呼吸之气：是指肺具有吐故纳新，维持人体正常的新陈代谢的作用。②主一身之气：是指肺有主持、调节一身之气生成和运行的作用。首先，肺参与宗气的生成。宗气由肺吸入的自然界清气与脾胃运化的水谷之精气相结合而成。其次，肺有节律的呼吸，对全身气机（气的升降出入运动）具有调节作用。肺主气功能失常，则见呼吸困难，咳喘胸闷；或见身倦乏力，语声低微，血运不畅及水液代谢障碍等病变。

2）主宣发和肃降：①肺主宣发：指肺气具有向上升宣、向外布散的功能，主要体现在以下三个方面：一是呼出体内浊气；二是宣发卫气，温养肌肤，抵御外邪，调节腠理开阖，控制汗液排泄；三是将脾胃运化的水谷精微及津液布散于周身，润泽皮毛。肺气失宣可见胸闷咳喘，或畏寒，或痰饮，颜面周身水肿等。②肺主肃降：指肺气具有向内、向下清肃通降的作用，包括：一是吸入自然界的清气；二是将吸入的清气和脾转输的水谷精微和津液向下、向内布散；三是肃清呼吸道异物，保持呼吸道的洁净、通畅。肺气不降，可见呼吸急促表浅、胸闷、咳喘，或小便不利，痰饮水肿，或便秘等。

3）通调水道：是指肺的宣发和肃降对人体水液代谢具有疏通和调节作用。肺气宣发，将津液布散于皮毛周身，将代谢后的水液，通过汗孔排出体外，同时，肺的呼气还可带走一部分水分；肺气肃降，可使津液向下布散，将代谢后的水液经肾的气化作用下输到膀胱，生成尿液排出于体外，同时，推动大肠传导，通过大便排出一部分水液。肺通调水道功能失调，可致水液代谢障碍，出现痰饮、水肿、尿少等。

4）朝百脉、主治节：肺朝百脉，是指全身的血液，都通过百脉聚会于肺。通过肺的呼浊吸清，进行气体交换，再通过肺宣发和肃降、助心行血，将富含养分的血液经过百脉输送到全身。肺主治节是指肺治理和调节全身气、血、津液及脏腑生理功能的作用。若肺气虚衰，不能辅心行血，血液运行迟滞，则见胸闷心悸，咳嗽气喘、唇青舌紫等症。

（2）肺与志、液、体、窍、时的关系

1）在志为悲（忧）：悲哀和忧伤使气不断地消耗，即所谓“悲则气消”。由于肺主气，所以过度悲忧易伤肺，则见气短。反之，肺气虚衰，人体对外来非良性刺激的耐受性下降，也容易产生悲忧情绪。

2）在液为涕：涕为津液所化，具有润泽鼻腔的作用。肺精充足，肺气宣畅，则鼻窍润泽，呼吸平稳。若风寒犯肺，则鼻流清涕；风热犯肺，则鼻流黄稠涕；燥邪伤肺，则鼻干而少涕或无涕。此外，喉位于肺系的最上端，为呼吸之门户、发音之器官。肺津充足，喉得滋养，则声音洪亮。若内伤或过用，耗损肺津、肺气，以致声音低微、嘶哑，称为“金破不鸣”；若外邪袭肺，导致肺气宣降失常，郁滞不畅，出现声音重浊、嘶哑，称为“金实不鸣”。

3）在体合皮，其华在毛：皮毛为一身之表，是抵御外邪侵袭的屏障。肺能宣散卫气、输精于皮毛，使之红润光泽，发挥司开阖及防御外邪侵袭的作用。若肺精、肺气虚损，既可因皮毛失养而见枯槁不泽，又可致卫表不固而见自汗或易感冒。

4）在窍为鼻：鼻为呼吸之气出入的通道，与肺直接相连，故称鼻为肺之窍。故外邪侵袭，常从口鼻而入，引发肺的病变。肺气宣畅，则鼻窍通利，嗅觉灵敏。肺气失宣，则见鼻塞、流涕、喷嚏等。

5）与秋气相通应：秋季天气转凉，万物收敛下降，人体之肺主清肃下行，同气相求，故肺与秋气相应。秋季气候多清凉干燥，而肺喜润恶燥，故秋燥易伤肺。

2. 大肠 大肠居腹中，其上口在阑门处接小肠，其下端连肛门，是一个管腔性器官，呈回环叠积状。大肠与心相表里，生理功能是传化糟粕和主津。大肠接受小肠泌别清浊后的糟粕，并吸收多余水分后化为粪便排出体外，大肠吸收的津液进一步参与体内津液代谢。若大肠传导功能正常，则大便的质、量、次数正常；若大肠吸收水分过多，则大便干结而致便秘；反之，可见腹泻、便溏。

（三）脾与胃

1. 脾 脾位于腹中，膈之下，与胃相邻，在五行属土，为阴中之至阴，喜燥恶湿，与胃相表里。生理功能是主运化、主升清、主统血。脾胃将饮食水谷化为精微，为生命活动和气血生成奠定基础，故称脾胃为“后天之本”“气血生化之源”。脾在志为思，在液为涎，在体合肉，主四肢，在窍为口，其华在唇，与长夏之气相通应。

（1）脾的主要生理功能

1）主运化：指脾具有消化吸收食物中的水谷精微并将其转输至全身的生理功能。①运化谷食：谷食入胃，经胃初步消化变为食糜，下传于小肠，在脾气的推动、激发作用下，其精微部分，再经脾气转输，分别化为精、气、血、津液，营养全身。②运化水液：是指脾吸收和转输水液，其转输方式包括：一是上输于肺，通过肺的宣发肃降输布于全身；二是向四周布散，“以灌四傍”，发挥其滋养濡润作用；三是将胃、肠中的部分水液经过六腑之三焦下输膀胱，生成尿液；四是居中转输津液，使全身津液随脾胃之气的升降而上腾下达。若脾气虚损，运化失司，则可见腹胀、便溏、食欲不振，甚则倦怠乏力，面黄肌瘦等；或见痰饮、湿浊、水肿等。

2）主升清：是指脾具有将水谷精微上输于心、肺、头面，通过心、肺作用化生气血，以濡养全身的作用。脾气的运动特点以上升为主，可维持内脏位置的相对稳定，防止其下垂。若脾不升清，可见面色无华、头晕目眩、腹胀、便溏等症。若脾气虚损，无力升举，则可导致内脏下垂，如胃下垂、子宫脱垂、久泻脱肛等。

3）主统血：是指脾气具有统摄血液在血脉内运行，防止逸出脉外的功能。脾气强健，统摄有权，则血液运行正常；反之，则见便血、尿血、崩漏及肌衄等。

（2）脾与志、液、体、窍、时的关系

1）在志为思：思虑过度，导致气滞，影响脾的运化和升清功能，出现食欲不振，脘腹胀闷，头目眩晕等症，即所谓“思则气结”。

2）在液为涎：涎为口津，是唾液中较清稀的部分，出自两颊，由脾精所化。脾的运化和升清功能正常，则津液上行于口，但不溢出于口外，有助于食物的吞咽和消化。若脾胃不和，则导致涎液分泌急剧增加，则见口涎自出。

3）在体合肉，主四肢：脾气健运，气血生化有源，才能保持肌肉丰满，四肢健壮有力。若脾失健运，气血化源不足，肌肉失养，则见肌肉瘦削无力，甚至四肢痿废。

4）在窍为口，其华在唇：脾气强健，则饮食、口味、唇色才能正常。若脾失健运，则可见食欲不振、口淡无味、口腻、口甜等异常感觉，或唇色异常，如青紫、苍白无华等。

2. 胃　胃位于腹腔上部，上连食道，下通小肠。胃腔称为胃脘，分为上、中、下三部：胃的上部为上脘，包括贲门；胃的下部为下脘，包括幽门；上下脘之间的部分称为中脘。胃以降为和。生理功能是受纳和腐熟水谷，主通降。

（1）受纳和腐熟水谷　是指胃有接受和容纳食物，并初步消化，使水谷变成食糜，有利于进一步消化吸收的功能。若胃的受纳、腐熟功能失常，则表现为食欲不振，胃脘部胀满疼痛，饮食停滞，或吞酸嘈杂，消谷善饥等。

（2）主通降　是指胃气有通利下降的功能及特性。食物经过胃的受纳腐熟并保留一定时间后，必须下降到小肠，泌别清浊，其清者，经脾的运化输布周身，浊者继续下降到大肠，形成糟粕排出到体外。若胃失和降，可见脘腹胀满或疼痛、口臭、大便秘结等症；胃气不降，反而上逆，则可见恶心、呕吐、嗳气及呃逆等症。

（四）肝与胆

1. 肝　肝位于腹腔，横膈之下，右胁之内，在五行属木，为阴中之阳，与胆相表里。肝主升主动，喜条达而恶抑郁，被称为“刚脏”“将军之官”。生理功能是主疏泄和主藏血。肝在体合筋，其华在爪，在窍为目，在志为怒，在液为泪，与春气相通应。

（1）肝的生理功能

1）主疏泄：指肝气具有疏通、畅达全身气机的作用，具体包括：①促进血液和津液的运行输布：气行则血行，气滞则血瘀；气行则水行，气滞则水停。若肝气郁滞，则可形成血瘀，或肿块，或生成水、湿、痰、饮等病理产物；血随气逆，则可致吐血、咯血，甚则猝然昏倒，不省人事。②促进脾胃运化和胆汁的分泌排泄：肝调畅气机，则脾胃升清降浊有序，胆汁生成与排泄有度，食物消化、吸收和排泄才正常。肝失疏泄，可致脾不升清，则见腹胀，纳呆，眩晕，便溏；胃气不降，则见呃逆、嗳气、恶心、呕吐、脘腹胀满、便秘；胆汁泌排障碍，则见胁肋胀满疼痛、口苦、纳食不化、黄疸等症。③调畅情志：若肝气升发太过，则见急躁易怒、头胀头痛等。若肝气疏泄不及，肝气郁结，则见情绪低沉、郁郁寡欢、多疑善虑等。④调节排精、排卵和行经：肝失疏泄，则男子排精障碍，女子排卵障碍、月经周期紊乱、经行不畅，甚则闭经。

2）主藏血：是指肝脏具有贮藏血液、调节血量和防止出血的功能，包括三个方面：一是肝脏贮藏一定的血量，以涵敛肝阳，防止其生发太过；二是肝脏根据机体需要，调节血量分配，人动则血运于诸经，人静则血归于肝；三是肝藏血有助于血液收摄在血脉之中，可防止出血。肝不

藏血，则见目暗昏花、筋脉拘急、妇女月经量少、闭经等，也可见肝阳上亢所致急躁易怒，或各种出血。

（2）肝与志、液、体、窍、时的关系

1）在志为怒：怒是情绪激动或紧张时的一种情志变化。怒伤肝，致疏泄失常，肝气亢奋，血随气涌，则见面红目赤，甚则吐血，衄血，猝然昏倒，不省人事。肝失疏泄，也可致情志失常，表现为情绪抑郁，或急躁易怒。

2）在液为泪：泪由肝阴、肝血所化。肝之气血调和，则泪液濡润眼睛而不外溢。若肝阴、肝血不足，则两目干涩；若肝经风热，则见两目红赤，羞光流泪；若肝经湿热，则见目眵增多，迎风流泪。

3）在体合筋，其华在爪：筋包括韧带和肌腱；爪，即爪甲，包括指甲和趾甲，乃筋之延续，故称“爪为筋之余”。若肝血虚，可见肢体麻木，屈伸不利，爪甲萎软而薄，枯而色夭，甚则手足震颤，爪甲变形、脆裂；若热邪燔灼肝经，劫夺肝阴，筋脉失养，则见四肢抽搐，颈项强直，角弓反张等动风之象。

4）在窍为目：肝的经脉上连目系，目的视物辨色功能依赖肝血濡养和肝气疏泄。若肝之阴血不足，则见两目干涩，视物昏花或夜盲；肝火上炎，则可见两目红肿热痛；肝阴虚阳亢，则见头晕目眩。

5）与春气相通应：春季阳气始生，自然界生机萌发，人体之肝主疏泄，喜条达而恶抑郁，同气相求，肝与春气相通应。故平素肝气、肝阳偏亢者，春季易发眩晕、癫痫等病证；肝气不足、脾胃虚弱者，春季容易抑郁。

2. 胆 胆居六腑之首，位于右胁，附于肝之短叶间，与肝相表里。胆气主升，性喜宁谧。生理功能是贮藏、排泄胆汁和主决断。胆汁来源于肝，由肝之精气汇集而成，并在肝气疏导下入肠，参与饮食物的消化。若肝疏泄失常，胆汁分泌排泄障碍，则见胁痛腹胀、食欲不振、恶心、呕吐；胆汁上逆，则可见口苦、呕吐黄绿苦水等；若胆汁外溢肌肤，上注巩膜，下输膀胱，则见身、目、尿俱黄的黄疸症状。若胆气虚弱，则善恐易惊，胆怯怕事，失眠多梦。

（五）肾与膀胱

1. 肾 肾位于腰部脊柱两侧，左右各一。《素问·脉要精微论》曰：“腰者，肾之府。”肾在五行属水，为阴中之阴，与膀胱相表里。肾的生理功能是主藏精，主水，主纳气。肾藏先天之精，为生命之本原，故称“先天之本”；肾精化肾气，肾气分阴阳，肾阴与肾阳能资助、协调一身脏腑之阴阳，故又称肾为“五脏阴阳之本”。肾藏精，主蛰，又称为“封藏之本”。肾在体合骨，生髓，其华在发，在窍为耳及二阴，在志为恐，在液为唾，与冬气相通应。

（1）肾的生理功能

1）主藏精：指肾对精气具有贮存、封藏作用。①肾所藏的精：包括“先天之精”和部分“后天之精”。先天之精，来源于父母的生殖之精，主要藏于肾，是构成胚胎发育的原始物质，又称为“生殖之精”。后天之精，来源于脾胃运化生成的精微物质，藏于五脏六腑，又称为“脏腑之精”。各脏腑之精在完成其生理功能后盈余的部分输送至肾，以充养“先天之精”。“先天之精”和“后天之精”互相融合构成“肾精”。②肾精促进人体生长、发育和生殖。人的整个生命过程，由于肾中精气的盛衰变化，呈现生、长、壮、老、已的不同生理状态。肾精及肾气充盈到一定程度将产生一种精微物质，即天癸，具有促进人体生殖器官的发育成熟和维持生殖功能的作用。天癸来至，女子出现按期排卵、月经来潮，男子出现排精现象，生殖器官发育成熟，人便具

备了生殖能力。因此，肾中精气旺盛，生长、发育正常，生殖能力较强。若肾中精气虚衰，可见小儿发育障碍，“五迟”（立迟、语迟、行迟、发迟、齿迟），“五软”（头软、项软、手足软、肌肉软、口软）；或成人早衰，性功能减退，闭经，不孕等。③肾精调控各脏腑生理功能。肾精化生肾气，肾气又可分为肾阴、肾阳。肾阴为一身阴气之本，能够宁静和抑制脏腑的各种功能，凉润全身脏腑形体官窍，故又称元阴、真阴。肾阳为一身阳气之本，能够推动和激发脏腑的各种功能，温煦全身脏腑形体官窍，故又称为元阳、真阳。肾阴、肾阳相互制约、相互协调，共同维持并调控着各脏腑阴阳平衡。若肾阴虚，则现五心烦热、腰膝酸软、耳鸣、眩晕、遗精、舌红少津等症；若肾阳虚，则见形寒肢冷、腰膝酸困、冷痛、小便清长、遗尿、性欲低下、水肿、舌质淡等症。因此，保养肾中精气，对养生保健、预防早衰、延年益寿具有重要意义。

2）主水：是指肾气具有主持和调节体内津液代谢的作用。整个水液代谢过程，涉及多个脏腑一系列活动，而肾气及肾阴肾阳通过对各脏腑之气及其阴阳的资助和促进作用，主司和调节着机体水液代谢的各个环节。其中，尤其是尿液生成和排泄均必须依赖肾气的蒸化和推动作用。各脏腑组织代谢后产生的浊液（废水），通过三焦水道下输于膀胱，在肾的蒸化作用下，分为清浊两部分：清者回吸收，由脾气的转输作用通过三焦水道上腾于肺，重新参与津液代谢；浊者则化为尿液，在肾与膀胱之气的推动作用下排出体外。若肾气的蒸腾气化功能失常，可引起小便不利、水肿、遗尿、尿失禁等症。

3）主纳气：是指肾有摄纳肺所吸入的清气，保持吸气深度，防止呼吸表浅的作用。呼吸虽由肺主司，但肺所吸入的清气，必须下达到肾，靠肾的封藏作用才能摄纳潜藏，保持呼吸深度。故称“肺为气之主，肾为气之根”“肺主出气，肾主纳气”。肾中精气充盛，摄纳有权，则呼吸均匀和调；反之，则肺失肃降，可见呼吸表浅，动则气喘，呼多吸少等。

（2）肾与志、液、体、窍、时的关系

1）在志为恐：“恐则气下”，恐惧使得肾气不能向上布散反而下泄，则见二便失禁。

2）在液为唾：唾为唾液中较稠厚的部分，由肾精化生，若舌抵上腭，待津唾满口后，咽而不吐，则能回滋肾精；若唾多或久唾，则易耗伤肾中精气。

3）在体合骨，生髓，其华在发：肾精充盛，骨髓充足，骨骼得养，则骨坚劲有力，牙齿坚固。齿与骨同由肾精充养，故称“齿为骨之余”。髓分骨髓、脊髓和脑髓，皆由肾精化生。若肾精不足，骨髓空虚，骨骼失养，小儿可见生长发育迟缓、骨软无力、囟门迟闭；成人可见腰膝酸软、足痿不能行走，思维迟钝；老年人则易发生骨折、牙齿松动，痴呆。头发的生长有赖于血的滋养，故称“发为血之余”，但其生机根源于肾。肾藏精，精生血，精血旺盛，则头发浓密乌黑而有光泽；肾气衰弱，则头发花白脱落，失去光泽。

4）在窍为耳及二阴：耳是听觉器官，其听觉功能，与肾精、肾气密切相关。若肾精虚衰，髓海空虚，则见听力减退，耳鸣、耳聋。二阴，即前阴（外生殖器、尿道口）和后阴（肛门）。前阴具有排尿及生殖功能，后阴是排泄粪便的通道。人的生殖功能依赖于肾中精气的充盛，而尿液和粪便的排泄也与肾的气化密切相关，故称“肾司二便”“肾开窍于二阴”。

5）与冬气相通应：冬季寒冷，自然界万物静谧闭藏以度冬时，人体中肾为水脏，有润下之性，藏精而为封藏之本，同气相求，肾与冬气相通应。故肾阳不足之病多在冬季发作或加重。

（3）命门　命门一词，最早指眼睛，见于《灵枢·根结》：“命门者，目也。”命门作为内脏解释始于《难经》。纵观历代医家对命门的认识：从形态言，分有形与无形之论；从部位言，有右肾与两肾及两肾之间的区别；从功能而言，有主火、共主水火、非水非火为肾间动气之不同。但在命门的生理功能与肾息息相通的认识上是基本一致的。可以认为：肾阳即命门之火，肾阴即

命门之水。肾阴、肾阳，即是真阴、真阳，或元阴、元阳。古代医家称之“命门”，旨在强调肾气及肾阴、肾阳在生命活动中的重要性，故“命门”即“生命之门”。

2. 膀胱 膀胱位于下腹部，居肾之下，大肠之前，是一个中空的囊状器官。其上有输尿管与肾相连，其下有尿道，开口于前阴。膀胱与肾相表里，生理功能是贮尿和排尿。肾气充足，膀胱开阖有度；若肾气虚，气化失常，致膀胱气化不利，则见排尿不畅，甚或癃闭；若肾气虚，固摄失常，引起膀胱失于约束，则可见尿频、尿急、遗尿或尿失禁。

（六）心包与三焦

1. 心包 心包是心脏外面的包膜，功能是保护心脏，代心受邪。心为君主之官，邪不能犯，所以若外邪侵心，心包络当先受病，其临床表现主要是心藏神的功能异常。如在外感温热病中，因温热之邪内陷，出现神昏、高热、谵语等心神受扰的症状，称为“热入心包”。事实上，心包受邪所出现的病证，即心之病证，心和其他脏腑一样，亦可受邪。

2. 三焦 三焦是上、中、下三焦的合称。关于“焦”的含义，历代医家认识不一。有的认为“焦”为体内脏器，是有形之物；有的认为“焦”指能腐熟变化水谷的功能；有的认为“焦”谓人体有上、中、下三节段也。三焦概念有六腑之三焦、部位之三焦与辨证之三焦的不同。①六腑之三焦，多指腹腔中的肠系膜及大小网膜、淋巴管道等组织，主要功能是疏通水道，运行津液。②部位之三焦，是人体上中下部位的划分，主要功能是通行诸气，运行水液。具体而言，上焦是横膈以上的胸部，主宣发卫气，布散水谷精微、血和津液，发挥营养和滋润作用，若雾露之灌溉，故称“上焦如雾”；中焦是横膈以下、脐以上的上腹部，具有消化、吸收并输布水谷精微和化生血液的作用，如发酵酿造之过程，故称“中焦如沤”；下焦是脐以下的部位，主泌别清浊、排泄糟粕和尿液，有如沟渠之通导，故称“下焦如渎”。③辨证之三焦是温病发生发展过程中由浅及深的三个不同病理阶段。

（七）脑与女子胞

1. 脑 脑深藏于头部，居颅腔之中，由髓汇集而成，又名“髓海”，是精髓和神明汇聚发出之处，又称“元神之府”。脑的生理功能是主宰生命活动，主精神意识和主感觉运动。以五脏为中心的藏象学说，将脑的生理病理统归于心而分属于五脏，其中与肾的关系尤为密切。五脏功能旺盛，精髓充盈，清阳升发，窍系通畅，脑才能发挥正常的生理功能。若髓海空虚，则见视物不明，听觉失聪，嗅觉不灵，感觉迟钝，语言障碍，运动不能，懈怠安卧等症。

2. 女子胞 又称胞宫、子宫，位于小腹部，在膀胱之后，直肠之前，呈倒置的梨形。生理功能是主持月经和孕育胎儿。月经的产生，是脏腑气血及天癸作用于胞宫的结果，与肾、肝、脾及冲、任二脉密切相关。胞宫是女性孕育胎儿的器官。女子在发育成熟后，应时排经排卵，此时，两性交媾，两精相合，就构成了胎孕，受孕之后，月经停止来潮，脏腑经络气血皆下注于冲任，到达胞宫以养胎，培育胎儿以至成熟而分娩。

四、脏腑之间的关系

1. 心与肺 心与肺的关系，主要是心主血与肺主气之间的关系，体现在气和血两方面。心主血脉，心血载气维持肺主气功能的正常进行；肺主气，肺朝百脉，助心行血，是血液正常运行的必要条件；积于胸中的宗气具有贯心脉和司呼吸的作用，加强了血液运行与呼吸吐纳之间的协调平衡（图4－13）。若肺气不足，可影响心的行血功能，易致心血瘀阻，表现为心悸、舌紫、脉涩等症；

反之，若心血瘀阻也可影响肺的呼吸功能，导致肺气不宣，出现胸闷、咳喘、气促等症。

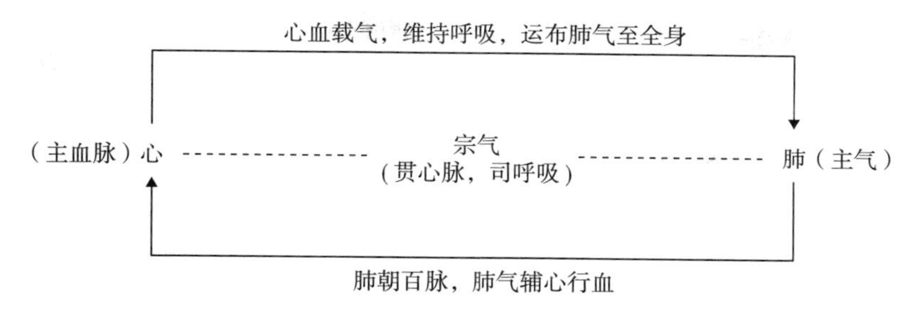

图4-13　心与肺的生理功能关系示意图

2. 心与脾　心与脾的关系，主要体现在血液的生成和运行上的相 互协调。心血赖脾气健运以化生，而脾的转输功能又赖心血滋养和心阳推动；血液在脉中正常运行，有赖于心气的推动与脾气的统摄。只有心脾两脏功能正常，相互为用，才能保持生血与行血正常（图4-14）。若脾气虚弱，化源不足，或统血无权，血液妄行，均可导致心血不足；若心血不足，无以滋养脾，则致脾气虚弱。最终均可形成心脾两虚之证，临床常见眩晕、心悸、失眠、食少、体倦、精神萎靡、面色无华等症。

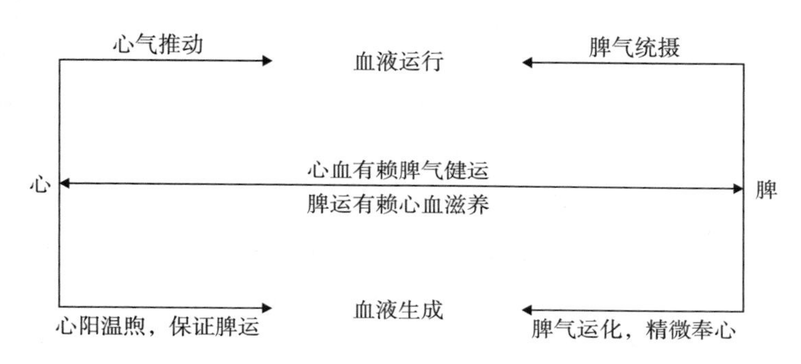

图4-14　心与脾的生理功能关系示意图

3. 心与肝　心与肝的关系，主要表现在血液运行及精神调节两个方面。心主行血，肝藏血，二者相互配合，共同维持血液的正常运行。心藏神，主宰精神、意识、思维及情志活动，肝主疏泄，调畅气机，调节情志，二者相互为用，共同维持正常的精神情志活动（图4-15）。心与肝在病理上相互影响，主要表现为心肝血虚、心肝气郁、心肝火旺等证。

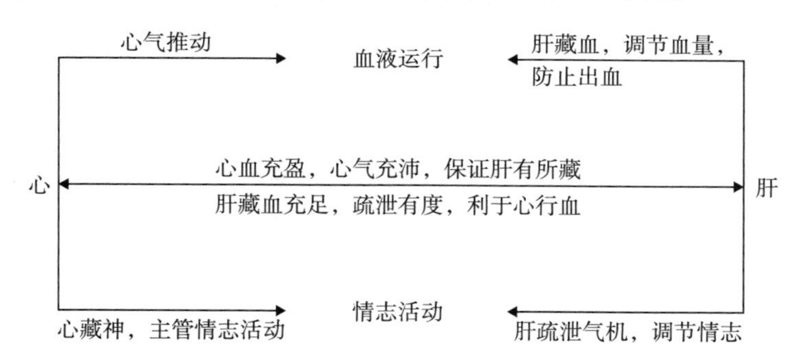

图4-15　心与肝的生理功能关系示意图

4. 心与肾　心与肾的关系，主要表现为“心肾相交”，具体包括以下三个方面（图4-16）。

（1）水火既济　心居上焦属阳属火，肾居下焦属阴属水。心火（阳）须下降于肾，使肾水

不寒；肾水（阴）须上济于心，使心火不亢。另外，肾阴上济依赖肾阳的鼓动；心火下降需要心阴的凉润。心与肾，水火升降互济，维持了两脏之间生理功能的协调平衡。

（2）精神互用　心藏神，肾藏精，精能化气生神，神能统精驭气。精是神的物质基础，神是精的外在表现。故积精可以全神，神清可以驭精。

（3）君相安位　心为君火，肾为相火（命火）。君火在上，如日照当空，为一身之主宰；相火在下，为神明之臣辅。命火秘藏，则心阳充足；心阳充盛，则相火潜藏守位。君火相火，各安其位，则心肾上下交济。

心与肾在病理上相互影响，主要表现为水不济火，阴虚火旺，心肾阳虚，或精亏神逸等病理变化。

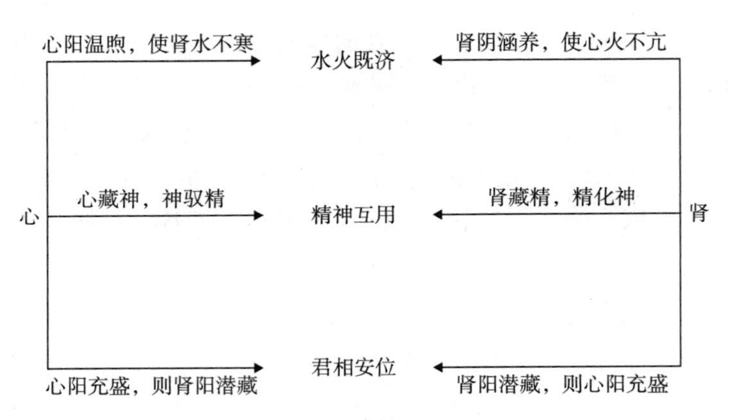

图4－16　心与肾的生理功能关系示意图

5. 肺与肝　肺与肝的关系，主要体现在气机升降和气血运行方面。肝气以升发为宜，肺气以肃降为顺。肝升肺降，相互协调，共同维持人体气机的正常升降运动。肝藏血，肺主气，肺调节全身之气的功能需要得到血的濡养，肝向周身输送血液又必须依赖于气的推动。两脏对气血的运行有一定的调节作用（图4－17）。肺与肝在病理上主要表现为气机升降失常和气血运行不畅。

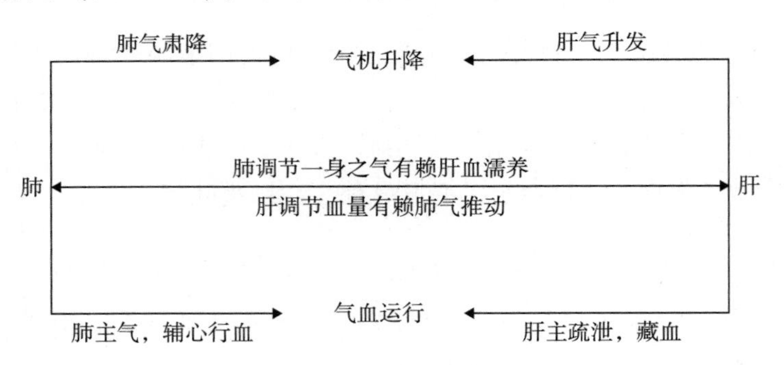

图4－17　肺与肝的生理功能关系示意图

6. 肺、脾与肾　肺、脾、肾三脏的关系主要体现在气的生成、津液代谢、阴阳互资、呼吸运动，以及先后天互助等方面（图4－18）。

（1）肺、脾、肾共同参与了两大功能　①气的生成：肺吸入自然界清气与脾运化的谷气汇为宗气，宗气与肾精所化的元气合为一身之气。②津液代谢：肺主行水，为水之上源；脾主运化水饮，为津液代谢的枢纽；肾为水脏，为水之下源；三者相互配合，共同维持津液正常输布与排泄。

（2）肺与肾，阴阳互资，共同维持呼吸运动　肾阴、肾阳为五脏阴阳之根本，能资助肺阴、

肺阳，肺气肃降，肺阴、肺阳亦能资助肾阴、肾阳；肺主气而司呼吸，肾藏精而主纳气，二者配合共同维持呼吸的深度。

（3）*脾与肾，先后天相互资助*　肾为先天之本，脾为后天之本，脾运化水谷，先天温养激发后天，后天补充培育先天。

三脏病理上相互影响，主要表现为气的生成不足、津液代谢失调、呼吸异常、阴阳虚损、消化功能失调等。若脾失健运，聚湿生痰，影响肺的宣降而痰嗽喘咳，故称“脾为生痰之源，肺为贮痰之器”。

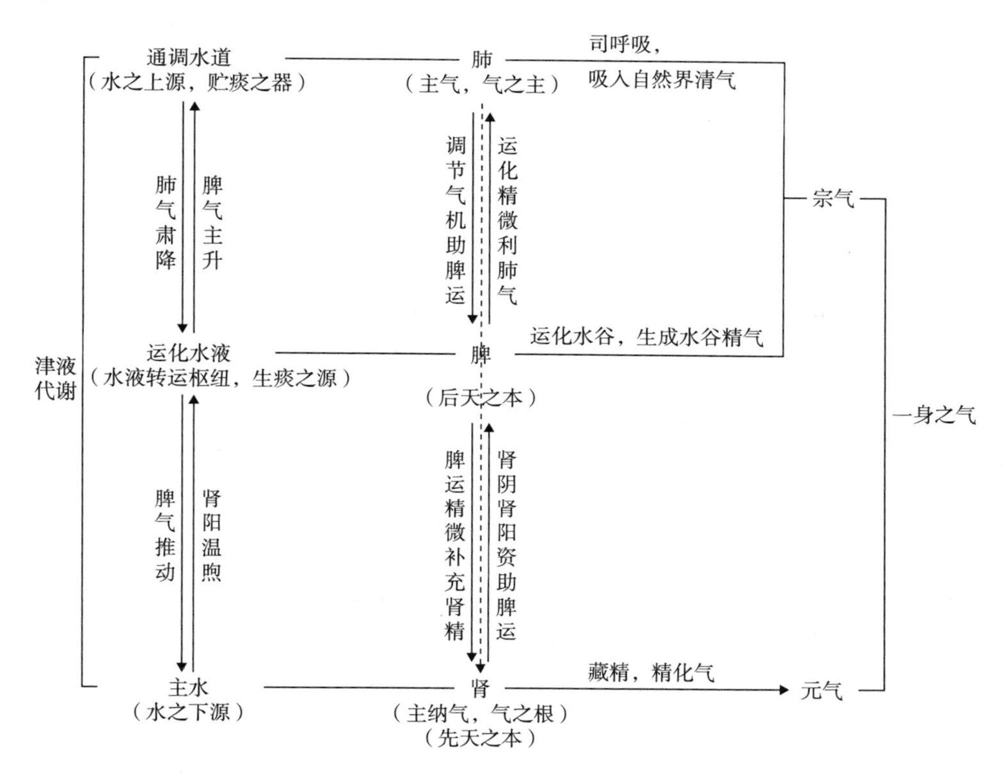

图4－18　肺、脾、肾的生理功能关系示意图

7. 肝与脾　肝与脾的关系，主要表现在饮食消化和血液运行两个方面。肝主疏泄，调畅气机，协调脾胃升降，并分泌排泄胆汁，促进脾胃运化；脾主运化正常，气血生化有源，肝体得以濡养而有利于肝之疏泄。脾气健运，生血有源，统血有权，使肝有所藏；肝血充足，藏泻有度，血量得以有效调节，气血才能运行无阻。二者共同维持血液的正常运行（图4－19）。肝与脾在病理上的相互影响，主要表现为饮食运化和血液运行失常，出现纳呆、腹胀、便溏、出血、贫血等。

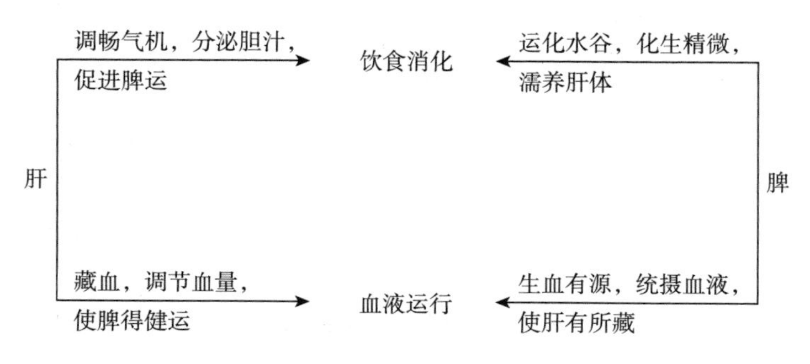

图4－19　肝与脾的生理功能关系示意图

8. 肝与肾 肝与肾的关系，主要表现在精血同源、阴阳互资互制，以及藏泄互用等方面（图4－20）。

（1）精血同源 肝藏血，肾藏精，精血皆由水谷精微化生和充养，且能相互资生，故称“精血同源”。肝血依赖肾精的滋养，肾精又依赖肝血的不断补充。

（2）阴阳互资互制 肾阴与肾阳为五脏阴阳之本，肾阴滋养肝阴，共同制约肝阳，则肝阳不亢；肾阳资助肝阳，共同温煦肝脉，防止寒滞肝脉。肝肾阴阳之间互制互用，维持了肝肾之间的协调平衡。

（3）藏泄互用 肝主疏泄，肾主封藏，肝气疏泄可促使肾气开阖有度，肾气闭藏可制约肝气疏泄太过。疏泄与封藏，相辅相成，调节女子排卵、月经来潮和男子排精。

肝与肾在病理上的相互影响，主要表现在精血失调、阴阳失调和藏泄失司等方面。

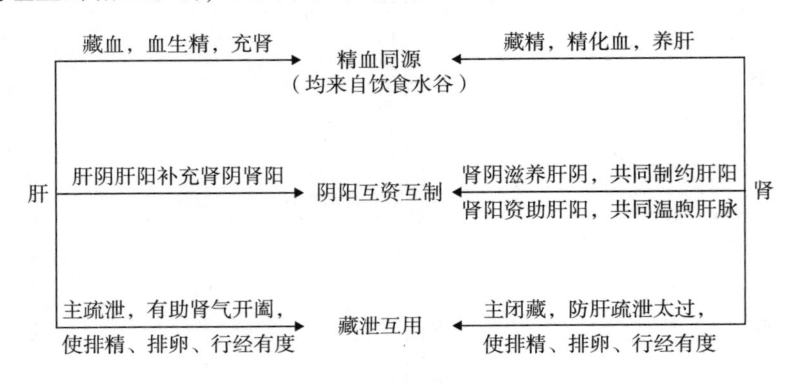

图4－20 肝与肾的生理功能关系示意图

9. 心与小肠 心与小肠相表里。心主血脉，心阳之温煦，心血之濡养，有助于小肠的化物功能；小肠化物，泌别清浊，清者经脾上输心肺，化血以养心脉（图4－21）。若心经火亢，可移热于小肠，致小肠实热，见尿少、尿赤涩刺痛、尿血等症。反之，小肠有热，亦可循经上扰于心，则见心烦、口舌生疮等症。

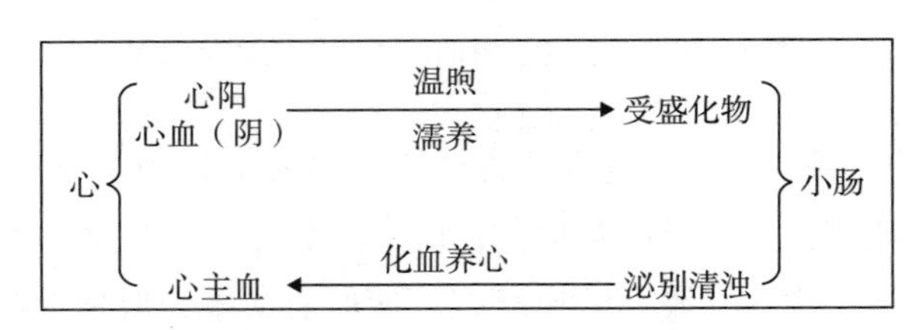

图4－21 心与小肠的生理功能关系示意图

10. 肺与大肠 肺与大肠相表里。肺气清肃下降，津液布散正常，可促进大肠传化糟粕，且无水湿停留或津液枯竭。大肠传导正常，糟粕下行，使肺气和利，呼吸调匀（图4－22）。若肺气壅塞，失于肃降，气不下行，津不下达，可致腑气不通，肠燥便秘。若大肠实热，传导不畅，腑气阻滞，也可阻碍肺的宣降，出现胸满咳喘。

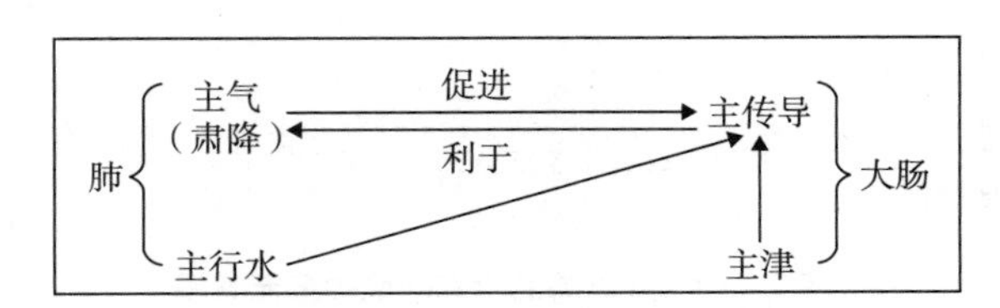

图4－22 肺与大肠的生理功能关系示意图

11. 脾与胃　脾与胃相表里。脾与胃的关系，体现在三个方面（图 4－23）。①水谷纳运相得：胃主受纳、腐熟水谷，为脾之运化奠定基础；脾主运化，转输精微，也为胃的继续纳食提供能源，二者共同完成饮食物的消化。②气机升降相因：脾气主升，将水谷精微向上输布，有助于胃气通降；胃气通降，将食糜通降下行，有助于脾气升运，二者保证饮食纳运的正常进行。③阴阳燥湿相济：脾为阴脏，脾阳健则能运化升清，胃为阳腑，胃阴足则能受纳腐熟；脾易生湿，得胃阳以制之；胃易生燥，得脾阴以制之。脾胃阴阳燥湿相济，是保证两者纳运、升降协调的必要条件。脾与胃上述关系失调，则可见纳少、腹胀、呕吐、呃逆、腹泻或便秘等症。

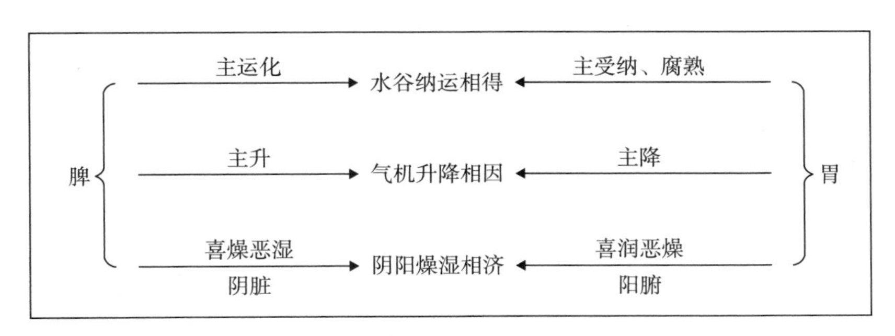

图 4－23　脾与胃的生理功能关系示意图

12. 肝与胆　肝与胆相表里。肝与胆的关系，主要表现在两个方面（图 4－24）。①同司疏泄：肝气疏泄正常，促进胆汁的分泌和排泄；胆汁排泄无阻，有利于肝气疏泄正常，二者协调，使胆汁疏利至肠道，以助消化。②共主勇怯：胆的决断，基于肝之谋虑，肝胆相互配合，情志活动正常，处事果断。肝与胆在病理上的相互影响，主要表现为胆汁疏泄不利和精神情志异常，可见情志抑郁或惊恐胆怯、失眠多梦等。

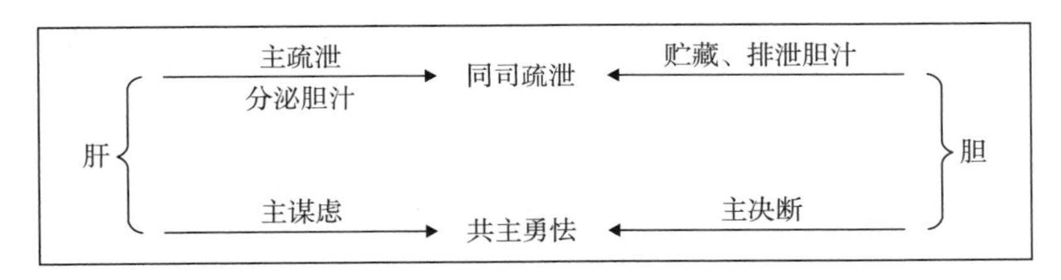

图 4－24　肝与胆的生理功能关系示意图

13. 肾与膀胱　肾与膀胱相表里。肾气充足，蒸化及固摄功能正常发挥，则尿液能够正常生成，贮于膀胱并有度地排泄。膀胱贮尿、排尿有度，也有利于肾气的主水功能（图 4－25）。肾与膀胱在病理上的相互影响，主要表现为水液代谢和膀胱的贮尿、排尿功能失调，可见尿频、尿赤、尿痛、腰痛、癃闭，或尿失禁等。

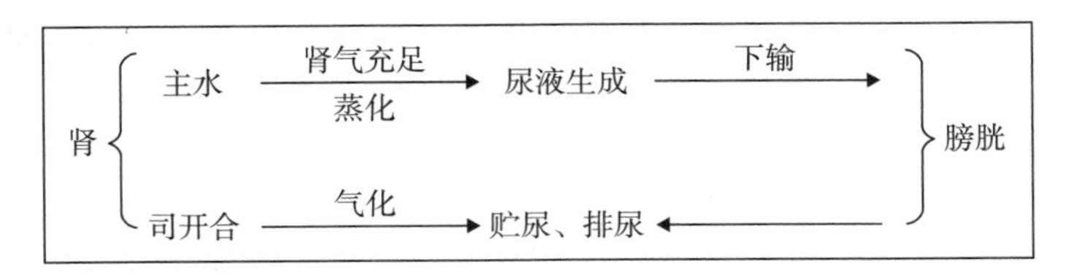

图 4－25　肾与膀胱的生理功能关系示意图

14. 六腑的相互关系 六腑之间相互联系，密切配合，共同完成人体对食物的消化、吸收和排泄。饮食入胃，经胃的腐熟，成为食糜，下传小肠，小肠承受食糜，再进一步消化，胆排泄胆汁进入小肠以助消化，小肠泌别清浊，清者为水谷精微，经脾的转输，以营养全身，浊者为食物残渣，下传大肠，经燥化与传导作用，形成粪便，排出体外。被人体利用后的津液，下输膀胱，经肾与膀胱之气的蒸化作用，形成尿液，排泄于外。饮食物的消化、吸收与排泄，还有赖于三焦的气化和疏通水道的作用（图 4－26）。由于六腑传化水谷，需要不断地受纳排空，虚实更替，故有“六腑以通为用”之说。六腑在病理上相互影响，若胃有实热，热盛伤津，可致大肠传导不利，则见大便秘结；若肠燥便秘，也可致胃失和降，胃气上逆，则见嗳气、呃逆等症。

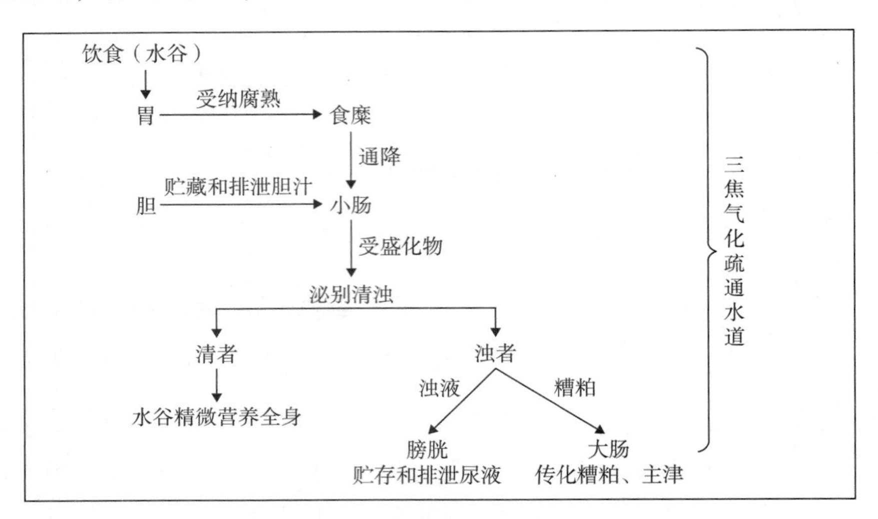

图 4－26 六腑之间生理功能相互关联示意图

第四节 精气血津液

精、气、血、津液是构成人体和维持人体生命活动的基本物质，也是人体脏腑、经络、形体等生理活动的物质基础，而精、气、血、津液的生成及代谢，又依赖脏腑、经络、形体等生理功能的正常发挥。

一、精

（一）精的概念

精，是指禀受于父母的生命物质与后天的水谷精微融合而形成，构成人体和维持人体生命活动的最基本物质。精是人体生命的本原，一般呈液态贮藏于脏腑之中，也能流动于脏腑之间。在中医学中的精有广义之精、狭义之精和一般意义之精三种。广义之精，泛指构成人体和维持生命活动的液态精华物质，包括先天之精、水谷之精、生殖之精及脏腑之精，以及血、津液、髓等。狭义之精，特指具有繁衍后代作用的生殖之精。一般意义之精，即通常所说的先天之精、水谷之精、生殖之精、脏腑之精，不包含血和津液。下面所讲之精即是一般意义之精。

（二）精的生成

人体之精由禀受于父母的先天之精与后天获得的水谷之精相融而生成。

1. 先天之精 先天之精禀受于父母，藏于肾，是构成胚胎的原始物质。父母的生殖之精相合，孕育了生命，转化为子代的先天之精。

2. 后天之精 后天之精来源于饮食水谷，又称“水谷之精”，是脾胃将饮食水谷转化成的精华物质。水谷之精与津液相合，以液态形式由脾气转输至各脏腑形体官窍，以营养全身，维持正常的生命活动。

人体以先天之精为本，需要后天之精不断充养才能维持正常的生理作用；而后天之精要靠先天之精的活力资助。因此，二者相互促进，相互依存，共同维持人体的生命活动。

（三）精的贮藏与施泄

人体之精分别贮藏于各个脏腑组织中。先天之精在胎儿时期就贮藏于各个脏腑中，但主要藏于肾。后天之精来源于脾胃化生的水谷精微物质，经脾气的转输作用不断地输送到各脏腑，剩余部分又藏于肾，充养先天之精。

精的施泄一般有两种方式：一是分藏于各脏腑之中，濡养脏腑，并化气以推动和调节各脏腑的功能；二是化为生殖之精而有度地排泄以繁衍生命。因此，精布散于全身，不仅是构成人体的基本物质，还是人体脏腑生理活动不可缺少的物质基础。各脏之精虚少则难以维持其自身的生理功能，而肾精亏虚则可能影响全身脏腑的生理功能。

（四）精的功能

1. 繁衍生命 以先天之精为主体，在后天之精的资助下化生形成的生殖之精，是繁衍后代的物质基础，其中蕴藏着男女双方的遗传信息。

2. 濡润功能 精能濡养滋润人体各脏腑、形体、官窍等，是滋养脏腑组织的重要物质。肾中之精一方面不断贮藏，另一方面又不断向全身输送，维持脏腑组织的协调平衡，促进脏腑组织的功能正常。

3. 生髓化血 髓有脑髓、脊髓和骨髓，三者均由肾精所化。肾藏精，精生髓，髓居于骨腔中称为骨髓。肾精充足，骨髓生化有源，骨骼得到髓之滋养则健壮，运动轻捷，不易骨折，牙齿坚固不易脱落。脊髓上通于头部，髓聚而为脑。肾精充足，脑髓充盈，则元神功能正常，表现为精力充沛、思维敏捷、耳聪目明、语言清晰等。若肾精不足，骨骼失养，则骨软无力，脆弱易于骨折，牙齿松动脱落；脑失所养，则头晕神疲、耳鸣目眩、思维迟钝等。

此外，精化血，也包括精作为精微的生命物质，既可单独存在于脏腑组织中，也可不断地融合于血液中。

4. 化气作用 精可以化生为气。如《素问·阴阳应象大论》曰：“精化为气。”先天之精可以化生先天之气（元气），水谷之精可以化生水谷精气，再加上肺吸入的自然界清气，综合而成一身之气。因此，精是气的化生本原。

5. 抵御病邪 先天之精、后天之精分藏于各脏腑之中成为脏腑之精，脏精化脏气。气有保卫机体、抵御外邪入侵的能力。故精足则正气旺盛，抗病力强，不易受病邪侵袭。

6. 化神作用 神是人体一切生命活动的主宰和外在表现。精能化神，是指精是化生神的物质基础，如《灵枢·平人绝谷》曰：“神者，水谷之精气也。”只有积精，才能全神。神对精的生成、施泄也有促进和调控作用。精与神的关系，即是物质与精神的辩证统一关系。

二、气

（一）气的概念

中医学中的“气”，是指人体内活力很强、运动不息的精微物质，是构成人体和维持人体生命活动的最基本物质之一。气运动不息，推动和调控人体的新陈代谢，维持人的生命活动。《素问·六节脏象论》曰：“气合而有形，因变以正名。”指出自然界万物是由气聚合而成的，而气聚合的结构不同和性质差异，表现出了复杂多变的万事万物。

（二）气的生成

人体之气是由精化生，并与肺吸入的自然界清气融合而成，是脾、肺、肾等脏腑综合协调作用的结果。元气是先天之精所化生的先天之气。宗气由水谷之精微化生的水谷之气和自然界的清气合成。先天之气、水谷之气、自然界清气三者结合而成一身之气，《黄帝内经》称为“人气”。来源于饮食物的水谷精微，依赖于脾胃的运化功能而生成水谷之气，简称“谷气”。肾为生气之根，脾胃为生气之源，肺为生气之主。

（三）气的运动

1. 气机的概念 气的运动，称为“气机”。人体之气活力很强，不断运行于全身各脏腑、经络等组织器官，无处不在，激发和推动着人体各脏腑组织的生理功能。

2. 气的运动形式 主要有升、降、出、入四种基本形式。升降，是气的上下运动；出入，是气的内外运动。人体之气的升与降、出与入是对立统一的矛盾运动。

3. 脏腑之气的运动规律 人体的脏腑、经络、组织、官窍等是气升降出入运动的场所。脏腑之气的运动，受脏腑所在位置和生理特点的制约，呈现出一定的规律性。具体如下：

（1）与脏腑的位置有关，一般而言，高者主降，下者主升。心、肺位置在上，其气主降；肝、肾位置在下，其气主升；脾胃居中，为气机升降的枢纽。

（2）五脏与六腑相对而言，五脏化生、贮藏精气，以升与入为主；六腑传化水谷，排泄糟粕，以降与出为主。

（3）升中有降，降中有升。五脏之气以升为主，如脾气升清，肺气宣发布散精微等；但升中有降，以推动浊气下行排泄，如肺气肃降通调水道，肾气降浊形成并排泄尿液。六腑传化物而不藏，以降与出为主，但在饮食水谷的消化吸收过程中，也有吸收水谷精微和津液的作用，如小肠主液，大肠主津，总体为降，且降中寓升。

（4）升降出入相辅相成。脏与脏，脏与腑之间的升降处于协调平衡之中，如肺主呼气与肾主纳气，肝主升发与肺主肃降，脾主升清与胃主降浊等。

4. 气运动失常的表现形式 气的正常运动的两个条件，一是气的运动必须畅通无阻，二是气的升降出入运动之间必须协调平衡。这种正常运动的状态称为“气机调畅”。气的升降出入运动失常，称为“气机失调”。由于气的运动形式是多种多样的，所以气机失调也有多种表现。如气的运行受阻而不畅通称为“气机不畅”；若受阻较甚，局部阻滞不通，称为“气滞”；气的上升太过或下降不及，称为“气逆”；气的上升不及或下降太过，称作“气陷”；气不能内守而外泄太过，称为“气脱”；气不能外达而郁结闭塞于内，称为“气闭”等。

（四）气的功能

1. 推动作用　气的推动作用，指气具有激发和促进的作用。具体包括四个方面：①促进和激发人体的生长发育及生殖功能。②促进和激发各脏腑、经络的生理功能。③促进和激发精、血、津液的生成及代谢。④激发和兴奋精神活动。若气的推动功能减弱，则精神不振，生长发育迟缓或早衰；血液和津液生成不足，运行迟缓，输布、排泄障碍。

2. 温煦作用　气的温煦作用，指气中属阳部分促进产热，能温暖全身，故《难经・二十二难》曰："气主煦之。"气的温煦作用主要体现在三个方面：①维持体温的相对恒定。②温煦脏腑、经络等组织器官，维持各自的生理功能。③维持精、血和津液等液态物质的输布与排泄。若气的温煦功能减退，产热过少，则可出现畏寒喜暖，四肢不温，脏腑功能衰退，精、血和津液的运行迟缓等病理变化。

3. 防御作用　气的防御作用，指气具有护卫肌表、抗御邪气的作用。主要体现在三个方面：①护卫肌表以抵御外邪入侵。②正邪交争以祛邪外出。③自我修复以恢复健康。气的防御功能正常时，虽有邪气，亦不能入侵，或致病轻微；反之，则易于感邪发病。

4. 固摄作用　气的固摄作用，指气对体内精、血、津液等液态物质具有固护、统摄、防止其无故流失的作用。具体体现在三个方面：①统摄血液，使血液循脉运行，防止其溢出脉外。②固摄汗液、尿液、唾液、胃液、肠液等，调控其分泌量、排泄量和有规律地排泄，防止其过多排泄及无故流失。③固摄精液，防止其妄泄。若气的固摄作用减弱，则可导致体内液态物质大量丢失。如气不摄血，可导致各种出血；气不摄津，可导致自汗、多尿、小便自遗等；气不固精，可出现遗精、滑精、早泄等。

5. 气化作用　气的气化作用，指气的正常运动而产生的各种变化。体内精、气、血、津液各自的新陈代谢及相互间的转化，是气化的基本形式。如精化为气，包括先天之精化生元气和后天之精化生谷气，以及谷气化为营卫之气；气的生成与代谢，包括化为能量、热量及生血、化精、化神，并分化为脏腑之气和经络之气，都是气化的具体体现。

6. 营养作用　气的营养作用，指水谷精气能为机体各脏腑经络及组织提供营养物质，以维持正常的生理功能。

（五）气的分布与分类

根据物质来源、分布部位和功能特点的不同，人体之气可分为元气、宗气、营气和卫气四种（表4－5）。

表4－5　气的分类、生成、分布、功能简表

名称	生成	分布	功能
元气	肾中先天之精；脾胃运化的水谷精气	根于肾，经三焦循行周身	推动人体生长发育和生殖；推动和调控全身的生理功能
宗气	肺从自然界吸取的清气；脾胃运化的水谷精气	聚于胸中，贯穿于心肺之脉	走息道以司呼吸；贯心脉以行气血 行丹田以资先天之气
营气	水谷精气之精华部分	运行于脉中，遍布周身	化生血液；营养全身
卫气	水谷精气之剽悍滑利部分	运行于脉外，遍布周身	护卫肌表；温养脏腑、肌肉及皮毛；调节腠理开阖及汗液排泄，维持体温相对恒定

1. 元气

（1）含义　元气又名“原气”“真气”，是人体最根本、最重要的气，是人体生命活动的原动力。

（2）生成　由肾中精气所化生，以先天之精为基础，又赖后天脾胃运化的水谷精气的培育。所以元气之盛衰，既取决于先天禀赋，又与后天脾胃运化水谷精气的功能密切相关。

（3）分布　元气根于肾，以三焦为通道，循行全身，内至五脏六腑，外达肌肤腠理，作用于机体的各个部分。《难经·六十六难》曰：“三焦者，原气之别使也，主通行三气，经历于五脏六腑。”

（4）主要功能　①推动人体的生长发育和生殖，是人体生长发育的根本。②推动和调控各脏腑、经络等组织器官正常的生理活动。元气充沛，则生长发育正常，脏腑、经络等组织器官功能强健；元气不足，则生长发育迟缓、生殖功能低下或脏腑功能低下。

2. 宗气

（1）含义　是由水谷之气与自然界清气结合而成的气，积于胸中。宗气在胸中积聚之处，称为“气海”，又名“膻中”。

（2）生成　宗气生成一是脾胃运化的水谷之精所化生的水谷之气，其次是肺从自然界中吸入的清气，二者相结合生成。因此，肺的呼吸功能和脾胃的运化功能正常与否，直接影响着宗气的盛衰。

（3）分布　宗气积聚于胸中，贯注于心肺之脉。其向上者出于肺，循喉咙而走息道；其向下者蓄于丹田，注入足阳明之气街（相当于腹股沟部位）而下行于足。

（4）主要功能　①司呼吸：凡语言、声音、呼吸的强弱，均与宗气的盛衰有关。宗气充盛，则呼吸和缓而节律均匀，语言清晰，声音洪亮；宗气不足，则呼吸短促微弱，语言不清，声音低微。②行气血：宗气贯注于心脉之中，促进心脏推动血液运行。因此，气血的运行、肢体的寒温和活动能力、视听的感觉能力、心搏的强弱及节律等，皆与宗气有关。宗气充盛，则脉搏和缓，节律整齐；反之，则脉来躁急，节律不齐，或心血瘀滞，而见胸闷疼痛等。临床上常以诊察“虚里”（相当于心尖搏部位）的搏动状况和脉象来测知宗气的盛衰。③资先天：宗气借助三焦，自上而下分布，蓄积于脐下丹田，以助元气。

3. 营气

（1）含义　又称“荣气”，是运行于脉中，具有营养作用的气。营气行于脉中，是血液的重要组成部分，与血关系极为密切，故常“营血”并称。营气与卫气相对而言，属于阴，故又称“营阴”。

（2）生成　营气来源于脾胃运化的水谷精气，由水谷精气中的精华部分所化生。如《素问·痹论》曰：“营者，水谷之精气也。”

（3）分布　营气分布于血脉之中，并循脉上下，运行于全身。

（4）主要功能　①化生血液：营气经肺注入脉中，成为血液的组成部分，是化生血液的主要物质基础。②营养全身：营气随血液运行于全身，是脏腑、经络等生理活动所必需的营养物质。

4. 卫气

（1）含义　卫气是运行于脉外，具有护卫、防御作用的气。卫气与营气相对而言，属于阳，故又称为“卫阳”。

（2）生成　卫气来源于脾胃运化的水谷精气，由水谷精气中慓悍滑利的部分所化生。《素问·痹论》曰：“卫者，水谷之悍气也。其气慓疾滑利，不能入于脉也。”

（3）*分布*　卫气运行于脉外，经肺的宣发，与运行于脉内之营气相伴而行，分布于全身。与营气相对，卫气为水谷精气中之“浊”者，活动力强，不受脉道的约束，外达皮肤肌腠，内达脏腑，布散全身。

（4）*主要功能*　①护卫肌表，防御外邪入侵。②温养脏腑、肌肉、皮毛。③调节腠理的开阖及汗液的排泄，维持体温的相对恒定。因此，卫气充盛，机体的抗病能力强，汗液排泄正常，机体的体温相对恒定。反之，则易感受外邪侵袭，或出现肢冷无汗或身热汗等。

营气和卫气，都来源于水谷精气，但在性质、分布和功能上，又有一定的区别（表4－6）。

表4－6　营气和卫气比较简表

名称	相同点	不同点			
		性质	分布	主要功能	属性
营气	来源于脾胃运化的水谷精气	精纯柔和	行于脉中	化生血液；营养周身	阴
卫气		慓悍滑利	行于脉外	护卫肌表；温养脏腑、肌肉、皮毛；调节腠理开阖及汗液排泄	阳

三、血

（一）血的概念

血是循行于脉中而富有营养的红色液态物质，是构成人体和维持人体生命活动的基本物质之一。脉是血液循行的管道，血液在脉中循行于全身，故有“血府”之称。如因某种原因，血液在脉中运行迟缓涩滞，停积不行，则成“瘀血”；血液不在脉中循行而溢出脉外，则形成“出血”，即“离经之血”。离经之血若不能及时排除或消散，则变为瘀血。

（二）血的生成

水谷精微和肾精是血液化生的物质基础，它们在脾、胃、心、肺、肝、肾等脏腑的共同作用下，经过一系列气化过程而化生为血液。

1. 血液化生的物质基础

（1）*营气和津液*　营气和津液是化生血液的主要成分，都来源于脾胃运化饮食而生成的水谷精微，运化上输，通过心肺的气化作用，注之于脉，化赤为血。

（2）*肾精*　肾藏精，精生髓，髓生血，故肾精也是化生血液的物质基础。精与血之间还存在着相互资生和转化的关系，精能生血，血亦能生精，故有“精血同源”之说。

2. 与血液生成相关的脏腑　血液的化生是在多个脏腑共同作用下完成的，其中，脾胃的生理功能尤为重要。

（1）*脾胃*　脾胃为气血生化之源，饮食水谷营养的优劣和脾胃运化功能的强弱，直接影响血液的化生。若长期饮食摄入不足、营养缺乏，或脾胃受纳腐熟及运化功能失调，均可导致血液生成不足而形成血虚证候。

（2）*心*　中焦脾胃运化的水谷精微，由脾气上输于心脉，在心气的作用下变化为赤色的血液，即所谓“奉心化赤”。

（3）*肺*　脾胃运化产生的水谷精微，由脾上输于肺脉，与肺吸入的清气相合，贯注于心脉，才能化生为有用的血液。

（4）肝　肝主疏泄，促进脾胃的运化功能，对水谷精微的化生有重要作用；其次，肝血与肾精之间相互资生和转化，也参与了血的化生过程。

（5）肾　肾藏精，精生髓，精髓是化生血液的基本物质之一。故肾精充足，元气旺盛，则血液生成旺盛；若肾精亏虚，元气不足，会导致血液生成不足。

综上所述，血液是以水谷精微和肾精为物质基础，在脾胃、心、肺、肝、肾等脏腑共同作用下生成的。所以，临床上常用益气健脾、补益心血、滋养肝血和补肾益髓等方法治疗血虚病证。

（三）血的功能

1. 濡养作用　血液含有人体所需的丰富的营养物质，对全身各脏腑组织器官起着营养和滋润作用。

2. 化神作用　血是机体精神活动的物质基础。人的精神活动必须得到血液的营养，才能产生充沛的精神。若人体血气充盛，则精力充沛、神志清晰、感觉灵敏及思维敏捷等。反之，在诸多因素影响下，出现血液亏耗、血运异常时，就可表现出不同程度的神志病变，如精神疲惫、健忘、失眠、多梦、烦躁，甚至神志恍惚、惊悸不安、谵狂、昏迷等。

（四）血的运行

血液运行在脉道之中，循环不已，流布全身，才能保证其营养全身生理功能的发挥。血液的运行受多种因素的影响，同时也是多个脏腑功能协调作用的结果。

1. 影响血液运行的因素

（1）气的作用　血属阴而主静。血的正常运行，依赖于气的推动、固摄和温煦作用，三者的协调平衡，是维持血液正常运行的基本条件。

（2）脉道情况　脉为“血府”，是一个相对密闭的管道系统，有约束血液运行的作用。脉管的完好无损和通畅无阻，是保证血液正常运行的重要因素。

（3）血液的质与量　血液的清浊、黏稠状态等因素，可影响血液的运行。若血液中痰浊较多，或血液黏稠，可导致血行不畅而涩滞。血量不足，也会导致血行涩滞。

（4）病邪　阳邪侵袭或内生火热，可致阳热亢盛，阳盛则推动血行力量太过，血液妄行，溢出脉外而出血。阴邪侵袭或寒从内生，可致阴寒偏盛，阴盛则脉道涩滞不利，血行缓慢，甚至出现瘀血。

2. 相关脏腑功能

（1）心　心脏、脉管和血液构成了一个相对独立的系统。心主血脉，心气的推动、心阳的温煦、心血的充足是保证血液在脉管中正常运行的基本条件。其中，心气是维持心脏有节律的不停搏动、推动血液运行的根本动力。

（2）肺　肺朝百脉，辅助心脏推动血行。肺参与宗气的生成，宗气贯心脉而行气血。肺主宣发与肃降，调节全身的气机，随着气的升降运动推动血液运行到全身。

（3）肝　肝主疏泄，调畅气机，从而促进血液的运行。肝有贮藏血液和调节血量的功能，可根据人体生理活动的需要，调节各个部位的循环血量，以维持血液循环及血流量的均衡。

（4）脾　脾可统摄血液在脉中运行，防止血溢脉外。清代沈明宗《金匮要略注》曰：“五脏六腑之血，全赖脾气统摄。”

由上可见，心主血脉、肺朝百脉、肝主疏泄是推动和促进血液运行的重要因素，脾的统血及肝的藏血是固摄血液运行的重要因素。这两种力量的协调平衡，维持着血液的正常循行。

四、津液

（一）津液的概念

津液，是机体一切正常水液的总称，涵盖范围广泛，包括胃液、肠液、关节液等正常体液，涕、唾、泪等分泌物及尿、汗等排泄物。津液既是化生血液的物质基础，又是构成人体和维持人体生命活动的基本物质。

津液是津和液的总称，二者同源于水谷，生成于脾胃，可相互补充，相互转化，故津和液常并称。津与液的区别主要应用于临床对津液损耗而出现“伤津”“脱液”病理变化的分辨。二者在性状、分布及功能上有所不同（表4－7）

表4－7　津与液鉴别

		津	液
不同点	性状	较清稀，流动性较大	较稠厚，流动性小
	分布	布散于体表肌肤、肌肉、孔窍，渗入血脉	灌注于骨节、脏腑、脑、髓
	作用	滋润	濡养
相同点	同属水液，同源于饮食水谷，均有赖于脾胃而化生		

（二）津液的代谢

津液在体内的代谢，包括生成、输布和排泄等一系列复杂的生理过程。这一过程涉及多个脏腑的生理功能，是多个脏腑相互协调配合的结果。

1. 津液的生成　津液来源于饮食水谷，通过脾、胃、大肠、小肠等脏腑的生理功能有关。

2. 津液的输布　津液的输布主要依靠脾、肺、肾、肝和三焦等脏腑生理功能的协调配合来完成。

（1）脾气转输布散津液　一是脾气将津液上疏于肺，通过肺的宣发肃降，而布散全身；而是脾气将津液直接向四周布散。若脾失健运，津液输布障碍，水液停聚，则形成水、湿、痰、饮等病理产物。

（2）肺气宣降以行水　肺接受从脾转输来的津液，一方面通过其宣发作用，将津液向上向外布散；另一方面通过其肃降作用，将津液向下向内输送到其他脏腑，并将各脏腑代谢后产生的浊液下注膀胱，故称“肺为水之上源”。若肺宣发肃降功能失常，水道不畅，津液输布障碍，水停于肺而发为痰饮、尿少，甚则水泛肌肤为水肿。

（3）肾气蒸腾气化水液　一方面，肾气及肾阴肾阳对胃的“游溢精气”、脾的散精、肺的通调水道、小肠的泌别清浊、三焦决渎等作用具有推动和调控作用。另一方面，肾本身也参与了津液输布，由脏腑代谢产生的浊液，通过肺的肃降作用下输到膀胱，经过肾气的蒸腾作用，清者被重新吸收参与全身水液代谢，浊者化为尿液被排出体外。

（4）肝气疏泄促水行　肝主疏泄，调畅气机，能疏通三焦水道，促进津液的正常代谢。若肝失疏泄，气机郁滞，影响津液的输布，聚成痰饮，痰气互结，形成梅核气、瘿瘤、鼓胀等病证。

（5）三焦决渎利水道　三焦有通调水道、运行水液的作用，三焦气化功能正常，则水道通利，津液输布正常；三焦水道不利，则会导致水液停聚而发为多种病证。

3. 津液的排泄　津液主要依赖肺、肾、膀胱、大肠等脏腑的功能活动，通过排汗、呼出浊

气、排尿及排便等方式进行排泄。

（1）肾　肾的蒸腾与气化，将机体代谢物质分为清浊两类：清者重新吸收布散至全身，浊者化为尿液排出体外。若肾的蒸腾和气化作用失常，则可导致尿少、水肿等多种病证。

（2）膀胱　尿液贮存于膀胱，通过肾气的推动与固摄，得以正常排泄。

（3）肺　肺气宣发，将津液的一部分外输于体表皮毛，在阳气的蒸腾作用下形成汗液，由毛孔排出体外。

（4）大肠　大肠传化水谷糟粕，在排出粪便时，随糟粕带走一些残余的水分。

综上所述，津液的生成、输布和排泄过程，需要多个脏腑生理活动的综合协调，肺、脾、肾三脏的生理功能起着主要的调节作用，其中以肾的作用最为关键。如若肺、脾、肾功能失调，则可影响津液的生成、输布和排泄等过程，破坏津液的代谢平衡，导致津液生成不足，或耗损过多，或输布与排泄障碍，水液停滞等多种病理变化。

（三）津液的功能

津液的功能主要有滋润濡养和充养血脉两个方面。

1. 滋润濡养　津液是含有营养的液态物质，具有滋润和濡养的生理功能。布散于肌表的津液，能滋润皮肤，濡养肌肉，使肌肉丰润，毛发光泽；注入于内脏组织器官的津液，能滋润和濡养脏腑组织器官，维持其正常的生理功能；渗注于孔窍的津液，使眼、鼻、口等孔窍濡润；流入关节的津液，使滑利关节，活动自如；渗注于骨的津液，则具有充养和濡润骨髓、脊髓、脑髓等作用。

2. 充养血脉　津液是血液的重要组成部分。津液还有调节血液浓度的作用。由于津液和血液都来源于水谷精微，二者又可以相互渗透和转化，故有“津血同源”之说。

五、精、气、血、津液之间的关系

精、气、血、津液均是构成人体和维持人体生命活动的基本物质，虽然在性状、功能及分布方面均有各自的特点，但四者都可来源于脾胃运化产生的水谷精微。四者生理上存在着相互依存、相互制约和相互转化的关系，在病理上相互影响。

（一）精与气的关系

1. 气对精的作用　一方面，气能生精。肾中所藏之精以先天之精为基础，又赖后天水谷之精的不断充养。另一方面，气能摄精。气能固摄精液，防止其无故耗损外泄。

2. 精对气的作用　精能化气。人体之精输布于脏腑，濡养各脏腑组织，促进气的化生。正如《类经》曰：“精化为气，元气由精而化也。”精为气化生的本源，故精足则气盛，精亏则气衰。

（二）气与血的关系

气与血是人体内的两大类基本物质，在人体生命活动中占有重要地位。气属阳，主动，有温煦作用；血属阴，主静，有濡养作用，气与血的关系可以概括为“气为血之帅”“血为气之母”（表4－8）。

表4－8　气和血的关系简表

关系	生理	病理	治疗
气能生血	气能参与、促进血液的化生	气虚则血少	补气生血

续表

关系	生理	病理	治疗
气能行血	气是推动血液运行的动力	气虚则血瘀、气滞则血瘀、血随气逆或气陷而妄行	补气、行气、降气、升提
气能摄血	气固摄血液行于脉内而不溢出脉外	气虚则不摄血	补气摄血
气能养血	血为气的生成和功能提供营养物质	血虚则气衰	气血双补
气能载血	气依附于血运行周身	气随血脱 血瘀气滞	益气固脱 化瘀行气

1. 气对血的作用　“气为血之帅”，即气对于血的统帅作用，包括气能生血、气能行血、气能摄血三个方面。

（1）气能生血　气能参与、促进血液的化生。一方面，营气和津液是血液的主要组成部分。另一方面，从饮食物转化成水谷精气，从水谷精气转化成营气和津液，从营气和津液转化成赤色的血液，每一个转化过程都离不开相应脏腑之气的推动和激发作用，这是血液生成的动力。气旺则脏腑功能旺盛，化生血液的功能亦强，血液充足；气虚则脏腑功能减弱，化生血液的功能亦弱，易于导致血虚。

（2）气能行血　气的推动作用是血液循行的动力。体现在三个方面：①气可以直接推动血液的运行，如宗气、心气、肺气及肝气等。②气通过促进脏腑的功能活动，而间接达到推动血液运行的作用。③气的温煦作用也可以促进血液的运行。

（3）气能摄血　指气能控制血液在脉中正常循行而不溢出脉外。气的摄血作用主要体现在脾气的统血功能中。脾气充足，可统摄血液在脉中正常运行，从而保证血液的正常运行及濡养功能的发挥。若脾气虚弱，则会出现各种出血病变，临床上称之为“气不摄血”。

2. 血对气的作用　血对气具有基础作用，可概括为“血为气之母”，包括血能生气和血能载气两个方面。

（1）血能生气　指血液对气的濡养作用。气依附于血而存在，血能不断为气的生成和功能活动提供营养物质，使气保持充盛，以维持气的正常生理功能，故血足则气旺，血虚则气衰。临床上血虚的患者常兼有气虚的表现，治疗时常予以气血双补之法。

（2）血能载气　指气存在于血中，依附于血而不致散失，赖血之运载而布达全身。《张氏医通·诸血门》曰：“气不得血，则散而无统。”

（三）气与津液的关系

气与津液相对而言，气属阳，津液属阴。津液的生成、输布和排泄，有赖于气的推动、固摄和气的升降出入运动，而气在体内的存在及运动变化也离不开津液的滋润和运载（表4－9）。

表4－9　气和津液的关系

关系	生理	病理	治疗
气能生津	气能促进和激发津液的生成	气虚则津亏	补气生津
气能行津	气的运动变化是津液输布与运行的动力	气不行水	补气利水或行气利水
气能摄津	气能控制津液及代谢产物排泄	气不摄津	补气摄津
津能化气	津液能促进气的生成	津亏则气虚	津气双补
津能载气	津液是气体在体内运行的载体	气随津脱 津停气滞	益气固脱 利水行气

1. 气对津液的作用　主要体现在气能生津、气能行津、气能摄津三个方面。

（1）气能生津　气能促进和激发津液的生成。津液来源于饮食水谷，津液生成的一系列气化活动，都要依靠气的推动和气化作用，其中脾胃之气起着至关重要的作用。

（2）气能行津　气能推动和调控津液的正常输布运行。气行则水行，气虚或气滞可导致津液输布排泄障碍，形成痰、饮、水、湿等病理产物，称为“气不行水”或“气不化水”；反之，由于津液输布排泄障碍，导致的气机不利，称为“水停气滞”，两者常互为因果。临床上治疗痰湿或水饮时，常常将利水湿、化痰饮的方法与补气、行气法同时并用，所谓“治痰先治气”“治湿兼理脾”，即是对气能行津理论的具体应用。

（3）气能摄津　气能控制津液及其代谢产物排泄，防止体内津液无故流失。气对津液输布和排泄的调节，维持着体内津液量的相对恒定。

2. 津液对气的作用　津液对气的作用主要体现在津能化气和津能载气两个方面。

（1）津能化气　津液能促进气的生成。津液在输布过程中受到各脏腑阳气的蒸腾温化，可以化生为气，敷布于脏腑组织器官，发挥其滋养作用，从而促进脏腑组织器官的生理活动。

（2）津能载气　津液是气体运行的载体之一，气必须依附于有形的津液，才能存在于体内，输布至全身。尤其是脉外之津液流行贯注，能够运载卫气，使卫气外达皮肤肌腠，内至胸腹脏腑，布散全身。而当大吐、大泻等导致津液大量流失时，气无所依附亦随之而大量外脱，称为“气随津脱”。所以，临床中在使用汗法、吐法和下法时，必须做到有所节制，中病即止。

由于津液是气的载体，气依附于津液而运行，因而津液输布代谢正常，则气机调畅，谓之津行则气行。而当津液输布运行障碍时，也往往会引起气机的郁滞不畅，称之为“津停气滞”。因此，临床在治疗津液输布或排泄障碍的病证时，常将利水药与行气药同时使用。

（四）血与津液的关系

血和津液都是由饮食水谷精微所化生，同具滋润和濡养作用。二者之间可以相互资生、相互转化，这种关系称为“津血同源”。在病理上相互影响、相互累及，故在治疗上应注意水病治血、血病治水、水血兼顾。

1. 血对津液的作用　血液循行于脉中，渗出脉外便化为津液，既可濡润脏腑组织和官窍，也可弥补脉外津液的不足，有利于津液的代谢。当血液亏耗，尤其是在大出血时，脉中血少，不但不能化为津液，反而需要脉外津液进入脉中，以补偿血量的不足，因而导致脉外津液不足，出现口渴、尿少、皮肤干燥等津亏的表现。此时，不能对失血者再使用发汗的治疗方法，以防津液与血液进一步耗损。故《灵枢・营卫生会》中说：“夺血者无汗。”《伤寒论》中说：“衄家不可发汗。”“亡血家不可发汗。”

2. 津液对血的作用　津能生血，即饮食水谷化生的津液，在心肺的作用下，注入脉中，与营气相合，变化为血液。另外，输布于肌肉、腠理等处的津液，也可不断渗入脉络，与营气相合，以化生和补充血液。因此，当饮食水谷摄入不足，脾胃虚弱，或大汗、大吐、大泻等，津液大量耗损，不仅渗入脉内的津液减少，反而脉内津液还要渗出脉外，使血容量骤减，血液变得黏稠，从而形成血脉空虚，血流不畅，分别称为“津枯血燥”或“津亏血瘀”。汗为津液所化生，汗出过多则伤津，伤津则血少，故有“血汗同源”之说。所以，对于多汗或吐泻等津液大量丢失的患者，不可用破血、逐瘀之峻剂，即“夺汗者无血”。

（五）血与精的关系

1. 血对精的作用　血以养精。精主要藏于肾，依赖后天水谷之精不断充养。血液充养脏腑可化生脏腑之精，以不断补充和滋养肾精，使肾精充实。故血旺则精充，血亏则精少。

2. 精对血的关系　精可化血。精是化生血液的基本物质之一。一方面，脾胃运化的水谷之精通过心肺的作用而化生为血液。另一方面，肾藏精，精生髓，髓可以化生血液，而肾精与肝血之间还存在着相互转化的关系。因此，精足则血旺，精亏则血虚，临床常用补肾生血的方法治疗精亏血虚之证。

肾藏精，肝藏血，精能生血，血可化精，这种精血之间相互资生、相互转化的关系称为“精血同源”，也称为“肝肾同源”。

第五节　病因病机

一、病因

病因又称致病因素，是导致人体发生疾病的原因。常见病因分为：①外感病因：六淫、疠气等。②内伤病因：七情内伤、饮食失宜、劳逸失度等。③继发病因：痰饮、瘀血、结石等。④其他病因：外伤、诸虫、药邪、先天因素等。在整体观念的指导下，中医探求病因，除了解发病过程中可能作为致病因素的客观条件外，主要以临床表现为依据，通过分析疾病的症状、体征来推求病因，并由此认识疾病的病理过程，为治疗和护理提供依据，这种方法称为“辨证求因”，又称为“审证求因”。

（一）六淫

1. 六淫的基本概念　六淫，是风、寒、暑、湿、燥、火（热）六种外感病邪的统称。在正常情况下，风、寒、暑、湿、燥、火（热）是自然界六种不同的气候变化，称为“六气”。如果气候变化异常，六气发生太过或不及，或非其时而有其气，或气候变化过于急骤，超过了人体的适应能力，或人体正气不足，抵抗力下降时，不能适应气候正常的变化而发病，六气则转变为“六淫”。

2. 六淫致病的共同特点

（1）外感性　六淫之邪多从肌表、口鼻侵犯人体，称为外感致病因素，所致疾病称为外感病。

（2）季节性　六淫致病常有明显的季节性。如春季多风病，夏季多暑病，长夏多湿病，秋季多燥病，冬季多寒病，故又称“时令病”。

（3）地域性　六淫致病常与生活环境和工作区域密切相关。如西北高原地区多寒病、燥病；东南沿海地区多湿病；高温环境作业多易患火热燥病等。

（4）相兼性　六淫邪气可两种及以上同时侵犯人体而致病。如风寒感冒、湿热泄泻、风寒湿痹等。

（5）转化性　六淫致病后，在一定条件下，其证候的病理性质可发生转化。如寒邪入里可化热，暑邪日久可化燥等。

3. 六淫的性质和致病特点

（1）风邪　凡致病具有善动不居、轻扬开泄等特性的外邪，称为风邪。风邪四季常有，但以春季为多。风邪的性质和致病特点为：①风为阳邪，轻扬开泄，易袭阳位：风邪质轻而上浮，具有向上、向外、轻扬的特性，易开泄腠理，致腠理不固而汗出，出现汗出、恶风等症；风邪善动

而不居，故属阳邪，多侵犯人体的“阳位”，如上部（头面）、阳经和肌表，出现头项强痛、鼻塞咽痒、面肌麻痹等。②风性善行而数变：“善行”，指风邪具有游走不定、善动不居之性，故风邪侵犯人体具有病位游移、行无定处的特点。如风邪所致的“行痹”，表现为四肢关节游走性疼痛，痛无定处。“数变”，指风邪致病变幻无常，发病迅速。如风疹块表现为皮肤瘙痒时作，疹块发无定处，时隐时现等特征。同时，以风邪为先导的外感疾病，一般发病急，传变也较快。如小儿风水证，起病仅有表证，但短时间内即可出现头面一身俱肿、小便短少等。③风性主动：“主动”，指风邪致病具有动摇不定的特征。如风邪入侵，常出现颜面肌肉抽搐、眩晕、震颤等。金刃外伤复感风邪，出现的四肢抽搐、角弓反张等症状，也属于风性主动的临床表现。④风为百病之长：一是指风邪常为外邪致病的先导，常兼他邪相合为病。如外感风寒、风热、风湿等。二是指风邪袭人致病最多。风邪四季皆有，故发病机会多；风邪侵犯人体，无孔不入，表里内外均可遍及，侵害不同的脏腑组织，可发生多种病证。

（2）寒邪　凡致病具有寒冷、凝结、收引特性的外邪，称为寒邪。寒乃冬季之主气，故冬季多寒病。此外，气温骤降、涉水淋雨、汗出当风、空调过凉等，亦可使人感受寒邪。寒邪的性质和致病特点为：①寒为阴邪，易伤阳气：寒为阴气盛的表现，故为阴邪，易损伤人体阳气。如寒邪侵袭肌表，卫阳被遏，称为“伤寒”，可出现恶寒、发热、无汗、鼻塞、流清涕等；如寒邪直中脾胃，脾阳受损，则为“中寒”，可见脘腹冷痛、呕吐、腹泻等。②寒性凝滞：指寒邪侵入人体，阳气受损，失其温煦，气血津液运行不畅，甚或凝结阻滞不通，“不通则痛”，故疼痛是寒邪致病的重要临床表现，即“寒性凝滞而主痛”。因寒而痛，一则有明显的受寒原因；二则其痛遇寒加重，得温则减。③寒性收引：指寒邪侵犯人体可使气机收敛，腠理闭塞，经络、筋脉收缩而挛急。如寒邪侵袭肌表，可致腠理闭塞，卫阳被遏，出现发热、恶寒、无汗等；如寒邪客于经络关节，则引起筋脉收缩挛急，可见关节拘挛疼痛、屈伸不利、冷厥不仁等。

（3）暑邪　凡夏至之后，立秋以前，致病具有炎热、升散、兼湿特性的外邪，称为暑邪。暑邪致病有明显的季节性。起病缓，病情轻者，为“伤暑”；起病急，病情重者，为“中暑”。暑邪的性质和致病特点为：①暑为阳邪，其性炎热：暑为夏季炎热之气所化，故为阳邪。暑邪伤人多表现为阳热亢盛的一系列临床症状，如高热、面赤、心烦、汗出、脉洪大等。②暑性升散，易扰心神，易伤津耗气：暑为阳邪，其性升发，故易上犯头目，上扰心神，出现心胸烦闷不宁、头昏、目眩、面赤等。发散之性可致腠理开泄而汗出，汗出过多则伤津，出现口渴喜饮、唇干舌燥、小便短赤等。气随津泄，常可见到气短、乏力等气虚之症。③暑多夹湿：暑季气候炎热，且多雨潮湿，故常见暑湿相兼为病。其临床表现除发热、烦渴等暑热症状外，常兼见身重倦怠、胸闷呕恶、大便溏泄不爽等湿阻症状。

（4）湿邪　凡致病具有重浊、黏滞、趋下特性的外邪，称为湿邪。湿为长夏之主气。此外，气候潮湿、涉水淋雨、居处潮湿、水中作业等亦可感受湿邪而致病。湿邪的性质和致病特点为：①湿为阴邪，易损阳气：湿与水同类，属于阴邪。湿邪侵犯人体，常先困脾而使脾阳不振，运化无权，水湿停聚，发为泄泻、水肿、痰饮等。②湿性重浊：“重”，即沉重、附着之意。感受湿邪，常出现“沉重感”，表现为头重如裹布帛、四肢酸重、关节重痛等。“浊”，即浑浊、秽浊不清，指湿邪为病，易出现分泌物和排泄物秽浊不清的特点，如面垢眵多、大便溏泄、湿疹流水等。③湿性黏滞：“黏”，即黏腻不爽；“滞”，即停滞。湿邪致病具有黏腻停滞的特点，主要表现在三个方面：一是症状的黏滞性。如大便黏腻不爽，小便滞涩不畅，汗出而黏，以及口黏、口甜、舌苔黏腻等。二是病程的缠绵性。如湿疹、湿痹、湿温等皆因湿邪难除而不易速愈。三是易阻气机。如湿阻上焦则胸膈满闷；湿困中焦则脘痞腹胀、食欲减退；湿停下焦则小腹胀满、小便

淋涩不畅。④湿性趋下，易袭阴位：湿性类水，有趋下之势，故湿邪为病，易侵犯人体下部。如水肿、湿疹等病以下肢为多见。

（5）燥邪　凡致病具有干燥、收敛、清肃等特性的外邪，称为燥邪。燥为秋季的主气。燥邪的性质和致病特点为：①燥性干涩，易伤津液：燥邪具有干燥枯涩之性，最易耗伤津液，使皮肤、孔窍失于滋养而出现各种干燥、涩滞不利的症状。如口鼻干燥、咽干口渴、皮肤干燥甚至皲裂、毛发干枯不荣、小便短少、大便干结等。②燥易伤肺：肺为娇脏，喜润而恶燥，外合皮毛，开窍于鼻，故燥邪多自口鼻而入，最易损伤肺津，从而出现干咳少痰，或痰黏难咳，甚或喘息胸痛等。由于肺与大肠相表里，燥邪自肺影响到大肠，大肠失润，传导失司，可出现大便干结等。

（6）火（热）邪　凡致病具有炎热、蒸腾等特性的外邪，称为火（热）邪。火热旺于夏季，但一年四季均可致病。火（热）邪的性质和致病特点为：①火（热）为阳邪，其性燔灼趋上：火热之性燔灼、亢奋、升腾，故为阳邪。“阳胜则热”，故火热之邪致病，常表现出实热性病证，如高热、烦渴、汗出、脉洪数等。火性趋上，故上部症状比较突出，尤以头面部多见。如口舌生疮、牙龈肿痛、目赤肿痛等。②火（热）易扰心神：火热有躁动之性，又与心相通应，故火热之邪入于营血，易影响心神。轻者心烦、失眠；重者可扰乱心神，出现狂躁不安、神昏谵语等。③火（热）易伤津耗气：火热为阳邪，侵犯人体可使人体津液耗伤，故临床表现除热象显著外，往往伴有口渴喜冷饮、咽干舌燥、小便短赤、大便秘结等。此外，火热太盛，又可迫津外泄，“壮火食气”，加之气随津耗，临床可见体倦乏力、少气懒言等气虚症状。④火（热）易生风：指火热之邪侵犯人体，燔灼肝经，耗劫津液，使筋脉失于濡养，而引起肝风内动的病证，又称“热极生风”，可见高热神昏、四肢抽搐、牙关紧闭、两目上视、角弓反张等。⑤火（热）易动血：指火热之邪侵入血脉，易迫血妄行，引起各种出血，如吐血、衄血、便血、尿血、月经过多等。⑥火邪易致疮痈：火邪侵入血分，可聚于局部，腐蚀血肉而发为痈肿疮疡，表现为疮疡局部红、肿、热、痛等特征。

（二）疠气

疠气，又称“瘟疫病邪”，是一类具有强烈致病性和传染性病邪的统称。现代临床的许多传染病和烈性传染病都属疫病范畴，如时行感冒、痄腮（腮腺炎）、烂喉丹痧（猩红热）、艾滋病（AIDS）、禽流感、甲型 H1N1 流感、传染性非典型肺炎、新型冠状病毒感染等。疠气具有以下致病特点：传染性强，易流行；发病急骤，病情危笃；一气一病，症状相似。

（三）七情内伤

七情，指喜、怒、忧、思、悲、恐、惊七种正常的情志活动。七情是人体脏腑生理和精神活动对内外环境变化产生的情志反应，一般不会导致或诱发疾病。七情内伤，指喜、怒、忧、思、悲、恐、惊七种情志变化过于突然、强烈或长期持久，超过了人体正常的生理调节范围，导致脏腑损伤，或人体正气虚弱，对情志刺激的适应和调节能力低下，诱发疾病。

1. 七情与五脏精气的关系　情志活动由脏腑精气对外在环境因素的应答而产生，脏腑精气是产生各种情志活动的内在生理基础。即肝在志为怒，心在志为喜，脾在志为思，肺在志为忧，肾在志为恐。若脏腑功能失常，气血运行失调，则可出现情志的异常变化。另一方面，情志变化异常，又可导致脏腑精气阴阳失常，气血运行失调。

2. 七情内伤的致病特点

（1）直接伤及内脏。情志活动太过可直接损伤相应之脏，如怒伤肝，喜伤心，思伤脾，悲、忧伤肺，恐伤肾；又可影响心神，导致心神不宁，甚至精神失常；数情交织，多伤心肝脾，亦易损伤潜病之脏腑。如曾患真心痛的患者，虽临床症状已经消失，但遇情志刺激，仍易出现心前区疼痛。

（2）影响脏腑气机。如怒则气上，喜则气缓，悲则气消，恐则气下，惊则气乱，思则气结。

（3）多发为情志病。

（4）情志变化影响病情。

（四）饮食失宜

饮食失宜包括饮食不节、饮食不洁和饮食偏嗜。

1. 饮食不节 指饮食不能节制，明显低于或超过本人适度的饮食量。

（1）*过饥* 长期摄食不足，一是损伤胃气而出现胃脘疼痛、泛吐酸水等症；二是气血生化不足，脏腑组织失养，功能衰退，如在儿童时期，则会影响其正常发育；三是正气不足，抵抗力低下，机体易感外邪而继发其他疾病。

（2）*过饱* 过饱可导致饮食积滞不化，出现脘腹胀满、疼痛、嗳腐反酸、呕吐、腹泻、厌食等食伤脾胃之证。

2. 饮食不洁 指食用不清洁、不卫生、腐败变质或有毒的食物。病变以胃肠病为主。致病一是损伤肠胃，使胃肠功能紊乱，出现腹痛、恶心呕吐、腹泻或下痢脓血等胃肠道症状；二是食物中毒，由食入被毒物污染或有毒食物而引起，轻则脘腹疼痛、呕吐腹泻，重则昏迷，甚至死亡；三是引起肠道寄生虫病，如蛔虫病、蛲虫病等，常出现腹痛时作、面黄肌瘦、嗜食异物等症。

3. 饮食偏嗜 指特别喜好某种性味的食物或专食某些食物。

（1）*寒热偏嗜* 饮食偏寒易损伤脾胃阳气，导致寒湿内生，发生腹痛、腹泻、泛吐清水、手足不温等症；饮食偏热易使肠胃积热，损伤胃阴，出现口渴、腹满胀痛、便秘等。

（2）*五味偏嗜* 指长期嗜食酸、苦、甘、辛、咸等饮食物，可损伤脏腑而为病。《素问·五脏生成》说：“多食咸，则脉凝泣而变色；多食苦，则皮槁而毛拔；多食辛，则筋急而爪枯；多食酸，则肉胝皱而唇揭；多食甘，则骨痛而发落。”

（3）*种类偏嗜* 若专食某种或某类食物，或厌恶某类食物而不食，或膳食中缺乏某些食物等，久之会因某些营养物质过剩或缺乏而伤及脏腑为病。如瘿瘤、佝偻病（钙、磷代谢障碍）、夜盲症（维生素A缺乏）等。如过食肥甘厚味，则易生痰、化热，导致肥胖、眩晕、中风、胸痹、消渴等病变。

（4）*饮酒偏嗜* 长期饮酒过量可损伤脾胃，聚湿、生痰、化热而出现脘腹胀满、胃纳减少、口苦口腻、舌苔厚腻等症，甚至变生癥积。

（五）劳逸失度

劳逸失度，包括过劳和过逸。

1. 过劳 即过度劳累，也称劳倦所伤。包括劳力过度、劳神过度和房劳过度三个方面。

（1）*劳力过度* 又称“形劳”。指较长时间的过度用力，劳伤形体而积劳成疾，或是病后体虚，勉强劳作而致病。形劳致病，一是耗损内脏精气，尤易耗伤脾肺之气，使之功能减退。常见少气懒言、体倦神疲、气喘汗出等症，即所谓“劳则气耗”。二是损伤形体，导致形体组织损伤，久而积劳成疾。

（2）劳神过度　又称“心劳”。指长期用脑过度，思虑劳神而积劳成疾。劳神过度易耗伤心血，损伤脾气，久则心脾两虚，表现为心悸、健忘、失眠、多梦、纳少、腹胀、便溏等。

（3）房劳过度　又称“肾劳”。指房事太过，或手淫恶习，或妇女早孕多育等，耗伤肾精、肾气而致病，可见腰膝酸软、眩晕耳鸣、性功能减退，或遗精、早泄、阳痿，或月经不调、带下过多，或不孕不育等。

2. 过逸　即过度安逸。包括体力过逸和脑力过逸等。

（1）体力过逸　如果长期运动减少，一是使人体气机失于畅达，阳气失于振奋，导致脏腑功能减退，可见食少、胸闷、腹胀、肢困、肌肉软弱等。久则进一步影响血液运行和津液代谢，形成气滞血瘀、水湿内生等病变。二是阳气不振，体质虚弱，正气不足，抵抗力下降等。可见动则心悸、气喘汗出等，或抗邪无力，易感外邪致病。

（2）脑力过逸　长期用脑过少，加之阳气不振，可致神气衰弱，常见精神萎靡、健忘、反应迟钝，甚至痴呆等。

（六）继发病因

痰饮、瘀血、结石是疾病过程中形成的病理产物，若未能及时消除而滞留于体内，可干扰机体正常功能，加重病理变化，或引起新的病变，成为一类比较特殊的致病因素。因其通常继发于其他病理过程而产生，具有病理产物和致病因素的双重特点，故称为“继发性病因”。

1. 痰饮

（1）概念　痰饮是人体水液代谢障碍所形成的病理产物。一般将质地稠浊者称为痰，清稀者称为饮。痰可分为：①有形之痰，是指视之可见，或闻之有声，或触之可及的实质性痰浊和水饮，如咳吐之痰、喉中痰鸣、触之有形的痰核等。②无形之痰，是指只见其征象，不见其形质的痰病，如眩晕、癫狂、痴呆等，可表现出头晕目眩、心悸气短、神昏谵语等，多以苔腻、脉滑为重要临床特征，用祛痰之法皆可获疗效。根据其停留的部位不同，可分为“痰饮”（饮的一种）、悬饮、溢饮和支饮。

（2）形成　由于肺、脾、肾、肝及三焦等对水液代谢起着重要作用，故痰饮的形成，多与上述脏腑功能失常密切相关。

（3）致病特点　主要表现在以下五个方面：①阻滞经脉气血运行。②影响水液代谢。③易于蒙蔽心神。④致病广泛，变幻多端。⑤病势缠绵，病程较长。

2. 瘀血

（1）概念　瘀血是指因血行滞缓或血液停积而形成的病理产物。包括体内瘀积的离经之血，以及因血液运行不畅，停滞于经脉或脏腑组织内的血液。

（2）形成　凡能引起血液运行不畅，或致血离经脉而瘀积的内外因素，均可导致瘀血的形成。①血出致瘀：各种外伤或其他原因引起的出血，未能排出体外或及时消散，留积于体内。②血行不畅致瘀：如气滞、气虚、血虚、阳虚、血寒、血热致瘀等。

（3）致病特点　①易于阻滞气机。②影响血脉运行。③影响新血生成。④病位固定，病证繁多。主要症状特点：①疼痛：多为刺痛，痛处固定不移，拒按，昼轻夜重。②肿块：瘀积于体表可见局部青紫肿胀，瘀积于脏腑可形成癥积，扪之质硬，固定不移。③出血：因瘀血阻滞，经脉不畅，血溢脉外而见出血，血色多呈紫暗，或夹有血块。④发绀：面色紫暗，口唇、爪甲青紫等；舌质紫暗，或舌有瘀斑、瘀点等；可有肌肤甲错，面色黧黑等表现。⑤脉象：多见涩、结代

等脉象。

二、发病

发病，是机体处于病邪与正气相搏交争的过程。正气，指人体内具有抗病、祛邪、调节、修复及对外环境适应等作用的一类细微物质，简称为“正”。邪气，泛指各种致病因素，简称为“邪”。疾病发生、发展的基本原理：正气不足是发病的内在因素，邪气侵犯是发病的重要条件，邪正相搏决定发病与否。

三、病机

病机，即疾病发生、发展与变化的规律和机制。基本病机是指机体对于致病因素侵袭所产生的最基本的病理反应，是病机变化的一般规律，主要包括邪正盛衰、阴阳失调和气血津液失常的病理变化。

（一）邪正盛衰

邪正盛衰，指在疾病过程中，机体正气与邪气之间相互斗争中所发生的盛衰变化。

1. 邪正盛衰与虚实变化

（1）虚实病机　①实：是以邪气亢盛为矛盾主要方面的一种病理变化，所谓“邪气盛则实”，即邪气亢盛，正气未衰，能积极与邪抗争，故正邪相搏，斗争激烈，表现出一系列病理反应比较剧烈，亢盛有余的证候。实证常见于外感六淫和疠气致病的初期和中期，或由于水湿痰饮、食积、气滞、瘀血等引起的内伤病证，多发生于体质比较壮实的患者。②虚：是以正气虚损为矛盾主要方面的一种病理变化，所谓“精气夺则虚”，即机体正气虚弱，抗病能力低下，而此时邪气已退或不明显，故难以出现邪正斗争剧烈的病理反应，而表现出一系列虚弱、衰退不足的证候。多见于素体虚弱，或外感病的后期，或各种慢性病过程中，或因暴病吐利、大汗、亡血等之后。

（2）虚实变化　①虚实错杂：指在疾病过程中，邪盛和正衰同时存在的病理变化，包括虚中夹实和实中夹虚。虚中夹实：指病理变化以正虚为主，又兼有实邪为患的病理变化。如脾虚湿滞证，临床表现既有神疲肢倦、不思饮食、食后腹胀、大便不实等脾气虚弱的症状，又兼见口黏、脘痞、舌苔厚腻等湿滞的表现。实中夹虚：指病理变化以邪实为主，又兼有正气不足的病理变化。如外感实热伤津证，临床表现既有高热气粗、心烦不安、面红目赤、尿赤便秘、苔黄脉数等实热之证，又兼见口渴引饮、气短心悸、舌燥少津等气阴不足之证。②虚实转化：指在疾病过程中，由于邪气伤正，或正虚而邪气积聚而发生病机性质由实转虚或因虚致实的变化，包括由实转虚和因虚致实。由实转虚：指以邪气盛为主的实性病变，向以正气虚损为主的虚性病变的转化。如实证失治误治，或邪气过盛损伤正气，而转化为虚证。因虚致实：指以正气虚为主的虚性病变，向以邪气亢盛为主的实性病变的转化。如肾阳虚衰，会出现既有肾脏温化功能减退的虚象，又有水液内停的实象。③虚实真假：指在某些特殊情况下，疾病的临床表现与其病机的虚实本质不符的假象，包括真实假虚和真虚假实。真实假虚：指病机的本质为“实”，但表现出“虚”的假象。多因邪气亢盛，结聚体内，阻滞经络，气血不能外达所致，故又称为“大实有羸状”。如小儿的食积性腹泻，妇女因瘀血内阻而出现的崩漏等。真虚假实：指病机的本质为“虚”，但表现出“实”的假象。多因正气虚弱，脏腑气血不足，功能减退所致，故真虚假实证又称为“至虚有盛候”。如老年或大病久病，因气虚推动无力而出现的便秘（大便不干不硬，但排泄无

力）等。

2. 邪正盛衰与疾病转归　一般而论，正胜邪退，疾病趋向于好转和痊愈；邪胜正衰，疾病趋向于恶化，甚则死亡；邪正相持，则疾病趋向迁延或慢性化。

（二）阴阳失调

阴阳失调，即阴阳之间失去平衡协调关系的简称，指在疾病的发生发展过程中，由于各种致病因素的影响，导致机体的阴阳双方失去相对的平衡协调，形成阴阳偏盛、阴阳偏衰、阴阳互损、阴阳格拒、阴阳亡失等病理变化。

1. 阴阳偏盛　指在疾病过程中，人体阴阳双方中某一方的病理性亢盛状态，属“邪气盛则实”。

（1）阳偏盛　指机体在疾病过程中，出现阳气病理性偏盛的病理变化。其病机特点多表现为阳偏盛而阴未虚（或虚方不甚）的实热证。主要原因多为感受温热阳邪；或感受阴邪，但从阳化热；或情志内伤，五志过极而化火；或因气滞、血瘀、食积等郁而化热所致。“阳胜则热”，故临床特点为热、动、燥，常见壮热、烦渴、面红、目赤、尿黄、便干、苔黄、脉数等症。“阳盛则阴病”，故阳盛的实热证，病久会转化为实热兼阴虚津亏证或虚热证。

（2）阴偏盛　指机体在疾病过程中，出现阴气病理性偏盛的病理变化。其病机特点多表现为阴盛而阳未虚（或虚方不甚）的实寒证。主要原因多为感受寒湿阴邪，或过食生冷，寒邪中阻等所致。“阴胜则寒”，故临床特点为寒、静、湿，常见形寒肢冷、蜷卧、舌淡而润、脉迟等症。“阴盛则阳病”，故阴盛的实寒证，病久常会转化为实寒兼阳虚证或虚寒证。

2. 阴阳偏衰　指在疾病过程中，人体阴阳双方中某一方虚衰不足的病理变化，属“精气夺则虚”。

（1）阳偏衰　即阳虚，指机体阳气虚损的病理变化。其病机特点多表现为阳气不足，阴气相对亢盛的虚寒证。主要原因多为先天禀赋不足，或后天失养，或劳倦内伤，或久病损伤阳气所致。突出表现为温煦、推动和兴奋功能减退，临床常见面色㿠白、畏寒肢冷、脘腹冷痛、舌淡、脉迟等寒象。

（2）阴偏衰　即阴虚，指机体阴液亏损的病理变化。其病机特点多表现为阴液不足，阳气相对亢盛的虚热证。主要原因多为阳邪伤阴；或五志过极，化火伤阴；或久病耗伤阴液所致。主要表现为凉润、抑制与宁静的功能减退。临床常见五心烦热、骨蒸潮热、面红升火、消瘦、盗汗、咽干口燥、舌红少苔、脉细数等虚热象。

3. 阴阳互损　阴阳互损，指在阴或阳任何一方虚损的前提下，病变发展影响到相对的另一方，形成阴阳两虚的病理变化。

（1）阴损及阳　指由于阴液亏损，累及阳气生化不足或无所依附而耗散，从而在阴虚的基础上又导致了阳虚，形成以阴虚为主的阴阳两虚的病理变化。

（2）阳损及阴　指由于阳气虚损，无阳则阴无以生，从而在阳虚的基础上又导致了阴虚，形成以阳虚为主的阴阳两虚的病理变化。

4. 阴阳格拒　是在阴阳偏盛的基础上，由于阴阳双方相互排斥而出现寒热真假病变的病理变化。

（1）阴盛格阳　又称格阳，指阴寒偏盛至极，壅闭于内，逼迫阳气浮越于外，形成内有真寒外有假热的一种病理变化。临床可见面色苍白、四肢逆冷、精神萎靡、畏寒蜷卧、下利清谷、脉微欲绝等虚寒征象，又可见面红、身热、口渴、脉大无根等假热之象（身虽热而喜盖衣被；口虽

渴而饮水不多，或喜热饮，或但欲漱口而不欲咽；脉虽大而无根），故称为真寒假热证。

（2）阳盛格阴　又称格阴，指阳热偏盛至极，郁闭于内，不能外达于肢体而将阴气排斥于外，形成内有真热外有假寒的一种病理变化。临床可见壮热、面红、气粗、烦躁、舌红、脉数大有力等实热征象，又有四肢厥冷、脉象沉伏等假寒之象（四肢虽冷，而胸腹灼热；身虽寒而不欲近衣被；脉虽沉但沉而有力），故称为真热假寒证。

5. 阴阳转化　指疾病发展过程中，在一定条件下，疾病的性质可以向相反方向转化的病理变化。

（1）由阴转阳　指疾病过程中，在一定条件下，病变性质由阴向阳转化的病理变化。如感冒初期，表现为恶寒重、发热轻、无汗、头身疼痛、鼻塞流涕、苔薄白、脉浮紧等表寒之象，若表邪未解，郁而化热，可发展为高热、汗出、心烦、口渴、舌红苔黄、脉数等阳热亢盛之候。

（2）由阳转阴　指疾病过程中，在一定条件下，病变性质由阳向阴转化的病理变化。如某些急性热病，初期可见高热、烦渴、谵语、舌红苔黄、脉洪数有力等热邪亢盛的表现，由于热毒极盛，或失治误治，可突然出现面色苍白、四肢厥冷、冷汗淋漓、脉微欲绝等阴寒危象。

6. 阴阳亡失　指机体的阴液或阳气突然大量亡失，导致生命垂危的一种病理变化。

（1）亡阳　指机体的阳气发生突然大量脱失，而致全身功能严重衰竭的一种病理变化。原因多为邪气太盛，正不敌邪，阳气突然脱失所致；或汗、吐、泻太过，阳随阴泄，阳气外脱；或素体阳虚，劳伤过度，阳气消耗过多所致；或慢性疾病，长期大量耗散阳气，终至阳气耗尽，而出现亡阳。临床多见冷汗淋漓、面色苍白、四肢逆冷、畏寒蜷卧、精神萎靡、脉微欲绝等生命垂危之象。

（2）亡阴　指由于机体阴液突然大量亡失，而致全身功能严重衰竭的一种病理变化。原因多为热邪炽盛；或邪热久留，大量煎灼津液；或其他因素，大量耗损阴液而致。临床多见手足虽温而大汗不止、汗出如油、烦躁不安、心悸气喘、体倦无力、脉细数疾无力等危重征象。

由于机体的阴和阳存在互根互用的关系，故亡阴可以迅速导致亡阳，亡阳也可继而出现亡阴，最终导致“阴阳离决，精气乃绝”。

（三）气、血、津液的失常

1. 气的失常

（1）气虚　指一身之气不足而表现出相应功能低下的病理变化。主要表现为元气不足，脏腑功能活动减退，抗病能力下降等。形成气虚的原因主要有两个方面：一是气的化生不足，如先天禀赋不足，或后天失养，或肺脾肾功能失调等；二是气的耗损太过，如劳倦内伤，或久病耗损等。气虚常见精神萎靡、倦怠乏力、少气懒言、眩晕、自汗、舌淡、脉虚无力等症。

（2）气机失调　指气的升降出入失常的病理变化。

①气滞：指机体局部气的运行不畅，郁滞不通的病理变化。主要由于情志抑郁，或痰湿、食积、热郁、瘀血等阻滞，影响气的运行；或因脏腑功能失调等影响气的流通所致。气滞的表现多样，以闷、胀、疼痛为主要特点。②气逆：指气的上升太过或下降不及，以脏腑之气上逆为特征的一种病理变化。气逆多由情志所伤，或饮食不当，或痰浊壅阻等所致。气逆最常见于肺、胃、肝等脏腑。肺气上逆，可见咳逆上气；胃气上逆，可见恶心、呕吐、嗳气、呃逆；肝气上逆，可见头痛、头胀，面红目赤，易怒等症，甚则血随气逆，出现咯血、吐血，乃至壅遏清窍而致昏厥。③气陷：指气的上升不足或下降太过，以气虚升举无力而下陷为特征的一种病理变化。气陷与脾气关系最为密切。若素体虚弱，或久病耗伤，致脾气虚弱，清阳不升，从而形成气虚下陷的

病变。气陷以气虚升举无力而下陷为特征，主要有两个方面的病理表现：一为“上气不足”，可见头晕、目眩、耳鸣等症；二是“中气下陷”，可见小腹坠胀、便溏，以及某些内脏位置下移的病变，如胃下垂、肾下垂、子宫脱垂、脱肛等。④气闭：指气闭阻于内，不能外出，以致清窍闭塞，出现昏厥的一种病理变化。多由情志刺激，或外邪、痰浊等闭塞气机，使气不得外出而闭塞清窍所致。均发病急骤，以突然昏厥，不省人事为特点，多可自行缓解，亦有因气闭不复而亡者。⑤气脱：指气不内守，大量亡失，以致生命功能突然衰竭的一种病理变化。多因正不敌邪；或慢性疾病，正气长期消耗而衰竭；或因大出血、大汗等，使气随血脱或气随津泄而致。临床以全身严重气虚，脏腑功能突然衰竭为主要表现，可见面色苍白、汗出不止、目闭口开、全身瘫软、手撒、二便失禁、脉微欲绝或虚大无根等症。

2. 血的失常

(1) *血虚*　指血液不足，血的濡养功能减退的病理变化。形成血虚的原因有失血过多，新血不能生成补充；或为脾胃虚弱，饮食营养不足，血液生化乏源；或为久病不愈，慢性消耗；或因血液化生障碍等所致。临床表现以全身或局部失于濡养，功能活动逐渐衰退等证候为主，并伴有气虚症状，如面色淡白或萎黄无华、唇舌爪甲色淡无华、神疲乏力、头晕目眩、心悸不宁、脉细弱等。

(2) *血运失常*　①血瘀：指血液的循行迟缓，流行不畅，甚则血液停滞的病理变化。导致血瘀的病机，主要有气虚、气滞、痰浊、瘀血、血寒及血热等，以血寒最多。血寒，指血脉受寒，血流滞缓，乃至停止不行的病理变化。多因外感寒邪，或阳虚内寒所致。临床常见血脉瘀阻引起的疼痛，手足、爪甲、皮肤及舌色青紫等症。②出血：指血液逸出血脉的病理变化。导致出血的原因多为气火上逆，或热邪迫血妄行，或气虚不能摄血，或外伤损伤血络，或瘀血阻滞脉道等，使血液不能正常循行而逸出脉外所致。导致出血的病机主要有血热、气虚、外伤及瘀血内阻等。③血热：即热入血脉之中，使血行加速，血络扩张，或迫血妄行而致出血的病理变化。导致血热的原因，多为邪热入血，或其他外感病邪入里化热，或情志郁结，五志过极化火，内火伤及血分所致。具体表现有：一是阳盛为主的热象；二是血流加速，脉络充血表现出的面红目赤、舌色红绛、脉数等症；三是血热炽盛，灼伤脉络，迫血妄行引起的各种出血，如吐血、衄血、尿血、月经提前量多等症；四是血热扰动心神引起的心烦，躁扰不安，甚则神昏、谵语等症；五是血热煎熬阴津而致瘀血。

3. 津液代谢失常　指津液生成、输布或排泄过程障碍的病理变化。

(1) *津液不足*　指津液数量亏少，使脏腑组织失于濡润、滋养，而产生一系列干燥枯涩的病理变化。导致津液不足的原因主要有三个方面：一是热盛伤津；二是耗损过多，如吐泻、大汗、多尿及大面积烧伤等；三是生成不足，如体虚久病，脏腑气化功能减退，导致津液生成不足。

(2) *津液输布排泄障碍*　指津液得不到正常的转输和布散，导致津液在体内环流迟缓，或在体内某一局部发生滞留，而内生水湿痰饮的病理变化。引起津液输布障碍最重要的是脾气的运化功能障碍，即“诸湿肿满，皆属于脾”。津液的排泄障碍最重要的因素是肾气的蒸腾气化作用障碍。临床均表现为：①湿浊困阻：可见胸闷呕恶、脘腹痞满、头身困重、便溏、苔腻等症。②痰饮凝聚。③水液潴留，发为水肿或腹水。

4. 气、血、津液关系失调

(1) *气血关系失调*　表现为气滞血瘀、气虚血瘀、气不摄血、气随血脱和气血两虚。

(2) *津液与气血关系失调*　表现为水停气阻、气随津脱、津枯血燥、津亏血瘀和血瘀津停等。

第六节 护治原则

中医护治原则是建立在整体观念和辨证施护的基础上，运用中医学理论指导临床护理实践经验的总结与概括。护治原则的主要内容包括预防为主、扶正祛邪、调整阴阳、护病求本、三因制宜等。

一、预防为主

预防，是指采取一定的措施，防止疾病的发生与发展，从而维护人体的身心健康，达到提高人类生活质量、延年益寿的目的，主要包括未病先防和既病防变两个方面。

（一）未病先防

未病先防就是在疾病发生之前，采取一定的预防措施，防止疾病的发生与发展。

1. 养生以固护正气 《素问·刺法论》中说：“正气存内，邪不可干。”养生，又称摄生，是在中医学理论指导下，遵循阴阳五行生化收藏之变化规律，通过合理的精神调摄、饮食调养、起居调护、形体锻炼，以改善体质，强健体魄，提高人体对环境的适应力，以及对外邪的抵抗力，达到预防疾病、增进健康、臻于长寿的目的。

2. 防止病邪侵袭 主要包括：①慎避外邪。如春天防风，夏天防暑，秋天防燥，冬天防寒。②药物预防。如民间以雄黄、艾叶、苍术等烟熏以消毒防病，用茵陈、贯众预防肝炎，马齿苋预防菌痢等。

（二）既病防变

既病防变，指疾病既然已经发生，应力求早期诊断，早期治疗，把疾病消灭于萌芽状态，防止疾病的发展与传变。

1. 早期诊治 在疾病的初期，邪气侵犯部位较浅，病情较轻，对正气损害不甚，因此，正气抗邪、抗损害及康复能力较强，早期给予治疗护理有利于机体痊愈。因此，一旦疾病发生应争取早期诊断、早期治疗护理，使患者尽快康复。

2. 控制传变 在实施护理过程中，要密切观察病情变化，掌握疾病转变规律，采取有效护理，“先安未受邪之地”。如《金匮要略》提出的：“见肝之病，知肝传脾，当先实脾。”指临床上治疗肝病时，可配合健脾和胃之法，使脾气旺盛而不致受邪，确可收到良好的治疗效果。此外，既病防变的另一个目的，是防止传染性疾病的传播。

二、扶正祛邪

扶正，即扶助正气，适用于正虚为主的患者。通过给予扶助正气的药物，运用益气、养血、滋阴、温阳，以及补益脏腑等方法，以增强患者体质，提高抗病能力，达到战胜疾病，恢复健康的目的，即所谓“虚则补之”。

祛邪，即祛除邪气，适用于邪盛为主的患者。就是通过给予祛除邪气的药物，运用发汗、涌吐、攻下、消导、祛痰、清热、利湿、活血化瘀等方法，以祛除病邪，达到邪去正复的目的，即所谓“实则泻之”。

临床运用时必须全面分析邪正消长盛衰及在疾病过程中矛盾斗争的地位，决定运用方式的先

后主次，扶正与祛邪或单独使用，或合并使用，或先后使用，并注意扶正不留（助）邪，祛邪勿伤正。

三、调整阴阳

调整阴阳，是指纠正疾病过程中机体阴阳的偏盛偏衰，损其有余，补其不足，补偏救弊，恢复和重建人体阴阳相对平衡的状态，即“阴平阳秘”，使机体达到恢复健康的目的。

（一）损其有余

损其有余，又称损其偏盛，主要针对阴阳偏盛的患者。所谓“邪气盛则实”，当采用“实则泻之”损其有余。其中阳胜则热，如温热之邪侵袭人体，可出现高热、烦躁、面赤、脉数等实热证，当以“热者寒之”祛除阳邪，汤药多选用寒凉之品，宜凉服或微温服用，或采用冰袋冷敷、冷盐水灌肠等法；而阴胜则寒，如寒邪直中太阴，可出现面白形寒、脘腹冷痛、泻下清稀、舌淡苔白、脉沉紧等实寒证，当以“寒者热之”的方法祛除寒邪，汤药多选温热之品，宜温热服用，多食羊肉、狗肉、红参等温阳之品，注意保暖，多添衣被等。

（二）补其不足

补其不足，又称补其偏衰，主要针对阴阳偏衰的患者。阴阳偏衰所导致的疾病是虚证，所谓“精气夺则虚”，应采用“虚则补之”的原则补其不足。其中阳虚不能制约阴，则阴相对偏亢而出现寒象，如出现面色苍白、畏寒肢冷、神疲蜷卧、自汗、脉微等虚寒证，可采用扶阳的方法以消退阴盛，即“阴病治阳”“益火之源，以消阴翳”，汤药宜温服，忌生冷，亦可配合温补类药膳以助阳散寒；阴虚不能制约阳者，阳相对偏亢而出现热象，如出现潮热、盗汗、五心烦热、口干舌燥、脉细数等虚热证，可采用滋阴的方法以制约阳亢，即“阳病治阴”“壮水之主，以制阳光”，可多食用滋阴清补类食物，多选用百合、莲子、银耳、绿豆、海参等，忌辛辣、油炸等辛燥伤阴之品。此外，阴尽阳亡者，亡阳则益气回阳固脱，亡阴则益气救阴固脱，此属“虚则补之”之法的急证应用。

（三）损益兼用

在阴盛或阳盛的病变过程中，常会对应地引起阳虚或阴虚，因而治疗中应在损其有余的同时，兼顾不足。如阴盛则阳病，宜于温散阴邪的同时佐以扶阳；阳盛则阴病，宜于清泄阳热的同时佐以滋阴。

四、护病求本

“本”为根本、本质之意，即疾病的病机，包括病因、病位、病性、邪正关系等。护病求本，就是护理时必须寻求疾病的本质，针对其本质进行护理，主要包括标本缓急、正护与反护、同病异护与异病同护等。

（一）标本缓急

标本是一个相对的概念，常用来概括说明事物的本质与现象、因果关系，以及病变过程中矛盾的主次关系等。从正邪关系来说，正气为本，邪气为标；就病因、症状而言，病因为本，症状为标；从发病先后来说，先病、原发病为本，后病、继发病为标；就表里病位而言，脏腑病为

本，肌表经络病为标等。在辨证施护时，应辨清标本缓急，以“急则护标，缓则护本”的原则实施护理。

1. 急则护标 指当标病或标证甚急，有可能危及生命时，标病或标证已成为疾病过程中这一阶段矛盾的主要方面，护理人员应先紧急配合抢救，迅速采取护标措施以解除危急症状，待病情稳定后再处理本证。例如，在疾病发展的过程中出现高热、昏迷、呼吸困难、抽搐、剧吐、剧痛、大出血、二便不利、虚脱等症状，虽然属“标”，但若不及时抢救就会危及生命，故应先救护其“标”，使其脱离危险后再针对病因护其“本”。

2. 缓则护本 指当标病或标证不急或经处理后已缓解的情况下，针对疾病之根本进行护理。这一原则对慢性病或急性病、危重病恢复期的护理有重要指导意义。例如，气虚血溢之吐血患者，中气亏虚，统血无权，血液外溢，在积极止血后，病情趋于稳定，护理的重点就应放在调补气血上。在药物治疗的同时，给予营养丰富、健脾益气补血之食物或制作药膳长期服用以扶正固本。又如风寒感冒伴发头痛，风寒外束、卫阳被郁为本，寒性收引、凝滞经脉而头痛是标，宜使用辛温解表、疏风散寒之法解表达邪，可配合热服生姜红糖水或服热粥后避风覆被取汗等法，针对疾病本质进行护理，犹如釜底抽薪，风寒既除，头痛自解。

3. 标本同护 指当标本错杂并重之时，可以采用“标本同护”的原则。例如，虚人感冒，素体气虚，抗病能力低下，反复易感，如专注其素体虚之本，单行补中益气之法，则可能助邪留邪，如专注其感冒之标，单行发散祛邪之法，“恐脾气益虚，腠理益疏，邪乘虚入”（《证治汇补·伤风》），所以需标本同护，助阳、解表并施。又如患者表证未解、里证又现，则应表里双解。

（二）正护与反护

1. 正护 又称“逆护”，是指逆着疾病临床表现的性质而选择护理措施的一种最常用的护理原则。通过分析临床证候，辨明病变本质的寒、热、虚、实，然后分别采用“寒者热之”“热者寒之”“虚者补之”“实者泻之”的不同方法进行护理。此原则适用于疾病的征象与本质相一致的病证，即寒病见寒象、热病见热象、虚病见虚象、实病见实象等，其运用十分广泛。例如，寒证者宜多食温性食物，起居注意防寒保暖；热证者宜食凉性食物，清淡为主；气虚证者宜食小米、粳米、白扁豆等健脾益气之物，亦可选用补气药膳；血瘀证者宜适度饮用葡萄酒、白酒或黄酒活血化瘀，适度运动，避免寒冷刺激；气郁证者宜多用理气解郁的玫瑰花、佛手等泡茶饮用，多参加有益身心的户外活动和社会交往等。

2. 反护 又称“从护”，是指顺从疾病外在表现的假象而选择护理措施的一种护理原则。常用的反护法包括以下几种。

（1）寒因寒用 是指用寒凉法护理具有假寒征象病证的方法。适用于阳盛格阴所致之真热假寒证。例如，热厥证患者，可见壮热、渴喜冷饮、烦躁不安、便干溲赤、舌红苔干黄等里热炽盛的症状，同时又见四肢厥冷（但胸腹部扪之灼热，不欲近衣被）、脉沉等假寒症状，护理时应抓住其热盛的本质，用寒凉之法应对，如清热降温，给予清凉的蔬菜汁或果汁及凉性食物，配合中药冷服等，待其里热清解，阳气外达，阴阳格拒消失，假寒便随之解除。

（2）热因热用 是指用温热法护理具有假热征象病证的方法。适用于阴盛格阳所致之真寒假热证。例如，格阳证患者，可见四肢厥逆、下利清谷、脉微欲绝、舌淡苔白等阳衰阴盛的症状，又见身不恶寒、口渴、面红如妆等假热症状，护理时应抓住其阴寒内盛的本质，用温热之法应对，如做好防寒保暖措施，多予热饮，配合中药热服等，待其里寒温散，阴阳格拒消除，阳气得复，假热自然会消失。

（3）塞因塞用　是指用补益法护理具有闭塞不通征象病证的方法。适用于因虚而闭塞的真虚假实证。例如，脾虚运化无力，在出现纳差、体倦乏力、舌淡脉虚的同时，出现脘腹胀满、大便不畅，其病本质为虚，则用健脾益气、以补开塞的方法调护，使脾气健运则腹胀自消。

（4）通因通用　是指用通利法护理具有通泄征象病证的方法。适用于因实而通泄的真实假虚证。例如，食积导致之腹泻或瘀血所致之崩漏等，其病本质皆为实，则分别用消导通下、活血化瘀的方法调护，“通因通用”，使邪实去而病自愈。

（三）同病异护与异病同护

1. 同病异护　是指同一种疾病在不同的发展阶段、其病理变化、临床表现不同，因而辨证也就有着不同的证型，护理时必须按照不同的证型，制订相应的护理措施，即“同病异证异护”。例如，风温早期，发热、微恶风，为风热在表，行辛凉解表之法；中期，高热、咳嗽、气急、烦渴，为肺热炽盛，此期护理则应密切观察病情变化，采取降高温，解烦渴，清肺热等护理措施；疾病后期，身热消退，干咳少痰、疲乏、脉细无力，为热邪已去，而肺气阴两虚，其护理措施就应调整为卧床休息，恢复体力，加强饮食调补，选用养阴润肺补气之品，以巩固疗效，促进病体康复。

2. 异病同护　是指在不同的疾病中，出现相同或相似的证候，根据辨证施护的原则，可采取同一护理方法，即“异病同证同护”。例如，久痢、久泻、脱肛、崩漏、子宫脱垂、胃下垂等疾病不同，但其辨证均属气虚下陷这一证型，故采用补中益气的施护手段，并注意卧床休息，避免劳累和负重，多摄入营养丰富的食物等，进行针对性的调护。

五、三因制宜

（一）因时制宜护理

因时制宜护理是指根据不同季节的天时气候特点，来确定养生、用药和护理方法的原则。一年中春夏秋冬的时序更替，并伴随着温、热、凉、寒的气候特点和不同的物候，对人体的生理、病理都有着一定的影响。因而在护理时，应根据不同时节的特点，采取不同的护理措施。例如，护理外感风寒的患者，如在春夏之际，气候由温转热，阳气升发，人体腠理疏泄，辛温发散之品不宜过用，服药后要注意患者发汗的情况，防止开泄太过，伤津耗气，变生他病，并鼓励患者多饮水，多吃新鲜蔬菜瓜果，病室注意通风换气，出汗后的衣物被褥及时更换等；如在秋冬之际，气候由凉转寒，人体腠理致密，阳气收敛，不易发汗，宜用辛温之品发散风寒，以利病从汗解，服辛温解表药后，让患者多加衣被，注意保暖，或喝热粥汤等热饮以助药力，因此时阴长阳消，若非大热之证，应慎用寒凉之品，以免苦寒伤阳。因时制宜护理还应注意昼夜之间阴阳盛衰之变化对人体的影响。如《灵枢·顺气一日分为四时》中指出：“夫百病者，多以旦慧、昼安、夕加、夜甚。”一般疾病都是昼轻夜重，这与夜间阴盛阳衰，机体功能由兴奋转向抑制，使病邪乘机加甚有关。护理时，应关注患者夜间的病情变化。

（二）因地制宜护理

因地制宜护理是指根据不同地区的地理环境特点，来制订不同的护理措施。不同地区，其地势、气候、水质、土质各异，因而人们生活工作的环境、生活习惯和方式各不相同，这对人体的生理和病理都有影响。所以，在对不同地区的患者进行护理时，采取的护理措施也有所区别。正

如金元医家张从正《儒门事亲》中阐述汗法禁忌时说：“南陲之地多热，宜辛凉之剂解表；朔方之地多寒，宜辛温之剂解之。”南方气温高，温热季节长，人多瘦薄，腠理疏松，卫气易浮，加之南方地势低下，水土弱，为雾露之所聚，故人们易为风、热、湿等邪气外侵，护理应注意保持室内空气流通，避居湿地，鼓励人们经常锻炼，多予祛湿利尿的食物和清淡饮品配合治疗。北方多高陵，其地气温低，风寒凛冽，气候干燥，人多形体敦厚，腠理致密而少开泄，血脉运行迟滞凝涩，卫气闭藏，易受风、寒、燥等邪气侵犯，护理时要注意保持室内适宜的温度和湿度，做好保暖御寒的护理，多给予生津透表或温热性饮料。

（三）因人制宜护理

因人制宜护理是指根据患者的年龄、性别、体质、生活习惯、精神状态的不同，采用不同的护理方法。如小儿脏腑娇嫩，形气未充，表现出发病容易，传变迅速的特点，在护理上应密切注意病情的变化；而老人肾精及肾气逐渐衰少，天癸竭绝，脏腑功能衰退，在护理上应着重补肾益气、调和气血。此外，不同体质人群亦有不同的生理病理特征，制订护理措施时应注意区别。如气虚之体，应遵培补元气、补气健脾之法，食疗可选用人参粥、益脾饼等；阳虚之体，应遵补肾温阳之法，选用羊肉羹、韭菜炒河虾等；阴虚之体，应遵滋补肾阴之法，选用银耳羹、二冬膏等，慎食辛温助阳之品；痰湿之体，应遵循健脾祛湿之法，选用薏苡仁粥、山药冬瓜汤等；湿热之体，应遵清热利湿之法，选用绿豆藕、泥鳅炖豆腐等；血瘀之体，应遵活血化瘀之法，选用山楂红糖汤、三七藕蛋羹；气郁之体，应遵疏肝理气之法，选用橘皮粥、玫瑰花茶。

第五章
四　诊

四诊是中医运用望、闻、问、切四种诊察手段来收集临床资料的基本方法，又称为诊法。通过四诊来诊察疾病显现于五官、形体、舌脉等方面的外在表现，就可以探求疾病的内在本质，为辨证施护提供依据。

四诊诊察疾病，各有其独特作用，不能互相取代。若强调某一种诊法的重要性，而忽视其他诊法的作用，就会造成诊断疾病的片面性。因此，医护人员在临床运用四诊时，必须将其有机地结合起来，即四诊合参，这样才能全面、系统、真实地了解病情，做出正确的判断。

第一节　望　诊

望诊，是医护人员运用视觉对人体全身、局部，以及排出物等情况进行有目的的观察，以了解健康状况，收集病情资料的方法。中医学理论认为，人体是一个有机整体，机体外部，特别是面部、舌体等与脏腑的关系最为密切。局部的病变可以影响全身，体内脏腑气血的病理变化必然通过体表反映出来，故通过有目的的观察患者神、色、形、态的变化，可以了解人体的整体情况，推测体内的气血津液、脏腑、经络等的病理变化。正如《灵枢·本脏》所云："视其外应，以知其内脏，则知所病矣。"望诊被列为四诊之首，通过有目的的观察，从而对疾病进行初步诊断。

一、全身望诊

（一）望神

神是人体生命活动的总称，是对人体生命现象的高度概括。神的意义有二：一是对脏腑功能活动外在表现的高度概括，即"神气"；二是指人的意识、思维和情感活动，即"神志"。通过观察患者神的旺衰，可以了解其精气的盛衰，推断病情的轻重，判断疾病的预后。

中医学理论强调"神形合一"，有形才显神，形健则神旺。神是人体生命活动的总的体现，具体表现于人体的目光、色泽、神情、体态等方面，而诊察眼神的变化是望神的重点。

神在临床上常见以下几种类型。

1. 有神　又称"得神"。临床表现为神志清楚，两目灵活、明亮，面色荣润，含蓄不露，表情自然，反应灵敏，言语清晰，动作灵活，体态自如。提示精气充足，体健神旺，或虽病而精气未衰，脏腑未伤，预后良好。

2. 少神　又称"神气不足"。临床表现为精神不振，目光乏神，面色少华，暗淡不荣，思维

迟钝，少气懒言，肌肉松弛，动作缓慢。提示精气不足，机体功能减退，多见于虚证或恢复期患者。

3. 失神 又称“无神”，可分为两类。

（1）*精亏神衰而失神* 临床表现为精神萎靡，意识模糊，目无光彩，面色晦暗，反应迟钝，语声断续，骨枯肉脱。提示正气大伤，精气衰竭，病情深重，预后不良，多见于久病、重病之人。

（2）*邪盛神乱而失神* 临床表现为意识昏迷，或猝然昏倒，目闭口张等；或见神昏谵语，循衣摸床，撮空理线，表情烦躁或痛苦，提示邪气亢盛，热扰神明，邪陷心包；或肝风夹痰蒙蔽清窍，阻闭经络。皆属机体功能严重障碍，气血津液失调，多见于急性患者，亦属病重。

4. 假神 久病、重病之人，精气极度衰竭，突然出现个别症状短暂的似“有神”的虚假现象。如原本神昏或精神极度萎靡，突然意识似清，言语不休，想见亲人，但常烦躁不安；原本面色晦暗，两颧忽现泛红如妆；原本目光晦滞，突然目似有光，但浮光外露，说明脏腑精气衰竭殆尽，阴阳即将绝离，阴不敛阳，虚阳浮越。古人将此现象喻为“回光返照”“残灯复明”，提示病情危重，多为危重患者临终前的征兆。

5. 神乱 指神志错乱失常，临床常表现为焦虑恐惧、狂躁不安、淡漠痴呆和猝然昏倒等。多见于癫、狂、痴、痫、脏躁等患者。

（1）*焦虑恐惧* 指时时恐惧，焦虑不安，心悸气促，不敢独处一室。多见于心胆气虚、心神不宁的卑惵、脏躁等患者。

（2）*狂躁不安* 指烦躁不宁，登高而歌，弃衣而奔，呼号怒骂，打人毁物，不避亲疏。多见于痰火扰心的狂证。

（3）*淡漠痴呆* 指表情淡漠，神识痴呆，喃喃自语，哭笑无常，悲观失望。多见于痰蒙心神的癫证或先天禀赋不足的痴呆患者。

（4）*猝然昏倒* 指突然昏倒，口吐涎沫，两目上视，四肢抽搐，醒后如常。多见于肝风夹痰上逆，阻闭清窍的痫病。

（二）望色

望色，又称“色诊”，是通过观察人体皮肤的色泽变化来诊察病情的方法，包括对体表黏膜、分泌物和排泄物色泽的观察，重点在面部色泽。《灵枢·邪气脏腑病形》说：“十二经脉，三百六十五络，其血气皆上于面而走空窍。”颜色为血色之外露，可以反映人体血液的盈亏和运行状况。光泽，是指皮肤的荣润或枯槁，可反映脏腑精气的盛衰，判断病情的轻重和预后。因此，观察面部色泽变化，可以了解脏腑气血的盛衰和疾病的发展变化。面色可分为常色和病色两类。

1. 常色 健康人面部皮肤的色泽，称之为常色。中国人的常色为红黄隐隐，明润、含蓄。明润，即面部皮肤光明润泽，是有神气的表现；含蓄，红黄隐隐，见于皮肤之内，而不特别显露，是胃气充足、精气内含的表现。由于种族、体质、地理环境、季节和气候条件等因素导致的肤色偏红、白、青、黄、黑等差异，属于常色，也称为主色；因外界因素（如季节、昼夜、阴晴气候等）的不同，或生活条件的差别，而微有相应变化的正常肤色，称之为客色。

2. 病色 人体在疾病状态时面部显现的色泽，称为病色。病色的特点是晦暗、暴露、枯槁。常见病色主要有以下几种情况。善色：仅颜色发生变化，但仍有光泽。提示病变轻浅，气血未衰，属新病、轻病、阳证、易治。恶色：不论色调有无变化，而光泽度发生了改变，如面色晦暗、枯槁。说明病情深重，精气已伤，胃气不能上荣于面，属久病、重病、阴证、难治。病色常

见有赤、青、黄、白、黑五种。不同色泽变化可以反映气血的盈亏和运行状况。根据五色主病，分述如下。

（1）赤色　主热证（包括实热、虚热）及戴阳证。满面通红，伴发热，口渴，便秘等多为实热证；两颧潮红，色泽鲜艳，多伴午后发热，盗汗，五心烦热等多为阴虚证；久病、重病患者，面色苍白，却时而两颧泛红如妆、游移不定，是阴寒内盛，阴盛格阳，虚阳浮越的真寒假热之危象，为戴阳证。

（2）青色　主气滞、血瘀、寒证、疼痛、惊风。面色淡青或青黑，属寒盛、痛剧，多是阴寒内盛，经脉拘急，气血凝滞所致；面色青灰，口唇青紫，伴心胸闷痛者，多因心气不足，胸阳不振，心血瘀阻所致。此外，小儿高热，鼻柱、眉间及口唇四周发青者，常是惊风的先兆。

（3）黄色　主脾虚、湿证。面色淡黄憔悴，为萎黄，是脾胃气虚，运化无力，气血不足，机体失养的表现；面色黄而虚浮，为黄胖，多是脾气虚衰，湿泛肌肤所致；面、目、肌肤俱黄，为黄疸，黄而鲜明如橘皮色者，为阳黄，多属湿热熏蒸；黄而晦暗如烟熏者，为阴黄，多属寒湿郁阻。

（4）白色　主虚证（血虚、气虚、阳虚）、寒证、失血。面色淡白，消瘦，或面白无华而略带黄色，多为气虚血亏；面色㿠白而虚浮，多属阳虚水泛；面色苍白，多属亡阳、气血暴脱或阴寒内盛。

（5）黑色　主寒证、肾虚、水饮、瘀血、剧痛。面黑暗淡或黧黑者，多属肾阳虚；黑而干焦者，多属肾阴虚；面色黧黑，肌肤甲错者，多为血瘀日久所致；眼眶周围发黑，眼睑水肿，多为肾虚水饮内停，或寒湿带下。

（三）望形

望形，又称望形体，是观察患者形体的强弱胖瘦、体质形态及异常表现等来诊察疾病的方法。五脏精气的盛衰和功能的强弱可借助五体反映于外，即形体与脏腑的盛衰相一致。因此，观察形体之强弱胖瘦，可以测知脏腑的虚实，气血的盛衰，邪正的消长。

1. 形体强弱　发育良好，形体壮实，为形气有余，说明体格健壮，内脏坚实，气血旺盛，抗病力强，预后佳。发育不良，体质虚弱，为形气不足，说明内脏脆弱，气血不足，抗病力弱，预后较差。

2. 形体胖瘦　胖而能食，为形气有余；肥而食少，为形盛气虚。形瘦食多，为中焦有火；形瘦食少，为中气虚弱。

（四）望态

望态，又称望姿态，是通过观察患者的动静姿态、体位变化和异常动作以诊察疾病的方法。通过患者的姿态、体位动作变化，可测知机体阴阳盛衰和病势顺逆。

1. 动静姿态　喜动者，多为阳证；喜静者，多为阴证。如患者坐卧转侧，面常朝外，仰面伸足，欲揭衣被，多属阳证、热证、实证；如卧时身重，难以转侧，面常朝里，蜷卧缩足，喜加衣被，向火取暖者，多属阴证、寒证、虚证。坐而仰首，喘粗痰多，多是痰涎壅盛的肺实证；坐而俯首，气短懒言，属肺虚或肾不纳气；坐不得卧，卧则气逆，是心阳不足，水气凌心所致；卧而不能坐，坐则昏眩，是气血俱虚或肝阳化风。

2. 异常动作　患者睑、唇、指、趾颤动，为动风先兆，或气血不足，筋脉失养；头摇不能自主，四肢时而颤动，为肝风内动；猝然昏倒，口眼㖞斜，半身不遂，为中风；肢体软弱，运动

不灵，为痿证；关节拘挛，屈伸不利，多为痹证。

二、局部望诊

局部望诊是在全身望诊的基础上，根据病情和诊断的需要，对患者的特定部位进行深入、细致的观察，以测知相应脏腑的病变情况。局部望诊主要包括望头面、五官、舌、躯体、四肢、排出物等。

（一）望头面

望头面主要可以诊察肾、脑的病变及脏腑精气的盛衰，其重点在于观察头颅、囟门及头发的异常。

1. 头颅 小儿头形过大或过小，伴有智力发育不全者，多属先天不足，肾精亏损；方颅多由肾精不足或脾胃虚弱所致，可见于佝偻病、先天性梅毒等患儿；头摇多为肝风内动之兆，或为老年气血虚衰，脑神失养所致。

2. 囟门 小儿囟门下陷者，多属津液损伤，髓海不足之虚证；囟门高突者，多为痰热内蕴或温病火邪上攻，也可见于脑髓有病；囟门迟闭者，多为肾精不足，发育不良。

3. 头发 望发重在观察发质和色泽变化。如头发稀疏易落，或干枯不荣，多为精血不足；突然出现片状脱发，多属血虚受风，或精神刺激所致；年少脱发，多属肾虚或血热；年少发白，伴有健忘、腰膝酸软者，多属肾虚；小儿发结如穗，枯黄无泽，常见于疳积。

（二）望面部

观察面部色泽形态和神情表现，可以了解神的旺衰、脏腑精气的盛衰及相关病变。

1. 面形异常 面部浮肿，多见于水肿，常是全身水肿的一部分。其中眼睑颜面先肿，发病迅速者为阳水；兼见面色㿠白，发病缓慢者为阴水；腮肿多见于痄腮、发颐或托腮痈；面部肌肉消瘦，两颧高耸，眼窝、颊部凹陷者，多见于慢性病的危重阶段；口眼㖞斜者，多见于中风或口僻。

2. 特殊面容 惊恐貌常见于小儿惊风、癫证等；若遇声、光刺激出现症状，或恐水、怕风者，则疑为狂犬病；破伤风患者因面部肌肉痉挛可出现苦笑面容。

（三）望五官

《灵枢·五阅五使》曰：“鼻者肺之官也，目者肝之官也，口唇者脾之官也，舌者心之官也，耳者肾之官也。”因此，望五官的异常变化，可以测知相应脏腑的病变。

1. 望目 望目是望神的重点。五脏六腑之精气皆上注于目，目为肝之窍、心之使、神之舍，望目可以反映脏腑精气的盛衰。眼之“五轮”学说，反映了目与五脏的关系。即目眦属血轮，候心；目胞属肉轮，候脾；白睛属气轮，候肺；黑睛属风轮，候肝；瞳仁属水轮，候肾（图5－1）。望目应重点观察目神、目色、目形及目态等异常变化。

（1）目神 是诊察两目神气之有无。凡视物清楚，精彩内含，神光充沛者，是目有神；若视物昏暗，目无精彩，浮光暴露者，是目无神。目有神者，精气未虚，虽病易治；目无神者，精气亏虚，病重难治。

（2）目色 《灵枢·论疾诊尺》说：“目赤色者病在心，白在肺，青在肝，黄在脾，黑在肾。”这是目色与五脏的关系。其异常改变主要有目赤肿痛多属实热证。白睛红赤，为肺火或外

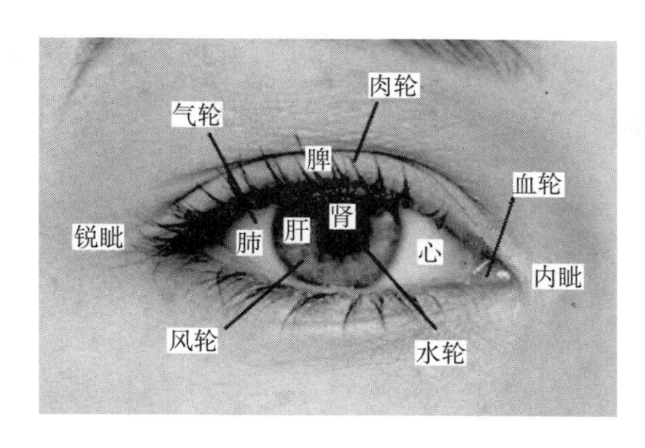

图 5-1 目部五脏分属图

感风热；两眦赤痛，为心火上炎；睑缘赤烂，为脾经湿热；全目赤肿，为肝经风热；白睛发黄，为黄疸的主要标志，多由湿热或寒湿内蕴，肝胆疏泄失常，胆汁外溢所致；目眦淡白，多属血虚不能上荣于目所致；目胞色黑晦暗，多属肾虚，为肾精亏耗之象。

（3）目形　目胞浮肿，为水肿的初期表现；眼窝凹陷，多为津液耗伤或气血不足，可见于吐泻伤津或气血虚衰的患者；若久病重病眼窝深陷，甚则视不见人，见真脏脉，则为阴阳竭绝之候，属病危；眼凸而喘，属肺胀；眼凸而颈肿，为瘿病，因肝郁化火、痰气壅结所致。

（4）目态　瞳孔缩小，多属肝胆火炽，或中毒；瞳孔散大，多属肾精耗竭之危候；两侧瞳孔完全散大则是临床死亡的指征之一；瞪目直视，为脏腑精气将绝，属病危；两目上视，不能转动，项强抽搐，角弓反张，称戴眼反折，多见于惊风、痰厥或精脱神衰之重证；横目斜视，多属肝风内动；昏睡露睛，多属脾胃虚弱。

2. 望耳　耳为肾之窍，为宗脉所聚之处。望耳应注意耳的色泽及耳内的情况。耳轮红润，肉厚而润泽，为肾气充足的表现；耳轮瘦小而薄，多是先天亏损，肾气不足；耳轮干枯焦黑，多是肾精亏耗；小儿耳背有红络，耳根发凉，多是麻疹先兆；耳内流脓，多为肝胆湿热。

3. 望鼻　鼻部主要反映肺与脾胃的情况，应注意观察其色泽、形态及鼻内病变等。

（1）色泽　正常人鼻色红黄隐隐，明润含蓄，是胃气充足的表现。鼻端色赤，多属肺胃蕴热；鼻端色白，多属气血亏虚；鼻端色青，多见于阴寒腹痛；鼻端色微黑，常是肾虚寒水内停；鼻端枯槁，为脾胃虚衰，胃气不能上荣。

（2）形态　鼻翼扇动，呼吸喘促，为邪热壅肺或肺肾精气衰竭；鼻头红肿生疮，多为血热；鼻柱崩塌，眉毛脱落，多见于麻风病；鼻头色红，生有丘疹，为酒渣鼻，为脾肺湿热蕴结所致。

（3）鼻内病变　鼻孔干燥色黑，多为阳毒热深或高热日久；鼻内赘生光滑小肉，撑塞鼻孔，为鼻痔，多为湿热邪毒壅结鼻窍所致；鼻内出血，为鼻衄，多因肺胃蕴热或外伤所致。

4. 望口唇　主要望口唇的色泽与形态变化，可以诊察脾胃的病变。

（1）望口　口角流涎，小儿多为脾虚湿盛，成人多为中风口㖞不收；口唇糜烂，多为脾胃积热；口张，可见于肺气将绝的病危患者；口噤，可见于中风、痫病、惊风、破伤风、马钱子中毒等；口撮，可见于新生儿脐风及破伤风患者；口㖞，可见于口僻、中风；口振，可见于外感寒邪或疟疾发作；口动，可见于胃气虚弱、热极生风或脾虚生风的患者。

（2）望唇　正常人唇色红润，是胃气充足、气血旺盛的表现。唇色淡白，多属血虚或失血；唇色鲜红，多属阴虚；唇色红紫，多属实热；唇部红肿而干，则为热极；唇色见樱桃红，多见于煤气中毒；唇色青紫，多属寒凝、血瘀；环口黛黑，唇卷露齿，为脾气将绝之危候。

5. 望齿龈　注意色泽、润燥、形态等方面的变化。如牙齿干燥，多是胃热炽盛，津液大伤；

牙齿干燥如枯骨，多为肾精枯竭；牙齿松动稀疏，齿根外露者，多属肾虚或虚火上炎；牙龈淡白，多为血虚不荣；牙龈红肿，多属胃火上炎；牙龈出血，痛而红肿者，为胃火伤络；不痛不红而微肿者，为虚火伤络。

6. 望咽喉 咽喉是肺胃之门，多条经脉络于咽喉部。咽喉红肿疼痛或溃脓，多属肺胃热盛；久痛不愈，多属肾阴不足，阴虚火旺；咽喉部若见灰白膜，刮之不去，重刮则出血又生白膜，为白喉。

7. 望舌 详见“本节（八）望舌”部分。

（四）望躯体

望躯体主要包括望颈项、望胸胁、望腹部及望腰背部。

1. 望颈项

（1）*瘿瘤* 指颈部喉结处有肿块突起，或大或小，或单侧或双侧，随吞咽上下移动。多因肝郁气结痰凝所致。

（2）*瘰疬* 指颈侧颌下有肿块如豆，累累如串珠。多因肺肾阴虚，虚火内灼，炼液为痰，结于颈部，或因外感风火时毒，夹痰结于颈部所致。

（3）*颈瘘* 指颈部痈肿、瘰疬破溃后，久不收口，形成瘘道，称为颈瘘或鼠瘘，多因痰火久结，气血凝滞，疮口不收所致。

（4）*项强* 指项部拘紧或强硬，多见于落枕、感受风寒邪气或温病火邪上攻。

（5）*项软* 指颈项软弱，无力抬头，多见于佝偻病患儿及病危患者。

2. 望胸胁 横膈以上，锁骨以下的躯干正面谓之胸；胸部两侧，由腋下至十一、十二肋骨端的区域谓之胁。望胸胁主要是诊察心、肺的病变，宗气的盛衰，以及肝胆、乳房疾患。正常人的胸廓呈扁圆柱形，两侧对称，左右径大于前后径（比例约为1.5∶1），小儿和老人则左右径略大于前后径或相等，两侧锁骨上下窝亦对称。常见的胸廓变形有：

（1）*扁平胸* 胸廓较正常人扁平，前后径小于左右径的一半，颈部细长，锁骨突出，两肩向前，锁骨上、下窝凹陷。常见于形瘦之人，或肺肾阴虚、气阴两虚的患者。

（2）*桶状胸* 胸廓较正常人膨隆，前后径与左右径约相等，颈短肩高，锁骨上、下窝平展，肋间加宽，胸廓呈圆桶状。多因久病咳喘，肺肾气虚，以致肺气不宣而壅滞，日久致胸廓变形。

（3）*鸡胸* 胸骨下部明显前突，胸廓前后径长而左右径短，肋骨侧壁凹陷，形如鸡之胸廓。常见于佝偻病患儿，因先天不足或后天失养，骨骼发育异常所致。

（4）*胸廓两侧不对称* 一侧胸廓塌陷，肋间变窄，肩部下垂，脊骨常向对侧凸出者，常见于肺痿、肺部手术后等患者；若一侧胸廓膨隆，肋间变宽或兼外凸，气管向健侧移位者，常见于悬饮、气胸等患者。

（5）*肋如串珠* 指肋骨与肋软骨连接处变厚增大，状如串珠。常见于肾气不足，或后天失养，发育不良的佝偻病患儿。

（6）*乳房肿溃* 哺乳期妇女乳房红肿热痛，乳汁不畅，甚则破溃流脓，身发寒热者，为乳痈。常因肝郁气滞，胃热壅滞，或外感邪毒所致。

3. 望腹部 腹部指躯干正面剑突下至耻骨上的部位，属中下焦，内藏肝、胆、脾、胃、大小肠、膀胱、胞宫等脏腑。腹部外形异常主要包括：

（1）*腹部膨隆* 指仰卧时前腹壁明显高于胸耻连线。若仅见腹部膨胀，四肢消瘦者，多为鼓胀，因肝郁气滞，湿阻血瘀所致；若腹部胀大，周身俱肿者，多为水肿，因肺脾肾三脏功能失

调，水湿泛溢肌肤所致；腹局部膨隆，多为腹内有癥积。

（2）腹部凹陷　指仰卧时前腹壁明显低于胸耻连线。若腹部凹陷，形体消瘦，多为脾胃虚弱，气血不足，常见于久病脾胃气虚，机体失养，或新病吐泻太过、津液大伤的患者；若腹部皮肤甲错，深凹着脊，常见于长期卧床不起，肉消着骨的患者，为精气耗竭，属病危。

（3）腹壁青筋暴露　指患者腹大坚满，腹壁青筋怒张。多为肝郁气滞，脾虚湿阻日久，血行不畅，脉络瘀阻所致，常见于鼓胀重证。

（4）腹壁突起　指腹壁有半球状物突起，多发于脐孔、腹正中线、腹股沟等处，每于直立或用力后发生或加重者，多属疝气。

4. 望腰背部　背为胸中之府，亦为心肺之所居，与肝胆相关。腰为身体运动的枢纽，为肾之府。望腰背时应注意观察脊柱及腰背部有无形态异常及活动受限。

（1）脊柱后突　指脊骨过度后弯，致使前胸塌陷，背部凸起。多为肾气亏虚，发育异常，或脊椎疾患，亦可见于老年人。若久病患者后背弯曲，两肩下垂，称为“背曲肩随”，提示脏腑精气虚衰。

（2）脊柱侧弯　指脊柱偏离正中线向左或右歪曲。多因小儿发育期坐姿不良，或因先天不足，肾精亏虚，发育不良，或一侧胸部疾患所致。

（3）发背　指痈、疽、疮、疖生于脊背部，多为火毒凝滞于肌腠而成。

（4）缠腰火丹　指腰部皮肤鲜红成片，有水疱簇生如带状，灼热肿胀。多为外感火毒与血热搏结，或湿热浸淫，蕴阻肌肤，不得外泄所致。

（五）望四肢

望四肢时应重点观察手足、掌腕、指趾的外形变化和异常动态。

1. 望手足

（1）望外形　①四肢萎缩：指四肢或某一侧肢体肌肉消瘦、萎缩，松软无力。多由气血亏虚或经络闭阻，肢体失养所致。②肢体肿胀：指四肢或某一侧肢体肿胀。若四肢肿胀，兼红肿疼痛者，多为瘀血或热壅血瘀所致；若足跗肿胀，或兼全身浮肿，常见于水肿。下肢肿胀，皮肤粗厚如象皮者，常见于丝虫病。③膝部肿大：指膝部红肿热痛，屈伸不利，见于热痹，多由风湿郁久化热所致。若膝部肿大而股胫消瘦，形似鹤膝，称为“鹤膝风”，多因寒湿久留、气血亏虚所致。膝部紫暗漫肿疼痛，多为膝骨或关节受损。④小腿青筋：指小腿青筋暴露，形如蚯蚓。多为寒湿内侵，络脉血瘀所致。⑤下肢畸形：直立时两踝并拢而两膝分开，称为膝内翻，亦称“O”型腿；两腿并拢而两踝分开，称为膝外翻，亦称“X”型腿；若踝关节呈固定型内收位，称足内翻；呈固定外展位，称足外翻。以上畸形均为先天不足，肾气不充，或因后天失养，发育不良所致。

（2）望动态　①肢体痿废：指肢体肌肉萎缩，筋脉弛缓，痿废不用。常见于痿病，多由精津亏虚或湿热浸淫，筋脉失养所致。若一侧上下肢痿废不用者，称为半身不遂，多见于中风患者，多由风痰阻闭经络所致；若双下肢痿废不用者，见于截瘫患者，多因腰脊外伤、瘀血阻络所致。②四肢抽搐：指四肢筋脉挛急与弛张间作，舒缩交替，动作有力。常见于惊风患者，多由肝风内动，筋脉拘急所致。③手足拘急：指手足筋肉挛急不舒，屈伸不利。在手可表现为腕部屈曲，手指强直，拇指内收贴近掌心与小指相对；在足可表现为踝关节后弯，足趾挺直而倾向足心。多由寒邪凝滞或气血两亏，筋脉失养所致。④手足颤动：指双手或下肢颤抖或振摇不定，不能自主。多为血虚筋脉失养或饮酒过量所致，亦可为动风之兆。⑤手足蠕动：指手足时时掣动，动作迟缓

无力，状如虫之蠕行。多因脾胃气虚，筋脉失养，或阴虚动风所致。⑥扬手掷足：指热病之中，神志昏迷，手足躁动不宁。多由内热亢盛，热扰心神所致。⑦循衣摸床，撮空理线：指重病神识不清，患者不自主地伸手抚摸衣被、床沿，或伸手向空，手指时分时合，提示病重失神。

2. 望掌腕 手掌水疱、脱屑、变厚，自觉痒痛者，称鹅掌风，多因风湿蕴结或血虚风燥所致；鱼际大肉削脱，为胃无生气；鱼络色青，乃胃中有寒；鱼络色赤，乃胃中有热。

3. 望指趾

（1）手指挛急 指手指拘挛，无法伸直，俗称鸡爪风。多为血液亏虚，血不养筋，复感寒邪所致。

（2）手指变形 指手指关节呈梭状畸形，活动受限，又称梭状指，多因风湿久蕴，痰瘀结聚所致；指趾末节膨大如杵，称为杵状指，常伴气喘唇暗，多因久病心肺气虚，血瘀痰阻所致。

（3）趾节溃脱 指脚趾皮肤紫黑、溃烂，趾节脱落，肉色不鲜，气臭，痛剧者，称为脱疽。多因正虚阴火燔灼，外感寒湿之邪，阻滞脉络，气血痹阻，脚趾局部骨肉腐烂而成。

（六）望二阴

前阴病变多与肾、膀胱、肝密切相关；后阴病变则与脾、胃、肠、肾关系密切。

1. 望前阴

（1）外阴肿胀 指男子阴囊或女子阴户肿胀。阴肿而不痒不痛者，常见于水肿；阴囊肿大，多为疝气，可因小肠坠入阴囊等引起；若阴囊或阴户红肿、瘙痒、灼痛，多为肝经湿热下注。

（2）外阴收缩 指男性阴囊阴茎，或女性阴户收缩，拘急疼痛。多为寒邪侵袭肝经，气血凝滞，肝脉拘急收引所致。

（3）外阴生疮 指前阴生疮，或有硬结破溃腐烂，时流脓水或血水。多为肝经湿热下注，或感染梅毒所致。若硬结溃后呈菜花样，有腐臭气，则多为癌肿，病属难治。

（4）外阴湿疹 男性阴囊，或女性大小阴唇起疹，瘙痒灼痛，湿润或有渗液者，分别称为肾（阴）囊风、女阴湿疹。多因肝经湿热下注，风邪外袭所致。

（5）睾丸异常 小儿睾丸过小或触不到，多为先天发育异常，亦可见于痄腮后遗症。

（6）阴户有物突出 指妇女阴户中有物突出如梨状。多为脾虚中气下陷，或产后劳伤，迫使胞宫下坠阴户之外。

2. 望后阴 望诊时应注意观察肛门部有无红肿、痔疮、裂口、瘘管及其他病变。肛门部常见的异常改变有以下五个方面。

（1）肛痈 指肛门周围局部红肿疼痛，状如桃李，破溃流脓。多为湿热下注，或外感邪毒阻于肛周所致。

（2）肛裂 指肛门与肛管的皮肤黏膜有狭长裂伤，可伴有多发性小溃疡，排便时疼痛、流血。多因热结肠燥或阴津不足，燥屎内结，用力排便时伤及肛周皮肤，或湿热下注所致。

（3）痔疮 指肛门内外生有紫红色柔软肿块，凸起如痔。生于肛门齿状线以内者为内痔，生于肛门齿状线以外者为外痔，内外均有者为混合痔。多因肠中湿热蕴结或血热肠燥，或负重、久坐、便秘等，使肛周血脉郁滞。

（4）肛瘘 指肛痈成脓自溃或切开后，久不敛口，外流脓水，并形成管腔。瘘管长短不一，或通入直肠，局部痒痛，缠绵难愈。

（5）脱肛 指直肠黏膜或直肠全层脱出肛外。轻者便时脱出，便后回缩；重者脱出后无法自回，须用手还纳。本病多由脾虚中气下陷所致。

（七）望皮肤

皮肤居一身之表，内合于肺，卫气循行其间，为机体的屏障。通过观察皮肤的病变，可判断病邪性质、脏腑虚实、气血盛衰、病情轻重和预后等情况。望皮肤，主要观察色泽形态的变化及表现于皮肤的病证。

1. 色泽形态 皮肤、面目发黄是黄疸；皮肤发赤，红如涂丹，边界清楚，是丹毒，多为热邪化火所致；皮肤发黑，颜色呈弥漫性棕黑色，为黑疸，由劳损伤肾所致；四肢、面部等处出现白斑，大小不等，界限清楚，称白驳风，为风湿侵袭，气血不和所致；皮肤粗糙如鳞，抚之涩手，为肌肤甲错，常见于血瘀或阴虚血燥的患者。

2. 常见皮肤病证

（1）*斑疹* 斑和疹都是全身性疾病表现于皮肤的症状。点大成片，或点小如粟，色红或紫，扁平未高出皮肤，摸之不碍手，按之不褪色，消失后不脱皮，谓之斑；高出皮肤表面，扪之碍手，消失后有脱皮，谓之疹，常见于麻疹、风疹、瘾疹等。

（2）*水疱* 水疱是指皮肤上出现成簇或散发小水疱的症状，是儿科常见传染病。患儿皮肤上先出现粉红色斑丘疹，随即转变为椭圆形小水疱，主要表现为顶满无脐，晶莹明亮，浆液稀薄易破，常分批出现。湿疹者周身皮肤出现红斑，迅速形成丘疹、水疱，破后现红色湿润糜烂面，多为湿热内蕴或血虚与湿热夹杂所致。白㾦，一种白色小疱疹，其特点为晶莹如粟，高出皮肤，肤色不变，擦破流水，多见于颈胸，面部不见，消失时有脱屑，见于湿温病，为外感湿热，汗出不彻所致；颗粒清楚，晶莹饱满，称晶㾦，预后好，为顺证；颗粒不清，色枯白，中空无液，称枯㾦，预后差，为逆证。

（3）*疮疡* 常见的疮疡有痈、疽、疔、疖，是外科常见的疾病。

①痈：指患处红肿高大，根盘紧束，灼热疼痛，并能形成脓疡的疾病。具有未脓易消，已脓易溃，疮口易敛的特点。属阳证，多因湿热火毒蕴结、气血壅滞所致。②疽：指患处漫肿无头，皮色不变的疾病。具有难消、难溃、难敛，溃后易伤筋骨的特点。多指无头疽，属阴证，多因气血亏虚，寒痰凝滞而发。③疔：指患部形小如粟，根深如钉，根脚坚硬，麻木疼痛，漫肿灼热的疾病。多发于颜面和手足。多为火毒、疫毒或竹木刺伤所致。④疖：指患部形小而圆，红肿热痛不甚，根浅、脓出即愈的疾病。多发于皮肤浅表部位，因外感火热毒邪或湿热蕴结所致。

（八）望舌

望舌，又称舌诊，是观察舌质和舌苔变化以诊察病情的方法，是中医特色诊法之一。舌象的变化，能客观地反映人体正气盛衰、病邪深浅、津液盈亏、邪气性质、病情进退等，可以判断疾病的转归和预后。其中舌质的变化主要反映脏腑的虚实和气血的盛衰，而舌苔的变化主要用来判断感受外邪的深浅、轻重，以及胃气的盛衰，为制订护理措施提供重要依据。

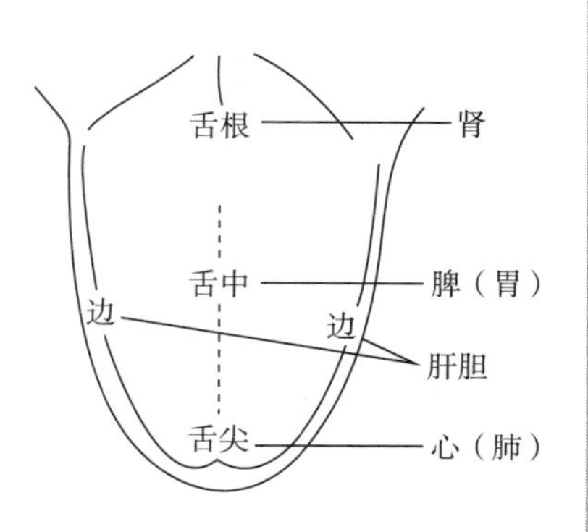

图 5-2 舌面脏腑分属图

五脏在舌面的分布一般为舌尖属心肺，舌边属肝胆，舌中部属脾胃，舌根属肾（如图 5-2）。根据舌的不同部位，反映相应脏腑的病变，在临床上具有一定的参考价值，但也不能机械应用，需与其他症状和体征综合加以考虑。

1. 望舌的方法和注意事项

（1）*光线* 望舌时须在白天充足的自然光线下进行，被检者面向光亮处，使光线直射口内，避开有色门窗和周围反光较强的有色物体，以免舌苔颜色产生假象。

（2）*伸舌姿势* 嘱患者张口自然伸舌，舌体放松，舌尖略向下，舌面平展，充分暴露舌体，但不可伸舌过久及过度用力，避免引起舌色改变或舌体干湿度变化（图5-3）。

（3）*顺序* 先舌质再舌苔，按舌尖→舌中→舌边→舌根的顺序进行。

（4）*染苔* 某些食物或药物可使舌苔染上颜色，应详细询问，必要时可采用压舌板或棉签去除舌表面的附着物，即揩舌或刮舌。

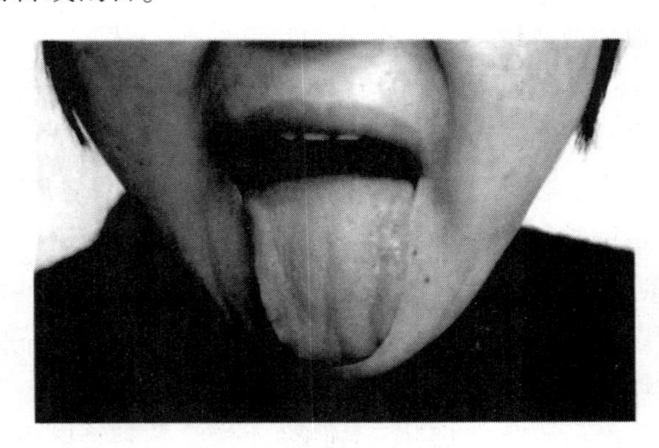

图5-3 正确的伸舌姿势

2. 望舌的临床意义

（1）*判断正气盛衰* 通过观察舌质颜色、舌形、动态的变化，判断脏腑虚实、气血盛衰、津液的盈亏。

（2）*判别病位的深浅* 舌苔的厚薄，反映病位的深浅。苔薄多主邪气在表，病轻邪浅；苔厚多为邪入脏腑，病较深重。

（3）*区别病邪的性质* 舌质舌苔的颜色，反映病邪的性质。舌质红、苔黄为热证，舌质淡、苔白为寒证。

（4）*推断病势的进退* 舌苔由薄转厚，为病势渐进；舌苔由厚转薄，为正气渐复；舌苔从有苔到剥苔，为胃的气阴不足，正气渐衰，提示病情恶化；舌苔剥落后复生薄白苔，提示邪去正胜，胃气渐复，提示病情好转。

正常舌象的特征：舌色淡红明润，舌体柔软灵活，舌苔薄白均匀，苔质干湿适中，简称淡红舌、薄白苔。这种舌象说明胃气旺盛，气血津液充盈，脏腑功能正常，是健康的表现。需要注意的是，年龄性因素、体质禀赋因素、气候环境因素等，均可引起舌象变化，产生生理性变异。因此，应结合临床表现综合考虑。望舌的内容主要包括望舌质和舌苔两个方面。

3. 望舌质 舌质，又称舌体，是指舌的肌肉脉络组织，与脏腑气血密切相关。望舌质包括观察舌的神、色、形、态、舌下络脉五个方面。

（1）*望舌神* 主要是指舌的荣枯。“荣”指荣润红活，有生气，有光彩，活动灵活自如，谓之有神，虽病也有善候；“枯”为干枯死板，暗滞，活动不自如，谓之无神，为恶候。

（2）*望舌色* 指舌体的颜色。

①淡红舌：舌色淡红润泽，白中透红，为气血调和的征象，多见于正常人。病中见之多属病轻。②淡白舌：舌色较淡红舌浅淡，白色偏多红色偏少，主气血两虚或阳虚证。甚至全无血色

者，称为枯白舌，主脱血夺气。③红舌：舌色鲜红，较淡红舌为深。红舌可见于舌边、尖或整个舌体。主实热、阴虚证。舌色越红，热亦越重。④绛舌：较红舌颜色更深浓，或略带暗红色，主里热亢盛、阴虚火旺。绛色越深，热邪愈重。⑤青紫舌：全舌呈现紫色，或局部有青紫斑点，主瘀血。舌淡紫而湿润，属寒凝血瘀或阳虚血瘀；舌紫红而干，为热盛血瘀；舌绛紫而干枯，为热毒炽盛，内入营血，耗灼津液，气血壅滞；舌质暗而略紫，伴乏力气短，为气虚血瘀；舌体局部出现青紫斑点，大小不等，未高于舌面，为斑点舌，属气滞血瘀；全舌青紫者，多为全身性血瘀。

（3）*望舌形*　指舌体的形态。

①苍老舌：舌质纹理粗糙或皱缩，舌形坚敛而不柔软，为苍老舌。无论舌色、苔色如何，老舌均属实证。②娇嫩舌：舌质纹理细腻，舌形娇嫩浮胖且舌色浅淡者，称为娇嫩舌。多主虚证。③胖大舌：舌体较正常舌大且厚，伸舌满口，称胖大舌。多因脾肾阳虚、水饮痰湿阻滞所致。舌体肿大，胀塞满口，不能缩回闭口，转动不灵活，称肿胀舌。舌肿胀色红绛，多因心脾热盛或湿热酒毒上攻所致，多主热证或中毒病证。④瘦薄舌：舌体瘦小而枯薄者，称为瘦薄舌。多由气血阴液不足，不能充盈舌体所致。主气血两虚或阴虚火旺。⑤点、刺舌：点，是突出于舌面的红色或紫红色星点。刺，是蕈状乳头增生肥大，高起如刺，摸之棘手，称芒刺舌。舌生点刺，是邪热内蕴，营热郁结，充斥舌络所致。根据点刺出现的部位，可分辨热邪所在脏腑，如舌尖生点刺，多为心火亢盛；舌边有点刺，多属肝胆火盛；舌中有芒刺，为胃肠热盛。点刺舌常提示脏腑热极或血分热盛。⑥裂纹舌：舌面上有明显的裂沟，而裂沟中无舌苔覆盖，称裂纹舌。若舌质红绛而有裂纹，多属热盛津伤，阴液大伤；舌色淡而有裂纹，多为血虚不润；舌淡白胖嫩，边有齿痕，又兼见裂纹，多属脾虚湿盛。此外，舌面上有纵横向深沟，其裂纹中多有舌苔覆盖，身体无其他不适，称先天性舌裂。也可与习惯性便秘有关。⑦齿痕舌：舌体边缘有牙齿的痕迹，称为齿痕舌。因舌体胖大，受齿缘挤压而形成齿痕，故齿痕舌常与胖大舌同见。舌淡胖大而润，边有齿痕者，多属寒湿壅盛或阳虚水湿内停；舌质淡红，边有齿痕，多为脾虚或气虚；舌红而肿胀满口，伴齿痕者，为湿热痰浊壅滞。

（4）*望舌态*　舌态指舌体的动态。

①强硬舌：舌体板硬强直，屈伸不灵，或不能转动，称为强硬舌。多因热入心包，高热伤阴，或风痰阻络所致。如舌强语言謇涩，口眼㖞斜，为风痰阻络之中风先兆。②痿软舌：舌体软弱无力，转动不灵，称为痿软舌。舌痿软而淡白无华者，多属气血俱虚；舌痿软而红绛少苔或无苔者，多见于外感病后期。③吐弄舌：舌伸出口外，不能回缩，称为吐舌；舌反复吐而即回，或舌舐口唇四周者，称为弄舌。多因心脾有热所致，亦可见于小儿智力发育不全。④短缩舌：舌体紧缩而不能伸长，称为短缩舌。常与痿软舌并见。多因寒凝筋脉，或痰湿内阻，或热盛伤津，或气血俱虚所致，常提示病情危重。⑤颤动舌：舌体震颤抖动，不能自主，称为颤动舌。多因血虚、热盛、阳亢、阴虚等导致肝风内动所致。久病舌淡白而颤动，多为血虚动风；新病舌绛而颤动，多为热极生风；舌红少津而颤动，多为阴虚动风、肝阳化风。⑥歪斜舌：伸舌时舌体偏向左侧或右侧，称为歪斜舌。多见于中风、喑痱或中风先兆。

（5）*望舌下络脉*　正常人舌下位于舌系带两侧各有一条纵行的大络脉，即为舌下络脉。观察舌下络脉的长度、形状、色泽、粗细等变化具有重要的临床意义。舌下络脉短而细，周围小络脉不显，舌色偏淡者，多为气血不足，脉络不充；舌下络脉怒张，或现青紫、绛、绛紫、紫黑色，或有结节，均为血瘀征象。

4. 望舌苔　舌苔是舌体上附着的一层苔状物，由脾胃之气蒸化胃中食浊而成。望舌苔可分望苔质和望苔色两个方面。

（1）望苔质　主要观察舌苔质地的厚薄、润燥、腐腻、剥脱等变化。

①厚薄苔：舌苔的厚薄以是否“见底”为标准，舌苔薄薄铺于舌面，透过舌苔能隐约看到舌质，为见底苔，即薄苔。薄苔一般属正常舌苔，若病中见薄苔，一般为病邪轻浅的表证。透过舌苔看不到舌质，为不见底苔，即厚苔，多为病邪入里，或胃肠积滞，病情较重。②润燥苔：舌苔之润燥主要反映体内津液盈亏及输布情况。舌苔润泽有津，干湿适中，称润苔，病中见润苔，提示体内津液未伤；舌面水分过多，伸舌欲滴，扪之滑湿，称滑苔，多为水湿之邪内聚之征；舌面干燥，扪之无津，甚则舌苔干裂，称燥苔，提示由高热、大汗、吐泻等致体内津液大伤，或因痰饮、瘀血等导致津液输布障碍。糙苔由燥苔进一步发展而来，多见于热盛伤津之重证。③腐腻苔：苔质颗粒致密，如同腻状黏液紧贴于舌面，刮之难去，为腻苔，主湿浊、痰饮、食积；苔质颗粒粗大疏松，形如豆腐渣堆铺于舌面，边中皆厚，刮之易脱，为腐苔，主食积，痰浊久积不化；舌上黏厚一层，如有疮脓，称脓腐苔，多见于内痈或邪毒内结，提示邪盛病重。④剥落苔：是指舌苔部分或全部剥脱，脱落处光滑无苔可见舌质。舌苔全部剥脱，舌面光洁如镜者，称光剥苔或镜面舌，为胃气大伤，胃阴枯竭；舌苔不规则剥脱，边缘凸起，界限清楚，称地图舌，多为胃气、胃阴不足；舌苔剥脱处，舌面不光滑，仍有新生苔质颗粒，称类剥苔，主久病气血不续。先天性剥苔多因先天发育不良所致。⑤偏全苔：舌苔遍布舌面，称全苔，病中见之提示邪气散漫，多为痰湿阻滞；舌苔仅布于某一局部，称偏苔，提示舌所分候的脏腑有邪气停聚。舌苔偏于舌尖，提示邪气入里未深，胃气已伤；舌苔仅见舌中，为痰饮、食浊阻滞中焦；舌苔偏于舌根，乃外邪已退，但胃滞依然；舌苔偏于左或右，提示肝胆湿热。⑥真假苔：无论苔之厚薄，若紧贴舌面，刮之难去，仍留有苔迹，不露舌质，舌苔似从舌体上生出者，称有根苔，即真苔。若苔不紧贴舌面，似浮涂舌上，刮之即去，刮后无垢而舌质光洁者，称无根苔，即假苔。有根苔表示病邪虽盛，但胃气未衰；无根苔表示胃气已衰。

（2）望苔色　望苔色是观察舌苔颜色的变化，主要有黄、白、灰黑三类。

①黄苔：主热证、里证。因热邪熏灼，故苔呈现黄色。淡黄热轻，深黄热重，焦黄热极。苔薄黄而润，是病邪初入里，热未伤津；苔薄黄而干，为邪热不甚，但津液已伤；苔厚黄而润，是湿热内蕴；苔黄厚干燥，主热盛伤津；苔黄厚而腻，为湿热蕴结；苔焦黄干裂，为邪热炽盛，津液枯涸之征。②白苔：多主表证、寒证、湿证，亦可见于热证。薄白润苔，属正常舌苔，或里证病轻，或表证初起，或阳虚内寒；苔薄白而滑，为外感寒湿，或水湿内停；苔白厚腻，为痰饮、湿浊、食积内停；苔白厚而干，为痰湿、食积化热，湿浊中阻，津不上承；苔白而燥裂，粗糙如砂石，为燥热伤津。舌上满布白苔，有如白粉堆积，扪之不燥，为“积粉苔”，多由瘟疫或内痈所致。③灰黑苔：主阴寒内盛或里热炽盛。苔色浅黑，即灰苔。苔色深灰色，即黑苔。灰苔与黑苔有轻重程度的差别，常并称为灰黑苔。灰黑苔常由白苔或黄苔发展而来，无论寒热均为重证。苔质的润燥是辨别灰黑苔寒热属性的重要指征。

（九）望排出物

望排出物是通过观察患者的分泌物、排泄物和某些排出体外病理产物形、色、质、量的变化，以了解脏腑病变的一种方法。一般而言，排出物色白质稀无臭气者，多属虚证、寒证；色黄质稠有臭气者，多属实证、热证。

1. 望痰涕

（1）望痰　望痰对诊察肺、脾、肾三脏的功能状态及病邪的性质有一定意义。痰稀、色白、量多，多为寒痰；痰稠、色黄，多为热痰；痰少而黏，难于咳出，多为燥痰；痰白滑、量多，易

咳者，多为湿痰；痰中带血，色鲜红，称咯血，为热伤肺络，多见于肺癌、支气管扩张、肺痨等；咳吐大量脓血痰而气味腥臭，为肺痈。

（2）望涕　新病鼻流清涕，多为外感风寒表证；新病鼻流浊涕，属外感风热证；阵发性清涕量多如注，伴有喷嚏频发，多为鼻鼽；久流浊涕而有腥臭气味者，为鼻渊，多因感受外邪或湿热内蕴所致。

2. 望涎唾

（1）望涎　望涎可以诊察脾与胃的病变。口涎清稀量多，多属脾胃虚寒，为脾胃阳虚、气不化津所致；时流黏稠口涎，多属脾胃湿热，为脾失运化、湿浊上泛所致；睡中流涎，为胃热、宿食内停、痰热等；小儿口角经常流涎，涎渍颐下，称滞颐，多为脾虚不能摄津，也可见于胃热、虫积或消化不良。

（2）望唾　唾为肾之液，亦关乎胃。时吐唾沫，属胃阳虚或肾阳不足；多唾，可见于胃有宿食、湿邪留滞。

3. 望呕吐物　呕吐由胃气上逆所致。呕吐物清稀无臭味，伴胃脘冷痛，多因寒邪犯胃，胃阳虚或水饮停滞于胃，胃失和降所致；呕吐物秽浊有酸臭味，多因邪热犯胃，胃失和降，邪热蒸腐胃中饮食所致；呕吐黄绿苦水，伴胁下胀满，多属肝胆郁热或湿热；呕吐大量清水，伴胃脘振水音，属痰饮；呕吐鲜血或紫暗有块，夹食物残渣，属肝火犯胃，胃热伤络，胃腑血瘀。

4. 望二便

（1）望大便　大便清稀如水，腹胀肠鸣，为寒湿泄泻；大便稀溏，完谷不化（下利清谷），为脾肾阳虚；大便黄褐如糜而臭，多为湿热泄泻；大便夹黏液、脓血，伴腹痛，里急后重，为痢疾，由湿热邪毒蕴结大肠所致；大便灰白如陶土色，多见于黄疸；大便燥结如羊屎，排出困难，多为热盛伤津，阴血不足或肠燥津亏；粪便带血或便出纯血，色鲜红，属近血，多为热伤肠络所致；粪便色黑如柏油或紫暗，粪血混合均匀，属远血，多为胃肠热盛或脾不统血所致。

（2）望小便　小便清长，多属阳虚或肾气不固；小便短黄，多属阴虚或热盛伤律；小便混有砂石，为石淋；小便混浊如米泔水，或滑腻如膏脂，为尿浊，多为湿热下注或肾气不固；小便带血，多为热伤血络或结石损伤血络等所致。

（十）望小儿指纹

望小儿指纹是指通过观察3岁以内小儿食指掌侧前缘部的浅表络脉色泽与形态的变化，以诊察病情的一种方法。因食指掌侧前缘络脉为寸口脉的分支，同属手太阴肺经，故望小儿指纹与诊寸口脉意义相同。

望小儿指纹方法：诊察指纹时，家长抱小儿于光亮处，医护人员用左手食、拇指握住小儿食指末端，以右手拇指指腹在小儿食指掌侧从指端向根部轻轻推擦几次，用力要适中，使指纹显现，然后观察络脉的形色变化。

1. 小儿正常指纹　食指掌侧前缘，隐现于掌指横纹附近，纹色浅红，粗细适中，单支不分叉。小儿指纹随年龄增长，络脉不显或略短。皮肤薄嫩者，指纹较显而易见；皮肤较厚者，络脉常模糊不显。肥胖儿络脉较深而不显，体瘦儿络脉较浅而易显。天热脉络扩张，指纹增粗变长；天冷脉络收缩，指纹变细缩短。因此，望小儿指纹应排除相关因素的影响，方能做出正确诊断。

2. 小儿病理指纹　望指纹是观察其色泽、长短、形状、浮沉等方面的变化，其辨别要领可概括为："浮沉分表里，红紫辨寒热，淡滞定虚实，三关测轻重，纹形色相参，留神仔细看。"

（1）三关测轻重　小儿食指按指节分为风、气、命三关，从掌指关节横纹向指尖排序为一、

二、三节，第一指节为风关，第二指节为气关，第三指节为命关（图5－4）。指纹络脉的长短可反映病情的轻重及邪气的深浅。指纹仅显于风关，表示邪气入络，病情轻浅；指纹达于气关，表示病情发展，邪气入经，病位较深；指纹达于命关，邪入脏腑，病情严重；若指纹透过三关直达指端者，称为透关射甲，表示病多凶险，预后不佳。

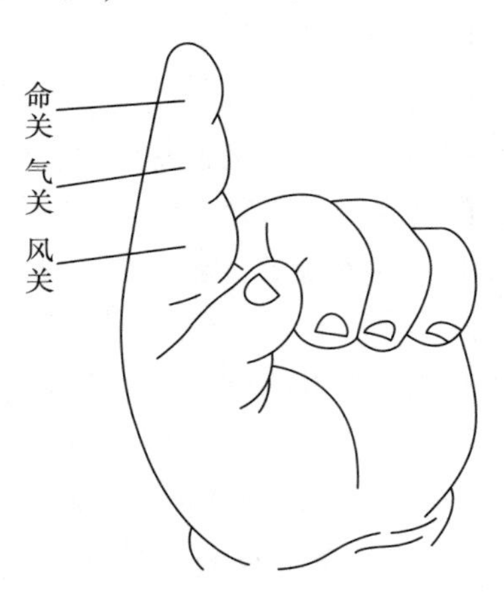

图5－4 望小儿食指三关

（2）浮沉分表里 指纹浮显易现者，为病位较浅，见于外感表证，外邪袭表，正气抗邪，鼓舞气血趋向于表，故指纹浮显；指纹沉隐模糊者，为病邪入里，见于内伤里证，为邪气内伏，阻滞气血，难以外达，故指纹沉隐。

（3）红紫辨寒热 纹色偏红，且浮而显露，多属外感表证，寒证；纹色紫红，多属里热证；纹色青，主惊风或痛证；纹色青紫或紫黑色，是血络瘀滞，病属重危；纹色淡白，多属脾虚、疳积；纹色深浓而暗滞者，多属实证，是邪气亢盛；纹色浅淡而枯槁不泽者，多属虚证，是正气虚衰。

（4）淡滞定虚实 指纹浓滞而增粗者，多属实证，多由邪正相争，气血壅滞所致；指纹浅淡而纤细者，多属虚证，多由气血不足，脉络不充所致。

临床中，小儿外感病、脾胃病通过指纹来诊断的准确率比较高。但切不可完全靠指纹来诊察疾病，实践中应做到四诊合参。

第二节 闻 诊

闻诊，是通过听声音和嗅气味来诊察疾病的一种方法。听声音是指诊察患者的声音、呼吸、语言、咳嗽、胃肠异常声音等，嗅气味主要是闻患者病体、排出物及病室气味，从而判断脏腑的生理、病理变化，为诊病、辨证提供依据。

一、听声音

正常声音，具有发声自然，音调和畅，言语清楚，言与意相符等特点，个别生理差异，不属病态。

（一）声音

1. 发声 语声高亢有力，声音连续，多为阳证、实证、热证；语声低微细弱，少气懒言，声音断续，多为阴证、虚证、寒证。

2. 音哑与失音　语声嘶哑者，称为音哑；语而无声者，称为失音。新病声哑或失音者，多为外邪袭肺，肺气不宣，称金实不鸣，属实证；久病声哑或失音，多为肺肾阴虚，津液不能上承所致，称金破不鸣，属虚证。

3. 鼻鼾　鼻鼾是指气道不利时发出的异常呼吸声。体胖、老年人在熟睡时亦可见鼾声。若鼾声不绝，昏睡不醒，多见于高热神昏或中风入脏之危证。若睡眠时鼾声响亮，反复发生呼吸暂停并因憋气而觉醒，日间嗜睡或有嗜睡感，则可能为睡眠呼吸暂停综合征。

4. 呻吟　新病呻吟，且高亢有力，多为实证、剧痛；久病呻吟，声音低微，多为虚证。临床上可结合其他伴随症状综合判断。

5. 惊呼　指患者突然发出的惊叫声。其声尖锐，表情恐惧者，多因剧痛或惊恐所致。小儿阵发惊呼，多为受惊，若伴高热，或抽搐，多为惊风。

6. 喷嚏　多由肺气上逆于鼻所致，见于外感风寒证；久病阳虚者，突然出现喷嚏，为阳气来复、病愈之兆。

7. 太息　胸中郁闷不舒，时时发出长吁短叹声，后觉舒适者，称为太息，俗称叹气。常由肝气郁结所致。

（二）语言

语言异常多为心神病变。其阴阳、虚实、寒热辨证同上述“发声”。

1. 谵语　指神识不清，语言错乱，声高有力，常伴身热烦躁。多属热扰心神的实证。

2. 郑声　指神识昏沉，语言重复，低微无力，时断时续。多属心气大伤，精神散乱的虚证。

3. 狂言　指精神错乱，语无伦次，狂妄叫骂，或登高而歌，弃衣而奔。常因痰火扰心、肝胆郁火所致，多属阳证、实证。

4. 癫语　指语无伦次，自言自语或默默不语，哭笑无常，精神恍惚，不欲见人。多因痰浊郁闭或心脾两虚所致，属阴证。

5. 独语　指神志清醒，自言自语，喃喃不休，见人语止，首尾不续。多因心气不足或气郁痰结所致，属阴证。可见于癫证、郁证。

6. 错语　指神志清晰而语言颠倒错乱，或言后自知说错而不能自主。多为心气不足，亦可见于瘀血、痰湿、气滞阻碍心窍所致的实证。

（三）呼吸

呼吸与肺肾等脏密切相关，通过呼吸变化可推测脏腑的虚实。

1. 喘　即气喘。指呼吸困难，短促急迫，张口抬肩，甚则鼻翼扇动，不能平卧。喘分虚实，实喘发病急骤，呼吸深长，声高息粗，脉实有力，多属肺有实热，痰饮内停；虚喘发病缓慢，呼吸短浅，息微声低，脉虚无力，多属肺肾亏虚。

2. 哮　指呼吸急促似喘，喉中痰鸣如哨，常反复发作。多因气候变化突然、内有痰饮，复感风寒所致。哮证有寒热的区别，寒哮多发于冬春季节，因阳虚痰饮内停，或寒饮阻肺所致；热哮多于夏秋气候燥热时发作，因阴虚火旺或热痰阻肺所致。

3. 短气　指呼吸急而短促，不相接续。似喘而不抬肩，气急然无痰鸣音者。实证者兼有呼吸声粗，胸部满闷；而虚证常兼声低息微，形瘦神疲。

4. 少气　指呼吸表浅微弱，气少不足以息，言语无力，多因久病体虚或肺肾气虚所致。

（四）咳嗽

咳嗽指肺气向上冲击喉间而发出的声音。其中，有声无痰谓之咳，有痰无声谓之嗽，有痰有声谓之咳嗽。临床应首先分辨咳声和痰的色、量、质的变化，其次参考时间、病史及兼症等，以鉴别病证的寒热虚实。

新病咳嗽多为外感，久病咳嗽多为内伤。咳声重浊有力多属实证，咳声低微无力多属虚证。痰白而清稀，多为外感风寒；痰黄而黏稠，多为外感风热。咳有痰声，痰多易咯者，多为痰湿阻肺；咳声不扬，痰稠色黄，难以咯出，咽喉干痛，多为热邪犯肺；咳嗽低微无力，气短、自汗，痰清稀者，属肺气虚证；咳而无力，且夜间加重，出现气促、腰酸等，为肺肾两虚；干咳无痰或痰少而黏稠者，多为燥邪犯肺或阴虚肺燥。咳声如犬吠，伴有音哑，且喉间有白膜，不易剥去，多为白喉，属肺肾阴虚；咳声短促，呈阵发性、痉挛性、咳后有鸡鸣样回声，并持续发作难愈者，称为顿咳，即百日咳，多因风邪与痰热搏结所致，小儿多见。

（五）胃肠异常声音

1. 呕吐 指饮食物、痰涎从胃中上涌，由口中吐出的症状。又可分呕吐、干呕。有声有物称为呕；有物无声称为吐，如吐酸水、吐苦水等；干呕是指欲吐而无物有声，或仅呕出少量涎沫。临床统称为呕吐。多由胃失和降、胃气上逆所致。呕吐徐缓，声音低微，吐物清稀者，多为虚寒证，常因脾胃阳虚，或胃阴不足所致；呕吐急剧，声音响亮，呕吐出黏稠黄水，或酸苦，多为实热证，常见邪气犯胃，浊气上逆所致。朝食暮吐或暮食朝吐，称为胃反，多属脾胃阳虚证；呕吐酸腐，多因暴饮暴食，食滞胃脘所致；呕吐呈喷射状，多为热扰神明或头颅外伤所致。

2. 呃逆 指从咽喉发出的一种不由自主的冲击声，声短而频，呃呃作响。呃声高亢、频繁、有力者，多属实证；呃声低弱无力，多属虚证、寒证。新病呃逆，其声有力，多属寒邪或热邪客于胃；久病呃逆不止，且呃声低微无力者，提示胃气衰败，属危候。

3. 嗳气 嗳气指胃中气体上出咽喉所发出的一种长而缓的声音。嗳气酸腐伴脘腹胀满，多为宿食停积；嗳声低沉断续，食少，无酸腐气味，为胃虚气逆。

4. 肠鸣 又称腹鸣，是气体或液体通过肠道而产生的一种气过水声或沸泡音。肠鸣增多，脘腹部有振水声，为水饮留聚于胃；肠鸣在腹部，得温得食则减，受寒或饥饿加重，为胃肠虚寒；肠鸣如雷，高亢频急，脘腹痞满，大便泄泻，多为感受风、寒、湿邪。

二、嗅气味

嗅气味是指嗅辨与疾病相关的气味，包括嗅病体气味与病室气味两种。

（一）病体气味

1. 口气 口气臭秽，多属胃热；口气酸馊伴食欲不振者，多属胃有宿食；口气腐臭，多为龋齿或口腔不洁。

2. 汗气 汗出腥膻，多为湿热蕴于皮肤，津液蒸发所致，多见于风温、湿温、热病，或汗后衣物不洁所致。汗出腥臭，多为瘟疫或暑热火毒炽盛；腋下汗出臊臭，为湿热内蕴所致，可见于狐臭。

（二）排出物气味

1. 痰、涕之气 痰、涕清稀无气味，见于外感风寒；咳吐浊痰脓血，腥臭异常，多为热毒炽盛、瘀结成脓之肺痈；咳痰黄稠味腥，多因肺热壅盛；鼻流浊涕臭秽如鱼脑者，为鼻渊。

2. 二便之气　大便臭秽，属热结肠道；便溏味腥，多因脾胃虚寒；泄泻臭如败卵，矢气酸臭，为宿食停滞。尿甜且散发烂苹果样气味者，为消渴；尿臊伴黄赤混浊者，多为膀胱湿热。

3. 呕吐物之气　呕吐物清稀无臭味，多见于胃寒；呕吐物秽浊酸臭，多见于胃热；呕吐未消化食物，气味酸腐，见于食积；呕吐脓血而腥臭，为内有溃疡。

4. 经带、恶露之气　月经臭秽者，多为热证；月经味腥者，多为寒证。带下黄稠而臭秽者，多属湿热；带下清稀而腥者，多属寒湿。崩漏或带下奇臭，并见异常颜色，常见于癌病，病情多危重。产后恶露臭秽者，多属湿热或湿毒下注。

（三）病室气味

病室气味，是由病体本身或排出物、分泌物散发而形成。室内有臭味，多见于瘟疫初期；室内有腐臭或尸臭气味，多为脏腑衰败，病情危重；室内有血腥气，多患失血证；病室散发尿臊气（氨臭味），见于水肿晚期（尿毒症）；病室有烂苹果气味（酮体气味），多为消渴证；病室有蒜臭味，多见于有机磷中毒。

第三节　问　诊

问诊是医护人员通过对患者或陪诊者进行系统而有目的的询问，以了解病情的一种诊察方法。通过问诊，了解疾病发生、发展、治疗经过、现在症状、既往病史、思想动态，以及其他与疾病有关的情况。所以问诊是获取病情、协助诊断的重要方法之一，可以为分辨疾病的阴阳、表里、寒热、虚实提供重要依据。

一、问诊的内容

问诊包括一般情况、主诉、现病史、既往史、个人生活史、月经史、婚姻史、现在症等。询问时，应根据患者的实际情况，进行有针对性的询问。

（一）一般情况

一般情况包括姓名、年龄、婚否、职业、民族、籍贯、现单位、现住址、联系方式等。询问一般情况，既可以获得与病情有关的资料，为疾病的诊断提供依据；又便于与患者或家属联系和随访，对患者的诊治负责。

（二）主诉

主诉是患者就诊时感受最明显或最痛苦的症状及其持续时间。如“发热、咳嗽、右胸痛两天”。主诉是患者就诊的主要原因，是对现病史的高度概括。通过主诉可以初步判断疾病的病位、性质，以及病势轻重等，它是调查、认识、分析和处理疾病的重要线索。

（三）现病史

现病史是指从起病之初到就诊时病情演变与诊察治疗的全过程，以及就诊时的全部自觉症状，主要包括以下几个方面。

1. 发病情况　包括发病的环境与时间，可能的发病原因或诱因，是否有传染病接触史，起

病的轻重缓急，起病初起的症状、部位、性质、持续时间、发作频率、程度等。

2. 病变过程 按时间顺序询问从起病到就诊时病情变化的主要情况，如症状的性质、部位、程度有无明显变化，其变化有无规律性，是否存在影响变化的原因或诱因，病情演变有无规律，病势趋向如何等。

3. 诊治经过 询问病程中曾做过的检查、诊断和治疗情况，以为当前诊断和治疗提供参考。

4. 现在症状 是问诊的主要内容，故单列另论。

5. 其他 伴随症状及精神、饮食、睡眠等情况亦是问诊的内容。

（四）既往史

既往史包括既往健康状况和既往患病情况两个方面。

1. 既往健康状况 应重点询问与本次发病有关的健康状况。

2. 既往患病情况 过去患过何种疾病，有无复发，是否痊愈，有无后遗症，对现病情有无影响等。了解有无患传染病及其接触史，有无外伤史，以及药物、食物过敏史等。对小孩还要询问预防接种情况。

（五）个人生活史

个人生活史，主要包括生活经历、精神情志、饮食起居、婚姻生育、工作情况等。

1. 生活经历 询问患者的出生地黄、居住地和时间较长的生活地区，尤其要注意地方病或传染病的流行地区，是否与本次就诊有关。

2. 精神情志 了解患者的精神状况，以及性格特征，有助于疾病的诊断及治疗。

3. 饮食起居 了解患者的生活起居习惯、饮食嗜好等对健康的影响。如有无烟酒嗜好，饮食习惯有无偏食，生活起居是否正常。

4. 婚姻生育 询问患者是否结婚、结婚年龄、配偶的健康状况，有无传染病或者遗传性疾病，以及近亲结婚等。对妇女应询问经、带、胎、产等方面的情况。

5. 工作情况 询问患者的劳动性质、强度、作息时间等是否正常。

（六）家族史

家族史是询问患者直系亲属或者血缘关系较近的旁系亲属的患病情况，有无传染病和遗传性疾病，必要时可询问直系亲属的死亡原因。

二、问现在症

问现在症是询问患者就诊时的全部症状。现在症是疾病现阶段病理变化的客观反映，是问诊的主要内容，应有重点、有目的的询问。结合历代医家总结的“十问歌”，朱文峰教授进行了全面概括，即“一问寒热二问汗，三问疼痛四睡眠，五问头身不适感，六问耳目七咳喘，八问饮食九问便，十问精性经带变，抓准主诉问深全，再做检查病情辨”。临床上，应根据患者的具体情况，灵活而有主次地进行询问，以了解疾病目前的主要矛盾，并围绕主要矛盾进行辨证，从而揭示疾病的本质。

（一）问寒热

问寒热，指询问患者有无怕冷或发热的感觉。寒和热是临床最常见的症状，是辨别机体阴阳盛衰的重要依据。机体阴阳失调时，阳盛则热，阴盛则寒；阴虚则热，阳虚则寒。临床上，根据恶寒与发热的轻重程度来判断疾病的寒、热、表、里、虚、实。临床常见以下几种类型。

1. 恶寒发热　指患者恶寒与发热同时出现，属表证的辨证要点。恶寒重、发热轻，多为外感风寒之邪所致的风寒表证；发热重、恶寒轻，多为外感风热之邪所致的风热表证；发热轻且恶风，多为外感风邪所致伤风表证。

2. 寒热往来　指患者自觉恶寒与发热交替发作，是邪正相争、互为进退的表现。临床上，寒热往来无定时，多次发作且无时间规律，多为邪在半表半里之少阳证；寒热往来有定时，可每日或二三日发作一次，常见于疟疾。

3. 但寒不热　指患者只感怕冷，而不发热的症状，是寒证的特征证候。根据患者怕冷感觉的不同特点，临床上又分为恶风、恶寒、畏寒和寒战等。恶风是指患者怕冷的感觉遇风加剧，避风则缓，多为外感风邪所致；恶寒是指患者时时觉冷，虽添衣加被或近火取暖仍不能缓解，多为外感病初起；寒战是指恶寒的同时伴有战栗者，表明恶寒之甚，其病机、病性与恶寒相同；畏寒是指患者自觉怕冷，但添衣加被或近火取暖后可以缓解，多为里寒证。

4. 但热不寒　指患者只发热不恶寒或反恶热的症状，是里热证的特征证候。根据发热的轻重、时间、特点等，临床常见以下三种热型。

（1）*壮热*　指高热（体温在39℃以上）持续不退，不恶寒只恶热的症状，多见于里热证，常兼面赤、大汗、大渴、脉洪大等症。

（2）*潮热*　指按时发热，或按时热势升高，如潮水之有定时的症状。①阴虚潮热，多为午后或夜间五心烦热，一般为低热，甚或骨蒸潮热，属阴虚证。②阳明潮热，日晡（申时，即下午3～5时）发热，又称日晡潮热，其热势较高，常见于阳明腑实证。③湿温潮热，多为午后热盛，且身热不扬，即肌肤初扪之不觉很热，但扪之稍久即感灼手，见于湿温病，多兼见头身困重、便溏、舌苔厚腻等症。

（3）*低热*　即微热，体温多在37.3～38℃之间，除阴虚发热外，可见于温热病的恢复期。

（二）问汗

汗是阳气蒸化津液，自腠理达于体表而成。问汗主要是询问汗出与否、出汗的时间、部位、量及其他兼症。

1. 有汗无汗　在疾病过程中，尤其是在外感病中，了解汗的有无，往往可以分辨外邪的性质和正气的盛衰。

（1）*表证辨汗*　①表证有汗，多见于风邪犯表证和风热表证，由于风性开泄，热性升散，故风邪、热邪袭表，使毛孔不能固密而汗出。②表证无汗，多属风寒表证，因寒性收引，寒邪袭表，毛孔闭塞所致。

（2）*里证辨汗*　①里证有汗多为里热证，如风热内传或寒邪入里化热等导致里热炽盛，迫津外泄，则汗出量多。②里证无汗多因津血亏虚或阳虚无力化汗所致。

2. 几种特殊形式的汗出

（1）*自汗*　指清醒时经常汗出，活动后更甚。多见于气虚、阳虚证。

（2）*盗汗*　指入睡后汗出，醒后即止。多见于阴虚或气阴两虚证。

（3）*绝汗*　指在病情危重的情况下，大汗不止，或汗出如油如珠，或冷汗淋漓，多见于亡阴、亡阳，又称脱汗。

（4）*战汗*　指先见全身战栗，继而汗出。战汗是邪正相争，疾病发展的转折点。如汗出热

退，脉静身凉，邪去正复；若汗出而烦躁不安，脉来急促，为邪盛正衰的危候。

（5）冷汗　指所出之汗有冷感，多由阳气不足或惊吓所致。

（6）热汗　指所出之汗有热感，多为里热熏蒸所致。

（三）问疼痛

疼痛是临床上最常见的一种自觉症状，有虚实之分。实性疼痛多因感受外邪、气滞血瘀、痰浊凝滞或食积、虫积、结石等阻滞脏腑经脉，气血运行不畅所致，即所谓“不通则痛”。虚性疼痛多因阳气亏虚，精血不足，脏腑经脉失养所致，即所谓“不荣则痛”。问疼痛，应注意询问疼痛的部位、性质、程度、时间及喜恶等。

1. 问疼痛的性质　通过询问疼痛的性质，可以辨别疼痛的病因与病机。主要有以下几种：

（1）胀痛　指疼痛时伴有胀感。多因气滞或肝火上炎、肝阳上亢所致。

（2）刺痛　指疼痛如针刺之状，是瘀血致痛的特点。

（3）绞痛　指痛势剧烈，如刀绞割。多因瘀血、结石、蛔虫等有形邪实闭阻气机，或寒邪凝滞气机所致。

（4）灼痛　指疼痛有灼热感且喜凉。多因火热之邪或阴虚所致。

（5）冷痛　指疼痛时伴有冷感且喜暖。多因寒邪阻络，或阳虚内寒所致。

（6）隐痛　指疼痛不剧烈且绵绵不休。多因阳气精血亏虚，脏腑经脉失养所致。

（7）重痛　指疼痛伴有沉重感。多因湿邪困遏气机所致。

（8）掣痛　指伴有抽掣或牵引感的疼痛。多因筋脉失养或筋脉阻滞不通所致。

（9）窜痛　指疼痛部位游走不定，或走窜攻痛。多因气滞所致，亦可见于痹证。

（10）空痛　指疼痛兼有空虚感，喜温喜按。多由气血及阴精不足，脏腑经脉失养而成。

（11）酸痛　指疼痛兼有酸软感。多由湿邪侵袭关节肌肉，或肾虚骨髓失养，或剧烈运动肌肉疲劳所致。

2. 问疼痛的部位　由于机体的各个部位与一定的脏腑经络相联系，所以通过询问疼痛的部位，可以了解病变所在的脏腑经络，对于诊断有重要的意义。

（1）头痛　指头的某一部位或整个头部疼痛的症状。头部不同部位的疼痛，一般与经络分布有关，如头项痛属太阳经病，前额痛属阳明经病，头侧部痛属少阳经病，头顶痛属厥阴经病，头痛连齿属少阴经病。

（2）胸痛　指胸部的某一部位疼痛的症状。胸居上焦，内藏心肺，故胸痛多与心肺病变有关。左胸心前区憋闷而痛，时痛时止，可见于胸痹；胸痛剧烈，面色青灰，可见于真心痛；胸痛，颧红盗汗，午后潮热，可见于肺痨。

（3）胃脘痛　指上腹部、剑突下，胃之所在部位疼痛的症状。胃脘痛的性质不同，其致病原因也不同。如胃脘冷痛，疼势较剧，得热痛减，属寒邪犯胃；胃脘灼痛，多食善饥，口臭便秘者，属胃火炽盛；胃脘胀痛，嗳气不舒，多是肝气犯胃所致；胃脘胀痛，嗳腐吞酸，厌食为食滞胃脘；胃脘隐痛，呕吐清水，属胃阳虚；胃脘灼痛嘈杂，饥不欲食，属胃阴虚。

（4）腹痛　腹部可分为上腹、下腹和少腹。肚脐以上为上腹，肚脐以下为下腹，下腹两侧属少腹，是肝经循行的部位。根据疼痛的不同性质可以确定病因、病性的不同。如上腹隐痛、便溏、喜温喜按，属脾胃虚寒；下腹胀痛，小便不利多为癃闭；少腹冷痛，牵引阴部，为寒凝肝脉；绕脐痛，起包块，按之可移者，为虫积腹痛。凡腹痛暴急剧烈、胀痛、拒按，得食痛甚者，多属实证。

(5) 胁痛 指胁的一侧或两侧疼痛的症状，常与肝胆及其经脉病变有关。胁胀痛、善太息、易怒者，多为肝气郁结；胁肋灼痛，多为肝火郁滞；胁肋胀痛，身目发黄，多为肝胆湿热蕴结；胁部刺痛、固定不移为瘀血阻滞，经络不畅所致。

(6) 背痛 指自觉背部疼痛的症状。脊痛不可俯仰，多因寒湿阻滞或督脉损伤；背痛连项，多因风寒客于太阳经。

(7) 腰痛 指腰部两侧或腰脊正中疼痛的症状。腰部中间为脊骨，腰部两侧为肾所在的部位，故称“腰为肾之府”。腰部经常酸软而痛，多因肾虚所致；腰部冷痛沉重，阴雨天加重，多因寒湿侵袭；腰部刺痛，或痛连下肢者，多因瘀血阻络或腰椎病变所致；腰部突然剧痛，向少腹部放射，尿血，多为结石阻滞；腰痛连腹，绕如带状，多为带脉损伤。另外，骨痨、外伤亦可导致腰痛。

(8) 四肢痛 指四肢的肌肉、筋脉和关节等部位疼痛的症状。多因风、寒、湿邪侵袭，或风湿郁而化热，或痰瘀、瘀热阻滞气血所致。若独见足跟痛或胫膝酸痛者，多为肾虚，常见于老年人或体弱者。

(9) 周身痛 即头身、腰背及四肢等部位皆痛。新病周身痛，痛势较剧，持续不解，拒按者，多为实证，以外感风寒、风湿或湿热疫毒所致者居多；久病卧床不起而周身痛，痛势较轻，痛时止，喜按者，多为虚证，常因气血亏虚，形体失养所致。

(四) 问睡眠

询问睡眠的异常变化，可了解机体的阴阳盛衰情况。问睡眠，应注意询问睡眠时间的长短、入睡的难易程度，有无多梦、易醒等情况。

1. 失眠 亦称不寐。指患者经常不易入睡，或睡后易醒，难以再睡，或时时惊醒，睡不安宁，甚至彻夜不眠的症状。失眠伴精神恍惚，或食少倦怠、健忘、面色不华，多为思虑过度，心脾气血亏虚；虚烦失眠，舌干少津，脉细数，多为阴虚内热，热扰心神；失眠惊悸，难以入睡，多为胆郁痰扰。

2. 嗜睡 指患者精神疲倦，不分昼夜睡意皆浓，经常不自主入睡。困倦嗜睡，身体困重，头目昏沉，脉缓，多为痰湿困脾；倦怠无力而嗜睡，多为心肾阳虚；饭后困倦多眠，纳呆腹胀，少气懒言，多为脾气不足；病后嗜睡，乃正气未复。

(五) 问头身胸腹

问头身胸腹是指询问头身胸腹除疼痛以外的其他不适，主要包括头晕、胸闷、心悸、胁胀、脘痞、腹胀、身重、麻木等临床常见症状，具有重要的诊断价值，应仔细询问。

1. 头晕 指患者自觉视物昏花旋转，轻者闭目可缓解，重者感觉天旋地转，不能站立，闭目亦不能缓解。头晕胀痛，口苦，易怒，脉弦数者，多因肝火上炎、肝阳上亢，清窍被扰；头晕面白，神疲乏力，舌淡脉弱，多因气血亏虚，脑失充养；头晕耳鸣，腰酸遗精，多为肾虚精亏，髓海失养；外伤后头晕刺痛，多为瘀血阻滞脑络；头晕而重，如物缠裹，痰多苔腻者，多因痰湿内阻、清阳不升所致。

2. 胸闷 指患者自觉胸部有堵塞不畅，满闷不舒感。胸闷，心悸气短，多因心气虚或心阳不足所致；胸闷，咳喘痰多者，多为痰饮停肺；胸闷，壮热，鼻翼扇动，多因热邪或痰热壅肺所致；胸闷气喘，畏寒肢冷，多为寒邪客肺；胸闷气喘，少气不足以息，多因肺气虚或肺肾气虚所致。

3. 心悸 指患者自觉心中悸动不安，不能自主。若因受惊而心悸者，或心悸易惊者，称为惊悸；怔忡是心悸与惊悸的进一步发展，心中悸动较剧、持续时间较长，病情较重。心阳亏虚，鼓动乏力；气血不足，心失所养；阴虚火旺，心神被扰；水饮内停，上犯凌心；痰浊阻滞，心气不调；心胆气虚，突受惊吓；胆郁痰扰，心神不安等，均可导致心悸的发生。

4. 胁胀 指患者一侧或两侧胁部胀满不舒。胁胀易怒，脉弦，多为肝气郁结；胁胀口苦，舌苔黄腻，多为肝胆湿热；胁胀兼见肋间饱满，咳唾引痛，多为饮停胸胁。

5. 脘痞 指患者自觉胃脘部胀闷不舒。脘痞，嗳腐吞酸，多为食积胃脘；脘痞，食少便溏，多为脾胃气虚；脘痞，饥不欲食且干呕者，多为胃阴不足；脘痞，纳呆呕恶，苔腻，多为湿邪困脾；脘痞，胃脘有振水声，多为饮邪停胃。

6. 腹胀 指患者自觉腹部饱胀，满闷不适，如有物撑塞。腹胀喜按，属虚证，多为脾胃虚弱，腐熟运化无力；腹胀拒按，属实证，多为食积胃肠，或肠道气机堵塞，或燥热结聚肠道。

7. 身重 指患者自觉身体沉重。多见于头面、四肢部，常与水湿泛滥、气虚不运有关。身重，脘闷苔腻，多因湿困脾阳，阻滞经络所致；身重浮肿，为水湿泛溢肌肤；身重嗜卧疲乏者，多为脾气虚，精微不达四肢、肌肉所致。

8. 麻木 指患者自觉皮肤发麻，或肌肤感觉减退甚则消失。多因气血亏虚、风寒入络、风痰阻络、肝风内动、痰湿或瘀血阻络，肌肤、筋脉失养所致。

（六）问耳目

耳目是人体重要的感觉器官，与脏腑、经络关系密切，特别是肝、胆、肾、三焦。故根据耳目的异常变化，可间接了解相关脏腑的病变情况。

1. 耳鸣、耳聋 指患者自觉耳内鸣响；耳聋是听力减退甚则完成丧失。突发耳聋，声大如雷，按之尤甚或新起暴聋者，多为实证，多因肝胆火扰，或痰火壅结、风邪上袭等引起；渐觉耳鸣，声细如蝉，按之可减，或耳渐失聪，听力减退者，多为虚证，常因肾精亏虚，或脾气亏虚、清阳不升，或肝阴、肝血不足，耳窍失养所致。

2. 重听 指患者自觉听力稍减退，听音不清，声音重复。日久渐成者，多为虚证，多见于老年体弱者，多因肾精亏虚、耳窍失养所致；骤发重听者，多为实证，多见于痰浊上蒙，或风邪上袭耳窍。

3. 耳胀、耳闭 耳胀，指患者自觉耳内胀闷不舒；耳闭，指耳内胀闷，且有堵塞感，伴听力减退。耳胀反复发作，迁延不愈，多发展为耳闭。多因风邪侵袭，经气痞塞，或痰湿蕴结于耳，或邪毒留滞，气血瘀阻。

4. 目痒 指患者自觉眼睑、眦内或目珠瘙痒。痒甚如虫行，伴畏光流泪、灼热者，多为实证，多为肝火上扰或风热上袭；微痒，多为虚证，多因血虚致目失濡养。

5. 目痛 指患者自觉一侧或双侧眼睛疼痛。剧痛而赤者，属肝火上炎；目隐痛干涩，时作时止，多为阴虚火旺；目赤肿痛，羞明多眵者，多属风热；目痛较剧，伴头痛，恶心呕吐，瞳孔散大，多为青光眼。

6. 目眩 即眼花，指患者自觉视物旋转动荡，如坐舟车，或眼前似有蚊蝇飞动。多因肝肾阴虚，肝阳上亢，肝血不足，或气血不足，目失所养而致。

7. 目昏、雀盲、歧视 目昏是指视物昏暗、模糊不清；雀盲是指白昼视力正常，然至黄昏后则视力减退、视物不清；歧视是指将一物看成两物而不清。三者病因、病机基本相同，多因肝肾阴虚，精血不足，目失所养而成。

（七）问饮食口味

重在询问口渴与饮水、食欲与食量，以及味觉等情况。饮食及口味的异常，不仅提示津液的盈亏、脾胃运化情况，亦可反映疾病的寒热虚实。

1. 食欲与食量　在疾病过程中食欲恢复，食量渐增，多是胃气渐复之佳兆；若食量渐减，多是脾胃功能逐渐衰弱的表现；若久病之人，本不能食，突然欲食，甚至暴食，称为除中，是脾胃之气将绝的征象。食欲减退又称“纳差”，即患者不思进食；“纳少”是指进食量少；“纳呆”是指无饥饿感，可食可不食，甚则恶食；三者多为胃肠有滞、脾胃气虚或湿邪困脾所致。消谷善饥，多为胃火炽盛；消谷善饥，形体反瘦，多见于消渴。饥不欲食，干呕呃逆，多为胃阴不足证；厌恶食物，或恶闻食臭，又称恶食，多见于伤食。孕妇厌食，多为妊娠反应；若兼剧烈恶心、呕吐，为妊娠恶阻。

2. 口渴与饮水　口渴程度和饮水量主要反映体内津液的盈亏和输布，以及证候的寒热虚实。①口不渴饮：指口不渴，亦不欲饮，提示津液未伤，多见于寒证、湿证。②口渴欲饮：指口干欲饮水，饮水则舒，是津液耗伤的表现。大渴喜冷饮，壮热，大汗，为里热炽盛；口渴咽干，夜间尤甚，颧赤盗汗，五心烦热，为阴虚津亏；口渴多饮，尿多消瘦，多为消渴；渴不多饮，身热不扬，心中烦闷，苔黄腻，为湿热证；渴喜热饮而量不多，或水入即吐，多为痰饮内停；口干，但欲漱水不欲咽，兼见舌有紫色瘀斑，为瘀血内阻。

3. 口味　口味是指口中有异常的味觉和气味。口味异常，常是脾胃功能失常的反映。口淡无味，为脾虚、寒湿中阻或寒邪犯胃；口苦，为肝胆或心经有热（火）；口甜或黏腻，为脾有湿热；口酸，为伤食、消化不良；口黏，为湿困脾胃；口咸，为肾病或寒水上泛。

（八）问二便

问二便，是判断疾病过程中寒热虚实性质的重要依据。问二便，应注意询问二便的性状、颜色、气味、时间、量的多少及排便次数、排便和排尿感觉，以及伴随症状等。

1. 问大便

（1）便次异常　①便秘：指大便燥结，排便时间延长，或欲便而艰涩不畅。胃肠积热，或气血阴津亏损，或腹内癥块阻结等，均可导致肠道燥化太过，肠失濡润，或气虚推运无力，传导迟缓，或阳虚寒凝，气机阻滞而成便秘。②泄泻：亦称腹泻，指便次增多，大便不成形，甚至呈水样。外感风寒湿热疫毒之邪，或饮食所伤，食物中毒，或寄生虫积于肠道，或情志失调，肝郁气滞，或久病脾肾亏虚等，均可导致泄泻。

（2）便质异常　①完谷不化：指大便中含有较多未消化的食物。新病多为食滞胃肠，久病多为脾肾阳虚。②溏结不调：指大便时干时稀，多由肝郁脾虚，肝脾不调所致。若大便先干后稀，多为脾虚。③脓血便：指大便中含有脓血黏液，多见于肠癌和痢疾。常由湿热积滞交阻于肠，肠络受损，气血瘀滞而化为脓血。④便血：指血自肛门排出，包括血随便出，或便黑如柏油样，或单纯下血的症状，多因脾胃虚弱，气不摄血，或胃肠积热，湿热蕴结，气血瘀滞等所致。若血色暗红或紫黑，或大便色黑如柏油状者，称为远血，多见于胃脘等部位出血；若便血鲜红，血附在大便表面或于排便前后滴出者，称为近血，多见于内痔、肛裂、息肉痔及锁肛痔（直肠癌）等肛周的病变。

（3）排便感异常　①肛门灼热：指排便时自觉肛门灼热的症状。多因大肠湿热，或热结旁流，热迫直肠所致。②里急后重：指腹痛窘迫，时时欲便，肛门重坠，便出不爽。常见于湿热痢疾，多因湿热内阻，肠道气滞所致。③排便不爽：指排便不通畅，有涩滞难尽之感的症状；腹痛欲便而排出不爽，抑郁易怒者，多因肝郁脾虚，肠道气滞所致。④大便失禁：指大便不能自控，滑出不禁，甚至便出而不自知的症状。常因年老体衰、久病正虚、久泻不愈、脾虚气陷、脾肾虚衰，肛门失约所致。

2. 问小便 一般情况下，健康成人日间排尿3～5次，夜间0～1次。一昼夜总尿量为1000～2000mL。尿量和尿次的多少受温度、饮水、出汗和年龄等多种因素的影响。

（1）频次异常 ①小便频数：指排尿次数增多，时欲小便的症状。新病小便频数，伴尿急、尿痛、小便短赤者，多为湿热蕴结膀胱，常见于淋病类疾病；久病小便频数，色清量多，夜间明显者，多为肾阳虚或肾气不固，膀胱失约所致，常见于老年人及久病肾虚的患者。②癃闭：小便不畅，点滴而出为癃；小便不畅，点滴不出为闭，合称癃闭。小便不通一般为湿热、瘀血或结石阻塞所致，属实证；若因久病或肾阳不足，阳不化水或气化无力所致，属虚证。

（2）尿量异常 ①尿量增多：指频次、尿量皆明显超过正常水平。小便清长量多者，为虚寒证，因阳虚无力蒸化水液，津液直趋膀胱所致。多尿、多饮而形体消瘦者，多属消渴，因燥热阴虚，肾阳偏亢，气化太过所致。②尿量减少：指频次、尿量皆明显少于正常水平。多由热盛伤津、腹泻伤津、汗吐下伤津；或心阳衰竭及脾、肺、肾功能失常，气化不利，水液内停；或湿热蕴结，或尿路损伤、阻塞水道所致。

（3）排尿感异常 ①尿道涩痛：指排尿时自觉尿道灼热疼痛，小便涩滞不畅。可因湿热内蕴、结石或瘀血阻塞、肝郁气滞、阴虚火旺等所致。②小便失禁：指排尿不受意识控制而自行溢出。多因肾气亏虚，下元不固，膀胱失约，或脾虚气陷及膀胱虚寒所致。③余溺不尽：指小便后仍有点滴不尽感，多因久病体弱，肾阳亏虚，肾气不固，开阖失司所致。④遗尿：指成人或三岁以上儿童于睡眠中经常不自主排尿，多由禀赋不足，肾气亏虚或脾虚气陷及膀胱虚寒所致。

（九）问经带

妇女月经、带下、妊娠、产育等生理、病理变化，可以反映脏腑气血的状况。因此，应注意询问妇女的经带胎产，以协助诊察病情。

1. 月经 询问月经的周期、行经的天数、经量、经色、经质及其兼症，必要时可询问末次月经的日期，以及初潮或停经的年龄。

（1）经期异常 ①月经先期：指月经周期经常提前7天以上者。多因邪热迫血妄行，或阴虚火旺，热扰冲任，或气虚不能摄血所致。②月经后期：指月经周期经常错后7天以上者。多因寒凝气滞，血行不畅，或血少而冲任失充所致。③月经先后不定期：月经或前或后，经期不定，亦称经期错乱。多因肝气郁滞，血行不畅，或脾肾虚损，或瘀血阻滞等所致。

（2）经量异常 ①月经量多：指经量较以往明显增多，但周期基本正常。多因血热、冲任受损，或气虚不能摄血，或瘀阻胞络，络伤血溢所致。②月经量少：指周期基本正常，但经量明显减少，甚则点滴即净。多因营血衰少，血海空虚，或肾气亏虚，血海不充，或寒凝、血瘀、痰湿阻滞等所致。③崩漏：指非正常行经期间阴道出血的症状。若来势迅猛，出血量多，谓之崩；势缓量少，淋漓不断，谓之漏，合称崩漏。多因热伤冲任，迫血妄行，或脾肾气虚，冲任不固，或瘀阻冲任，血不归经所致。④闭经：指在行经年龄，月经尚未来潮，或已行经，未受孕、非哺乳期，而又停经达6个月以上或按自身原有月经周期停止3个周期以上。

（3）经色、经质异常 正常月经色红，经质不稀不稠，不夹杂血块。若经色淡红质稀，多为血少不荣，属虚证；若经色鲜红质稠，属血热炽盛，为实证；若经色紫暗或紫黑有块，伴小腹冷

痛，为寒凝血瘀。

（4）痛经　行经时或行经前后小腹出现周期性疼痛，或痛引腰骶，甚至剧痛不能忍受，称经行腹痛。经前或经期小腹胀痛或刺痛拒按，多为气滞或血瘀；小腹冷痛，得温则减，多为寒凝或阳虚；行经后小腹隐痛、腰酸痛者，为气血亏虚，胞脉失养所致。

2. 带下　正常情况下，妇女阴道内应有少量乳白色、无臭的分泌物，有濡润阴道的作用。若带下过多，淋漓不断，或色、质、气味异常，即为病理性带下。问带下应注意询问其带下量的多少、色、质和气味等变化。带下色白量多、质稀如涕、淋漓不尽，多属脾肾阳虚，寒湿下注所致；带下色黄，质黏臭秽，多属湿热下注所致；白带中混有血液，赤白杂见，多属肝经郁热，或因湿热下注而成。

（十）问小儿

小儿科古称哑科，因小儿无法自述病情或叙述不清，故多由家属代述。

问小儿病，除一般问诊的有关内容外，还要询问出生前后情况、预防接种史、传染病史和传染病接触史。如是否患过痘疹，有无高热、惊厥史，是否足月生产，出生时的情况，喂养方法，有无遗传性疾病，父母健康状况，以及兄弟姐妹有无特殊疾病等。

第四节　切　诊

切诊是医者运用手的触觉，对患者体表的一定部位进行触摸按压，从而了解病情的一种诊察方法，包括脉诊和按诊两部分。切诊在中医诊断过程中占有极其重要的地位，是医者所必须具备的技能，特别是脉诊更是中医学的一大特色，正如《难经》所说：“切脉而知之谓之巧。”

一、脉诊

脉诊又称切脉，是医护人员用手指对患者身体某些特定部位的动脉进行切按，体验脉动应指的形象，以了解健康或病情，辨别病证的一种诊察方法，是中医特色诊法之一。

（一）脉诊的原理和意义

脉象，即脉动应指的形象。脉象的形成与心脏的搏动、脉道的通畅和气血的盈亏直接相关，同时还有赖于脏腑之间功能的协同和配合。心主血脉，脉动源于心，心气推动血液在脉道中正常运行，脉动应于指，从而形成脉象。人体血脉环流周身，内至脏腑，外达肌表，运行气血，周流不休，故脉象能够反映出全身脏腑和精气神的整体情况。如脏腑有病，必然反映到脉象上，从而导致脉象发生改变。因此，通过切脉，可以诊察脏腑气血的盛衰，判断疾病的病位和病性，推断疾病的进退和预后。

（二）脉诊部位和脏腑分候

1. 诊脉部位　关于诊脉的部位，可分为遍诊法（三部九候诊法）、三部诊法和寸口诊法三种。现临床常用寸口诊法。寸口，又称“气口”“脉口”。寸口诊脉是指单独切按桡骨茎突内侧一段桡动脉搏动。根据其脉动形象，以推测人体生理、病理状况的一种诊察方法。寸口脉分为寸、关、尺三部，以桡骨茎突为标记，其内侧对应处为关，关前（腕侧）为寸，关后（肘侧）为尺。每一部又有浮、中、沉三候，合称为三部九候。

诊脉独取寸口的理论依据，古人早有论述，如《难经·一难》指出：“十二经皆有动脉，独取寸口，以决五脏六腑死生吉凶之法，何谓也？然，寸口者，脉之大会，手太阴之脉动也。”其原理：一是寸口是手太阴肺经的动脉，手太阴肺经起于中焦，与脾经同属太阴，肺与脾胃之气相通，而脾胃为后天之本，气血生化之源，故全身脏腑气血之盛衰和胃气的强弱均可反映于寸口；二是寸口脉为手太阴肺经原穴太渊所在之处，十二经脉之气汇聚于此，故称为“脉之大会”；加之“肺朝百脉”，五脏六腑十二经气血运行皆起于肺而止于肺，故脏腑气血之病变皆可反映于寸口。另外，寸口处位于掌后，部位相对固定、浅表，便于诊察。

2. 寸口分候脏腑 关于三部脉分候脏腑的问题，历代论述颇多，但基本精神是一致的，现临床常用的划分方法：左寸候心，右寸候肺；左关候肝胆，右关候脾胃；两尺候肾。此外，也有不分寸、关、尺，但以浮、中、沉分候脏腑的方法，如以左手浮取候心，中取候肝，沉取候肾；右手浮取候肺，中取候脾，沉取候肾（命门）。临诊时需结合具体病证，综合各方面的情况加以分析，才能得出比较正确的结论。

（三）诊脉方法和注意事项

1. 诊脉时间 诊脉常以清晨（平旦）未起床，未进食时为最佳，但不必拘泥。诊脉前，应先让患者休息，使呼吸均匀，脉象平和，同时周围环境力求安静，以便于医者体会脉象。医者一次诊脉应候足50至，即每次切脉的时间，每手至少1分钟以上，以3~5分钟为宜，以防漏诊。布指后，医者要调匀气息，用自己一呼一吸的时间去衡量患者脉动至数。一呼一吸，称为一息，一息4~5至为正常。

2. 布指定位 患者坐位或仰卧位，伸出手臂，平放，掌心向上，与心脏大致同高，并在腕关节部垫上脉枕。医者先将中指按在掌后高骨处，向内推，寻至有脉搏动处，定为关部，接着以食指按在关前以定寸部，以无名指按在关后以定尺部。三指弯曲呈弓形，指头齐平，以指目接触脉体。布指的疏密要和患者的臂长相适应，臂长则略疏，臂短则略密，以适中为度。

3. 诊脉指法 用轻重不同的指力，诊察脉象称为指法。手指轻按在寸口脉搏跳动部位以体察脉象，叫举，又称轻取或浮取；用指按至筋骨以体察脉象，叫按，又称重取或沉取；指力从轻到重，从重到轻，左右上下推寻，以寻找脉动最明显的部位，叫寻。三指用大小相等的指力切脉体察脉象的方法，称为总按；单用一指重点体察某一部脉象的方法，称为单按。

（四）脉象要素

中医脉象种类繁多，历代医家多主张将脉象分纲别类地论述，以期达到执简驭繁的目的。脉象要素通常以位、数、形、势四个方面进行分析归纳，以四要素统括28脉。正如清代医家周学海在《脉简补义》中所说：“盖求明机理分析者须将位、数、形、势讲得真切，便于百脉无所不赅，不必立二十八脉之名也。”近代通过对脉学文献的深入理解和实验研究的资料总结，将构成各种脉象的主要因素，大致归纳为脉位、至数、脉长、脉宽、力度、流利度、紧张度、均匀度八个方面。

1. 脉位 指脉搏跳动显现部位的浅深。脉位表浅者为浮脉；脉位深沉者为沉脉。

2. 至数 指脉搏的频率。一息脉来四五至为平脉，一息五至以上为数脉，一息不足四至为迟脉。

3. 脉长 指脉动应指的轴向范围长短。即脉动范围超越寸、关、尺三部称为长脉；应指不及寸、尺两部，但见关部或寸部者均称为短脉。

4. 脉宽　指脉动应指的径向范围大小，即手指感觉到脉道的粗细（不等于血管的粗细）。脉道宽大者为大脉；脉道狭小者为细脉。

5. 力度　指脉搏的强弱。脉搏应指有力为实脉，脉搏应指无力为虚脉。

6. 流利度　指脉搏来势的流利通畅程度。脉来流利圆滑者为滑脉，脉来艰涩不畅者为涩脉。

7. 紧张度　指脉管的紧张或弛缓程度。脉管绷紧为弦脉，脉管弛缓为缓脉。

8. 均匀度　均匀度包括两个方面，一是脉动节律是否均匀；二是脉搏力度、大小是否一致。一致为均匀，不一致为参差不齐。

（五）平脉与生理变异

1. 平脉　平脉，是指正常人在生理条件下出现的脉象，又称为常脉。平脉寸、关、尺三部皆有脉，不浮不沉，不大不小，不快不慢（一息4~5至，相当于60~90次/分），从容和缓，节律均匀，寸、关、尺三部均可触及，沉取不绝，应指有力。古人将正常脉象的特点概括为“有胃”“有神”“有根”。

（1）有胃　指脉有胃气。脉象从容、和缓、流利，是脉有胃气的基本特征。胃为水谷之海、后天之本，是人体气血生化之源。人以胃气为本，脉亦以胃气为本，正如《素问·平人气象论》所说：“人以水谷为本，故人绝水谷则死，脉无胃气亦死。”即使是病脉，不论浮沉迟数，但有徐和之象，便是有胃气。因此，诊察脉象胃气的盛衰有无，对于判断脾胃的功能、气血的盛衰，以及推断疾病的预后转归具有重要的意义。

（2）有神　指脉有神气。脉象有神主要表现为脉来柔和有力、节律整齐。心主血而藏神，脉为血之府，脉之有神，是心气血脉充盈的反映。诊察脉象神之有无，可以判断心气之盛衰和全身神的得失。

（3）有根　指脉有根基。脉象有根主要表现为尺脉有力、沉取不绝两个方面。肾为先天之本，元气之根，是人体脏腑组织功能活动的原动力。若病虽重，但尺脉沉取尚可摸得，则提示肾气未绝，尚有生机。故诊察脉象根之有无，可以测知肾气的盛衰。

2. 脉象的生理变异　脉象受个体因素或外部因素的影响而发生相应的变化，机体为适应这些因素的变化而进行自身调节，因而会出现各种生理变异的脉象。

（1）个体影响因素　①年龄：年龄越小，脉搏越快。三岁以内的小儿，一息七八至为平脉；5~6岁的小儿，一息六至为平脉；青壮年，脉象多有力；老年人，脉象多弦。②性别：女性脉象常较男性濡弱。③体格：瘦人脉多浮；胖人脉多沉。④个别人的脉不见于寸口，而从尺部斜向手背，称为斜飞脉；若脉出现在寸口的背侧，称为反关脉。这是桡动脉解剖位置异常所致，不作病脉论。

（2）外在影响因素　①情志：喜则伤心而脉多缓、怒则伤肝而脉多弦等，当情绪恢复平静之后，脉象也恢复正常。②劳逸：体力劳动、剧烈运动之后，脉多洪数；入睡之后，脉多迟缓。③饮食：饮酒饱餐，脉多数而有力；饥饿时，脉多缓而乏力。④四季气候：春季阳气渐次上升，脉象微弦；夏季阳气旺盛，脉象见洪；秋季阳气逐渐收敛，脉象微浮；冬季气候严寒，脉象沉而搏指。⑤地理环境：南方地处低下，气候温暖潮湿，人体肌腠疏松，故脉多细软或略数；北方地势高峻，气候偏寒，空气干燥，人体肌腠致密，故脉多沉实。

（六）常见病脉

疾病反映于脉象的变化，叫病理脉象，简称“病脉”。一般说来，除了正常生理变化范围以

内及个体生理特异变化之外的脉象，均属病脉。可从脉位、脉率、脉形和脉势方面来区分。脉位分浮沉，浅显于皮下者为浮脉，深沉于筋骨者为沉脉。脉率是指脉动的速率，脉率分迟数。一息不足四至为迟，一息五六至为数。脉形即脉的形态，包括脉管的粗细及其特殊形象，如芤脉似葱管、动脉似豆等。脉势即脉动的气势或力量，以辨虚实。如脉来势大，有力为实；脉动势小，无力为虚。常见的脉象分类与主病见表 5－1。

表 5－1 脉象分类与主病

分类	共同特点	名称	脉象特征	临床意义
浮脉类	脉位表浅	浮脉	轻取即得，重按稍减而不空	表证，亦主虚证
		洪脉	状若波涛汹涌，应指有力，来盛去衰	气分热盛
		濡脉	浮小而细软，如帛在水中	虚证，湿证
		散脉	浮散无根，节律不齐，如杨花散漫	元气离散，精气将绝
		芤脉	浮大中空而软，如按葱管	失血，伤阴
		革脉	浮大中空外坚，如按鼓皮	亡血，失精，半产，漏下
沉脉类	脉位深沉	沉脉	轻取不应，重按始得，如石沉水底	里证
		伏脉	重按推筋着骨始得，甚则伏而不见	邪闭，厥证，痛极
		牢脉	沉按实大而弦长	阴寒内实，寒疝癥瘕
		弱脉	极软而沉细	气血不足
迟脉类	脉率较慢	迟脉	脉来迟缓，一息不足四至	寒证
		缓脉	一息四至，来去缓怠	脾胃虚弱，湿证
		涩脉	往来艰涩不畅，如轻刀刮竹	血少，伤精，气滞血瘀，夹痰，夹食
		结脉	脉来缓，时而一止，止无定数	阴盛气结，寒痰血瘀等证
数脉类	脉率较快	数脉	脉来急促，一息五至以上而不满七至	热证，有力为实热，无力为虚热
		促脉	脉来数，时而一止，止无定数	阳盛实热，气血、痰食停滞等证
		疾脉	脉来疾急，一息七八至	阳极阴竭，元气将脱
		动脉	脉形如豆，厥厥动摇，滑数有力	痛证，惊风
虚脉类	应指无力	虚脉	三部脉举按皆无力，按之空虚	虚证，多为气血两虚
		微脉	极细而软，按之欲绝，若有若无	气血大虚，阳气暴脱
		细脉	脉细如线，但应指明显，按之不绝	气血两虚，诸虚劳损，亦主湿证
		代脉	脉来缓慢，止有定数，良久方来	脏气衰微，疼痛，惊恐，跌打损伤
		短脉	首尾俱短，不能满部	有力主气郁，无力主气虚
实脉类	应指有力	实脉	三部脉举按皆有力	实证
		滑脉	往来流利，如盘走珠，应指圆滑	痰饮，食滞，实热
		紧脉	脉来绷急，状如牵绳转索	寒证，痛证，宿食
		长脉	首尾端直，超过本位	肝阳有余，阳盛内热等有余之证
		弦脉	端直以长，如按琴弦	肝胆病，诸痛，痰饮，疟疾

（七）相兼脉

凡两种或两种以上的单因素脉相兼出现，复合构成的脉象即称为“相兼脉”或“复合脉”。在疾病过程中，由于致病因素可以由多种邪气相互兼夹，机体的正气盛衰各异，病变的部位和性质也在不断变化。所以，在临床上见到的病脉往往不是单一的脉象，而是两种或两种以上的相兼脉。只要不是构成脉象的要素完全相反的脉，一般均可相兼出现。这些相兼脉的临床意义往往就是各种单因素脉临床意义的综合。临床常见相兼脉及其主病列举如下。

浮紧脉：主表寒证，或风寒痹证疼痛。

浮缓脉：主风邪伤卫、营卫不和的太阳中风证。

浮数脉：主表热证。

沉迟脉：主里寒证。

沉细脉：主阴虚内热或血虚等证。

弦紧脉：主寒证、痛证。

弦数脉：主肝郁化火或肝胆湿热、肝阳上亢等证。

弦滑数脉：多见于肝火夹痰、肝胆湿热或肝阳上扰、痰火内蕴等证。

弦细脉：主肝肾阴虚，或血虚肝郁，或肝郁脾虚等证。

滑数脉：主痰热、湿热或食积化热等证。

洪数脉：主外感热病，气分热盛证。

二、按诊

按诊是对患者的肌肤、手足、胸腹及其他病变部位施行触摸按压，以测知局部冷热、润燥、软硬、压痛、痞块或其他异常变化，从而推断疾病的部位和性质的一种诊察方法。按诊包括胸胁、脘腹、手足、皮肤等方面。

（一）按肌肤

按肌肤主要辨别肌肤的寒热、润燥、肿胀、疼痛等，以诊察辨别疾病的寒热虚实和气血盛衰。凡身热初按甚热，久按热反而转轻者，是热在表；若久按其热反甚，热自内向外蒸发者，为热在里。肌肤濡软而喜按者，为虚证；患处硬痛拒按者，为实证。轻按即痛者，病在表浅；重按方痛者，病在深部。

（二）按手足

按手足之目的，主要是了解手足的寒热。手足俱冷，多为阳虚阴寒证；手足俱热，多为阳热亢盛证。手心热，多为阴虚内热；手背热，多为外感风寒表证；两足皆凉，多为阴寒证；两足心热，多为阴虚证。

（三）按胸胁

胸部为心肺之所居。按胸部可以诊察心、肺、虚里（左乳下第四、五肋间），以及胸腔内脏器组织的病变。如胸部胀满，甚至隆起，叩击音清者多属肺胀；叩击音浊者多属痰饮。按虚里，可以了解宗气强弱，疾病虚实，预后吉凶。按两胁，可以了解肝胆的病变情况。如两胁连及腰肾区，叩触酸痛不适者，还可能与肾有关。

（四）按脘腹

按脘腹主要了解脘腹的痛与不痛，软与硬，有无痞块，以辨别脏腑虚实、病邪性质及其积聚程度。

1. 按脘部　脘部指胸骨以下部位。按脘部的软硬和有无压痛，可鉴别痞证与结胸。心下按

之硬而痛者为结胸，属实证；心下满，按之濡软而不痛者，多是痞证。

2. 按腹部 腹痛喜按为虚，拒按为实。腹胀满，叩之如鼓，小便自利者属气鼓；按之如囊裹水，小便不利者是水鼓。腹内有肿块，按之坚硬，推之不移且痛有定处者，为癥积，多属血瘀；肿块时聚时散，或按之无形，痛无定处者，为瘕聚，多属气滞。左下腹部按之有块累累，当考虑燥屎内结。若腹痛绕脐，时有结聚，且可移动聚散者，多为虫积。右侧少腹部按之疼痛，尤以重按后突然放手而疼痛更为剧烈者，多是肠痈。

（五）按腧穴

按压身体上的某些腧穴，如果出现结节、条索状物，或者按之有压痛或者敏感性反应，则提示机体出现某些病变。如若肝俞穴出现压痛，提示可能有肝病；胃俞和足三里穴有压痛，提示可能有胃病；阑尾穴有压痛提示可能有肠痈等。

第六章
辨　证

辨证是在中医学理论指导下，对四诊收集的资料进行综合分析，判断为某种证候的诊断过程。辨证是中医学认识和诊断疾病的方法，也是实施中医护理措施的前提和基础，辨证施护是中医护理的核心，辨证是否准确决定施护是否具有针对性。

中医学的辨证方法主要包括八纲辨证、气血津液辨证、脏腑辨证、卫气营血辨证、三焦辨证、六经辨证、经络辨证等。其中，八纲辨证是总纲，气血津液辨证是基础，脏腑辨证是核心。本节重点介绍八纲辨证、气血津液辨证和脏腑辨证。

第一节　八纲辨证

八纲，即阴、阳、表、里、寒、热、虚、实八个纲领的统称。八纲辨证是将四诊收集的资料综合分析，明确病位深浅、疾病性质、邪正盛衰和疾病类别，进而诊断为阴证、阳证、表证、里证、寒证、热证、虚证、实证八类基本证候的一种辨证方法。其中，表、实、热证属阳证，里、虚、寒证属阴证，因此，阴阳是八纲的总纲。

一、八纲基本证候

（一）表里辨证

1. 表证　是指经由皮毛、口鼻、肌腠等感受六淫、疫疠邪气所产生的证候。外感疾病初期常见表证，一般起病急，病位浅，病程短，病情轻。

临床表现：新起恶寒（或恶风）发热，头身疼痛，伴鼻塞，流涕，喷嚏，咽痒或痛，或微咳，舌苔薄白或薄黄，脉浮。

证候分析：外邪客于肌表，卫气受遏，宣发失常，肌表失其温煦，故见恶寒或恶风；又因卫气受遏，郁而化热，故见发热；邪气壅滞，经络气血不畅，不通则痛，故而头身疼痛；肺主皮毛，鼻为肺窍，咽喉为肺之门户，口鼻、皮毛受邪，内应于肺，肺气失宣，故见鼻塞、流涕、喷嚏、咽痒或痛、微咳；病邪在表，尚未及胃气，故舌苔薄，又因病邪性质寒热不同，故见苔白或苔黄；正邪相争于表，脉气鼓动于外，故见脉浮。

辨证要点：有外感病史，恶寒发热并见，苔薄，脉浮。

2. 里证　是指疾病深入气血、脏腑、骨髓等“里”的部位的证候。外感疾病中后期或内伤疾病多见里证，起病可急可缓，病位深，以脏腑症状为主要表现，病程较长，病情较重。

临床表现：里证病因多样，范围甚广，涉及脏腑，有寒热虚实，症状繁多，一般表现为但寒

不热，或但热不寒，或寒热不显而有积滞，或有虚损，苔厚，脉沉等。

证候分析：外邪不解，内传于里，或直中脏腑，或内伤情志、饮食劳逸不当，影响脏腑功能与气血运行，故见但寒不热，或但热不寒，或有积滞，或有虚损；邪气影响胃气，故见苔厚；正邪相争于里，故见脉沉。

辨证要点：一般而言，非表即里，寒热单独出现，或有积滞，或有虚损，舌苔变化显著，脉沉。

3. 表证和里证的鉴别

表证和里证的鉴别见表6－1。

表6－1 表证和里证的鉴别

鉴别项	寒热	兼症	舌象	脉象	起病与病程
表证	恶寒发热并见	头身疼痛、鼻塞流涕、喷嚏	变化不显著	浮	起病急，病程短
里证	但热不寒或但寒不热	脏腑症状突出	舌苔多有变化	沉	起病可急可缓，病程一般较长

（二）寒热辨证

1. 寒证 是指感受寒邪，或机体阳虚阴盛所表现的性质属寒的证候。

临床表现：常见恶寒或畏寒，冷痛，喜温，肢冷蜷卧，面色白，口淡不渴，痰、涎、涕清稀，小便清长，大便稀溏，舌淡，苔白润滑，脉紧或迟等。

证候分析：本证多由外感寒邪，或过食生冷，导致阳气被遏，或内伤久病，阳气耗伤，虚寒内生所致。起病急，体质壮实者，多为实寒证；久病，体质虚弱者，多为虚寒证。寒邪袭于肌表，多为表寒证；寒邪直中脏腑，或因阳气亏虚所致者，多为里寒证。由于寒邪遏制，阳气被郁，阴寒内盛，形体失去温煦，故见恶寒或畏寒，冷痛，肢冷，喜温，蜷卧等症；寒不消水，导致津液内停，而津液未有亏少，故见口不渴，痰、涎、涕、尿等分泌物、排泄物清稀，苔白而润；阳虚鼓脉无力，故脉迟，寒性收引则脉紧。

辨证要点：冷、白、清、润、迟、痛、蜷等症状。

2. 热证 是指感受热邪或机体阳盛、阴虚所表现的性质属热的证候。

临床表现：常见发热，恶热喜冷，口渴喜冷饮，面红目赤，烦躁不宁，痰、涕黄稠，吐血、衄血，小便短赤，大便干结，舌红，苔黄燥少津，脉数等。

证候分析：本证多由外感热邪，或寒邪入里化热，或七情内郁化火，或因过服辛辣温热之品，或房事劳伤，劫夺阴精，或久病伤阴，阴虚内热所致。病势急而形体壮者，多为实热证；内伤久病，阴虚阳亢者，多为虚热证。风热之邪袭于肌表，多为表热证；热邪盛于脏腑，或阴液亏虚所致者，多为里热证。阳热偏盛则发热、恶热喜冷；津伤则引水自救，故渴喜冷饮；火性炎上，故见面红目赤；热扰心神，则烦躁不宁；热伤津液，则痰、涕黄稠，小便短赤；热灼络脉则吐血、衄血；肠热津亏，传导失司，则大便干结；舌红苔黄、脉数为阳热亢盛的表现，苔干燥少津是热盛阴伤的表现。

辨证要点：热、赤、黄、稠、干、数、乱等症状。

3. 寒证和热证的鉴别

寒证和热证的鉴别见表6－2。

表6-2 寒证和热证的鉴别

鉴别项	寒证	热证
寒热喜恶	恶寒喜暖	恶热喜冷
口渴	口淡不渴	渴喜冷饮
面色	白	红赤
四肢	冷	热
二便	小便色清量多，大便稀溏	小便短赤，大便干结
舌象	舌淡，苔白	舌红，苔黄
脉象	迟或紧	数

（三）虚实辨证

1. 虚证 是指人体阴阳、气血、津液、精髓等正气亏虚，而邪气不著，表现为不足、松弛、衰退特征的各种证候。

临床表现：各种虚证的表现不一致，很难用几个症状全面概括。临床一般是久病、势缓者、耗损过多者、体质素弱者多虚证。

证候分析：虚证形成的原因，有先天不足和后天失调两个方面，但以后天失调为主。如饮食失调，后天之本不固；七情劳倦，耗伤脏腑气血；房事过度，耗伤肾精元气；久病失治误治，损伤正气；大吐、大泻、大汗、出血、失精等，使阴液气血耗损等，均可形成虚证。

辨证要点：精神不振，声音低微，脉细弱等气血阴阳不足所导致的虚弱症状。

2. 实证 是指人体感受外邪，或疾病过程中阴阳气血失调，体内病理产物蓄积，以邪气亢盛、正气不虚为病机特点，表现为有余、亢盛、停聚特征的各种证候。

临床表现：由于实邪的性质和所在部位的不同，实证的临床表现亦不一致，故很难以几个症状全面概括。临床一般是新起、暴病，病情急剧、体质壮实者多实证。

证候分析：实证范围比较广泛，临床表现复杂，其形成原因可概括为两个方面：一是外邪侵犯人体的初期或中期，邪气亢盛而正气未虚，正邪剧争所致；二是脏腑功能失调，气化障碍，导致瘀血、水湿、痰饮等病理产物滞留体内。

辨证要点：六淫疠气亢盛，七情失调，或痰饮、水湿、瘀血、结石、食积、虫积等积聚体内所导致的症状。

3. 虚证和实证的鉴别

虚证和实证的鉴别见表6-3。

表6-3 虚证和实证的鉴别

鉴别项	虚证	实证
病程	长（久病）	短（新病）
体质	多虚弱	多壮实
精神	萎靡	烦躁
声音	声低息微	声高息粗
疼痛	喜按	拒按
胸腹胀满	按之不痛，胀满时减	按之疼痛，胀满不减
发热	五心烦热，午后微热	蒸蒸壮热

续表

鉴别项	虚证	实证
恶寒	畏寒，得衣近火则减	恶寒，添衣加被不减
舌象	舌淡苔白，质嫩，或舌红少苔或无苔	质老，苔厚腻
脉象	细弱	有力

（四）阴阳辨证

1. 阴证 是指凡符合抑制、沉静、衰退、晦暗等属“阴”的特征的里证、寒证、虚证，以及症状表现于内的、向下的、不易被发现的，或病邪性质为阴邪致病、病情变化较慢等，均属阴证范畴。

临床表现：精神萎靡，面色苍白，形寒肢冷，气短声低，倦怠乏力，口淡不渴，大便稀溏，小便清长，舌淡胖嫩，脉迟弱细等。

证候分析：精神萎靡，乏力，气短声低是虚证的表现；面白，形寒肢冷，口淡不渴，大便稀溏，小便清长是里寒证的表现；舌淡胖嫩，脉迟弱细均为虚寒的舌脉。

辨证要点：里、虚、寒等症状。

2. 阳证 是指凡符合兴奋、躁动、亢进、明亮等属“阳”的特征的表证、热证、实证，以及症状表现于外的、向上的、容易发现的，或病邪性质为阳邪致病、病情变化较快等，均属阴证范畴。

临床表现：面色赤，恶寒发热，精神烦躁，渴喜冷饮，呼吸气粗，小便短赤涩痛，大便秘结，舌红绛，苔黄燥，脉洪大或滑实等。

证候分析：恶寒发热并见是表证特征；身热面赤，烦躁，渴喜冷饮为热证的表现；呼吸气粗，小便短赤，大便秘结是实证的表现；舌红或绛，苔黄燥，脉洪大、滑实均为实热之征。

辨证要点：表、实、热等症状。

二、八纲证候间的关系

八纲中，表里、寒热、虚实、阴阳各自概括着一个方面的病理本质，然而病理本质的各个方面是互相联系的。因此，用八纲来分析、归类、判断证候，并不是彼此孤立、绝对对立、静止不变的，八纲的证与证之间存在着相兼、错杂、转化，甚至真假难辨，并且随病情发展而不断变化的关系，主要可归纳为证候相兼、证候错杂、证候真假及证候转化四个方面。

（一）证候相兼

证候相兼，即在疾病某一阶段，出现两纲或两纲以上性质不相矛盾的证候，其病位没有表与里，病性没有寒与热、虚与实等相反证存在。

表里、寒热、虚实各自从不同的侧面反映疾病某方面的本质，故不能互相概括、替代，临床上的证亦不可能只涉及病位或病性的某一方面。因而辨证时，需综合分析病位深浅、病性寒热和邪正盛衰。无论病位之在表在里，必然要区分其寒热、虚实性质；无论病性之属寒属热，必然要辨别病位在表或在里、是邪盛或是正虚；无论病情之虚实，必察其病位之表里、病性之寒热。

八纲辨证在临床上常见的相兼证候有表实寒证、表实热证、里虚寒证、里虚热证、里实寒证、里实热证等，其临床表现一般是相关纲领证候的相加。如恶寒重发热轻，头身疼痛，无汗，

脉浮紧等，为表实寒证；五心烦热，盗汗，口咽干燥，颧红，舌红少津，脉细数等，为里虚热证。

（二）证候错杂

证候错杂，是指疾病某一阶段，表现为病位的表里同时受病，而且呈现寒、热、虚、实性质相反的证候。

八纲中的证候错杂关系包括四种情况：①表里同病，寒热虚实性质并无矛盾，如表里实寒证、表里实热证等。②表里同病，寒热性质相同，但虚实性质相反的证候，如表实寒里虚寒证、表实热里虚热证。③表里同病，虚实性质相同，但寒热性质相反的证候，如表实寒里实热证，即“寒包火”证。④表里同病，寒与热、虚与实的性质均相反的证候，临床上除了表实寒里虚热证外，其余组合则极少见。

在表里同病的情况下，疾病的证候一般是由内在的病理本质所决定，如内有积热或阳气偏亢者，其外感表证多从热化；内在阳气不足者，患外感病时，很少见表热证候。所以，表里寒热虚实的错杂证候，虽然从理论上可组合为表虚寒里实寒证、表虚热里实热证、表实热里实寒证、表虚热里虚寒证、表虚寒里虚热证、表实热里虚寒证、表虚热里实寒证、表虚寒里实热证等，但临床很少见到。

此外，由于里证的范围极广，既有脏腑病位之别，又可表现为寒热虚实证候的错杂，故其临床证候错综复杂。同时，错杂的证候中存在着矛盾的两个方面，均反映疾病的本质。因此，当辨析表里证候的缓急，寒热虚实病性的主次，以便采取正确的治护方法。

（三）证候真假

证候真假，是指某些疾病在病情的危重阶段，可以出现一些与疾病本质相反的“假象”，掩盖着病情的真象。

所谓“真”，是指与疾病内在本质相符的证候；所谓“假”，是指疾病表现出与病理本质不相符的征象。对于证候的真假，必须认真辨别，抓住疾病的本质，才能对病情做出准确判断。证候真假包括寒热真假、虚实真假。

1. 寒热真假 当病情发展到寒极或热极时，出现一些与其寒、热本质相反的“假象”症状或体征，即真热假寒、真寒假热。

（1）真热假寒 指内有真热而外见某些假寒征象的“热极似寒”的证候。

里热炽盛者，除有身热、胸腹灼热、渴喜冷饮、口臭息粗、小便短黄、舌红苔黄而干、脉沉有力等实热证的典型表现外，有时可见四肢厥冷、脉迟等症。从表面来看，四肢厥冷、脉迟等症，似与热证的表现相反。但这些“寒象”与真正寒证的表现有所不同，如四肢虽厥冷但胸腹部灼热，脉虽迟但按之有力。因此，这些“寒象”实际上是由于邪热内盛，气血运行不畅，阳气郁闭于内而不能布达于外所致。它们仍然是热证本质的反映，为热极格阴的表现。真热假寒证常有热深厥亦深的特点，故可称作热极肢厥证。亦称阳盛格阴证。

（2）真寒假热 指内有真寒而外见某些假热征象的“寒极似热”的证候。

阳气虚衰、阴寒内盛者，除出现四肢厥冷、小便色清、大便不燥或下利清谷、舌淡苔白、脉沉无力等里虚寒证的典型表现外，有时可见自觉发热、面色发红、口渴、咽痛、躁扰不宁、脉浮大或数等症状。从表面来看，自觉烦热、口渴、面红等，似与寒证的表现相反，但这些“热象”与真正热证的表现有所不同。如虽自觉发热，但触之胸腹无灼热，且欲盖衣被；虽面色发红，但

为面色苍白而泛红如妆，时隐时现；虽神志躁扰不宁，但感疲乏无力；虽口渴，却欲热饮，且饮水不多；虽咽喉疼痛，但不红肿；脉虽浮大或数，但按之无力。因此，这些表现实际上是由于阳气虚衰，阴寒内盛，虚阳浮游于上、格越于外所致。这些“热象”仍然是寒证本质的反映，为寒极格阳的表现。真寒假热实际是阳虚阴盛而阳气浮越，故又称虚阳浮越证，亦称阴盛格阳证、戴阳证。

（3）寒热真假的鉴别　应以表现于内部、中心的症状为准、为真，肢末、外部的症状是现象，可能为假象，故胸腹的冷热是辨别寒热真假的关键。胸腹灼热者为热证，胸腹部冷而不灼热者为寒证。

2. 虚实真假　《内经知要》所谓“至虚有盛候”“大实有羸状”，即是指证候的虚实真假。

（1）真实假虚　指本质为实证，反见某些虚羸现象的证候。

实邪内盛者，可有神情默默、脉象沉迟、手足不温等貌似“虚羸”的表现，其病机是由于热结肠胃、痰食壅积、湿热内蕴、瘀血停蓄等，以致经脉阻滞，气血不能畅达，而表现出类似虚证的假象。病变的本质属实，虽默默不语却语时声高气粗，虽脉沉迟却按之有力，虽手足不温，但胸腹按之灼手

（2）真虚假实　指本质为虚证，反见某些盛实现象的证候。

正气严重虚弱者，可有腹部胀满、呼吸喘促，或二便闭塞、脉数等貌似“盛实”的表现，其病机多为脏腑虚衰，气血不足，运化无力，气机不畅，而出现类似实证的假象。病变的本质属虚，腹虽胀满但有时缓解，或触之内无肿块而喜按，可知并非实邪内积，而是脾虚不运所致；虽有喘促但气短息弱，可知并非邪气壅滞，而是肺肾气虚、摄纳无权之故；虽然大便闭塞但腹部不甚硬满，系阳气失于温运而腑气不行的表现；虽有小便不利，但无舌红口渴之症，可知这是阳气亏虚而不能气化水液，或肾司开阖不利所致；神疲乏力，面色萎黄或淡白，脉虚弱，舌淡胖嫩，更是正气亏虚的本质表现。

（3）虚实真假的鉴别关键　在于脉象的有力无力、有神无神，其中尤以沉取之象为真谛；其次是舌质的嫩胖与苍老，言语呼吸的高亢粗壮与低怯微弱；患者体质状况、病之新久、治疗经过等，也是辨析的依据。临床多见虚实夹杂者，故辨证时应区分虚实的轻重，并分析其因果关系。

（四）证候转化

证候转化指疾病在发展变化过程中，其病位、病性，或邪正盛衰的状态发生变化，由一种证候转化为对立的另一种证候。证候的转化有两种可能，一是病情由浅及深、由轻而重；二是病情由重而轻、由深而浅。

1. 表里出入　是指病情表与里的相互转化，或病情由表入里而转化为里证，或病邪由里出表而有出路。一般而言，由表入里多提示病情转重，由里出表多预示病情减轻。掌握病势的表里出入变化，对于预测疾病的发展与转归，及时改变护治方法，及时截断、扭转病势，或因势利导，均具有重要意义。

（1）由表入里　指证候由表证转化为里证，即表证入里。表明病情由浅入深，病势发展。

六淫等邪袭表，若不从外解，则常常内传入里，表现为表证的症状消失而出现里证的征象。如先有恶寒发热、脉浮等表证的症状，当恶寒消失，出现发热，舌红苔黄，脉洪数等症时，表示表邪已入里化热而形成里热证。

表证转化为里证，一般见于外感病的初、中期阶段，由于机体未能抗邪向外，或邪气过盛，或护理不当，或失治误治等原因，邪气不从外解，以致向里传变，使病情加重。

（2）由里出表　指在里的病邪向外透达所表现的证候。表明邪有出路，病情有向愈的趋势。某些里证在治疗及时、护理得当时，机体抵抗力增强，祛邪外出，从而表现出病邪向外透达的症状或体征。如外感温热病中，随着汗出而见热退身凉，烦躁等症减轻，便是邪气向外透达的表现。

由里出表是在里之邪毒有向外透达之机，并不是里证转化成表证。因为它不是原有在里的证候消失，而又出现恶寒发热、脉浮等表证的征象。

2. 寒热转化　指疾病的寒热性质发生相反的转变。寒证化热示阳气旺盛，热证转寒示阳气衰惫。

（1）寒证化热　指原为寒证，后出现热证，而寒证随之消失。

寒证化热常见于外感寒邪未及时发散，而机体阳气偏盛，阳热内郁到一定程度，寒邪化热，形成热证；或是寒湿之邪郁遏，而机体阳气不衰，由寒而化热；或因使用温燥之品太过，亦可使寒证转化为热证。如寒湿痹证，初为关节冷痛、重着、麻木，病程日久，或过服温燥药物，而变成患处红肿灼痛；哮病因寒引发，痰白稀薄，久之见舌红苔黄，痰黄而稠；痰湿凝聚的阴疽冷疮，其形漫肿无头、皮色不变，以后转为红肿热痛而成脓等。以上均属寒证转化为热证。

（2）热证转寒　指原为热证，后出现寒证，而热证随之消失。

常见于邪热毒气严重的情况之下，或因失治、误治，以致邪气过盛，耗伤正气，功能衰败，阳气耗散，故而转为虚寒证，甚至出现亡阳的证候。如疫毒痢初期，高热烦渴，舌红脉数，泻痢不止，若突然出现四肢厥冷、面色苍白、脉微，或病程日久，而表现出畏冷肤凉，面白舌淡，皆是由热证转化为寒证。

寒证与热证的相互转化，是由邪正力量的对比所决定的，其关键在于机体阳气的盛衰。寒证化热，是人体阳气较为旺盛，尚能抗邪，邪气才会从阳化热；热证化寒，是邪气虽衰而正气不支，正不胜邪，病情加重。

3. 虚实转化　指疾病的虚实性质发生相反的转变。提示邪与正之间的盛衰关系出现了本质性变化。实证转虚为疾病的一般规律，虚证转实常是证候的虚实夹杂。

（1）实证转虚　指原先表现为实证，后来表现为虚证，提示病情发展。

邪正斗争的趋势，或是正气胜邪而向愈，或是正不胜邪而迁延。病情日久，若失治误治，正气伤而不足以御邪，可导致实证转化为虚证。如本为咳嗽吐痰、息粗而喘、苔腻脉滑，久之见气短而喘、声低懒言、面白、舌淡、脉弱；或初期见高热、口渴、汗多、脉洪数，后期见神疲嗜睡、食少、咽干、舌红无苔、脉细数等，均是邪虽去而正已伤，由实证转虚。

（2）虚证转实　指正气不足，脏腑功能衰退，组织失却濡润充养，或气机运化迟钝，以致气血阻滞，病理产物蓄积，邪实上升为矛盾的主要方面，而表现以实证为主的虚实夹杂证候。其实质是因虚致实。

如心阳虚日久，温煦无能，推运无力，则血行迟缓而成瘀，在原有心悸、气短、脉弱等心气虚征象的基础上，出现心胸绞痛、唇舌紫暗、脉涩等心血瘀阻之症状，血瘀之实已超过心气之虚，这是因虚而致实。

第二节　气血津液辨证

一、辨气血证候

辨气血证候是根据患者所表现的症状、体征等，根据气血的生理与病理特点，进行分析、归

纳，辨别疾病中有无气血亏损或运行障碍。气血证候可分为两类，一是气血的亏虚，二是气血的运行失常。辨气血证候的主要内容包括气虚类证、血虚类证、气滞类证、血瘀证、血热证、血寒证、气血同病类证。

（一）气虚类证

气虚类证主要包括气虚证、气陷证、气不固证、气脱证。

1. 气虚证 是指机体元气不足，气的推动、固摄、防御、气化等功能减退或脏腑功能减退，以神疲乏力、少气懒言、脉虚等为主要表现的虚弱证候。

临床表现：神疲乏力，少气懒言，气短声低，体倦乏力，自汗畏风，活动后诸症加重，舌淡嫩，脉虚无力等。

证候分析：本证多因先天不足，或后天失养，或久病、重病、劳累过度、年老体弱等因素，导致元气不足，使气的推动、固摄、防御、气化等功能失司而成。由于元气不足，脏腑功能减退，故出现神疲乏力，少气懒言，语声低微；卫气虚弱，不能固护卫表，腠理开阖失司，故自汗畏风；劳则气耗，所以活动后诸症加重；营气虚不能上承于舌，故舌淡嫩；气虚无力鼓动血行，故脉虚无力。气虚可导致多种病理变化。如气虚而功能减退，运化无权，推动无力，可导致营亏、血虚、阳虚、生湿、生痰、水停、气滞、血瘀，以及易感外邪等。同时，气虚可与血虚、阴虚、阳虚、津亏等兼并为病，而为气血两虚证、气阴两虚证、阳气亏虚证、津气亏虚证等。

辨证要点：神疲、乏力、气短、脉虚等。

2. 气陷证 是指气虚升举无力而清阳之气下陷，以自觉气坠或内脏下垂为主要表现的证候。

临床表现：头晕眼花，神疲气短，脘腹坠胀，大便稀溏，形体消瘦，或见内脏下垂、脱肛、阴挺等，舌质淡嫩，脉弱。

证候分析：本证多是气虚进一步发展，或为气虚的一种特殊表现形式，一般指中气下陷，又称中气下陷证或脾虚气陷证。清阳不升则头晕眼花；气陷而机体失却濡养，则见神疲气短，形体消瘦；中气亏虚，脾失健运，水谷精微下趋，则大便稀溏；气虚无力升举，内脏位置不能固定，故见脘腹坠胀，或内脏下垂，或有脱肛、阴挺。

辨证要点：体弱而瘦，气短，气坠，内脏下垂等。

3. 气不固证 是指气虚失其固摄之职，以自汗，或大小便、经血、精液、胎元等不固为主要表现的虚弱证候。

临床表现：气短，疲乏，舌淡嫩，脉虚；或自汗不止；或流涎不止；或见遗尿，余沥不尽，小便失禁；或为大便滑脱失禁；或妇女崩漏；或为滑胎、小产；或见男子遗精、滑精、早泄等。

证候分析：气短，疲乏，舌淡嫩，脉虚，或自汗不止为气虚的一般表现；若气不摄津则可表现为自汗、流涎；气虚不能固摄二便，可表现为遗尿，余沥不尽，小便失禁，或大便滑脱失禁；气虚不能固摄血液，则可导致妇女崩漏；气虚胎元不固，则可导致滑胎、小产；气不摄精故遗精、滑精、早泄。

辨证要点：病体虚弱，气短，疲乏，自汗及脉虚或经、精、胎元、二便等不固。

4. 气脱证 是指元气亏虚已极，急骤外泄，以气息微弱、汗出不止等为主要表现的危重证候。

临床表现：呼吸微弱而不规则，汗出不止，口开目合，全身瘫软，神识朦胧，二便失禁，面色苍白，口唇青紫，舌质淡白，舌苔白润，脉微欲绝。

证候分析：本证多由气虚、气不固发展而来，或在大汗、大吐、大泻、大失血等情况下，出现“气随津脱”“气随血脱”；或于长期饥饿、极度疲劳、暴邪骤袭等状态下发生。元气欲脱，则肺、心、脾、肾等脏腑之气皆衰；呼吸微弱且不规则，汗出不止，为肺气外脱之征；口开目合，全身瘫软，为脾气外泄之征；神识朦胧，面色苍白，口唇青紫，为心气外脱之象；二便失禁，为肾气欲脱的表现；舌质淡白，舌苔白润，脉微，为元气亏虚的表现。

辨证要点：病势危重，气息微弱，汗出不止，脉微欲绝。

（二）血虚类证

血虚类证包括血虚证、血脱证。

1. 血虚证　是指血液亏虚，不能濡养脏腑、经络、组织，以面、睑、唇、舌色淡白，脉细为主要表现的虚弱证候。

临床表现：面色淡白或萎黄，眼睑、口唇、爪甲色淡，头晕眼花，心悸，失眠多梦，健忘，手足麻木，妇女经血量少色淡、延期，甚或闭经，舌淡苔白，脉细无力。

证候分析：导致血虚的原因，主要有两个方面：一是血液耗损过多，见于各种出血后，或思虑过度，暗耗阴血，或久病、重病耗伤阴血，或虫积肠道，耗吸营血等；二是血液生化不足，见于进食不足，或脾胃运化功能减退，或因其他脏腑功能减退，不能化生血液，或瘀血阻络，新血不生等。血液亏虚，脉络空虚，形体组织缺乏濡养荣润，则见颜面、眼睑、口唇、舌质、爪甲的颜色淡白，脉细无力；血虚脏器得不到足够的营养，则见头晕眼花，两目干涩，心悸，手足麻木，妇女月经量少色淡，甚或闭经；血虚心神失养而心神不宁，故见多梦，健忘，神疲等。

辨证要点：病体虚弱，面、睑、唇、舌、爪甲色淡白，脉细无力。

2. 血脱证　是指突然大量出血或长期反复出血，血液亡脱，以面色苍白、心悸、脉微或芤为主要表现的危重证候。

临床表现：面色苍白，头晕，眼花，心悸，气短，四肢逆冷，舌色枯白，脉微或芤。

证候分析：血脱证常见于大失血，如呕血、咯血、便血、崩漏、外伤失血等，或因长期失血，血虚进一步发展而成。血液亡脱，脉络空虚，不得荣润则见面色苍白，舌色枯白，脉微或芤；血液亡失，心脏、清窍失养，故见心悸、头晕、眼花等症状；气随血脱，阳气失却温煦作用则四肢逆冷。

辨证要点：有血液严重损失的病史，面色苍白、脉微或芤等。

（三）气滞类证

气滞类证包括气滞证、气逆证和气闭证。

1. 气滞证　是指人体某一部位或某一脏腑、经络的气机阻滞，运行不畅，以胀闷疼痛为主要表现的证候。

临床表现：胸胁、脘腹或损伤部位的胀闷或疼痛，性质可为胀痛、窜痛、弓痛，症状时轻时重，按之无形，部位不固定，胀痛常随情绪变化而增减，或随嗳气、肠鸣、矢气、太息后而减轻，脉象多弦，舌象无明显变化。

证候分析：本证多因情志不遂，忧郁悲伤，思虑过度，而致气机郁滞；或痰饮、瘀血、宿食、虫积、砂石等病理物质阻塞，或阴寒凝滞、湿邪阻碍、外伤络阻等导致气机郁滞；或脏气虚弱，运行乏力而气机阻滞。气滞证的主要机制是气的运行发生障碍，气机不畅则痞胀，阻滞不通则疼痛，气得运行则症状减轻，故气滞以胀闷疼痛为主要表现。气滞可导致血行不畅而形成气滞血瘀；气机郁滞日久，可以化热、化火；气机不利，可影响水液代谢而产生痰湿、水液内停；气

滞也是引起气逆、气闭的病理基础。

辨证要点：胸胁脘腹或损伤部位胀闷、胀痛、窜痛。

2. 气逆证 是指气机失调，气上冲逆，以咳嗽喘促、呃逆、呕吐等为主要表现的证候。

临床表现：咳嗽频作，喘促；呃逆、嗳气，或呕吐、呕血；头痛、眩晕，甚至昏厥，咯血。

证候分析：气逆一般是气滞基础上的一种表现形式，表现为气机当降不降反上升，或升发太过。常因外邪侵袭、饮食失节、痰饮瘀血内阻、寒热刺激、情志过激等所致。肺气上逆可见咳嗽，喘促；胃气上逆可见呃逆、嗳气、恶心、呕吐诸症；肝气上逆轻则头痛，眩晕，重则昏厥，呕血或咯血。另外，气逆只是一种病机，并不是一个完整的证名，临床应注意辨别病因，再结合病位、气逆构成完整的辨证诊断，如胃寒气逆证、胃火气逆证、肝火气逆证等。

辨证要点：咳喘或呕吐，呃逆。

3. 气闭证 是指邪气阻闭神机或脏器、官窍，以突发昏厥或绞痛为主要表现的急重证候。

临床表现：突发神昏，晕厥；或内脏绞痛，或二便闭塞，呼吸气粗，声高，脉沉实有力等。

证候分析：本证多因强烈的精神刺激，使神机闭塞；或瘀血、砂石、虫体、痰浊等阻塞脉络、管腔，导致气机闭阻；或因溺水、电击等意外事故，致使心、肺气闭。极度精神刺激，神机闭塞，故突发神昏，晕厥；有形实邪（痰浊、瘀血、砂石、蛔虫）闭阻气机，故内脏绞痛；气机闭阻不通则二便闭塞；邪气阻闭，肺气不通故呼吸气粗、声高；实邪内阻，故脉沉实有力。

辨证要点：突发昏厥或绞痛，二便闭塞，气粗，脉实。

（四）血瘀证

血瘀证指瘀血内阻，血行不畅，以固定刺痛、肿块、出血、瘀血色脉征为主要表现的证候。

临床表现：疼痛、肿块、出血、瘀血色脉征等。其疼痛特点为痛如针刺、痛处固定不移、拒按，常在夜间疼痛加重；肿块在体表者，色青紫，在腹内者触之坚硬，推之不移；出血的特点是出血反复不止，色紫暗或夹有血块，或大便色黑如柏油状，或女性血崩、漏血；瘀血色脉征主要有面色黧黑，或唇甲青紫，或肌肤甲错，或皮肤出现丝状红缕，或皮下紫斑，或腹露青筋，舌质紫暗，有紫斑或紫点，或舌下络脉曲张，脉涩或结、代等。

证候分析：形成瘀血的原因很多，一是外伤、跌仆及其他原因造成的体内出血，离经之血未及时排出或消散，瘀积于内；二是气滞血行不畅，以致血脉瘀滞；三是因寒血脉凝滞；或因热血液浓缩壅聚；四是湿浊、痰浊、砂石等实邪阻塞脉络，血运受阻；五是气虚、阳虚推动无力，血行缓慢，或血脉空虚，血行迟缓。血瘀证的机制主要为瘀血内积，气血运行受阻，不通则痛，故有刺痛、固定、拒按等特点；夜间阳气内藏，阴气用事，血行缓慢而瘀阻更甚，故夜间疼痛加重；血液凝结成块，则兼肿块紫暗、出血暗紫成块或触之坚硬，推之不移；血不循经而外溢，故见各种出血并反复不止；血行障碍，气血不能濡养肌肤，故皮肤干涩、肌肤甲错；血行瘀滞，则血色变紫变黑，故见面色黧黑、唇甲青紫；脉络瘀阻，故舌下络脉曲张，皮肤显现丝状红缕，舌见紫斑、紫点，脉涩等症。血瘀与气滞可互为因果，或相兼为病，形成气滞血瘀证或血瘀气滞证，简称瘀滞证。血瘀可与痰、热等相合为病，而成痰瘀互结证、瘀热互结证。瘀血内阻还可导致血虚、水停等病理改变。

辨证要点：固定刺痛，肿块，出血，瘀血色脉征。

（五）血热证

血热证指火热炽盛，热迫血分，以身热口渴、斑疹吐衄、烦躁谵语、舌绛、脉数等为主要表现的实热证候。

临床表现：身热夜甚，或潮热，口渴，面赤，心烦，失眠，躁扰不宁，甚或神昏谵语，或见各种出血，血色深红，或为斑疹显露，或为疮痈，舌红绛，脉数疾。

证候分析：本证多由外感热邪，或感受他邪化热，传入血分；或情志过激，气郁化火；或过食辛辣之品，火热内生，灼伤血络，而致出血。热在血分，血行加速，脉道扩张，则见面赤，舌红绛，脉数疾；血热内扰心神，而心烦，失眠，躁扰不宁，甚或神昏谵语；热邪灼伤血络，血不循经，而致各种出血；热邪内犯营血，灼肉腐血，可为疮痈；身热夜甚，潮热，口渴为热邪蒸腾，耗伤津液之象。血热证在外感热病和内伤杂病中皆可见之，外感热病的血热证，即卫气营血辨证中的血分证。

辨证要点：身热口渴，斑疹吐衄，烦躁谵语，舌绛，脉数。

（六）血寒证

血寒证指寒邪客于血脉，凝滞气机，血行不畅，以患处拘急冷痛、畏寒、唇舌青紫，女性月经后期、经色紫暗夹块为主要表现的实寒证候。

临床表现：畏寒，手足或少腹等患处冷痛，得温则减，肤色紫暗发凉，或为痛经，或月经后期，经色紫暗，夹有血块，唇舌青紫，苔白滑，脉沉迟弦涩。

证候分析：本证多因寒邪侵犯血脉，或阴寒内盛，凝滞脉络而致。寒凝血脉，气血行畅，阳气不得流通，组织失于温煦，故常表现为患处寒冷疼痛；寒性收引，故其痛具有拘急冷疼、得温痛减的特点；肤色紫暗，月经后期，经色紫暗，夹有血块，唇舌青紫，脉沉迟弦涩，均为瘀血症状。

辨证要点：患处拘急冷痛，畏寒，唇舌青紫，女性痛经或月经后期，经色紫暗，夹有血块。

（七）气血同病类证

气与血在生理上相互依存，病理上相互影响，二者相合，同时存在的状态，即为气血同病。常见的证型有气滞血瘀证、气虚血瘀证、气血两虚证、气不摄血证、气随血脱证等。

1. 气滞血瘀证 是指气滞和血瘀的症状兼并出现。临床以局部胀闷走窜疼痛，甚或刺痛，疼痛固定、拒按，或有肿块坚硬，局部青紫肿胀，或有情志抑郁，急躁易怒，或有面色紫暗，皮肤青筋暴露，妇女可见经闭或痛经，经色紫暗或夹血块，或乳房胀痛，舌质紫暗或有紫斑、紫点，脉弦涩等为辨证依据。

2. 气虚血瘀证 是指兼有气虚和血瘀的证候。临床以面色淡白或紫暗，倦怠乏力，少气懒言，局部刺痛，痛处固定不移、拒按，舌淡紫，或有斑点，脉涩等为辨证依据。

3. 气血两虚证 是指气虚和血虚症状兼并出现。临床以神疲乏力，少气懒言，自汗，面色淡白或萎黄，口唇、眼睑、爪甲颜色淡白，或见头晕目眩，心悸失眠，形体消瘦，肢体麻木，月经量少色淡，甚或闭经，舌质淡白，脉细无力等为辨证依据。

4. 气不摄血证 是以气虚与出血症状共见。临床以衄血、便血、尿血、月经过多、崩漏、皮下青紫色斑块等各种出血，并见面色淡白无华，神疲乏力，少气懒言，心悸失眠，舌淡白，脉弱等为辨证依据。

5. 气随血脱证 是指大量失血阳气虚衰的症状同见。临床以大量出血的同时，出现面色苍白，气少息微，大汗淋漓，舌淡，脉微欲绝或散大无根等为辨证依据。

二、辨津液证候

辨津液证候，是根据患者的症状、体征，对照津液的生理、病理特点，辨别疾病当前病理本质中有无津液亏虚或运化障碍的证候存在，包括津液亏虚和水液停聚形成的痰证、饮证、水停证及津液亏虚证。

（一）痰证

痰证指痰浊内阻或流窜，以痰多、胸闷、呕恶、眩晕、体胖等为主要表现的证候。

临床表现：咳嗽痰多，痰质黏稠，胸脘痞闷，呕恶，纳呆，或头晕目眩，或形体肥胖，或神昏而喉间痰鸣，或神志错乱而为癫、狂、痴、痫，或某些部位出现圆滑柔韧的包块等，舌苔腻，脉滑。

证候分析：“痰”是体内水液停聚凝结而成的一种质稠浊而黏的病理产物。痰证临床表现多端，有“百病多因痰作祟”“怪病多痰”之说。形成痰的原因很多，如外感六淫、饮食不当、情志刺激、过逸少动等，影响肺、脾、肾的气化功能，以致水液不能正常输布，停聚为痰。“脾为生痰之源，肺为贮痰之器”。痰浊阻肺，宣降失常，故咳嗽气喘、痰多；痰浊中阻，胃失和降，可见胸脘痞闷、恶心纳呆、呕吐痰涎等；痰蒙清窍，则头晕目眩；痰湿泛于肌肤，则见形体肥胖；痰蒙心神，则神昏、神志错乱；痰结皮下，肌肉凝聚成块，则身体某些部位可见圆滑柔韧的包块；苔腻、脉滑为痰浊内阻之象。根据痰的性状及兼症的不同，痰证又有寒痰、热痰、湿痰、燥痰及风痰、瘀痰、脓痰之分。

辨证要点：痰多，胸闷，呕恶，眩晕，体胖，局部有圆滑包块，苔腻，脉滑等。

（二）饮证

饮证指水饮停聚于腔隙或胃肠，以胸闷脘痞，呕吐清水，咳吐清稀痰涎，肋间饱满等为主要表现的证候。

临床表现：脘腹痞胀，泛吐清水，水声辘辘；肋间饱满，咳唾引痛；胸闷心悸，息促不得卧；身体肢节痛重；咳痰清稀，喉间哮鸣；头目眩晕，舌苔白滑，脉弦或滑。

证候分析：“饮”是体内水液停聚而转化成的一种较痰清稀、较水浑浊的病理产物。可因外邪侵袭，或为中阳素虚，使水液输布障碍，而停聚成饮。饮停于胃肠，阻滞气机，胃失和降，可见脘腹痞胀，泛吐清水，水声辘辘，是为狭义的“痰饮”；饮停于胸胁，阻碍气机，则肋间饱满，咳唾引痛，胸闷息促，是为悬饮；饮停于心包，阻遏心阳，则胸闷心悸，息促不得卧，是为支饮；饮邪流行，溢于四肢，当汗出而不汗出，身体、肢节疼重等，是为溢饮；饮邪犯肺，肺失宣降，气道滞塞，故咳痰清稀，喉间哮鸣；饮邪内阻，清阳不升，故头目眩晕；饮为阴邪，故舌苔白滑；脉弦或滑，亦为饮证的表现。根据饮停部位的不同，临床常分为饮停胃肠证、饮停胸胁证、饮停心包证、饮邪阻肺证等。

辨证要点：胸闷脘痞、呕吐清水、咳吐清稀痰涎、肋间饱满、苔滑等。

（三）水停证

水停证是指体内水液停聚，以肢体浮肿、小便不利，或腹大痞满、舌质淡胖等为主要表现的证候。

临床表现：头面、肢体甚或全身浮肿，按之凹陷不起，或为腹水而见腹部膨隆、叩之音浊，

小便短少不利，周身困重，舌淡胖，苔白滑，脉濡缓。

证候分析：病理性的“水”，是质地清稀、流动性大的病理产物。导致水停的原因，可为外邪侵袭，湿邪内侵，亦可因房劳伤肾，或病久肾虚，影响肺、脾、肾的气化功能，使水液运化，输布失常而停聚，瘀血内阻，经脉不利，影响水液运行，可形成血瘀水停。水为有形之邪，水液输布失常而泛溢肌肤，故头面、肢体甚或全身浮肿，按之凹陷不起；水液停聚腹腔而为腹水，故见腹部膨隆、叩之音浊；膀胱气化失司，水液停蓄而不泄，故见小便短少不利；水湿困脾，湿渍肢体，则周身困重；舌淡胖，苔白滑，脉濡缓，是水湿内停的表现。

辨证要点：肢体浮肿，小便不利，或腹大痞胀，舌淡胖。

湿、水、饮、痰在形质、流动性、证候表现上有异有同，四者之间关系密切。四者均属体内水液停聚所形成的病理产物，与肺脾肾等脏腑功能失调和对水液的气化失常有关。“湿”无明显形质而呈“汽态”，弥漫性大，以肢体闷重酸困为主要表现；“水”质清稀为液态，流动性大，以水肿、少尿为主要表现；“饮”常停聚于某些腔隙及胃肠，以停聚处的症状为主要表现；“痰”的质地稠浊而黏，常呈半凝固乳胶状态，流动性小，多停于肺，可随气流窜全身，表现复杂，一般有吐痰多的特点。由于湿、水、饮、痰本属一类，难以截然划分，且可以相互转化、兼并，因此，又时常互相通称。如有痰饮、痰湿、水饮、水湿、湿饮、湿痰等名。

（四）津液亏虚证

津液亏虚证是指机体津液亏少，脏腑、组织、官窍失去滋润、濡养、充盈，以口渴尿少，便干，官窍及皮肤干燥等为主要表现的证候。

临床表现：口、鼻、唇、舌、咽喉、皮肤、大便等干燥，皮肤枯瘪而缺乏弹性，眼球深陷，口渴欲饮，小便短少而黄，舌红少津，脉细数无力等。

证候分析：本证多因高热、大汗、大吐、大泻、烧伤等，使津液耗损过多；外界气候干燥，或机体阳气偏亢，津液暗耗；饮水过少，或脏气虚衰，津液生成不足，均可形成津液亏虚证。津液亏少，脏腑、组织、官窍失于充养、濡润，故口、鼻、唇、舌、咽喉、皮肤、大便等干燥，皮肤枯瘪无弹性，眼球深陷，口渴欲饮等一派干燥少津的症状；阴津亏少，阳气偏旺，则舌红少津，脉细数。

辨证要点：口渴，尿少，便干，口、鼻、唇、舌、皮肤干燥等。

第三节 脏腑辨证

脏腑辨证是在脏腑生理功能、病理特点及脏腑关系的基础上，对四诊收集的资料进行综合分析，判断病变脏腑及疾病性质的一种辨证方法。脏腑辨证是各种辨证方法的核心，是临床各科辨证的基础，更是脏腑病辨证施护的前提和依据。脏腑辨证的意义在于辨明病变的部位。脏腑辨证的基本思路是“病位＋病性”。首先，应辨明病变脏腑，通过识别脏腑病变的特征性表现，确定具体病位在某脏某腑；其次，应辨清疾病性质，根据兼症，尤其是舌象、脉象，分析病邪特点、病理因素、机体阴阳变化、精气血津液变化等，确定寒、热、虚、实、气滞、血瘀、水停、湿聚、结石、虫积等性质；最后病位结合病性，归纳证候名称，并审察证名的规范性与准确性。

一、肝与胆病辨证

“肝体阴而用阳”，肝体常不足，肝用而有余，故肝的病变主要是疏泄失常，致气机逆乱；藏

血不足，致全身失养。肝病的特征性症状主要包括急躁易怒或抑郁，头目、胸胁、少腹胀痛，面红，目赤，口苦，或头晕目眩，两目干涩，夜盲，筋脉拘急，屈伸不利，手足麻木或震颤，角弓反张，月经不调，崩漏，脉弦等。胆病的特征性症状主要包括目黄、身黄、尿黄，口苦，厌食油腻，皮肤瘙痒等。

肝病证候以实证多见，常见肝郁气滞证、肝火炽盛证、肝阳上亢证、肝风内动证、寒滞肝脉证；虚证常见肝阴虚证、肝血虚证。胆病证候常见胆郁痰扰证。

1. 肝郁气滞证 又称肝气郁结证，是指因情志抑郁恼怒，导致肝失疏泄、气机郁结的证候。

临床表现：情志抑郁，善太息，胸胁、少腹胀满窜痛，嗳气、矢气、气后胀痛暂缓解，或咽部异物感，或颈部瘿瘤、瘰疬，或胁下肿块，女性可见乳房胀痛，痛经，月经不调，舌苔薄白，脉弦。

证候分析：肝失疏泄，气机郁滞，经气不利，则情志抑郁，善太息，胸胁少腹胀满窜痛；肝气郁结，气不行津，津聚为痰，或气郁化火，灼津成痰，肝气夹痰循经上行，搏结于咽喉，则咽部有异物感，痰气搏结于颈部，则为瘿瘤、瘰疬；肝郁气滞，血行不畅，气血失和，冲任失调，故乳房胀痛，痛经，月经不调；苔白、脉弦为肝气郁结之象。

辨证要点：情志抑郁，胸胁、少腹胀痛，症状与情志因素密切相关。

2. 肝火炽盛证 又名肝火上炎证、肝经实火证，是指火热炽盛，内扰于肝，气火循经上逆的证候。

临床表现：头晕胀痛，痛如刀劈，面红，目赤肿痛，口苦口干，急躁易怒，失眠，噩梦连绵，耳鸣如潮，甚则突发耳聋，或胸胁灼痛，吐血、衄血，小便短黄，大便秘结，舌红，苔黄，脉弦数。

证候分析：肝火循经上攻头面，气血壅滞脉络，故头晕胀痛，痛如刀劈，面红；肝火上走于目睛，故目赤肿痛；肝火夹胆气上逆，则口苦口干；肝火扰动神魂，则心神不宁，魂不守舍，而见急躁易怒，失眠，噩梦连绵；肝火循胆经上冲于耳，则耳鸣如潮，甚则突发耳聋；肝经火热内炽，则胸胁灼痛；热盛迫血妄行，则吐血、衄血；火热耗津，故小便短黄，大便秘结。舌红苔黄、脉弦数为肝火内炽之象。

辨证要点：头晕胀痛，胁痛，急躁易怒，耳鸣与实热症状共见。

3. 肝阳上亢证 指肝阴亏虚，阴不制阳，致使肝阳亢盛的证候。

临床表现：眩晕耳鸣，头目胀痛，口燥咽干，心悸健忘，头重足轻，腰膝酸软，失眠梦多，舌红少苔，脉弦有力。

证候分析：肝阴虚，阴不制阳，阳亢气血上冲，则有眩晕耳鸣，头目胀痛。肝阴亏虚，心失所养，经脉失养，则有心悸健忘，失眠梦多；肝阳亢于上，则肾阴虚于下，上盛下虚，木旺耗水，水不涵木，阴不制阳，故头重足轻，步履不稳；肝肾阴虚，经脉失养，故腰膝酸软；舌红少苔、脉弦有力为肝肾阴虚、肝阳亢盛之象。

辨证要点：眩晕耳鸣，头目胀痛，面红，烦躁，腰膝酸软。

4. 肝风内动证 是指患者出现肢体抽搐、眩晕、震颤等摇摆不定症状为主要表现的证候。临床常见肝阳化风证、热极生风证、阴虚动风证及血虚生风证四种。

（1）*肝阳化风证* 是指肝阳亢逆无制而表现动风的证候。多因肝肾之阴久亏，肝阳失潜而暴发。

临床表现：眩晕欲仆，头摇胀痛，项强肢颤，语言謇涩，手足麻木，步履不正，面赤，或猝然昏倒，不省人事，口眼㖞斜，半身不遂，舌强不语，喉中痰鸣，舌红，苔白或腻，脉弦细

有力。

证候分析：肝阳化风，肝风内旋，上扰头目，则眩晕欲仆，或头摇不能自制；气血随风阳上逆，壅滞络脉，故头胀痛不止；风动筋挛，则项强肢颤；肝脉络舌本，风阳扰络，则语言謇涩；肝肾阴虚，筋脉失养，故手足麻木；风动于上，阴虚于下，上盛下虚，所以步履不正；阳亢则灼液为痰，风阳夹痰上扰，清窍被蒙，则见突然昏倒，不省人事；风痰流窜脉络，经气不利，可见口眼㖞斜，半身不遂；痰阻舌根，则舌体僵硬，不能语言；痰随风升，故喉中痰鸣。舌红为阴虚之象，白苔示邪尚未化火，腻苔为夹痰之征，脉弦细有力是阳亢阴虚化风之征。

辨证要点：素有头目眩晕、头胀痛、面赤等肝阳上亢之象，又突见肝风内动之症状，甚则猝然昏倒，口眼㖞斜、半身不遂等。

（2）热极生风证　指热邪亢盛引动肝风所表现的证候。多由邪热亢盛，燔灼肝经，热闭心神而发病。

临床表现：高热口渴，烦躁如狂，神昏谵语，颈项强直，两目上视，牙关紧闭，手足抽搐，角弓反张，舌质红绛，苔黄燥，脉弦数有力。

证候分析：邪热内盛，蒸腾肌肤，伤津耗液，故高热口渴；热扰心神，故烦躁如狂、谵语；热闭心神，则神志昏迷；邪热炽盛，燔灼肝经，耗伤津液，致筋脉失养，故两目上视，牙关紧闭，颈项强直，手足抽搐，角弓反张；舌质红绛、苔黄燥、脉弦数有力为肝经热盛之象。

辨证要点：高热、神昏、抽搐症状共见。

（3）阴虚动风证　指阴液亏虚引动肝风表现的证候。多因外感热病后期阴液耗损，或内伤久病，阴液亏虚而发病。

临床表现：手足震颤、蠕动，或肢体抽搐，眩晕耳鸣，咽干口燥，形体消瘦，五心烦热，颧红潮热，舌红少津，脉弦细数。

证候分析：肝阴亏虚，筋脉失濡，筋膜拘挛，故手足震颤、蠕动，或肢体抽搐；阴虚不能上养，故眩晕耳鸣；阴液不能上承，故咽干口燥；肾阴亏虚，形体失养，故消瘦；阴虚不能制阳，致虚热内蒸，故五心烦热，颧红潮热；舌红少津、脉弦细数为肝阴不足、虚热内炽之象。

辨证要点：眩晕，手足震颤、蠕动与阴虚症状共见。

（4）血虚生风证　指血虚筋脉失养所表现的动风证候。多由急慢性出血过多，或久病血虚所引起。

临床表现：眩晕耳鸣，肢体震颤、麻木，手足拘急，肌肉瞤动，面白无华，皮肤瘙痒，爪甲不荣，舌淡苔白，脉细或弱。

证候分析：肝血亏虚，不能上荣头面，故头目眩晕，面白无华；肝在体为筋，爪甲为筋之余，血虚筋失血养，则肢体震颤，手足拘急，肌肉瞤动，爪甲不荣；皮肤、肢体失养，故肢体麻木，皮肤瘙痒；舌淡苔白、脉细或弱为血虚之象。

辨证要点：眩晕、肢麻、拘急、震颤、瞤动、瘙痒与血虚症状共见。

5. 寒滞肝脉证　又称寒凝肝经证、肝经实寒证，是指寒邪侵袭，凝滞肝经的实寒证候。

临床表现：少腹冷痛，阴部坠胀作痛，或阴器收缩引痛，或颠顶冷痛，遇冷痛增，得温则减，舌淡，苔白润，脉沉紧或弦紧。

证候分析：本证多因感受寒邪，寒凝肝经所致。足厥阴肝经绕阴器，循少腹，上颠顶，寒性收引、凝滞，寒邪侵犯肝经，阳气被遏，失于温煦，气血运行不利，经脉收引拘挛，故少腹牵引阴器收缩作痛或坠胀冷痛，或见颠顶冷痛；寒凝气血，故疼痛遇冷痛增，得温则减；舌淡、苔白润、脉沉紧或弦紧为寒盛之象。

辨证要点：少腹、前阴、颠顶冷痛与实寒症状共见。

6. 肝阴虚证 指肝脏阴液亏虚，肝失濡养，阴不制阳，虚热内扰表现的证候。

临床表现：头晕眼花，两目干涩，视力减退，或胁肋灼痛，面部烘热或两颧潮红，或手足蠕动，口干咽燥，五心烦热，潮热盗汗，舌红少苔乏津，脉弦细数。

证候分析：肝阴不足，头目失润，故头晕眼花，两目干涩，视力减退；肝络失养，虚火内灼，疏泄失司，故胁肋灼痛；肝阴不足，虚火上炎，故面部烘热或两颧潮红；筋脉失养，筋膜挛急，故手足蠕动；阴虚不能上承，故口干咽燥；阴虚不能制阳，虚热内蒸，故五心烦热，午后潮热；阴虚内热，迫津外泄，故见盗汗；舌红少津、脉弦细数为肝阴不足、虚热内炽之象。

辨证要点：头晕、目涩、胁痛与虚热症状共见。

7. 肝血虚证 指血液亏虚，肝失濡养表现的证候。

临床表现：头晕目眩，视力减退或夜盲，面白无华，爪甲不荣，或见肢体麻木，筋脉拘挛，手足震颤，肌肉瞤动，或妇女月经量少、色淡，重则闭经，舌淡，脉细。

证候分析：肝血亏虚，不能上荣头面，故头晕，面白无华；肝开窍于目，肝血亏虚，目失所养，故目眩，视力减退或夜盲；肝在体为筋，爪甲为筋之余，肝血亏虚，筋失濡养，则爪甲不荣，肢体麻木，筋脉拘挛，手足震颤，肌肉瞤动；女子以血为本，肝血亏虚，冲任失养，血海空虚，故月经量少、色淡，重则闭经；舌淡，脉细，则为血虚之象。

辨证要点：有体弱、失血等病史，以眩晕、视力减退、经少、肢麻手颤等与血虚证共见。

8. 胆郁痰扰证 指胆失疏泄，痰热内扰所表现的证候。

临床表现：头晕目眩耳鸣，惊悸不宁，烦躁不寐，口苦呕恶，胸闷太息，舌苔黄腻，脉弦滑。

证候分析：胆脉络头目入耳，痰浊上扰故头晕目眩、耳鸣；胆为清静之腑，痰热内扰，则胆气不宁，故见惊悸不宁，烦躁不寐；胆气郁滞，则见胸闷善太息；热蒸胆气上溢则口苦，胆热犯胃，胃失和降，则泛恶呕吐；舌苔黄腻、脉象弦滑为痰热内蕴之征。

辨证要点：胆怯、惊悸、失眠、眩晕、呕恶。

【案例分析】

张先生，40 岁，自诉有高血压病史 15 年，自服降压药，平时血压 135/85mmHg ~ 140/92mmHg，近日因家庭琐事，与人争执，出现血压不稳。症见头目胀痛，头晕，时欲呕吐，晚上耳鸣，性格急躁易怒，失眠多梦，头重脚轻，走路如踩棉花，腰腿酸软，舌红而干，少苔，脉弦有力。

请做出证候诊断，并说明辨证依据。

证型：肝阳上亢证。

辨证分析：患者头目胀痛，性格急躁，脉弦，提示病位在肝；耳鸣，腰腿酸软，提示病位在肾；头目胀痛，头晕，头重，舌红而干，脉有力，提示阳亢；失眠多梦，走路如踩棉花，腰腿酸软，少苔，提示阴虚；尤其是头重脚轻，结合高血压病史 15 年，提示上实下虚，故肝阳上亢证是本虚标实证，即肝阳上亢，肝肾阴虚。

二、心与小肠病辨证

心的病变主要是心主血脉和主神明功能失常，导致心失所养，精神、思维、情绪等发生异常。其特征性症状主要包括：心悸，怔忡，失眠，多梦，健忘，心痛，心烦，甚则癫、狂、痫，舌疮，脉结或代或促等。小肠的病变主要是泌别清浊功能失常，其特征性表现主要包括腹泻，尿频，尿赤等。

心病的证候有虚实之分。虚证常见心血虚、心阴虚、心气虚、心阳虚及心阳暴脱等；实证常见心火亢盛、心脉痹阻、痰蒙心神、痰火扰神、瘀阻脑络及小肠实热等。小肠病证常见小肠实热证。

1. 心血虚证 指心血不足，不能濡养心脏所表现的证候。

临床表现：心悸，失眠，多梦，头晕眼花，健忘，面色淡白或萎黄，唇舌色淡，脉细弱。

证候分析：血液不足，心失所养，心动失常，故见心悸；血虚心神失养，神不守舍，则见失眠、多梦；血虚亦不能上荣于头面，故见头晕眼花，健忘，面色淡白或萎黄，唇、舌色淡；血少则脉道失充，故脉细弱。

辨证要点：心悸、失眠、多梦与血虚症状共见。

2. 心阴虚证 指心阴液亏损，心与心神失养，虚热内扰所表现的证候。

临床表现：心悸，心烦，失眠，多梦，咽干口燥，形体消瘦，或两颧潮红，手足心热，潮热盗汗，舌红少苔，脉细数。

证候分析：心阴不足，心失濡养，故见心悸；心阴不足，心火独亢，虚火扰神，神不守舍，则见心烦不宁，失眠，多梦；阴虚津亏，阴不制阳，则咽干口燥，形体消瘦；阴虚阳亢，虚热上炎，则潮热，两颧潮红，舌红少津；寐则阳气入阴，营液受蒸则外流而为盗汗；舌红少苔、脉细数为阴虚内热之象。

辨证要点：心悸，心烦，失眠，多梦与阴虚症状共见。

3. 心气虚证 是指心气不足，推动无力，心脏功能减退所表现的证候。

临床表现：心悸，胸闷，气短，精神疲倦，或有自汗，活动后诸症加重，面色淡白，舌质淡，脉虚。

证候分析：心气虚弱，推动无力，心动失常，故见心悸，胸闷；气虚卫外不固，则自汗；功能活动衰减，则气短，神疲；动则气耗，故活动后诸症加剧；气虚运血无力，气血不足，血失充荣，故面色淡白，舌质淡，脉虚。

辨证要点：心悸、神疲与气虚症状共见。

4. 心阳虚证 是指心脏阳气虚衰，温运失职，虚寒内生所表现的证候。

临床表现：心悸怔忡，心胸憋闷或痛，气短，自汗，畏寒肢冷，神疲乏力，面色苍白无华，或面唇青紫，舌淡胖或青紫，苔白滑，脉弱或结或代。

证候分析：心阳虚衰，鼓动、温运无力，心动失常，轻则可见心悸，重者则为怔忡；心阳虚弱，宗气衰减，胸阳不展，故心胸憋闷，气短；阳虚阴寒内生，温煦失职，故见畏寒肢冷；阳虚卫外不固，则见自汗；温运乏力，血脉失充，阳虚寒凝，致血行不畅，则见面色苍白无华或面唇青紫，舌质紫暗，脉弱或结或代；舌淡胖、苔白滑为阳虚寒盛，水湿不化之象。

辨证要点：心悸怔忡、心胸憋闷与阳虚症状共见。

5. 心火亢盛证 指心火内炽，扰乱心神，迫血妄行，上灼口舌，热邪下移表现的证候。

临床表现：发热，口渴，心烦，失眠，尿黄，便秘，面赤，舌尖红绛，苔黄，脉数有力；甚或口舌生疮，糜烂疼痛，或见小便短赤，灼热涩痛，或见吐血、衄血，或见狂躁谵语，神识不清。

证候分析：心火炽盛，内扰于心，神不守舍，则发热，心烦，失眠；火邪伤津，故口渴，尿黄，便秘；心火上炎，则面赤，舌尖红绛，甚者口舌生疮，糜烂疼痛；心火炽盛，灼伤津液，则尿少色黄，排尿灼热涩痛；心火炽盛，迫血妄行，故吐血、衄血；若热扰心神，则狂躁谵语，甚

者神识不清；气血运行加速，则脉数有力。

辨证要点：发热、心烦、吐衄、口舌生疮、尿黄与实热症状共见。

6. 心脉痹阻证 指由瘀血、痰浊、阴寒、气滞等因素导致的心脏络脉痹阻不通所表现的征候。

临床表现：心悸怔忡，心胸憋闷疼痛，痛引肩背内臂，时作时止，或以刺痛为主，舌质晦暗或有青紫斑点，脉细、涩、结、代，或以心胸憋闷为主，体胖痰多，身重困倦，舌苔白腻，脉沉滑或沉涩，或突发胸部剧痛，遇寒加重，得温则舒，畏寒肢冷，舌淡苔白，脉沉迟或沉紧，或以胸胁胀痛为主，善太息，舌淡红，脉弦。

证候分析：本证实质上属本虚标实。心阳不振，心失温运，或瘀血内阻，心动失常，故见心悸怔忡；阳气不足，血行无力，心脉瘀阻不通，故心胸憋闷疼痛；手少阴经之脉横出腋下，循肩背、内臂后缘，故痛连肩背内臂；瘀阻心脉的疼痛，以刺痛为特点，伴舌质暗，或有青紫斑点、脉细涩或结或代等瘀血内阻的症状；痰阻心脉的疼痛，以闷痛为特点，且伴体胖痰多、身重困倦、舌苔白腻、脉沉滑或沉涩等痰浊内盛的症状；寒凝心脉的疼痛，以疼痛剧烈、突然发作、遇寒加重、得温痛减为特点，伴畏寒肢冷、舌淡苔白、脉沉迟或沉紧等阴寒内盛的症状；气滞心脉的疼痛，以胀痛为特点，常伴胁痛、善太息、脉弦等气机郁滞的症状。

辨证要点：心悸怔忡、心胸憋闷疼痛与瘀血症状共见。

7. 痰蒙心神证 又名痰蒙心窍证，是指痰浊蒙蔽心神，以神志抑郁、错乱、痴呆、昏迷等主要表现的证候。

临床表现：神情痴呆，意识模糊，甚则昏不知人，或神情抑郁，表情淡漠，喃喃独语，举止失常，或突然昏倒，不省人事，口吐痰涎，喉中痰鸣，兼见面色晦暗，胸闷呕恶，舌苔白腻，脉滑。

证候分析：痰浊上蒙心神，神明失司，故神情痴呆，意识模糊，甚则昏不知人；情志不遂，肝失疏泄，气郁痰凝，痰气互结，蒙蔽神明，则见神情抑郁，表情淡漠，喃喃独语，举止失常；若痰浊内盛，引动肝风，肝风夹痰，闭阻心神，则见突然昏倒，不省人事，口吐痰涎，喉中痰鸣；痰浊内阻，清阳不升，浊气上泛，气血不畅，故面色晦暗；痰浊中阻，胃失和降，则胸闷呕恶；舌苔白腻、脉滑为痰浊内盛之征。

辨证要点：神志抑郁、错乱、痴呆、昏迷与痰浊症状共见。

8. 痰火扰神证 指痰浊火热互结，扰乱心神，以狂躁、神昏等神志异常主要表现的证候。

临床表现：身热，口渴，胸闷，气粗，咳吐黄痰，喉间痰鸣，心烦，失眠，甚则神昏谵语，或狂躁妄动，打人毁物，不避亲疏，胡言乱语，哭笑无常，面赤，舌红，苔黄腻，脉滑数。

证候分析：外感热病中，由于邪热内蕴，里热蒸腾上炎，则身热，面红目赤，呼吸气粗；热盛炼液成痰，则咳吐黄痰，喉间痰鸣；痰火扰乱或蒙闭心神，可见烦躁不宁，神昏谵语；内伤杂病中，由于精神刺激，痰火内盛，扰动心神，轻则心烦失眠，重则神志狂乱，而见胡言乱语，哭笑无常，狂躁妄动，打人毁物，不避亲疏；痰火内盛，故有舌红，苔黄腻，脉滑数等症状。

辨证要点：神志躁狂、神昏谵语与痰热症状共见。

9. 瘀阻脑络证 指瘀血犯头，阻滞脑络所表现的证候。

临床表现：头晕、头痛经久不愈，痛如针刺、痛处固定，或健忘，失眠，心悸，或头部外伤后昏不知人，面色晦暗，舌质紫暗或有斑点，脉细涩。

证候分析：瘀血阻滞脑络，不通则痛，故头痛持续，痛如针刺，痛处固定；脑络不通，气血不能正常流布，脑失所养，则头晕不已；瘀血不去，新血不生，心神失养，故有健忘，失眠，心

悸；外伤后脑神受损，则昏不知人；面色晦暗，舌质紫暗或有斑点、脉细涩为瘀血内阻之征。

辨证要点：头痛、头晕与瘀血症状共见。

10. 小肠实热证 指小肠里热炽盛，泌别失司所表现的证候，多由心火下移所致。

临床表现：心烦口渴，口舌生疮，小便短赤涩痛，或尿血，舌红苔黄，脉数有力。

证候分析：本证多由心热下移小肠所致。心火炽盛，则心烦口渴；心火上炎，则口舌生疮；心火下移小肠，致小肠泌别失司，则小便短赤涩痛；若热伤血络，则尿血；舌红苔黄、脉数有力为里热亢盛之故。

辨证要点：小便赤涩灼痛与心火炽盛症状共见。

【案例分析】

案例1：许先生，40岁，干部。素有神经衰弱，经常失眠，近因每日开会至深夜，病情更甚。自诉心烦不寐，有时彻夜难眠，纵然入睡片刻，亦是似睡非睡，梦多，白天头脑昏沉，心悸更甚，咽干舌燥，饮食无味，大便干结，小便短赤。形体消瘦，舌红体小，苔少，脉细数。

证型：心阴虚证。

辨证分析：心阴不足，心火独亢，虚火扰神，神不守舍，则见心烦不宁，失眠多梦；患者近日熬夜，营阴暗耗，心失濡养，故见心悸；阴虚津亏，则咽干口燥，大便干结，小便短赤，形体消瘦；阴虚阳亢，虚热上炎，则舌红少津或少苔、脉细数为阴虚内热的征象。

案例2：李某，男，16岁，学生。1个月前，患者在拉架过程中，被人用棍棒击中头部，当场倒地，昏迷约半小时方才苏醒，经送医院治疗，血肿已吸收，X线等多方检查未发现明显异常，但自感头痛，呈锥刺样，部位固定，伴头晕、头胀、心烦，劳累时或在人多的地方痛甚，不敢过马路，伴心悸失眠、健忘，舌质紫暗，舌尖有瘀斑瘀点，脉涩有力，面晦不泽。

证型：瘀阻脑络证。

辨证分析：外伤后脑神受损，则昏不知人；瘀血阻滞脑络，不通则痛，故头痛，痛如锥刺、痛处固定；脑络不通，气血不能正常流布，则头晕头胀，劳累后气血耗损，症状更甚；瘀血不去，新血不生，心神失养，故有健忘，失眠；面色晦暗、舌质紫暗、舌尖有斑点、脉涩为瘀血内阻之征。

三、脾与胃病辨证

脾的病变主要反映脾主运化和主统血功能的失职，以及水湿潴留，清阳不升等方面，其特征性症状包括腹胀，腹痛，食欲不振，便溏，浮肿，困重，内脏下垂，慢性出血等。胃的病变主要反映在受纳腐熟功能障碍及胃失和降、胃气上逆等方面，胃病特征性的症状有胃脘痞胀疼痛，恶心呕吐，嗳气，呃逆等。

脾病的证候有虚实之分。虚证有脾气虚、脾虚气陷、脾阳虚、脾不统血；实证有寒湿困脾、湿热蕴脾等证。胃病常见证型有胃阴虚证、胃热炽盛证、食滞胃脘证、寒滞胃脘证、胃肠气滞证等。

1. 脾气虚证 指脾气不足，运化失常所表现的证候。

临床表现：食欲不振，纳少，腹胀，食后尤甚，便溏，肢体倦怠，形体消瘦，神疲乏力，少气懒言，面色萎黄，或浮肿，舌淡苔白，脉缓弱。

证候分析：脾气虚弱，则运化失职，输布精微无力，水湿不运，故见食欲不振，纳少，腹胀；食后脾气愈困，故腹胀愈甚；脾虚失运，水湿下注肠道，故大便稀溏；脾虚化源不足，肢体失养，故肢体倦怠，形体消瘦；化生不足，则脏腑功能衰减，故神疲乏力，少气懒言；气血不能

上荣头面，故面色萎黄；不能充达肢体、肌肉，肢体倦怠，形体消瘦；气血化生不足，脏腑功能衰退，故神疲乏力，少气懒言；水湿不运，泛滥肌肤，故见肢体浮肿；舌淡苔白、脉缓弱则为脾气虚弱之象。

辨证要点：纳少、腹胀、便溏与气虚症状共见。

2. 脾虚气陷证 又名中气下陷证，指脾气虚弱，升举无力，中气下陷所表现的证候。

临床表现：脘腹重坠作胀，食后愈甚，或便意频频，肛门重坠，或久泻不止，甚则脱肛，或小便混浊如米泔，或内脏、子宫下垂，头晕目眩，神疲乏力，气短懒言，面白无华，食少，便溏，舌淡苔白，脉缓或弱。

证候分析：脾气虚衰，升举无力，气坠于下，故脘腹重坠作胀，食后更甚；中气下陷，内脏无以托举，故便意频频，肛门重坠，或久泻不止，甚则脱肛，或子宫下垂，或肝、肾、胃等脏器下垂；脾虚不能正常输布精微，而下注于膀胱，则小便混浊如米泔；清阳不升，不能濡养头目，故头晕目眩；脾气虚衰，运化失职，故食少便溏；化源匮乏，致中气不足，脏腑功能减退，故面白无华，神疲乏力，气短懒言；舌淡苔白、脉缓或弱则为脾气虚衰之象。

辨证要点：脘腹重坠、内脏下垂与气虚症状共见。

3. 脾阳虚证 指脾阳虚衰，阴寒内盛所表现的虚寒证候。

临床表现：食少腹胀，腹痛绵绵，喜温喜按，畏寒怕冷，四肢不温，面白无华或虚肿，或肢体困重，或周身浮肿，小便短少，大便稀溏或完谷不化，或白带清稀量多，舌质淡胖或边有齿痕，苔白滑，脉沉迟无力。

证候分析：本证多由脾气虚进一步发展而致，脾脏阳气虚衰，运化失职，故食少腹胀，大便稀溏或完谷不化；阳虚失运，寒从中生，寒凝气滞，故腹痛绵绵，喜温喜按；脾阳虚衰，温煦失职，则畏寒怕冷，四肢不温；阳虚气血，不能上荣，水气上泛，故面白无华或虚肿；阳虚水湿内停，泛溢肌肤，故肢体困重，浮肿，小便短少；水湿下注，损伤带脉，致带脉不固，女子可见白带清稀量多；舌质淡胖或边有齿痕、苔白滑、脉沉迟无力为阳虚失运所致。

辨证要点：食少、腹胀腹痛、便溏与虚寒症状共见。

4. 脾不统血证 指脾气虚弱，不能统摄血液，而致血溢脉外所表现的证候。

临床表现：各种慢性出血，如尿血、便血、吐血、衄血、牙龈出血、皮肤紫斑、妇女月经量多、崩漏等，常伴食少便溏，面色无华，神疲乏力，少气懒言，舌淡苔白，脉细弱。

证候分析：脾气虚弱，运血乏力，统血无权，致血溢脉外，故见各种出血，若下溢于膀胱，则见尿血；溢于胃肠，则见吐血或便血；外渗于鼻，则衄血；外溢于齿龈，则牙龈出血；溢于皮下，则见紫斑；冲任不固，则妇女月经量多，甚则崩漏；脾胃虚弱，运化失司，故食少便溏；中气不足，则神疲乏力，少气懒言；反复出血，营血亏虚，肌肤失养，故面色无华；舌淡苔白、脉细弱为脾气虚弱、气血两虚之象。

辨证要点：各种慢性出血与气血两虚症状共见。

5. 寒湿困脾证 指寒湿内盛，脾阳受困，脾失温运所表现的证候。

临床表现：脘腹胀闷，食少纳呆，泛恶欲呕，口淡不渴，腹痛便溏，头身困重，或小便短少，肢体肿胀，或身目发黄，面色晦暗如烟熏，或妇女带下量多，舌体淡胖，舌苔白腻或白滑，脉濡缓或沉细。

证候分析：“脾喜燥恶湿”，寒湿内盛，脾阳受阻，运化失司，故脘腹胀闷或痛，食少；湿滞气机，胃失和降，故纳呆，泛恶欲呕；水湿下渗，则大便稀溏；湿性重浊，泛溢肢体，遏郁清阳，则头身困重；若阳气被遏，水湿停滞，泛溢肌肤，则小便短少，肢体肿胀；寒湿困阻中阳，

若肝胆疏泄失职，胆汁外溢，故身目发黄，面色晦暗如烟熏；若寒湿下注，损伤带脉，带脉失约，可见妇女带下量多；口淡不渴、舌体淡胖、舌苔白腻或白滑、脉濡缓或沉细为寒湿内盛之象。

辨证要点：腹胀，纳呆，便溏，身重与寒湿症状共见。

6. 湿热蕴脾证　指湿热内蕴中焦，脾失健运所表现的证候。

临床表现：脘腹胀闷，食少纳呆，恶心欲呕，口中黏腻，渴不多饮，肢体困重，或身热不扬，汗出热邪不退，或见肌肤面目发黄，且颜色鲜明如橘，或皮肤发痒，便溏不爽，小便短黄，舌质红，苔黄腻，脉濡数或滑数。

证候分析：湿热阻滞中焦，脾胃受纳运化失职，升降失常，致气机阻滞，故脘腹胀闷，食少纳呆，恶心欲呕；湿热蕴脾，上蒸于口，故口中黏腻，渴不多饮；湿热交结，热蒸于内，湿邪侵犯肌肤，阻碍经气，致气化不利，故肢体困重，小便短黄；热伏湿遏，郁蒸于内，故身热不扬；湿热之邪，缠绵黏滞，故汗出热邪不退；若湿热蕴结脾胃，熏蒸肝胆，使其疏泄失职，胆汁不循常道而泛溢肌肤，则见面目发黄，色泽鲜明；湿热行于皮里，故皮肤发痒；湿热下注，阻碍气机，大肠传导失司，则便溏不爽；舌质红、苔黄腻、脉濡数或滑数为湿热内蕴之象。

辨证要点：腹胀、纳呆、身热、身重、便溏不爽与湿热症状共见。

7. 胃阴虚证　指胃阴不足，胃失濡养、和降所表现的证候。

临床表现：胃脘嘈杂，饥不欲食，或痞胀不舒，隐隐灼痛，干呕呃逆，口燥咽干，大便干结，小便短少，舌红少苔乏津，脉细数。

证候分析：胃阴不足，虚热内生，胃失和降，故胃脘隐痛而有灼热感，嘈杂，痞胀；虚热内扰，消食较快，则有饥饿感，而胃阴不足，纳化迟滞，故饥不欲食；胃失和降，气逆于上，故干呕呃逆；阴津亏少不能上润，故口燥咽干；阴虚不能下润，故大便干结，小便短少；舌红少苔乏津、脉细数为阴液亏虚之象。

辨证要点：胃脘嘈杂、灼痛、饥不欲食、脘腹痞胀症状共见。

8. 胃热炽盛证　指火热壅阻于胃，胃失和降所表现的实热证候。

临床表现：胃脘灼痛，拒按，渴喜冷饮，或消谷善饥，口气秽臭，或牙龈溃烂肿痛，齿衄，大便秘结，小便短赤，舌红苔黄，脉滑数。

证候分析：火邪积于胃中，壅塞胃气，故胃脘灼痛，拒按；胃火炽盛，受纳腐熟功能亢进，故消谷善饥；胃中秽浊之气上冲，故口气秽臭；胃经经脉络于齿龈，胃火循经上炎，气血壅滞，故牙龈溃烂肿痛；热迫血行，损伤龈络，而见齿衄；热甚伤津，故渴喜冷饮，小便短赤，大便秘结；舌红苔黄、脉滑数为里热炽盛之象。

辨证要点：胃脘灼痛、消谷善饥与实热症状共见。

9. 食滞胃脘证　指食物停滞胃脘，不能腐熟所表现的证候。

临床表现：脘腹胀痛，拒按，嗳气吞酸或呕吐酸腐食物，吐后痛减，或腹痛，肠鸣，矢气臭如败卵，泻下物酸腐臭秽，舌苔厚腻，脉滑或沉实。

证候分析：暴饮暴食，或饮食不慎，积于胃肠，气失和降，阻滞不通，故脘腹胀痛，拒按；食积化腐，腐食随浊气上泛，故嗳气吞酸或呕吐酸腐食物；吐后宿食得以排出，故吐后胀痛可减；食滞肠道，阻塞气机，则腹胀，肠鸣；腐败食物下注，湿浊之气下行大肠，故见矢气频频，臭如败卵，泻下酸腐臭秽；胃肠浊气上蒸，则舌苔厚腻；脉滑或沉实为食积内停之象。

辨证要点：胃脘胀痛、嗳气吞酸或呕吐酸腐食物症状共见。

10. 寒滞胃脘证　指阴寒凝滞胃腑，阻滞气机，胃失和降所表现的实寒证候。

临床表现：胃脘冷痛或剧痛，得温痛减，遇寒痛甚，恶心呕吐，吐后痛缓，口淡不渴，或口泛清水，面色苍白，形寒肢冷，舌淡苔白润，脉弦紧或沉紧。

证候分析：本证多因过食生冷，或外寒直中，寒凝胃肠所致。寒性凝滞，寒邪犯胃，凝滞气机，故胃脘冷痛或剧痛，得温亦减；胃气上逆，故恶心呕吐；吐后气滞得以疏泄，故吐后痛缓；寒不伤津，故口淡不渴；寒邪伤及胃阳，水饮不化，随气上逆，故口泛清水；寒邪阻遏，阳气不能外达，肢体失于温煦，故面色苍白，形寒肢冷；舌淡苔白润、脉弦紧或沉紧为阴寒内盛之象。

辨证要点：受寒病因，胃脘，腹部冷痛剧烈，得温痛减。

11. 胃肠气滞证 指胃肠气机阻滞所表现的证候。

临床表现：脘腹胀满疼痛，走窜不定，痛时欲吐欲泻，嗳气，肠鸣，矢气，得嗳气、矢气后胀痛可缓，或无肠鸣、矢气则胀痛愈加，或大便秘结，苔厚，脉弦。

证候分析：胃肠气机阻滞，通降、传导失职，则脘腹胀满疼痛；气或聚或散，故胀痛走窜不定；胃气不降反上逆，故嗳气，欲吐；肠道气滞不通，则肠鸣，矢气，欲泻；嗳气或矢气后，肠道气机暂通，故胀痛可缓；若气机阻滞严重，上不得嗳气，下不得矢气，气聚而不散，故胀痛加重；胃肠之气不得降，则大便秘结；苔厚、脉弦为气机阻滞、浊气内停之象。

辨证要点：脘腹胀痛走窜，嗳气，矢气，肠鸣。

【案例分析】

季先生，男，53岁。患十二指肠溃疡，脘腹疼痛反复发作已有十余年，近两个月来患者脘腹疼痛持续不止，并排黑便，症见脘腹隐痛，喜温喜按，不欲饮食，食后腹胀，便少质稀而色黑，畏冷肢凉，身体消瘦，神疲，头晕，乏力，面色萎黄，舌质淡嫩，苔白厚，脉沉缓。

证型：脾不统血证，脾阳虚证。

辨证分析：患者久病脾气亏虚，运血乏力，统血无权，则见黑便；反复出血，营血亏虚，肌肤失养，故形体消瘦，面色萎黄；不荣则痛，故脘腹疼痛；脾胃虚弱，运化失司，故不思饮食，食后腹胀，便溏；中气不足，则神疲乏力，少气懒言；日久损及脾阳，阴寒内生，寒凝气滞，故腹痛隐隐，喜温喜按；脾阳虚衰，不能温煦四肢，故畏寒怕冷，舌淡苔白厚、脉沉缓为阳虚失运之征。

四、肺与大肠病辨证

肺为水之上源，为华盖。肺的病变主要反映在呼吸功能障碍、宣发肃降功能失调、输布津液失职及卫外功能不固等方面，其特征性的症状包括咳嗽，气喘，胸痛，咯血，鼻塞，流涕，水肿等，其中以咳喘更为多见。大肠的病变主要反映在大便传导功能的失常。其特征性症状有腹胀、肠鸣、腹痛、腹泻等。

肺的病证有虚实之分。虚证多因久病咳喘，或由他脏病变累及至肺，致使肺气虚和肺阴虚；实证多因风、寒、燥、热等外邪侵袭及痰饮停聚于肺所致，常见风寒犯肺、风热犯肺、燥邪犯肺、肺热炽盛、痰热壅肺、寒痰阻肺等证。大肠病常见证候有大肠实热证、肠燥津亏证、大肠湿热证等。

1. 风寒犯肺证 指风寒外袭，肺卫失宣所表现的证候。

临床表现：咳嗽，咳痰清稀色白，鼻塞流清涕，微恶风寒，发热轻，或身痛无汗，舌苔薄白，脉浮紧。

证候分析：感受风寒，肺气被束，失于宣降，逆而为咳；肺津不布，聚成痰饮，故咳痰色白质稀；肺气失宣，鼻咽不利，故见鼻塞，流涕；风寒犯表，卫阳被遏，不能温煦肌表，则微恶风

寒；卫阳抗邪，阳气浮郁肌表则见发热；寒性收引，腠理闭塞，则无汗；寒性凝滞，经气不利，故见头身疼痛；舌苔薄白、脉浮紧为感受风寒之象。

辨证要点：外感风寒病史、咳嗽、咳痰清稀与风寒表证共见。

2. 风热犯肺证　指风热侵袭，肺卫受病所表现的证候。

临床表现：咳嗽，痰少色黄，气喘，鼻塞，流黄浊涕，咽喉肿痛，身热，微恶风寒，口干咽痛，舌尖红，苔薄黄，脉浮数。

证候分析：风热犯肺，肺失清肃，肺气上逆，故咳嗽、气喘；风热蒸灼，津液输布失常，故痰少色黄；肺气失宣，鼻窍不利，热灼津液，故见鼻塞流浊涕；风热上扰，津液被耗，故见口干咽痛；肺卫受邪，卫气抗邪，阳气浮郁肌表，则见发热；卫气郁遏，肌表失于温煦，故微恶风寒；舌尖红、苔薄黄、脉浮数为风热袭表之象。

辨证要点：感受风热外邪病史，咳嗽、痰少色黄与风热表证共见。

3. 燥邪犯肺证　指秋令燥邪犯肺，耗伤津液所表现的证候。

临床表现：干咳无痰，或痰少而黏、不易咳出，甚或胸痛，痰中带血，或见鼻衄，口、唇、鼻、咽及皮肤干燥，小便短少，大便干结，舌苔薄且干燥少津，或身热恶风寒，无汗或少汗，脉浮数或浮紧。

证候分析：初秋燥邪偏热，此时感受燥邪，病多温燥；深秋燥邪偏寒，此时感受燥邪，病多凉燥。燥邪犯肺，耗损肺津，肺失滋润，故见干咳无痰，或痰少而黏、不易咳出；若燥邪化火，灼伤肺络，可见胸痛、痰中带血、鼻衄；燥邪伤津，清窍、皮肤无以滋润，则口、唇、鼻、咽及皮肤干燥，苔薄且干燥少津；津亏液伤，肠道失润，则小便短少，则大便干结；温燥为燥邪与热邪相合，腠理开泄，可见汗出，脉浮数；凉燥为燥邪与寒邪相合，寒主收引，腠理闭塞，故表现为无汗，脉浮紧。

辨证要点：与气候干燥有关，干咳痰少，口舌鼻咽干燥症状。

4. 肺热炽盛证　又称肺热证或肺火证，指火热炽盛，壅积于肺，肺失清肃所表现的实热证候。

临床表现：发热，口渴喜饮，咳嗽，气粗而喘，甚则呼吸困难，鼻翼扇动，鼻息灼热，胸痛，或有咽喉肿痛，小便黄短，大便秘结，舌红苔黄，脉洪数。

证候分析：里热炽盛，致肺失清肃，气逆上冲，故见咳嗽，气喘，甚则呼吸困难，鼻翼扇动，气粗息灼；邪气郁于胸中，阻滞气机，则见胸痛；肺热上蒸于咽喉，气血壅滞，故咽喉肿痛；热甚伤津，则口渴喜饮，小便黄短，大便秘结；舌红苔黄、脉洪数为邪热炽盛之象。

辨证要点：咳喘气粗、鼻翼扇动与实热症状共见。

5. 痰热壅肺证　又称痰热阻肺证，指痰热交结，壅滞于肺，致肺失清肃所表现的证候。

临床表现：咳嗽，痰多黄稠，胸闷，气喘息粗，甚则鼻翼扇动，喉中痰鸣，或咳吐腥臭脓血痰，胸痛，发热口渴，烦躁不安，小便短赤，大便秘结，舌红，苔黄腻，脉滑数。

证候分析：肺热蒸腾，痰壅其中，致肺失清肃，气逆于上，故咳嗽，气喘息粗，甚则鼻翼扇动；痰热互结，随肺气上逆，故咳痰黄稠量多，或喉中痰鸣；甚则热蒸肉腐，血败成脓，则咳吐腥臭脓血痰，胸痛；里热炽盛，蒸达于外，故见发热；热扰心神，则烦躁不安；热灼津伤，则口渴，小便黄短，大便秘结；舌红、苔黄腻、脉滑数为痰热内盛之象。

辨证要点：发热，咳喘，痰多黄稠。

6. 寒痰阻肺证　又称寒饮停肺证、痰湿阻肺证，是指寒饮或痰浊停聚于肺，肺失宣降所表现的证候。

临床表现：咳嗽，痰多易咳、色白、清稀，胸闷，气喘，或喉间有哮鸣声，恶寒，肢冷，舌淡，苔白腻，脉弦或滑。

证候分析：痰浊阻肺，肺失宣降，肺气上逆，故咳嗽，喘促；寒饮停肺，故痰多，色白清稀，易于咯出；痰气搏结，上涌气道，故喉中痰鸣；寒饮或痰浊凝闭于肺，肺气不利，则为胸部满闷；寒性凝滞，阳气被遏不能外达，肢体失于温煦，故恶寒、肢冷；舌淡、苔白腻、脉弦或滑为寒饮痰浊内停之象。

辨证要点：咳喘、痰多色白易咳与寒象共见。

7. 大肠实热证 又称阳明腑实证，是指里热炽盛，腑气不通所表现的实热证候。

临床表现：壮热，或日晡潮热，汗多，口渴，腹满硬痛，拒按，大便秘结，或热结旁流，大便恶臭，小便短赤，甚则神昏谵语，狂乱，舌红，苔黄厚而燥或焦黑起刺，脉沉数（或迟）有力。

证候分析：热甚耗津，肠失濡润，邪热与肠内燥屎相结，致腑气不通，故腹满胀痛而拒按，大便秘结；大肠属阳明，经气旺于日晡，故日晡发热更甚；若燥屎内结，热邪迫使津液下泄，则泻下青黑色恶臭粪水，称为“热结旁流”；腑气不通，邪热与秽浊上蒸，扰犯心神，故时有神昏谵语，精神狂乱；里热熏蒸，迫津外泄，则高热、汗出口渴，小便短赤；实热内盛，故舌质红，苔黄厚而干燥，脉沉数有力；若邪热与燥屎互结，煎熬熏灼，则舌苔焦黑起刺；阻碍脉气运行，则脉沉迟有力。

辨证要点：发热，大便秘结，腹满硬痛。

8. 肠燥津亏证 指津液亏损，肠失濡润，传导失司所表现的证候。

临床表现：大便秘结干燥如羊屎，排出艰难，常数日一行，腹胀疼痛，口干口臭，或头晕，舌红少津，苔黄燥，脉细涩。

证候分析：大肠液亏，肠道失其濡润而传导不利，故大便秘结干燥，坚硬如羊屎，难以排出，甚或数日一行；肠有燥屎，气机阻滞，则腹胀腹痛；阴伤于内，不能上润，口咽失润，故口干咽燥，舌红少津；腑气不通，浊气不得下泄而上逆，致口中臭秽，甚则干扰清阳而见头晕；津亏脉道失充，故脉来细涩。

辨证要点：大便燥结、排便困难与津亏症状共见。

9. 大肠湿热证 指湿热内蕴，阻滞肠道所表现的证候。

临床表现：身热口渴，腹胀腹痛，下痢脓血，里急后重，或暴泻黄浊臭水，肛门灼热，小便短黄，舌红，苔黄腻，脉滑数。

证候分析：湿热之邪蕴结肠道，阻滞气机，故腹胀腹痛；气机逆乱，水液下趋，则暴注下迫；湿热内蕴，肠络受损，瘀热互结，故下痢脓血；火性急迫而湿性黏滞，湿热疫毒侵犯，肠道气机阻滞，则腹痛阵作而欲泻，却排便不爽，肛门滞重，呈里急后重之象；肠道湿热不散，秽浊蕴结不泄，则腹泻不爽而粪质黄臭，排便时肛门灼热；湿热蒸腾于外，则身热；热灼伤津，泻下耗液，则见口渴，小便短黄；舌红苔黄腻、脉滑数为湿热内蕴之象。

辨证要点：腹痛，暴泻黄浊臭水，下痢脓血或里急后重与湿热症状共见。

【案例分析】

谢某，男，15 岁，学生。自幼患哮喘，每遇寒冷而发作，近半个月来气温骤降，发作较频，咳逆倚息，喉中哮鸣音，胸部紧闷，有时气喘不能平卧，咳痰量多质稀，色白而夹泡沫，面色苍白，舌淡，苔白润，脉滑。

证型：寒饮阻肺证。

辨证分析：素有痰饮内伏，复感风寒，痰浊阻肺，肺失宣降，肺气上逆，故咳嗽，喘促；痰升气阻，则呼吸急促，喘息不得卧；寒饮停肺，故痰多，色白清稀；痰气搏结，上涌气道，故喉中痰鸣；肺气不利，则胸部紧闷；寒性凝滞，阳气被遏不能外达，肢体失于温煦，故面白肢冷；舌淡苔白润、脉滑为痰饮内停之象。

五、肾与膀胱病辨证

肾藏元阴元阳，为人体生长发育之根，脏腑功能活动之本，一有耗伤，则诸脏皆病，故肾病多虚证。肾病主要以人体生长发育和生殖功能障碍，水液代谢失常，呼吸功能减退，脑、髓、骨、发、耳及二便失常为主。其特征性症状包括：腰膝酸软而痛，耳鸣耳聋，齿摇发脱，男子阳痿遗精，精少不育，女子经闭不孕，水肿，气短而喘，二便异常等。膀胱病变主要反映在排尿功能异常，其特征性症状有尿频，尿急，尿痛，尿闭等。

肾病常见肾阳虚、肾虚水泛、肾阴虚、肾精不足及肾气不固等证型。膀胱病变常见证型为膀胱湿热证。

1. 肾阳虚证　是指肾阳亏虚，机体失于温煦所表现的虚寒证候。

临床表现：腰膝酸冷而痛，畏寒肢冷，尤以下肢为甚，头目眩晕，精神萎靡，面色㿠白或黧黑，或性欲减退，男子阳痿早泄，妇女宫寒不孕，或大便久泄不止，完谷不化，五更泄泻，或小便清长频数，夜尿频多，舌淡苔白，脉沉细无力。

证候分析：腰为肾之府，肾主骨，肾阳虚衰，不能温养腰府及骨骼，则腰膝酸冷疼痛；肾阳失于温煦，故畏寒肢冷，下肢尤甚；阳虚不能温运气血上荣头面，故头目眩晕，面色㿠白；肾阳极虚，阴寒内盛，气血运行不畅，则见面色黧黑；阳虚不能振奋精神，故精神萎靡；肾阳不足，命门火衰，生殖功能减退，男子则阳痿，早泄，女子则宫寒不孕；火不暖土，脾失健运，则久泄不止，完谷不化或五更泄泻；肾阳不足，膀胱气化功能障碍，肾气不固，故小便清长频数，夜尿频多；舌淡胖苔白、脉沉弱、尺脉尤甚为肾阳虚衰之象。

辨证要点：腰膝酸冷，性欲减退，夜尿频多与虚寒症状共见。

2. 肾虚水泛证　指肾阳亏虚，气化失职，水液泛滥所表现的证候。

临床表现：腰膝酸软，耳鸣，身体浮肿，腰以下尤甚，按之没指，小便短少，畏寒肢冷，腹部胀满，或见心悸，气短，咳喘痰鸣，舌苔淡胖，苔白滑，脉沉迟无力。

证候分析：肾阳亏虚，温煦失职，故畏寒肢冷，腰膝酸软；清窍失养，故耳鸣；阳虚气化不力，水湿泛溢肌肤，故身体浮肿；水湿趋下，故腰以下尤甚，按之没指，小便短少；阳虚无以温养，故畏寒肢冷；水气犯脾，脾失健运，故腹部胀满；水气凌心，阻遏心阳，则见心悸；水寒犯肺，肺失宣降，故咳嗽气喘，喉中痰鸣；舌苔淡胖、苔白滑、脉沉迟无力为肾阳亏虚、水湿内停之象。

辨证要点：下肢水肿，尿少，畏寒肢冷。

3. 肾阴虚证　指肾中阴液不足，失于滋养，虚热内扰所表现的证候。

临床表现：腰膝酸痛，眩晕耳鸣，失眠多梦，男子遗精，女子经少经闭，甚或崩漏；形体消瘦，口燥咽干，午后颧红，五心烦热，潮热盗汗，溲黄便干，舌红少津，少苔或无苔，脉细数。

证候分析：肾阴不足，骨骼失养，故腰膝酸痛；阴虚精亏髓减，清窍失养，则见眩晕耳鸣；肾水亏虚，水火失济，则心火偏亢，致心神不宁，而见失眠多梦；阴虚相火妄动，扰动精室，精关不固，故遗精早泄；女子以血为用，阴虚则经血来源不足，故见经量减少，甚至闭经；阴虚则阳亢，虚热迫血可致崩漏；肾阴亏虚，失于滋润，则口燥咽干，形体消瘦，溲黄便干；虚火内

扰，则五心烦热，潮热盗汗，午后颧红；舌红少津、少苔或无苔，脉细数，为阴虚内热之象。

辨证要点：腰膝酸软，遗精，经少，头晕耳鸣与虚热症状共见。

4. 肾精不足证 指肾精亏虚，骨、髓、脑失其充养所表现的虚弱证候。

临床表现：小儿生长发育迟缓，囟门迟闭，身材矮小，智力低下，动作迟钝，骨骼痿软，男子精少不育，女子经闭不孕，性功能减退，成人早衰，腰膝酸软，精神呆钝，健忘恍惚，足软无力，动作迟缓，耳鸣耳聋，发脱齿摇，舌淡，脉弱。

证候分析：肾为先天之本，小儿肾精不足则无以化气生血、充肌长骨，故发育迟缓，身材矮小，囟门迟闭，骨骼疲软；无以充髓实脑，致智力低下，动作迟钝；成人肾精不足，生殖无源，故性功能减退，男子精少不育，女子经闭不孕；肾之华在发，精不足，则发不长，易脱发；齿为骨之余，失精气之充养，故齿牙动摇，耳为肾窍，脑为髓海，精少髓亏，脑少空虚，故见耳鸣耳聋，健忘恍惚；精损则筋骨疲惫，故动作迟缓，足软无力；肾衰精，脑失充，则灵机失运，可见精神呆钝；舌淡、脉弱为虚弱之象。

辨证要点：生长发育迟缓，早衰，生育功能低下。

5. 肾气不固证 指肾气亏虚，固摄封藏失职所表现的证候。

临床表现：腰膝酸软，神疲乏力，耳鸣耳聋；小便频数清长，或尿后余沥不尽，或夜尿增多，或小便失禁，遗尿；男子滑精早泄，女子带下清稀量多，月经淋沥不尽，或胎动易滑；舌淡，苔白，脉弱。

证候分析：肾气亏虚，脑髓、腰膝、耳窍失养，故腰膝酸软，神疲乏力，耳鸣耳聋；肾气亏虚，固摄失职，膀胱失约，故小便频数清长，或尿后余沥不尽，或夜尿增多，或小便失禁，遗尿；肾气亏虚，封藏失司，精关不固，精液外泄，故滑精早泄；肾气亏虚，带脉失固，故带下清稀量多；肾气不固，冲任失约，故月经淋沥不尽；肾气亏虚，胎气不固，故胎动易滑；舌淡、苔白、脉弱为肾气亏虚、失于充养之象。

辨证要点：腰膝酸软，小便、精液、经带、胎气不固与气虚症状共见。

6. 膀胱湿热证 指湿热蕴结膀胱，膀胱气化不利所表现的证候。

临床表现：尿频尿急，尿道灼痛，小便黄赤、短少浑浊，或尿血，或尿有砂石，或腰部、小腹胀痛，发热，口渴，舌红，苔黄腻，脉滑数。

证候分析：湿热下注，蕴结膀胱，气化不利，下迫尿道，故尿频尿急，尿道灼痛；湿热熏灼，津液耗伤，故小便短少而色黄；湿热损伤血络，迫血妄行，故见尿血；湿热久煎尿液，结成砂粒，故尿中可见砂石；膀胱湿热波及小腹、腰部，经气失调，则腰部、小腹胀痛；发热、口渴、舌红、苔黄腻、脉滑数为湿热内蕴之象。

辨证要点：尿频、尿急、尿痛与湿热症状共见。

【案例分析】

王先生，59岁，农民。患腹泻宿疾，反复发作4年余，日泻3～5次不等，便稀不成形，每于饮食不慎，劳累受寒则加重，纳食减少，身体消瘦，神疲乏力，腰酸腿软，每于清晨脐周冷痛，泻下大便夹有不消化食物。舌质淡，苔白，脉沉细。

证型：肾阳虚证。

辨证分析：患者泄泻日久，肾阳虚衰，不能温养脾胃，脾失健运，水谷趋下肠道而泄泻，每于饮食不慎，劳累受寒则加重；黎明之前阴寒较盛，阳气未振，故脐腹作痛，肠鸣即泄；阳虚不能腐熟水谷，则泄下完谷不化；阳虚温煦功能减退，不能振奋精神，故精神萎靡；肾阳虚衰，不能温养腰府及骨骼，则腰膝酸软；舌质淡、苔白、脉沉细为肾阳虚衰、气血运行无力之象。

六、辨脏腑兼病证候

凡两个或两个以上脏腑的病证并见者，称为脏腑兼病。

脏腑兼病，在病理上存在内在联系和相互影响的规律，脏腑间具有表里、生克、乘侮关系的，兼病较常见，反之则为较少见。在辨证时应注意辨析发病脏腑之间的先后、主次、因果关系，明确病机，做出恰当的辨证施护。

（一）心肾不交证

心肾不交证是指心与肾的阴液亏虚，虚火内扰，水火既济失调所表现的征候。

临床表现：心烦失眠，多梦惊悸，健忘，头晕，耳鸣，腰膝酸软，梦遗，口咽干燥，五心烦热，潮热盗汗，便结尿黄，舌红少苔，脉细数。

证候分析：肾阴亏损，水不济火，不能上养心阴，心火偏亢，扰动心神，则见心烦失眠，多梦，惊悸；肾阴亏虚，骨髓失充，脑髓失养，则头晕，耳鸣，健忘；腰为肾府，失于阴液濡养，则腰膝酸软；相火妄动，扰动精室，则梦遗；阴虚阳亢，虚热内生，则口咽干燥，五心烦热，潮热盗汗，便结尿黄；舌红、少苔或无苔、脉细数阴虚火旺之征。

辨证要点：心烦、失眠、腰酸、耳鸣、梦遗与阴虚症状共见。

（二）心肺气虚证

心肺气虚证是指心肺两脏气虚表现的证候。

临床表现：胸闷，咳嗽，气短而喘，心悸，动则尤甚，吐痰清稀，神疲乏力，声低懒言，自汗，面色淡白，舌淡苔白，或唇舌淡紫，脉弱或结或代。

证候分析：肺气虚弱，呼吸功能减弱，失于宣降，则为咳嗽，气短而喘；宗气亏虚，气滞胸中，则胸闷；心气虚弱，鼓动无力，则见心悸；动则耗气，加重气虚程度，故活动后诸症加剧；肺气虚，不能输布津液，水液停聚为痰，则痰液清稀；肺气虚，卫外不固，则自汗；气虚，脏腑功能活动减弱，则见头晕，神疲，声低懒言，面色淡白；舌淡、唇舌淡紫、脉弱或结或代为心肺气虚之征。

辨证要点：咳喘、心悸、胸闷与气虚症状共见。

（三）心脾两虚证

心脾两虚证是指脾气亏虚，心血不足所表现的证候，又称心脾气血虚证。

临床表现：心悸怔忡，头晕，健忘，多梦，食欲不振，腹胀，便溏，神疲乏力，或见皮下紫斑，女子月经量少色淡、淋沥不尽，面色萎黄，舌淡嫩，脉弱。

证候分析：脾气虚弱，气血生化不足，心失所养，心神不宁，则心悸怔忡，头晕，失眠健忘，多梦；脾虚气弱，运化失职，水谷不化，故食欲不振而食少，腹胀，便溏；脾虚不能摄血，血不归经，则皮下出血而见紫斑，女子月经量少色淡，淋沥不尽；面色萎黄，倦怠乏力，舌质淡嫩、脉弱为气血亏虚之征。

辨证要点：心悸，神疲，头晕，食少，腹胀，便溏。

（四）脾肺气虚证

脾肺气虚证是指脾肺两脏气虚所表现的证候，又名脾肺两虚证。

临床表现：食欲不振，食少，腹胀，便溏，久咳不止，气短而喘，咳痰清稀，面部虚浮，下肢微肿，声低懒言，神疲乏力，面白无华，舌淡，苔白滑，脉弱。

证候分析：本证多见于久病之后，脾气虚，运化失职，则食欲不振而食少，腹胀，便溏；久病咳喘，肺气虚损，呼吸功能减弱，宣降失职则气短而喘；肺气虚，不能输布水津，聚湿生痰，故咳痰清稀；脾虚不能运化水液，水气泛溢肌肤，则面部虚浮，下肢微肿；气虚全身脏腑功能活动减退，故少气懒言，神疲乏力；气虚运血无力，面部失养，则面白无华；舌淡、苔白滑、脉弱为气虚之征。

辨证要点：咳嗽、气喘、咯痰、食少、腹胀、便溏与气虚症状共见。

（五）肺肾气虚证

肺肾气虚证是指肺肾气虚，摄纳无权所表现的证候，又名肾不纳气证。

临床表现：咳嗽无力，呼多吸少，气短而喘，动则尤甚，吐痰清稀，声低，乏力，自汗，耳鸣，腰膝酸软，或尿随咳出，舌淡紫，脉弱。

证候分析：肺为气之主，肾为气之根。肺气虚，呼吸功能减弱，则咳嗽无力，气短而喘，吐痰清稀；动则耗气，肺肾更虚，故喘息加剧；肾气虚，不主摄纳，气不归原，则呼多吸少；宗气不足，卫表不同，则语声低怯，乏力，自汗；耳窍失充，则耳鸣；腰膝失养，则腰膝酸软；肾气不固，可见尿随咳出；舌淡、脉弱为气虚之征。

辨证要点：久病咳喘，呼多吸少，动则尤甚与气虚症状共见。

（六）肝火犯肺证

肝火犯肺证是指肝火炽盛，上逆犯肺，肺失肃降所表现的实热证候。

临床表现：胸胁灼痛，急躁易怒，头胀头晕，面红目赤，口苦口干，咳嗽阵作，痰黄黏稠，甚则咯血，舌红，苔薄黄，脉弦数。

证候分析：肝火内郁，经气不畅，则胸胁灼痛，急躁易怒；肝火上扰，气血上逆，则头晕头胀，面红目赤；热蒸胆气上逆，则口苦口干；肝火炽盛，上逆犯肺，肺失清肃，则咳嗽阵作；火热灼津，炼液成痰，则痰黄黏稠；火灼肺络，迫血妄行，则为咯血；舌红、苔薄黄、脉弦数为实火内炽之征。

辨证要点：胸胁灼痛，急躁，咳嗽痰黄或咯血等与实热症状共见。

（七）肝胆湿热证

肝胆湿热证是指湿热内蕴，肝胆疏泄失常所表现的证候。以阴痒、带下黄臭等为主要表现者，称肝经湿热证或肝经下注证。

临床表现：胁肋胀痛，身目发黄，或胁下有痞块，纳呆，厌油腻，泛恶欲呕，腹胀，大便不调，小便短赤，发热或寒热往来，口苦口干，舌红，苔黄腻，脉弦滑数；或为阴部潮湿、瘙痒、湿疹，阴器肿痛，带下黄稠臭秽等。

证候分析：湿热蕴阻，肝胆疏泄失职，气机不畅，则胁肋胀痛，或胁下有痞块；湿热内阻，胆汁不循常道，泛溢肌肤，则身目发黄；湿热内阻，脾胃升降，纳运失司，胃气上逆，则纳呆，厌食恶油，泛恶欲呕，腹部胀满，大便不调；邪居少阳胆经，枢机不利，正邪相争，则寒热往来；湿热郁蒸，胆气上溢，则口苦；肝经绕阴器，过少腹，湿热循经下注，则可见阴部潮湿、痛痒、起丘疹，或阴器肿痛，或带下色黄秽臭；邪居少阳胆经，枢机不利，正邪相争，则寒热往

来；发热、口渴、小便短赤、舌红、苔黄腻、脉弦滑数为湿热内蕴之象。

辨证要点：胁肋胀痛，身目发黄，或阴部瘙痒，带下黄臭等与湿热症状共见。

（八）肝胃不和证

肝胃不和证是指肝气郁结，胃失和降所表现的证候，又名肝气犯胃证、肝胃气滞证。

临床表现：胃脘、胁肋胀满疼痛，走窜不定，嗳气，吞酸嘈杂，呃逆，不思饮食，情绪抑郁，善太息，或烦躁易怒，舌淡红，苔薄黄，脉弦。

证候分析：本证多因情志不舒，肝失疏泄，肝气横逆犯胃，胃气郁滞，则胃脘、胸胁胀满疼痛，走窜不定；胃气上逆而见呃逆、嗳气；肝气犯胃，受纳失司，则吞酸嘈杂，不思饮食；肝失条达，情志失调，则精神抑郁，善太息；气郁化火，肝性失柔，则烦躁易怒；苔薄黄、脉弦为肝气郁结之象。

辨证要点：脘胁胀痛，嗳气，吞酸，情绪抑郁。

（九）肝肾阴虚证

肝肾阴虚证是指肝肾阴液亏虚，虚热内扰所表现的虚热证候。

临床表现：头晕，目眩，耳鸣，健忘，胁痛，腰膝酸软，口燥咽干，失眠多梦，低热或五心烦热，颧红，男子遗精，女子月经量少，舌红，少苔，脉细数。

证候分析：肝肾阴虚，水不涵木，肝阳上扰，则头晕目眩；阴虚不能上养清窍，濡养腰膝，则耳鸣，健忘，腰膝酸软；阴液亏少，肝络失滋，经气不利，则胁痛；虚火上扰，心神不宁，故失眠多梦；相火妄动，扰动精室，精关不固，则男子遗精；肝肾阴虚，冲任失充，则女子月经量少；阴虚失润，虚热内炽，则口燥咽干，五心烦热，盗汗颧红；舌红少苔、脉细数为虚热之象。

辨证要点：腰酸胁痛、眩晕、耳鸣、遗精等与虚热症状共见。

（十）肝郁脾虚证

肝郁脾虚证是指肝失疏泄，脾失健运所表现的证候，又称肝脾不调证。

临床表现：胸胁胀满窜痛，喜太息，情志抑郁或急躁易怒，食少，腹胀，便溏不爽，肠鸣矢气，或腹痛欲泻，泻后痛减。舌苔白或腻，脉弦或缓。

证候分析：肝失疏泄，经气郁滞，故胸胁胀满窜痛，太息则气郁得达，胀闷得舒，故喜太息；气机郁结不畅，情志不畅，可见精神抑郁；气郁化火，肝失柔顺之性，则急躁易怒；肝气横逆犯脾，脾运失健，故食少腹胀；气滞湿阻，则肠鸣矢气，便溏不爽；肝气犯脾，气机郁滞，运化失常，故腹痛则泻；便后气机得畅，故泻后疼痛暂时缓解；苔白、脉弦或缓为肝郁脾虚之征。

辨证要点：胸胁胀满窜痛，易怒，纳呆，腹胀，便溏。

（十一）脾肾阳虚证

脾肾阳虚证是指脾肾阳气亏虚，虚寒内生所表现的虚寒证候。

临床表现：腰膝、下腹冷痛，畏冷肢凉，久泄久痢，或五更泄泻，完谷不化，便质清冷，或全身水肿，小便不利，面色㿠白，舌淡胖，苔白滑，脉沉迟无力。

证候分析：脾肾阳虚，腰膝失于温养，故腰膝冷痛；阳虚阴寒内盛，气机凝滞，故下腹冷痛；脾肾阳虚，运化、吸收水谷精微及排泄二便功能失职，则见久泄久痢不止；黎明前，寅卯之交，阴气极盛，阳气未复，命门火衰，阴寒凝滞，则黎明前腹痛泄泻，称为五更泄；脾阳虚不能

腐熟水谷，则见完谷不化，大便清冷；脾肾阳虚，不能温化水液，泛溢肌肤，则为全身水肿，小便不利；阳虚不能温煦全身，则畏冷肢凉；阳虚水泛，面部浮肿，故面色㿠白；舌淡胖、苔白滑、脉沉迟无力为阳虚水寒内停之征。

辨证要点：久泻久痢、水肿、腰腹冷痛等与虚寒症状共见。

【案例分析】

案例一：余先生，51 岁，职工。咳喘心悸反复发作 17 年。近 1 周来因操劳过度，加之天气寒冷，自觉其症状日益加重。现症见：咳喘无力，吐痰清稀，心悸不宁，胸闷气短，头晕，自汗出，动则加重，面色淡白，唇舌淡紫，脉弱。

证型：心肺气虚证。

辨证分析：患者久病体虚，肺气虚弱，呼吸功能减弱，则喘咳无力；肺气虚，不能输布津液，水液停聚为痰，则痰液清稀；卫外不固，则自汗；心气虚弱，鼓动无力，则见心悸，胸闷；动则耗气，加重气虚，故活动后诸症加剧；气虚，脏腑功能活动减弱，则见头晕，乏力面色淡白；气虚不能行血，血运缓慢，故见唇舌淡紫，脉弱无力。

案例二：李先生，58 岁。肝炎病史 20 余年，近半年来，患者肝区时有胀痛，窜痛，急躁易怒，疲乏无力，不欲食，食后腹胀、腹痛欲泻，泻后痛减，舌淡苔白，脉弦缓。

证型：肝郁脾虚证。

辨证分析：肝失疏泄，气机郁滞，故见胸胁胀满窜痛；肝失柔和之性，故见急躁易怒；肝气横逆犯脾，脾失健运，故见不欲食，食后腹胀；气滞湿阻，则肠鸣腹泻；泻后气机得畅，故泻后腹胀腹痛减轻；脾虚清气无以为继，则疲乏无力；舌淡苔白、脉弦缓为肝郁脾虚之象。

案例三：陈先生，56 岁，干部。患者有高血压病史 20 年，平素目眩、头晕，头痛，自觉体质日衰。近半月头晕而痛，两眼发黑，两耳蝉鸣，性情急躁，胁肋隐隐灼痛，腰酸足软，左半身常有麻木感，记忆力减退，夜不能寐，盗汗，口干，舌红少苔，脉弦细数。

证型：肝肾阴虚证。

辨证分析：患者久病伤及肝肾之阴，水不涵木，肝阳上扰，则头晕目眩；阴虚不能上养清窍，濡养腰膝，则眼花，耳鸣，记忆力减退，腰酸足软，肢体麻木；肝肾阴虚，肝络失滋，经气不利，则胁肋灼痛；虚火上扰，心神不宁，故夜不能寐；虚热内炽，则口干，盗汗；舌红少苔、脉细数为虚热之象。

第七章
经络腧穴概要

第一节　经络总论

一、经络的概念

经络，是经脉和络脉的总称，是人体运行气血、联络脏腑、沟通内外、贯穿上下的通路。“经”，有路径的含义。因此，经脉呈线状，上下纵行为主，多循行于人体的深部，是经络系统的主干。“络”，有网络的含义。因此，络脉呈网状，纵横交错，遍布全身，多循行于人体较浅的部位，是经脉别出的分支。

经脉和络脉共同构成了人体的经络系统，内属于脏腑，外络于肢节，沟通于脏腑与体表之间，把人体的五脏六腑、形体官窍、皮肉筋骨等组织联结成一个有机的整体，从而保证了人体生命活动的正常进行。

二、经络系统的组成

经络系统由经脉和络脉组成，其中经脉包括十二经脉、奇经八脉，以及附属于十二经脉的十二经别、十二经筋、十二皮部；络脉包括十五络脉、孙络、浮络等（图7－1）。

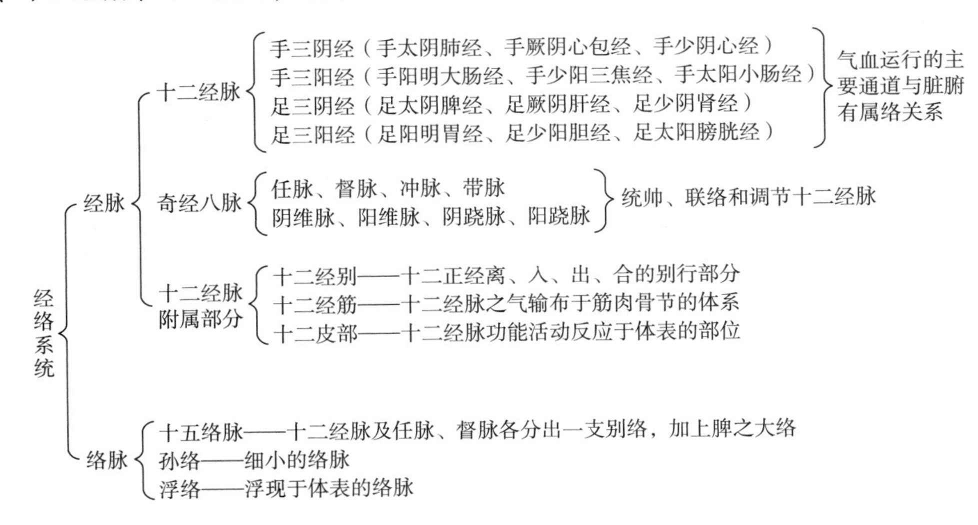

图7－1　经络系统的组成示意图

（一）十二经脉

十二经脉，又称为“十二正经”，是经络系统的主体，包括手三阴经（手太阴肺经、手厥阴心包经、手少阴心经）、手三阳经（手阳明大肠经、手少阳三焦经、手太阳小肠经）、足三阴经（足太阴脾经、足厥阴肝经、足少阴肾经）、足三阳经（足阳明胃经、足少阳胆经、足太阳膀胱经）。

1. 十二经脉的名称 十二经脉的名称由手足、阴阳、脏腑三部分组成。

（1）手足 表示经脉在上、下肢分布的不同，循行经过上肢的经脉为手经，循行经过下肢的经脉为足经。

（2）阴阳 表示经脉的阴阳属性及阴阳之气的盛衰。循行于肢体内侧的经脉为阴经，循行于肢体外侧的经脉为阳经。根据阴阳之气的盛衰，分为三阴三阳：阴气最盛为太阴，其次为少阴，再次为厥阴；阳气最盛为阳明，其次为太阳，再次为少阳。

（3）脏腑 表示经脉的脏腑属性，如肺经表示该经脉属肺脏，胆经表示该经脉属胆腑。脏腑也有阴阳属性，脏属阴，腑属阳，因此，属脏的经脉为阴经，属腑的经脉为阳经。

2. 十二经脉的分布规律 十二经脉左右对称，纵贯全身，内属于腑脏（脏腑），外络于肢节（四肢、头面和躯干）。

（1）内行部分 是指经脉进入到胸腹腔内的部分，其作用主要是联属相关的脏腑及组织。

（2）外行部分 是指经脉循行分布于四肢、头面及躯干的部分，是经脉循行的主要路线，一般是经穴图和经穴模型所标识的内容（图7－2）。

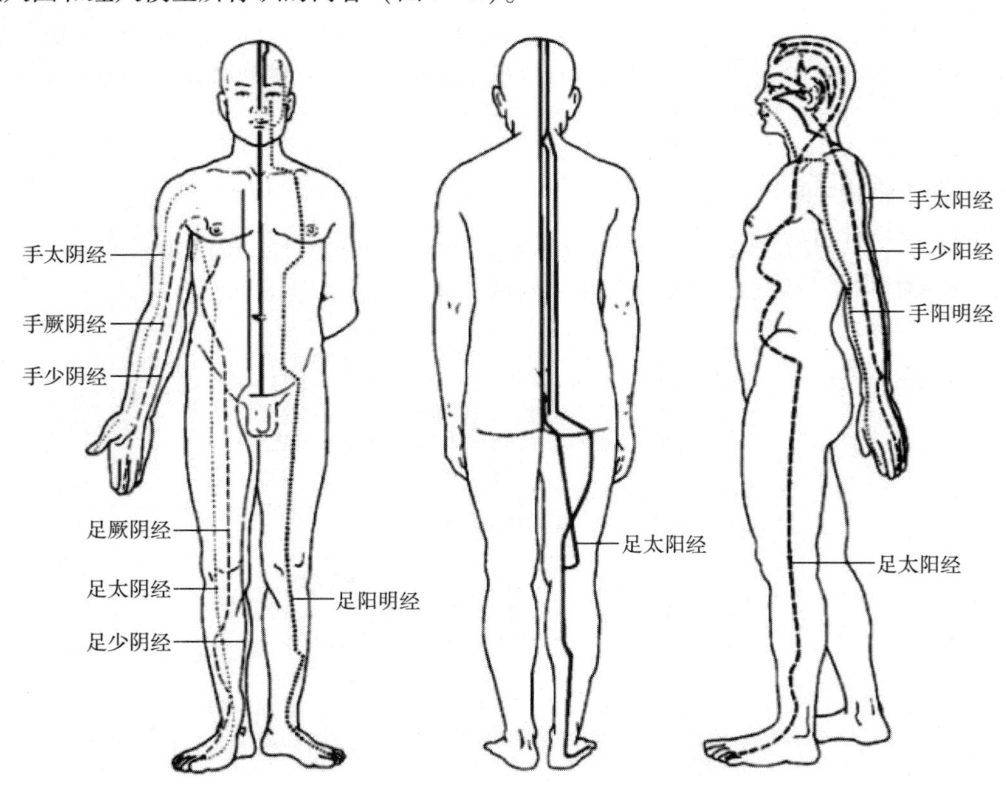

图7－2 十二经脉分布示意图

①四肢部：以立正姿势，两臂自然下垂，拇指向前的体位为准，将上下肢的内外侧分别分成

前、中、后三条区线。手足三阳经在四肢的排列次序为阳明在前，少阳在中，太阳在后。手足三阴经在四肢的排列次序为太阴在前，厥阴在中，少阴在后。其中，足三阴经在足内踝上8寸以下为厥阴在前、太阴在中、少阴在后，至内踝上8寸处，太阴交出厥阴之前。②头面部：手足三阳经均到达头面，故称“头为诸阳之会”。其分布特点：阳明经分布于面部、额部；少阳经分布于耳颞部；太阳经分布于面颊、头顶及枕项部。此外，足厥阴经也循行至颠顶部。其分布规律是：阳明在前，少阳在侧，太阳在后，厥阴在颠顶。③躯干部：手三阴经从胸部行于腋下；手三阳经行于肩胛部；足三阴经行于胸腹面；足三阳经则阳明经行于前（胸腹面）、少阳经行于中（侧面）、太阳经行于后（背面）。行于腹面的经脉，正中线为任脉，自内向外的顺序依次为足少阴肾经、足阳明胃经、足太阴脾经和足厥阴肝经；行于腰背面的经脉，正中线为督脉，自内向外的顺序为足太阳膀胱经的两条支脉，然后是足少阳胆经（表7－1）。

表7－1　十二经脉在躯干部的分布规律表

部位		经脉分布		
		第一侧线（距离正中线）	第二侧线（距离正中线）	第三侧线（距离正中线）
前面	胸部	足少阴肾经（2寸）	足阳明胃经（4寸）	足太阴脾经（6寸）
	腹部	足少阴肾经（0.5寸）	足阳明胃经（2寸）	足太阴脾经（4寸）
后面	背腰部	足太阳膀胱经（1.5寸）	足太阳膀胱经（3寸）	
	肩胛部	手三阳经		
侧面	腋下	手三阴经		
	胁部、身侧	足厥阴肝经、足少阳胆经		

3. 十二经脉的表里属络关系　十二经脉内属于脏腑，阴经属脏络腑，阳经属腑络脏。由于脏腑有表里相合的关系，因此，阴经与阳经亦有明确的脏腑属络和表里关系。如手太阴肺经属肺络大肠，手阳明大肠经属大肠络肺，肺与大肠互为表里，则手太阴肺经与手阳明大肠经互为表里。这样，十二经脉之间就形成了六组表里属络关系。互为表里的经脉在生理上相互联系，病理上相互影响，治疗时相互为用。

4. 十二经脉的循行走向与交接规律

（1）十二经脉的循行走向规律　十二经脉的循行走向有一定的方向，其规律是：手之三阴，从胸走手；手之三阳，从手走头；足之三阳，从头走足；足之三阴，从足走腹（胸）（图7－3）。

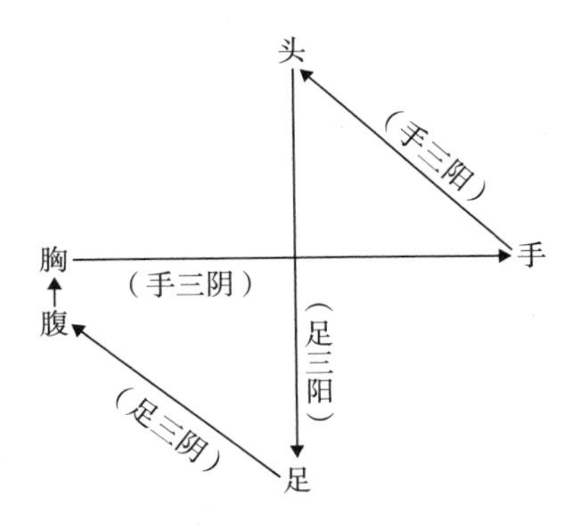

图7－3　十二经脉走向示意图

（2）十二经脉的交接规律　①互为表里的阴经与阳经在四肢末端交接：手太阴肺经与手阳明大肠经在食指端交接，手少阴心经与手太阳小肠经在小指端交接，手厥阴心包经与手少阳三焦经

在无名指端交接，足阳明胃经与足太阴脾经在足大趾内侧端交接，足太阳膀胱经与足少阴肾经在足小趾端交接，足少阳胆经与足厥阴肝经在足大趾外侧端交接。②同名阳经在头面部交接：手阳明大肠经与足阳明胃经在鼻翼旁交接，手太阳小肠经与足太阳膀胱经在目内眦交接，手少阳三焦经与足少阳胆经在目外眦交接。③手三阴经与足三阴经在胸部交接：足太阴脾经与手少阴心经交接于心中，足少阴肾经与手厥阴心包经交接于胸中，足厥阴肝经与手太阴肺经交接于肺中（图7－4）。

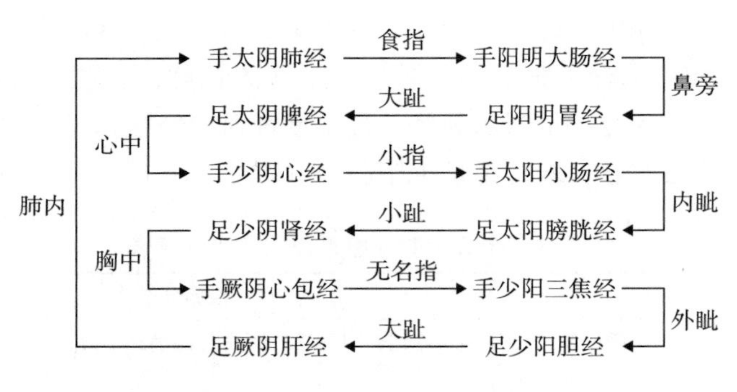

图7－4　十二经脉交接示意图

5. 十二经脉的气血流注规律　十二经脉首尾相贯，依次衔接，通过手足阴阳表里经的连接而逐经相传，气血在十二经脉内流动不息，构成了十二经脉的气血流注。中焦受纳、腐熟水谷，化水谷精微而生气血，所以十二经脉的气血源于中焦。气血的运行，有赖于肺气的输送，因此，十二经脉的气血流注从手太阴肺经开始，然后依次传至足厥阴肝经，再传至手太阴肺经，首尾相贯，如环无端，将气血输送至全身，营养并维持各组织器官的功能活动（图7－5）。

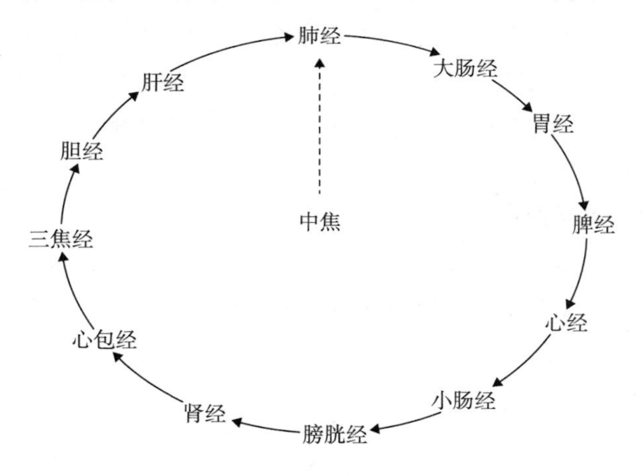

图7－5　十二经脉流注次序图

（二）奇经八脉

奇经八脉是督脉、任脉、冲脉、带脉、阴维脉、阳维脉、阴跻脉、阳跻脉的总称。因其与十二正经不同，既不直接隶属于十二脏腑，也无表里相合关系，“别道奇行”，故称奇经。

任脉、督脉各有本经所属的腧穴，故与十二经脉合称为“十四经”。冲脉、带脉、阴维脉、阳维脉、阴跻脉、阳跻脉没有本经所属的腧穴，而是寄附于十二经脉和任脉、督脉。

督脉循行于身后正中线，总督全身阳经经气，为“阳脉之海”；任脉循行于身前正中线，统

任全身阴经经气，为“阴脉之海”；冲脉与足少阴肾经相并，循行于腹部两侧，可调节十二经气血，为“十二经脉之海”和“血海”。因督脉、任脉、冲脉皆起于胞中，同出于会阴而异行，被称为“一源三歧”。带脉起于胁下，横行绕身一周，有约束纵行躯干部的诸条经脉的作用。阴维脉、阳维脉起于下肢，沿躯干部，到达头部，阴维主一身之里，阳维主一身之表，具有维系一身阴经和阳经的作用。阴跻脉、阳跻脉分别从下肢内、外侧上行于头面，具有交通一身阴阳之气、调节下肢运动与寤寐的作用。

奇经八脉纵横交错地循行分布于十二经脉之间，加强了十二经脉之间的联系；将部位相近、功能相似的经脉联系起来，起到统摄有关经脉气血、协调阴阳的作用；对十二经脉的气血有着蓄积和渗灌的调节作用，当十二经脉及脏腑气血旺盛时，则流注于奇经八脉，蓄以备用；当十二经脉及脏腑气血不足时，则由奇经八脉渗灌和供应。

奇经八脉具体的循行分布和功能见表7－2。

表7－2　奇经八脉循行分布和功能

脉名	循行分布概况	功能
督脉	腰、背、头面正中	总督六阳经，为“阳脉之海”
任脉	腹、胸、颏正中	统任六阴经，为“阴脉之海”
冲脉	与足少阴经并行，环绕口唇，且与任、督、足阳明等有联系	调节十二经气血，为“十二经脉之海”“血海”
带脉	起于胁下，环腰一周，状如束带	约束纵行躯干的诸条经脉
阴维脉	起于小腿内侧，并足太阴、厥阴上行，至咽喉合于任脉	维系全身阴经
阳维脉	起于足跗外侧，并足少阳经上行，至项后会合于督脉	维系全身阳经
阴跻脉	起于足跟内侧，伴足少阴等经上行，至目内眦与阳跻脉会合	调节下肢运动，司寤寐
阳跻脉	起于足跟外侧，伴足太阳等经上行，至目内眦与阴跻脉会合	

（三）十二经别

十二经别是从十二经脉别行分出，深入体腔的重要分支。十二经别的循行分布有“离、入、出、合”的特点。“离”指从十二经脉分出，分出部位一般在肘膝关节附近，没有具体穴位；“入”指进入胸腹腔，与所属经脉相关的表里脏腑相连，足三阳经的经别还与心相连；“出”指从头项部而出；“合”指上达头面后，阳经经别合于本经经脉，阴经经别合于其相表里的阳经经脉。十二经别按照阴阳表里关系组成六对，称为“六合”。

十二经别离、入、出、合的分布特点，沟通了表里两经，加强了经脉与脏腑间的联系，突出了心和头的重要性，扩大了经脉的循行联系和主治范围。如手足三阴经穴位之所以能主治头面和五官疾病，与阴经经别合于阳经而上头面的循行是分不开的。

（四）十二经筋

十二经筋是十二经脉之气输布于筋肉骨节的体系，是附属于十二经脉的筋肉系统，分布范围与十二经脉体表通路大体一致，其循行分布均起始于四肢末端，结聚于关节、骨骼部，走向躯干头面，有的进入胸腹腔，但与脏腑没有属络关系。手足三阳之筋都到达头目，手三阴之筋到胸膈，足三阴之筋到阴部。

经筋的作用为约束骨骼，活动关节，保持人体正常的运动功能，维持人体正常的体位姿势。

经筋为病，多为转筋、筋痛、痹证等，针灸治疗多局部取穴而泻之。

（五）十二皮部

十二皮部是十二经脉功能活动反映于体表的部位，也是络脉之气散布之所在。体表的皮肤按十二经脉分布划分为十二个区域，形成了十二皮部。

由于十二皮部居于人体最外层，又与经络气血相通，故是机体的卫外屏障，起着抗御外邪、保卫机体、反映病候和协助诊断的作用。《素问·皮部论》说：“皮者脉之部也。邪客于皮则腠理开，开则邪入客于络脉，络脉满则注于经脉，经脉满则入舍于腑脏也。”皮→络→经→腑→脏，成为疾病传变的层次，而脏腑、经络的病变也可以反映到皮部。因此，一方面，通过审察皮部的颜色、形态等变化，可以推断内部的疾病；另一方面，通过刺激皮部，调整经络及其所属脏腑的失衡状态，可以达到治愈疾病的目的。近现代临床常用的皮肤针、穴位敷贴法等，均以皮部理论为指导。

（六）十五络脉

十二经脉和任、督二脉各自别出一络，加上脾之大络，总计十五条，称为十五络脉。

十二经脉的别络均从本经四肢肘膝关节以下的络穴分出，走向其相表里的经脉，可以沟通表里两经，补充经脉循行不足；任脉的别络从鸠尾分出后散布于腹部；督脉的别络从长强分出后散布于头部，左右别走足太阳经；脾之大络从大包分出后散布于胸胁，分别沟通了腹、背和全身经气，输布气血以濡养全身组织。

此外，还有从络脉分出的细小孙络和浮行于浅表部位的浮络，分布极广，遍布全身。十五络脉是全身络脉中的主要络脉，对全身无数细小络脉起着主导作用。

三、经络的作用

（一）联系脏腑，沟通内外

人体的五脏六腑、四肢百骸、五官九窍、皮肉筋骨等组织器官，虽然生理功能不同，各司其职，但又彼此联系，协调配合，共同完成正常的生理活动，这主要是通过经络系统的联络沟通实现的。经络系统中的十二经脉、奇经八脉、十二经别和十五络脉，纵横交错，沟通上下内外，联系脏腑组织；十二经筋、十二皮部联系肢体筋肉皮肤；浮络和孙络联系人体各细微部分，从而使得人体成为一个有机整体。

（二）运行气血，营养全身

气血是人体生命活动的物质基础，人体各脏腑组织器官在气血的温养濡润后才能完成正常的生理功能。《灵枢·本脏》说：“经脉者，所以行血气而营阴阳，濡筋骨，利关节者也。”因此，经络是人体气血运行的通道，通过经络的传注，气血才能输布全身，从而使脏腑组织器官得以营养，筋骨得以濡润，关节得以通利。

（三）抗御病邪，反映病候

《素问·缪刺论》说：“夫邪之客于形也，必先舍于皮毛；留而不去，入舍于孙脉；留而不去，入舍于络脉；留而不去，入舍于经脉；内连五脏，散于肠胃，阴阳俱感，五脏乃伤。此邪之

从皮毛而入，极于五脏之次也。如此，则治其经焉。”由此可以看出，外邪侵袭人体从皮毛开始，由表及里，渐行渐深，最后内传于脏腑。如果经络之气强盛，经络能“行气血而营阴阳”，使营卫之气密布周身，卫气首当其冲，可抗御外邪、保卫机体。

同时，由于经络具有联系脏腑、沟通内外的作用，当内部脏腑病变时，可通过相应的经络反映到特定的体表部位，表现为疼痛、麻木、结节、凹陷、血管充血等，这些症状和体征为诊断内脏疾病提供了十分重要的线索。

（四）传导感应，调整虚实

当经络或内脏功能失调时，通过针灸、推拿等刺激体表的经络、穴位，激发体内经气，并沿着一定方向传导至有关的部位或脏腑，从而发挥调节人体脏腑气血的功能，达到调整虚实、治疗疾病的目的。针刺时的“得气”和“行气”现象就是经络传导感应现象的具体表现。

四、经络学说的临床应用

（一）阐释病理变化

在生理状态下，经络具有运行气血、传导感应的作用，而在发生病变时，经络就成为传递病邪的途径，具有反映病候的特点。首先，外邪可以从皮毛腠理通过经络传至五脏六腑，如外邪侵袭肌表，初见恶寒发热、头身疼痛等，因肺合皮毛，表邪不解，久之则内传于肺，出现咳嗽、胸闷、胸痛等症状；其次，经络还可成为脏腑之间病变相互影响的途径，如足少阴肾经“络心”“入肺”，所以，肾虚水泛可“凌心”“射肺”；再者，脏腑病变可沿着经络的通路反映到体表，常在经络循行通路上出现压痛、结节、条索等反应物，以及相应部位皮肤的色泽、形态、温度等变化。故临床上可用经络学说阐释五脏六腑病变所出现的体表特定部位或相应官窍的症状。

（二）指导疾病诊断

由于经络有一定的循行路线和脏腑属络，可以反映经络本身及所属脏腑的病证，因而在临床上可根据疾病所出现的症状，结合经络循行的路线及所联系的脏腑，进行病位的判断，如两胁疼痛或少腹痛，多与肝经有关。又如头痛，可根据经脉在头部的循行分布而辨别，痛在前额者，多与阳明经有关；痛在两侧者，多与少阳经有关；痛在后头部及项部者，多与太阳经有关；痛在巅顶者，多与厥阴经有关。此外，在经络的循行路线上或在经气聚集的某些穴位上，会出现压痛、结节、条索等反应物，以及相应部位皮肤会出现色泽、形态、温度、电阻等变化，这些都有助于疾病的诊断。如肺俞穴处有压痛、结节，可推断肺脏有疾。

（三）指导临床治疗

临床使用针灸、推拿、拔罐等中医适宜技术时，主要是通过刺激腧穴，以疏通经气，调节人体脏腑气血功能，从而达到治疗疾病的目的。而穴位的选取，是在明确诊断的基础上，除了选用局部的腧穴外，还会循经取穴，即某一经络或脏腑有病，便选用该经或该脏腑所属经脉的远部腧穴来治疗。《四总穴歌》所说：“肚腹三里留，腰背委中求，头项寻列缺，面口合谷收。”就是循经取穴的典范，临床应用非常广泛。

（四）指导预防保健

根据经络的功能，用艾灸、推拿、拔罐等多种方式刺激腧穴，可以调节体内失衡的经络气血

和脏腑功能，达到预防疾病的目的。如保健灸法是自古以来的防病治病之术，古今均把足三里作为防病治病的保健强壮穴等。

第二节 腧穴总论

一、腧穴的概念

腧穴是指人体脏腑经络之气输注于体表的特殊部位。“腧”，又作“俞”，通“输”，有转输、输注的含义；“穴”，是孔隙、空窍的意思，故又称“孔穴”“穴位”。

虽然“腧”“输”“俞”三者均指腧穴，但在具体应用时却各有所指。腧穴，是对穴位的统称；输穴，是对五输穴中的第三个穴位的专称；俞穴，专指特定穴中的背俞穴。

腧穴与经络、脏腑关系密切。经穴归属于经脉，经脉又隶属于脏腑，故腧穴－经脉－脏腑间形成了不可分割的联系，《灵枢·海论》云：“夫十二经脉者，内属于腑脏，外络于肢节。”《千金翼方》进一步指出：“凡孔穴者，是经络所行往来处，引气远入抽病也。”说明如果在体表的腧穴上施以针灸、推拿等中医适宜技术，就能够“引气远入”而治疗病证。腧穴既是防治疾病的刺激点，也是疾病的反应点。脏腑病变可从经络反映到相应的腧穴，正如《灵枢·九针十二原》所言：“五脏有疾也，应出十二原，而原各有所出，明知其原，睹其应，而知五脏之害矣。”

二、腧穴的分类

人体的腧穴很多，大体上可分为十四经穴、经外奇穴、阿是穴三类。

（一）十四经穴

有固定的名称和位置，且归属于十二经脉与任、督二脉的腧穴，称为“十四经穴”，简称“经穴”。十四经穴多具有治疗本经和相应脏腑病证的作用，是腧穴体系中的主体。我国现行的国家标准 GB/T 12347－2006《腧穴名称与定位》中将经穴的数目确定为 362 个。

（二）经外奇穴

有固定的名称和位置，但尚未纳入十四经脉的腧穴，称为“经外奇穴”，简称“奇穴”。奇穴的主治范围比较单一，多数对某些病证有特殊疗效，如定喘穴可平喘、腰痛点可治疗急性腰扭伤等。历代对奇穴记载不一，也有一些奇穴在发展过程中被归入经穴。

（三）阿是穴

既无固定名称，亦无固定位置，而是以病痛局部或与病痛相关的压痛（敏感）点作为针灸施术部位的腧穴，称为“阿是穴”，又称“不定穴”“天应穴”“压痛点”等。阿是穴是经外奇穴的补充，适宜于治疗局部筋肉关节之浅在病证。

三、腧穴的作用

腧穴作为脏腑经络气血转输出入的特殊部位，其作用与经络、脏腑关系密切，主要体现在诊断和治疗两个方面。

（一）诊断

腧穴通过经络与五脏六腑、四肢百骸紧密地联系在一起。当人体内部发生病理改变时，这种变化可以通过经络在体表的某些腧穴上有所反应。如患有胃肠疾患的人常在足三里、上巨虚、下巨虚等穴处出现压痛；患有肺脏疾患的人，常可在肺俞、中府等穴处出现压痛或皮下结节。因此，临床上常通过观察背俞穴、募穴、原穴、郄穴等是否有压痛、肿胀、结节，皮肤的色泽、瘀点、丘疹、脱屑，以及局部肌肉的坚实虚软程度等来协助诊断。

（二）治疗

腧穴除了可以反映病候外，还可以接受刺激、防治疾病。腧穴的治疗作用主要包括近治作用、远治作用和特殊作用。

1. 近治作用　又称局部作用，是指腧穴能够治疗其所在部位局部及邻近组织、器官的病证，即“腧穴所在，主治所在”。近治作用是所有腧穴都具有的共同特点。如眼区的睛明、承泣、攒竹等穴均能治疗眼疾；耳区的耳门、听宫、听会、翳风等穴均能治疗耳疾；胃脘部的中脘、建里、梁门等穴均能治疗胃疾等。

2. 远治作用　又称循经作用，是指腧穴能够治疗本经循行所涉及远隔部位的脏腑、组织器官的病证，即“经脉所过，主治所及”。十四经穴，尤其是十二经脉在四肢肘膝关节以下的经穴，远治作用尤为突出。如足三里穴位于下肢，不仅能治疗下肢疼痛、痿软等病证，而且能治疗胃肠及更高部位的病证，调整消化系统功能；合谷穴位于上肢，不仅能治上肢病证，还能治疗本经经脉所过之处的颈部、头面部病证。

3. 特殊作用　是指某些腧穴具有双向良性调整作用和相对特异治疗作用。所谓双向良性调整作用，是指同一腧穴对机体不同的病理状态，可以起到两种相反而有效的治疗作用。如泄泻时针刺天枢穴可止泻，便秘时针刺天枢穴又能通便；心动过速时针刺内关穴能减慢心率，心动过缓时针刺内关穴则能加快心率等。此外，腧穴的治疗作用还具有相对的特异性，如大椎穴能退热，至阴穴可矫正胎位等。

四、特定穴

特定穴是指十四经穴中具有特定称号、特殊治疗作用的腧穴，其主治规律强，运用范围广，在临床选穴方面具有重要的指导意义。主要分布在四肢肘、膝关节以下的五输穴、原穴、络穴、郄穴、八脉交会穴、下合穴，背腰、胸腹部的背俞穴、募穴，四肢、躯干部的八会穴，以及全身经脉的交会穴等。

（一）五输穴

五输穴是十二经脉在四肢肘、膝关节以下的5个特定腧穴，即“井、荥、输、经、合”。五输穴按照井、荥、输、经、合的顺序，从四肢末端向肘、膝方向依次排列，并以水流大小的不同名称命名，比喻各经脉的脉气自四肢末端向上，像水流一样由小到大、由浅入深。“井”，意为谷井，喻作山谷之泉，是水之源头，是经气所出的部位，即“所出为井”，井穴分布在指或趾末端；“荥”，意为小水，喻作刚出的水流尚微，萦迂未成大流，是经气开始流动的部位，即“所溜为荥”，荥穴多分布于掌指或跖趾关节之前；“输”，有输注之意，喻作水流由小到大，由浅渐深，是经气渐盛，由此注彼的部位，即“所注为输”，输穴多分布于掌指或跖趾关节之后；“经”，意

为水流宽大，畅通无阻，是经气正盛运行经过的部位，即“所行为经”，经穴多分布于腕、踝关节以上；“合”，有汇合之意，喻作江河之水汇合入湖海，是经气由此深入，进而汇合于脏腑的部位，即“所入为合”，合穴多分布于肘、膝关节附近。五输穴与五行相配，故又有“五行输”之称（表7-3、表7-4）。

表7-3　六阴经五输穴及与五行配属表

经脉	六阴经	井（木）	荥（火）	输（土）	经（金）	合（水）
手三阴	肺（金）	少商	鱼际	太渊	经渠	尺泽
	心包（相火）	中冲	劳宫	大陵	间使	曲泽
	心（火）	少冲	少府	神门	灵道	少海
足三阴	脾（土）	隐白	大都	太白	商丘	阴陵泉
	肝（木）	大敦	行间	太冲	中封	曲泉
	肾（水）	涌泉	然谷	太溪	复溜	阴谷

表7-4　六阳经五输穴及与五行配属表

经脉	六阳经	井（金）	荥（水）	输（木）	经（火）	合（土）
手三阳	大肠（金）	商阳	二间	三间	阳溪	曲池
	三焦（相火）	关冲	液门	中渚	支沟	天井
	小肠（火）	少泽	前谷	后溪	阳谷	小海
足三阳	胃（土）	厉兑	内庭	陷谷	解溪	足三里
	胆（木）	足窍阴	侠溪	足临泣	阳辅	阳陵泉
	膀胱（水）	至阴	足通谷	束骨	昆仑	委中

由于五输穴在部位的依次分布和脉气流注的深浅上有着明显规律，故其主治作用也有共同的规律可循。《灵枢·顺气一日分为四时》提出：“病在脏者取之井；病变于色者取之荥；病时间时甚者取之输；病变于音者取之经；经满而血者，病在胃及饮食不节得病者，取之于合。”《难经·六十八难》则概括为：“井主心下满，荥主身热，输主体重节痛，经主喘咳寒热，合主逆气而泄。”近代对五输穴的应用，井穴多用于各种急救，如昏迷患者取十二井穴点刺出血；荥穴多用于各种热病，如胃火牙痛取胃经荥穴内庭；输穴多用于体重、肢节酸痛，如肩背、肘臂酸痛取三焦经输穴中渚；经穴多用于寒热、喘咳，如外感风寒的恶寒发热、咳嗽取肺经经穴经渠；合穴多用于腑病，如胃腑病证取胃经合穴足三里。

（二）原穴

原穴是脏腑原气经过和留止的部位。十二经脉在腕、踝关节附近各有一个原穴，共有12个，称为“十二原”。“原”含本原、原气之意，是人体生命活动的原动力，为十二经之根本。阴经之原穴与五输穴中的输穴同穴名、同部位，实为一穴，即所谓“阴经以输为原”“阴经之输并于原”。阳经之原穴位于五输穴中的输穴之后，即另置一原（表7-5）。

表7-5　十二经原穴表

经脉	经脉——穴位	经脉——穴位	经脉——穴位
手三阴经	肺经——太渊	心经——神门	心包经——大陵
手三阳经	大肠经——合谷	小肠经——腕骨	三焦经——阳池

续表

经脉	经脉——穴位	经脉——穴位	经脉——穴位
足三阴经	脾经——太白	肾经——太溪	肝经——太冲
足三阳经	胃经——冲阳	膀胱经——京骨	胆经——丘墟

原穴可以直接反映脏腑原气的变化情况，正如《灵枢·九针十二原》所言："五脏有疾也，应出十二原，而原各有所出，明知其原，睹其应，而知五脏之害矣。"《灵枢·九针十二原》中还提到："五脏有疾，当取之十二原。"说明原穴有调整脏腑经络功能的作用。

（三）络穴

络穴是十五络脉从经脉分出的部位的腧穴。十二经脉在四肢肘、膝关节以下各有一络穴，加上位于上腹部的任脉络穴鸠尾，位于尾骶部的督脉络穴长强，位于胸胁部的脾之大络大包穴，共15穴，故又称"十五络穴"（表7-6）。

表7-6　十五络穴表

经脉	经脉——穴位	经脉——穴位	经脉——穴位
手三阴经	肺经——列缺	心经——通里	心包经——内关
手三阳经	大肠经——偏历	小肠经——支正	三焦经——外关
足三阴经	脾经——公孙	肾经——大钟	肝经——蠡沟
足三阳经	胃经——丰隆	膀胱经——飞扬	胆经——光明
任脉、督脉、脾大络	任脉——鸠尾	督脉——长强	脾大络——大包

络穴能治疗其所属络脉的病证，如手少阴心经络穴通里可治疗其络脉病证。此外，络穴能沟通表里两经，故有"一络治两经"之说，即络穴能治疗本经及表里经循行所过部位及其归属脏腑的疾患，如手太阴肺经的络穴列缺，既能治疗肺经病证，如咳嗽、喘息、咽喉肿痛等，又能治疗与其相表里的经脉手阳明大肠经病证，如齿痛、头项疾患等。在临床上，络穴可单独使用，也可与其相表里经脉的原穴相配，称为原络配穴法。

（四）郄穴

郄穴是各经脉在四肢部经气深聚的部位。十二经脉加上奇经八脉中的阴跻、阳跻、阴维、阳维脉各有一郄穴，共16穴，合为十六郄穴，除胃经的梁丘之外，都分布于四肢肘、膝关节以下（表7-7）。

表7-7　十六郄穴表

阴经	郄穴	阳经	郄穴
手太阴肺经	孔最	手阳明大肠经	温溜
手厥阴心包经	郄门	手少阳三焦经	会宗
手少阴心经	阴郄	手太阳小肠经	养老
足太阴脾经	地机	足阳明胃经	梁丘
足厥阴肝经	中都	足少阳胆经	外丘
足少阴肾经	水泉	足太阳膀胱经	金门
阴维脉	筑宾	阳维脉	阳交
阴跻脉	交信	阳跻脉	跗阳

郄穴主要用于治疗本经循行所过部位及所属脏腑的急性病证。阴经的郄穴常用来治疗血证，如肺经郄穴孔最可治疗咯血，脾经郄穴地机可治疗崩漏等；阳经的郄穴多用来治疗急性疼痛，如胃经郄穴梁丘可治疗胃痛，胆经郄穴外丘可治疗颈项痛等。此外，可通过按压郄穴协助诊断所属脏腑的病证。

（五）八脉交会穴

八脉交会穴是奇经八脉与十二经脉之气相通的 8 个腧穴，又称“交经八穴”“流注八穴”，均分布于腕踝关节上下（表 7－8）。

表 7－8　八脉交会穴表

经属	八穴	通八脉	会合部位
足太阴	公孙	冲脉	胃、心、胸
手厥阴	内关	阴维脉	
手少阳	外关	阳维脉	目外眦、颊、颈、耳后、肩
足少阳	足临泣	带脉	
手太阳	后溪	督脉	目内眦、项、耳、肩胛
足太阳	申脉	阳跻脉	
手太阴	列缺	任脉	胸、肺、膈、喉咙
足少阴	照海	阴跻脉	

八脉交会穴既可以治疗各自所属经脉的病证，也可以治疗所相通奇经八脉的病证。如公孙穴，归属于足太阴脾经，通于冲脉，既可以治疗足太阴脾经病证，也可以治疗冲脉病证；内关穴，归属于手厥阴心包经，通于阴维脉，既可以治疗手厥阴病证，也可以治疗阴维脉病证。在临床上也可根据病情，用两穴相配治疗会合部位的病证，如公孙配内关治疗胃、心、胸的疾患，外关配足临泣治疗外眼角、耳、颊、颈、肩部的疾患。

（六）下合穴

下合穴是六腑之气下合于足三阳经的 6 个腧穴，又称“六腑下合穴”。下合穴主要分布于下肢膝关节附近。其中，胃、胆、膀胱三腑的下合穴与本经五输穴中的合穴同名同位，大肠、小肠的下合穴同位于胃经，三焦的下合穴位于膀胱经（表 7－9）。

表 7－9　下合穴表

六腑	胃	大肠	小肠	三焦	膀胱	胆
下合穴	足三里	上巨虚	下巨虚	委阳	委中	阳陵泉

下合穴以治疗腑病为主，如胃的下合穴足三里可治疗胃痛，大肠的下合穴上巨虚可治疗肠痈，小肠的下合穴下巨虚可治疗泄泻等。

（七）背俞穴

背俞穴是脏腑之气输注于背腰部的腧穴。背俞穴均位于背腰部足太阳膀胱经的第一侧线上，大体依脏腑位置的高低而上下排列，并分别冠以脏腑之名。六脏（五脏和心包）六腑各有一相应的背俞穴，共 12 个（表 7－10）。

表 7－10　背俞穴表

上部	背俞穴	下部	背俞穴
肺	肺俞	胃	胃俞
心包	厥阴俞	三焦	三焦俞
心	心俞	肾	肾俞
肝	肝俞	大肠	大肠俞
胆	胆俞	小肠	小肠俞
脾	脾俞	膀胱	膀胱俞

背俞穴能治疗相应的脏腑疾病及与脏腑有关的神志病和相关的器官病。如肝俞可治疗肝病、目疾、筋脉挛急等；肾俞可治疗肾病、耳疾、骨病等。此外，背俞穴还能反映脏腑功能的盛衰，可以诊察相应脏腑的病变，当脏腑功能出现异常时，在背俞穴局部可能会出现敏感、压痛、结节、出血点等异常反应。

（八）募穴

募穴是脏腑之气汇聚于胸腹部的腧穴，又称“腹募穴”。募穴均位于胸腹部有关经脉上，其位置大体与脏腑所在部位相对应。六脏（五脏和心包）六腑各有一相应的募穴，共 12 个（表 7－11）。

表 7－11　募穴表

两侧募穴	正中募穴
肺——中府	心包——膻中
肝——期门	心——巨阙
胆——日月	胃——中脘
脾——章门	三焦——石门
肾——京门	小肠——关元
大肠——天枢	膀胱——中极

募穴多用于治疗六腑病证，如胃的募穴中脘可治疗胃病，大肠的募穴天枢可治疗大肠疾患，膀胱的募穴中极可治疗膀胱病等。

募穴可以单独使用，也可与背俞穴配合使用，加强治疗相关脏腑疾病的作用，称为“募俞配穴法”。在诊察疾病方面，募穴与俞穴也常常相互参照，以协助诊断，即所谓“审募而察俞，察俞而诊募”。

（九）八会穴

八会穴是脏、腑、气、血、筋、脉、骨、髓之气会聚的八个腧穴。八会穴分布于躯干部和四肢部，其中脏、腑、气、血、骨之会穴位于躯干部；筋、脉、髓之会穴位于四肢部（表 7－12）。

表 7－12　八会穴表

八会	脏会	腑会	气会	血会	筋会	脉会	骨会	髓会
穴位	章门	中脘	膻中	膈俞	阳陵泉	太渊	大杼	绝骨

八会穴能分别治疗相应脏、腑、气、血、筋、脉、骨、髓等方面的病证。如气会膻中可治疗气机方面的疾病，血会膈俞可治疗咳血、咯血、崩漏等血证。

（十）交会穴

交会穴是指两经或两条以上经脉相交会合的腧穴。多分布于头面及躯干部，一般阳经多与阳经相交，阴经与阴经相交。

交会穴不仅能治本经及脏腑病证，还能兼治所交会经脉及脏腑病证。如关元、中极是任脉经穴，但因其与足三阴经相交会，故既可治任脉病证，又可治三阴经病证。大椎是督脉经穴，因其与手足三阳经相交会，故既可治督脉病证，又可治诸阳经病证。三阴交是足太阴脾经经穴，因其与足少阴肾经、足厥阴肝经相交会，故即可治脾经病证，又可治肾经、肝经病证。

五、腧穴的定位方法

腧穴定位准确与否直接影响治疗效果，《灵枢·邪气脏腑病形》指出：“刺此者，必中气穴，无中肉节。”《备急千金要方》亦载：“灸时孔穴不正，无益于事，徒破好肉耳。”因此，掌握腧穴的定位方法非常重要。临床上常用的腧穴定位法有体表标志定位法、骨度折量定位法、指寸定位法和简便定位法四种。

（一）体表标志定位法

体表标志定位法，是以人体解剖学的各种体表标志为依据来确定腧穴位置的方法。体表标志，主要指分布于全身体表的骨性标志和肌性标志，可分为固定标志和活动标志两类。

1. 固定标志 是人体自然姿势下可见的标志，包括由骨节和肌肉所形成的突起或凹陷、五官轮廓、发际、指（趾）甲、乳头、肚脐等，不受人体活动影响且固定不移。如眉头定攒竹，两眉中间取印堂，两乳中间取膻中，肚脐中央取神阙，俯首显示最高的第7颈椎棘突下取大椎，腓骨小头前下缘取阳陵泉等。

2. 活动标志 是人体活动姿势下可见的标志，包括各部的关节、肌肉、肌腱、皮肤随着活动而出现的空隙、凹陷、皱纹、尖端等。如张口于耳屏前方凹陷处取听宫，上肢向正前方平举于肩峰前凹陷处取肩髃，握拳于第5指掌关节后尺侧的近侧掌横纹头赤白肉际取后溪，屈肘于肘横纹外侧端与肱骨外侧髁连线中点凹陷处取曲池等。

依据国家标准《腧穴名称与定位》（GB/T 12347－2006），常用定穴解剖标志的体表定位方法如下：

——第2肋：平胸骨角水平，锁骨下可触及的肋骨即第2肋。

——第4肋间隙：男性乳头平第4肋间隙。

——第7颈椎棘突：颈后隆起最高且能随头旋转而转动者为第7颈椎棘突。

——第2胸椎棘突：直立，两手下垂时，两肩胛骨上角连线与后正中线的交点。

——第3胸椎棘突：直立，两手下垂时，两肩胛冈内侧端连线与后正中线的交点。

——第7胸椎棘突：直立，两手下垂时，两肩胛骨下角的水平线与后正中线的交点。

——第12胸椎棘突：直立，两手下垂时，横平两肩胛下角与两髂嵴最高点连线的中点。

——第4腰椎棘突：两髂嵴最高点连线与后正中线的交点。

——第2骶椎：两髂后上棘连线与后正中线的交点。

——骶管裂孔：取尾骨上方左右的骶角，与两骶角平齐的后正中线上。

——肘横纹：与肱骨内上髁、外上髁连线相平。

——腕掌侧远端横纹：与豌豆骨上缘、桡骨茎突尖下连线相平。

——腕背侧远端横纹：与豌豆骨上缘、桡骨茎突尖下连线相平。

（二）骨度折量定位法

骨度折量定位法，是以体表骨节为主要标志，折量全身各部的长度和宽度，定出分寸，用于腧穴定位的方法，又称“骨度分寸定位法”。以《灵枢・骨度》规定的人体各部的分寸为基础，结合历代医家经验，将设定的两骨节点之间的长度折量为一定的等份，每一等份为1寸，十等份为1尺，作为定穴的依据。不论男女老幼、高矮胖瘦，只要部位相同，其尺寸便相同。依据国家标准《腧穴名称与定位》（GB/T 12347－2006），全身主要骨度折量寸列表、图示如下（表7－13、图7－6）。

表7－13　常用骨度折量寸表

部位	起止点	折量寸（寸）	度量法	说明
头面部	前发际正中至后发际正中	12	直寸	用于确定头部腧穴的纵向距离
	眉间（印堂）至前发际正中	3	直寸	用于确定前或后发际及其头部腧穴的纵向距离
	两额角发际（头维）之间	9	横寸	用于确定头前部腧穴的横向距离
	耳后两乳突（完骨）之间	9	横寸	用于确定头后部腧穴的横向距离
胸腹部	胸骨上窝（天突）至剑胸结合中点（歧骨）	9	直寸	用于确定胸部任脉穴的纵向距离
	剑胸结合中点（歧骨）至脐中	8	直寸	用于确定上腹部腧穴的纵向距离
	脐中至耻骨联合上缘（曲骨）	5	直寸	用于确定下腹部腧穴的纵向距离
	两肩胛骨喙突内侧缘之间	12	横寸	用于确定胸部腧穴的横向距离
	两乳头之间	8	横寸	用于确定胸腹部腧穴的横向距离
背腰部	肩胛骨内侧缘至后正中线	3	横寸	用于确定背腰部腧穴的横向距离
上肢部	腋前、后纹头至肘横纹（平尺骨鹰嘴）	9	直寸	用于确定上臂部腧穴的纵向距离
	肘横纹（平尺骨鹰嘴）至腕掌（背）侧远端横纹	12	直寸	用于确定前臂部腧穴的纵向距离
下肢部	耻骨联合上缘至髌底	18	直寸	用于确定大腿部腧穴的纵向距离
	髌底至髌尖	2	直寸	
	髌尖（膝中）至内踝尖	15	直寸	用于确定小腿内侧部腧穴的纵向距离
	胫骨内侧髁下方阴陵泉至内踝尖	13	直寸	
	股骨大转子至腘横纹（平髌尖）	19	直寸	用于确定大腿部前外侧部腧穴的纵向距离
	臀沟至腘横纹	14	直寸	用于确定大腿后部腧穴的纵向距离
	腘横纹（平髌尖）至外踝尖	16	直寸	用于确定小腿外侧部腧穴的纵向距离
	内踝尖至足底	3	直寸	用于确定足内侧部腧穴的纵向距离

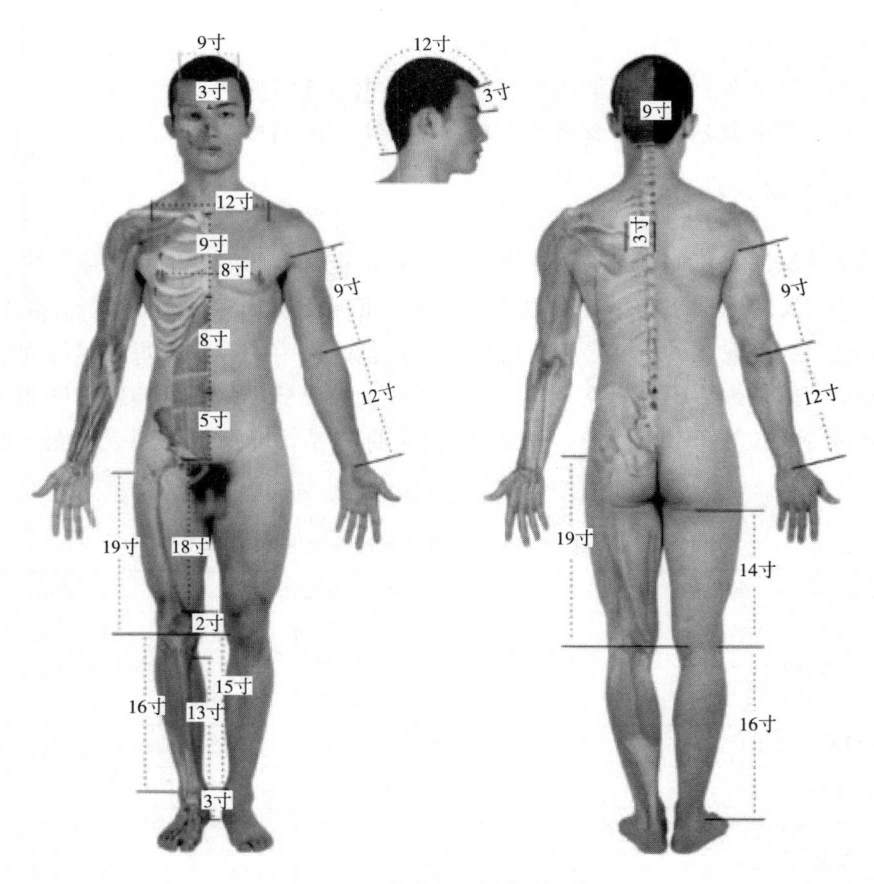

图 7-6　全身主要骨度折量寸

（三）指寸定位法

指寸定位法，是依据被取穴者本人的手指所规定的分寸来量取腧穴的定位方法，又称为“手指同身寸定位法”。此法主要用于下肢部。

1. 中指同身寸　以被取穴者的中指中节桡侧两端纹头（拇指、中指屈曲成环形）之间的距离作为 1 寸（图 7-7）。

2. 拇指同身寸　以被取穴者拇指的指间关节的宽度作为 1 寸（图 7-8）。

3. 横指同身寸（一夫法）　被取穴者手四指并拢，以其中指中节横纹为准，四指的宽度作为 3 寸（图 7-9）。

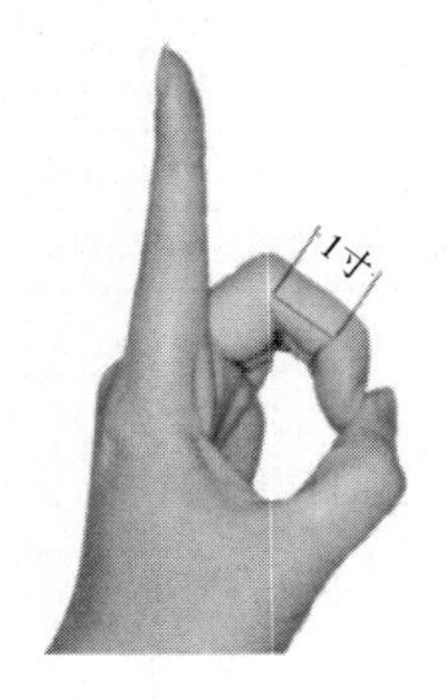

图 7-7　中指同身寸

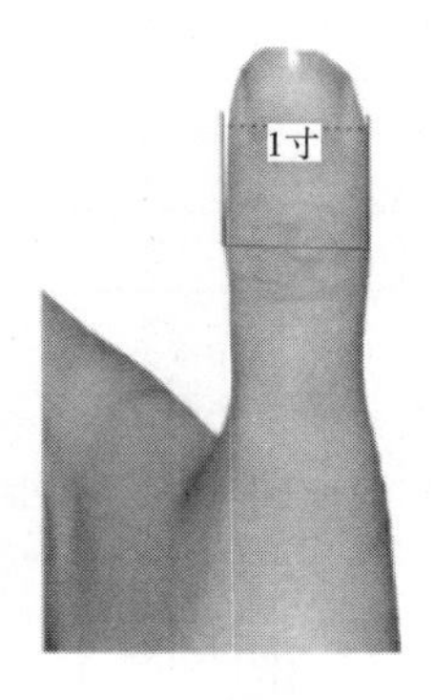

图 7-8　拇指同身寸

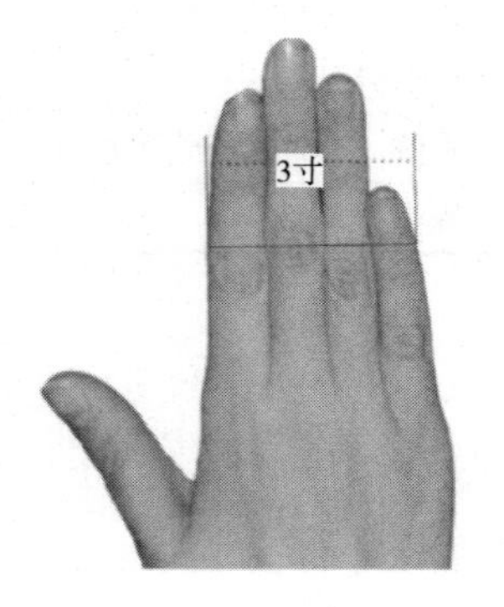

图 7-9　横指同身寸

（四）简便定位法

简便定位法，是临床上常用的一种简便易行的取穴方法，又称简便取穴法。如两耳尖直上连线中点取百会；两手虎口自然平直交叉，食指过桡骨茎突其尖端到达处取列缺；两手自然下垂，于中指端处取风市；垂肩屈肘于平肘尖处取章门；两髂嵴最高点连线中点定腰阳关；半握拳，当中指端所指处取劳宫等。

上述腧穴定位的四种方法在应用时需互相结合，主要采用体表标志定位法和骨度折量定位法，而对少量难以完全采用上述两种方法定位的腧穴，则可配合使用指寸定位法或简便定位法，以确定腧穴的准确定位。

第三节　经络腧穴各论

一、十四经脉及常用腧穴

（一）手太阴肺经及常用腧穴

1. 经脉循行　手太阴肺经，起于中焦，向下联络大肠，再返回沿着胃的上口，通过横膈，入属于肺。从肺系（气管、喉咙部）向外横行出来，沿上臂内侧下行于手少阴、手厥阴之前，至肘窝中，再沿前臂内侧前缘下行，经寸口动脉搏动处，行至大鱼际，沿着大鱼际桡侧缘循行至拇指端。腕后支脉，从腕后走向食指桡侧至末端，与手阳明大肠经相接（图7－10）。

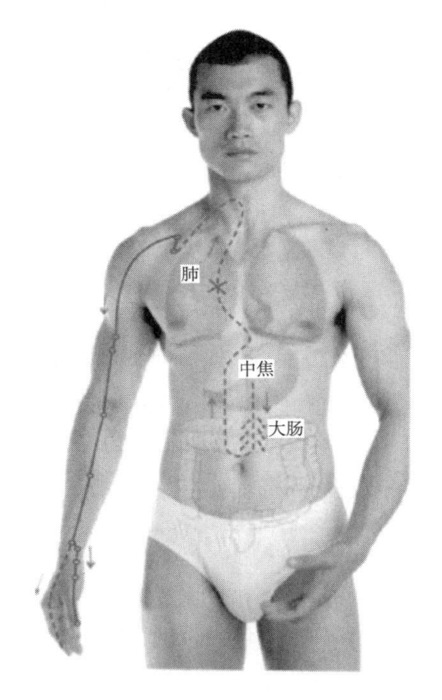

图7－10　手太阴肺经经脉循行示意图

2. 主治概要

（1）肺系病证　咳嗽，气喘，咽喉肿痛，咯血，胸痛等。

（2）经脉循行部位的其他病证　肩背痛，肘臂挛痛，手腕痛等。

3. 本经腧穴 中府、云门、天府、侠白、尺泽、孔最、列缺、经渠、太渊、鱼际、少商。

4. 常用腧穴 本经常用腧穴有中府、尺泽、孔最、列缺、太渊、鱼际、少商，其定位、主治及操作见表7-14。

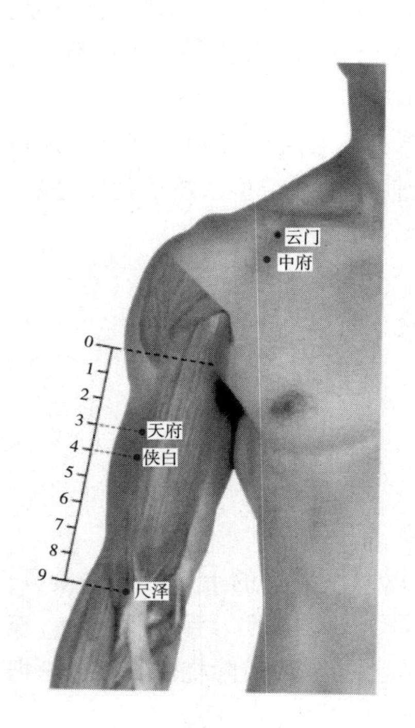

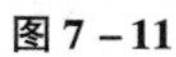

图7-11

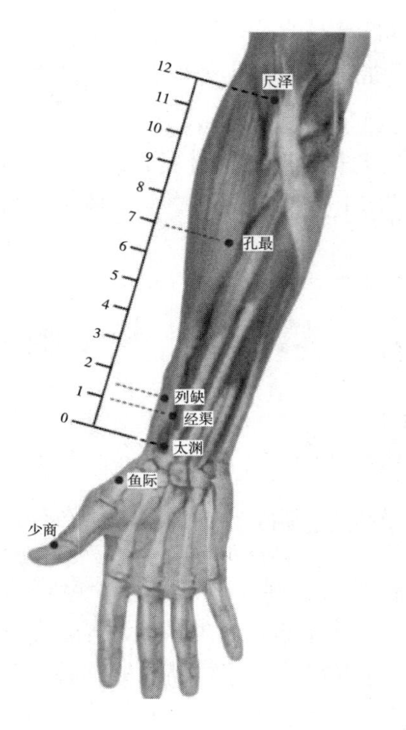

图7-12

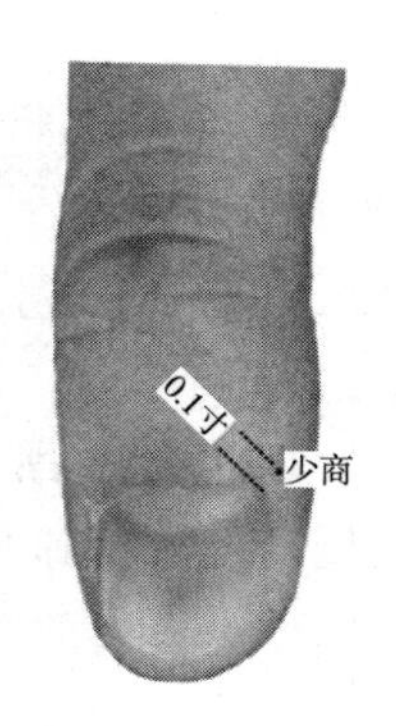

图7-13

表7-14 手太阴肺经常用腧穴一览表

穴名	特定穴	定位	主治	操作
中府（LU 1）	肺之募穴	在胸部，横平第1肋间隙，锁骨下窝外侧，前正中线旁开6寸（图7-11）	①肩背痛 ②咳嗽、气喘、胸痛等胸肺病证	向外斜刺0.5～0.8寸；不可向内深刺，以免伤及肺脏引起气胸
尺泽（LU 5）	合穴	在肘区，肘横纹上，肱二头肌腱桡侧缘凹陷中（图7-12）	①肘臂挛痛 ②咳嗽、气喘、咯血、咽喉肿痛等肺系实热性病证 ③急性吐泻、中暑、小儿惊风等急症	直刺0.8～1.2寸；或点刺出血
孔最（LU 6）	郄穴	在前臂前区，腕掌侧远端横纹上7寸，尺泽与太渊连线上（图7-12）	①肘臂挛痛 ②咯血、咳嗽、气喘、咽喉肿痛等肺系病证	直刺0.5～1寸
列缺（LU 7）	络穴；八脉交会穴（通于任脉）	在前臂，腕掌侧远端横纹上1.5寸，拇短伸肌腱与拇长展肌腱之间，拇长展肌腱沟的凹陷中（简便取穴法：两手虎口自然平直交叉，食指过桡骨茎突其尖端到达处，即为列缺）（图7-12）	①手腕痛 ②咳嗽、气喘、咯血、咽喉肿痛等肺系病证 ③头痛、齿痛、项强、口眼㖞斜等头面部疾患	向上斜刺0.5～0.8寸
太渊（LU 9）	输穴；原穴；八会穴之脉会	在腕前区，桡骨茎突与舟状骨之间，拇长展肌腱尺侧凹陷中（注：在腕掌侧远端横纹桡侧，桡动脉搏动处）（图7-12）	①腕臂痛 ②咳嗽、气喘等肺系病证 ③无脉症	避开桡动脉，直刺0.3～0.5寸

续表

穴名	特定穴	定位	主治	操作
鱼际（LU 10）	荥穴	在手外侧，第1掌骨桡侧中点赤白肉际处（图7-12）	①掌中热 ②咳嗽、气喘、咯血、咽喉肿痛、咽干、失音等肺系热性病证 ③小儿疳积	直刺0.5~0.8寸；治小儿疳积可用割治法
少商（LU 11）	井穴	在手指，拇指末节桡侧，指甲根角侧上方0.1寸（指寸）（图7-13）	①指肿，麻木 ②咳嗽、咽喉肿痛、鼻衄等肺系实热证 ③高热，昏迷，癫狂	浅刺0.1寸；或点刺出血

（二）手阳明大肠经及常用腧穴

1. 经脉循行　手阳明大肠经，起于食指桡侧端，沿食指桡侧上行，经过第1、2掌骨之间，向上进入两筋（拇长伸肌腱和拇短伸肌腱）之间，沿前臂外侧前缘，至肘部外侧，再沿上臂外侧前缘至肩部，沿肩峰前缘，向上行至背部，与诸阳经交会于大椎穴，再向下进入缺盆部，络于肺，通过横膈，属于大肠。缺盆部支脉，从缺盆部上行至颈旁，经面颊进入下齿之中，回绕至上唇，交叉于人中，左脉向右，右脉向左，分布在鼻翼旁，与足阳明胃经相接（图7-14）。

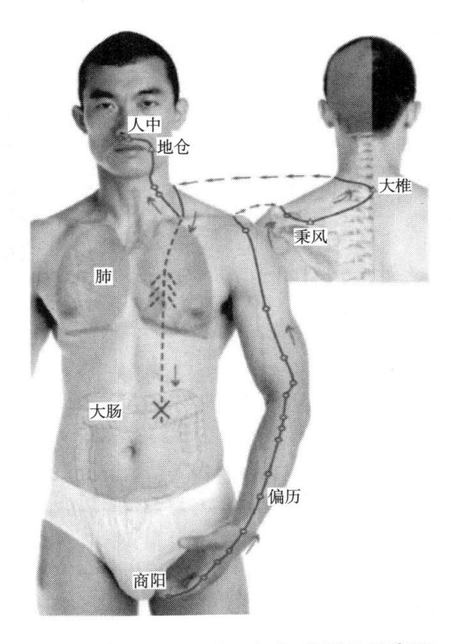

图7-14　手阳明大肠经经脉循行示意图

2. 主治概要

（1）头面五官病　齿痛，咽喉肿痛，鼻衄，口眼㖞斜，耳聋等。

（2）肠胃病　腹胀，腹痛，肠鸣，泄泻等。

（3）经脉循行部位的其他病证　手臂酸痛，半身不遂，手臂麻木等。

（4）热病，神志病　发热，昏迷，眩晕，癫狂等。

3. 本经腧穴　商阳、二间、三间、合谷、阳溪、偏历、温溜、下廉、上廉、手三里、曲池、肘髎、手五里、臂臑、肩髃、巨骨、天鼎、扶突、口禾髎、迎香。

4. 常用腧穴 手阳明大肠经常用腧穴有商阳、合谷、手三里、曲池、肩髃、迎香，其定位、主治及操作见表7－15。

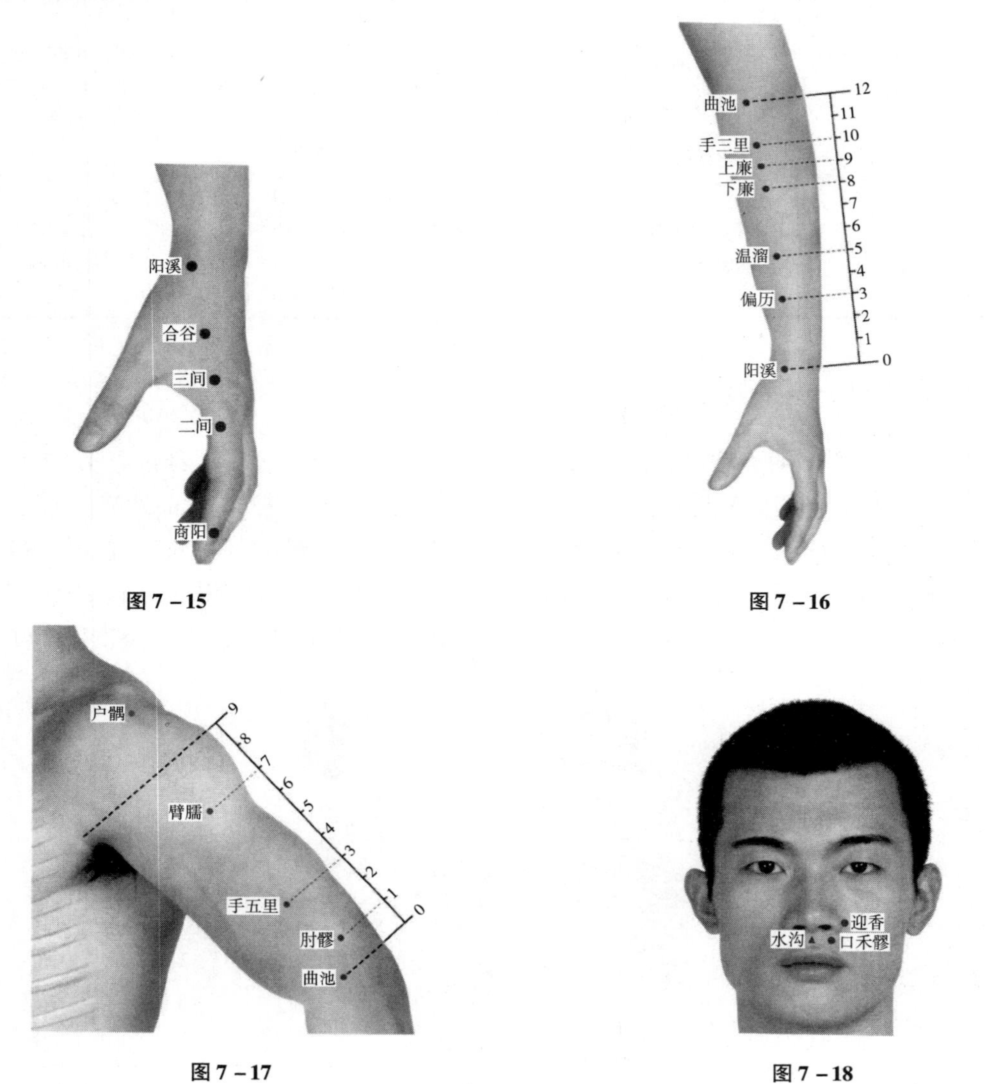

图7－15

图7－16

图7－17

图7－18

表7－15 手阳明大肠经常用腧穴一览表

穴名	特定穴	定位	主治	操作
商阳（LI 1）	井穴	在手指，食指末节桡侧，指甲根角侧上方0.1寸（指寸）（图7－15）	①手指麻木 ②齿痛、咽喉肿痛等五官疾患 ③热病、昏迷	浅刺0.1寸；或点刺出血
合谷（LI 4）	原穴	在手背，第2掌骨桡侧的中点处（简便取穴法：以一手的拇指指间关节横纹，放在另一手拇、食指之间的指蹼缘上，当拇指尖靠近第二掌骨处）（图7－15）	①上肢不遂 ②头痛、目赤肿痛、鼻衄、齿痛、口眼㖞斜、耳聋等头面五官疾患 ③腹痛，便秘 ④热病 ⑤无汗，多汗 ⑥瘾疹，湿疹 ⑦经闭、滞产 ⑧痛证	直刺0.5～1寸，针刺时手呈半握拳状；孕妇不宜针

续表

穴名	特定穴	定位	主治	操作
阳溪（LI 5）	经穴	在腕区，腕背侧远端横纹桡侧，桡骨茎突远端，解剖学“鼻咽窝”凹陷中（注：手拇指充分外展和后伸时，手背外侧部拇长伸肌腱与拇短伸肌腱之间形成一明显的凹陷，其最凹陷处即为本穴）（图7－16）	①手腕痛 ②头痛、目赤肿痛、耳聋等头面五官疾患	直刺0.5～0.8寸
手三里（LI 10）		在前臂，肘横纹下2寸，阳溪与曲池连线上（图7－16）	①手臂无力、上肢不遂等上肢病证 ②腹痛，腹泻 ③齿痛，颊肿	直刺1～1.5寸
曲池（LI 11）		在肘区，尺泽与肱骨外上髁连线的中点处（图7－16）	①手臂痹痛，上肢不遂 ②咽喉肿痛、齿痛、目赤肿痛等五官热性病证 ③腹痛、吐泻等肠胃病证 ④热病 ⑤瘾疹，湿疹 ⑥眩晕，癫狂	直刺1～1.5寸
肩髃（LI 15）		在三角肌区，肩峰外侧缘前端与肱骨大结节两骨间凹陷中（注：屈臂外展时，肩峰外侧缘前后端呈现两个凹陷，前一较深凹陷即本穴，后一凹陷为肩髎）（图7－17）	①肩臂挛痛、上肢不遂等肩、上肢病证 ②瘾疹	直刺或向下斜刺0.8～1.5寸；肩周炎宜向肩关节直刺，上肢不遂宜向三角肌方向斜刺
迎香（LI 20）		在面部，鼻翼外缘中点旁，鼻唇沟中（图7－18）	①鼻塞、鼽衄等鼻病 ②口㖞、面痒等面部病证	略向内上方斜刺或平刺0.3～0.5寸；不宜灸

（三）足阳明胃经及常用腧穴

1. 经脉循行　足阳明胃经，起于鼻旁，上行至鼻根，入目内眦，与足太阳经相交，向下沿着鼻柱外侧，入上齿中，返回环绕口唇，入下唇交会于承浆穴，返回沿下颌下缘至大迎穴，沿下颌角上行至耳前，过上关穴，沿发际至前额。面部支脉，自大迎穴前方下行至人迎穴，沿喉咙向下，行至大椎，折向前行，入缺盆，深入体腔，向下通过横膈，属于胃，联络脾。缺盆部直行支脉，从缺盆出体表，沿乳中线下行，夹脐两旁（旁开2寸），下行至腹股沟处的气冲穴。胃下口部支脉，从胃下口幽门处分出，经腹腔内下行到气冲穴，与直行之脉会合，而后下行，沿大腿外侧前侧，至膝膑，沿胫骨外侧前缘，下行至足背，入足次趾外侧端。胫部支脉，自膝下3寸处分出，下行至中趾外侧端。足跗部支脉，从足背上冲阳穴分出，入足大趾内侧端，与足太阴脾经相接（图7－19）。

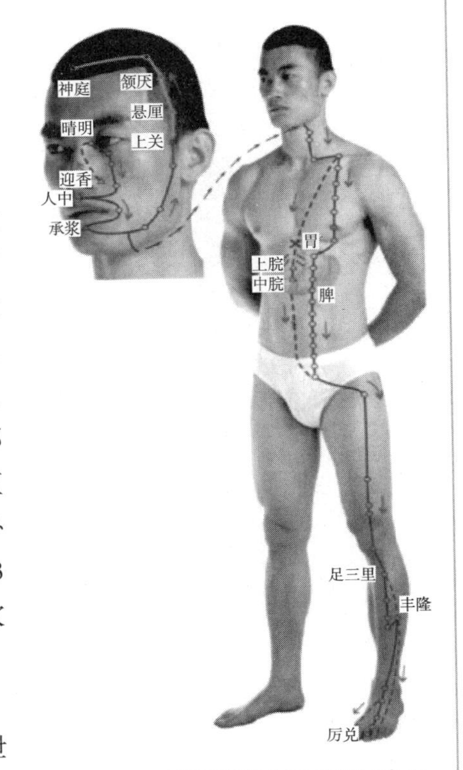

图7－19　足阳明胃经经脉循行示意图

2. 主治概要

（1）胃肠病　食欲不振，胃痛，呕吐，噎膈，腹胀，泄泻，痢疾，便秘等。

（2）头面五官病 目赤肿痛，目翳等。

（3）经脉循行部位的其他病证 下肢痿痹，转筋等。

（4）热病，神志病 热病昏迷，眩晕，癫狂等。

3. 本经腧穴 承泣、四白、巨髎、地仓、大迎、颊车、下关、头维、人迎、水突、气舍、缺盆、气户、库房、屋翳、膺窗、乳中、乳根、不容、承满、梁门、关门、太乙、滑肉门、天枢、外陵、大巨、水道、归来、气冲、髀关、伏兔、阴市、梁丘、犊鼻、足三里、上巨虚、条口、下巨虚、丰隆、解溪、冲阳、陷谷、内庭、厉兑。

4. 常用腧穴 足阳明胃经常用腧穴有承泣、四白、地仓、颊车、下关、头维、天枢、梁丘、犊鼻、足三里、上巨虚、条口、下巨虚、丰隆、内庭，其定位、主治及操作见表7-16。

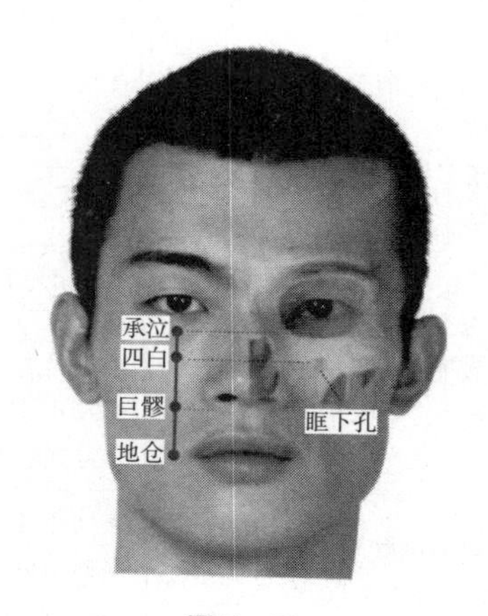

图7-20

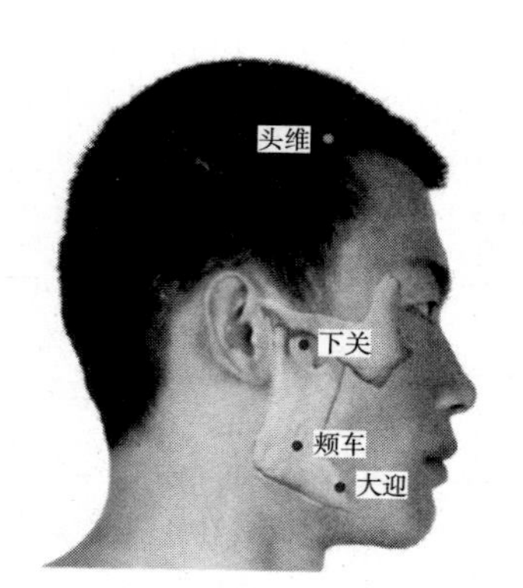

图7-21

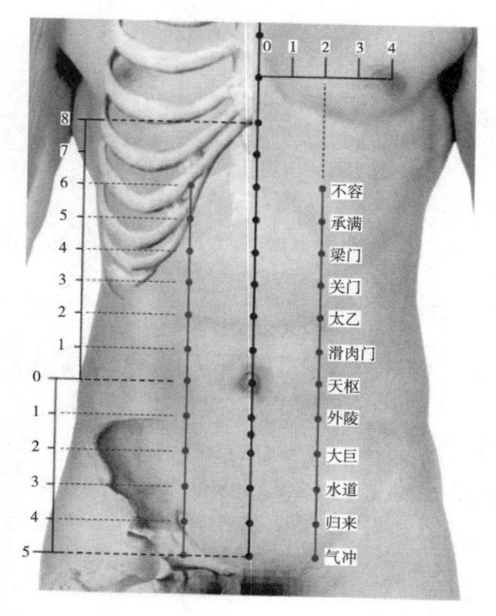

图7-22

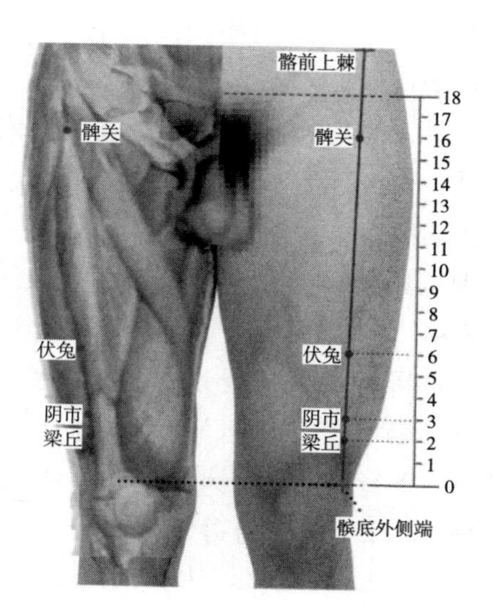

图7-23

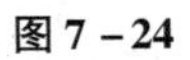

图 7-24

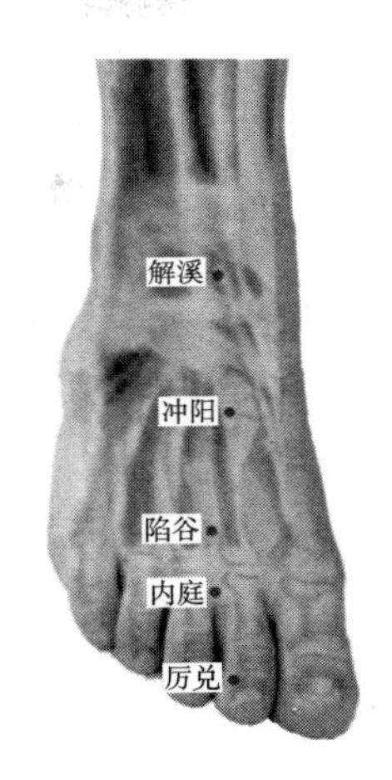

图 7-25

表 7-16　足阳明胃经常用腧穴一览表

穴名	特定穴	定位	主治	操作
承泣（ST 1）		在面部，眼球与眶下缘之间，瞳孔直下（图 7-20）	①迎风流泪、近视、夜盲等目疾 ②口眼㖞斜，面肌痉挛	以左手拇指向上轻推眼球，紧靠眶缘缓慢直刺 0.5～0.7 寸；不宜提插、捻转，以防刺破血管引起血肿；出针时稍加按压，以防出血；禁灸
四白（ST 2）		在面部，眶下孔处（图 7-20）	①目赤肿痛、迎风流泪、目翳等目疾 ②口眼㖞斜、面痛、面肌痉挛等面部病证 ③头痛，眩晕	直刺或微向上斜刺 0.3～0.5 寸，不可深刺，以免伤及眼球，不可过度提插、捻转
地仓（ST 4）		在面部，口角旁开 0.4 寸（指寸）（图 7-20）	口角㖞斜、流涎、齿痛、面痛等面口病证	斜刺或平刺 0.5～0.8 寸；可向颊车穴透刺
颊车（ST 6）		在面部，下颌角前上方 1 横指（中指）（注：沿下颌角角平分线上一横指，闭口咬紧牙时咬肌隆起，放松时按之有凹陷处）（图 7-21）	口角㖞斜、面肌痉挛、口噤不开、齿痛、颊肿等面口病证	直刺 0.3～0.5 寸，或平刺 0.5～1 寸；可向地仓穴透刺
下关（ST 7）		在面部，颧弓下缘中央与下颌切迹之间凹陷中（7-21）	①下颌关节痛、面痛、齿痛、口眼㖞斜等面口病证 ②耳聋、耳鸣、聤耳等耳疾	直刺 0.5～1 寸。留针时不可作张口动作，以免折针
头维（ST 8）		在头部，额角发际直上 0.5 寸，头正中线旁开 4.5 寸（图 7-21）	头痛、目眩、目痛等头目病证	平刺 0.5～1 寸
天枢（ST 25）	大肠之募穴	在腹部，横平脐中，前正中线旁开 2 寸（图 7-22）	①腹痛、腹胀、便秘、腹泻、痢疾等胃肠病证 ②月经不调、痛经等妇科病证	直刺 1～1.5 寸

续表

穴名	特定穴	定位	主治	操作
梁丘（ST 34）	郄穴	在股前区，髌底上2寸，股外侧肌与股直肌肌腱之间（图7－23）	①膝肿痛、下肢不遂等下肢、膝关节病证 ②急性胃痛 ③乳痈、乳痛等乳疾	直刺1～1.5寸
犊鼻（ST 35）		在膝前区，髌韧带外侧凹陷中（图7－24）	膝痛、屈伸不利，下肢麻木、疼痛等下肢、膝关节病证	屈膝90°向后内斜刺0.5～1寸
足三里（ST 36）	合穴；胃下合穴	在小腿外侧，犊鼻下3寸，犊鼻与解溪连线上（图7－24）	①下肢痿痹 ②胃痛、呕吐、噎膈、腹胀、腹泻、痢疾、便秘、肠痈等胃肠病证 ③乳痈、乳痛等乳疾 ④癫狂等神志病 ⑤虚劳诸证，为强壮保健要穴	直刺1～2寸；强壮保健常用温灸法
上巨虚（ST 37）	大肠下合穴	在小腿外侧，犊鼻下6寸，犊鼻与解溪连线上（图7－24）	①下肢痿痹 ②肠鸣、腹痛、腹泻、便秘、肠痈等肠胃疾患	直刺1～1.5寸
条口（ST 38）		在小腿外侧，犊鼻下8寸，犊鼻与解溪连线上（图7－24）	①下肢痿痹，转筋 ②脘腹疼痛 ③肩臂痛	直刺1～1.5寸
下巨虚（ST 39）	小肠下合穴	在小腿外侧，犊鼻下9寸，犊鼻与解溪连线上（图7－24）	①下肢痿痹 ②腹泻、痢疾、小腹痛等胃肠疾患 ③乳痈	直刺1～1.5寸
丰隆（ST 40）	络穴	在小腿外侧，外踝尖上8寸，胫骨前肌的外缘（注：犊鼻与解溪连线的中点，条口外一横指处）（图7－24）	①下肢痿痹 ②腹胀，便秘 ③咳嗽、痰多，头痛、眩晕、癫狂等痰饮病证	直刺1～1.5寸
解溪（ST 41）	经穴	在踝区，踝关节前面中央凹陷处，拇长伸肌腱与趾长伸肌腱之间（注：令足趾上跷，显现足背部两肌腱，穴在两肌腱之间，相当于内、外踝尖连线的中点处）（图7－25）	①下肢痿痹，踝关节病，垂足 ②腹胀，便秘 ③头痛，眩晕，癫狂	直刺0.5～1寸
内庭（ST 44）	荥穴	在足背，第2、3趾间，趾蹼缘后方赤白肉际处（图7－25）	①足背肿痛，跖趾关节痛 ②吐酸、腹泻、痢疾、便秘等胃肠病证 ③齿痛、咽喉肿痛、鼻衄等五官热性病证 ④热病	直刺或斜刺0.5～1寸

（四）足太阴脾经及常用腧穴

1. 经脉循行 足太阴脾经，起于足大趾末端，沿着大趾内侧赤白肉际，经过第一跖趾关节后面，上行至内踝前面，沿小腿内侧胫骨后缘上行，至内踝上8寸处交于足厥阴肝经之前，经膝、股部内侧前缘，进入腹部，属于脾，联络胃，通过横膈上行，夹咽部两旁，连系舌根，分散于舌下。胃部支脉，从胃上膈，流注于心中，与手少阴心经相接。另有一条分布于胸腹部第三侧

线，经锁骨下，止于腋下大包穴（图 7－26）。

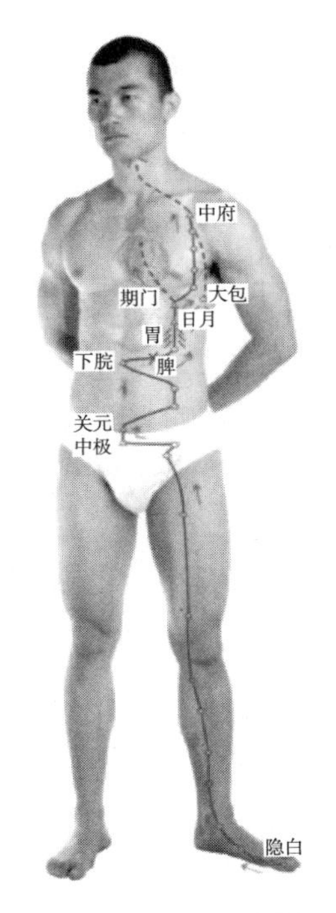

图 7－26　足太阴脾经经脉循行示意图

2. 主治概要

（1）脾胃病　胃痛，呕吐，腹痛，泄泻，便秘等。

（2）妇科病　月经过多，崩漏等。

（3）前阴病　阴挺，不孕，遗精，阳痿等。

（4）经脉循行部位的其他病证　下肢痿痹，胸胁痛等。

3. 本经腧穴　隐白、大都、太白、公孙、商丘、三阴交、漏谷、地机、阴陵泉、血海、箕门、冲门、府舍、腹结、大横、腹哀、食窦、天溪、胸乡、周荣、大包。

4. 常用腧穴　足太阴脾经常用腧穴有隐白、公孙、三阴交、地机、阴陵泉、血海，其定位、主治及操作见表 7－17。

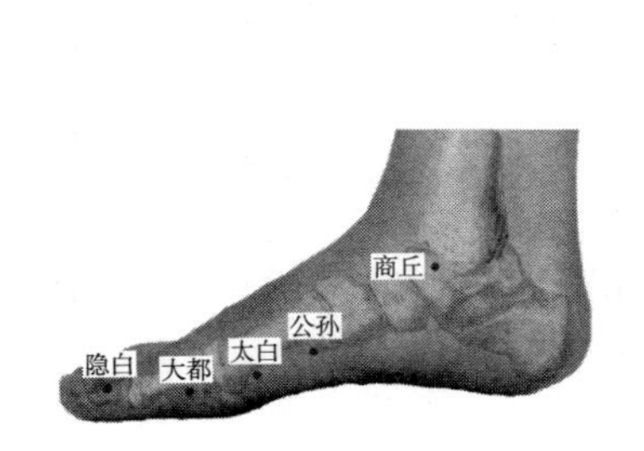

图 7－27

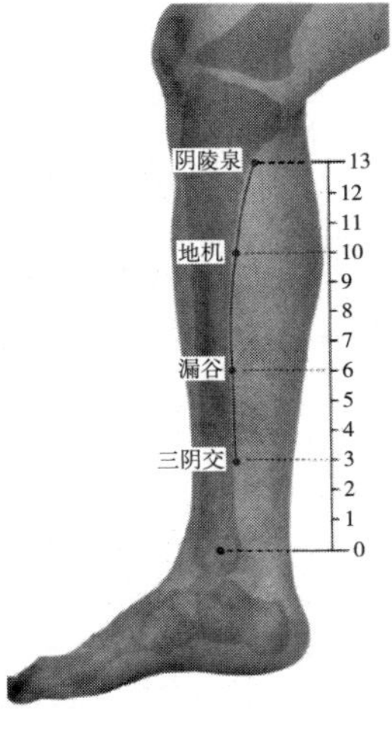

图 7－28

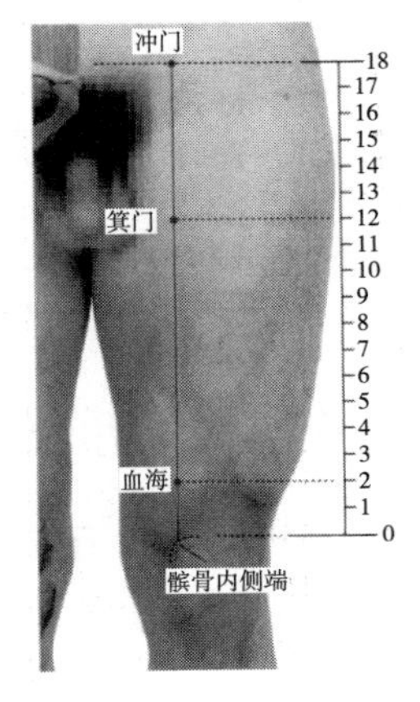

图 7－29

表 7-17 足太阴脾经常用腧穴一览表

穴名	特定穴	定位	主治	操作
隐白（SP 1）	井穴	在足趾，大趾末节内侧，趾甲根角侧后方 0.1 寸（指寸）（图 7-27）	①足趾麻木、疼痛 ②腹满，暴泻等脾胃病证 ③月经过多、崩漏等妇科病 ④便血、尿血等慢性出血 ⑤昏厥，癫狂，惊风	浅刺 0.1 寸；或点刺出血
公孙（SP 4）	络穴，八脉交会穴	在跖区，第 1 跖骨底的前下缘赤白肉际处（图 7-27）	①足背肿痛，跖趾关节痛 ②胃痛、呕吐、腹痛、腹泻、痢疾等脾胃肠腑病证 ③心烦、失眠、狂证等神志病证 ④逆气里急、气上冲心等冲脉病证	直刺 0.5~1 寸
三阴交（SP 6）		在小腿内侧，内踝尖上 3 寸，胫骨内侧缘后际（图 7-28）	①下肢痿痹 ②肠鸣、腹胀、腹泻等脾胃虚弱诸证 ③月经不调、带下、阴挺、不孕、滞产等妇产科病证 ④遗精、阳痿、遗尿等生殖泌尿系统疾患 ⑤心悸，失眠，高血压 ⑥阴虚诸证	直刺 1~1.5 寸；孕妇禁针
地机（SP 8）	郄穴	在小腿内侧，阴陵泉下 3 寸，胫骨内侧缘后际（图 7-28）	①下肢痿痹 ②腹痛、腹泻等脾胃病证 ③痛经、崩漏、月经不调等妇科病 ④小便不利、水肿等脾不运化水湿病证	直刺 1~1.5 寸
阴陵泉（SP 9）	合穴	在小腿内侧，胫骨内侧髁下缘与胫骨内侧缘之间的凹陷中（图 7-28）	①膝痛 ②腹痛、腹泻等脾胃病证 ③痛经、月经不调、带下等妇科病证 ④遗精、阳痿、遗尿等生殖泌尿系统疾患 ⑤水肿、黄疸等脾不运化水湿病证	直刺 1~2 寸
血海（SP 10）		在股前区，髌底内侧端上 2 寸，股内侧肌隆起处（简便取穴法：患者屈膝，医者以左手掌心按于患者右膝髌骨上缘，二至五指向上伸直，拇指约呈 45°斜置，拇指尖下是穴）（图 7-29）	①膝、股内侧痛 ②痛经、月经不调、经闭等妇科病 ③瘾疹、湿疹、丹毒等血热性皮肤病	直刺 1~1.5 寸

（五）手少阴心经及常用腧穴

1. 经脉循行 手少阴心经，起于心中，出属心系（心与其他脏腑相连的组织），通过横膈，联络小肠。心系上行支脉，夹着食道上行，连于目系（眼球连接于脑的组织）。心系直行支脉，上行至肺部，再向下出于腋下，沿上臂内侧后缘，行于手太阴经、手厥阴经之后，下肘窝，沿前臂内侧后缘，至掌后豌豆骨部进入掌内，止于小指桡侧末端，与手太阳小肠经相接（图 7-30）。

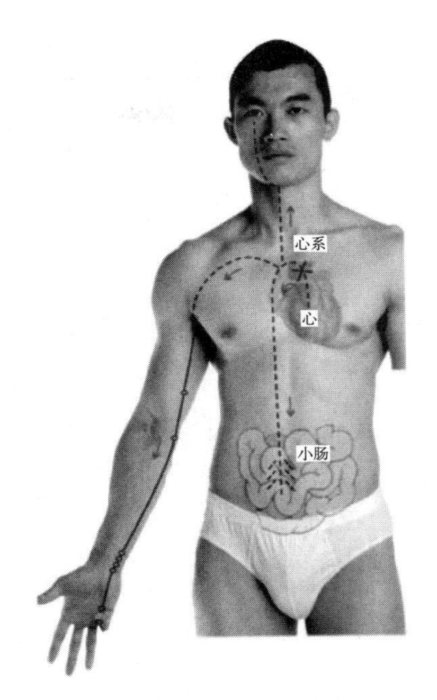

图7－30　手少阴心经经脉循行示意图

2. 主治概要

（1）心胸病，神志病　心痛，心悸，癫狂等。

（2）经脉循行部位的其他病证　肩臂疼痛，胁肋疼痛，腕臂痛等。

3. 本经腧穴　极泉、青灵、少海、灵道、通里、阴郄、神门、少府、少冲。

4. 常用腧穴　手少阴心经常用腧穴有极泉、少海、通里、阴郄、神门，其定位、主治及操作见表7－18。

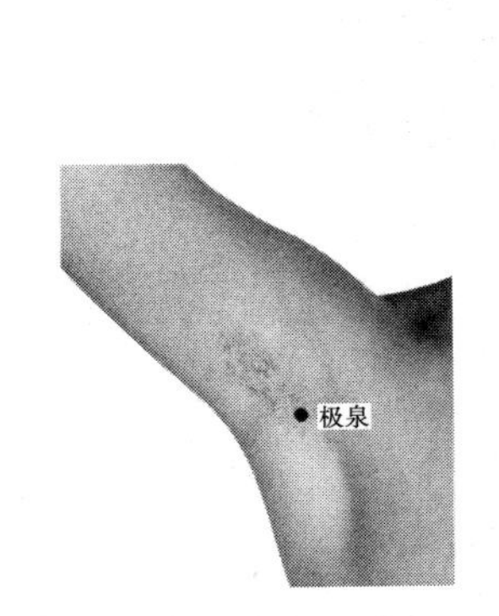

图7－31

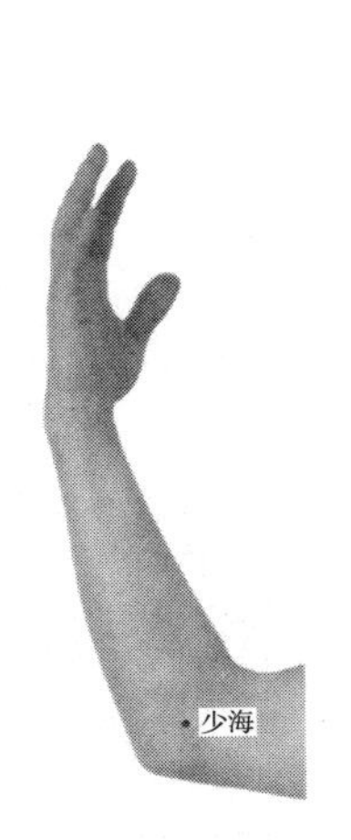

图7－32

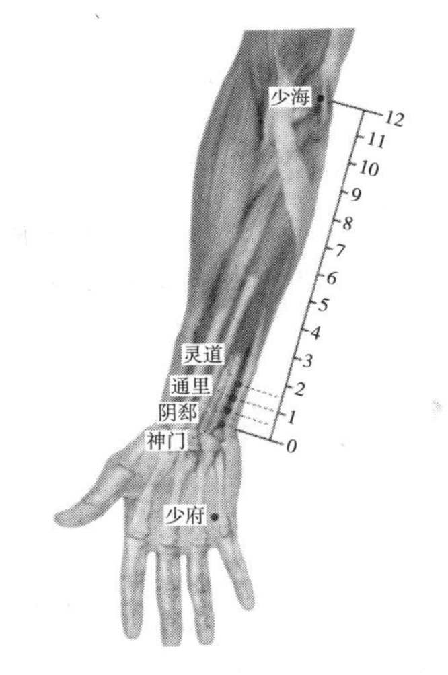

图7－33

表7－18　手少阴心经常用腧穴一览表

穴名	特定穴	定位	主治	操作
极泉（HT 1）		在腋区，腋窝中央，腋动脉搏动处（图7－31）	①肩臂疼痛，臂丛神经损伤，腋臭 ②心痛、心悸等心系病证	避开腋动脉，直刺或斜刺0.3～0.5寸

续表

穴名	特定穴	定位	主治	操作
少海（HT 3）	合穴	在肘前区，横平肘横纹，肱骨内上髁前缘（图7－32）	①肘臂挛痛，臂麻手颤 ②心悸、心痛、癫狂痫、癔病等心与神志病	直刺0.5～1寸
通里（HT 5）	络穴	在前臂前区，腕掌侧远端横纹上1寸，尺侧腕屈肌腱的桡侧缘（图7－33）	①腕臂痛 ②心悸、心痛等心病 ③舌强不语，暴喑	直刺0.3～0.5寸；不宜深刺，以免伤及血管和神经
阴郄（HT 6）	郄穴	在前臂前区，腕掌侧远端横纹上0.5寸，尺侧腕屈肌腱的桡侧缘（图7－33）	①腕臂痛 ②心悸、心痛等心病 ③吐血，衄血 ④骨蒸盗汗	直刺0.3～0.5寸；不宜深刺，以免伤及血管和神经
神门（HT 7）	原穴	在前臂前区，腕掌侧远端横纹尺侧端，尺侧腕屈肌腱的桡侧缘（图7－33）	①腕臂痛 ②心悸、心痛、心烦、失眠、健忘、痴呆、癫狂痫等心与神志病证	直刺0.3～0.5寸

（六）手太阳小肠经及常用腧穴

1. 经脉循行 手太阳小肠经，起于小指尺侧端，沿着手掌尺侧缘上行，出尺骨小头，沿前臂外侧后缘直上，从尺骨鹰嘴和肱骨内上髁之间向上，沿上臂外侧后缘至肩关节，绕肩胛，交会于大椎。向前进入缺盆部，深入体腔，联络于心，沿食管下行，穿过横膈，到达胃部，属于小肠。缺盆部支脉，从缺盆分出，沿颈部上行至面颊，到目外眦，返回进入耳中。颊部支脉，从面颊部分出，经眼眶下缘，抵于鼻旁，至目内眦，与足太阳膀胱经相交（图7－34）。

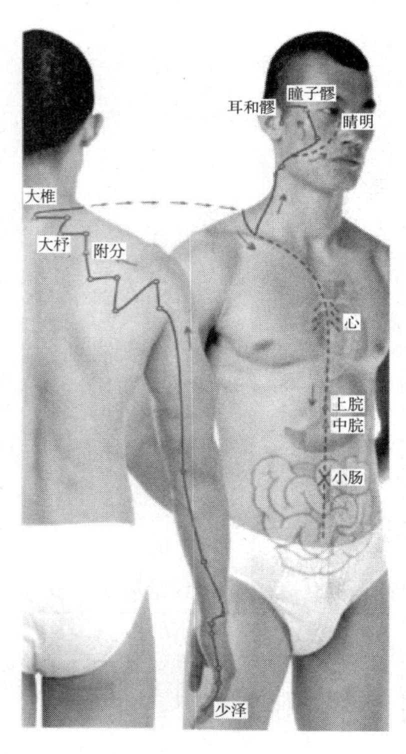

图7－34 手太阳小肠经经脉循行示意图

2. 主治概要

(1) 头面五官病 头痛，目翳，咽喉肿痛等。

(2) 经脉循行部位的其他病证 项背强痛，腰背痛，手指及肘臂挛痛等。

(3) 热病，神志病 发热，疟疾，昏迷等。

3. 本经腧穴 少泽、前谷、后溪、腕骨、阳谷、养老、支正、小海、肩贞、臑俞、天宗、秉风、曲垣、肩外俞、肩中俞、天窗、天容、颧髎、听宫。

4. 常用腧穴 手太阳小肠经常用腧穴有少泽、后溪、养老、肩贞、天宗、颧髎、听宫，其定位、主治及操作见表7-19。

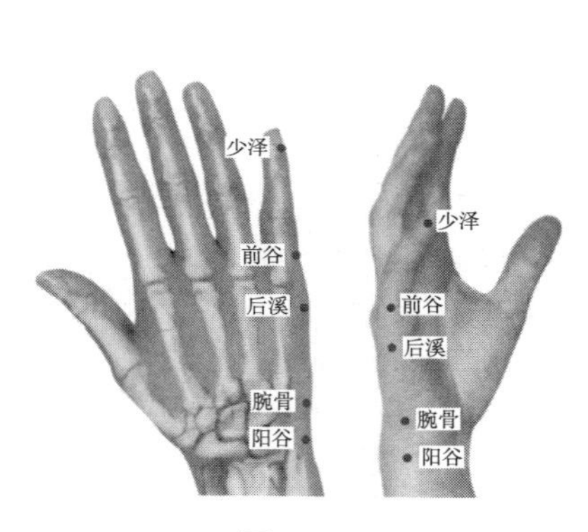

图7-35

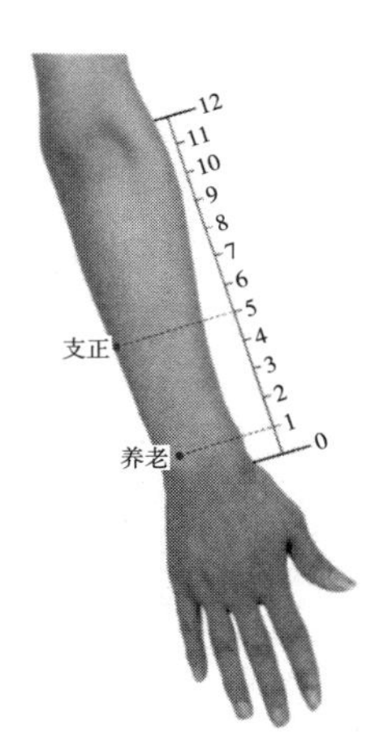

图7-36

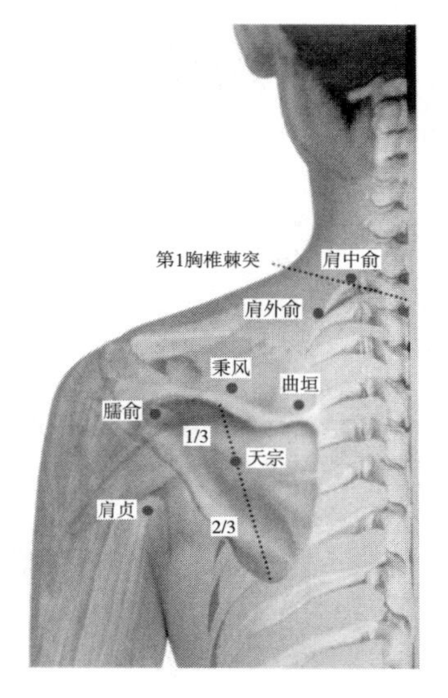

图7-37

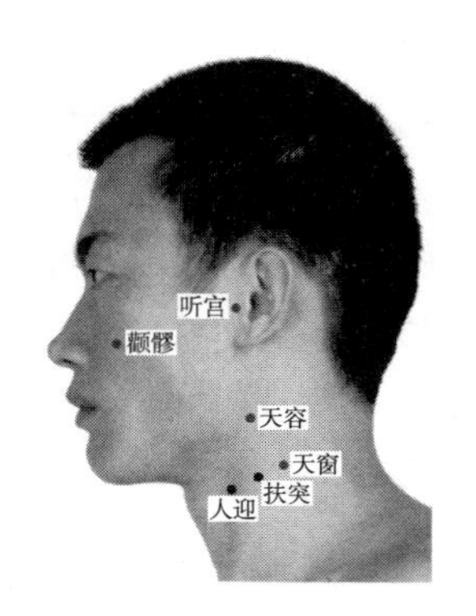

图7-38

表7-19 手太阳小肠经常用腧穴一览表

穴名	特定穴	定位	主治	操作
少泽 (SI 1)	井穴	在手指，小指末节尺侧，指甲根角侧上方0.1寸（指寸）（图7-35）	①手指麻木、疼痛 ②头痛、目翳、咽喉肿痛、耳鸣、耳聋等头面五官病证 ③昏迷、热病等急症、热证 ④乳痈、乳汁少等乳疾	浅刺0.1寸；或点刺出血

续表

穴名	特定穴	定位	主治	操作
后溪（SI 3）	输穴；八脉交会穴（通于督脉）	在手内侧，第5掌指关节尺侧近端赤白肉际凹陷中（注：半握拳，掌远侧横纹头尺侧赤白肉际处）（图7－35）	①手指及肘臂挛急 ②耳聋，目赤 ③头项强痛、腰背痛等痛证 ④癫狂痫	直刺0.5～1寸
养老（SI 6）	郄穴	在前臂后区，腕背横纹上1寸，尺骨头桡侧凹陷中（图7－36）	①腕臂痛 ②目视不明、面痛、头痛项强等头面五官病证 ③肩、背痛，急性腰痛	直刺或斜刺0.5～0.8寸；强身保健可用温和灸
肩贞（SI 9）		在肩胛区，肩关节后下方，腋后纹头直上1寸（图7－37）	①肩臂疼痛，上肢不遂 ②瘰疬	直刺1～1.5寸；不宜向胸侧深刺
天宗（SI 11）		在肩胛区，肩胛冈中点与肩胛骨下角连线上1/3与下2/3交点凹陷中（图7－37）	①肩胛疼痛，肩背部损伤 ②咳嗽，气喘 ③乳痈，乳癖	直刺或斜刺0.5～1寸；遇到阻力不可强行进针
颧髎（SI 18）		在面部，颧骨下缘，目外眦直下凹陷中（图7－38）	口眼㖞斜、齿痛、面痛等面口病证	直刺0.3～0.5寸；斜刺或平刺0.5～1寸
听宫（SI 19）		在面部，耳屏正中与下颌骨髁突之间的凹陷中（图7－38）	①耳鸣、耳聋、聤耳等耳疾 ②齿痛，面痛	微张口，直刺1～1.5寸

（七）足太阳膀胱经及常用腧穴

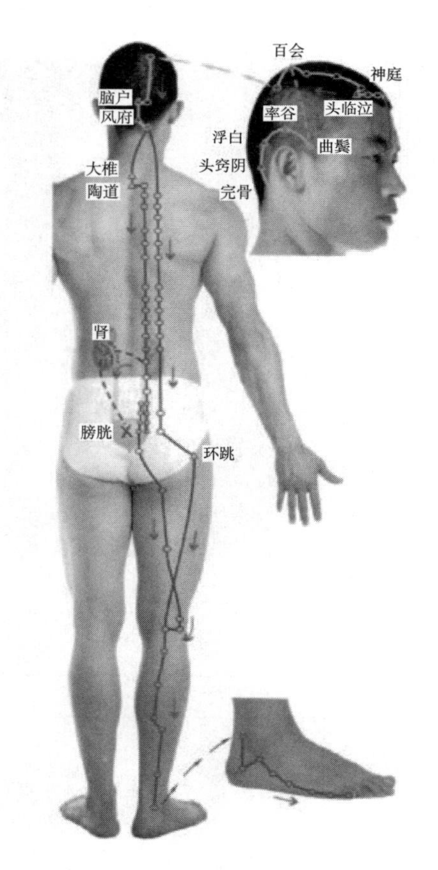

图7－39　足太阳膀胱经经脉循行示意图

1. 经脉循行　足太阳膀胱经，起于目内眦，上行额部，交会于头顶。头顶部支脉，从头顶分出至耳上角。头顶部直行支脉，从头顶入内络脑，再浅出沿枕部下行，沿着肩胛内侧，夹脊旁，到达腰部，进入脊旁肌肉，络于肾，属于膀胱。腰部支脉，从腰部分出，夹脊旁，通过臀部，进入腘窝中。后项支脉，从左右肩胛内侧分别下行，穿过脊旁肌肉，经过髋关节部，沿大腿外侧后缘下行，与腰部下行支脉会合于腘窝中，向下通过腓肠肌，出于外踝后方，沿第5跖骨粗隆至小趾外侧，与足少阴肾经相接（图7－39）。

2. 主治概要

（1）脏腑病证　十二脏腑及其相关组织器官病证。

（2）头面五官病　头痛，鼻塞，鼻衄等。

（3）经脉循行部位的其他病证　项、背、腰、下肢病证等。

（4）神志病　癫、狂、痫等。

3. 本经腧穴　睛明、攒竹、眉冲、曲差、五处、承光、通天、络却、玉枕、天柱、大杼、风门、肺俞、厥阴俞、心俞、督俞、膈俞、肝俞、胆俞、脾俞、胃俞、三焦俞、肾俞、气海俞、大肠俞、关元俞、小肠俞、膀胱俞、中膂

俞、白环俞、上髎、次髎、中髎、下髎、会阳、承扶、殷门、浮郄、委阳、委中、附分、魄户、膏肓、神堂、譩譆、膈关、魂门、阳纲、意舍、胃仓、肓门、志室、胞肓、秩边、合阳、承筋、承山、飞扬、跗阳、昆仑、仆参、申脉、金门、京骨、束骨、足通谷、至阴。

4. 常用腧穴　足太阳膀胱经常用腧穴有睛明、攒竹、天柱、大杼、风门、肺俞、心俞、膈俞、肝俞、胆俞、脾俞、胃俞、三焦俞、肾俞、大肠俞、次髎、委阳、委中、膏肓、承山、昆仑、申脉、至阴，其定位、主治及操作见表7-20。

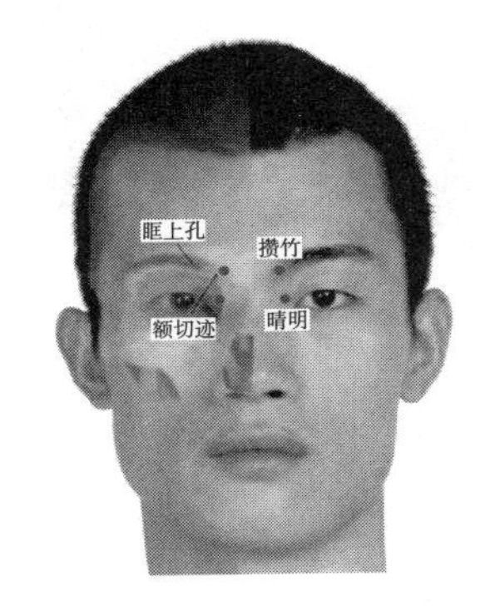

图7-40

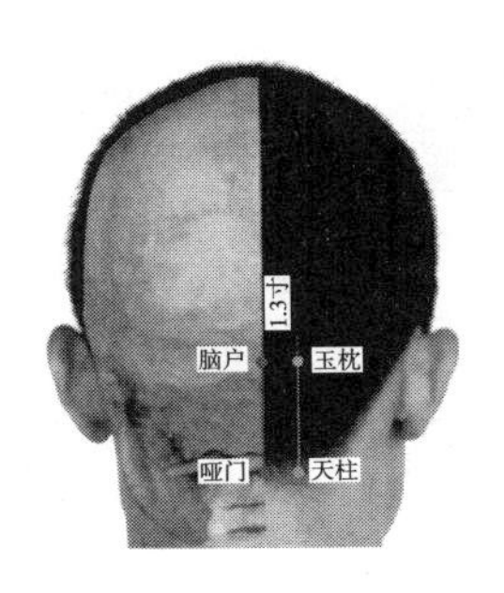

图7-41

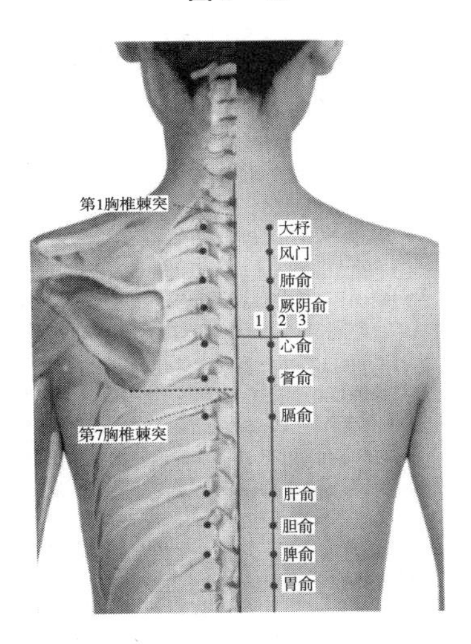

图7-42

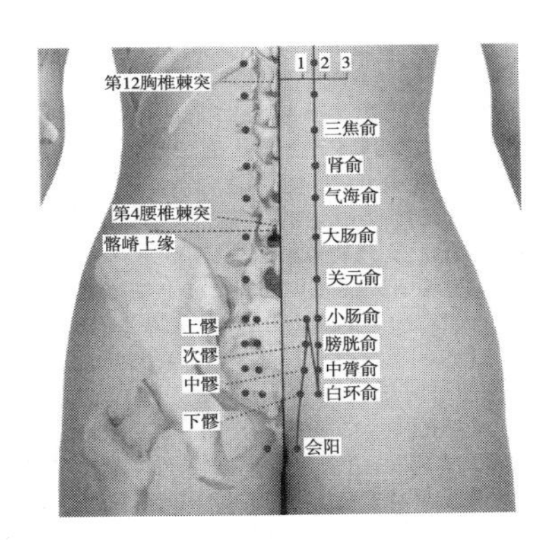

图7-43

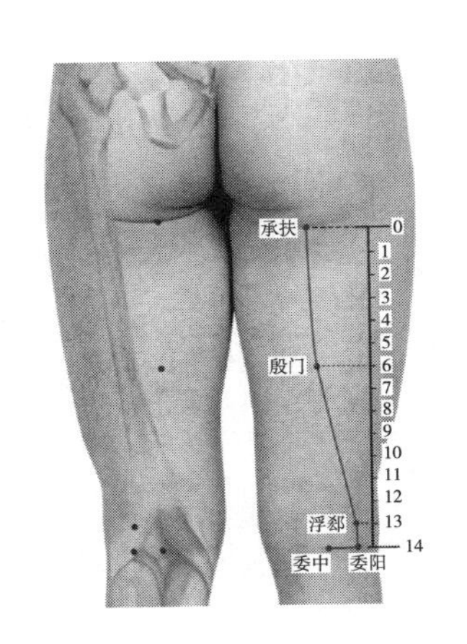

图7-44

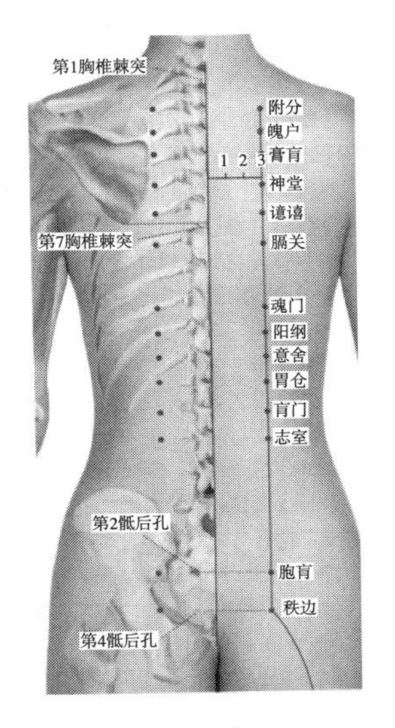

图7-45

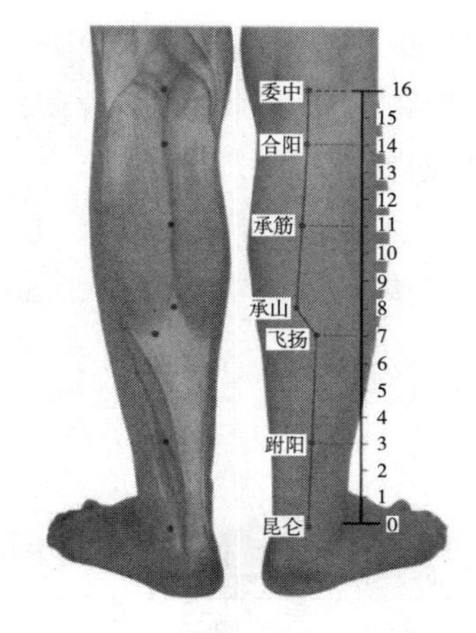

图7－46

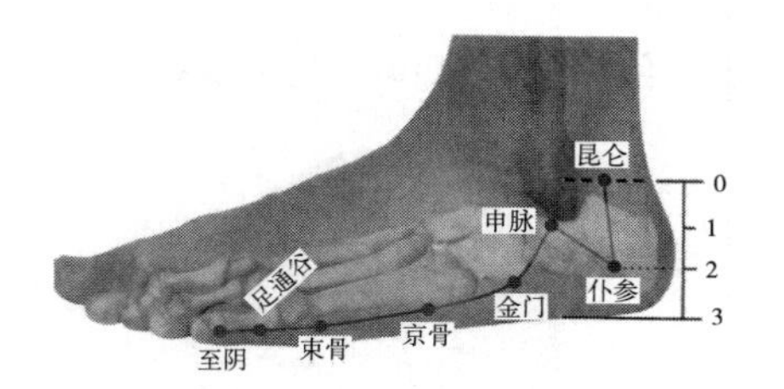

图7－47

表7－20 足太阳膀胱经常用腧穴一览表

穴名	特定穴	定位	主治	操作
睛明（BL 1）		在面部，目内眦内上方眶内侧壁凹陷中（图7－40）	①目赤肿痛、流泪、视物模糊、近视、夜盲等目疾 ②急性腰痛	嘱患者闭目，医者左手轻推眼球向外侧固定，右手缓慢进针，紧靠眶缘直刺0.5～1寸；不宜提插、捻转；出针后按压针孔片刻，以防出血；禁灸
攒竹（BL 2）		在面部，眉头凹陷中，额切迹处（图7－40）	①眼睑下垂、目赤肿痛、迎风流泪等目疾 ②头痛，眉棱骨痛 ③呃逆	可向眉中或向眼眶内缘平刺或斜刺0.5～0.8寸；禁灸
天柱（BL 10）		在颈后区，横平第2颈椎棘突上际，斜方肌外缘凹陷中（图7－41）	①后头痛，项强，肩背腰痛 ②鼻塞 ③癫狂痫	直刺或斜刺0.5～0.8寸；不可向内上方深刺，以免伤及延髓
大杼（BL 11）	八会穴之骨会	在脊柱区，第1胸椎棘突下，后正中线旁开1.5寸（图7－42）	①颈项强痛，肩背痛 ②咳嗽，发热 ③骨病，如小儿五迟五软等	斜刺0.5～0.8寸；本经背部诸穴，不宜深刺，以免伤及内部重要脏器
风门（BL 12）		在脊柱区，第2胸椎棘突下，后正中线旁开1.5寸（图7－42）	①颈项强痛，肩背痛 ②感冒、咳嗽、发热、头痛等外感病证	斜刺0.5～0.8寸
肺俞（BL 13）	肺之背俞穴	在脊柱区，第3胸椎棘突下，后正中线旁开1.5寸（图7－42）	①肩背痛 ②咳嗽、气喘、咯血等肺疾 ③瘾疹、瘙痒等皮肤病 ④骨蒸潮热，盗汗	斜刺0.5～0.8寸
心俞（BL 15）	心之背俞穴	在脊柱区，第5胸椎棘突下，后正中线旁开1.5寸（图7－42）	①肩背痛 ②心痛、心悸、失眠、健忘、癫痫等心与神志病证 ③咳嗽、咯血等肺疾	斜刺0.5～0.8寸

续表

穴名	特定穴	定位	主治	操作
膈俞 （BL 17）	八会穴之血会	在脊柱区，第7胸椎棘突下，后正中线旁开1.5寸（图7-42）	①肩背痛 ②呕吐、呃逆、气喘、吐血等上逆之证 ③血证 ④瘾疹，皮肤瘙痒 ⑤阴虚证	斜刺0.5~0.8寸
肝俞 （BL 18）	肝之背俞穴	在脊柱区，第9胸椎棘突下，后正中线旁开1.5寸（图7-42）	①脊背痛 ②胁痛、黄疸等肝胆病证 ③目赤肿痛、视物模糊、迎风流泪、夜盲等目疾 ④癫狂痫	斜刺0.5~0.8寸
胆俞 （BL 19）	胆之背俞穴	在脊柱区，第10胸椎棘突下，后正中线旁开1.5寸（图7-42）	①脊背痛 ②黄疸、口苦、胁痛等肝胆病证 ③肺痨，潮热	斜刺0.5~0.8寸
脾俞 （BL 20）	脾之背俞穴	在脊柱区，第11胸椎棘突下，后正中线旁开1.5寸（图7-42）	①背痛 ②腹胀、纳呆、呕吐、腹泻、痢疾等脾胃肠腑病证 ③水肿，黄疸	斜刺0.5~0.8寸
胃俞 （BL 21）	胃之背俞穴	在脊柱区，第12胸椎棘突下，后正中线旁开1.5寸（图7-42）	①背痛 ②胃脘痛、呕吐、腹胀、肠鸣等胃肠病证	斜刺0.5~0.8寸
三焦俞 （BL 22）	三焦之背俞穴	在脊柱区，第1腰椎棘突下，后正中线旁开1.5寸（图7-43）	①腰背强痛 ②水肿、小便不利等三焦气化不利病证 ③腹胀、肠鸣、呕吐、腹泻、痢疾等脾胃肠腑病证	直刺0.5~1寸
肾俞 （BL 23）	肾之背俞穴	在脊柱区，第2腰椎棘突下，后正中线旁开1.5寸（图7-43）	①腰背强痛 ②头晕、耳鸣、耳聋、腰酸背痛等肾虚病证 ③遗尿、遗精、阳痿、早泄、不育等泌尿生殖疾患 ④月经不调、带下、不孕等妇科病证 ⑤消渴	直刺0.5~1寸
大肠俞 （BL 25）	大肠之背俞穴	在脊柱区，第4腰椎棘突下，后正中线旁开1.5寸（图7-43）	①腰腿痛 ②腹胀、腹泻、便秘等肠腑病证	直刺0.8~1.2寸
次髎 （BL 32）		在骶区，正对第2骶后孔中（图7-43）	①腰骶痛，下肢痿痹 ②痛经、月经不调、带下等妇科病证 ③遗精、阳痿等男科病证 ④小便不利 ⑤疝气	直刺1~1.5寸

续表

穴名	特定穴	定位	主治	操作
委阳（BL 39）	三焦下合穴	在膝部，腘横纹上，股二头肌腱的内侧缘（7－44）	①腰脊强痛，下肢挛痛 ②腹满，水肿，小便不利	直刺1～1.5寸
委中（BL 40）	合穴；膀胱下合穴	在膝后区，腘横纹中点（图7－44）	①腰背痛、下肢痿痹等腰腿病证 ②小便不利，遗尿 ③腹痛，急性吐泻 ④瘾疹，丹毒	直刺1～1.5寸；或点刺腘静脉出血
膏肓（BL 43）		在脊柱区，第4胸椎棘突下，后正中线旁开3寸（图7－45）	①肩背痛 ②咳嗽、气喘、肺痨等肺系虚损病证 ③健忘、遗精、盗汗、羸瘦等虚劳诸证	斜刺0.5～0.8寸；此穴多用灸法
承山（BL 57）		在小腿后区，腓肠肌两肌腹与肌腱交角处（注：伸直小腿或足跟上提时，腓肠肌肌腹下出现尖角凹陷中，即腓肠肌内、外侧头分开的地方，呈“人”字形沟）（图7－46）	①腰腿拘急，足跟痛 ②痔疾，便秘	直刺1～2寸
昆仑（BL 60）	经穴	在踝区，外踝尖与跟腱之间的凹陷中（图7－47）	①足跟痛，腰痛 ②头痛，项强，目眩，鼻衄 ③癫痫 ④难产	直刺0.5～0.8寸；孕妇禁用，经期慎用
申脉（BL 62）	八脉交会穴（通于阳跻脉）	在踝区，外踝尖直下，外踝下缘与跟骨之间凹陷中（图7－47）	①足外翻，腰腿痛 ②头痛，眩晕，目赤痛 ③癫痫 ④失眠	直刺0.3～0.5寸
至阴（BL 67）	井穴	在足趾，小趾末节外侧，趾甲根角侧后方0.1寸（指寸）（图7－47）	①足趾麻木、疼痛 ②头痛，目痛，鼻塞，鼻衄 ③胎位不正，滞产	浅刺0.1寸；胎位不正用灸法

（八）足少阴肾经及常用腧穴

1. 经脉循行 足少阴肾经，起于足小趾下，斜行足心，经舟骨粗隆下，沿内踝后分出，进入足跟，再向上行于小腿内侧，经腘窝内侧，沿大腿内侧后缘上行，穿过脊柱，属于肾，络膀胱（腧穴通路：还出于前，从横骨穴处向上行于腹部前正中线旁0.5寸，胸部前正中线旁2寸，止于锁骨下缘俞府穴处）。肾脏部直行支脉，从肾上行，穿过肝和横膈，进入肺中，沿着喉咙上行，止于舌根两旁。肺部支脉，从肺分出，络于心，流注于胸中，与手厥阴心包经相接（图7－48）。

2. 主治概要

（1）头面五官病证　头痛，目眩，咽喉肿痛，齿痛，耳聋，耳鸣等。

（2）妇科病，前阴病　月经不调，遗精，阳痿，小便频数等。

（3）经脉循行部位的其他病证　下肢厥冷，内踝肿痛等。

3. 本经腧穴 涌泉、然谷、太溪、大钟、水泉、照海、复溜、交信、筑宾、阴谷、横骨、大赫、气穴、四满、中注、肓俞、商曲、石关、阴都、腹通谷、幽门、步廊、神封、灵墟、神藏、彧中、俞府。

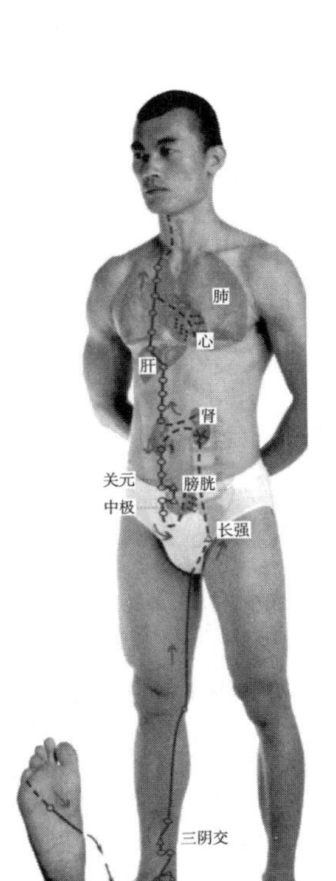

图7-48　足少阴肾经经脉循行示意图

4. 常用腧穴　足少阴肾经常用腧穴有涌泉、太溪、照海、复溜，其定位、主治及操作见表7-21。

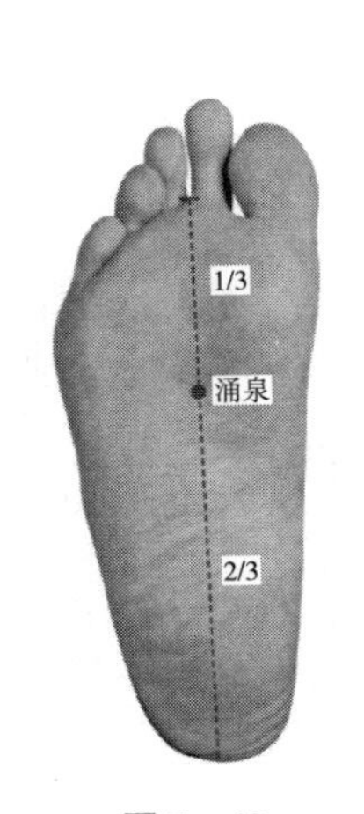

图7-49

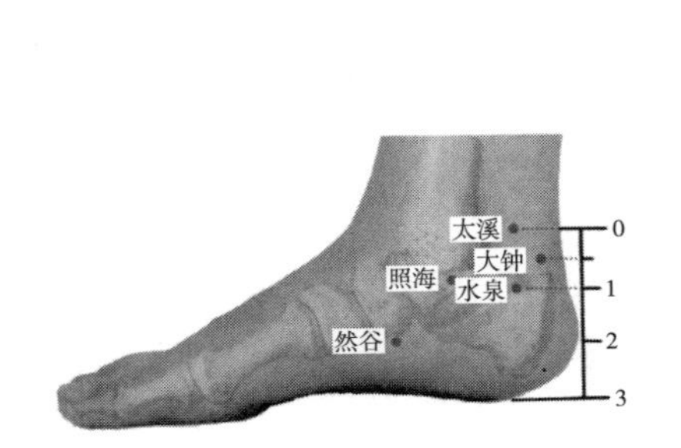

图7-50

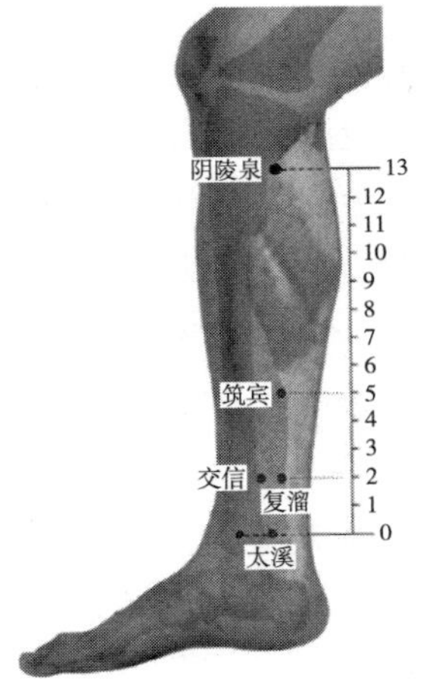

图7-51

表7-21　足少阴肾经常用腧穴一览表

穴名	特定穴	定位	主治	操作
涌泉（KI 1）	井穴	在足底，屈足卷趾时足心最凹陷中（注：卧位或伸腿坐位，卷足，约当足底第2、3趾蹼缘与足跟连线的前1/3与后2/3交点凹陷中）（图7-49）	①足心热 ②咽喉肿痛，舌干，失音 ③头痛，眩晕，失眠 ④便秘，小便不利 ⑤昏厥、中暑、小儿惊风、癫狂痫等急症及神志病证	直刺0.5~1寸；针刺时防止刺伤足底动脉弓；临床上常用灸法或药物贴敷

续表

穴名	特定穴	定位	主治	操作
太溪 （KI 3）	输穴；原穴	在踝区，内踝尖与跟腱之间的凹陷中（图7－50）	①内踝肿痛，下肢厥冷 ②腰脊痛 ③月经不调，遗精，阳痿 ④头痛，目眩，失眠，健忘，咽喉肿痛，齿痛，耳鸣，耳聋 ⑤小便频数，便秘 ⑥咳嗽、气喘 ⑦消渴	直刺0.5～1寸
照海 （KI 6）	八脉交会穴 （通于阴跻脉）	在踝区，内踝尖下1寸，内踝下缘边际凹陷中（图7－50）	①内踝肿痛，下肢厥冷 ②月经不调、痛经、带下、阴挺等妇科病证 ③小便频数，癃闭 ④失眠，癫痫 ⑤咽喉干痛，目赤肿痛	直刺0.5～0.8寸
复溜 （KI 7）	经穴	在小腿内侧，内踝尖上2寸，跟腱的前缘（图7－51）	①下肢痿痹 ②腹胀，腹泻 ③水肿，汗证	直刺0.5～1寸

（九）手厥阴心包经及常用腧穴

1. 经脉循行 手厥阴心包经，起于胸中，属于心包，向下穿过横膈，从胸至腹依次联络上、中、下三焦。胸部支脉，从胸部向外侧循行，至腋下3寸处，向上抵腋窝，沿上臂内侧，行于手太阴经和手少阴经之间，进入肘窝中，再向下行于前臂桡侧腕屈肌腱与掌长肌腱之间，进入掌中，循行至中指末端。掌中支脉，从掌中分出，沿着无名指尺侧至末端，与手少阳三焦经相接（图7－52）。

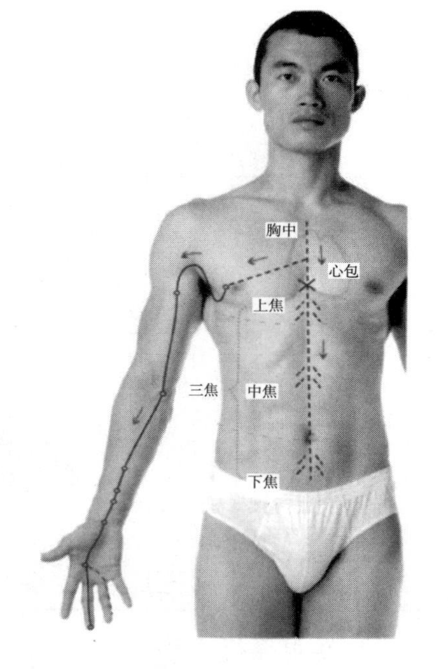

图7－52 手厥阴心包经经脉循行示意图

2. 主治概要

（1）心胸病，神志病 心痛，心悸，心烦，胸闷，癫狂等。

（2）胃腑病证 胃痛，呕吐等。

（3）经脉循行部位的其他病证 上臂内侧痛，肘臂挛麻，腕痛，掌中热等。

3. 本经腧穴 天池、天泉、曲泽、郄门、间使、内关、大陵、劳宫、中冲。

4. 常用腧穴 手厥阴心包经常用腧穴有曲泽、内关、劳宫、中冲，其定位、主治及操作见表7－22。

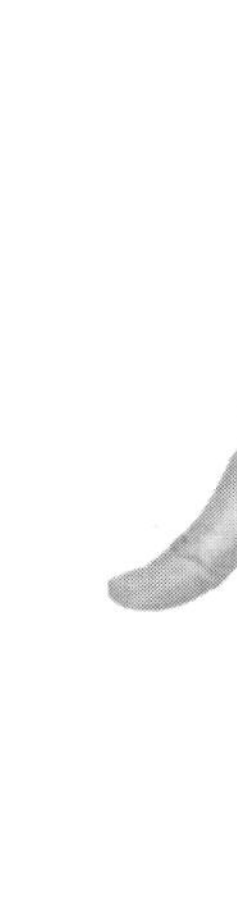

图 7-53

图 7-54

表 7-22　手厥阴心包经常用腧穴一览表

穴名	特定穴	定位	主治	操作
曲泽（PC 3）	合穴	在肘前区，肘横纹上，肱二头肌腱的尺侧缘凹陷中（图 7-53）	①肘臂挛痛，上肢颤动 ②心痛、心悸、善惊等心系病证 ③胃痛、呕血、呕吐等胃腑热性病证 ④中暑，热病	直刺 1~1.5 寸；或点刺出血
内关（PC 6）	络穴；八脉交会穴（通于阴维脉）	在前臂前区，腕掌侧远端横纹上 2 寸，掌长肌腱与桡侧腕屈肌腱之间（图 7-53）	①肘臂挛痛 ②心痛、心悸等心系病证 ③失眠、郁证、癫狂痫等神志病证 ④胃痛、呕吐、呃逆等胃腑病证	直刺 0.5~1 寸
劳宫（PC 8）	荥穴	在掌区，横平第 3 掌指关节近端，第 2、3 掌骨之间，偏于第 3 掌骨（注：握拳屈指时，中指尖点到处，第 3 掌骨桡侧）（图 7-54）	①鹅掌风 ②心痛、心烦癫狂痫等心与神志疾患 ③口疮，口臭 ④中风昏迷、中暑等急症	直刺 0.3~0.5 寸
中冲（PC 9）	井穴	在手指，中指末端最高点（图 7-54）	①手指麻木、疼痛 ②中风昏迷、舌强不语、中暑、昏厥、小儿惊风等急症 ③热病	浅刺 0.1 寸；或点刺出血

（十）手少阳三焦经及常用腧穴

1. 经脉循行　手少阳三焦经，起于无名指尺侧端，向上出于第 4、5 掌骨间，沿着腕背，出于前臂外侧尺骨和桡骨之间，向上通过肘尖，沿上臂外侧上达肩部，交出足少阳经之后，向前进入缺盆部，分布于胸中，络于心包，向下通过横膈，从胸至腹，依次属于上、中、下三焦。胸中支脉，从胸中分出，上行出于缺盆部，上行至项部，沿耳后直上，出于耳上方，上行额角，再下行经面颊部至眼眶下。耳部支脉，从耳后，入耳中，浅出至耳前，经上关穴，在面颊部与前条支脉相交，至目外眦，与足少阳胆经相接（图 7-55）。

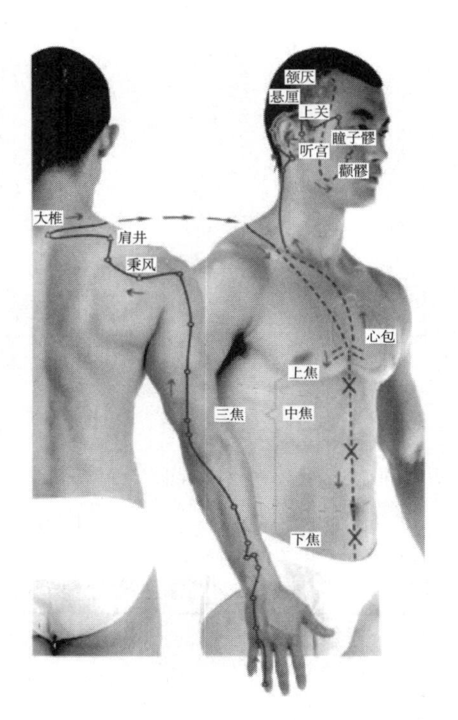

图7－55 手少阳三焦经经脉循行示意图

2. 主治概要

（1）头面五官病 头、目、耳、颊、咽喉病等。

（2）经脉循行部位的其他病证 胸胁痛，肩臂外侧痛，上肢挛急、麻木等。

（3）热病 发热，疟疾等。

3. 本经腧穴 关冲、液门、中渚、阳池、外关、支沟、会宗、三阳络、四渎、天井、清冷渊、消泺、臑会、肩髎、天髎、天牖、翳风、瘈脉、颅息、角孙、耳门、耳和髎、丝竹空。

4. 常用腧穴 手少阳三焦经常用腧穴有外关、支沟、肩髎、翳风、丝竹空，其定位、主治及操作见表7－23。

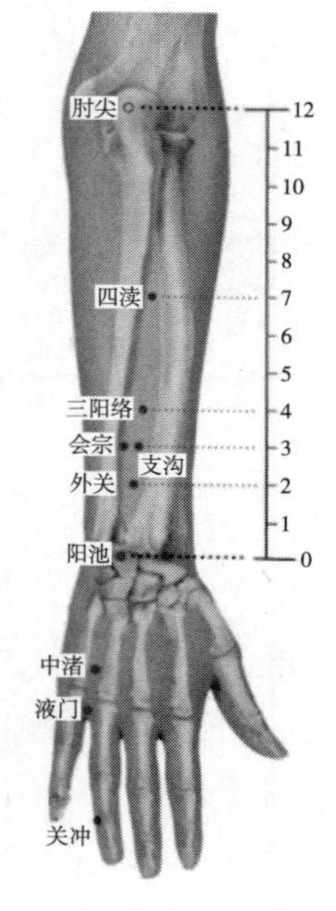

图7－56

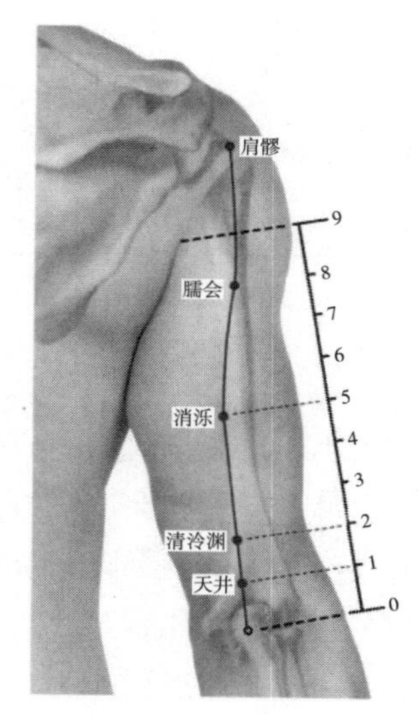

图7－57

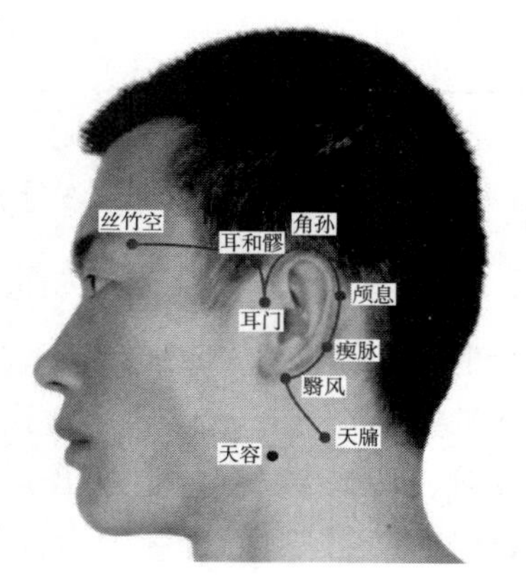

图7－58

表7－23　手少阳三焦经常用腧穴一览表

穴名	特定穴	定位	主治	操作
外关（TE 5）	络穴；八脉交会穴（通于阳维脉）	在前臂后区，腕背侧远端横纹上2寸，尺骨与桡骨间隙中点（图7－56）	①上肢痿痹不遂 ②头痛、目赤肿痛、耳鸣、耳聋等头面五官病证 ③热病 ④瘰疬	直刺0.5～1寸
支沟（TE 6）	经穴	在前臂后区，腕背侧远端横纹上3寸，尺骨与桡骨间隙中点（图7－56）	①上肢痿痹不遂 ②头痛、目赤肿痛、耳鸣、耳聋等头面五官病证 ③热病 ④瘰疬 ⑤便秘	直刺0.5～1寸
肩髎（TE 14）		在三角肌区，肩峰角与肱骨大结节两骨间凹陷中（注：屈臂外展时，肩峰外侧缘前后端呈现两个凹陷，前一较深凹陷为肩髃，后一凹陷即本穴）（图7－57）	臂痛，肩重不能举	直刺1～1.5寸
翳风（TE 17）		在颈部，耳垂后方，乳突下端前方凹陷中（图7－58）	①耳鸣、耳聋等耳疾 ②颊肿、口眼㖞斜、齿痛、牙关紧闭等面口病证 ③瘰疬	直刺0.5～1寸
丝竹空（TE 23）		在面部，眉梢凹陷中（图7－58）	①头痛、眩晕、目赤肿痛等头目病证 ②癫痫	平刺0.3～0.5寸

（十一）足少阳胆经及常用腧穴

1. 经脉循行　足少阳胆经，起于目外眦，向上达额角部，返回下行至耳后，沿颈项部至肩上，向下进入缺盆。耳部支脉，从耳后进入耳中，出走耳前，至目外眦后方。外眦部支脉，从目外眦分出，下行至大迎穴，同手少阳经会合于目眶下，下经颊车，由颈部向下会合前脉于缺盆，然后向下进入胸中，穿过横膈，络于肝，属于胆，经胁肋内下行至腹股沟动脉部，经外阴部毛际横行入髋关节部。缺盆部直行支脉，自缺盆下行至腋，沿着侧胸，经过季胁，与前脉会合于髋关节部，再向下沿大腿外侧、膝外缘下行经腓骨前，至外踝前，沿足背部，止于第4趾外侧端。足跗部支脉，从足背上分出，沿第1、2跖骨间，出于足大趾末端，穿过趾甲，至趾背毫毛部，与足厥阴肝经相接（图7－59）。

2. 主治概要

（1）*头面五官病*　侧头、目、耳、咽喉病等。

（2）*肝胆病*　黄疸、口苦、胁痛等。

（3）*经脉循行部位的其他病证*　下肢痹痛、麻木、不遂等。

（4）*热病，神志病*　发热、癫狂等。

3. 本经腧穴　瞳子髎、听会、上关、颔厌、悬颅、悬厘、曲鬓、率谷、天冲、浮白、头窍阴、完骨、本神、阳白、头临泣、目窗、正营、承灵、脑空、风池、肩井、渊腋、辄筋、日月、京门、带脉、五枢、维道、居髎、环跳、风市、中渎、膝阳关、阳陵泉、阳交、外丘、光明、阳辅、悬钟、丘墟、足临泣、地五会、侠溪、足窍阴。

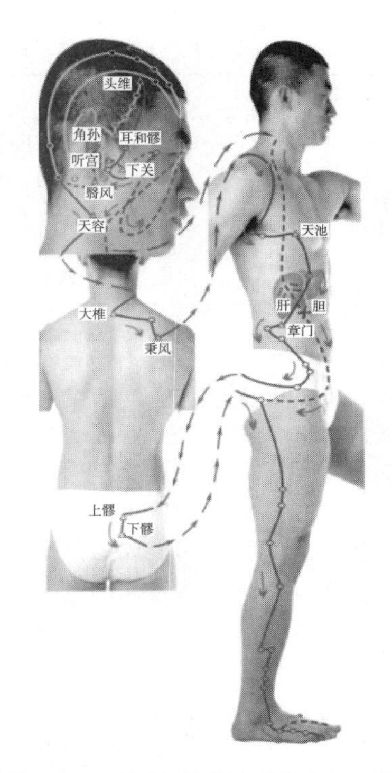

图 7-59　足少阳胆经经脉循行示意图

4. 常用腧穴　足少阳胆经常用腧穴有瞳子髎、听会、阳白、头临泣、风池、肩井、带脉、环跳、风市、阳陵泉、足临泣，其定位、主治及操作见表 7-24。

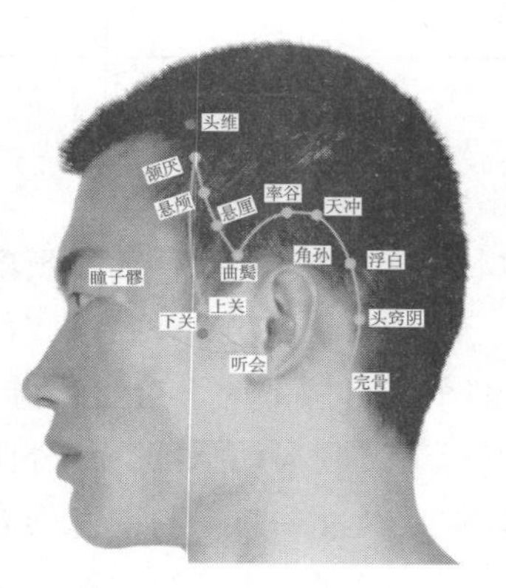

图 7-60

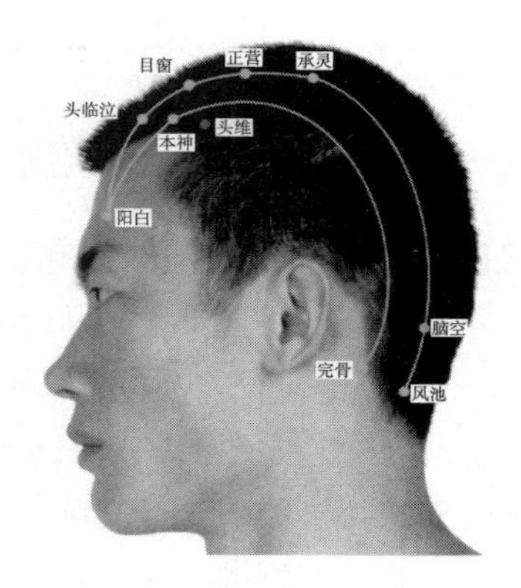

图 7-61

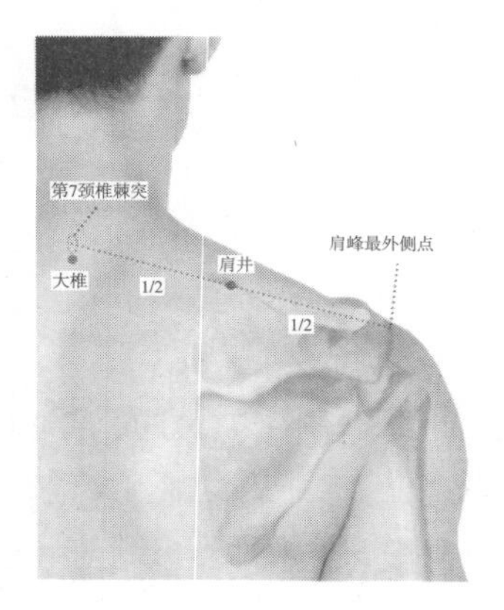

图 7-62

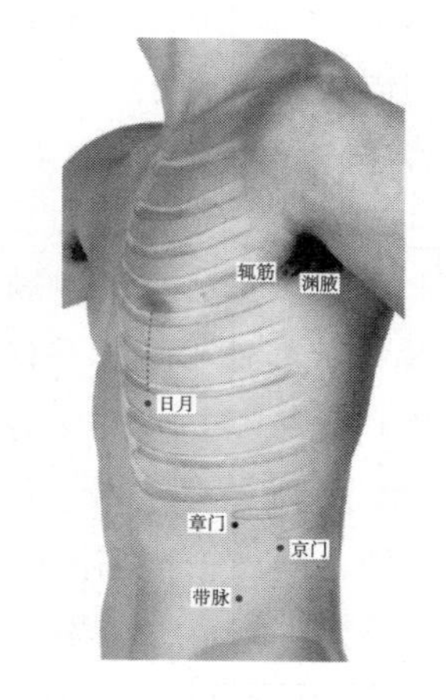

图 7-63

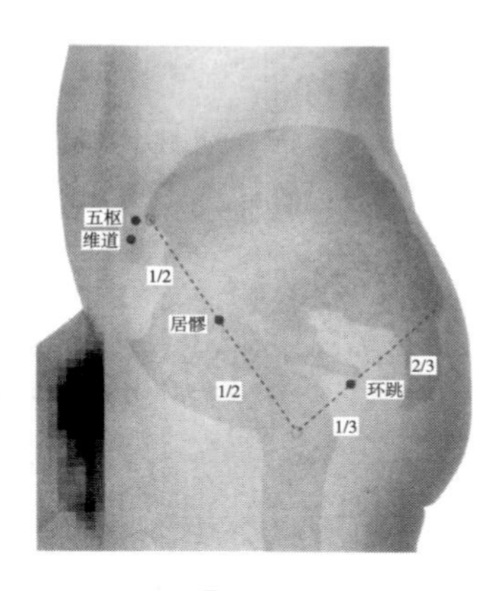

图 7-64

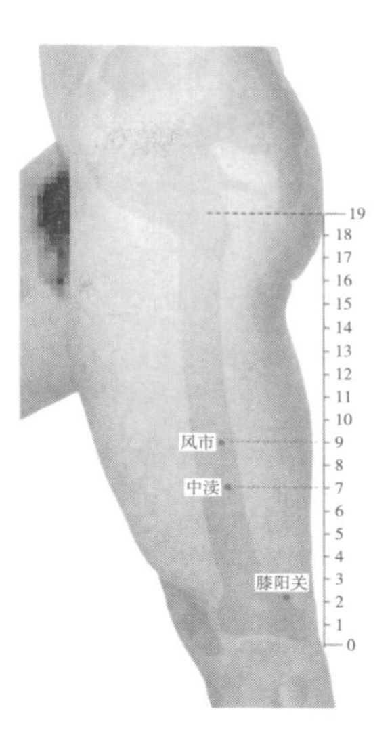

图 7-65

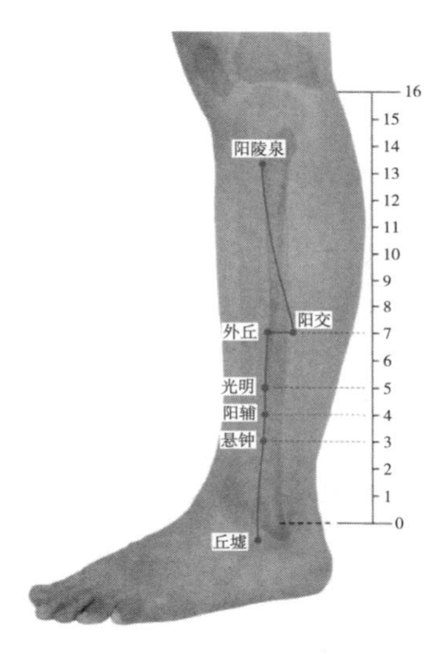

图 7-66

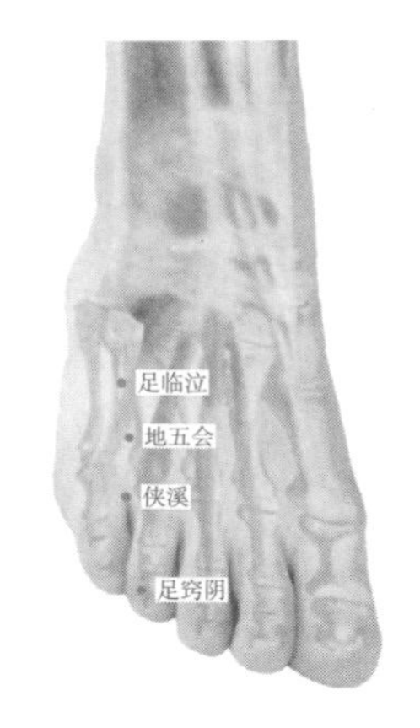

图 7-67

表 7-24 足少阳胆经常用腧穴一览表

穴名	特定穴	定位	主治	操作
瞳子髎（GB 1）		在面部，目外眦外侧 0.5 寸凹陷中（图 7-60）	①目赤肿痛，目翳，羞明流泪等目疾 ②头痛	平刺 0.3～0.5 寸；或三棱针点刺出血
听会（GB 2）		在面部，耳屏间切迹与下颌骨髁状突之间的凹陷中（图 7-60）	①耳鸣、耳聋、聤耳等耳疾 ②齿痛，口眼㖞斜	微张口，直刺 0.5～0.8 寸
阳白（GB 14）		在头部，眉上 1 寸，瞳孔直上（图 7-61）	①头痛，眩晕 ②目赤肿痛，视物模糊，眼睑下垂 ③面瘫	平刺 0.5～0.8 寸
头临泣（GB 15）		在头部，前发际上 0.5 寸，瞳孔直上（图 7-61）	①头痛、目眩、目翳、鼻塞、鼻渊等头面五官病证 ②小儿惊风，癫痫	平刺 0.5～0.8 寸

续表

穴名	特定穴	定位	主治	操作
风池（GB 20）		在颈后区，枕骨之下，胸锁乳突肌上端与斜方肌上端之间的凹陷中（图7－61）	①颈项强痛 ②中风、癫痫、头痛、眩晕、耳鸣等内风所致的病证 ③感冒、鼻塞、鼽衄、目赤肿痛、口眼㖞斜等外风所致的病证	针尖微下，向鼻尖斜刺0.8～1.2寸；或平刺透风府穴；深部中间为延髓，必须严格掌握针刺的角度与深度
肩井（GB 21）		在肩胛区，第7颈椎棘突与肩峰最外侧点连线的中点（图7－62）	①颈项强痛，肩背疼痛，上肢不遂 ②难产、乳痈、乳癖等妇产科及乳房疾患 ③瘰疬	直刺0.5～0.8寸；内有肺尖，慎不可深刺；孕妇禁针
带脉（GB 26）		在侧腹部，第11肋骨游离端垂线与脐水平线的交点上（图7－63）	①月经不调，闭经，赤白带下 ②疝气 ③腰痛，胁痛	直刺1～1.5寸
环跳（GB 30）		在臀区，股骨大转子最凸点与骶管裂孔连线的外1/3与内2/3交点处（注：侧卧，伸下腿，上腿屈髋屈膝取穴）（图7－64）	①腰胯疼痛、下肢痿痹、半身不遂等腰腿疾患 ②风疹	直刺2～3寸
风市（GB 31）		在股部，直立垂手，掌心贴于大腿时，中指尖所指凹陷中，髂胫束后缘（图7－65）	①下肢痿痹、麻木及半身不遂等下肢疾患 ②遍身瘙痒	直刺1～1.5寸
阳陵泉（GB 34）	合穴；胆之下合穴；八会穴之筋会	在小腿外侧，腓骨小头前下方凹陷中（图7－66）	①膝肿痛、下肢痿痹、麻木等下肢、膝关节疾患 ②黄疸、胁痛、口苦、呕吐、吞酸等肝胆犯胃病证 ③小儿惊风	直刺1～1.5寸
足临泣（GB 41）	输穴；八脉交会穴（通于带脉）	在足背，第4、5跖骨底结合部的前方，第5趾长伸肌腱外侧凹陷中（图7－67）	①足跗肿痛 ②胁肋疼痛，偏头痛，目赤肿痛 ③乳痈，乳胀，月经不调 ④瘰疬	直刺0.5～0.8寸

（十二）足厥阴肝经及常用腧穴

1. 经脉循行 足厥阴肝经，起于足大趾外侧，沿足背经内踝前上行，至内踝上8寸交于足太阴经之后，上经腘窝内缘，沿大腿内侧，上入阴毛中，环绕阴器，上达小腹，夹胃两旁，属于肝，络于胆，再向上穿过横膈，分布于胁肋，沿着喉咙的后面，上入鼻咽部，连于目系，从额部浅出，与督脉交会于巅顶部。目系支脉，从目系分出，下循面颊，环绕唇内。肝部支脉，从肝分出，穿过横膈，向上流注于肺，与手太阴肺经相接（图7－68）。

2. 主治概要

（1）肝胆病　黄疸，胸胁胀痛，呃逆及肝风内动所致的中风、头痛、眩晕、惊风等。

（2）妇科病，前阴病　月经不调，痛经，崩漏，带下，遗尿，小便不利等。

（3）经脉循行部位的其他病证　下肢痹痛，麻木、不遂等。

3. 本经腧穴 大敦、行间、太冲、中封、蠡沟、中都、膝关、曲泉、阴包、足五里、阴廉、急脉、章门、期门。

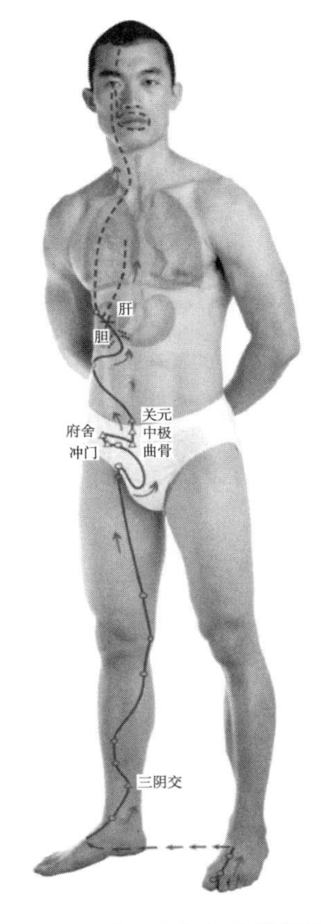

图 7－68　足厥阴肝经经脉循行示意图

4. 常用腧穴　足厥阴肝经常用腧穴有行间、太冲、章门、期门，其定位、主治及操作见表 7－25。

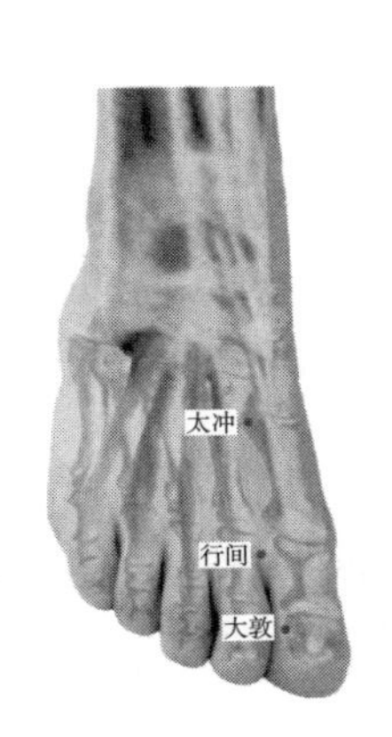

图 7－69

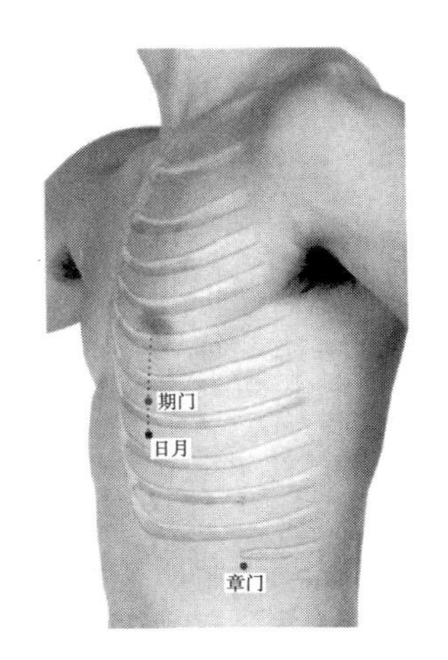

图 7－70

表 7－25　足厥阴肝经常用腧穴一览表

穴名	特定穴	定位	主治	操作
行间（LR 2）	荥穴	在足背，第1、2趾间，趾蹼缘后方赤白肉际处（图7－69）	①足跗肿痛，下肢痿痹 ②胸胁满痛 ③中风、癫痫、头痛、目眩、目赤肿痛、口㖞等肝经风热病证 ④月经不调、痛经、闭经、崩漏、带下等妇科病证 ⑤阴中痛，疝气 ⑥遗尿，癃闭	直刺0.5～0.8寸
太冲（LR 3）	输穴，原穴	在足背，第1、2跖骨间，跖骨底结合部前方凹陷中，或触及动脉搏动（图7－69）	①足跗肿痛，下肢痿痹 ②胸胁满痛 ③中风、癫痫、头痛、目眩、目赤肿痛、口㖞等肝经风热病证 ④月经不调、痛经、闭经、崩漏、带下等妇科病证 ⑤阴中痛，疝气 ⑥遗尿，癃闭 ⑦黄疸、胁痛、腹胀、呃逆等肝胃病证	直刺0.5～0.8寸
章门（LR 13）	脾之募穴，八会穴之脏穴	在侧腹部，第11肋游离端的下际（注：侧卧举臂，从腋前线的肋弓软骨缘下方向前触摸第11肋骨游离端，在其下际取穴）（图7－70）	①腹痛、腹胀、腹泻、呕吐等肠胃病证 ②胁痛、黄疸、痞块等肝脾病证	直刺0.8～1寸
期门（LR 14）	肝之募穴	在胸部，第6肋间隙，前正中线旁开4寸（图7－70）	①胸胁胀痛、乳痈 ②呕吐，吞酸，呃逆，腹胀，腹泻 ③奔豚气	斜刺或平刺0.5～0.8寸；不可深刺，以免伤及内脏

（十三）督脉及常用腧穴

1. 经脉循行　督脉，起于小腹内，下出于会阴部，向后行于脊柱的内部，上达项后风府，进入脑内，上行巅顶，沿前额下行鼻柱，止于上唇内龈交穴（图7－71）。

2. 主治概要

（1）脏腑病　五脏六腑相关病证。

（2）神志病，热病　失眠，健忘，昏迷，发热，中暑，惊厥等。

（3）头面五官病　头痛，眩晕，口、齿、鼻、目等疾患。

（4）经脉循行部位的其他病证　头项、脊背、腰骶疼痛，下肢痿痹等。

3. 本经腧穴　长强、腰俞、腰阳关、命门、悬枢、脊中、中枢、筋缩、至阳、灵台、神道、身柱、陶道、大椎、哑门、风府、脑户、强间、后顶、百会、前顶、囟会、上星、神庭、素髎、水沟、兑端、龈交、印堂。

4. 常用腧穴　督脉常用腧穴有腰阳关、命门、至阳、大椎、风府、百会、水沟、印堂，其定位、主治及操作见表7－26。

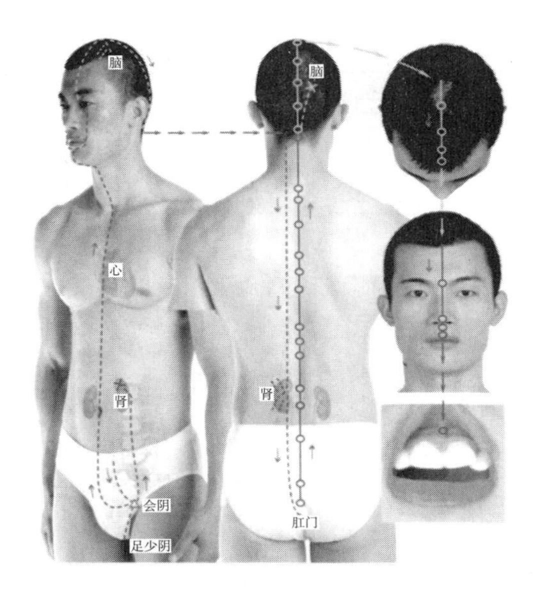

图 7-71　督脉经脉循行示意图

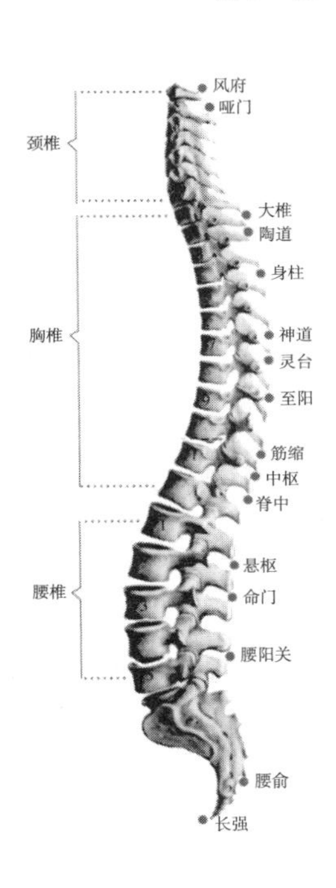

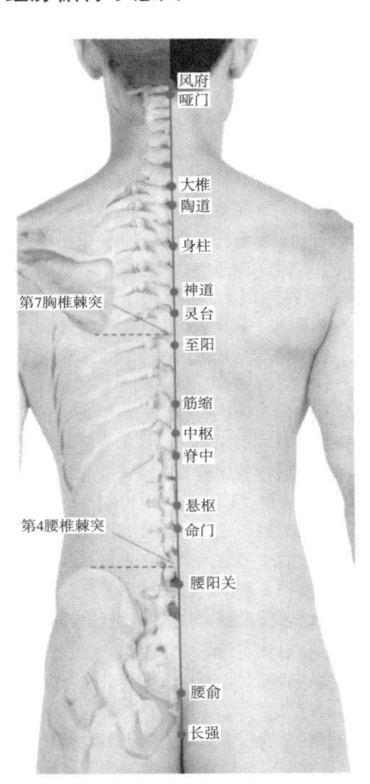

图 7-72

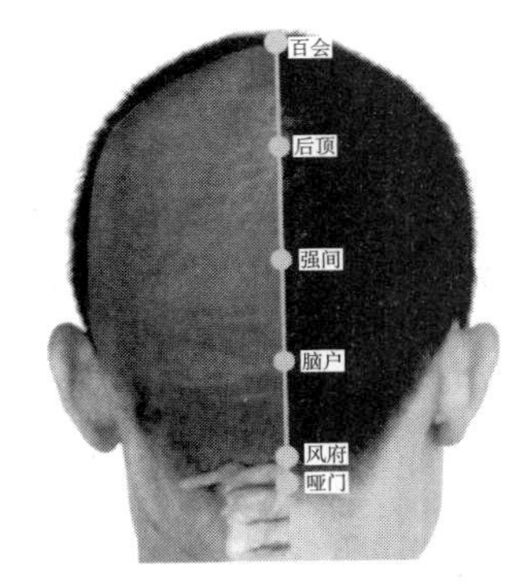

图 7-73

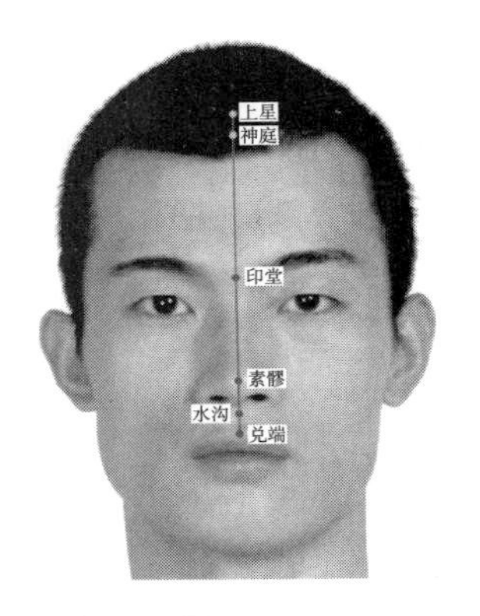

图 7-74

表7－26 督脉常用腧穴一览表

穴名	特定穴	定位	主治	操作
腰阳关（GV 3）		在脊柱区，第4腰椎棘突下凹陷中，后正中线上（图7－72）	①腰骶疼痛，下肢痿痹 ②月经不调、赤白带下、痛经、经闭、不孕等妇科病证 ③遗精、阳痿等男科病证	向上斜刺0.5～1寸
命门（GV 4）		在脊柱区，第2腰椎棘突下凹陷中，后正中线上（图7－72）	①腰脊强痛，下肢痿痹 ②月经不调、赤白带下、痛经、经闭、不孕等妇科病证 ③遗精、阳痿、精冷不育、小便频数等男性肾阳不足病证 ④小腹冷痛，腹泻	向上斜刺0.5～1寸
至阳（GV 9）		在脊柱区，第7胸椎棘突下凹陷中，后正中线上（图7－72）	①腰背疼痛，脊强 ②咳嗽，气喘 ③黄疸	向上斜刺0.5～1寸
身柱（GV 12）		在脊柱区，第3胸椎棘突下凹陷中，后正中线上（图7－72）	①腰脊强痛 ②身热、头痛、咳嗽、气喘等外感病证 ③惊厥，癫狂痫	向上斜刺0.5～1寸
大椎（GV 14）		在脊柱区，第7颈椎棘突下凹陷中，后正中线上（图7－72）	①项强，脊痛 ②恶寒发热、咳嗽、气喘等外感病证 ③热病，疟疾，骨蒸潮热 ④癫狂痫、小儿惊风等神志病证 ⑤风疹，痤疮	向上斜刺0.5～1寸
风府（GV 16）		在颈后区，枕外隆凸直下，两侧斜方肌之间凹陷中（注：正坐，头稍仰，使项部斜方肌松弛，从项后发际正中上推至枕骨而止既是本穴）（图7－73）	①头项疼痛 ②中风、眩晕、头痛、颈项强痛、咽喉肿痛、失音、目痛、鼻衄等内、外风为患的病证 ③癫狂痫、癔病等神志病证	正坐位，头微前倾，项部放松，向下颌方向缓慢刺入0.5～1寸；不可向上深刺，以免刺入枕骨大孔，伤及延髓
百会（GV 20）		在头部，前发际正中直上5寸（注：折耳，两耳尖向上连线的中点）（图7－73）	①头痛、眩晕、耳鸣等头面病证 ②痴呆、中风、失眠、健忘、癫狂痫、癔病等神志病证 ③脱肛、阴挺、胃下垂等气失固摄而致的下陷性病证	平刺0.5～0.8寸；升阳举陷可用灸法
印堂（GV 29）		在头部，两眉毛内侧端中间的凹陷中（图7－74）	①头痛、眩晕、鼻衄、鼻渊、眉棱骨痛、目痛等头目病证 ②失眠、健忘、痴呆等神志病证 ③小儿惊风，产后血晕，子痫	提捏局部皮肤，平刺0.3～0.5寸；或用三棱针点刺出血

续表

穴名	特定穴	定位	主治	操作
水沟 （GV 26）		在面部，人中沟的上1/3与中1/3交点处（图7－74）	①鼻塞、鼻衄、面肿、口㖞、齿痛、牙关紧闭等面鼻口部病证 ②昏迷、晕厥、中风、中暑、休克、呼吸衰竭等急危重症，为急救要穴之一 ③癫狂痫、癔病、急慢惊风等神志病证 ④闪挫腰痛	向上斜刺0.3～0.5寸，强刺激；或指甲掐按

（十四）任脉及常用腧穴

1. 经脉循行　任脉，起于小腹内，下出会阴部，向上行于阴毛部，沿着腹内，向上经过关元等穴，到达咽喉部，再上行环绕口唇，经过面部，进入眼眶下，联系于目（图7－75）。

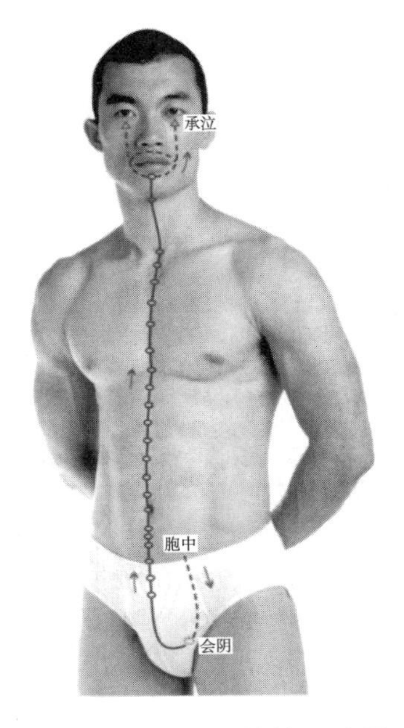

图7－75　任脉经脉循行示意图

2. 主治概要

（1）脏腑病　腹部、胸部相关内脏病。

（2）妇科病，前阴病　月经不调，痛经，崩漏，带下，遗精，阳痿，小便不利，遗尿等。

（3）颈及面口病　瘿气，梅核气，咽喉肿痛，暴喑，口㖞，齿痛等。

（4）神志病　癫痫，失眠等。

（5）虚证　部分腧穴有强壮作用，主治虚劳、虚脱等证。

3. 本经腧穴　会阴、曲骨、中极、关元、石门、气海、阴交、神阙、水分、下脘、建里、中脘、上脘、巨阙、鸠尾、中庭、膻中、玉堂、紫宫、华盖、璇玑、天突、廉泉、承浆。

4. 常用腧穴　任脉常用腧穴有中极、关元、气海、神阙、下脘、中脘、上脘、膻中、天突、承浆，其定位、主治及操作见表7－27。

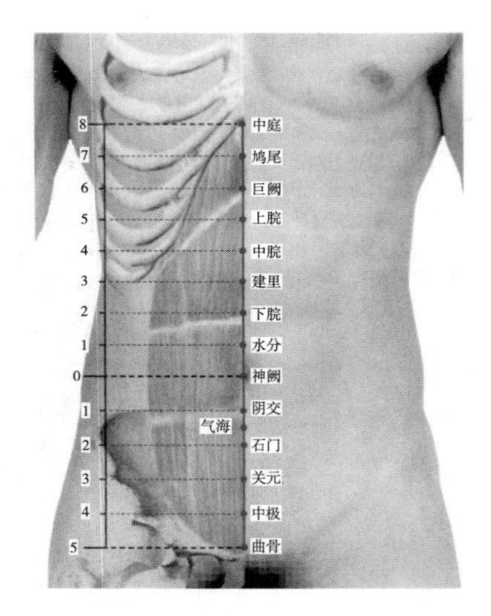

图 7-76

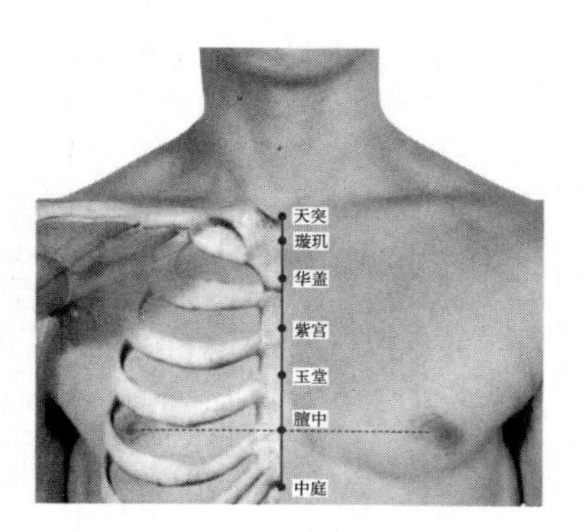

图 7-77

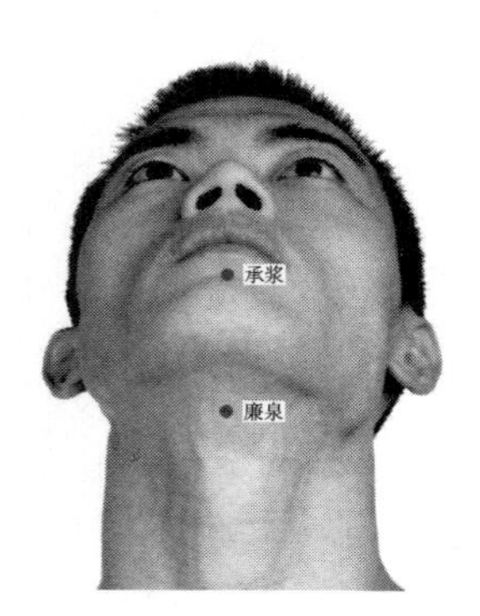

图 7-78

表 7-27　任脉常用腧穴一览表

穴名	特定穴	定位	主治	操作
中极（CV 3）	膀胱之募穴	在下腹部，脐中下 4 寸，前正中线上（图 7-76）	①遗尿、小便不利、癃闭等泌尿系病证 ②遗精、阳痿、不育等男科病证 ③月经不调、崩漏、阴挺、阴痒、不孕、产后恶露不止、带下等妇科病证	直刺 1~1.5 寸；孕妇慎用
关元（CV 4）	小肠之募穴	在下腹部，脐中下 3 寸，前正中线上（图 7-76）	①腹泻、痢疾、脱肛、便血等肠腑病证 ②月经不调、痛经、经闭、崩漏、带下、阴挺、产后恶露不尽、胞衣不下等妇科病证 ③遗精、阳痿、早泄等男科病证 ④小便不利、遗尿等泌尿系病证 ⑤疝气 ⑥中风脱证、虚劳冷惫、羸瘦无力等元阳虚损病证 ⑦保健灸常用穴	直刺 1~1.5 寸；多用灸法；孕妇慎用

续表

穴名	特定穴	定位	主治	操作
气海（CV 6）		在下腹部，脐中下 1.5 寸，前正中线上（图 7－76）	①水谷不化、绕脐疼痛、腹泻、痢疾、便秘等肠腑病证 ②月经不调、痛经、经闭、崩漏、带下、阴挺、产后恶露不止、胞衣不下等妇科病证 ③遗精、阳痿、早泄等男科病证 ④小便不利、遗尿等泌尿系病证 ⑤疝气 ⑥虚脱、形体羸瘦、脏气衰惫、乏力等元气虚损病证 ⑦保健灸常用穴	直刺 1～1.5 寸；多用灸法；孕妇慎用
神阙（CV 8）		在脐区，脐中央（图 7－76）	①虚脱、中风脱证等元阳暴脱 ②腹痛、腹胀、腹泻、痢疾、便秘、脱肛等肠腑病证 ③水肿，小便不利 ④保健灸常用穴	一般不针，多用艾条灸或艾炷隔盐灸法
下脘（CV 10）		在上腹部，脐中上 2 寸，前正中线上（图 7－76）	①腹痛、腹胀、腹泻、呕吐、完谷不化、小儿疳积等脾胃病证 ②痞块	直刺 1～1.5 寸
中脘（CV 12）	胃之募穴；八会穴之腑会	在上腹部，脐中上 4 寸，前正中线上（图 7－76）	①胃痛、纳呆、呕吐、吞酸、呃逆、小儿疳积等脾胃病证 ②黄疸 ③癫狂，脏躁	直刺 1～1.5 寸
上脘（CV 13）		在上腹部，脐中上 5 寸，前正中线上（图 7－76）	①胃痛、纳呆、呕吐、呃逆等胃腑病证 ②癫痫	直刺 1～1.5 寸
膻中（CV 17）	心包之募穴；八会穴之气会	在胸部，横平第 4 肋间隙，前正中线上（图 7－77）	①产后乳少、乳痈、乳癖等胸乳病证 ②咳嗽、气喘、胸闷、心痛、噎嗝、呃逆等胸中气机不畅病证	平刺 0.3～0.5 寸
天突（CV 22）		在颈前区，胸骨上窝中央，前正中线上（图 7－77）	①咳嗽、哮喘、胸痛、咽喉肿痛、暴喑等肺系病证 ②瘿气、梅核气、噎嗝等气机不畅病证	先直刺 0.2～0.3 寸，然后将针尖向下，紧靠胸骨柄后方刺入 1～1.5 寸；必须严格掌握针刺的角度和深度，以防刺伤肺和有关动、静脉
承浆（CV 24）		在面部，颏唇沟的正中凹陷处（图 7－78）	①口㖞，齿龈肿痛，流涎 ②暴喑 ③癫狂	斜刺 0.3～0.5 寸

二、常用经外奇穴

常用经外奇穴有四神聪、太阳、耳尖、安眠、定喘、夹脊、胃脘下俞、腰眼、腰痛点、外劳宫、四缝、十宣、内膝眼，其定位、主治及操作见表 7－28。

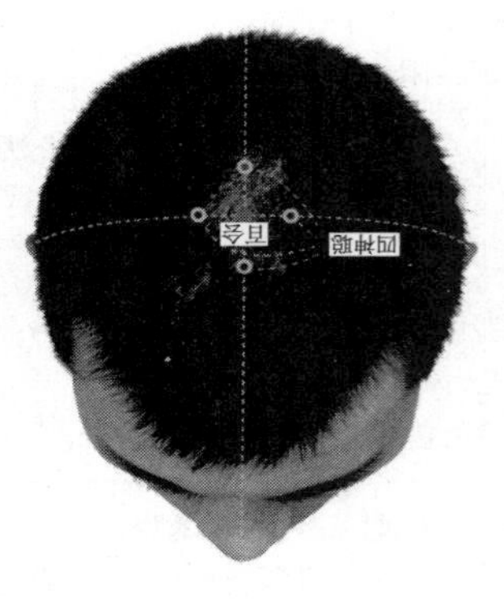

图 7－79

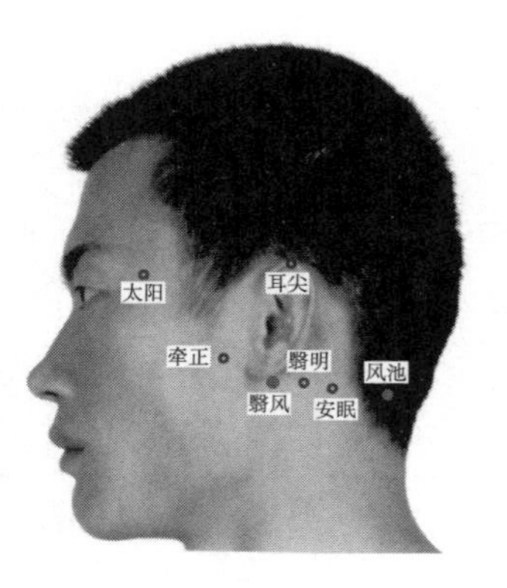

图 7－80

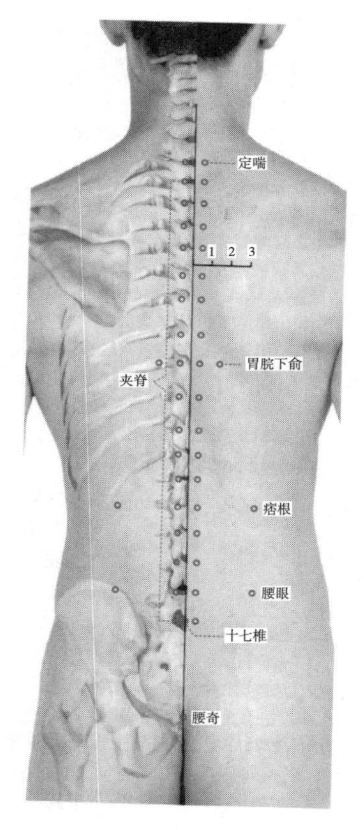

图 7－81

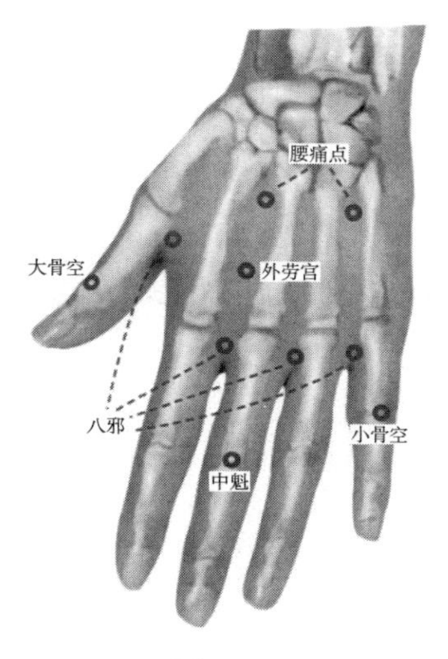

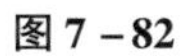

图 7-82

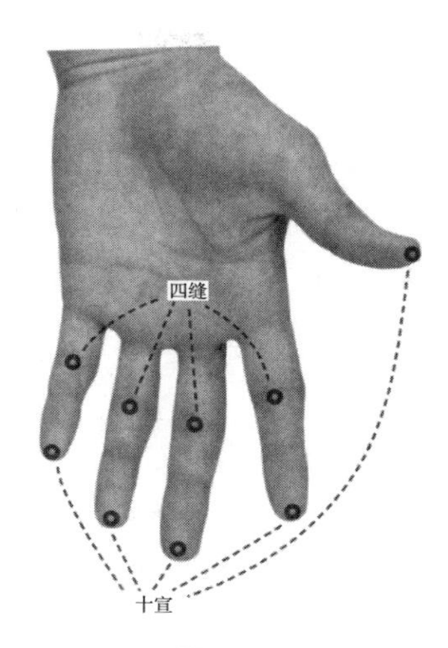

图 7-83

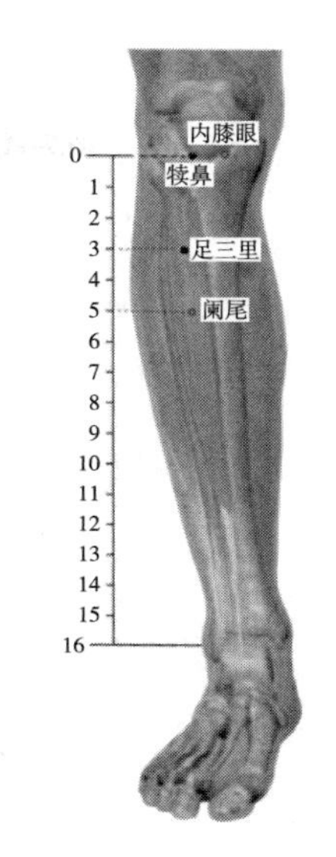

图 7-84

表 7-28 常用经外奇穴一览表

穴名	定位	主治	操作
四神聪（EX-HN 1）	在头部，百会前后左右各旁开 1 寸，共 4 穴（图 7-79）	①头痛、头晕、目疾等头目病证 ②失眠、健忘、癫痫等神志病证	平刺 0.5～0.8 寸
太阳（EX-HN 5）	在头部，眉梢与目外眦之间，向后约一横指的凹陷中（图 7-80）	①头痛 ②目疾 ③面瘫	直刺或斜刺 0.3～0.5 寸；或点刺出血
耳尖（EX-HN 6）	在耳区，外耳轮的最高点（注：折耳向前时，耳郭上方的尖端处）（图 7-80）	①目疾 ②头痛 ③咽喉肿痛	直刺 0.1～0.2 寸
安眠	翳风穴与风池穴连线的中点（图 7-80）	①失眠，头痛，眩晕 ②心悸 ③癫狂	直刺 0.8～1.2 寸
定喘（EX-B 1）	在脊柱区，横平第 7 颈椎棘突下，后正中线旁开 0.5 寸（图 7-81）	①哮喘，咳嗽 ②肩背痛，落枕	直刺 0.5～0.8 寸
夹脊（EX-B 2）	在脊柱区，第 1 胸椎至第 5 腰椎棘突下两侧，后正中线旁开 0.5 寸，一侧 17 穴（图 7-81）	①上胸部的穴位治疗心肺、上肢疾病 ②下胸部的穴位治疗胃肠疾病 ③腰部的穴位治疗腰腹及下肢疾病	直刺 0.3～0.5 寸；或用梅花针叩刺
胃脘下俞（EX-B 3）	在脊柱区，横平第 8 胸椎棘突下，后正中线旁开 1.5 寸（图 7-81）	①胃痛，腹痛，胸胁痛 ②消渴	斜刺 0.3～0.5 寸
腰眼（EX-B 7）	在腰区，横平第 4 腰椎棘突下，后正中线旁开约 3.5 寸凹陷中（图 7-81）	①腰痛 ②月经不调、带下 ③虚劳	直刺 1～1.5 寸
腰痛点（EX-UE 7）	在手背，第 2、3 掌骨及第 4、5 掌骨间，腕背侧远端横纹与掌指关节的中点处，一手 2 穴（图 7-82）	急性腰扭伤	由两侧向掌中斜刺 0.5～0.8 寸

续表

穴名	定位	主治	操作
外劳宫（EX－UE 8）	在手背，第2、3掌骨间，掌指关节后0.5寸（指寸）凹陷中（图7－82）	①手臂肿痛 ②落枕 ③脐风 ④小儿急、慢惊风	直刺0.5～0.8寸
四缝（EX－UE 10）	在手指，第2～5指掌面的近侧指间关节横纹的中央，一手4穴（图7－83）	①小儿疳积 ②百日咳	点刺出血或挤出少许黄色透明黏液
十宣（EX－UE 11）	在手指，十指尖端，距指甲游离缘0.1寸（指寸），左右共10穴（图7－83）	①手指麻木 ②昏迷 ③癫痫 ④高热、咽喉肿痛	浅刺0.1～0.2寸；或点刺出血
内膝眼（EX－LE 5）	在膝部，髌韧带内侧凹陷处的中央（图7－84）	①膝痛，腿痛 ②脚气	向膝中斜刺0.5～1寸；或透刺对侧膝眼

第四节　选穴原则、配穴方法

应用中医适宜技术治疗某种疾病时，一般通过针刺、艾灸或按摩若干个腧穴来完成，因此，根据选穴原则选择恰当的穴位并正确配穴，是获得临床疗效的重要保证。

一、选穴原则

选穴原则即临证选取穴位应当遵循的法则，包括近部选穴、远部选穴、辨证选穴和对症选穴。

1. 近部选穴　是指在病变的局部或邻近部位选取穴位的方法，又称局部取穴。如肩痛取肩三针，胃痛取中脘、梁门，颠顶头痛取百会，耳病选耳门、听宫、听会等。

2. 远部选穴　是指在病变部位所属经络及相关经络上，距离病位较远处选取穴位的方法。如心痛取手厥阴心包经的内关、大陵，胃痛取足阳明胃经的足三里、内庭等。

3. 辨证选穴　是指根据疾病的证候特点，分析病因病机而选取穴位的方法。临床上有很多疾病，如发热、不寐、自汗、盗汗、虚脱、抽搐、晕厥等，无明显的局限的病变部位，而以全身症状为主，可按照辨证的方法选择穴位。如不寐之心脾两虚者取心俞、脾俞，心肾不交者取心俞、肾俞、太溪，心胆虚怯者取心俞、胆俞、大陵、丘墟，肝阳上扰者取肝俞、太冲，脾胃不和者取胃俞、足三里等。

4. 对症选穴　是根据疾病的特殊症状而选取穴位的原则，是腧穴特殊治疗作用及临床经验在中医适宜技术中的具体运用。如腰痛选腰痛点，落枕选外劳宫，哮喘选定喘穴等。

二、配穴方法

配穴方法是在选穴原则的指导下，根据疾病的病因、病机、病位等，选取主治作用相同或相近，或对于治疗疾病有协同作用的腧穴进行配伍应用的方法。历代医家总结出了很多种行之有效的配穴方法，总体归纳为两大类，即按经脉配穴法和按部位配穴法。

1. 按经脉配穴法　是以经脉或经脉相互联系为基础而进行穴位配伍的方法，主要包括本经配穴法、表里经配穴法、同名表里经配穴法。

（1）*本经配穴法*　即某一脏腑、经脉发生病变时，即选取该脏腑、经脉的腧穴来治疗疾病。如实证哮喘，可取手太阴肺经的列缺、尺泽；牙痛，可取足阳明胃经的颊车、下关等。

（2）*表里经配穴法*　即以脏腑、经络的阴阳表里关系为配穴依据的方法。即某一脏腑、经脉发生病变时，选取该经的腧穴及与其相表里经脉的腧穴来治疗疾病。如胁痛可取足厥阴肝经的太冲、期门，配与其相表里的足少阳胆经的阳陵泉；外感风热咳嗽可取手太阴肺经的列缺、尺泽，配与其相表里的手阳明大肠经的合谷、曲池。《灵枢·五邪》中也记载了表里经配合运用的条文："邪在肾，则病骨痛，阴痹取之涌泉、昆仑。"此外，特定穴中的原络配穴法也属于本法在临床中的应用。

（3）*同名表里经配穴法*　是基于同名经"同气相求"的理论，将手足同名经的腧穴相互配合应用的方法。如湿热痢取手阳明大肠经的合谷、曲池，配足阳明胃经的天枢、上巨虚；落枕取手太阳小肠经的后溪，配足太阳膀胱经的昆仑等。

2. 按部位配穴法　是结合身体上腧穴分布的部位进行穴位配伍的方法，主要包括上下配穴法、前后配穴法、左右配穴法。

（1）*上下配穴法*　是指腰以上或上肢腧穴与腰以下或下肢腧穴配合应用的方法。此法临证应用较为广泛。如肾精亏虚之眩晕，可上取风池、百会，下取悬钟、三阴交；脾虚下陷之痔疮，可上取百会，下取次髎、长强、承山等。此外，八脉交会穴的配对应用也属于此法。

（2）*前后配穴法*　是指将人体前部与后部的腧穴配合应用的方法。又称"腹背阴阳配穴法"。如脾阳不振之腹痛，前取下脘、关元，后取肾俞、脾俞；心脉瘀阻之心悸，前取膻中，后取心俞、膈俞等。此外，《灵枢·官针》中所指的"偶刺法"及特定穴应用中的俞募配穴法均属于本法在临床中的应用。

（3）*左右配穴法*　是指将人体左侧和右侧的腧穴配合应用的方法。本法基于人体十二经脉左右对称分布和部分经脉左右交叉的特点总结而成。临证时常选用左右同一腧穴配合运用，如胃痛取双侧足三里。也可以取左右的非同一腧穴，如右侧头痛，可取同侧太阳、头维和对侧的外关、足临泣。

第四篇

实践中医护理

第八章

中医护理的基本内容

第一节　病情观察

病情观察是指医护人员通过望、闻、问、切等方法及借助医疗仪器设备等，有目的、有计划地全面收集患者病情资料，对病情进行辨证分析、做出判断的动态过程。病情观察是护理人员的基本职责，是护理工作的一项重要内容，是为患者提供及时、有效地治疗和护理的重要前提，它贯穿于护理的全过程。

一、病情观察的目的

（一）为疾病的诊断、治疗和护理提供科学的依据

疾病对机体的损害达到一定程度后，机体便会产生一定的反应，这些反应以一定形式表现于外，即症状和体征。由于病因、病位、和病性的不同，疾病所表现出的证候亦不一样。护理人员可以通过观察证候，结合疾病发展的过程，综合分析，以判断病证类型，为医生治疗和护理人员施护提供科学的依据。

（二）判断疾病的发展趋向和转归

对患者的临床表现进行动态的观察，可以推测疾病的发展趋向和转归。如原有症状减轻说明病情好转；病情变化幅度大，或出现新的症状，常为恶化的表现；舌苔脉象由异常趋向正常，患者的精神状态与食欲好转，常表明病情好转，反之则病情加重。

（三）及时发现危重症和并发症

护理人员通过细致入微的观察，可以及时发现疾病产生的先兆，预见病情变化，及时向医生报告，配合救治，为危重症及并发症的抢救及早期诊治赢得时间。如高热患者突然出现体温骤降、面色苍白、大汗淋漓、脉微欲绝的亡阳证候；胃脘痛患者出现呕血、便血等。如观察细致，发现及时，抢救护理得当，可使患者转危为安。

（四）了解治疗效果和用药反应

药物治疗后，护理人员应密切观察服药后的疗效，有无出现不良反应，包括药物的毒性反

应。如疗效不佳或出现不良反应，则应及时与医生沟通反馈，适当调整医护措施。如服用解表药后，应观察患者汗出情况，如周身微微汗出，常为表解之象；如未发汗，则应采取一定措施促其汗出；如大汗不止，则可能导致汗出太过，气随汗脱，应立即通知医师，及时采取措施。

二、病情观察的要求

（一）谨守慎独、慎初、慎微

慎独、慎初、慎微是一种情操、修养和自律，均有谨慎之意。“独”就是一人独处，“初”就是第一次，“微”就是小事小节。所谓“慎独”，是指一个人在独自活动无人监督的情况下，也能谨慎自律，按照一定的道德规范行动，而不做任何有违道德信念、做人原则之事。慎初（或曰“慎始”）就是把住第一次，守住第一关。世界上任何事物的发展变化，都有一个由小到大、从量变到质变的演变过程。戒慎于事情发生之初，在思想上筑牢“第一道防线”，重视和正确处置细小的事情，要正确识“小”，管得住“小”，自纠“恶小”。

护理的服务对象是随时有病情变化的患者。服务对象千差万别，有些是不能用言语表达的小儿和昏迷等患者。而护理人员是病情观察的哨兵，单独值班机会也较多，尤其夜班护士常常是独当一面。能否按分级护理的要求巡视病房，及时了解病情变化，很大程度与护理人员的自觉性和责任心有关。护理人员只有具备了慎独、慎初、慎微的修养，才能自觉地严格要求自己，时刻把患者的生命安危放在首位。要勤深入病房，勤与患者接触，密切观察病情变化，及时识别出可能发生危险的症状变化，及时救治，最大程度减轻患者的痛苦。

（二）观察内容重点明确

护士应熟悉患者的病情和当前治疗护理的要求，有重点、有目的地对疾病的证候进行观察。如表证患者要注意观察汗出、寒热、二便、舌苔、脉象等情况。肺痈患者则应重点观察咳嗽的时间、程度、性质等，以及痰液的色、质及量的变化。

（三）掌握证候传变规律

1. 了解脏腑的虚实变化 人体各脏腑有一定的生理功能，脏腑与脏腑之间，脏腑与全身组织器官（如筋、脉、肉、皮、骨等）之间都有一定的联系。只有了解脏腑的虚实变化，才能掌握证候变化规律。以肝为例，《素问·玉机真脏论》说：“肝受气于心，传之于脾，气舍于肾，至肺而死。”指出了脏腑之间病理变化的关系。“肝受气于心”，因心主血，肝藏血，心血充足，血脉通畅，肝得所养，若心血不足，不能制约肝阳，可见患者有头晕目眩、手足发麻等症状；“传之于脾”，因肝藏血，脾主运化，肝血有赖脾的资生，脾的运化又依赖肝的疏泄，若肝气郁结，不能疏泄，可影响脾运，在病情观察时可见到腹胀、纳呆、恶心、呕吐、腹泻等症状；“气舍于肾”，因肝藏血，肾藏精，肝血与肾精互相滋生，若肾精不足，肝不舍肾，而至水不涵木，在病情观察时可见到头晕头痛，目眩耳鸣，腰膝酸软等症状；“至肺而死”，因肝主升发，肺主肃降，在病情观察时可见到胸满喘促，甚则不能卧等危重证候的表现。

2. 观察经络的传导反应 中医学认为，人体依靠经络的沟通、联络作用将机体连成整体。经络不仅是外邪由表入里的途径，也是脏腑与体表组织、脏腑与脏腑之间病变相互传变的途径。通过经络的传导，内脏的病变可以反映于外表。如肝气郁结常见两胁、少腹胀痛，是因为足厥阴肝经抵小腹、布胁肋；真心痛，不仅表现为心前区疼痛，且常放射至上肢内面尺侧缘，是因为手

少阴心经行于上肢内侧后缘之故；又如胃火见牙龈肿痛，肝火上炎见目赤等，都是经络在人体器官上传导的反映。经络有一定的循行部位和络属脏腑，可以反映所属脏腑的病证。在临床护理工作中，可根据疾病症状出现的部位，结合经络循行及所联系的脏腑，进行病情观察，以明确诊断和确定护理措施。

三、病情观察的方法

（一）运用四诊的方法观察病情

望、闻、问、切四诊是中医收集病情相关资料的基本方法。对患者进行有目的的病情观察，一定要注意四诊合参，以全面了解患者病情，识别真伪，探求本原，为准确、及时、有效的诊断、治疗和护理提供依据。

（二）运用辨证的方法分析病情

护理人员应将四诊所获得的病情资料，运用辨证方法进行分析，辨明疾病的病因、病位、病性及邪正盛衰，为辨证施护提供依据。临床常用的辨证方法包括八纲辨证、气血津液辨证、脏腑辨证、六经辨证、卫气营血辨证等，护士要掌握好常用的辨证方法及其相互关系和临床意义，根据中医学四诊合参的原则，综合分析判断病情。不同的病证，可采用不同的辨证方法，如外感病中“伤寒”，运用六经辨证方法；外感病中“温病”，运用卫气营血等辨证方法对病情进行辨证分析。

四、病情观察的内容

（一）一般状况

一般状况包括患者的神色、形态、精神、情志、体温、脉搏、呼吸、血压、睡眠、饮食、二便、活动等。一般状况的观察常是判断病情的重要依据。疾病的发生和变化，常可从这些项目的变化中反映出来。例如，神色的改变，常反映机体气血的盛衰，对疾病的治疗和预后有较大的意义。体温、脉搏、呼吸、血压是临床医学常用生命体征，也是病情观察中的重要项目。不论其所患何病，当其证型相同时，总在一般状况的表现上有其相同之处。例如，畏寒喜暖是寒证的表现，无论是肾阳虚型之喘证，脾阳虚型之水肿，心阳虚型之胸痹，虽然疾病不同，主症不同，但其一般症状中由于阳虚内寒而表现的畏寒喜暖症状是相同的。

（二）主要症状

主要症状包括咳喘、疼痛、呕吐等。病证在其发展过程中，常会出现一个或一组主要的、令患者最痛苦的症状。而这些症状的好转与恶化，常反映病情的转化。主要症状的转移，又常提示病证在质上的变化。所以，围绕主症的观察，是病情观察的重点。例如，腹泻患者的主症为大便次数多而质稀溏，观察重点应是大便的次数、性状，以及腹痛、发热、里急后重等症状。这些症状一般可随大便次数减少而减轻。但如出现腹泻突然中止，而主症转为高热、四肢厥冷、出冷汗、面色发灰等症状，则是病证转为湿阻热遏、阴阳离决的危证。

要详细观察了解患者主要症状及体征发生的时间、部位、性质、诱因及伴随症状等，对症状体征的观察和描述要准确、客观。具体可参见四诊部分内容。

（三）舌象

舌象是病情观察的重要内容，尤其在外感热病中甚为重要。它能迅速客观地反映正气盛衰、病位的深浅、邪气的性质、病情的进展，是判断病情转归和预后的重要依据。护理人员在病情观察中，一定要仔细而认真的观察和记录舌象的变化。

1. 判断邪正盛衰 观察舌质可知正气盛衰，观察舌苔可知邪之出入。如舌质红润为气血旺盛，舌质淡白为气血虚弱，舌苔薄白而润为胃气旺盛，舌光无苔为胃气衰败或胃阴枯竭。

2. 辨别病位深浅 如舌苔薄白，多为疾病初期，病邪较浅，病位在表；舌苔厚则病邪入里，病位较深；舌质红绛，为热入营血，病情危重。

3. 区别病邪性质 如黄苔多主热邪，白苔多主寒邪，黄腻苔则为湿热，腐腻苔多为食积痰浊，舌面上有瘀点或瘀斑则多为瘀血。

4. 推断病势进退 舌苔与舌质，往往随正邪的消长和病情的进展有动态的变化，尤其是外感热病中更为显著。如舌苔由薄白转黄，进而变灰黑，说明病邪由表入里，由轻转重，由寒化热；舌苔由润转燥，多为热盛伤津。反之，舌苔由厚转薄，由燥转润，往往是病邪渐退，津液复生，病情好转之象。

5. 估计病情预后 如舌短缩，神昏难言者，多属危证，预后不良。

（四）脉象

通过脉象的诊察，也可作为判断疾病的病位、病性和推断疾病预后的重要依据。

1. 判断病位深浅 如浮脉，病位多在表；沉脉，病位多在里。

2. 推断疾病性质 如数脉多主热证，迟脉多主寒证，洪脉多主邪实，芤脉多见于失血。

3. 推断疾病预后 如久病脉见缓和，是胃气渐复、病退向愈之兆；久病虚损，亡血失精而反见洪脉，则多属于阴竭阳脱之危象；外感热病，热退脉见缓和，是病向愈之候，若脉急而数，烦躁者，则病进；战汗时，若汗出脉静身凉，为病情好转，若见脉象急疾，患者又烦躁不安，汗出热不退，为正不胜邪之危候。在脉象观察中，要注意病、脉、证合参。在一般情况下，病、脉、证是相符的，但也可出现不相符的特殊情况。因此，在临床运用时需通过四诊合参后，再决定是“舍证从脉”还是“舍脉从证”。

第二节　生活起居护理

生活起居护理指护理人员根据患者个体情况，在生活起居方面给予专业的指导和合理照护。其目的在于保养患者机体元气，增强抵御外邪的能力，调整机体内外阴阳的平衡，促进疾病的康复。

《素问·上古天真论》曰：“上古之人，其知道者，法于阴阳，和于术数，饮食有节，起居有常，不妄作劳，故能形与神俱，而尽终其天年，度百岁乃去。”反之，“以酒为浆，以妄为常……逆于生乐，起居无节，故半百而衰也”。说明要保持身体健康，必须懂得自然发展规律，适应四时气候，做到起居有常，才能健康长寿，颐养天年。如果起居无常，就会多病早衰。这说明起居与健康有着密切的关系。

一、生活起居护理的原则

（一）顺应四时，平衡阴阳

《素问·四气调神大论》曰：“夫四时阴阳者，万物之根本也。所以圣人春夏养阳，秋冬养阴，以从其根，故与万物沉浮于生长之门，逆其根，则伐其本，坏其真矣。故阴阳四时者，万物之终始也，死生之本也。逆之则灾害生，从之则苛疾不起，是谓得道。”说明阴阳四时的变化，是万物生长变化的根本，所以懂得养生的人春夏保养阳气，秋冬保养阴气。从根本上来保养身体，才能和万物一样，顺应阴阳之性而生活于生长收藏的规律之中。如果违反了四时阴阳变化的根本规律，损害了生命的根本，真气亦随之败损。所以，阴阳四时的变化是万物成长的终始，是死生的根本，顺应自然界阴阳的变化是健康的法则。

《素问·四气调神大论》曰：“逆春气则少阳不生，肝气内变；逆夏气则太阳不长，心气内洞；逆秋气则太阴不收，肺气焦满；逆冬气则少阴不藏，肾气独沉。”意思是说：若在春天不好好养生，违背了春生之气，体内的少阳之气不能生发，就要发生肝气内郁的病变；若在夏天不注意保养，违逆了夏长之气，太阳之气不能生长，就要发生心气虚的病变；到了秋天，若违逆了秋收之气，太阴之气不能收敛，就要发生肺胀满喘息的病变；到了冬天，不好好养生，违逆了冬藏之气，少阴之气不能闭藏，就要发生肾气不能蓄藏的病变，甚至危及生命。

顺应四时阴阳还应顺应一日中阴阳变化。如平旦之时阳气开始生发，到日中之时，则阳气最盛，黄昏时分则阳气渐虚而阴气渐长，深夜之时则阴气最为隆盛。《灵枢·顺气一日分为四时》云：“夫百病者，多以旦慧昼安，夕加夜甚。”一天中常会出现早晨病情渐轻，中午病情稳定，深夜病情最重的周期性变化。

（二）环境适宜，慎避时邪

环境是指空气、水源、阳光、土壤、植被、住宅、社会人文等因素综合起来所形成的人类生活工作的外部条件。中医学认为，人与自然是一个有机统一的整体，自然环境的优劣，直接影响人寿命的长短。《素问·五常政大论》指出：“一州之气，生化寿夭不同……高者其气寿，下者其气夭。”意为居住在空气清新、气候寒冷的高山地区的人多长寿；居住在空气污浊、气候炎热的低洼地区的人常短寿。

《素问·上古天真论》云：“虚邪贼风，避之有时，恬惔虚无，真气从之，精神内守，病安从来？”“虚邪贼风”是指什么？自然气候中什么样的情况出现虚邪贼风？如何躲避那些虚邪贼风，从而达到“精神内守，病安从来”的理想境地？高士宗注：“四时不正之气，皆谓之虚邪贼风。”王冰注内经云：“邪乘虚入，是谓虚邪。”可见，《黄帝内经》所谓“虚邪贼风”，是泛指一切有害人体健康的异常气候。《素问·阴阳应象大论》曰：“天有四时五行，以生长收藏，以生寒暑燥湿风。”天地间四时五行，四季更迭形成风、寒、暑、湿、燥、火六种气候，影响了自然界的万物，形成了生、长、化、收、藏的规律。这六种气候是一年四季气候消长进退变化中产生出来的，它们虽然各有特点，但又互相调节，因为有了这六种正常的气候变化，才有一年温、热、凉、寒和生长收藏的阴阳变化，以利万物的生长发育，并使整个自然界气候形成一个有机的整体。但当四季气候变化异常，六气发生太过、不及或与季节时间不符，超过人体所能适应的限度时，风、寒、暑、湿、燥、火则成为致病因素，六气即成为六淫。如夏天过分的炎热，冬天特别的寒冷，谓之太过；假若冬天过于温暖，夏天反而寒凉，此为不及。气候的异常变化与疾病有

着十分密切的关系。如《素问·至真要大论》所说：“夫百病之始生也，皆生于风寒暑湿燥火，以之化之变也。”

（三）起居有常，劳逸适度

起居有常指起卧作息和日常生活的各个方面有一定的规律，并合乎自然界和人体的生理规律。劳逸适度，是指在病情允许的情况下，凡能下地活动的患者都要保持适度的休息与活动。唐代医家孙思邈在《备急千金要方·养性》中记有：“养性之道，常欲小劳，但莫大疲及强所不能堪耳。”是指应经常参加适当的劳作及运动，不宜过于疲劳，不能勉强做自己所不能及的剧烈运动。中医学认为，过度劳累常常是疾病发生的重要原因之一，日常坐、卧、立、行，若是持续过久，也会损害机体。《素问·宣明五气》指出：“久视伤血，久卧伤气，久坐伤肉，久立伤骨，久行伤筋，是谓五劳所伤。”因此，在起居上，要注意避免久视、久卧、久坐、久立、久行，避免劳神。

适度的活动能促使气血流畅，筋骨坚实，提神爽志，增强体魄及加强抗御外邪能力，尤其脑力劳动者应适当运动。人体的患病过程，即是正邪相搏的过程，若正盛邪衰，则疾病逐渐痊愈，若邪盛正衰，则疾病继续发展。在护理过程中应注意患者生活起居要有规律，不可过劳，亦不可过逸，要做到起居有常，动静结合才能有利于疾病的康复。

二、生活起居护理的方法

（一）环境护理

1. 病室安静整洁 安静的环境有助于患者休养。噪声的刺激常使患者心烦意乱，尤其是心气虚患者常因突然的声响而心悸不已。护理人员应设法消除嘈杂之声（声音控制在40～60分贝）。

《老老恒言·书室》云：“每日清晨，室中洞开窗户，扫除一遍，虽室本洁净，勿暂辍，否则渐生故气。”病室环境宜简单、整洁。病室内物品分类放置有序，保持地面和床单位的清洁、干燥、定时消毒。厕所无臭味、无污垢、无霉变斑点，定时消毒，严格做好消毒隔离和终末处理。为避免病室内常有各种排泄物等秽浊之气影响患者食欲和休息，要经常通风换气，保持室内空气新鲜。通风要根据四时气候和病证不同而异，但切忌对流风。

2. 病室温度、湿度、光线适宜 普通病室温度以18～22℃为宜。室温过高，使患者感到燥热难受，又易感热邪；室温过低，使患者感到寒冷，又易感寒邪。不同的病证要根据具体情况做出相应的调整，如阴虚证、热证患者室温以16～20℃为宜，老年病房、新生儿、沐浴者、阳虚证、寒证患者以20～28℃为宜。湿度在50%～60%为宜，但也应根据气候和不同证型进行调节。如湿盛患者，湿度宜低；燥证患者，湿度可略高些；阴虚者多热而偏燥，湿度宜高；阳虚患者多寒而偏湿，湿度宜低。室内阳光要充足而柔和，使患者感到舒适愉快，但不宜让阳光直射患者面部。患者休息时，光线宜暗，应用窗帘遮挡。不同病证对光线要求也不一样。如热证、阳亢患者，神经衰弱者等光线宜偏暗；痉证、癫狂证者，强光可诱发痉厥，应用深色窗帘遮挡；寒证、风寒湿痹患者，光线则应充足。

3. 病床以辨证安置为宜 病床安置应根据病证性质不同而定。如寒证、阳虚证者，多有畏寒怕风，宜安置在向阳温暖的病室内，使患者感到舒适；热证、阴虚证者，多有恶热喜凉之求，可集中在背阴凉爽病室内，使患者感到凉爽、舒适、心静，利于养病。

（二）睡眠护理

1. 顺应四时阴阳调睡眠　《灵枢·大惑论》曰：“阳气尽则卧，阴气尽则寤。”《灵枢·口问》曰：“阳气尽阴气盛则目瞑，阴气尽而阳气盛则寤。”故睡眠也是阴阳消长交替中的必然阶段，是人体为了适应环境，保持阴阳自我调节平衡的表现，所以维持正常睡眠是维护人体健康的保证。人清醒时是阳气消耗的过程，长期剥夺睡眠时间，阳气则会过度消耗，人体阴阳失衡，疾病将会发生。根据阴阳变化的规律，采用合理的睡眠护理措施，保证充足而适当的睡眠时间，以利其尽快恢复机体疲劳，保持充沛的精力，从而达到防病健体、延年益寿的目的。

《素问·四气调神大论》中详细记载了适应自然界变化而调整睡眠时间的具体方法：“春三月，此谓发陈，天地俱生，万物以荣，夜卧早起，广步于庭……夏三月，此谓蕃秀，天地气交，万物华实，夜卧早起，无厌于日……秋三月，此谓容平，天气以急，地气以明，早卧早起，与鸡俱兴……冬三月，此谓闭藏，水冰地坼，无扰乎阳，早卧晚起，必待日光。”指春天万物复苏，生机活泼，人体阳气生发，宜夜卧早起。春天白昼渐长，夜间缩短，故宜“夜卧早起”。起床后，在病情允许的情况下宜在室外悠然自得，无拘无束地散步，以顺应阳气升发、万物生机蓬勃的自然景象。夏季阳气旺盛，万物生长茂盛，应晚睡早起，以应夏日的阳长之气。夏季白昼最长，黑夜最短，患者宜“夜卧早起”，以顺应阳气的生长。夜寐之前，应鼓励患者到户外散步，可以祛除一日暑热，消除疲劳，宁心安神。入秋后，白昼渐短，夜来提前，人体阴气渐盛，阳气渐收，万物结实，故应早睡早起，以应秋天收敛之气。冬季昼短而夜最长，阴气盛极，万物闭藏，应顺应人体养精固阳的需要，早睡晚起，以避寒就温，顺应冬天潜藏之气。慢性阴虚精亏者，尤应注意积蓄阴精，以预防春夏阳亢之时对阴精的耗散。

通过这种顺应昼夜节律和四时节律的睡眠养生方法，可以达到养神、促进气化，以及生精之目的，若逆而不循，就会导致精气神功能紊乱和疾病的发生。

2. 睡眠促进与宜忌　卧室卧具要舒适。床高矮适中，床垫软硬适宜，褥子宜厚而松软，被子宜宽大不重，厚薄适中，柔软干燥，枕头高度以躺卧时头与躯干保持水平为宜。枕头软硬度适宜，可用荞麦皮装六七分满作枕芯，既冬暖夏凉，又有清热泻火的功效，其松软及弹性程度最有利于睡眠。为防治某些疾病还可特制药枕，根据不同的年龄、体质、疾病和季节选择不同的药枕来养生保健。如耳鸣耳聋患者选用磁石枕，目暗目花患者可用菊花枕、茶叶枕或决明子枕等作“明目枕”，神经衰弱者可选琥珀枕、柏子仁枕。使用药枕时应注意，枕内容物宜选辛香平和、微凉、清轻之品，忌用大辛大热、大寒、动血、破血、走窜及剧毒之物，如乌头、麝香等。

睡前神宜定，忌七情过极，读书思虑和剧烈运动。可适当静坐、散步、看慢节奏的电视，听低缓的音乐，使身体逐渐入静，静则生阴，阴盛而寐。睡前饮食忌过饱过少，忌大量饮水，尤其是老年人，夜尿增多，影响睡眠。适当食用养心阴的食物，如冰糖百合莲子羹等有良好的催眠效果。

（三）口腔护理

口腔是食物进入消化道的重要通道，也是产生唾液的场所，易滋生疾病，口腔对患者十分重要。明代薛己撰《口齿类要》是我国最早的口腔疾病论著，提出了对口腔疾病的标本兼治法。如茧唇篇所说：“《内经》云：脾气开于口，又云：脾之荣在唇。盖燥则干，热则裂，风则肿，寒则揭。若唇情动火伤血，或因心火传授脾经，或因浓味积热伤脾。大要审本症察兼症，补脾气，生脾血则燥自润，火自除，风自息，肿自消。”提出对于口唇干燥出血等，要补脾气。目前越来

越多的中医口腔护理方法应用于临床。

1. 促进口腔健康和预防口腔溃疡 常用清水、金蒲散含漱剂、丁香漱口液、苦丁茶液等含漱。也可用中药口服液，如金银花、甘草泡水代茶饮。

2. 减轻口腔异味 用甘草银花液、口疮灵漱口液、生理盐水、益口含漱液等漱口。

3. 消炎止痛 咽喉肿痛者含漱消炎散、口洁净等；口疮部位涂上珠黄散、冰硼散、锡类散等；或以吴茱萸末调醋敷于双足心，也可用王不留行籽耳穴埋豆贴压穴位，以达到治疗目的。

（四）皮肤护理

久病长期卧床者易生压疮、皮肤溃疡。压疮为中医“席疮”，因久着席褥生疮而得名。清代顾世澄《疡医大全》说压疮亦名为“印疮”“褥疮”。指久着席褥，身体受压处如臀、背等肌肉单薄部位出现的溃疡。因久病气血亏虚，气不能运血以营养肌肤，加之局部受压摩擦染毒而成。多见于截瘫、半身不遂等病证。症见初起患处呈现紫斑，继而皮肤破损，逐渐坏死溃烂，腐肉脱落，形成溃疡，较难愈合，治宜调补气血。内服十全大补汤之类。外治则重在预防，因此，加强卧床患者的皮肤护理非常重要。宜定时翻身，保持衣裤、床单的平整、清洁、干燥，保持皮肤清洁，定时检查受压部位，尤其是骨突处，观察皮肤颜色及血运情况，可用气垫床或在骶尾部或足跟部垫气圈或气垫。

压疮发生后，根据患者不同证型进行护理。气滞血瘀者，应予以行气活血，如勤翻身、局部热敷或用红花油适当按摩受压部位，亦可艾灸局部，每日 1～2 次，每次 20 分钟。瘀腐热郁者，可先以蒲公英水洗，再涂白及黄连液；或先以 1% 白矾水清洗创面清除坏死组织，外敷五五丹，继用生肌玉红膏等。气虚津亏者，先以生理盐水清洁创面，再以蛋黄油外敷。气虚夹湿者，可用生理盐水清洁创面，再以祛腐生肌膏外敷。压疮溃疡部位皮肤在换药后要保持清洁、干燥。

（五）衣着护理

应根据四时阴阳、气候变化做好衣着护理。

1. 春季慎避风寒 春季风气主令，六淫之邪常与风邪合而致病。且春季天气乍暖还寒，气候变化较大，老年人、小儿和身体虚弱的人，易受风邪之侵。因此，春季要随时注意增减衣被，注意保暖，切忌过早地脱衣减被，衣服更不可顿减。此即古人所说的“春捂”。

2. 夏季养阳护阴 夏季人体阳气最盛，阴气相对不足，尤其是素体阴虚者，应以养阳护阴为主。《老老恒言·衣》说：“夏虽极热时，必着葛布短半臂，以护其胸背。”即使很热，夏季人们至少要穿着背心短袖衫之类，对体弱和老年人更为重要。夏季暑湿主令，要注意防暑避湿。外出尽量着浅色单衣，勤洗勤换，勿在烈日或当风处更衣或当风处脱衣。夏季气候炎热，应选用棉麻、丝绸等易散热、透汗、舒适、凉爽的面料。汗出后及时擦干更衣，以免受凉。

3. 秋季慎寒凉 初秋流火未净，气候冷热多变，稍不留意便易感受外邪，旧病也易复发，应遵循“春捂秋冻”的原则，宜素装薄衣，早晚稍凉则加衣。入秋后，加衣被要适当减慢速度，不宜过早过快，适当进行耐寒锻炼。

4. 冬季防寒保暖 冬季寒气主令。寒为阴邪，冬季阴气盛极，阳气潜伏，易伤阳气，易发生感冒。故要告诫患者注意防寒保暖，衣着要厚、轻、暖、颜色宜深。要随气候变化及时增减衣服。

（六）二便护理

二便是人体排除代谢废物的主要形式。二便正常与否，直接影响人体的健康。

1. 大便护理　汉代王充在《论衡》中指出："欲得长生，肠中常清，欲得不死，肠中无滓。"金代朱丹溪《格致余论》中说："五味入口，即入于胃，留毒不散，积聚既久，致伤冲和，诸病生焉。"即肠中的残渣、浊物要及时清理排出体外，才能保证机体的生理功能。因此，要养成按时大便的习惯，要做到有便不强忍，大便不强挣，以免损伤人体正气，或引起痔疮。腹泻者及时倾倒排泄物，宜保持室内清洁、通风，定期消毒。暴泻者宜卧床休息。寒湿泻者腹部宜保暖，可热敷或热熨，或按揉足三里、中脘以散寒祛湿，健脾止泻。湿热泻者病室宜凉爽干燥，脾虚腹泻者病室宜温暖干燥。排便频繁者注意肛周皮肤护理，便后以温水清洁，保持干燥，局部涂以凡士林或黄连油膏。便秘炽热内结者可用地骨皮煎水灌肠，或指压大肠俞、天枢、支沟、合谷、曲池穴以泄热通便；阴寒凝滞者可灸神阙、气海穴；老年气虚运化无力者，应活动适度，避免过度劳累。

2. 小便护理　小便是水液代谢后排除糟粕的主要途径。水代谢以通畅和调为顺，不可滞留，故《素问·经脉别论》中提出了"通调水道"之说。小便通利则人体健康，反之则人有疾患。小便不能通利则为尿潴留。尿潴留患者如术后发生则多为气虚，以益气温阳利水中药热敷下腹部，可配合指压中极、气海穴，或艾条灸足三里、气海、关元、中极等穴，施灸后注意保暖。膀胱湿热者病室宜凉爽干燥，伴发热者可采用物理降温；脾肾虚弱者病室宜温暖向阳，热敷熨脐部，同时配合膀胱区按摩促进排尿，亦可用滴水声等诱导疗法助其排尿。小便通利失控则为尿失禁。尿失禁者注意保持皮肤清洁干燥，注意会阴部护理，通过缩肛运动锻炼盆腔肌肉力量，坚持定时排尿训练膀胱功能；避免尿失禁诱发动作如咳嗽、弯腰等。长期尿失禁者可采用留置导尿。

（七）活动与休息护理

在生活和疾病康复中，动静结合，适度活动与休息，对人体保健与康复有很好的作用。合理运动有利于活动筋骨，通畅气血，强健体魄，增强体质，能锻炼意志，增强毅力，保持生命活动的能力。

1. 避免久视　久视伤血，"目受血而能视"，若用目过度，会耗伤气血。无论年轻人还是老年人，如看书、看电子产品太久，都有可能造成血虚，引起头晕目眩，两目干涩。因此，在日常生活中用目持续时间不宜过久，若需长时间用目，则必须每隔 30～60 分钟适当休息，眺望远景或闭目养神。

2. 避免久立　站立是人体最基本的体位之一。久站不动，会导致腰部负荷过重，引起腰肌劳损。《素问·脉要精微论》中曰："腰者，肾之府，转摇不能，肾将惫矣。"中医亦认为肾主骨，故《养生论》中有"久立伤骨，损于肾"的说法。平时应避免长时间站立，如必须久立，可适当按摩肾俞，或自行手搓两侧腰部，缓解腰部疲劳。

3. 避免久行　人的行动是以气血为基础，还须调动肌肉、筋骨等功能作用才能完成。长时间行走奔跑，不仅耗伤气血，还会使肌肉、筋脉处于疲劳状态，尤其是对膝关节损伤最大，这与中医学认为的"膝为筋之府"相一致，加之"肝主筋"，故《养生论》指出："久行伤筋，劳于肝。"适度的步行有益于健康，但若长时间疾步行走，超过了机体的耐受能力，就有可能使无病者积劳成疾，有病者疾病加重。

4. 避免久卧　适当的躺卧可以使人身心放松，有助于消除疲劳，但卧床过久则会"伤气"。久卧可使人的气血运行迟缓，阳气不伸而伤气，导致气血阻滞，脏腑功能受到影响。研究证明，睡眠并非越多越好，睡眠过多和睡眠不足均可引起机体功能紊乱，只有合适的睡眠才能达到宁神养气，保持健康的目的。

5. 避免久坐 久坐一方面会直接使人体气血津液运行瘀滞，肢体肌肉失去所养，另一方面会影响脾胃运化，使人不思饮食，气血津液生化无源，从而使肢体肌肉失养，出现肌肉消瘦、萎缩、肌力减退等症状，这与中医学认为的“脾主肉”观点一致。

6. 避免神劳 神劳即用脑过度，精神过度疲劳。在日常的学习和工作中过于疲劳，或对生活中的某些事物或现象缺乏正确的认识，所欲不遂，思虑不解，或对外界各种刺激的适应能力较低，久之可导致神劳。中医学认为，心主神而藏血，脾在志为思，故思虑劳神过度，最易耗伤心血，损伤脾运。临床实践也证明，长期的精神紧张，用脑过度，对冠心病、高血压、脑血管意外、癌症、溃疡病的康复极为不利。因此，“思”要有节制，能为者则为之，不能为者即舍之，强求者，常常枉费心神。脑力劳动者要善于用脑，劳而不倦，保持大脑常用不衰。还应注意与体力劳动相结合，用脑时间不宜过长，每天都应有一定时间的体力活动，如早操、体育锻炼、庭院劳动等，以解除精神疲劳。此外，要正确对待生活中可能发生的各种不愉快的事情，凡事从长远着想，清心寡欲，不斤斤计较个人得失。

7. 休息保养多样化 要做到劳逸结合，就要注意多样化的休息方式。休息可分为静式休息和动式休息，静式休息主要是指睡眠，动式休息主要是指人体活动，可根据不同爱好自行选择不同形式。如听相声、听音乐、聊天、看戏、下棋、散步、观景、钓鱼、赋诗作画、打太极拳等。总之，动静结合，寓静于动，既可达到休息的目的，又能起到娱乐效果，不仅使人体消除疲劳，精力充沛，而且使生活充满乐趣。

第三节 情志护理

情志护理是指在护理工作中，注意观察和了解患者的情志变化，运用中医护理的方法预防和消除不良情绪，以利于疾病的预防、治疗和康复的一种方法。中医所述七情是指喜、怒、忧、思、悲、恐、惊七种正常的情志活动。七情分属于五脏，以怒、喜、思、悲、恐为代表，其中肝主怒、心主喜、脾主思、肺主忧、肾主恐，称为五志。《素问·阴阳应象大论》说：“人有五脏化五气，以生喜怒悲忧恐。”

一、情志与健康的关系

情志与人体健康的关系非常密切。在正常情况下，七情活动对机体生理功能起着协调作用，不会致病。七情六欲，人皆有之，情志活动属于人类正常生理现象，是对外界刺激和体内刺激的保护性反应，有益于身心健康。但任何事物的变化，都有两重性，人的情绪、情感的变化，亦有利有弊，正如《养性延命录》所说：“喜怒无常，过之为害。”《三因极一病证方论》则将喜、怒、忧、思、悲、恐、惊正式列为致病内因。

（一）情志正常，脏气调和

正常的情志活动是体内脏腑、气血、阴阳调和的反映，同时又能反作用于人体，调达脏气，增强人体的抗病能力，对维护人体的健康起着积极的促进作用。正如《医醇賸义·劳伤》中指出：“夫喜、怒、忧、思、悲、恐、惊，人人共有之境。若当喜而喜、当怒而怒、当忧而忧，是即喜怒乐发而皆中节也。”《素问·举痛论》中指出：“喜则气和志达，荣卫通利。”喜的心境有益于人的身心健康。而怒一般被认为是一种消极、否定的情绪，但怒作为人的基本情感之一，对人体的健康也有着其积极的一面，怒为肝之志，正常情况下有助于肝气的疏泄条达。由此可见，

情志正常，则脏气舒达调畅，从而使脏腑功能活动得到加强。

（二）情志异常，内伤脏腑

1. 直接伤及脏腑　不同的情志刺激可直接伤及相应的脏腑，产生不同的病理变化。《灵枢·百病始生》曰："喜怒不节则伤脏。"《素问·阴阳应象大论》曰："怒伤肝，喜伤心，思伤脾，忧伤肺，恐伤肾。"七情致病以心、肝、脾三脏为多见，其中以心为主导。由于心为五脏六腑之大主，精神之所舍，因此七情太过，首先伤及心神，然后影响其他脏腑。正如《灵枢·口问》所云："悲哀愁忧则心动，心动则五脏六腑皆摇。"

2. 影响脏腑气机　《素问·举痛论》曰："怒则气上，喜则气缓，悲则气消，恐则气下，惊则气乱，思则气结。"是指过度愤怒可使肝气上冲，血随气逆，并走于上；过度喜乐使心气涣散，神气不能收持；过度悲伤可耗伤肺气；过度恐惧可使肾气不固，气泄于下；突然受惊导致心气紊乱，气血失和，心神失常；思虑过度导致脾气郁结，运化失常。异常情志变化可以使脏腑气机功能紊乱，令其升、降、出、入不能正常运行，从而导致疾病的发生。

3. 影响疾病的转归　疾病的全过程即是人体脏腑阴阳气血失调的过程。情志过激能够损伤脏腑的神和气，神伤则脏腑阴阳气血无所主，气伤则脏腑阴阳气血随之失调。所以在疾病过程中，如果产生过度的情志变化，就会加重脏腑阴阳气血的紊乱，使病情加重。

二、情志护理的原则

（一）诚挚体贴

患者的情志状态和行为不同于正常人，常常会产生各种心理反应。如主观感觉异常，猜疑心重，依赖性增强，产生寂寞、苦闷、忧愁、悲哀等不良情绪，甚至环境、生活的各个方面，都会对情志产生影响。《素问·汤液醪醴论》曰："精坏神去，荣卫不可复也。"此时患者迫切需要医护人员给予关怀和温暖，设身处地为患者着想。对待患者要热情、亲善、和蔼、有礼貌，当患者忧愁或痛苦时，护理人员应主动与之分忧；患者悲观时，要热情予以鼓励。护理人员应处处体谅患者的心情，以仁慈之心爱护患者。

（二）一视同仁

在医护人员面前，患者只有轻重缓急之分，没有贫富贵贱之别。孙思邈《备急千金要方·大医精诚》所说："凡大医治病……如有疾厄求救者，不得问其贵贱贫富，长幼妍媸，怨亲善友，华夷智愚、普同一等，皆如至亲之想。"即要求我们对待患者要一视同仁，不论其地位之高低，家境之贫富，也不论年龄之老幼，貌之美丑，不念恩怨亲疏，不分中外民族，不管聪明愚昧，把他们全都看作自己的亲人。护士只有具备了这种高尚的护理美德，才能赢得广大患者的信赖，患者对护士的信任，是情志护理成功的关键。

（三）因人施护

由于人的体质有强弱之异，性格有刚柔之别，年龄有长幼之殊，性别有男女之分，疾病的性质和病程的长短各异，其心理状态也各不相同。如《灵枢·寿夭刚柔》所说："人之生也，有刚有柔，有弱有强，有短有长，有阴有阳。"体质强弱不同，对情志刺激的耐受力也有一定的差异。体质较强者，对于情志刺激的耐受性较强，一般情况下不易为情志所伤，而体质较弱者，轻微的

精神心理变化，就可能引起或诱发疾病的发生。性格方面，开朗乐观之人，心胸宽广，遇事心平气和而自安，故不易为病；性格抑郁之人，心胸狭隘，精神脆弱，情绪常激烈，易酿成疾病。年龄方面，儿童脏腑娇弱，气血未充，多为惊、恐致病；成年人气血方刚，奋勇向上，又处在各种错综复杂的环境中，易为怒、思所伤；老年人由于生活阅历丰富，一生中历经坎坷，尤其是离退休者，脱离工作岗位，感到精神失落，常易产生孤独情绪，易为忧郁、悲伤、思虑所致病。性别方面，男多属阳，以气为主，性多刚悍，对外界刺激有两种倾向：一是不易引起强烈变化；一是表现为亢奋形式，多为狂或大怒，因气郁致病相对较少。女多属阴，以血为先，其性多柔弱，一般比男性更易因情志所伤。对于情志的刺激，以忧悲、哀思致病为多见。因此，要针对患者个体差异，实施情志护理。

（四）避免刺激

人患病后适应噪声的能力减弱。如体质虚弱或犯心惊、癫狂等病证的患者在轻微声响的影响下会坐立不安，心惊胆战，影响睡眠和休息。《素问·痹论》曰：“静则神藏，噪则消亡。”说明患者在治疗期间应当安心静养，保持情绪稳定，这样才有利于疾病的康复。因此，要为患者提供一个良好的休养环境，避免给患者造成不良的刺激，使之保持情绪稳定。在工作中要做到四轻：走路轻、关门轻、说话轻、操作轻。严格探视制度，在保持患者得到亲情支持的情况下，尽量减少病室内探视人员，保持病室安静。齐德之《外科精义》中指出：“勿令于患人左右，弹指嗟咨，掩泪窃言，感激患者，甚不利便。”即强调要注意实行保护性医疗，患者由于疾病的折磨，精神负担很重，对医护人员的一言一行极为敏感，要避免因处理不当或出言不慎而影响患者的情绪。假如患者病情突然变化时，护士要稳重，不要在患者面前表现出惊慌失措的神态，要沉着冷静，积极配合医师抢救，同时做好患者及家属的安慰工作，稳定患者的情绪。

三、情志护理的方法

情志变化可以直接影响人体脏腑的变化，《素问·汤液醪醴论》指出：“精神不进，意志不治，故病不可愈。”历代名医一再提倡：“善医者，必先医其心，而后医其身。”因此，必须加强情志护理。情志护理方法有多种，可根据患者的具体病情选择合适的方法，以取得较好的效果。

（一）说理开导法

说理开导法即指运用正确、恰当的语言，对患者进行劝说开导，使患者能正确地认识疾病及情志与人体健康的关系，以积极的态度和行为配合治疗和护理的方法。《灵枢·师传》中指出：“人之情，莫不恶死而乐生，告之以其败，语之以其善，导之以其所便，开之以其所苦，虽有无道之人，恶有不听者乎？”此为说理开导法的起源。根据人患病后的心理特点，进行说理开导。通过向患者指出疾病发生的原因、性质、危害，以及病情的程度，引起患者对疾病的重视，形成正确的认识和态度；对疾病担忧和失去信心的患者，应耐心告之积极配合，以利恢复健康等。但说理开导，也要因人而异，做到有的放矢，生动活泼，耐心细致，用实事求是的方法为患者分析病情，启发患者自我开导来解除或缓解其心理压力，调整情绪。进行说理开导，护理人员必须要取得患者的信赖，态度要真诚，热情，对患者要有同理心、同情心和责任感，对患者的隐私要注意保密，尊重患者的人格，这样，才能达到通过说理开导，动之以情，晓之以理，喻之以例，明之以法，从而起到改变患者精神及身体状况、促进疾病康复的目的。

（二）释疑解惑法

释疑解惑法是指根据患者存在的心理疑虑，通过一定的方法，解除患者对事物的误解、疑惑，从而增加战胜疾病的信心，促进疾病康复。心存疑惑是患者较普遍的心理现象，特别是性格抑郁、沉默寡言的患者更为突出。患者常常产生各种各样的疑惑或猜测，或小病疑大，或轻病疑重，或久病疑死，如听说某某确诊为癌，就怀疑自己患了不治之症，以致精神紧张，忧心忡忡，到处寻求名医，要求做各种各样的检查，对医生的诊断提出各种疑问，最终疑虑成疾。“杯弓蛇影”便是典型的案例，《晋书·乐广传》载：“尝有亲客，久阔不复来，广问其故，答曰：‘前在坐，蒙赐酒，方欲饮，见杯中有蛇，意甚恶之，既饮而疾。’于时河南听事壁上有角，漆画作蛇，广意杯中蛇即角影也。复置酒于前处，谓客曰：‘酒中复有所见不？’答曰：‘所见如初。’广乃告其所以，客豁然意解，沉疴顿愈。”对于此类患者，护理人员要耐心向他们介绍病情相关知识，阐明真相，从根本上解除患者的心理负担，使患者从迷惑中解脱出来。对严重的疑心病，甚至可以用假解释的方法，巧妙地让其信以为真。《古今医案按》中曾记载这样一案：“一人在姻家过饮醉甚，送宿花轩，夜半酒渴，欲水不得，遂口吸石槽中水碗许。天明视之，槽中俱是小红虫，心陡然而惊，郁郁不散，心中如有蛆物，胃脘便觉闭塞，日想月疑，渐成痿膈，遍医不愈。吴球往视之，知其病生于疑也。用结线红色者，分开剪断如蛆状。用巴豆二粒，同饭捣烂，入红线，丸十数丸。令病人暗室内服之。又于宿盆内放水，须臾欲泻，令病人坐盆，泻出前物，荡漾如蛆，然后开窗令亲视之，其病从此解。调理半月而愈。”正如《王氏医存》中所言：“治一切心病，药所不及者，亦宜设法以心治心，弓影蛇杯，解铃系铃，此固在慧心人与物，推移无法之法，可意会而不可言传也。”

（三）宣泄解郁法

宣泄解郁法是让患者把抑郁于胸中的不良情绪宣达、发泄出去，从而尽快恢复正常情志活动，维持愉快平和心境的方法。这种方法对于一些内伤情志之病有一定的效果。李中梓《医宗必读》中曾指出：“境缘不偶，营求未遂，深情牵挂，良药难医。”古人云“郁则发之”。这类患者，只有将内心的苦痛倾吐出来，郁闷之气机才得以舒畅，护理人员要善于因势利导，用恰当的语言加以抚慰、开导，使其从精神创伤中解脱出来。《素问·移精变气论》指出：“闭户塞牖，系之病者，数问其情，以从其意。”就是要求我们选择一个安静的环境，详细询问患者，让其倾诉隐讳之情，同时进行耐心地说服开导。要注重情感交流，做一个有效的倾听者，体贴、理解患者。

（四）移情易性法

移情易性法是通过一定的方法、措施转移或改变人的情绪和注意力，以摆脱不良情绪的方法，又称移精变气法。就是利用某些方法，转移患者对于疾病的注意力，改变其消极情绪，以促进疾病的恢复。某些人患病后，往往将注意力集中在疾病上，整天围绕疾病胡思乱想，陷入苦闷烦恼和忧愁之中，这不仅严重影响治疗效果，而且还能加重病情，移情就是将注意力转移。在护理工作中，可以采取一定的措施，将患者的注意力从疾病转移到其他方面。常用的移情方法包括运动、音乐欣赏、书法绘画、读书赋诗、种花养鸟、弈棋垂钓，以及外出旅游等。在诸多方法中，音乐欣赏及书法绘画对陶冶情志最为有益。

（五）以情胜情法

以情胜情法是指有意识地采用一种情志抑制另一种情志，达到淡化，甚至消除不良情志，保持良好的精神状态的一种情志护理方法。以情胜情法起源于《黄帝内经》，《素问·阴阳应象大论》提出：“怒伤肝，悲胜怒；喜伤心，恐胜喜；思伤脾，怒胜思；忧伤肺，喜胜忧；恐伤肾，思胜恐。”朱丹溪又进一步发展了《黄帝内经》中所提出的以情胜情疗法，他提出：“怒伤，以忧胜之，以恐解之；喜伤，以恐胜之，以怒解之；忧伤，以喜胜之，以思解之；思伤，以怒胜之，以喜解之；恐伤，以思胜之，以忧解之；惊伤，以忧胜之，以恐解之；悲伤，以恐胜之，以怒解之。”上述五行模式的以情胜情法，正是中医学中独特的情志治疗护理方法。中医学认为人有七情，分属五脏，五脏与情志之间存在阴阳五行生克原理，用相互克制的情志转移和干扰对机体有害的情志，从而达到协调情志的目的。历代医家都广为运用，如历史上文挚疗王侯之疾，华佗治郡守之病，均为激怒疗法之验案。金元张子和在《儒门事亲·十形三疗》中指出：“悲可以治怒，以怆恻苦楚之言感之；喜可以治悲，以谑浪亵狎之言娱之；恐可以治喜，以迫蹙死亡之言怖之；怒可以治思，以污辱欺罔之言触之；思可以治恐，以虑彼忌此之言夺之。”

1. 恐胜喜 是通过恐惧因素来收敛耗散的心神，克制大喜伤心，恢复心神功能的方法。本法常用于喜笑不休，心气涣散的病证，以及因过喜而致的情志失调。

2. 怒胜思 是通过忿怒因素来克制思虑太多，恢复心脾功能的方法。本法常用于思虑过多，伤脾耗神所致的郁证、失眠等病证。

3. 喜胜悲 是通过喜乐因素来消除悲哀太过的方法。本法常利用幽默、诙谐的语言和滑稽可笑的表演、说笑话、听相声、观喜剧等方法，促使患者出现好动、好笑、高兴等的欣喜状态，以促进阴阳协调、气血顺畅。适用于性格内向、情绪低落、表情淡漠及悲哭证、脏躁证等。

4. 悲胜怒 是通过悲哀因素来克制忿怒太过的方法。本法常用于其他病证兼有情绪亢奋者，如眩晕、狂证等。

5. 思胜恐 是通过思虑因素来控制惊恐太过的方法。本法常用于惊恐证的康复疗法，以消除患者的惊恐情绪。

以情胜情主要包括采用悲哀、喜乐、惊恐、激怒、思虑等情志刺激，以纠正相应所胜的情志。但应注意根据具体情况具体分析，掌握患者对情志刺激的敏感程度，选择适当的方法，达到情志护理目的。

（六）顺情从欲法

顺情从欲法是指顺从患者的意志、意愿、情绪，满足其心身的需要，以解除患者因情志意愿不遂所致病证的一种情志护理方法。患者在患病过程中，情绪多有反常，对此，先顺其情，从其意，有助于心身健康。所以，对于患者心理上的欲望，在护理中注意综合分析，若是合理的，条件又允许，应尽力满足之所求或所恶，或对其想法表示理解和支持。如满足患者机体的舒适、清洁的环境、合理的营养、有效的诊疗、耐心的解释、适当的信息等。为患者提供支持系统，积极争取患者的家属、亲朋好友、同事、单位，以及社会相关组织提供对患者的爱护、关怀和帮助，对解决患者的心理问题可起到明显的效果。引导家属在患者面前保持良好的情绪，多理解体贴患者，在生活上给予无微不至的关怀和照顾，共同创造家庭温馨氛围，使患者心境达到最佳状态，促进患者早日康复。对新入院的患者应热情接待，介绍医护人员、环境及其有关制度，耐心解答患者的问题，主动对患者进行健康教育，耐心体贴地服务于患者，满足患者的基本需求。

（七）暗示法

暗示法是指医护人员利用语言、动作或其他方式，使患者在不知不觉中受到积极暗示的影响，从而不加主观意志地接受护理人员的某种观点、信念、态度或指令，解除心理上的压力和负担，消除疾病症状，或增强某种治疗和护理方法效果的一种情志护理方法。《素问·调经论》说："刺微奈何？岐伯曰：按摩勿释，出针视之，曰我将深之，适人必革，精气自伏，邪气散乱，无所休息，气泄腠理，真气乃相得。"这是暗示疗法的最早记载。医生在实施针刺的过程中，对针刺部位多加按摩，同时示针以患者，佯告深刺，从而使患者注意力集中，达到提高针刺效果的目的。暗示作用在日常生活中随时随处都可见，如"望梅止渴""草木皆兵"，这些成语所说的都是一种暗示作用。暗示可来自别人（他暗示），也可来自自己（自我暗示）。暗示的方法有很多，如言语暗示、药物暗示、手术暗示、情境暗示等。护理工作者对患者的鼓励、安慰、解释、保证等也都有暗示的成分。从暗示内容来分，暗示有积极的暗示和消极的暗示。积极暗示就是积极的、愉快的、对健康有鼓动作用的暗示；消极暗示则相反。因此，护理人员应尽量避免由于言行不慎给患者带来的悲观消极的暗示。此外，患者还可以进行积极的自我暗示，如反复强化"一定能战胜疾病""吃药能治好病""医生能治好我的病""我能睡好觉"等意识，从而诱导脏腑功能向有序的方向发展。

四、预防七情致病的方法

要预防七情致病，就必须做到保持精神乐观，心境平和，随时调和情绪的变化，避免七情过激。

（一）清静养神

清静养神是指采取各种措施使精神保持淡泊宁静的状态，不为七情六欲所干扰。如《素问·上古天真论》所说："恬惔虚无，真气从之，精神内守，病安从来。"在日常生活中，做到精神内守，心平气和，精气才能日见充实，亦可随之健壮。神是生命活动的主宰，它统御精气，是生命存亡的根本和关键。而患病之人对于情志刺激尤为敏感，调摄精神就更为重要。因此，要树立清静为本的思想，不过分劳耗心神，乐观随和，做到静神不用，劳神有度，用神不躁。此外，减少外界对神气的不良刺激，创造清静养神的条件也非常重要。

（二）保持乐观

乐观能促进人体生理功能，有益于健康。情志乐观，心胸宽广，性格开朗，精神愉快，可使营卫流通，气血条畅，生机旺盛，身心健康。唐代医学家孙思邈在《摄生咏》中也说："安神宜悦乐，惜气保和纯。"清代名医叶天士更认为："心胸常开阔，年岁活一百。"

在生活中通过锻炼、陶冶情操，逐渐培养乐观性格，增进身心健康。人一生中难免要遇到不如意之事，关键在于遇到这类事时，要能正确对待，妥善处理，及时解脱。如能退步思量，则能减轻烦恼。即站在局外人的角度看待某一事物，怀有平常心，从"围城"中解脱出来，这是一种自我安慰的方法，对于减轻烦恼具有积极的作用。或采用吐露交谈，宣泄烦恼的方法。若自己的烦恼通过退步思量还不能减轻时，应及时与人吐露交谈，听取别人的劝慰，这是借助他人疏导将心理的郁闷宣泄吐露出来，达到调畅气机的作用。

（三）平和七情

平和七情指调节情绪，节制感情，防止七情过激，从而达到心理平衡的方法。《灵枢·本神》指出“智者养生”要“和喜怒”。《医学心悟》归纳了“保生四要”，“戒嗔怒”为其中一要。说明保健养生与七情调节有关，注意精神修养，节制自己的情感，维持心理平衡能促进健康。因此，学会平和各种不良情绪，将有利疾病的预后及健康长寿。

喜、怒为七情之首，喜贵于调和，而怒宜于戒除。然而，过度的喜又会伤神耗气，适度的喜对人体的生理功能具有良好的促进作用。怒是致病的魁首，人藉气以充身，发怒则伤气，是以伤身。《素问·举痛论》中说：“怒则气逆，甚则呕血及飧泄。”所以古人在养身防病中，总结了戒怒与制怒的基本方法：一是以理制情，即以理性克服情志上的冲动，使怒气不生；二是以“耐”养性，即要有豁达的胸怀，高尚的情操，良好的涵养，遇事能够忍耐而不急躁化怒，但在怒已生而又不可遏之时，应当及时发泄和吐露，以免郁遏而生疾。

忧郁、伤悲是对人体有害的情绪。忧愁太过以致气机失畅，过度悲伤致肺气郁结，甚则耗气伤津。忧郁、伤悲能够损神伤气，削弱机体的抗病能力，从而导致病邪侵入。因此，在日常的生活工作中，注意培养和保持开朗的性格，用乐观战胜忧伤的情绪。

思虑是七情之一。适度的思，能够强心健脑，对人体有益无害；而过度和不当的思虑，则往往对人体造成危害，使心神过耗而不复，脾气留中而不行，产生头昏、心慌、失眠、多梦、纳呆、腹胀等证候。因此，思虑应当适度而不可太过。《类修要诀·养生要诀》提出：“少思虑以养其神。”即告诫人们思虑劳心用脑，必须有节，不可过度，以理制思，切实减少一些不必要的思虑。

惊恐对人体也有较大的危害。惊则气乱，恐则气下，惊恐可以导致心神失宁，肾气不固，而出现心慌、易惊、失眠、二便失禁，甚则心神受损，气机逆乱，气血失常，阴阳散败，心惊猝死。由此可见，惊恐是情志致病的重要因素之一，在养生防病中应当注意预防和避免。防惊杜恐的方法：一是有意识地锻炼自己，培养勇敢、坚强的性格，以预防惊恐致病；二是避免接触易导致惊恐的因素和环境，以杜绝惊恐发生。

护理人员应鼓励患者表达自己的想法、观点和感受，同时表示理解、同情和乐于倾听，使患者感到自己是安全的、被人信任的，从而增强其继续交流的信心和兴趣。护理人员还应以真诚、热情、友善的态度对待患者，尊重患者的权利和人格，引导患者发现自己的问题，鼓励患者进行自我指导、自我克服和自我改善，避免七情过激，以预防和治疗七情内伤。

第四节　饮食护理

中医食疗学是在中医药理论指导下，研究食物的性能、配伍、制作和食法，以及食物与健康的关系，并利用食物来维护健康、防治疾病的一门学科。它是中医药学领域中一门独立的学科。中医食疗的作用和药物疗法基本一致，主要表现在扶正与祛邪两个方面。

一、中医食疗的基本理论

（一）食性理论

食物的性能与药物一样，包括性、味、归经、升降浮沉等内容，但需要注意的是，食物的性能不如药物显著。食物的性能是指导应用食疗的重要基础。

1. 性味

（1）四性　四性是指寒、热、温、凉、（平）。寒与凉、温与热性质相同，程度不同，凉次于寒，温次于热。平性食物寒热偏性不明显，性质平和。常用食物中，平性食物居多，温热性次之，寒凉性食物最少。

食物的性是根据食物作用于人体所产生的反应和所获得的疗效而总结出来的。如发热时食用西瓜，有清热解渴之效；痰热咳嗽时食用梨，有清热化痰止咳之效，可见西瓜、梨具有寒凉性质。如阳虚怕冷之人，多食羊肉、牛肉等食物，可温中补虚，抵御寒冷；腹中冷痛者，食生姜红糖茶，有温中散寒止痛之效，于是就将羊肉、牛肉、生姜、红糖归入温热性食物之中。

一般而言，寒凉特性的食物具有清热泻火、生津润燥之效；温热特性的食物具有温里、散寒、助阳等作用；平性的食物作用缓和，应用范围广泛。

（2）五味　五味，是指食物有酸、苦、甘、辛、咸五种不同的味道。此外，还有淡味和涩味。由于五味是最基本的五种滋味，所以仍然以五味相称。

五味的产生，主要是通过两种方法确定的。一是口尝，这是食物真实味道的反映，也是食物五味的主要辨别方式，如乌梅是酸味、龙眼肉是甘味、辣椒是辛味等；另一种方法是通过食物作用于人体，产生的不同反应和疗效来辨别，如黑木耳口尝淡而无味，因具有行血之效，所以将其归于辛味之中。

辛味，“能行、能散”，具有散风寒、散风热、行气、行血的作用。如生姜散风寒、薄荷散风热、萝卜行气、韭菜行血。

甘味，“能补、能和，能缓”，具有补虚、调和药性、缓急止痛的作用。如山药补气、猪肝补血、甘蔗补阴、狗肉补阳、大枣调和药性、饴糖缓急止痛。

酸味，“能收、能涩”，具有收敛、固涩的作用。如乌梅涩肠止泻。

苦味，“能泄、能燥”，具有泄下、燥湿的作用。如苦瓜清热利湿。

咸味，“能下、能软”，具有泻下、软坚的作用。如海藻消散瘿瘤。

淡味，“能渗、能利”，具有渗利水湿的作用。如薏苡仁、冬瓜。此外，食物中的淡味还指一些清淡之品，即素食，与药性中的淡味概念有所区别。

涩味，其和酸味作用基本相似。

由于每种食物都同时具有性和味，因此，在使用食物时必须综合考虑。一般来讲，气味相同，功效相同。如辛温的食物多具有发散风寒的作用，甘温的食物多具有补气助阳的作用。气味不同，作用就有别。如苦瓜苦寒，能清热燥湿；羊肉甘温，能补中散寒。而气同味异，味同气异其所代表的食物，作用也有不同。如生姜、乌梅、杏仁、大枣都属温性，由于五味不同而功效各异，生姜辛温发散风寒，乌梅酸温敛肺涩肠，杏仁苦温下气止咳，大枣甘温补脾益气。薄荷、花椒都属辛味，但四气不同而功效各异，薄荷辛凉疏散风热，花椒辛温疏散风寒。

2. 归经　食物的归经是指食物对于人体某些脏腑经络能产生明显的作用，而对其他脏腑经络的作用较小或没有作用。它是根据食物被食用后反映出来的效果，并结合中医脏腑经络学说，经过长期实践的经验积累概括得来的。如猕猴桃、梨、芹菜、香蕉都属寒凉性质的食物，因归经不同而功效各异。猕猴桃归膀胱经，具有清热利湿通淋之效；梨归肺经，具有清肺止咳之效；芹菜归肝经，具有清热平肝之效；香蕉归大肠经，具有清热通便之效。

食物的归经和食物的五味理论密切相关。其中酸能入肝，苦能入心，甘能入脾，辛能入肺，咸能入肾。如大枣、龙眼肉等甘味食物能补脾益气；莲子心味苦，能清心安神等。

此外，需要说明的是，食物的性能与药物一样，既有性、味、归经，也有升降浮沉、毒性等内容。但升降浮沉的作用趋势远远不如药物明显。极少的食物具有明显的毒性（包括副作用），但这种毒性可以通过加工处理或适量摄取而避免，如白果、螃蟹、酒等。此处不对食物的升降浮沉、毒性等内容详细阐述。

（二）饮食调养的原则

中医食疗的运用必须在中医基础理论指导之下，遵循一定的原则。常用的食疗基本原则有整体性原则、辨证施食、辨病施食、顾护脾胃。

1. 整体性原则

（1）调整阴阳 中医食疗采用“补其不足”“损其有余”的方法，目的在调整阴阳，恢复机体阴阳的动态平衡。“补其不足”，是针对阴或阳偏衰不足的病证。如阴虚阳亢的虚热证，食疗选用桑椹蜜膏、生地黄鸡等方以滋阴制阳；阳虚阴盛的虚寒证，食疗选用当归生姜羊肉汤、附片炖狗肉、核桃仁炒韭菜等方以补阳制阴。“损其有余”，是针对阴或阳偏盛有余的病证。如阳热亢盛的实热证，食疗选用石膏粳米汤、五汁饮、芹菜粥、绿豆粥等清其热；阴寒偏盛的实寒证，食疗选用干姜粥、五加皮酒、附子粥等散其寒。总之，食疗总是围绕调整阴阳，维系阴阳平衡而合理配制膳食。

（2）协调脏腑 运用食疗时应协调脏腑之间的关系，恢复机体脏腑之间的生理平衡。如肺的病变，可能是本脏受邪发病，亦可能是他脏病变所致。肺本脏为病引起的咳嗽，食疗可采用宣肺降逆止咳之法，选食姜糖苏叶饮、冰糖蒸雪梨等；因肝火亢盛，木火刑金者，应泻肝火为主，选食菊花茼蒿饮等；因脾虚生痰，痰湿壅肺者，应健脾燥湿为主，选食枳术饭等；肾阴虚不能滋肺者，应滋肾润肺为主，选用百合枸杞羹等。再如头痛耳鸣，面红目赤，烦躁易怒等肝阳上亢的病证，既可食菊花饮、芹菜粥等以清肝潜阳；也可食山药粥、益脾饼等顾护中土，以免木旺克脾；又可食桑椹膏、猪肾羹等滋肾水以涵肝木；或食竹叶粥、灯心饮等泻心火，以达实则泻其子的目的。同样，其他脏腑的病变，也可根据脏腑间的相互关系，选择适当的食物，以协调它们之间的平衡，以收到不同程度的食疗效果。

此外，脏腑病变可以反映到躯体某一局部，即躯体局部病变可以体现某一脏腑病变，因此，治疗局部的病变也必须从整体出发，采取合适的食疗措施。如视物昏花的病证，为肝血不足表现于目，食疗采用滋补肝肾法，选食猪肝炒枸杞苗、猪肝羹等；口舌生疮的病证，为心胃火旺反映于口舌，食疗采用清心泻火法，选食灯心粥、竹叶芦根茶等，都是协调脏腑，统一整体与局部关系的例证。

（3）三因制宜

1）因时制宜：四时气候的变化，对人体的生理功能、病理变化均会产生一定的影响，故应用食疗时，应注意气候特点。

春属木，其气通于肝，故应稍食韭菜、生姜等辛温发散之品以助阳气升发，陈皮、玫瑰花等以疏肝理气，同时还可选用柔肝和脾的谷芽等，防止肝气太盛以克伐脾气。

夏属火，其气通于心，饮食宜清淡，少食肥甘厚味，多食清热祛暑功效的食物，如绿豆、荷叶、西瓜、金银花等。同时，勿忘“春夏养阳”的养生原则，切不可过食生冷寒凉之品，以防伤阳。

长夏属土，其气通于脾，湿气重，可多食茯苓、山药、薏苡仁等健脾利水渗湿之物。

秋属金，其气通于肺，燥邪当令，宜多食润燥之品，如银耳、芝麻、蜂蜜、乳品等。同时，忌辛散之物，以顺自然界敛肃之气，少食葱、姜、蒜、韭、椒等，以免发散阳气。自秋分或霜降之后，体弱之人可开始进补，但不宜峻补。

冬属水，其气通于肾，饮食宜温热，忌生冷、黏硬之物，免伤脾阳；对身体虚损之人，冬季是调养的最好时机，此时进补，其力易于蕴蓄而发挥效能，为来年的健康打好基础。我国历来就有冬季进补的传统。冬季进补，需因人制宜，根据气血阴阳的亏虚不同而进补。

2）因地制宜：由于不同地区地势高低、气候条件及人们生活习惯各异，人的生理活动和病变特点也不尽相同，因而进行食疗时，应照顾不同的地域分别配制膳食。如我国东南沿海地区，气候温暖潮湿，宜多食清淡除湿之物；西北高原地区，气候寒冷干燥，宜多食温阳散寒或生津润燥之物。

又如同为阳虚阴盛之人，用助阳散寒之法治之，在西北高寒地区，用大温大热之药膳方能起效，如附片炖狗肉；在东南温热地带，用微温微弱之方即可，如韭菜粥、艾叶生姜煮蛋等。

此外，各地区口味习惯不同，如山西、陕西多喜吃酸，云贵川湘等喜欢辛辣，江浙等地则喜吃甜咸味，东北、华北各地又喜吃咸与辛辣，沿海居民喜吃海味，西北居民喜吃乳品等，在选择食物配料和调味时也应予以兼顾。

3）因人制宜：人体的生理特征、气血盛衰是随年龄而变化的，食疗应根据年龄特征而配制膳食。儿童生机旺盛，稚阴稚阳，易伤食罹虫，饮食应健脾消食，选食怀山粥、蜜饯山楂等，慎食温热峻补食物。老年人生机减退，气血不足，阴阳渐衰，饮食宜易消化而补益，如选食琼玉膏等，慎食难于消化及寒凉等食物。

男女生理各有特点，配制膳食时应注意男女的区别。妇女有经孕产乳，屡伤于血，血不足而气有余，平时应多食滋阴养血的膳食。在经期、妊娠期宜食鸡子羹、阿胶糯米粥等养血补肾食物；产后应考虑气血亏虚及乳汁不足等，宜选食归参鳝鱼羹、归参炖母鸡、花生炖猪蹄等益气血、通乳汁的食物；如因脾虚白带过多，宜食山药芡实粥、莲子山药羹等健脾除湿、收涩止带的食物。男子为阳刚之体，以气为用，故男子应多食补气助阳的食物，如核桃仁炒韭菜、韭菜炒河虾、对虾酒等。

人体的体质形成秉承于先天，得养于后天，不同的体质有不同的生理功能、形态结构等特征，故应根据体质的差异性，采用不同的食疗方法。气虚之体，应遵培补元气、补气健脾之法，选用人参粥、黄芪蒸鸡等；阳虚之体，应遵补肾温阳、益火之源之法，选用如羊肉羹、狗肉汤、韭菜炒鲜虾等，慎食寒凉伤阳食物；阴虚之体，应遵滋补肾阴、壮水制火之法，选用银耳羹、二冬膏等，慎食辛温助阳食物；痰湿之体，应遵健脾祛湿、化痰泄浊之法，选用薏苡仁粥、山药冬瓜汤等；湿热之体，应遵分消湿浊、清泄伏火之法，选用绿豆藕、泥鳅炖豆腐、车前草煲猪肉等；血瘀之体，应遵活血祛瘀、疏利通络之法，选用山楂红糖汤、三七藕蛋羹等；气郁之体，应遵疏肝理气、开其郁结之法，选用橘皮粥、玫瑰花茶等。

2. 辨证施食　疾病是动态变化的，随着病因、体质、气候等因素的变化，一种病可能出现不同的证，不同的病也可能出现相同的证。根据不同的证候而分别配制膳食的原则，称为辨证施食。

（1）同病异食　指相同的疾病，因证的不同而选择不同的饮食。如胃脘痛，饮食停滞，应食山楂糕、萝卜粥等以消食和胃；寒邪客胃，应食高良姜粥、豆蔻鸡等温胃止痛；肝气犯胃，应食梅花粥、佛手酒、玫瑰花茶等疏肝和胃；脾胃虚寒，宜食鲫鱼羹、生姜红枣粥等健脾温胃；胃阴不足，宜食沙参粥、益胃汤、麦冬糯米粥等养阴益胃。又如麻疹，随着病理的演变经过，出现初、中、末三期不同证的变化，饮食也应辨证配制。初期证见麻疹未透，宜食荸荠酒酿等发表透

疹；中期证见肺热壅盛，宜食石膏粥、鱼腥草饮等清热解毒；后期余热未尽，肺胃阴伤证，宜食五汁饮等养阴清热。

（2）异病同食　指不同的疾病，如果出现相同的证，可选食相同的饮食。如患久泻、脱肛、便血、崩漏、子宫下垂等，这些不同疾病，若在各自发展过程中，表现为相同的中气下陷证，这一病理过程，就都可选食参苓粥、归芪鸡、黄芪粥等升提中气的饮食。

同病异食与异病同食，是辨证论治在食疗学上的体现，它们都是根据疾病的本质，有针对性地选择饮食，故辨证施食是提高食疗效果的基本原则。

3. 辨病施食　一些食物因富含特殊的物质成分，而对某些疾病有明显的治疗作用，故可以根据疾病来选择某些食物。如瘿瘤患者，宜食富含碘的海带、紫菜；贫血者，宜食富含铁的猪肝；肿瘤患者，应多食富含香菇多糖的香菇。

可见，辨证施食与辨病施食是食疗的两个重要原则。在具体运用时，我们必须将二者合理结合，综合考虑，不可顾此失彼。

4. 顾护脾胃　脾胃为仓廪之官，后天之本，气血生化之源，所有食物皆须通过脾胃的受纳、运化，始能化为气血，濡养脏腑百脉，维持生命。运用食疗时，若遇脾胃功能障碍者，必须先调脾胃，因为脾胃功能的强弱，常是决定食疗效果的关键。尤其对于脏腑虚弱之人，不可一味强调“虚则补之”，常会出现“虚不受补”之象，非但得不到补益作用，反而增加了脾胃负担，加重病情或变生他证，故中医食疗应特别注重顾护脾胃功能。

（三）食物的应用

1. 食物配伍　单味食物的应用及食物之间的配伍关系可概括为七种情况，称为“七情”。包括单行、相须、相使、相畏、相杀、相恶、相反。

（1）单行　单味食物使用进行治病与保健者为单行。如用粳米煮成白粥可补中益气，健脾和胃；用玫瑰花泡茶饮可疏肝解郁，养血调经；单味西瓜可以清热解暑、利尿等。

（2）相须　性能功效相类似的食物配合应用，可以增强其原有疗效。如绿豆冬瓜汤，绿豆与冬瓜合用，可以相互增强清热解暑、利尿功效。如青龙白虎汤，鲜青果与鲜莱菔同用，可以相互加强清肺利咽、解毒消肿的功效。

（3）相使　在性能功效方面有某种共性的食物配合应用，以一种为主，另一种为辅，辅助的食物可以加强主要食物的功效。如黄芪鲤鱼汤中，以黄芪补气利水为主，鲤鱼健脾利水为辅，鲤鱼能加强黄芪补气利水的作用；再如葛根粥中，葛根能发汗解肌，粳米能补中益气，粳米可以加强葛根的发表作用。

（4）相畏　一种食物的毒性反应或副作用可以被另一种食物减轻或消除。如紫苏与生姜皆可解螃蟹之毒，食用螃蟹时常配用生姜与紫苏，螃蟹之寒毒可被生姜与紫苏之热所解，故可言螃蟹畏紫苏、生姜。

（5）相杀　一种食物能减轻或消除另一种食物的毒性或副作用。如紫苏与生姜皆可解螃蟹之毒，故可言生姜、紫苏杀螃蟹之寒毒。

由此可见，相畏与相杀是同一种配伍方式两种不同的说法。

（6）相恶　两种食物合用，一种食物能使另一种食物原有的功效降低，甚至丧失。如人参与萝卜合用，人参补气，萝卜耗气，二者合用，萝卜可使人参的补气作用降低，故可言人参恶萝卜。

（7）相反　两种食物合用，能产生或增强毒性反应或副作用。如古代文献记载的牛肝不宜与

鲫鱼同食，食之生风；羊肝不宜与椒同食，食之伤心；再如柿子与螃蟹同食易致腹痛腹泻等。

综上所述，在食物的配伍应用中，其变化关系可以概括为四个方面：增效、减毒、减效、增毒。相须、相使因产生协同作用而增进疗效，可以在配制食疗时充分加以利用；相畏、相杀由于相互作用，能减轻或消除原有的毒性或副作用，在需要时可以考虑选用；相恶能互相拮抗而抵消、削弱原有功效，故使用时应加以注意；相反因相互作用而产生毒副作用，属于配伍禁忌，应避免配用。因而在实际应用中，我们应多利用食物之间的相须、相使、相畏、相杀关系，以减毒增效，避免食物的相恶、相反配伍，以减少毒副作用。

2. 食疗常用剂型　食疗所需的食品，除可供直接食用的干鲜果品及一些菜蔬外，皆需要进行烹调。食疗所用的食品常见的有粥、菜肴、汤液、羹等剂型。

（1）鲜汁　鲜汁多由富含液汁的植物果实、茎、叶、根块，经捣烂或压榨取得。常用的鲜汁有西瓜汁、雪梨汁、水蜜桃汁、苹果汁、葡萄汁、橙汁、甘蔗汁、柠檬汁、枇杷汁、石榴汁、藕汁、姜汁、芹菜汁、白菜汁、菠菜汁、萝卜汁、胡萝卜汁、苦瓜汁等。鲜汁既可以一汁单用，也可以多汁合用；饮用时既可以用原汁，也可以调入适量的酒和水。鲜汁的饮用量和时间、次数较为灵活，可以按病情酌情掌握。鲜汁多现用现做，不宜存放。如果需要长期贮存时，应做好防腐处理。

（2）饮　以质地轻薄、具有芳香挥发性成分的食物或药物为原料，经沸水冲泡、温浸而成的一种专供饮用的液体。制饮常用的原料有植物的花、叶、果实、茎叶等。如金银花、白菊花、金莲花、玫瑰花、月季花、梅花、荷花、槐花、蔷薇花、木蝴蝶、茶叶、银杏花、紫苏叶、薄荷叶、绞股蓝、大青叶、藿香叶、生姜、乌梅、山楂、枸杞子、麦冬、陈皮、苦瓜、决明子、甘草、大枣等。饮的制作特点是只宜冲沏、浸泡，不宜煎煮。饮的服用可以像喝茶那样频频饮用，不定量、不定时。

（3）酒、醴、醪　药酒是将药物用白酒浸制而成的澄清液体制剂，主要是使药物之性借酒之力遍布到身体的各个部位，多用于风湿痹痛，以及气滞血瘀之证。传统的药酒有酒、醴、醪之分别。酒是用药材加入酒中浸泡而成。醴是除含有药材、酒的成分之外，尚含有糖的成分。醪是除含有药材、酒和糖的成分外，尚含有酒渣（醪糟）的成分。

（4）蜜膏　将食物或药物鲜品榨出的汁液，或将药物水煎所取得的药汁，再继续以小火煎熬浓缩至黏稠如蜜时，兑加蜂蜜一倍，调匀而成，如枇杷雪梨膏、桑椹蜜膏等。

（5）粥　药粥也是药膳的一个重要组成部分。药粥是按照药谱的要求，选用一定的中药材和米谷之物共同煮制而成。对疾病初愈身体虚弱者是很好的调养剂，有的还能治疗或辅助治疗某些疾病。药粥的特点是吸收快，不伤脾胃，制法简易，服用方便，老少皆宜，长期服用能够滋补强壮，疗病抗衰，延年益寿。药粥的品种繁多，功效各异，煮粥的方法也各不相同，归纳下来有下列两类。

1）药、米同煮：主要适用于药物可以食用，又适宜与米谷之物同锅煮制的药粥。这种药粥不仅具有确实的功效，而且还能够增添药粥的滋味和形色，如莲实粥、红枣粥。

2）药、米分制：具体制作方法有两种方式。

一是提汁：先将药物提成浓汁，再与米谷同煮成粥。其法又分为“汁煮粥”跟“粥渗汁”两种。

汁煮粥：是先将药物榨汁或提汁，再与米谷同煮成药粥，此法适用于药不适宜食用或不适于与米同煮的药粥，如甘蔗粥、竹叶粥。

粥渗汁：是先将药物榨汁或提汁，待米谷已经煮成粥之后，再将药汁渗入粥内调匀而成药

粥，适用于药鲜嫩汁多的一类药粥，如地黄粥。

二是打粉：即将药物打成细粉，待粥煮熟后，下药粉，一边下一边搅匀，粥稠即成。主要适用于药不宜久煮而又可以食用的一类药粥。如砂仁、肉桂等。

（6）汤液　以水作为溶剂来煎煮食料或药料而成的稀薄的汤液。煎煮药物时多采用两煎法，去渣留汁食用；煎煮食料时可以一煎而成，喝汤并吃所煮的食料。亦可以随口味加入糖、蜂蜜、盐、醋、酒等佐料。

（7）羹　是以肉、禽、海味、蛋、奶等为主体原料，制成的稠浓的汤液。营养食疗汤羹是在一般的汤羹的基础上，适当加入味美或味淡的药物制成。煎煮食料或药料时，如不宜直接食用者，可以事先单独煎煮，留汁去渣，用汁再与主料一起烹饪；也可把不宜食用者用纱布包扎后，再与主料一起烹饪，食用前把包扎的料包捞出即可。

（8）米面食　以粳米、糯米、大麦、小麦、小米、玉米、大豆等谷物（或制成的面粉）为基本原料制成的食品。按形式可分为米饭、馒头、饼、糕、卷、水饺、馄饨、面条等种类；按制作方法可分为蒸食、煮食、烙食、烤食、炸食、凉食等。

（9）菜肴　是将生、熟蔬菜、肉、禽、水产品、蛋、乳等，通过炖、蒸、炒、煮、烧、煨等方法制成色香味美的菜肴，此类食品种类繁多。

3. 常用食疗方制作　食疗方的制作方法，是由食疗方的特点决定的。因此，如果将药物的炮制技术与菜肴的烹调技术和现代技术结合起来，制订食疗方烹调的合理工艺，使其色、香、味、形俱佳，更具吸引力，是必须解决的问题。

（1）炖　炖法，是将药物和食物原料同时或先后下入砂锅中，加入适量的清水，放入调料，置于武火上烧沸，撇去浮沫，再置文火上炖至烂熟的烹饪方法。炖是制作滋补药膳最常用、最简单的一种方法。炖法的操作方法：先将原料在沸水锅内焯去血污和腥膻味，然后放入炖锅内。另将所用药物用纱布包好或放入带孔的不锈钢调料盒中，用清水浸漂几分钟后放入锅内，再加入姜、葱、胡椒及清水适量，先用武火煮沸，撇去浮沫，再改用文火炖至熟烂。一般炖的时间2～3小时。本法所制药膳的特点是质地软烂，原汁原味，如雪花鸡汤、桑寄生炖瘦肉汤等。

（2）焖　焖法，是先将药物和食物原料用油焖加工后，改用文火添汁焖至烂的烹调方法。其具体的操作方法：先将原料冲洗干净，切成小块，烧热锅倒入油炼至六成熟时，下入食物，油焖之后，再加入药物、调料、汤汁，盖紧锅盖，用文火焖熟。本法所制药膳的特点是烂、汁浓、味厚，如枣杏焖鸡、参鸭条等。

（3）煨　煨法，是指用文火对药物和食物原料进行较长时间加热的烹饪方法。其操作方法有两种。其一，是将药物和食物原料经炮制后，置于砂锅中，加入调料和一定量的水，慢慢地将其煨至软烂。本法所制药膳的特点是汤汁浓稠，口味醇厚。其二，是沿袭民间单方的烹制法，即将药物和食物原料预先经过一定的处理方法后，再用阔菜叶或湿草纸包裹好，埋入刚烧过的草木灰中，利用其余热将其煨熟，这种方法时间较长，中间要添几次热灰，保持一定的温度。如川椒煨梨、黄精煨肘等。

（4）蒸　蒸法，是利用水蒸气加热的烹制方法。其特点是温度高，可超过100℃，加热及时，有利于保持原状的完整。操作方法：将药物和食物原料经炮制加工后，装入碗、小盆或小砂锅内，加入调味品、汤汁或清水（有的不加入汤汁和清水，称为旱蒸），置蒸笼或蒸锅上待水沸时上笼蒸熟，火候视原料的性质而定。如蒸熟不烂的药物可用武火，具有一定的形状要求的则用中火徐徐蒸制，这样才能保持原状和色泽的美观。蒸制的种类：有粉蒸、包蒸、封蒸、扣蒸、清蒸及汽锅蒸等六种。①粉蒸：是将药物和食物原料拌好调料后，再包米粉上笼蒸制，如荷叶粉蒸

鸡。②包蒸：是将药物和食物原料拌好调料后，用菜叶或荷叶包牢上笼蒸制，如荷叶凤脯。③封蒸：是将药物和食物原料拌好调料后，装在容器中加盖用湿绵纸封严上笼蒸制，如虫草鸭子。④扣蒸：是将药物和食物原料拌好调料后，整齐有序地排放在合适的特定容器内上笼蒸制。其法分明扣与暗扣两种，明扣为面形朝上排列；暗扣为面形朝下排列，蒸好后再翻扣在汤碗或盆中，如天麻鱼头。⑤清蒸：是将药物和食物原料放在容器内，加入调料、少许白汤或清水后上笼蒸制，如田七鸡。⑥汽锅蒸：是将药物和食物原料拌好调料后，放在一种特制的陶土汽锅内蒸制。此种锅的底部有一汽柱，直通锅内，蒸汽由汽柱冲入锅内的原料之中，由于上面有盖子，蒸汽一方面作为热量传递的媒介，另一方面蒸汽和原料结合的生成物又随汽水凝沉于锅中。本法制作药膳的特点是有利于保持原汁和药性，如虫草汽蒸鸡。

（5）煮　煮法，是将药物和食物原料一起放在多量的汤汁或清水中，先用武火煮沸，再用文火煮熟。其具体操作方法：将药物和食物原料按初加工的要求加工后，放入锅中，加入调料，注入适量的清水或汤汁，用武火煮沸后，再用文火至熟。适用于体小质软的一类原料。本法所制药膳的特点是口味清鲜，煮的时间比炖法短。

（6）熬　熬法，是将药物和食物原料经初加工炮制后，放入锅中，加入清水，用武火烧沸后改用文火熬至汁稠熟烂的烹饪方法。具体的操作方法：将原料用水涨发后，拣去杂质，冲洗干净，撕成小块，锅内先注入清水，再放入原料和调料，用武火烧沸后，撇净浮沫，改用文火熬至汁稠味浓即可。熬的时间比炖的时间更长，一般要在3小时以上，多适用于烹制含胶质量重的原料。此法所制药膳的特点是汁稠味浓，如冰糖银耳。

（7）炒　炒法，多采用先将药物提取成一定比例的药液，然后再加入食物料中一起炒制。具体操作方法：可以先用药液拌食物，或将药液直接加入锅内，或成膳后勾汁等。炒法先烧热锅，用油滑后，再注入适量的油烧至温度适度，下入原料后用手勺或铲子翻炒，动作要敏捷，断生即起锅。有些直接可以食用的味美色鲜的药物也可以与食物一起炒成。而芳香性的药物大多采用在临起锅时勾汁加入以保持气味芬芳。炒法一般分为四种，即生炒、熟炒、滑炒、干炒。①生炒的食物原料不上浆，先将食物和药物投入热油锅中炒至五六成熟时，再放入配料一齐炒至八成熟，加入调味品，迅速颠翻几下，断生即好。②熟炒是先将食物原料加工成半生不熟或全熟后，再切成片、块，放入热油锅炒，依次加入药物、辅料、调味品和汤汁，翻炒几下即成，本法所制药膳的特点是鲜香入味。③滑炒是将食物原料和药物加工成丝、丁、片、条，用食盐、淀粉、蛋清等调匀上浆后，放入武火热油锅里迅速划散翻炒，兑汁投料，急火速成。本法所制药膳的特点是滑嫩香鲜。④干炒是将食物原料和药物经刀工切制后，再调味拌渍（不用上浆），放入八成热的油锅中翻炒，待水汽炒干微黄时，加入调料同炒，汁尽起锅。本法制作药膳的特点是干香脆嫩。

（8）卤　卤法，是将经过初加工后的食物原料，先按一定的方式与药物结合后，再放入卤汁（用肉汤、绍酒、八角、桂皮等制成的汁水）中，用中火逐步加热烹制，使其渗透卤汁，直至成熟。本法所制药膳特点味厚气香。

（9）炸　炸法，是武火多油的烹调方法。一般用油量比要炸的原料多几倍。具体操作方法：将要炸的药食备好，先在锅内放大量菜油，待油热后，将药食放入油锅内，用武火烹炸。要求用武火、油热，原料下锅时要有爆炸声，掌握火候，防止过热烧焦。本法所制药膳特点味香酥脆。根据药物和食物的特点分为清炸、干炸、软炸及酥炸。①清炸是将食物生料或半生熟料加酱油、绍酒、食盐、调料和药汁拌渍后，下入油锅炸的烹调方法。一般清炸的原料都不挂糊。本法所制药膳的特点是外脆里嫩。②干炸是将药物和食物原料加调料拌渍后，经过药糊挂糊再下入油锅中炸熟的烹调方法。本法所制药膳的特点是内外酥透。③软炸是将无骨食物切成形状较小的块、

片、条等形状，用调料、药粉调浆挂糊后，下到五六成热的温油锅里炸制的烹调方法。本法对温度很讲究，不宜过高过低，以免发生烧焦或脱浆的现象。炸时应避免粘连，炸到外表发硬时（七至八成熟）用漏勺捞出，待油温升高后再炸一次。本法所制药膳的特点是略脆鲜嫩。酥炸是将食物原料加工（煮、蒸熟烂）后，在外挂上蛋清和药粉调糊后下油锅炸至深黄色发酥为止。本法所制药膳的特点是香脆肥嫩。

（10）烧　烧法，一般是先将食物经过煸、煎、炸的处理后，进行调味调色，然后再加入药物和汤或清水，先用武火烧滚，后用文火焖透，烧至味入、食熟、汤汁稠浓即可。本法所制药膳的特点汁稠味鲜。烹制时所加的汤或清水必须适量，且要一次加足，避免烧干或汁多。

二、常用食物

（一）谷物类

定义：谷物是庄稼和粮食的总称，包括稻、小麦、大麦、玉米、高粱、粟、黍等，多为植物的种仁。

性味功效概述：谷物类食物性味大多甘、平，无大寒大热之偏，长期食用无不良反应。多具有益胃健脾、扶助正气的作用，用于脾胃虚弱所致食少纳差、身体疲乏等。

营养学价值：现代研究认为，谷物类食物有助于身体的生长发育。多以精品进食口感为好，人们亦喜食用精制大米和细白面粉，但精制品和粗制品所含营养成分不同，应粗细搭配，以免导致维生素缺乏。本类食物多为酸性，在食用时需加蔬菜同食，即习称的菜能“下饭”的道理。

烹调加工要求：我国北方人多以麦、黍为主食，南方人多以稻米为主食，选用谷物类食物，还需注意食用者的习惯，将食物适当的制作，如磨粉、蒸饭、煮粥、作羹等，才能收到最佳疗效。

粳　米（《名医别录》）

别称：大米。

性味归经：甘，平。归脾、胃经。

功效：补中益气，除烦渴，止泻痢。

适应证：

1. 中气不足，脾胃虚弱。本品100g单用，或配山药20g，党参20g，煮粥温服。

2. 热病伤津，虚劳烦渴。用麦冬20～30g，水煎取汁，与粳米100g同煮粥，用适量冰糖调味食用。

3. 食少便溏，久泻久痢。可用粳米15g，炒黑，用水一杯煎服。或粳米100g，人参3g（或党参30g），同煮粥，用冰糖调味食用。

临床应用：①口唇疱疹。在粳米煮沸产生大量泡沫时，用竹（或木）筷一根，打捞起沸着的粳米泡沫，立刻涂在唇疹表面而及其根部，持续时间1～2分钟，或者涂至患者自觉局部痛、痒感觉消失为止。2～3天为1个疗程。②小儿腹泻。将粳米100g，山药（打碎）30g，炒薏苡仁（打碎）10g，放锅内加冷水2000mL，武火煮开，再用文火煎煮，煎成浓米汤汁约500mL后，装入奶瓶并加研细的乳酶生2～3片同服。有脱水现象者，于汤汁中加食盐1.5g，白糖10g，煮开后喂服，服药期间禁食。

使用注意：平时不宜只食精制的细粮；阴虚火旺、痈肿疔疮、热毒炽盛者忌食爆米花，食之

易助火伤阴。

薏苡仁（《神农本草经》）

别称：苡米、苡仁、土玉米、薏米、起实、薏珠子、米仁、六谷子。

性味归经：甘、淡，凉。归脾、胃、肺经。

功效：健脾止泻，利水消肿，利湿除痹，补虚止嗽，清热通淋，排脓。

适应证：

1. 脾虚泄泻、水肿等。取炒薏苡仁煎汤服用。寒湿重可加生姜，湿热重可加绿豆，脾虚者加生姜与炒山药，每日 3 次。

2. 风湿痹痛，筋脉挛急，肌肉麻木。用薏苡仁煮粥，常服食。或用薏苡仁 30g，配麻黄 10g，杏仁 10g，甘草 10g，煎服，每日 1 次，连服 1 周。

3. 脾肺阴虚，虚热劳嗽。用薏苡仁 50g，加百合 20g，沙参 20g，玉竹 20g，加水 3000mL，煎成 1000mL 服用。

4. 小便淋漓涩痛。用薏苡仁 50g，加车前子 15g，马齿苋 15g，煎水服用。

5. 肺痈、肠痈等证。取薏苡仁适量，煮粥食用。

临床应用：①糖尿病、高血脂和代谢综合征。取适量薏苡仁煮粥食用。②抗肿瘤。用于胃癌、肺癌、肝癌、胰腺癌、鼻咽癌、乳腺癌等的辅助治疗。③扁平疣。成人每日取鲜生薏苡仁 50～60g，水煎服，同时取薏苡仁粗粉用食醋调和成糊状敷患处。④痤疮。可用薏苡仁 20g，黄连 10g，金银花 15g，连翘 10g 等煎水服用。⑤功能性痛经。将 100g 薏苡仁洗净，加水适量煎熬为稀汤，每日 1 次，于月经前 3 天开始服用，服到本周期痛经消失为止。

使用注意：汗少、便秘者不宜用。因薏苡仁能促进子宫收缩，孕妇慎用。清热利湿宜生用，健脾止泻宜炒用。

小　麦（《本草经集注》）

别称：麦子、白麦。

性味归经：甘，凉。归心、脾、肾经。

功效：养心安神，除热止渴，健脾益肾，止汗止血。

适应证：

1. 妇人脏躁，精神不安，悲伤欲哭等。用甘麦大枣汤。

2. 烦热消渴，口干舌燥。小麦适量，加水煮成粥，分次服用。

3. 肠胃不固之慢性泄泻，肾气不足之小便淋涩。前者以小麦面炒焦黄，温水调服。后者以小麦、通草各适量，水煎服。

4. 虚汗。可用小麦 60g，粳米 60g，大枣 5 枚。小麦洗净，加水煮熟，捞去小麦取汁，再入粳米、大枣共煮成粥，早晚温热食用。

5. 鼻出血、吐血。小麦粒 150g，洗净入碗，加水适量蒸食。

临床应用：①糖尿病。小麦麸与面粉按 3：2 的比例，拌和鸡蛋、豆油、茶少许，做成麦麸团蒸熟，可做主食。②乳痈，疮疡肿毒。取陈年小麦炒黄或炒黑，研成末，加适量陈年老醋，煮成糊状，涂于乳房或患处，可止痛消肿。③烫伤。小麦炒黑，研成末，用油调和，外涂。④尿血、血淋。麦麸或浮小麦炒香，研细，每用 6～10g，开水冲服。

使用注意：小麦面粉加工不宜过于精细，发霉面粉不宜食用。

绿 豆（《日华子本草》）

别称：青小豆、植豆、文豆、吉豆。

性味归经：甘，寒。归心、胃经。

功效：清热解毒，消暑利尿。

适应证：

1. 痱子，痈肿疮毒。单用水煎服；或绿豆、荷叶及白糖适量，同煮汤饮之；或与大黄共研末，加薄荷汁、蜂蜜调敷患处。

2. 药食中毒。绿豆120g，甘草30g，加水煎汤，大量灌服；或绿豆研末，加冷开水，滤汁顿服。

3. 暑热烦渴，尿赤，小便不利。夏季常用本品适量煮汤食用，或配适量金银花煎汤服用。可用绿豆30g，西瓜翠衣20g，荷叶10g，青蒿10g，煎水，以治暑热烦渴尿赤等症。可用适量绿豆、陈皮、东麻子煮食，以治疗小便不利。

临床应用：①顽固性疖疮。绿豆100g与鲤鱼煮汤，吃肉豆喝汤，连服3～5天。②复发性口疮。绿豆30g，羊肉120g，生姜5g，大枣10枚，加水适量炖料服用，每日1剂，服3剂。③蕈中毒幻视。用绿豆100～300g，生甘草10～20g，加水浸泡30分钟，煎煮半小时，取汁代茶频饮。④慢性鼻炎。丝瓜根30～50g（鲜品加倍），绿豆60～100g，冰糖适量，儿童药量酌减。先将丝瓜根和绿豆加冷水煮沸，再煎半小时，取出丝瓜根弃之，然后在绿豆汤内加冰糖适量，使其溶解，服汤食豆，每日1剂，早晚两次分服。连服1个月为1个疗程。

使用注意：脾胃虚寒或阳虚之人不宜服。绿豆反榧子，忌鲤鱼。

黄 豆（《神农本草经》）

别称：大豆、黄大豆、胡豆。

性味归经：甘，平。归脾、胃、大肠经。

功效：补脾益气，清热解毒。

适应证：

1. 脾虚之食少、乏力消瘦、消化不良，血虚之面色萎黄、唇甲苍白。脾虚者，用黄豆磨豆浆，煮沸饮用；或将本品煮烂，做小食随时服用；或与花生炒熟，研末，加适量白糖，调匀，每次嚼服30～60g。血虚者，用炒黄豆60g，煅皂矾30g，共研为细末，以大枣煎汤制成丸剂，每次服10g，每日两次。

2. 疮疡肿毒，盐卤中毒。前者取生黄豆浸泡至软，加鲜马齿苋、白矾少许，捣烂外敷。后者用大量生黄豆，加水研磨，饮服，或加生绿豆同磨末服用。

临床应用：①下肢静脉性溃疡。将黄豆洗净、晒干、粉碎成细粉，再将没药、土茯苓、紫草等中药煎汁，调制成糊状（350g粉剂加500mL溶液混合），将黄豆糊均匀地涂抹、包绕在患肢病变部位，涂抹厚度0.8～1.0cm，外包一层塑料防渗膜，并适当固定，每日1次。②女性分娩初期疼痛。将约400粒黄豆，装入纯棉布制成的（18cm×35cm）袋子中，微波炉用中火加热1.5分钟，以不烫手为度，敷于腰背部30分钟左右。若温度降低，可加温再次使用。③多发性神经炎。黄豆1.5g，米糠1.5kg，将黄豆炒枯，磨成细粉，与米糠拌匀，贮藏备用。每餐100g，水调做饼，加食油适量，置于待蒸的饭面上，随饭蒸熟，餐前服食，每日3次，10天为1个疗程。

使用注意：不可多食。肾衰竭者不宜食用。食用生豆或不完全熟的豆浆，易出现腹胀、腹

泻、呕吐、头晕、发热等症状。

赤小豆（《神农本草经》）

别称：红豆、红小豆、赤豆、朱小豆。

性味归经：甘、酸，平。归心、小肠、脾经。

功效：健脾利水，解毒消肿，通乳。

适应证：

1. 水肿、腹胀、腹泻。治疗脾虚所致腹胀腹泻，用赤小豆60g，薏苡仁100g，同煮汤服用；治水肿腹胀，用赤小豆60g，鲤鱼1条，同煮汤食。

2. 疮痈肿毒、痄腮。治疮痈肿毒可取赤小豆适量，研末，用鸡蛋清或蜂蜜调涂敷患处，干则换药；治痄腮可用适量赤小豆捣烂外敷，也可另煎汤内服，每日1次。

3. 产后乳房胀痛。取赤小豆120g，粳米30g，煮粥服用，每日两次。也可煮赤小豆取汁饮。

临床应用：①预防肛肠术后尿潴留。将赤小豆6～8粒，用5cm×5cm胶布敷贴于水道穴上。以中指为中心，辅以食指、无名指按压水道穴上，先轻后重，按顺时针方向按摩，按压轻柔适度，两侧穴位各按摩10分钟，间隔20～30分钟按摩1次，持续时间为2～4小时。②急性淋巴结炎。将赤小豆60粒研为细末，鸡蛋清1个，二者调和为糊状，根据患处大小，直接将其敷于患处皮肤上，约0.5cm厚，再用双层湿润纱布覆盖于上，待药物结块后取下，每日1～2次。此法还可用于关节扭伤。③下肢静脉炎。将500g赤小豆研成细末，加入食醋及水分各等份，鸡蛋清1～3个，调成膏状，涂于纱布上，厚度约10mm，涂药范围略大于患处，再用纱布覆盖，外附一层塑料薄膜，胶布固定。每日1次，敷10日。

使用注意：津伤阴虚者慎服，过服易伤津。

玉　米（《滇南本草图说》）

别称：玉蜀黍、苞米、苞谷、棒子、六谷。

性味归经：甘，平。归脾、胃、大肠、膀胱经。

功效：调中开胃，通利小便。

适应证：

1. 脾胃不健，胃纳不佳，消化不良。取新鲜玉米与少量甜椒同炒，稍加素油及调料服用。兼有暑热者尤为适宜。

2. 水肿。玉米煎汤代茶，亦可加玉米须同用。

现代研究：①玉米中的大量纤维素，具有吸水膨胀的特性，可刺激胃肠蠕动，促进排便，减少肠内微生物生成致癌物质的机会，减少肠癌的发病率。②玉米蛋白粉中含有的血管紧张素转化酶抑制肽，有着明显的降压作用。③玉米及玉米油能抗血管硬化，其所含的脂肪主要是不饱和脂肪酸，含磷脂酰胆碱，具有降低胆固醇，防治高血压、动脉硬化、冠心病的作用。还可延缓细胞衰老、脑功能衰退。

使用注意：不宜单独长期服食。

芝　麻（《本草纲目》）

别称：胡麻、巨胜、油麻、乌麻、脂麻、交麻、小胡麻、黑芝麻、白脂麻。

性味归经：甘，平。归肝、肾、大肠经。

功效：补肝肾，益精血，润肠燥。

适应证：

1. 肝肾不足之须发早白，病后体虚，虚风眩晕，贫血萎黄。可单用本品嚼服或煮粥食。治早年白发，取本品和制首乌等份研末，为丸，每次10g，每日两次。治疗老年性体虚哮喘，取黑芝麻250g，研成泥糊状，加入姜汁100g，蜂蜜100g，冰糖100g拌匀，隔水炖2小时，每次服1匙，每日3次。

2. 血虚精亏之肠燥便秘。可用桑叶、黑芝麻（炒）同等份，研末，炼蜜为丸，内服。每次10g，每日两次。亦可直接将芝麻研碎用开水冲服，或榨取芝麻油服用。

临床应用：发稀，脱发，华发早白。黑芝麻20g，大米50g，亦可加入枸杞子10g，煮粥，每天1次。或者取黑芝麻250g，当归250g，红糖适量，先将当归和黑芝麻放到锅中炒熟，然后将二者研成细末，在饭后取一勺用红糖水冲服，每日服用3次。

使用注意：脾虚便溏者食多易腹泻。

（二）蔬菜类

定义：蔬菜是可以作为副食品的草本植物的总称，“凡草菜可食者通名曰蔬”。

分类：根据蔬菜的结构性状及可食部位的不同，分为叶菜类，如小白菜、菠菜、青菜、韭菜；根茎类，如胡萝卜、土豆、山药、葱；瓜果类，如冬瓜、南瓜、茄子、番茄等；鲜豆类，如扁豆、毛豆、蚕豆等；花芽及食用菌类，如黄花菜、香菇、银耳、木耳等。

性味功效概述：一般而言，蔬菜多数性质偏寒凉，少数蔬菜性质偏温，如韭菜、葱、蒜等。

营养学价值：蔬菜类含有丰富的水分，大部分蔬菜的含水量在90%以上，碳水化合物含量不高，蛋白质含量少，脂肪含量更少，但蔬菜是人体矿物质、维生素和食物纤维的重要来源。在各种蔬菜中，叶菜类含矿物质最多，尤以绿叶蔬菜最为丰富。在我国膳食结构中，蔬菜是供给钙的最重要来源。许多绿叶蔬菜如油菜、小白菜、荠菜、芹菜，含钙量高，利用也较好。但也有些蔬菜中含有较多的草酸，易与钙相结合，形成不溶性的草酸钙，如菠菜、咸菜、空心菜、笋等。各种蔬菜都含有食物纤维，它能促进肠蠕动，加快粪便的形与排出，减少有害物质与肠黏膜接触的时间，有预防便秘、肠癌、痔疮等作用。食物纤维有利于降低胆固醇，改善糖代谢，对于预防动脉粥样硬化和糖尿病均有益。

烹调加工要求：在加工烹饪蔬菜时，应注意防止蔬菜中的矿物质和维生素的损失。其合理做法是先洗后切，现炒现切，急火快炒，能凉拌的尽量凉拌，加醋可减少维生素C的损失。新鲜蔬菜不宜久存，勿在阳光下暴晒。

南　瓜（《滇南本草》）

别称：番瓜、倭瓜、北瓜、金冬瓜、伏瓜、饭瓜、窝瓜。

性味归经：甘，温、平。归脾、胃经。

功效：补中益气，补虚止痛，清热消肿，解毒杀虫。

适应证：

1. 脾虚气弱。老南瓜100g，大米50g，食盐适量。南瓜去皮，洗净切细备用。大米淘净，放入锅中，加清水适量煮粥，待沸时放入南瓜，至粥熟时，入食盐调味服食。每日1次。

2. 肺痈。南瓜500g，牛肉250g，煮熟食（不加油盐），连服数次后，服六味地黄汤5～6剂，忌肥腻。

3. 胁痛。南瓜肉煮熟，摊于布上，贴敷患部。

4. 蛔虫病。每人每次吃生南瓜籽250g以上，儿童按此量酌减，连服2天。

临床应用：①哮喘。南瓜750g，麦芽糖250g，姜汁50g，南瓜去子切块，加水煮至烂熟，再加入麦芽糖和姜汁，用文火熬成膏，每日早晚各吃150g。或用南瓜五个，去籽，入锅内煮成粥，布包绞汁，再入锅煮至一半，加鲜姜汁60g，麦芽1500g，慢火熬膏每晚服150g，重者早晚服两次。②胃及十二指肠溃疡。南瓜500g，粳米60g，共煮粥食。③习惯性流产。老南瓜蒂50g，苎麻根50g，水煎当茶喝，2天服1剂，怀孕2个月后始服，连服1个月，以后每周1剂，服至孕满6个月为止。④糖尿病。南瓜适量，蒸熟服食；或取鲜嫩南瓜500g，清水炖熟（不加油盐），早晚空腹服食，每日服用1剂，连续服用数月。⑤治疗前列腺肥大。每日嚼食去壳生南瓜籽90g，每天3次，每次约30g，7天为1个疗程，可连续服2~3个疗程。

使用注意：脾胃湿热、胸脘胀闷、毒疮、黄疸者不宜食用。

冬　瓜（《本草经集注》）

别称：东瓜、枕瓜、白冬瓜、水芝、地芝、白瓜。

性味归经：甘、淡，微寒。归肺、大肠、小肠、膀胱经。

功效：清热化痰，除烦止渴，利水消肿。

适应证：

1. 痰热，喘咳或哮喘。小冬瓜（幼嫩冬瓜）150g左右，冰糖20g。将小冬瓜剖开（不去瓤）填入冰糖合好，煎熟服，连服7天。

2. 暑热烦闷，消渴，热毒等。取鲜冬瓜250g，去皮，豉心40g，葱白半把，煮羹，常食。冬瓜羹或冬瓜1枚，削去皮，埋湿地中1个月后取出，破开，取清汁饮之。冬瓜500g，煮汤3大碗，每日分3次服下。

3. 水肿，小便不利。鲤鱼400~500g，冬瓜皮100~200g，鲤鱼去肠杂，鱼鳞与冬瓜皮同煮，不放盐，煮至汤呈白色。起汁，去渣，一次服用，每日2~3次。或用本品煮汤食用；若用于虚证水肿，亦可用鲤鱼1条，重500g以上，煮熟取汁，和冬瓜、葱白做羹食之。

临床应用：①高血脂、肥胖。每日用冬瓜50~150g，去瓤，连皮切成薄片，加水煮烂，去渣取汁，代茶饮用。②急性荨麻疹。冬瓜皮（干品）10g，荆芥20g，金银花20g。风寒型去金银花，加桂枝20g。加水5000mL煮沸30分钟，取汁200mL加入适量白糖，温服，余下药汁洗浴全身，皮疹部位多浸洗，每日1剂，每日两次，至皮疹消退。

使用注意：脾胃虚寒、腹泻便溏、阴虚消瘦者不宜过食。

苦　瓜（《滇南本草》）

别称：锦荔枝、癞葡萄、红姑娘、凉瓜、癞瓜。

性味归经：苦，寒。归心、脾、胃经。

功效：清暑除热，解毒。

适应证：

1. 中暑，烦热，消渴引饮。用鲜苦瓜1个，截断去瓤，纳入茶叶，接合后悬挂通风处，阴干后研末。每次6~9g，水煎或泡开水代茶饮。或用苦瓜榨汁、调蜜冷服。或用鲜苦瓜1个，剖开去瓤，切碎，水煎服。或将苦瓜剖开去瓤，与鸡蛋一起炒，每日两次，连食3个月。

2. 小儿痢疾。小苦瓜数条，捣烂取汁，和蜜适量，热服1~2次。

3. 肝热目赤，疼痛。苦瓜去瓤，晒干研末，每次5g，灯心草煎汤送服。

临床应用：①抗肿瘤。将苦瓜50g洗净，榨取鲜汁50mL，餐前温服，每日3次。②化疗后口腔溃疡。将鲜苦瓜清水洗净，剖开去瓤，切碎榨汁，置于4℃冰箱中冰镇2小时备用，每日三餐后及睡前，涂擦溃疡处（先用生理盐水漱口）。

使用注意：脾胃虚寒者不宜食用。

黄　瓜（《本草拾遗》）

别称：胡瓜、刺瓜、王瓜、青瓜。

性味归经：甘，凉。归脾、胃、肺经。

功效：清热利水，解毒消肿，生津止渴。

适应证：

1. 风热气盛，烦躁如狂。取嫩黄瓜2～4个（或约120g），蘸蜂蜜食之，每日2～3次。

2. 小儿热痢。嫩黄瓜加蜜食，10余枚可愈。

3. 四肢浮肿，小便不利。取老黄瓜皮30g，加水2碗，煎至1碗。每日2～3次，连续服用；或黄瓜1个剖开，以醋煮一半，水煎一半，至烂，合并一处，空心食下。

4. 咽喉肿痛。用老黄瓜1个，去籽，当中填满芒硝，阴干后研为细末，每次少许吹入喉内。

临床应用：①口腔疾病。取老黄瓜1条，掏净瓜籽后装满芒硝和明矾各等量，盖好，悬挂阴处，等瓜皮渗出白霜，收集后先清洁口腔，再局部涂药粉。②慢性结膜炎。老黄瓜1条，上开小孔，去瓤，装满芒硝，悬挂阴处，待硝透出刮下粉末少许点眼。

使用注意：脾胃虚寒、病后体弱者不宜多食。

丝　瓜（《救荒本草》）

别称：天丝瓜、天罗、蛮瓜、天罗瓜、天吊瓜、布瓜、絮瓜。

性味归经：甘，凉。归肺、肝、胃经。

功效：清热化痰，止咳平喘，疏通经络。

适应证：

1. 咳嗽。丝瓜烧存性为末，与枣肉和成弹丸大，每服1丸，温酒化下。

2. 肺热咳嗽。干丝瓜花10g，蜂蜜适量。或生丝瓜800g，蜂蜜50mL，先将生丝瓜洗净，切丝绞汁，加蜂蜜，搅匀即可。

3. 经脉不通。丝瓜焙干，为末空心酒下。

临床应用：①慢性支气管炎。取丝瓜藤50g，甘草5g水煎温服。每日2剂，早晚各1剂，连用半月至20天。②慢性咽炎。取霜打后的老丝瓜约20g，切碎，装入碗内，加水适量，上锅蒸20分钟，加白糖一汤匙调匀，取汁趁热慢慢咽下。直至痊愈。③扁平疣。用丝瓜叶反复用力摩擦扁平疣，至皮肤发红，感到疼痛时为止，擦完后1小时内勿用水清洗，每日早晚各1次。④带状疱疹。将丝瓜络烤焦、烤糊，冷却后研末加50%酒精调成糊状，涂于患处，可反复涂抹，干后再涂，直至疼痛消失、水疱结痂、干痂脱落为止，涂药前用75%酒精清洁疮面。

使用注意：脾虚便溏腹泻、肾阳虚弱者不宜多食。

番　茄（《陆川本草》）

别称：西红柿、洋柿子、番柿、六月柿、圣女果。

性味归经：甘、酸，微寒。归肝、脾、胃经。

功效：止渴生津，健胃消食，滋阴凉血，清热解毒。

适应证：

1. 热病口渴。新鲜番茄适量，洗净去皮后生吃，用开水洗烫加白糖更佳。或将番茄汁、西瓜汁各半杯混合服下，每日2~3次。

2. 暑热纳少。番茄200g洗净切片，煎汤代茶，冷热均可。

3. 肝阴不足，目昏眼干或夜盲。凉拌或直接食用。或取新鲜番茄250g，猪肚60g，共炒熟当菜食用。

4. 血热所致出血（动脉硬化造成）。每日晨起空腹生吃番茄1~2个，半个月为1个疗程，治眼底出血，效果尤佳。

临床应用：①前列腺增生。取新鲜番茄250g，洗净加水至800mL，搅拌1~2分钟，再放入锅中，加植物油5g，大火烧开后，改小火炖15~20分钟，熬成200~300mL的番茄酱汁，加适量调料做汤饮用。每日1次，3个月为1个疗程。②细菌性痢疾。取番茄茎、枝、叶洗净，每500g加水1000mL，煎煮3小时，过滤取汁，成人每日服6~10次，日夜连服，每次50~60mL。③预防抑郁症、雀斑及抗癌、防血栓。每天生吃1~2个番茄，或喝1杯番茄汁。

使用注意：脾胃虚寒者及月经期间的妇女不宜食。

菠　菜（《履巉岩本草》）

别称：菠棱菜、赤根菜、鹦鹉菜、红根菜、甜茶、飞龙菜。

性味归经：甘，凉。归肠、胃经。

功效：滋阴润燥，养血止血，除热宽中。

适应证：

1. 消渴多饮。菠菜根、鸡内金等份，为末，米汤送服，每日3次。或用鲜菠菜根250g洗净，切碎，加水2000mL，纳入鸡内金10g，共煎煮30~40分钟，再放入大米50g煮粥，每日分两次食用。

2. 肝虚夜盲。菠菜、猪肝各适量，共煮待熟，以麻油、酱油、食盐等调味食之。或用菠菜500g，按家常用生油炒菜，每日1次。或菠菜捣烂绞汁，分多次服用。

3. 头晕目眩，血虚便秘。鲜菠菜适量，置沸水中烫约3分钟，以香麻油拌食。每日两次。

4. 小便不通，肠胃积热，胸膈烦闷。鲜菠菜煮汤淡食。

临床应用：①高血压眩晕。菠菜250g，芹菜250g，去根洗净切成小段，开水浸烫2~3分钟，麻油拌食，每日两次。②便秘、痔疮。用鲜菠菜根250g洗净切碎，加鸡内金10g和适量的水，煮半小时后，加入洗净的适量大米煮烂成粥，连同菜渣、药渣分次食用。③缺铁性贫血。菠菜50g，大枣50g，粳米150g。将粳米、大枣洗净，加水熬成粥。熟后加菠菜煮沸即可，每日1次，连服数日，可辅助治疗缺铁性贫血。

使用注意：脾虚便溏者不宜多食；肾炎、肾结石患者不宜食用。菠菜含有较多的草酸，易与钙相结合形成不溶性的草酸钙，炒菠菜前，先把菠菜放入沸水里焯一下，以减少其中的草酸。

旱　芹（《履巉岩本草》）

别称：药芹、香芹、芹菜、蒲芹、兰鸭儿芹、胡芹。

性味归经：甘，凉。归肺、胃、肝经。

功效：清热平肝，利水消肿，凉血止血。

适应证：

1. 肝阳上亢之头晕目眩，烦热不安。生芹菜绞汁，加入适量蜂蜜，日服 3 次，每次 40mL。

2. 热淋，尿血，尿浊，小便不利，痈肿等。鲜芹菜洗净捣汁，每次 5 汤匙，每日 3 次，连服 7 天。

临床应用：①高脂血症。鲜芹菜根 10 个（或 100g），捣烂，加大枣 10 个，用水煎，分两次服。②高血压。芹菜 250g，黑枣 150g，洗净煮食，每日 1 次。③急性结膜炎。用鲜芹菜 100g 或干芹菜叶 60g，用水煎，分两次服。④乳糜尿或小便不利。用鲜芹菜（近根部茎和根）10 个（或 150g），用水煎，分两次服。

使用注意：脾胃虚寒、大便溏薄者慎食；血压偏低者、婚育期男士不宜多食。

苋　菜（《神农本草经》）

别称：青香苋、红苋菜、红苋、汉（汗）菜、红菜、秋红。

性味归经：甘，微寒。归大肠、小肠经。

功效：清热利湿，凉血止血，止痢透疹。

适应证：

1. 产前后赤白痢。紫苋菜 1 握，取汁去渣，粳米 3 合煮粥，空心食之。

2. 麻疹不透。红苋菜 30g，水煎服。

3. 热淋，尿血，尿浊，小便不利。取苋菜籽及根适量，生甘草 9g，水煎服。

临床应用：①早期子宫颈癌。苋菜 250g，用 4 碗水煎至 1 碗，温服，每日 1 次。②甲状腺肿大。鲜野苋菜根和茎 100g，猪肉 100g（或用冰糖 15g 代之），用清水 3 杯，煎取 1 杯，饭后温服，每日两次。③急性气管炎、咽喉炎、咳嗽喉痛。取苋菜花或根煎汤，去渣加冰糖适量，入口中含漱，并徐徐咽下。或取新鲜苋菜 100g，切碎，加水 600mL 煮沸，改用小火再煮 10 分钟左右，取汁约 200mL，待晾温后加入蜂蜜 20mL 饮用，每日两次，连服 3 日。④产后腹痛。红苋菜籽 30g，炒黄研粉，分两次冲红糖开水服（忌食生冷辛辣食物）。

使用注意：阴盛阳虚体质、脾虚便溏、腹泻者慎服。

韭　菜（《滇南本草》）

别称：壮阳草、起阳草、长生韭、扁菜、懒人菜、洗肠草。

性味归经：辛，温。归肾、胃、肝经。

功效：补肾助阳，温中开胃，行气活血。

适应证：

1. 肾虚阳痿，遗精或遗尿等证。可用本品配胡桃仁，以芝麻油炒熟食，每日 1 次，连服一月。

2. 噎膈反胃，饮食减少。用韭菜与牛乳、生姜汁各适量，煮沸，和匀温服。韭菜具有特殊的辛甘香味，食之能开胃增进食欲。

3. 气滞血瘀所致胸痹作痛，胃脘痛者，或跌打损伤、瘀血肿痛者。可用鲜韭菜绞汁加红糖内服，或与面粉捣成糊状，敷患处。

使用注意：阴虚内热及疮疡、目疾患者慎食。隔夜韭菜勿食。不宜与白酒同食。

胡　荽（《食疗本草》）

别称：香菜、芫荽、园荽、胡菜、满天星。

性味归经：辛，温。归脾、胃、肺经。

功效：发表透疹，消食开胃，清热利尿。

适应证：

1. 小儿痘疹透发不畅。胡荽 20g，切碎，放入 400mL 酒中煮沸，盖严无漏气。待冷却后去渣，含酒轻喷患儿颈背至双足，勿喷头面，使痘疹发出。

2. 食物积滞。胡荽 10g，陈皮 9g，鸡内金 4g，生姜 3 片，水煎，日服 3 次，每日 1 剂。

3. 小肠积热，小便不通。胡荽 60g，葵根 1 把，滑石 30g（为末），将前二味细锉，以水 2000mL，煎取 1000mL，入滑石末，分 3 次温服。

临床应用：①流行性感冒。胡荽 50g，洗净切碎，与黄豆 15g 同放锅内，加水 800mL，煎煮 10 分钟即可。每日 1 剂，分两次，每次 200～300mL，热服。或用胡荽 30g，饴糖 15g，加米汤半碗，隔水蒸，待糖溶化后服用。②外感咳嗽。胡荽适量洗净，捣烂绞汁，每次取 1 小酒杯（约 25g）炖热，白糖冲服，服后静卧。每日 2～3 次，连服 3～5 天。③妊娠呕吐。鲜胡荽 30g，紫苏叶 15g，藿香 15g，陈皮 15g，砂仁 10g，加水适量煮沸，坐旁边用鼻吸闻药物的气味，每日早晚各 1 次，每次 20～30 分钟。④胃痛伴有怕冷者。鲜胡荽 50～100g，洗净捣烂取汁，再加白萝卜汁 1 匙，炖服，不可久服，1～2 次即可。⑤牙齿疼痛。用胡荽籽 500g，加水 1000mL 煮至 200mL，漱口用。⑥小儿感冒发热。取整棵洗净干胡荽 10g，用白酒浸泡 10 分钟左右，充分软化后，在小儿的额头、颈部、腋窝、前胸、后背、手心、脚心反复涂擦两遍。

使用注意：气虚感冒或产后、病后初愈患者不宜多食。有口臭、胃溃疡、脚气、疮疡患者均不宜食用。

荠　菜（《备急千金要方·食治》）

别称：荠、护生草、枕头草、地菜、净肠草、清明菜、地米菜、鸡心菜、花荠菜。

性味归经：甘、淡，凉。归肝、脾、膀胱经。

功效：凉肝止血，平肝明目，清热利湿。

适应证：

1. 内伤吐血。荠菜 30g，蜜枣 30g，水煎服。

2. 崩漏及月经过多。荠菜 30g，龙芽草 30g，水煎服。或用荠菜 30g，马齿苋 60g，水煎服。

3. 肝阳上亢之眩晕。荠菜 60g，夏枯草 60g，水煎服。

4. 阳证水肿。荠菜根 30g，车前草 30g，水煎服。

临床应用：①痢疾。荠菜根叶适量，烧成灰为末，每次 3～5g，每日 3 次，开水调服。②急性前列腺炎、慢性泌尿系感染、慢性肠炎。取鲜荠菜 500g，鲜马齿苋 500g，洗净、切碎、榨汁，去渣后用小火煮沸服用；或将荠菜全草 3～6g 洗净（以春末夏初采集晒干者为佳），加水 3 碗煎至 1 碗，取汁早晚服用。③骨关节疼痛。将蓖麻籽 20g，鲜荠菜 30g，放入器皿中捣烂，均匀涂在干净纱布上，贴于患处，外用塑料薄膜包裹并扎紧，24 小时更换 1 次，7～10 天为 1 个疗程。④婴幼儿腹泻。取干荠菜 30～60g，青荠菜 60～100g，水煎，少量多次服用。

使用注意：便溏者慎食。体质虚寒者不宜食用。孕期忌食。

茄　子（《本草拾遗》）

别称：落苏、茄瓜、矮瓜、昆仑瓜、紫茄、白茄、黄茄。

性味归经：甘，凉。归脾、胃、大肠经。

功效：清热凉血，消肿利尿，健脾和胃。

适应证：

1. 肠风下血。经霜茄子连蒂，烧存性，研末，每日空腹温酒送服；或茄子煨热，酒渍，暖酒空心分服。

2. 小便不利，水肿。茄子晒干碾粉，开水送服0.6g，每日3次。

3. 脘闷酸胀，食欲不振。茄子300g，香菜5g，蒜片5g，酱油、食油、盐少许，先将茄子煸炒后，加入调料，最后放上香菜末。

临床应用：①扁平疣。将茄子洗净后切开，置于热锅中加热至34～36℃，置于患处热敷治疗，每日3次。②内痔出血。每天用鲜茄子1～2个，洗净放在碗里，加适量油、盐，放锅中隔水蒸熟，连服数天。③风湿性关节炎。茄根200g注入白酒250g，浸泡7日后饮用，每次1小杯，每日2～3次；或茄子根15g，水煎服，每天1次，连服数天。④冻疮。用茄子根、干辣椒煎水，清洗患冻疮处，每日1～2次即可；或取茄子茎叶带根500g，切成长约1cm，加水5kg，在锅里煮沸后，待药汁呈板栗色或酱油色，捞出茄子茎叶渣质，药水降温到适度时，用来熏洗冻疮易发和已发的部位，每天早晚各1次，连洗3次即愈。⑤黄疸肝炎。紫茄数斤同米煮饭，连食数日。⑥治疗年久咳嗽。生茄子30～60g，煮后去渣，加蜂蜜适量，每日两次分服。

使用注意：脾胃虚寒、阴虚消瘦、体弱、便溏者不宜多食。

辣　椒（《植物名实图考》）

别称：番椒、海椒、辣子、辣茄、秦椒。

性味归经：辛，热。归心、脾、胃经。

功效：温中散寒，祛风除湿，开胃消食。

适应证：

1. 脾胃虚寒，脘腹冷痛。辣椒1个，生姜5片，加红糖煎水服。

2. 呕吐泻痢。红辣椒1个，切碎捣烂，早晨以热豆腐皮包裹吞服，连服5～7天。

3. 风寒感冒，恶寒无汗。在面汤中加适量辣椒。每次用量，鲜辣椒每次100g或干辣椒每次10g。

4. 寒湿瘀滞，身体困倦，肢体酸痛，纳少。可常用辣椒做菜或做调味品。

临床应用：①糖尿病周围神经病变。取辣椒10～50g，加入清水3000～4000mL煮沸，待温度降至40℃以下，做局部外洗，持续30分钟至1小时，每天3次，连续2～4周为1个疗程。②腰腿痛。取辣椒末、凡士林，加适量黄酒调成糊状，摊在油纸上贴于患处，并用胶布固定。③风湿性关节炎。将红辣椒10个、萝卜1个一起捣烂，敷在患处，每天1～2次，连敷数天。④胃寒引起的消化不良。在吃饭时吃半个辣椒，连吃7天。⑤过敏性鼻炎。用辣椒酒浸液5mL、颠茄5g，樟脑8g，冬青油10mL、橡皮5g，混匀成膏备用。将膏药裁成小块状，于睡前贴双侧肺俞穴及迎香穴，每晚1次，7天为1个疗程，间歇3天后继续第2个疗程，一般20天左右即可。⑥未破溃冻疮。取干辣椒20g，密闭浸泡于75%酒精500mL中，7天后备用，在冻疮好发部位涂搽，每日2～3次。或用辣椒放入麻油中煎成辣油外搽。

使用注意：阴虚火旺、咳嗽、痔疮、目疾者不宜食用。高血压、肺结核病者应慎食。

萝　卜（《新修本草》）

别称：白萝卜、莱菔、芦菔、地灯笼、寿星头。

性味归经：辛、甘，凉（熟者偏于甘、平）。归肺、脾、胃、大肠经。

功效：清热化痰，生津凉血，益胃消食，利尿通淋，下气宽中。

适应证：

1. 肺热痰稠，咳嗽等。用白萝卜、生姜、梨各适量，洗净切片，加水煎汤，代茶饮服，每日两次。

2. 热病口渴，消渴口干，咳血，衄血等。用生萝卜榨汁直接饮用，若与藕、甘蔗、梨、鲜芦根等一起榨汁服用，效果更佳。

3. 食积不消，脘腹胀满。生白萝卜捣汁饮。

4. 热淋，尿血，尿浊，小便不利。可用生萝卜榨汁直接饮用。或用鲜萝卜200g，切成厚片，蘸白蜜，放在锅或铁铲上慢火炙干，使其香熟而不焦，候冷细嚼，以盐汤送服。每日3次。

临床应用：①伤风咳嗽。白萝卜5片，生姜3片，大枣3枚，蜂蜜30g。加水适量煮沸约30分钟，去渣，加蜂蜜再煮沸。温服，每日1～2次。②扁平疣。用甜面酱腌制的白萝卜，切成薄片，在患处均匀涂擦，每日两次，10日为1个疗程。③偏头痛。取白萝卜1根，洗净切丝，以洁净纱布包后榨取汁约20mL。如左侧偏头痛，就将萝卜汁分数次滴入右侧鼻孔中；右侧偏头痛则滴入左侧鼻孔中。每日两次，连用4～5天。

使用注意：脾胃虚弱、大便溏薄者不宜多食、生食。熟食偏于益胃降气。

土　豆（《植物名实图考》）

别称：马铃薯、土芋、洋芋、山药蛋。

性味归经：甘，平。归胃、大肠经。

功效：益气健脾，缓急止痛，通利大便。

适应证：

1. 病后脾胃虚寒，气短乏力。土豆100g，牛腹筋150g，酱油15g，糖5g，葱、姜各适量，文火煮烂入味，即可食用。

2. 胃脘疼痛。新鲜土豆去皮洗净，切碎捣烂，用纱布包挤汁，加蜂蜜适量，煮熟，每日清晨空腹服用1～2匙，连续服用2～3周，服食期间忌刺激性食物。

3. 便秘。土豆适量，洗净去皮，榨成泥，再用小火煮熟，加适量蜂蜜调服。

临床应用：①静脉炎。将土豆洗净，用无菌蒸馏水冲洗后再用灭菌刀去皮，切成约大于病变部位2mm厚的片，敷于病变部位，每次0.5小时，每天两次，6天为1个疗程。②皮肤溃疡。将土豆片切成小块，加工成泥状，敷于病灶处，用纱布或绷带包扎，每天更换2～4次，敷15天左右创口可愈合，此方法对于治疗肌内注射之后造成的硬结亦有疗效。③烧伤。将土豆洗净，加水煮20分钟，剥取与创面大小相同的土豆皮，敷于伤口，用消毒绷带固定，连用3～5日。亦可用土豆磨汁后，涂于烫伤处，能消炎止痛。④乳腺增生。取大约200g的土豆数个，洗净切薄片，外敷于患乳处，外敷面积超过患处2cm以上，用塑料薄膜盖在土豆片外层，再用胶布固定，每天两次，经前4天开始外敷（或乳房疼痛时开始外敷），7天为1个疗程，连用3个月经周期。

使用注意：脾胃虚寒易腹泻者应少食。发芽的土豆因含有大量龙葵碱，食用可致中毒，故不

宜食用。

山　药（《神农本草经》）

别称：薯蓣、山芋、怀山药、白药子。

性味归经：甘，平。归脾、肺、肾经。

功效：补脾养胃，益肺生津，补肾涩精。

适应证：

1. 脾胃虚弱，纳呆食少。山药30g，白术30g，人参3g，捣为细末，煮白面糊为丸，其大小如小豆，饭前空腹服用，每次30丸。

2. 虚劳咳嗽。山药捣烂半碗，加入甘蔗汁半碗，和匀，温热饮之。

3. 肾虚遗精，滑精。山药500g，煮熟研泥，羊肉500g，去脂膜，煮烂熟研泥，肉汤内下粳米250g，共煮粥食之，常服亦能益肾补虚。

4. 小便频数，带下。白茯苓（去黑皮）、干山药（去皮，白矾水内蘸过，慢火烙干用）各等份，为细末，稀米饮调服。

临床应用：①小儿腹泻。山药40g，车前子10g，山药焙黄研末混匀，加水，温火煮沸呈粥状，加糖适量，每日两次，口服。②肝硬化腹水。山药50g，生薏苡50g，煮粥食之，每日两次，服用半年。③尿崩症。山药60g，黑枣60g，制首乌120g，黑芝麻120g，红枣120g，母鸡1只，炖汤，分多次喝汤食肉，2~3日服完，每周1剂。

使用注意：湿盛中满，或有积滞、有实邪者不宜服用。

洋　葱（《药材学》）

别称：球葱、圆葱、玉葱、葱头、荷兰葱。

性味归经：辛，温。归脾、胃、肺经。

功效：解表散寒，健脾理气，解毒杀虫。

适应证：

1. 风寒感冒。洋葱100~150g，水煎服。鼻塞者，以洋葱3~4个，切碎，水煎，用鼻吸热气。

2. 脘痞胸闷，咳嗽痰多浓稠。洋葱洗净，切碎炒食或煮熟食用。

3. 肺痨咳嗽，咳血。瘦猪肉200g，紫皮洋葱4个，加600mL水煮熟食用。

临床应用：①高血糖。洋葱（黄色洋葱效果更佳）洗净，切成块，加水，大火煮开，再用小火煮15分钟，每天早晚空腹各服一半。②高脂血症，动脉粥样硬化。洋葱60g，素炒，每日食用。

使用注意：热病后、表虚多汗者不宜食用。

大　蒜（《本草经集注》）

别称：蒜、蒜头、独蒜、胡蒜。

性味归经：辛，温。归脾、胃、肺、大肠经。

功效：温中行滞，解毒杀虫，行气消积。

适应证：

1. 风寒感冒。大蒜9g，茶叶9g，开水泡服。

2. 脘腹冷痛，虚寒泻痢。陈年醋浸大蒜，食数瓣，经常服用。

3. 痢疾。取生大蒜头10g，捣烂开水送服；或用10%的大蒜浸液100mL，保留灌肠，每日1次，连用6日。

4. 肠毒下血。以独头蒜煨捣，和黄连末为丸，以米汤送服。

5. 痈肿疔毒。取独蒜头3～4枚，捣烂，加入麻油调匀，贴于肿处，干后即换，反复多次。

临床应用：①胃炎。紫皮大蒜50g，鲢鱼500g，加佐料，烧熟食用。②急性乳腺炎。大蒜100g，芒硝50g，将大蒜洗净，捣烂，加入芒硝搅拌成糊状，平铺于纱布上，面积以超出红肿面积1cm即可，敷于患处，胶布固定。每日更换1次。③小儿百日咳。大蒜15g，红糖6g，生姜少许，水煎服，每日少量频服。④口腔溃疡。取大蒜1枚，去皮洗净，捣成泥状，加食盐和食醋少许，调成糊状，滴入芝麻油适量。放置15分钟，即可食用，每日1～2次。⑤蛲虫病。大蒜10g，去皮捣汁，加温开水50mL，直肠灌注。每晚1次。⑥灰指（趾）甲。将生大蒜瓣切开，取其一半，涂擦在灰指（趾）甲的甲板上，每日4～6次，每次2～3分钟，7天为1个疗程。

使用注意：阴虚火旺者，有目、口喉、舌诸疾者慎用，消化性溃疡、慢性胃炎者忌食。

百　合（《神农本草经》）

别称：百合蒜、夜合花。

性味归经：甘、微苦，寒。归心、肺经。

功效：养阴润肺，清心安神。

适应证：

1. 肺虚久咳，痰中带血。将适量百合煮烂，加适量冰糖、川贝粉，调服。

2. 心烦失眠。百合15g，酸枣仁15g，远志9g，水煎服，每日两次。

3. 百合病。百合60g，生地黄30g。加水煎汤服。

临床应用：①燥热咳嗽，咽喉干痛。鲜百合120g，和蜜蒸软，时时含数片食之。或以新鲜百合数个，捣汁，冲以温开水饮服。②消渴之阴虚燥热，肝肾亏虚。百合120g，枸杞子50g，粳米200g，红枣5枚，煮粥食用。③天疱疮，湿疹。鲜百合榨汁，涂于患处；也可用野百合捣烂后外敷。④哮喘。百合500g，枸杞子120g，共研细末，炼白蜜为丸，如梧桐子大，每日9g，温开水送下。⑤子肿，子晕。百合50g，莲子10g，水煎服，每日两次。

使用注意：脾虚便溏，风寒咳嗽，虚寒出血者忌食。

藕（《本草经集注》）

别称：莲藕、光旁。

性味归经：甘，寒。归心、脾、胃经。

功效：凉血散瘀，清热生津，补脾止泻。

适应证：

1. 肺胃出血。藕250g，侧柏叶60g，捣汁，冷开水冲服。

2. 咯血，衄血，产后出血。鲜藕60g，鲜白茅根60g，水煎服。或口服鲜藕汁，每次服100mL。

3. 消渴，口干，心中烦热。生藕汁150mL和生地黄汁150mL，一起温服，每日3次。

4. 小便热淋。生藕汁、地黄汁、葡萄汁各等份，每日150mL，加入蜂蜜温服。

5. 上焦痰热。藕汁100mL，梨汁100mL，和服。

6. 脾虚泄泻。鲜藕120g，煮烂熟，稻米500g，蒸熟，与藕泥拌匀制糕，撒白糖少许。

临床应用：①鼻息肉。生藕节（连须）60g（新瓦上焙焦），乌梅肉（焙焦）30g，白矾15g，冰片3g，共研细末，取少许药末，吹患侧孔，每小时吹1次，5天为1个疗程。②乳腺增生。藕节60g，加水800mL，煮至600mL，每日三餐后口服。

使用注意：脾胃虚寒者不宜生食。煮藕时宜用砂锅，忌铁器。

香　蕈（《随息居饮食谱》）

别称：香菇、冬菇、台菇、石蕈、菊花菇。

性味归经：甘，平。归胃、肠经。

功效：健脾益气，解毒透疹。

适应证：

1. 脾胃气虚，食欲不振。香蕈20g，粳米50g。将香蕈洗净，去蒂，切碎，和粳米一起放入砂锅中，加水适量，文火煎成粥，温服，每日1～2次。

2. 荨麻疹。香蕈15g，酒酌量，炖服。

临床应用：①急慢性肝炎。鲜香蕈水煎或做菜，长期食用。②胃癌，子宫颈癌。取鲜香蕈30g（干品减半），每日煮食1次，日期不限，持续服用，可防止各种癌症手术后转移。③增强体质，预防感冒。新鲜香蕈100g，山药300g，胡萝卜100g，红枣50g，加佐料炒熟，长期食用。

使用注意：脾胃寒湿气滞，顽固性皮肤瘙痒，痘痧，痛风患者忌食。

木　耳（《神农本草经》）

别称：黑木耳、光木耳、树耳、黑菜、树鸡。

性味归经：甘，平。归肺、脾、胃、大肠经。

功效：凉血止血，补气养血，润肺止咳。

适应证：

1. 血痢不止。木耳30g，加水1000mL，煮熟，用盐醋调服，后饮其汁，每日两次。

2. 大便干燥，痔疮出血。木耳10g，柿饼30g，煮烂，调味食用。或木耳10g，水煎调味食用。

3. 妇女崩中漏下，或有瘀血者。木耳60g，炒至见烟为度，加血余炭10g，共研细末（木耳散）。每次服6～10g，温开水或淡醋送下。

4. 贫血。木耳30g，红枣30枚，煮熟服食，加红糖调味。

5. 咳嗽。木耳15g，冰糖15g，加水适量煮烂，长期食用。

临床应用：①高血压，眼底出血。木耳3～6g，冰糖5g，加清水适量，慢火炖汤，于睡前一次顿服，每日1剂，10天为1个疗程。②皮肤溃疡。黑木耳在温盐水中泡发后取出，用消毒棉球将水分擦干，按伤口大小剪块，再用75%的酒精消毒后备用。伤口经消毒后，撒上少量白糖，将备好的木耳片平贴于肉芽组织上，再用消毒纱布包扎即可，隔日换1次。③糖尿病足溃疡。木耳500g，红糖500g，用蜂蜜混合搅拌成膏，胰岛素注射液和生理盐水配成1/1000浓度外敷液。每2～4小时用无菌纱布把胰岛素外敷液湿敷于已清创干净糖尿病足皮肤溃疡面。待1～2小时胰岛素外敷液纱布干燥后，再将木耳红糖膏敷于糖尿病足皮肤溃疡面。每天如此交替换药。④血虚便秘。木耳30g，海参20～30g，猪大肠150g（洗净切段），加水适量同煮，用食盐调味食用。⑤皮肤色斑。冬瓜、丝瓜适量切块，白菊花5g，黑木耳5g，共煮汤，经常服用。

使用注意：虚寒溏泄者、过敏体质者均应慎服。新鲜黑木耳不宜食用。

银　耳（《中国药学大词典》）

别称：白木耳、雪耳、银耳子、桑鹅、五鼎芝。

性味归经：甘，平。归肺、胃、肾经。

功效：益胃生津，润肺止咳，止血。

适应证：

1. 肺胃阴虚之咽干口渴。银耳10g，芦根15g，小环草10g，水煎，滤去药渣，饮汤，并服银耳，每日1剂。

2. 阴虚肺燥之干咳无痰或痰中带血。银耳10g，南沙参15g，粳米100g，白糖适量。先将粳米淘净，放于砂锅中，注入清水1000mL，武火烧开后，再将银耳、南沙参洗净切碎放入，转用文火慢煮成粥，加白糖，调匀。分1～2次空腹服。

3. 肺肾阴虚之虚劳发热、咯血、便血、月经不调。干银耳6g，糯米100g，冰糖10g，加水煮粥食用。

临床应用：①贫血。取哈密瓜300g，去皮、籽、洗净切块，银耳10g，泡发后撕成小瓣，将二者放进炖盅，加300mL清水及适量冰糖，隔水蒸40分钟即可。早晚服用，隔日1次，连服3周。②皮肤溃疡，久不收口。银耳适量，蓖麻50g，银耳用温水洗净，晾干，蓖麻去皮，共捣如泥，常规消毒疮面，将药膏贴于患处，用胶布固定，隔日换药1次。③滋润肌肤。银耳15g，枸杞子25g，同入锅内加水适量，文火煎成浓汁后，加入蜂蜜适量，再煎5分钟后，温开水兑服，隔日1次。

使用注意：风寒咳嗽者及湿热酿痰致咳者禁用。外感风寒、出血证、糖尿病患者慎用。

紫　菜（《本草经集注》）

别称：紫英、索菜、子菜、膜菜、紫瑛。

性味归经：甘、咸，寒。归肺、脾、膀胱经。

功效：软坚散结，清热化痰，利咽止咳，利水除湿。

适应证：

1. 瘿瘤、瘰疬。紫菜15g，加水煎汤服；或用猪肉与紫菜煮汤，略加油、盐调味食用。

2. 肺坏疽之咳吐臭痰。紫菜研末，每服6g，每日3次，温水冲服，或干品嚼食。

3. 咳嗽。紫菜16g，远志16g，牡蛎30g，煎服，连服数周。

4. 水肿。紫菜30g，益母草15g，玉米须15g。煎服。

临床应用：①淋巴结核。用紫菜做汤，每日当菜佐食，连服1～2个月。②甲状腺肿大。紫菜50g，萝卜250g，陈皮3g，水煎服。③高血压。紫菜16g，芹菜20g，决明子15g，水煎服。④胃溃疡。紫菜15g，南瓜100g，大米200g，加水，煮粥，食用。⑤便秘。紫菜10g，香油5mL，酱油数滴，味精适量。每天晚饭前30分钟，用开水冲泡，温服。

使用注意：脾胃虚寒、腹痛便溏及甲状腺功能亢进者忌食。

海　带（《吴普本草》）

别称：海草、海马蔺、昆布、海草。

性味归经：咸，寒。归肺、肾经。

功效：软坚化痰，利水消肿。

适应证：

1. 瘿瘤，瘰疬等。海带60g，每日煮食。

2. 咳嗽咳痰。海带500g，知母1000g，百部500g，用50%乙醇浸泡1周，回收乙醇，加蒸馏水至5000mL。每次10mL，每日3次。

3. 水肿。海带60g，切丝，绿豆150g，同煮汤，加适量红糖调味食用。

临床应用：①静脉炎。选择肉质肥厚的海带置于冷水中浸泡30分钟，清洗，撕去表皮膜后，放入保鲜袋内，置于0～4℃的冰箱内，冷藏30～60分钟备用。根据静脉炎发生的部位和面积，选择适当大小冷海带，将该部位完全覆盖，每30～60分钟更换1次，保持海带湿润新鲜，至患处不适感完全消失。②高血压。海带50g，草决明15～30g，水煎，吃海带饮汤。可连服数日；或海带制干研末，每次服3～4g，每日3次，连服1～3个月。③高血脂。海带切丝，加醋，浸泡3～5天后食用。④糖尿病。冬瓜250g，海带结50g，将冬瓜去皮洗净切块，解开海带结，用水浸泡洗净；加入水及佐料，煮汤食用。⑤慢性气管炎。海带根500g，生姜75g，红糖适量，加水煎制成450mL浓液，每次15mL，三餐后服，10天为1个疗程。⑥咽炎。生海带250g，冷水泡开，洗净切丝，在开水中烫过捞出，加白糖100g，与海带丝拌匀，腌制3天后食用。每天空腹服用，连续食用15天即可。⑦睾丸肿痛。海带12g，海藻12g，小茴香6g，水煎服。

使用注意：素体脾胃虚寒者忌食。

（三）果品类

定义：果品是对部分可以食用的植物果实和种子的统称。果品类包括水果和干果。其中，水果是指多汁且有甜味的植物果实，如苹果、橘子、西瓜等；干果是指成熟时果皮呈干燥状态的果子，如核桃、松仁、腰果等。另外，晒干了的水果也称为干果或果干。

性味功效概述：水果大多味甘而酸，性偏寒凉，多具有生津止渴、清热除烦、润燥化痰、利小便等功能，适用于津伤烦渴、肠燥便秘等。干果性多温和，多具有补虚、健脑、润肠通便的功能。

营养学价值：果品类是人体维生素、膳食纤维和矿物质的重要来源。水果中水分含量多，含有丰富的纤维素、半纤维素和果胶，它们能促进肠蠕动，预防便秘、肠癌、痔疮等。干果中脂肪、蛋白质含量较高，矿物质、维生素含量丰富。

烹调加工要求：水果经流水冲洗后，需用合适的洗涤剂浸泡5分钟，再用盐水洗净，防止农药残留。水果不宜久存，否则维生素C损失较多。

龙　眼（《开宝本草》）

别称：益智、桂圆、龙目、圆眼。

性味归经：甘，温。入心、脾经。

功效：补益心脾，养血安神。

适应证：

1. 禀赋不足，后天失养，虚劳。龙眼肉60g，白糖3g，盛竹筒式瓷碗内，碗口罩以丝绵一层，日日于饭锅上蒸之，蒸至多次。每次以开水冲服一匙。

2. 思虑过度，劳伤心脾，气血不足，心悸怔忡，失眠健忘。龙眼250g，浸泡于1500mL白酒中，1个月后开封饮用。

3. 脾虚泄泻，产后浮肿，气虚水肿。龙眼干、生姜、大枣适量，煎汤服用。

临床应用：①神经衰弱。龙眼肉15g，炒枣仁30g。加清水适量，文火煎煮30分钟，弃渣取汁，调以白糖适量，每晚睡前服食。②皮肤瘙痒症及荨麻疹。龙眼壳30g，加水1000mL，浸泡2小时，大火煮沸，改文火继续煎20分钟，放凉后用药汁擦洗患处，每日两次，连用7天。③乳糜尿。龙眼肉20g，山茱萸10g，大米50g，盐适量，煮粥，早晨服用，下午加泡龙眼肉20g当茶饮，连续服食1～3个月，此期间忌食油。

使用注意：气壅胀满、阴虚火旺、湿滞停饮者忌食。

大　枣（《神农本草经》）

别称：壶、木蜜、红枣、干枣、枣子、美枣、良枣。

性味归经：甘，温。归心、脾、胃经。

功效：补中益气，养血安神，缓和药性。

适应证：

1. 脾胃虚弱致倦怠乏力，食少便溏，面色萎黄等。大枣10～20枚，水煎，常常服之。也可用人参粉3g，大枣10枚，粳米100g，冰糖适量，煮粥，酌加冰糖，调匀服用，每日2～3次。

2. 血虚，妇女脏躁等。大枣10枚，炙甘草10g，浮小麦100g，水煎服。

3. 中风惊恐虚悸，四肢沉重。大枣（去核）7枚，青粱粟米200g，加水1500mL，先煮枣取汁1000mL，投米煮粥。

4. 十枣汤中，以大枣缓解甘遂、大戟、芫花的峻下作用及毒性，保护脾胃。

临床应用：①过敏性紫癜。大枣150g，甘草20g，水煎服，每日1剂，吃枣饮汤，7天为1个疗程。②抑郁症。甘草30g，淮小麦20g，大枣10枚，合欢皮15g，水煎煮至200mL，早晚各服100mL。③胸腔积液。大枣12枚，葶苈子15g，先以水600mL，煮枣取汁400mL，纳葶苈，煮取100～150mL，顿服。④表虚自汗。大枣30g，黄芪30g，山楂6g，水煎服，每日两次。

使用注意：湿盛苔腻、脘腹胀满、内热盛者应慎服。糖尿病患者忌多食。

核　桃（《本草纲目》）

别称：胡桃、羌桃、合桃。

性味归经：甘，温。归肾、肺、大肠经。

功效：补肾益精，温肺定喘，润肠通便。

适应证：

1. 肾虚耳鸣、遗精、腰痛、阳痿等。核桃仁3枚，五味子7粒，蜂蜜适量，于睡前嚼服。

2. 肺肾不足气喘。核桃肉6g，人参6g，水煎服。

3. 肠燥便秘。核桃仁4～5枚，于睡前拌少许蜂蜜服食。

临床应用：①失眠。核桃仁6个，牛奶1杯，煮熟后，睡前服用。②腹泻。核桃（带壳）1～3个，置火上烧透，研末，用温开水冲服，每天两次，连服3天。③中老年人泌尿系统结石。核桃仁50g，捣碎，大米100g，同煮为粥，食用。或用核桃120g，食油炸酥，加适量糖，研末，1～2天内分次服完。④肾虚型老年骨质疏松症。核桃仁250g，黑芝麻250g，白砂糖50g，核桃仁与黑芝麻同研为细末，加入白糖，每日两次，每次25g，温开水调服。

使用注意：痰火积热、阴虚火旺，以及大便溏泄者禁服。

杏（《本草图经》）

别称：杏子、杏实。

性味归经：甘、酸，温。入肺、胃经。

功效：止咳定喘，生津止渴。

适应证：

1. 伤风感冒所致咳嗽、痰多、气喘等。取鲜杏 15～20g，桑白皮 15g，猪肺 250g，加清水适量炖服。

2. 胃阴不足所致口渴咽干。鲜品 50g 生食或果脯含咽。

临床应用：咳嗽喘息。杏仁 100g 去皮尖，粟米面 500g，盐 60g，炒后，开水冲调，每次10～20g，每日晨起空腹服用。

使用注意：不宜多食，多食易上火，生痈疖。

葡　萄（《神农本草经》）

别称：草龙珠、蒲桃。

性味归经：甘、酸，平。归脾、肺、肾经。

功效：补益气血，生津除烦，滋补肝肾，强筋骨，利小便。

适应证：

1. 气血不足之神疲、盗汗、心悸失眠等。葡萄干 50g，龙眼肉 30g，水煎服。

2. 热病烦渴、声嘶、咽干等。鲜品 100g 生食或鲜品取汁加蜂蜜后，水煎服。

3. 肝肾不足之腰膝酸软无力。葡萄干 100g，人参 100g，放于 1000mL 白酒中，浸泡 1 个月后服用。

4. 热淋之小便短赤涩痛。葡萄汁 100mL，藕汁 100mL，生地黄汁 100mL，蜂蜜 100mL，和匀后，煎为稀汤，每次饭前服用 40mL。

临床应用：①寻常疣。葡萄果长至豌豆大小未成熟时，冰箱冷藏备用，治疗时用锐器刺破表皮，破皮处对准疣体，一边挤压一边涂擦，每次 2 粒，3～4 次/日。②烫伤。鲜品洗净去籽，捣浆，敷于患处，药干即换。也可用干葡萄皮研末，茶水调敷。

使用注意：多食令人泄泻，生内热。

无花果（《救荒本草》）

别称：品仙果、奶酱果、天生子、温仙果、密果。

性味归经：甘，凉。归肺、大肠经。

功效：清热解毒利咽，健胃清肠，催乳。

适应证：

1. 肺热声嘶，咽喉肿痛。无花果干果 15g，水煎煮后调冰糖服或无花果鲜品两枚，去皮切片，调入白糖、蜂蜜或冰糖，每日口服 3 次。

2. 腹痛、腹泻、下利赤白脓血。无花果 5～7 枚，水煎服。

3. 大便秘结、痔疮。服鲜品数枚或干果捣碎煎汤，加生蜂蜜适量，空腹时温服。或取干果 10 个炖猪大肠，每周服用 2～3 次。若为外痔，可鲜品水煎后，清洗患处。

4. 产后乳汁不下。无花果鲜品或干果，炖猪蹄服用；或加瘦肉、大枣，加水煮烂后服用。

临床应用：①慢性高血压。取干果10g，开水500mL冲泡后饮用，每日1次。②寻常疣。用无花果果汁或叶柄折断处的白汁擦疣体及周围皮肤，每日两次，每次2分钟，2周为1个疗程。

使用注意：大便溏薄者不宜生食。

白　果（《本草纲目》）

别称：银杏、鸭脚子、灵眼、佛指甲。

性味归经：甘、苦、涩，平，小毒。入肺、肾经。

功效：敛肺平喘，止带缩尿。

适应证：

1. 咳喘痰多。白果30g去壳后加入500mL水中，加入冰糖15g，水煎煮至果仁熟透后，连渣服。每日1～2次。

2. 赤白带下，下元虚惫等。取白果10g，莲肉10g，粳米10g，胡椒3g，乌鸡1只，去肠盛药，煮烂后，佐餐或空腹食用。

3. 遗尿。将白果炒香，5～10岁儿童每次5～7枚，成人每次8～10枚，每日两次，嚼服。

临床应用：①老年人尿频。白果30g，大枣10枚，每日1剂，水煎服，3日为1个疗程。②酒刺。每晚睡前用温水将患部洗净，将去掉外壳的白果种仁，用刀片切出平面，频搓患部，边搓边削去用过部分，每次用果仁1～2粒，用药7～14次，酒刺即见消失。

使用注意：不可生服，熟食不可过量。

柠　檬（《岭南采药录》）

别称：黎檬子、柠果。

性味归经：甘、酸，凉。归胃、肺经。

功效：生津解暑，和胃安胎，祛斑养颜。

适应证：

1. 暑热伤津烦渴。鲜柠檬汁加盐少许，温开水送服或红茶2g，柠檬半个开水冲泡，加蜂蜜适量饮用。

2. 脘腹气滞，嗳气少食。柠檬10g，香附10g，厚朴10g，水煎服。

3. 妊娠呕吐。鲜柠檬500g去皮、核，切小块，放入锅中加250g白糖浸渍24小时，再用小火煨熬至汁液耗尽，冷却后拌入少许白糖即可食用。每日1剂，每日两次。还可把新鲜的柠檬放在床旁，晨起嗅之，可缓解妊娠恶阻。

4. 雀斑，黄褐斑。柠檬4个去皮切片，苹果1个去心切片，用米酒1瓶浸3个月以后饮用。也可用柠檬洗净切片后，放入凉开水中3～5分钟，取出敷于患处。

临床应用：①先兆流产便秘者。每天新鲜柠檬1个清洗后泡水饮用。②艾滋病患者的鹅口疮。20天为1个疗程，前10天可将鲜柠檬榨汁20mL加入10mL水稀释，取一半的液体漱口（在嘴里停留时间为5分钟）后，将另一半液体含在口中与病灶长时间接触，连续使用10天。后10天，用纯柠檬汁2～3滴涂抹患处，每日3次。③糖尿病。柠檬30～50g加鸡肉100～200g炖熟后，喝汤或吃肉，每天1～2次，将其吃完，或用鲜柠檬每天30～50g榨汁或泡水饮，每日3次，10～15天为1个疗程。相隔10～15天后，按病情和血糖增高情况再进行第2个疗程治疗。④缓解血液透析患者皮肤瘙痒。取新鲜柠檬1个，切成4～5片，放在200mL温开水中浸泡20分钟，取消毒纱布一块，放入柠檬水中，取出拧至半干，于透析开始时轻轻反复涂抹于瘙痒部位。

使用注意：胃酸过多者忌食。

苹　果（《滇南本草》）

别称：蔡子、频婆、频果、天然子、柰子。

性味归经：甘、酸，凉。归脾、胃、心经。

功效：润肺生津，除烦醒酒，开胃止泻。

适应证：

1. 肺燥干咳、热病津伤、咽干口渴等。鲜品数枚生食或冰糖炖服。
2. 热病心烦及夏季暑湿外感发热。生食或捣汁服用。
3. 饮酒过多。生食或捣汁服用。
4. 病后胃纳不佳或食后脘部胀气不舒。饭后生食。
5. 慢性腹泻。苹果 1 个，切片后煎汤服用。

临床应用：①慢性支气管炎痰盛。取苹果 2 个，用刀在果柄处挖锥形孔。将巴豆 1～2 粒分别放于 2 个苹果的锥形孔内，放入锅内蒸熟。凉后取出巴豆，苹果内服，每日 1 次，连续食 1 个月。②慢性鼻窦炎头痛。4～6 个苹果生服，20 天为 1 个疗程。

使用注意：不宜多食，多食令人腹胀。

橘（《神农本草经》）

别称：橘子、橘实、黄橘。

性味归经：甘、酸，平。归胃、肺经。

功效：理气和中，生津润肺。

适应证：

1. 胸腹胀闷、脾胃气滞、呕逆食少等。用橘鲜品去皮、核，生食。若伤食生冷，泄泻不止，可用鲜橘以蜜糖浸渍成橘饼，取橘饼 1 个，切成薄片，用沸水泡出汁，饮汤食饼。
2. 肺胃阴伤，口中干渴。橘子去皮取汁，加等量凉开水稀释，加入白糖适量饮用。
3. 咳嗽、痰多。取鲜橘 2000g，去皮核绞汁，加热熬至浓稠状，加入蜂蜜 1000g 搅匀，熬至膏状，冷却装瓶。每次 20mL，每日两次，连服数日。

临床应用：①糖尿病。橘络晒干磨细后加入食用纤维，充分混合后加水调匀后服用，每天 3 次，每次 5g，30 天为 1 个疗程。②婴幼儿由于食积、外感风寒所引起的咳嗽。取一个橘子在有凹陷的一面用刀挖洞，滴香油少许，用手轻捏，使香油均匀地进入到橘瓣中，用文火烤，烤到油发出丝丝声，橘子下部 1/3 的皮变得焦黑后将橘取出，稍凉一会儿把皮剥开，趁热服用。③缓解乳腺增生症状。橘核 15g，橘络 1～3g，开水冲泡后服用。

使用注意：不宜过量食用，阴虚燥咳及咯血、吐血者慎用。

梨（《新修本草》）

别称：果宗、快果、蜜父、玉乳、杜梨、甘棠。

性味归经：甘、微酸，凉。归肺、胃经。

功效：润肺消痰，清热生津，除烦醒酒。

适应证：

1. 热咳或燥咳、久咳不止。可用本品配川贝母、冰糖同蒸，将梨与汁服。

2. 热病津伤口渴。生梨切碎，捣取汁饮服，或熬成雪梨膏服用，或选用《温病条辨》五汁饮，取梨汁、荸荠汁、芦根汁、鲜藕汁、麦冬汁各等份和匀，凉服或温服。

3. 酒后烦渴。鲜梨取汁饮。

临床应用：①中老年慢性支气管炎。优质冬梨1个，冰糖20～30g，土蜂蜜20g，川椒5g，白矾1～3g，熟猪油15～20g。将冬梨洗净后去皮，然后将梨尾部下2～3cm处横切，去除梨核，使梨呈空心状，放入冰糖、土蜂蜜、川椒、白矾及熟猪油，合上梨尾，置梨于碗内，文火蒸煮30～50分钟，煮好后稍凉即可食用，每次1梨，每天1次，连服1～2个月。服药梨期间禁食刺激性食物，禁吸烟，避风寒。②预防便秘。150～180mL鲜梨汁，每天两次，餐后服用，连续服用14～30天。

使用注意：过食伤脾胃，助阴湿，故脾虚便溏、呕吐清水、寒嗽者忌服。

香　蕉（《本草纲目拾遗》）

别称：甘蕉、蕉子、蕉果。

性味归经：甘，寒。归脾、胃、肺、大肠经。

功效：清热滑肠，润肺止咳。

适应证：

1. 痔疮出血，大便干结。香蕉两个，不去皮，炖熟，连皮食之。

2. 肺燥咳嗽日久。香蕉1～2个，冰糖炖服，每日1～2次，连服数日。

临床应用：①持久性腹泻。青香蕉煮熟后食之。②胃溃疡。香蕉鲜品适量服用。③抑郁症。香蕉鲜品适量服用。④咽喉病痛。取去皮香蕉两根，百合12g，冰糖适量，加水炖服。

使用注意：不宜空腹食用，脾胃虚寒者慎用。

枇　杷（《名医别录》）

别称：金丸、琵琶果。

性味归经：甘、酸，凉。归肺、脾、胃经。

功效：润肺止咳，降逆止呕。

适应证：

1. 肺痿咳嗽吐血，暑热声音嘶哑、口渴，肺热咳嗽。鲜品生食或鲜枇杷果肉60g，冰糖30g。水煎服。

2. 胃气上逆之呕吐呃逆。鲜枇杷100g，去皮，将果肉与核一同入水煎汤，顿服或分两次服用，连服1～3天。

临床应用：①顽固性咳嗽。鲜枇杷果洗净晾干，放入容器内加蜂蜜浸泡，密封后放于凉暗处，泡至枇杷完全脱色后即可。用时取泡好的枇杷蜂蜜一汤匙，含于咽部慢慢咽下，服后短时间内不要进食，让药液尽量黏附于咽部，每日3次。②祛暑热。枇杷鲜品、百合、银耳煎煮后饮用。

使用注意：多食助湿生痰，脾虚者忌用。

桑　椹（《新修本草》）

别称：椹、桑果、桑实、桑粒、乌椹、黑椹、桑枣。

性味归经：甘、酸，寒。归肝、肾经。

功效：补益肝肾，滋阴养血，乌须润肠。

适应证：

肝肾不足所致耳鸣失聪，视物昏花，须发早白等。将本品5000g捣汁煎汤，将大米3000g煮半熟沥干后与桑椹汁搅拌均匀，蒸熟后放入酒曲适量搅匀，装入瓦坛保温发酵后，即成桑椹酒，加开水冲服或加水煮热后服用，每次服用30～50mL。或桑椹鲜品适量服用。

临床应用：①老年便秘及睡眠障碍。取相当桑椹干品50g的水提浸膏，配成糖水剂250mL，每天1次，5天为1个疗程。②咽炎。采用成熟果实，每次20～25粒，半小时内服完，不饮水，每天两次，3天为1个疗程。③非胰岛素依赖型糖尿病。鲜桑椹汁配合胡萝卜粥进行。具体方法：用鲜桑椹绞汁，每次服15g，每天3次；鲜胡萝卜80g，洗净切碎，粳米60g，文火煮粥，每天两次。④胃肠道疾病。桑椹50g，饭前30分钟服用，每天3次，10～15天为1个疗程。

使用注意：脾胃虚寒、大便溏薄者忌用。

西　瓜（《日用本草》）

别称：寒瓜、夏瓜、水瓜、天生白虎汤。

性味归经：甘，寒。归心、胃、膀胱经。

功效：清热解暑，利尿除烦。

适应证：

1. 暑热、热病伤津烦渴。西瓜鲜品榨汁后饮用，每次150～300mL。

2. 心火上炎之心烦、口疮、舌赤，以及湿热蕴结下焦之小便短赤、小便频数等。西瓜鲜品榨汁后饮用，每次150～300mL。

临床应用：①疰夏。西瓜500g，雪梨250g，荸荠100g，捣烂取汁，上、下午分饮。②慢性肾炎。西瓜皮250g，冬瓜皮250g，精盐、味精、植物油各适量，烧熟后佐餐食用。

使用注意：多食能积寒助湿，凡中寒湿盛者慎用。

花　生（《滇南本草》）

别称：落花生、落花参、番豆、土露子、长生果、落地松、地果。

性味归经：甘、平。归脾、肺经。

功效：润肺化痰，补脾益气，催乳。

适应证：

1. 久咳、秋燥，小儿百日咳。花生（去嘴尖），文火煎汤调服。

2. 脾虚少食，消瘦乏力。煮食或与赤小豆、大枣同食。

3. 缺乳。花生米150g，猪前蹄1条，共炖服。

临床应用：各种出血证。花生衣18g，红枣10枚，水煎，每日1剂。

使用注意：体寒湿滞及肠滑便泄者不宜服。发霉的花生含有黄曲霉毒素，不能食用。

莲　子（《本草经集注》）

别称：藕实、水芝丹、莲实、泽芝、莲蓬子、莲肉。

性味归经：甘、涩，平。归脾、肾、心经。

功效：补脾止泻，益肾固精，养心安神。

适应证：

1. 久痢不止。老莲子100g（去心），研末，每服5g，陈米汤调下。

2. 病后脾弱，不消水谷。莲肉炒200g，粳米炒200g，茯苓100g，共为末，砂糖调和。每用50g，白汤送下。

3. 小便白浊，梦遗泄精。莲肉、益智仁、龙骨各等份，研为细末。每服10g，空腹用清米饮调下。

4. 心经虚热，小便赤浊。莲肉（连心）300g，炙甘草50g，研为细末。每服10g，灯心草煎汤调下。

临床应用：高血压，目赤昏花。莲子心1.5g，菊花6g，开水泡，代茶饮。

使用注意：中满痞胀及大便燥结者，忌服。

甘　蔗（《名医别录》）

别称：藷蔗、竿蔗、糖梗。

性味归经：甘，寒。归肺、胃经。

功效：润燥止咳，清热生津，和胃降逆，透疹解毒。

适应证：

1. 阴虚肺燥咳嗽。甘蔗汁半杯、萝卜汁半杯，野百合60g，在百合煮烂后加入煎汁，于临睡前服食。

2. 暑热伤阴之发热、口渴。甘蔗500g切片，同菊花50g，煎水代茶饮，或以甘蔗汁、西瓜汁混合饮服。

3. 反胃呕吐。蔗汁一杯，生姜汁8滴，混合后服用。

4. 痘疹不出或闷痘不发，毒盛胀满者。饮蔗汁，可促使痘疹透发。

临床应用：饮酒过度。甘蔗120g，鲜萝卜120g，切碎，加水煮至萝卜烂熟，去渣取汁服用。

使用注意：脾胃虚寒、痰湿咳嗽者慎用；发霉、变酸、有酒味、发黄及生虫的甘蔗不可食，以免中毒；食用甘蔗勿过量，过食易致高渗性昏迷；吃甘蔗时注意卫生，防止蛔虫感染。

山　楂（《本草衍义补遗》）

别称：胭脂果、山里红果、酸枣、映山红果、酸梅子、海红、山梨等。

性味归经：酸、甘，微温。入脾、胃、肝经。

功效：消食健胃，行气消滞，活血止痛。

适应证：

1. 食肉不消。山楂肉120g，加水煮食，并饮其汁，饭后服用。

2. 气滞血瘀疼痛。山楂适量煎汤，空腹饮用。

临床应用：①急性细菌性痢疾。用20%山楂煎剂加糖调味，每服200mL（小儿酌减），每日3次，7～10天为1个疗程。②原发性痛经。取炒山楂50g，水煎后分两次服，每日1次，每次月经前1周开始服用，连用1周。③慢性涎腺炎。将鲜山楂洗净，加水煮烂，加白糖少许备用。每餐饭后取5～10枚含化，同时轻摩挤压受累腺体，3周为1个疗程。每疗程结束后，症状未消失者，停用3天，开始下一个疗程。

使用注意：不宜多食，否则伤齿；忌与人参、西洋参同食；忌用铁、铜器煮食；胃炎反酸、脾胃虚弱者忌食；孕妇慎服。

（四）肉食、蛋奶类

定义：肉食、蛋奶类是以动物的肉，身体其他可供食用部位，如心、肝、肺、肾、胃（俗称肚）、血等，以及蛋、奶类供食用或药用者。

分类：肉食类可分为禽、兽两类，所谓“两足而羽谓之禽”“四足而毛谓之兽”。禽是鸟类的总称，分为家禽，如鸡、鸭、鹅等；野禽，如野鸡、野鸭、麻雀等。兽也分为家畜，如猪、牛、羊等；野兽，如野猪、野兔等。

性味功效概述：一般而言，肉食类食物性能大多性温，如羊肉、狗肉；少数性质偏凉，如兔肉、鸭肉等；牛肉、猪肉性平。家畜的内脏，食性与其肉的食性相同或相似，如狗肉性温，内脏亦性温；唯有羊肝性凉，与羊肉有异。牛奶性微寒，而羊奶性温。多数肉类入脾胃及肾经，具益气养血补脾肾的功用。家畜内脏都有补益之功，其中性温者，补阳益气；性凉者，滋阴养血。

营养学价值：肉类、蛋奶类是优质蛋白质、脂溶性维生素、矿物质及脂肪的良好来源。肉类中的蛋白质为完全蛋白质，富含人体必需的八种氨基酸，而且氨基酸的组成比例与人体组织蛋白质的比例相近，具有很高的生物学价值；肉类能提供人体每天必需的脂肪，是能量的重要来源；肉类中的无机盐以铁和磷较多，其中铁以血红素铁的形式存在，生物利用率高，不受食物中其他因素影响；肉类中还含有较多的脂溶性维生素和B族维生素；畜禽内脏比肌肉营养价值高，如肝脏、肾脏等维生素A含量极丰富，还含有维生素B_{12}和叶酸，肝脏含铁和铜更丰富。奶类含钙量丰富，且吸收、利用程度高，是钙极好的来源。蛋黄中含有维生素A、D、B_1和B_2，并含磷、铁、锌等；肉食、蛋奶类食品其所含的营养成分与人体所需者相似，与蔬菜交替使用，可互补其不足，其补虚之力胜于蔬菜类，故习称肉食类食品为血肉有情之品。

烹调加工要求：在加工烹饪时，应注意防止食物中的蛋白质和维生素的损失。最好采用蒸、煮、炖的方式，蒸时水蒸气的渗透压较强，原料质地变化快，易成熟，部分蛋白质被水解，利于吸收；煮、炖可使较多的氨基酸和胶原物质、脂肪等溶于水中。尽量不采用红烧、煎、炸等方法，因为红烧对肉类中维生素的破坏较严重；煎炸会使蛋白变性，脂肪、维生素被破坏，易产生有害物质。

猪　肉（《本草经集注》）

别称：猪、豕、狶、豚、彘。

性味归经：甘，平。归脾、胃、肾经。

功效：滋阴润燥。

适应证：

津枯血夺，火灼燥渴，干咳便秘。猪肉500g（半肥瘦），切小块，急火煮清汤，吹净浮油，随意饮用。

临床应用：①肺燥久咳。猪瘦肉500g，板栗250g，盐、姜、豆豉少量，炖透后食用。②病后虚弱，年老体衰。猪瘦肉丝100g，枸杞子60g，料酒10g，酱油20g，豆粉10g，糖、味精、猪油适量，炒熟后食用，常人食用可增强体质。

使用注意：湿热、痰滞内蕴者慎食。

猪　肝（《备急千金要方·食治》）

性味归经：甘、苦，温。归脾、胃、肝经。

功效：养肝明目，补气健脾。

适应证：

1. 远视无力。猪肝一具（切细，去筋膜），葱白数根（去须，切），鸡蛋3个。放入豉汁中煮做羹，临熟时打破鸡蛋，投在内食之。

2. 脾虚呕吐。猪肝500g，薄切晒干，研末，煮白粥取米汤和为丸，如梧桐子大。空腹服用，每次50丸，每日5次。

临床应用：急性黄疸型肝炎。将新鲜猪肝1000g洗净备用，龙胆50g，车前子50g，共为细末，把猪肝用刀切数条深沟，纳入药末，放入锅中蒸熟。每次吃猪肝150g，每日两次，连用7日。

使用注意：高血脂、高血压、动脉粥样硬化的患者，尽量少吃猪肝；猪肝中的有毒物质较多，应先反复冲洗，浸泡30分钟后再进行烹调，使其熟透，不食用半生半熟的猪肝。

猪　肾（《名医别录》）

性味归经：咸，平。归肝、肾经。

功效：补肾滋阴，利水。

适应证：

1. 肾虚腰痛。猪肾1个，切片，以椒盐淹去腥水，入杜仲末15g，荷叶包煨，与酒同食。

2. 卒肿满，身面皆洪大。猪肾1个，分为7块，甘遂粉0.3g，火炙令熟，每日服1次，勿食盐。

临床应用：①肾虚耳鸣。猪肾1个切片，骨碎补20g，研末，一起拌匀后，煨熟食之，每日3次，连服1个月为1个疗程。②妊娠恶阻。灶心土500g，加水200mL，泡半日，用此水与猪肾1个、盐少许煎煮，分数次服下，并食猪肾。

使用注意：不可久食。

猪　血（《名医别录》）

别称：血豆腐

性味归经：咸，平。归心、肝经。

功效：补血养心，息风镇惊，下气。

适应证：

1. 心病邪热。猪心血1个（猪心不用水洗，用刀剖开心腔，取出心腔内的血），青黛1匙，朱砂末30g，同研，制成梧桐子大丸，每次20丸，酒送服。

2. 中满腹胀，旦食不能暮食。猪血漉去水，晒干为末，酒服取泄。

临床应用：预防硅沉着病。猪血250g，黄豆芽250g，煮汤食之。

使用注意：不可过量食用，以防铁中毒，影响其他矿物质的吸收。高胆固醇血症、肝病、高血压、冠心病患者应少食。

猪　蹄（《备急千金要方·食治》）

别称：猪四足。

性味归经：甘、咸，平。归胃经。

功效：补血通乳，托毒。

适应证：

1. 产后无乳汁。母猪蹄1只，粗切，加水12000mL，煮熟得3500mL左右汁饮用。

2. 痈疽发背或乳痈初起微赤。母猪蹄2只，通草12g。以绵裹，和煮做羹食之。

使用注意：胃肠消化功能减弱者、胆囊炎、胆结石、动脉硬化和高血压患者慎食。

牛　肉（《名医别录》）

别称：黄牛肉、水牛肉、西冷、T骨、牛柳、肉眼。

性味归经：黄牛肉甘，温。水牛肉甘，凉。归脾、胃经。

功效：补脾健胃，益气养血。

适应证：

1. 脾胃气虚，少食。可单用本品煮汤饮。牛肉500g，洗净，切成小块，注入清水800mL，大火烧开后，撇去浮沫，加入干姜30片，醋30mL和精盐，转用小火炖至牛肉酥烂，淋麻油。分2~3次，趁热食肉喝汤。

2. 脾胃虚寒，腹痛、便溏。可用砂仁20g，陈皮15g，生姜10g，桂皮等煮熟用食。

3. 虚劳自汗，乏力懒言。牛肉500g，洗净切块，注入清水800mL，大火烧开后，撇去浮沫，再将党参50g，红枣10枚（去核），和姜片、黄酒、精盐一起放入，转用小火炖至酥烂，入胡椒粉，淋麻油。分2~3次，趁热食牛肉、参、枣，喝汤。

4. 水气大腹浮肿，小便涩少。牛肉500g，以姜、醋炖之，空腹食。

5. 老人水气病，四肢肿闷沉重，喘息不安。水牛肉500g（鲜），上蒸令烂，切薄片，以姜、醋食之。

临床应用：①胃痛。取牛肉500g，葱头150g，胡萝卜150g，白菜250g，土豆200g，大米100g，香叶2片，干辣椒1g，胡椒粉、胡椒粒、食盐各适量。将葱头洗净切丝，胡萝卜和牛肉切成片，在锅中加水适量。将切好的葱头、牛肉和胡萝卜与香叶、胡椒粒、干辣椒一起放入锅中熬煮成汤。待汤煮沸后，将土豆和白菜切成块，放入汤中煮熟，而后加入大米及适量的盐、胡椒粉等调味料，粥熟后即可食用。②小儿腹泻。采用山药粥（怀山药10g，白扁豆10g，红枣15g，粳米15g）和牛肉粥（牛肉30g，陈皮5g，粳米15g）治疗。每日取一方煮粥，热服，可做正餐或点心。③贫血。牛肉500g，加适量番茄，炖汤。汤肉同服。

使用注意：牛自死、病死者，禁食其肉。

牛　奶（《本草经集注》）

别称：牛乳、牛奶子。

性味归经：甘，平。归心、肺、胃经。

功效：益胃健脾，生津润燥，补益虚损。

适应证：

1. 噎膈反胃。牛乳250mL，韭菜汁60g，生姜汁15g，和匀温服。

2. 小儿呕哕。牛乳150g，生姜汁100mL。煎取至100mL，分两次服用。

3. 大病后虚劳损伤。牛乳1000mL，加水4000mL，煎取至1000mL，如人饥，稍饮之，不可过食。

4. 年老虚损。牛乳250mL。先将白米做粥，煮半熟，去少汤，入牛乳，待煮熟盛碗，再加砂糖一匙服之。

5. 治消渴，心脾中热，下焦虚冷，小便多，渐羸瘦等。鲜羊、牛乳，渴即饮之。

临床应用：①肝性脑病。酸牛奶150~200mL保留灌肠，每天两次。患者取左侧卧位，臀部抬高10cm，使用60mL注射器抽取酸牛奶后与微量泵延长管衔接，排尽管内空气，将管前用液状石蜡润滑，插入肛门20~25cm，缓慢推注，操作完毕后协助患者转为平卧位，保留1小时左右，治疗时间7~10次。②神经性皮炎。牛奶250mL，倒入100g菜籽油，拌匀后加入有温水的浴盆中，每周浴疗1次，每次15分钟。

使用注意：脾胃虚寒腹泻，内有痰湿积饮者慎用。不宜与酸性食物同时服用。老年人及高血压患者宜选用脱脂牛奶。

羊　肉（《本草经集注》）

别称：山羊肉、绵羊肉、羖肉、羝肉、羯肉。

性味归经：甘，温。归脾、胃、肾经。

功效：温肾助阳，益气健脾，和胃降逆。

适应证：

1. 肾阳不足。羊肉250g，去脂膜，煮熟切块，以蒜汁蘸汁同食，3天1次。

2. 脾肾虚弱，食欲不振，夜卧不宁，健忘等。羊肉150g，芡实30g，山药20g，粟米100g，清水800mL，烧开后，加入羊肉、芡实、山药、姜丝和精盐，转用小火慢熬成粥。下味精，淋麻油，调匀。分1~2次趁热空腹服。

3. 五劳七伤虚冷。羊腿1个，密盖煮烂，食汤及肉。

4. 反胃，朝食暮吐，暮食朝吐。羊肉去脂膜，做脯，以蒜汁蘸汁空腹多次食之。

临床应用：①产后身痛。当归100g，鲜羊肉600g，黄芪50g，白芍30g，桂枝10g，大枣100g。先将羊肉切成薄片，与大枣一同入锅，加水3000mL，煮沸30分钟后再加生姜片，生姜片用纱布包裹，与其他药物文火煎煮50~60分钟。服时可佐少量食盐，分3次热服，吃肉喝汤，每日1剂。②婴幼儿生理性腹泻。羊肉200g，生姜15g。两味以文火共煨1小时，到汤浓肉烂为度，喂养母乳者可由其母直接喝汤吃肉后，再以母乳喂养即可，已添加辅食的患儿则将汤上油腻物捞尽后以汤汁喂患儿，每天3~5次，每次30~100mL。每日1剂，可连续食用至病情恢复后3~5天停止。③产后巨幼红细胞性贫血。当归90g，生姜25g，羊肉500g，加水2500mL，煮至肉熟。食肉饮汤，5日服完，持续1个月。④雷诺病。当归15g，附片30g，生姜50g，羊肉250g，煎汤去肉，服汤，分三次服完，21天为1个疗程。

使用注意：羊肉因性温偏热，故外感温热时邪或阴虚内热，或有宿热者禁食羊肉，孕妇不宜多食羊肉，暑天不宜多食。

鸡　肉（《神农本草经》）

别称：家鸡肉、草鸡肉、母鸡肉。

性味归经：甘，温。归脾、胃、肾经。

功效：温中益气，强筋壮骨。

适应证：

1. 中气虚弱、老年体弱、内脏下垂、疮口经久不收。鸡肉500g，黄芪60g。隔水蒸熟，去黄芪，加适量调味料，分数次食用，服用数剂。

2. 反胃。雏雌鸡一只，煮烂去骨，入人参15g，当归15g，食盐15g，同煮烂，食之至尽。

3. 阴虚潮热，盗汗，咳嗽。雏雌鸡肉200g，怀山药12g，百部9g，党参9g，百合9g，甜杏仁15g。炖吃，每日服用1次，连续服用7日为1个疗程。

4. 风湿骨痹，关节屈伸疼痛。母鸡1只，石榴皮150g，煮汤服用。

临床应用：妊娠恶阻。生姜（带皮切片）60g，伏龙肝60g（煎取澄清液备用），童鸡（雌雄均可）一只。将童鸡处死，去毛洗净，剖去内脏，纳生姜于腹中，置瓷钵内，然后加入伏龙肝澄清液适量，食盐少许，盖密炖烂，取汤徐徐饮之，鸡肉同食。每日或隔日服一剂。

使用注意：鸡肉性温，因此高热、胃热嘈杂者慎食。此外，鸡肉中磷的含量较高，服用铁剂时暂不要食用。禁忌食用鸡屁股、多龄鸡头。

鸡　蛋（《神农本草经》）

别称：鸡卵、鸡子。

性味归经：甘，平、微寒。归肺、脾、胃经。

功效：益气养血，滋阴润燥，安胎止呕。

适应证：

1. 产后血晕，身痉直，两目上视，不知人。鸡蛋1枚，去壳分清，以荆芥末6g调服。

2. 经量过多，体虚，贫血，崩漏。鸡蛋2枚，黑木耳20g，红枣20枚，洗净加清水500mL，煮至蛋熟去壳，将蛋和红糖放入，小火煮至糖溶。分两次趁热食蛋、枣和木耳，喝汤。

3. 小儿消化不良。熟蛋黄每天5～10g，分两次服，1个疗程4～5天。

4. 年老久咳。鸡蛋3枚，加适量盐、麻油、醋蒸10分钟。每日早晚趁热各服1次。

5. 咽干音哑，肺燥咳嗽。鸡蛋1枚洗净，放于砂锅中，加醋250mL煮熟后，取出去壳再煮15分钟。食蛋喝醋，每日服1次。

6. 胎动不安。阿胶30g烊化，入鸡蛋1枚，盐3g和之，煮熟后分作3次服。

7. 干呕不止。破鸡子去白，以开水冲服，吞服数次。

临床应用：①习惯性流产。将鲜鸡蛋2个，艾叶12g放入砂锅内，用文火煮（蛋熟后去壳再煮20分钟）。怀孕1个月者每日服食1次，可连服1周。怀孕2个月者，每10天服食1次，怀孕3个月者每15天服食1次，怀孕4个月以上者每月服食1次，直至妊娠足月。②小儿营养性缺铁性贫血。服高铁鸡蛋（蒸、炒、煮均可，最好煮吃）。1～3岁每日1枚，3～4岁每日2枚。③复发性口腔溃疡。鸡蛋内膜用清水冲洗去腥味，用以贴敷患处，每日3～5次，直至溃疡面愈合，最多用14天。

使用注意：吃鸡蛋应以煮、蒸为好，煎、炒、炸虽然好吃，但较难消化。肾脏疾病患者不宜食鸡蛋。皮肤生疮化脓者不宜多吃鸡蛋。脾胃虚弱者不宜多食鸡蛋，多食则令人闷满。生鸡蛋不能食用，因生蛋中含有沙门菌，抵抗力差的人易感染生病。

鸭　肉（《名医别录》）

别称：鹜肉、家凫肉、扁嘴娘肉、白鸭肉。

性味归经：甘、咸，平。归脾、胃、肺、肾经。

功效：健脾补虚，滋阴养胃，利水消肿。

适应证：

1. 脾胃虚弱。冬瓜2000g（不去皮），鸭1只（去毛及内脏），瘦猪肉120g，海参30g，芡实30g，薏苡仁30g，荷叶500g，煮鸭至烂，加调料食用。

2. 阴虚水肿。雄鸭1只，去毛及内脏，或加猪蹄或火腿，煮熟后调味食用，或将鸭肉切片，同大米煮粥，调味食用。

3. 大腹水病。雄鸭1只，加水5000mL，煮至1000mL，饮尽，厚盖之，取汗佳。

4. 食欲不振，营养不良。鸭子1只去毛及内脏，蒸熟倒出汤汁，加入鸡汤、酱油、料酒、胡椒粉拌匀，陈皮6g，切丝放在鸭子上面，蒸熟食用。

临床应用：①慢性肾炎水肿。3年以上老鸭1只，去毛及内脏，填入大蒜4～5头，煮至烂熟，不加盐加少量糖，喝汤吃鸭和蒜。②泌尿系结石。鸭1只，冬瓜120g，萝卜30g，葱白120g，将鸭宰杀去毛及肠杂，取鸭肉、冬瓜、萝卜、葱白切细，共煮汤，调味服。

使用注意：腹泻滑肠者不宜食用，外感邪毒未清者忌食用。

鸽　肉（《嘉祐本草》）

别称：鹁鸽、白凤、飞奴。

性味归经：咸，平。归肝、肾经。

功效：滋肾益气，祛风解毒，调经止痛。

适应证：

1. 大病初愈，体质虚弱，头晕眼花，四肢无力等。鸽1只制净切块，党参15g，红枣15g，山药15g，枸杞子15g，分别洗净，同放于砂锅中，注入清水1000mL，烧开后，加姜片、黄酒和精盐，小火炖至酥烂，下味精，淋麻油。分两次趁热食鸽肉和药渣，喝汤。

2. 肾虚与老年体虚。白鸽1只（去毛及内脏），枸杞子20g，黄精30g，共炖或蒸煮食用。

3. 虚劳羸瘦，消渴。白花鸽1只，切成小块，以土苏煎汁，含之咽汁。

4. 妇女闭经，月经不调，痛经，经行量少，色黑或有血块。白鸽1只制净。血竭30g洗净，纳入鸽腹腔中，用线缝合，放入砂锅内，加入白酒1000mL，小火煮30分钟后，取出鸽肉，药酒待凉后装瓶备用。鸽肉分两次食完，药酒每日饮两次，每次15～20mL。

临床应用：中耳炎。活鸽1只，雌雄鸽均可。鸽血不要放出，将可食用的内脏留在其腹腔中，置入瓷碗内，只放少量盐，再放入有适量水的锅内，先用较大的火炖蒸，水开后，改用小火，约1小时，肉烂后，可食用。尽量一次吃完。3个月后，再用同样的方法炖服1只，以巩固疗效。

使用注意：湿热内蕴者忌用。

燕　窝（《本经逢原》）

别称：燕菜、燕窝菜、燕根、白燕子、官燕、毛燕、血燕。

性味归经：甘，平。归心、肺、肾经。

功效：养阴润肺，补中益气，生精益血，滋阴补肾。

适应证：

1. 阴虚有热，干咳咯血，潮热盗汗等。燕窝3g，西洋参3g。燕窝温水泡发，择去毛，与参一起加滚开水，放于炖盅内加盖，隔水炖3小时。或燕窝6g，银耳9g，冰糖适量。将燕窝、银耳用热水泡发，择洗干净，放入冰糖，隔水炖熟服。早晚各1次，连服10～15日。

2. 老年痰喘。秋白梨1个，去心，入燕窝3g，先用开水泡，再入冰糖5g蒸熟，每日早晨服下，勿间断。

3. 肾虚遗精，气短无力。燕窝3g（泡发），红参1g，大枣3枚。灵芝1.5g，冰糖30g，放入

有水的碗中，隔水炖至燕窝起丝为度，食之；或燕窝 10g，莲子 10g，熟地黄 10g，芡实 10g，黄精 15g，共炖熟，加白糖适量服用。

4. 反胃呕吐，胃热噎膈。燕窝 6g，水泡发，隔水炖熟，牛奶 250mL，共服；或燕窝 15g，糯米 100g，燕窝泡发，撕碎，与米共煮成粥，食之。

临床应用：①阴虚咳嗽。秋梨 1 个，燕窝 3g，冰糖 3g。秋梨去掉梨核，燕窝用清水泡发，除去杂质、洗净，将冰糖敲碎，和泡发的燕窝一起放入梨心中，用蒸锅蒸至燕窝熟透即成，可每日服 1 剂，早晚分两次服完。②慢性支气管炎。燕窝泥 12g，海浮石 10g，海蛤壳 10g，海螵蛸 10g。上药共为细末。过细筛后压制片剂。每片 0.5g，每日 3 次，每次饭后服 6 片。

使用注意：寒湿停滞者忌食。湿痰停滞及有表邪者慎服。

（五）水产类

定义：凡可做副食的大部分河、海动植物类食物，均可称为水产品，也称海鲜品。

分类：水产类食物分动物和植物，其中植物类食物如紫菜、海带、海草等已在蔬菜中介绍，本节主要介绍动物类水产食物，包括鳞类和贝壳类。鳞类包括各种鱼类及虾、海参等，贝壳类包括蟹、龟、鳖、蚌、蛤等。

性味功效概述：水产类食物以温性居多，大多具有强壮作用，能健脾补肾，益气养血；有的水产品还具有滋阴清热的功效，如龟、鳖等；有的水产品亦具有利水消肿的功效，如鲤鱼、鲫鱼等。由于本类食物多属发物，食用后可引起疾病复发，故如疮疖痈肿、体质过敏、疥癣、湿疹、痘疹已发、皮肤病等患者不宜食用。

营养学价值：现代研究表明，水产类食物含有丰富的优质蛋白，其中鱼类是优质蛋白质的良好来源之一，含量一般在 15% ~20%；大多数鱼类脂肪含量为 1% ~3%，多由不饱和脂肪酸构成，海鱼中的不饱和脂肪酸可高达 70% ~80%，具有降低血脂、抗癌等功效；鱼油里含有维生素 A 和维生素 D，其中鱼肝油里的含量最多；鱼肉含较多的磷和钾，海鱼含碘和钴，虾皮中的钙含量丰富。贝壳类水产品含有丰富的蛋白质、钙、磷，但营养成分不及鱼类，且其胆固醇含量远高于鱼类，如虾子、蟹黄等，过食可引起高胆固醇血症。虾、蟹不宜与富含维生素 C 的蔬菜、水果等同食；也不可与富含鞣酸的水果如葡萄、柿子等同食，因其易与虾、蟹中的钙结合成鞣酸钙，可刺激肠胃引起呕吐、腹泻等不良反应。大部分贝壳类水产品不可与啤酒同食，否则可产生大量尿酸，引起痛风。

烹调加工要求：鱼类食物一般多有腥味，故烹调时适当加酒，因酒能溶解鱼肉中导致腥味的三甲胺类物质，加热时随酒精挥发，也可将鱼先泡在牛奶里，在煎煮时发出香味；为了提高鱼中钙、磷的利用率，可在烹调时加醋。贝壳类水产品因其内脏常含带有细菌、病毒或沉积的毒素，烹饪时应确保熟透，否则可引起中毒。

鳝　鱼（《雷公炮炙论》）

别称：黄鳝、海蛇、长鱼。

性味归经：甘，温。归肝、肾、脾经。

功效：补益气血，强壮筋骨，止血，祛除风湿。

适应证：

1. 气血不足，虚羸瘦弱，体倦乏力。鳝鱼 50g 切丝，黄芪 30g（用纱布包好），共加水煮熟，取出药包，加食盐、生姜调味，喝汤吃肉。

2. 小儿疳积。鳝鱼3条，切碎，香薷9g，炖服。

3. 内痔出血。鳝鱼煮汤食用。

4. 久痢虚证，大便脓血。鳝鱼1条，炒红糖9g。将鳝鱼肚杂去除，放于新瓦上加热焙干，和红糖研末，开水冲服。

5. 风寒湿痹。鳝鱼1条，加酒炖服。

临床应用：①面神经麻痹。取活鳝鱼剪去头部，缓慢将鳝鱼血均匀涂于面部，从额正中向耳前依次涂抹。在眼角、嘴角处尽量多涂，于次日将鳝鱼血洗去即可。②化疗期间白细胞降低。取500g鳝鱼熬成汤，饭后服下，每日两次，连续3～5日；在清洗时不可将鳝鱼骨髓洗太干净，保留血丝，煮汤时不用葱、姜去腥。

使用注意：外感病、虚热证、腹胀属实者、痢疾、湿疹不宜食用。不宜与狗肉、狗血及含鞣酸较多食物，如山楂、石榴、柿子、南瓜等同食。

鲤　鱼（《神农本草经》）

别称：赤鲤鱼、赪鲤、鲤子。

性味归经：甘，平。归脾、肾、胃经。

功效：补脾健胃，利水消肿，通乳安胎。

适应证：

1. 脾胃虚弱，食欲不振。可用于病后或产后。单味鲤鱼煮汤，加入少量胡椒、食盐调味，喝汤吃肉。

2. 脾虚水肿，小便不利，妊娠水肿。本品既可补脾，又可利尿。鲤鱼500g，赤小豆50g，二者共煮熟烂，不加任何调料，去渣饮汁。也可单用，不加盐，煮熟后服食。

3. 产后乳汁不足。鲤鱼1条，加当归15g，黄芪50g，煮汤内服。也可单用煮汤，喝汤吃肉。

4. 妊娠浮肿，胎动不安。活鲤鱼1条，去内脏（不去鳞），赤小豆60g，姜、醋调料少许，共煮食。

临床应用：①妊娠水肿。鲤鱼1条500g，白术30g，黄芪30g，生姜15g，茯苓15g，猪苓15g，陈皮10g，冬瓜250g。所有药物第1煎加水500mL，煎20分钟，第2煎加水300mL，煎10分钟，两次煎液混合，分3～4次温服。每日1剂，连服10天为1个疗程。②肾病综合征水肿。鲤鱼250～500g，与用纱布包裹的药材（生黄芪、赤小豆、莲子肉等）共煮，加生姜5片，大葱白1根，不放盐，加水1500mL，文火煮1～2小时，鱼汤浓缩至150～200mL。每周服用两次或3次，喝汤吃鱼。3周为1个疗程。③妊娠呕吐。鲤鱼1条500g，放于沸水中，隔水蒸15～20分钟，喝汤吃鱼。

使用注意：本品系发物，素体阳亢、疮疡、风热患者慎食，支气管哮喘患者忌食。

鳖（《名医别录》）

别称：甲鱼、团鱼、水鱼、圆鱼。

性味归经：甘，平。归肝、肾经。

功效：滋阴补肾，清退虚热。

适应证：

1. 阴虚诸损。鳖肉炖冰糖。

2. 久疟不愈。鳖一只，去肝、肠，用猪油炖，入盐少许服食。

临床应用：肝炎肝硬化。口服炙鳖甲粉，每日 3g，疗程 1 年，能改善肝炎肝硬化患者症状、舌象、脉象，增加血清白蛋白，缩小脾脏。

使用注意：脾胃阳虚，痰湿壅盛，孕妇忌服。

泥　鳅（《滇南本草》）

别称：鳅、鳅鱼、鳛。

性味归经：甘，平。归肝、脾、肾经。

功效：补脾益肾、利水祛湿。

适应证：

1. 肾虚阳痿、早泄。泥鳅 250g，生虾肉 150g 同煮，武火煮熟，放入调味料，于临睡前喝汤吃肉；或食用泥鳅羹。

2. 水肿、小便不利。泥鳅 90g，大蒜 2 个，武火炖食，不放盐。

3. 湿热黄疸。食用泥鳅炖豆腐。

临床应用：小儿盗汗。泥鳅 150～200g，温水中洗去黏液，去除内脏，油煎至焦黄色，加一碗半水，煮汤至大半碗，加少许食盐，喝汤吃肉，每日 1 次，连服 3 日。

使用注意：不与狗肉、螃蟹等同食。食用前在清水中养 3 天左右，倒入适量香油，有利于泥鳅将泥沙吐净。

河　虾（《名医别录》）

别称：青虾、虾米、虾子。

性味归经：甘，温。归肝、肾经。

功效：补肾壮阳，通乳，托毒。

适应证：

1. 阳痿遗精，腰膝酸软。活河虾 60g，洗净，将虾放入半杯热黄酒中，待熟后吃虾喝酒，每日 1 次，7 日为 1 个疗程；或将活河虾与韭菜，加油、盐，炒熟吃。

2. 产后无乳或乳少。鲜河虾 500g，取肉捣烂，黄酒热服，少时乳至，再用猪蹄汤饮之，每日数次。

3. 阴疽、恶核、寒性脓疡致流脓、流水，久不收口者。活河虾 7～10 只，生黄芪 9g，煮汤服。

4. 痘疹不出。活虾煮汤服。

临床应用：①丰乳。活河虾 50g，鸡蛋 2 只，河虾洗净，剪去须，入油锅略炒，呈红色时打入鸡蛋液炒熟，放入料酒、葱、姜及味精略炒即可。②不孕症。虾米 250g，蛤蚧 1 对（去头足），小茴香（炒）30g，花椒（炒）30g，捣碎分 30 份，每晚用黄酒嚼食 1 份。

使用注意：湿热泻痢、痈肿热痛、疥癞瘙痒者慎服。体质过敏、过敏性鼻炎、哮喘者忌食。

螃　蟹（《神农本草经》）

别称：河蟹、毛蟹、大闸蟹、湖蟹、梭子蟹、青蟹、螯蟹、横行介士、无肠公子。

性味归经：咸，寒。归肝、胃经。

功效：活血散瘀，续筋接骨，清热利湿。

适应证：

1. 难产或产后瘀血腹痛，胎衣不下。蟹爪 30～60g，黄酒或米醋适量，加水煎服。

2. 跌打骨折筋断，瘀血肿痛。螃蟹焙干研末，酒送服。

3. 湿热黄疸。蟹烧存性研末，酒糊丸如桐子大，每日服 50 丸，白汤下，日服两次。

临床应用：乳腺癌。蟹壳焙焦研末，每服 6g，黄酒冲服，每日 3 次。

使用注意：脾胃虚寒者慎服；中风、面瘫忌服；不可与柿子、荆芥同食。

海 参（《食物本草》）

别称：刺参、海鼠、海男子。

性味归经：甘、咸，温。归心、肾经。

功效：补肾益精，养血润燥，止血。

适应证：

1. 阳痿、小便频数。与羊肉同煮，加入调味料服食。

2. 腰痛乏力、遗精。与当归、巴戟天、龟甲、枸杞子、杜仲同煮食。

3. 肠燥便秘。与木耳、猪大肠同煮食。

4. 血虚经闭。与猪瘦肉同炖服。

5. 肺虚咳血。将海参 500g，白及 250g，龟甲（炙酥）120g，共研末服用。

6. 肠风便血。将海参烧存性，研细末，每次 1.5g，加阿胶 6g，放入半杯水中炖至溶化，空腹米汤冲服，每日两次。

7. 外伤出血。将鲜海参倒悬，将其口中流出的白色线状黏液敷于患处。

临床应用：治疗男性性功能低下。海参（水发）150g，羊肉 120g，煮汤服食，每周 1 次。

使用注意：脾虚便溏、痰湿内盛者忌服。

（六）造酿类

定义：造酿类食物是指在加工制作食品时常用的一些添加品。

分类：根据食物来源、加工方法和功效等的不同，分为糖料类，如冰糖、白砂糖、赤砂糖、蜂蜜等；饮料类，如茶叶、酒、咖啡等；调料类，如食盐、醋、酱油等；油料类，如麻油等；作料类，如生姜、葱、花椒、胡椒等。

性味功效概述：造酿类食物因种类不同，其性味、功效各异。一般而言，糖料类味甘，多有补中润燥之效；饮料类味苦，多有消食提神之功；调料类多能开胃消食，主要是使食物更加可口；油料类富含油脂，有润滑、润燥、润泽的作用；作料类辛温，多能温中散寒，开胃消食。

营养学价值：糖料类食物富含糖类，能够补充人体所需的糖分，为人体活动提供所需的能量。饮料类食物中，茶叶、咖啡等含有咖啡因及茶碱，酒类含有乙醇，对人体均有多方面的药理作用；茶叶尚含有丰富的有机物和矿物质。调料类食物中，食盐的主要成分为氯化钠，对维持正常的渗透压和酸碱平衡起主要作用；食醋、酱油富含人体必需的氨基酸和多种维生素、微量元素等，营养丰富。油料类食物富含脂肪，尤其是不饱和脂肪酸，并含有蛋白质、碳水化合物、维生素、无机盐与微量元素等。作料类食物亦含有人体必需的多种营养成分，如大葱中维生素 C 的含量比苹果高 10 倍，比柑橘高 2 倍，且含有微量元素硒，与人体健康关系密切。

烹调加工要求：造酿类食物加入菜肴之中，主要是为了塑造食品的色、香、味、形，增强其感官诱惑性。应根据个人身体状况，选择使用。另外，要注意把握好用量，切忌过量使用。

赤砂糖（《随息居饮食谱》）

别称：砂糖、紫砂糖、黑砂糖、红糖、黄糖、片黄糖。

性味归经：甘，温。归肝、脾、胃经。

功效：补脾缓肝，活血散瘀。

适应证：

1. 下利噤口。取赤砂糖250g，乌梅1个，加水约800mL，煎取400mL，时时饮之。

2. 胞宫虚寒，小腹冷痛。取赤砂糖50g，大枣6枚，煎煮20分钟后，加入生姜3片，盖严，再煎5分钟。代茶频饮。

临床应用：①产后尿潴留。产后立即口服40℃左右10%赤砂糖水500mL，5～10分钟内服完；2小时内小便未解、无尿意且膀胱不胀者，重复口服1次。②蛔虫性肠梗阻。取赤砂糖150g，食盐5～10g，加水500mL，煮沸即可。5岁以下儿童每次300mL，5岁以上每次300～500mL，约30分钟喝完，每日1～2次。

使用注意：湿热中满者及儿童慎服；老年人、阴虚内热者不宜多食；糖尿病患者忌食。

蜂　蜜（《神农本草经》）

别称：石蜜、石饴、食蜜、蜜、白蜜、白沙蜜、蜜糖、沙蜜、蜂糖。

性味归经：甘，平。归肺、脾、大肠经。

功效：补中润燥，止痛解毒。

适应证：

1. 脾气虚弱，脘腹挛急疼痛。蜂蜜20～40g，温开水冲服，每日两次。或与白芍、甘草等补中缓急止痛之品配伍应用。

2. 阴虚肺燥，久咳咽干。大白梨1个，挖去核，填入蜂蜜50g，蒸熟。每日早晚各吃1个，连吃数日。

3. 肠燥便秘。蜂蜜30g，温开水冲服，每日两次。亦可将本品制成栓剂，纳入肛门，以通导大便。

4. 马蜂蜇伤，疼痛不止。仙人掌捣烂绞汁，以蜂蜜调涂患处。数次后即可肿退痛止。

5. 解乌头类药毒。将本品与乌头类药物同煎，可降低其毒性。服乌头类药物中毒者，大剂量服用蜂蜜有一定解毒作用。

6. 酒精中毒。取蜂蜜40g，温开水冲服，有一定效果。

临床应用：①脚皲裂。每晚用热水浸洗患处后，涂上少许蜂蜜，用干净塑料袋套在脚上，1小时后去掉。7天为1个疗程。②口腔溃疡。取蜂蜜少许，置于患处部位，尽量让蜂蜜在口腔中存留时间长些，每天2～3次，一般2天即可见效。③青光眼。急性者，可服用蜂蜜80mL，每日3次；慢性患者眼压持续偏高者，可服用蜂蜜50mL，每日3次。几天后可使症状缓解。

使用注意：湿阻中满及便溏泄泻者慎用。

茶　叶（《本草便读》）

别称：苦茶、茶、腊茶、茶芽、芽茶、细茶、槚、茗、荈、蔎等。

性味归经：苦、甘，凉。归心、肺、胃、肝、脾、肾经。

功效：清头目，除烦渴，消食，化痰，利尿，解毒。

适应证：

1. 头晕目赤。茶叶3～6g，白菊花3～6g，泡水饮服。

2. 痢疾发热口渴。细茶30g，乌梅30g，共为细末，生蜜捣作丸，如弹子大，每次1丸，冷水送服。

3. 咳嗽痰多，胃呆腹胀。绿茶5g，橘红25g（切碎），开水冲泡饮用。

4. 小便不通，脐下满闷。海金沙30g，腊茶15g，共为细末，每次6～9g，煎生姜、甘草汤调下，不拘时，未通再服。

5. 肿毒。茶叶适量，捣烂敷于患处。

临床应用：①急性肠炎。取绿茶100g，加水1500mL，放入陶瓷罐中以文火煎至1000mL，滤汁备用。成人每次50mL，每4小时1次，口服或保留灌肠。②压疮。用碘伏消毒创面，必要时清除局部坏死组织和脓性分泌物。取40℃左右浓茶叶水200mL，以无菌纱布浸湿反复湿热敷创面，然后用红外线烤灯照射创面20分钟，距离3cm，Ⅱ～Ⅲ期压疮每日处置1次，Ⅳ期压疮每日处置两次。③新生儿红臀。取绿茶适量，文火焙干，研末备用。将患儿皮损处用温水洗净，以干净软毛巾将水吸干，然后在皮损处撒上茶叶末。患儿大小便后均重复上述操作。④脚气。将茶叶煮成浓汁洗脚，每晚1次，日久可愈。

使用注意：脾胃虚寒者慎用；失眠者忌服。

酒（《名医别录》）

别称：白酒、烧酒、黄酒、米酒等。

性味归经：辛、甘、苦，温，有毒。归心、肝、肺、胃经。

功效：通血脉，御寒气，行药势。

适应证：

1. 胸阳不振，气滞痰阻之胸痹。取瓜蒌实24g，薤白12g，白酒适量。上3味同煮，煎取200mL，分两次温服。

2. 寒痰咳嗽。取陈皮30g，洗净晾干，放入白酒500mL中，密封浸泡5天。每次15～30mL，每日1～2次。

3. 行药势。本品性善走窜，温热而升，有导引他药直达病所之功，为临床常用之导引药。药物中性沉降者得之则升，如酒制黄芪；呆滞者得之则行，如酒制白芍等。

临床应用：①婴幼儿腹泻。取20～30度白酒20mL，加热至40℃左右。患儿平卧，将浸透白酒的棉球放置患儿脐部，操作者手掌轻轻着力于体表，掌心对准脐部，按顺时针方向持续按摩100次左右，然后将棉球留置脐部，以毛巾覆盖，再用60～70℃热水袋暖30分钟。每日早晚各1次。②顽固性呃逆。取白酒2～5mL，口服。体弱或不经常饮酒者可分2～3次服下。

使用注意：阴虚、失血及湿热甚者忌服；肝病患者、溃疡病患者慎用。

食　盐（《名医别录》）

别称：盐、青盐、咸鹾。

性味归经：咸，寒。归胃、肾、大肠、小肠经。

功效：涌吐清火，凉血解毒。

适应证：

1. 贪食，食多不消，心腹坚满痛。取细盐200g，加入600mL水中，煮令盐消。冷却后分3

次服，吐出食物即可。

2. 胃火牙痛。香蕉 3 个（去皮），抹盐少许食用，每日两次。同时，以淡盐水漱口，每日 5～6 次。

3. 鼻衄。用药棉浸盐水，塞入鼻孔中，同时饮淡盐水 200mL。

4. 蚊虫叮咬或蜈蚣、蝎子蜇伤。取细盐约 10g，用热水调敷患处。

临床应用：①慢性咽炎。每天早上饮一杯淡温盐水，或每天用淡温盐水含漱咽部 3～4 次。②口疮。直接在溃疡处放置少许食盐，以覆盖溃疡面为度，用干净手指末端或棉签按压溃疡处，患者忍耐 30 秒左右的剧烈疼痛，疼痛开始减轻，持续按压 2～3 分钟，洗漱口腔，此时可见红白相间的软结节，疼痛逐渐消失，2～3 天溃疡面即消失。③腋臭。取粗盐适量，炒热，布包后擦腋下；或取细盐 150g，菊花 100g，加入浴水中，每月浸泡两次。

使用注意：咳嗽、消渴患者慎用；水肿患者忌服；高血压、肾脏病、心血管疾病患者应限制摄入量。

醋（《名医别录》）

别称：醯、酢、苦酒、原香醋、糖醋、白醋、酒醋、熏醋、米醋、食醋。

性味归经：酸、苦，温。归肝、胃经。

功效：散瘀消积止血，解毒杀虫。

适应证：

1. 癥瘕。鳖甲、诃子皮、干姜适量，各等份，共研为末，以醋糊丸，如黄豆大小，每次 30 丸，空腹服用。

2. 食积。食醋 5～10mL，口服，可缓解伤食引起的腹胀嗳气。

3. 鼻衄。用棉签蘸白醋少许，塞入鼻孔，涂抹在鼻腔黏膜上。

4. 肿毒。大黄适量，研末，醋调后涂于患处。

5. 蛲虫病。生百部 30g，陈醋 100mL，煎取 30mL 左右。患者夜间肛门瘙痒时，注入直肠即可。

临床应用：①流行性感冒。取适量食醋加热蒸熏，每次 20 分钟，每日 1 次；紫外线照射，每次 30～40 分钟，每日 1 次。②口腔溃疡。取食醋 10mL，于饭后半小时刷牙后漱口，每日 3 次。一般 3～5 次即可见效。③高脂血症、肥胖病。取食醋 1000g，黄豆 500g，炒熟（不能炒焦），冷后浸入盛醋的容器中，密封 10 天以上。早晚各服 5～6 粒醋黄豆，坚持经常服用。

使用注意：脾胃湿盛、痿痹、筋脉拘挛及外感初起忌服；胃酸过多患者和服用磺胺类药物、碱性药物、部分抗生素时不宜使用。

生　姜（《本草经集注》）

别称：姜、姜根、鲜生姜。

性味归经：辛，温。归肺、脾、胃经。

功效：解表散寒，温中止呕，温肺止咳。

适应证：

1. 风寒感冒。生姜 5 片，紫苏叶 30g，水煎服；或配葱白、红糖煎服。

2. 胃寒呕吐。生姜 2 片，外敷双侧内关穴，每日更换 1 次；或配伍高良姜、白豆蔻等温胃止呕药煎服。

3. 肺寒咳嗽。生姜15g，核桃15g，杏仁10g，共研为碎末。每次10g，每晚临睡前以温开水送服。

临床应用：①晕动病。出行前局部洗净，取生姜切薄片，贴于内关、神阙穴，然后将止痛膏贴于姜片上（止痛膏须大于姜片）。对止痛膏过敏者，可用碘伏涂搽皮肤，晾干后贴敷。②脱发。将生姜切成薄片，揉搽脱发部位，每次20分钟，每日1～2次，7天为1个疗程。③甲癣。生姜50g，捣烂，加入75%酒精或白酒150mL，密封浸泡2天。将病甲用刀片刮薄，取生姜酊外搽患处，每次2分钟，间隔6～12小时搽1次，至病损消退为度。一般用药1周后可见病甲变黑，连续用药2～3周后可痊愈。

使用注意：阴虚内热及实热证者忌服。

花　椒（《神农本草经》）

别称：椴、大椒、秦椒、蜀椒、川椒、南椒、巴椒、蘑藙、陆拨、汉椒、点椒。

性味归经：辛，温。归脾、胃、肾经。

功效：温中止痛，杀虫止痒。

适应证：

1. 虚寒腹痛。花椒10g，研末，以少许花生油略炒后，打入鸡蛋1枚，1次食完，每日3次。

2. 胆道蛔虫病。花椒20粒，食醋100g，加水50mL，蔗糖少许，煎沸后取出花椒，一次服用。

3. 湿疹瘙痒。花椒9g，苦参15g，地肤子12g，白矾9g，煎水熏洗患处。

临床应用：①痔疮肿痛。取花椒100g，加水1000mL，浸泡30分钟后，水煎20分钟。取水煎液，趁药液温度高有大量蒸气时，先用药液蒸气熏患处；待药液温度降至60℃左右，可直接用药液清洗患处；温度过低可重复加热，重复以上操作。连续熏洗20～30分钟，每日1～2次。②痱子。取花椒10g，放入搪瓷缸内，冲入200mL开水，小火煮5分钟，凉至不烫手时，用药棉蘸花椒水擦患处。12小时后，将剩余花椒水在小火上温一下，再擦洗患处。③疥疮。洗澡后，将20%的花椒氯仿提取物自颈部以下全身搽遍，每晚1次，连续5次。

使用注意：阴虚火旺者忌服，孕妇慎服。

三、常用食疗方

（一）解表类

姜糖苏叶饮（《本草汇言》）

组成：生姜6g，紫苏叶3g，红糖适量。

功效应用：行气解表，温中降逆，止泻。适用于风寒束表证，症见呕吐，泄泻，腹胀疼痛等。可用于胃肠型感冒的辅助治疗，亦可用于鱼虾所致的轻微食物中毒。

制法食法：将生姜切成丝，与捻碎的紫苏叶和红糖一同放入瓷杯中，以沸水冲泡，温浸片刻，趁热服。

饮食注意：素体阴虚，或湿热内蕴，或外感风热者忌用。

防风粥（《千金月令》）

组成：防风10g，葱白2根，粳米100g。

功效应用：祛风解表，散寒止痛。适用于风寒束表证，症见恶寒重，发热，恶风，头痛，鼻塞，周身酸痛等。可用于上呼吸道感染的辅助治疗，亦可用于预防流行性感冒。

制法食法：将防风、葱白煎煮去渣取汁备用。粳米煮粥，待粥将成时加入药汁至粥成。趁热服食，服食后以出微汗为宜，每日两次，连服2～3日。

饮食注意：本品以祛外风见长，凡血虚生风、肝阳化风、脾虚慢惊风者不宜选用。素有阴虚内热及热盛之证者忌用，外感表证属风热者忌用。

生姜红糖茶（《饮食辨录》）

组成：生姜10g，红糖30g。

功效应用：发汗解表，温中和胃。适用于感冒风寒束表证，症见恶寒喜暖，脘腹冷痛，恶心，呕吐，腹胀等。可用于上呼吸道感染的辅助治疗，亦可用于缓解痛经。

制法食法：生姜洗净切丝，加入红糖，开水沏泡，趁热顿服；或将处理过的生姜、红糖、水放入锅内，搅拌均匀，煎煮10分钟，待冷却后饮用。服后宜卧床盖被出微汗。代茶饮，每日2剂。

饮食注意：暑热感冒或风热感冒者忌服。

荆芥粥（《养老奉亲书》）

组成：荆芥10g，薄荷5g，淡豆豉10g，粳米100g。

功效应用：发汗解表，清利咽喉，退热除烦。适用于感冒风寒束表证，症见发热恶寒，头痛咽痛，心烦失眠等。可用于上呼吸道感染、胃病、便秘、痔疮的辅助治疗。

制法食法：将荆芥、薄荷、淡豆豉先煎，煮沸后续煮10分钟，去渣取汁备用。粳米煮粥，粥将成时兑入药汁，共煮成粥。由于荆芥、薄荷的有效成分均为挥发油，所以煮粥时间不宜过长。每日1剂，分两次服用，趁热服。

饮食注意：服用本粥不宜复用汗吐之药。

银花饮（《验方新编》）

组成：银花30g，山楂10g，蜂蜜250g。

功效应用：辛凉解表，清热解毒。适用于感冒风热犯肺证，症见高热，恶寒，头胀痛，全身关节肌肉酸痛，乏力，纳呆等。可用于上呼吸道感染的辅助治疗，亦可缓解小儿感冒引起的食欲下降。

制法食法：将银花、山楂放入锅内，加水适量，置武火上烧沸，3分钟后取药液1次，再加水煎煮1次，将两次药液合并，放入蜂蜜，搅拌均匀即成。每日3次，或随时饮用。

饮食注意：素体阳虚或脾虚便溏者忌用。

（二）泻下类

枳实粥（《本草纲目》）

组成：枳实10g，粳米100g。

功效应用：泻下通腑，散结消痞。适用于痰饮脾胃气滞证，症见脘腹满闷，饮食不消，心下坚痞，咳嗽胸痛，热结便秘等。可用于缓解便秘引起的腹胀腹痛等症状。

制法食法：将枳实择净，放入锅中，加清水适量，浸泡5～10分钟后，水煎取汁，加粳米煮

为稀粥即成，每日1剂，连续2~3天。

饮食注意：孕妇不宜选用。

苁蓉羊肉粥（《本草纲目》）

组成：肉苁蓉15g，羊肉100g，粳米100g，细盐少许，葱白2茎，生姜3片。

功效应用：温阳通便。适用于便秘之阳虚证，症见腰膝冷痛，小便频数，夜间多尿，遗尿，劳倦内伤，恶寒怕冷，四肢欠温，脘腹隐痛等。可用于习惯性便秘的辅助治疗。

制法食法：先煮肉苁蓉、生姜取汁，加入羊肉、粳米同煮，待肉熟粥成，加葱白、盐调味。早晚食用。

饮食注意：本品属温热性食疗方，适用于冬季服食，夏季不宜。大便溏薄，不宜服食。

郁李仁粥（《太平圣惠方》）

组成：郁李仁15g，粳米100g，姜汁10mL，蜂蜜10g。

功效应用：润肠通便，利水消肿。适用于水湿内停证，症见大便干燥秘结，小便不利，水肿腹满，四肢浮肿等。可用于便秘、水肿及腹水的辅助治疗。

制法食法：将郁李仁浸泡去皮后研末备用，粳米洗净后置于锅中，加入适量清水熬煮成粥后，加入郁李仁末、姜汁、蜂蜜等调匀略煮即成。以3~5天为1个疗程，每天分两次温热服食。

饮食注意：孕妇不宜选用。郁李仁有伤阴之弊，不宜久服。内服过量会中毒。

百合蜂蜜饮（《中医饮食调补学》）

组成：百合50g，蜂蜜10g，白糖10g。

功效应用：滋阴润肠。适用于阴虚火旺证，症见大便干结如羊粪，手足心热，咽干口燥，或见颧红，盗汗，低热，腰膝酸软，舌嫩红，苔少，脉细数等。可用习惯性便秘、慢性肺炎的辅助治疗。

制法食法：将百合入锅，加水煮至熟透，倒进蜂蜜、白糖调匀。常服食。

（三）清热类

五汁饮（《温病条辨》）

组成：梨1000g，鲜藕500g，鲜芦根100g，鲜麦冬50g，荸荠500g。

功效应用：清热，生津，养阴。适用于肺胃伤津证，症见发热，口渴，吐白沫，黏滞不快，咽干，烦躁等。可用于慢性咽炎、感染性疾病康复期、放射患者的辅助治疗。

制法食法：将上述材料洗净去皮、去核、去节、切碎、取汁。代茶频饮。

饮食注意：脾胃虚寒者不宜多服。

桑菊薄竹饮（《广东凉茶方》）

组成：桑叶10g，菊花10g，苦竹叶30g，白茅根30g，薄荷6g。

功效应用：清热，疏肝，解表。本品为肺、肝有热之常用饮品。适用于风热犯肺证或肝阳上亢证，症见目赤，头痛，发热，咽痛等。可用于预防和治疗感冒，亦可作为夏季防暑清凉饮料。

制法食法：上述原料洗净放入茶壶内，以沸水冲泡温浸30分钟。代茶频饮。

马齿苋粥（《食医心鉴》）

组成：鲜马齿苋60g（或干马齿苋30g），粳米30g。

功效应用：清热解毒，除湿止痢。适用于湿热下注证，症见下痢赤白脓血，里急后重，小便灼热刺痛，妇女带下色黄等。可用于急慢性细菌性痢疾和肠炎的治疗和预防。

制法食法：将鲜马齿苋（干马齿苋浸泡后）煎煮取汁，去渣，加粳米煮粥。饭前服，每日两次。

饮食注意：肠道寒湿证禁食，脾胃虚寒者慎食。

雪羹汤（《绛雪园古方选注》）

组成：海蜇50g，荸荠4枚，食盐适量。

功效应用：清热化痰，润肠通便。适用于痰热郁肺证，症见咳嗽气息粗促，痰多，痰稠黄，咯吐不爽，咳时引痛，面赤，口干欲饮等。可用于肺炎、慢性阻塞性肺疾病、慢性支气管炎等疾病的辅助治疗。

制法食法：海蜇发好，用温水洗净，切块备用。荸荠去皮洗净，切碎。海蜇、荸荠放入锅中，加清水、食盐，武火烧沸后，再改用文火煮约15分钟即成。每日1～2次，连用5天。

饮食注意：虚寒者不宜食用。

竹叶粥（《老老恒言》）

组成：生石膏45g，鲜竹叶10g，粳米100g，白砂糖5g。

功效应用：清热泻火，清心利尿。适用于暑热证，症见发热，口渴，心烦，尿赤，口舌生疮等。可用于皮肤感染、尿路感染的辅助治疗。

制法食法：竹叶洗净，同石膏一起煎煮，去渣取汁后加入粳米续煮成粥，放入白糖即成。每日分2～3次食用，病愈即止。

饮食注意：脾胃虚寒、阴虚发热者不宜服用。

（四）祛湿类

薏苡仁粥（《本草纲目》）

组成：薏苡仁50g，粳米50g。

功效应用：祛风除湿，利水消肿。适用于风寒湿痹之着痹，症见筋脉拘挛，屈伸不利，关节肌肉酸楚重着，疼痛，肿胀散漫等。可用于痛风、扁平疣的辅助治疗和预防，亦可供多种恶性肿瘤患者食用。

制法食法：薏苡仁、粳米分别用清水浸泡洗净，放入锅中加水适量，先用大火烧沸后，改小火煮至熟烂稠厚即可。

饮食注意：孕妇慎用。曾有粳米不宜与马肉、蜂蜜同食的说法。

五加皮醪（《本草纲目》）

组成：五加皮50g，糯米500g，酒曲适量。

功效应用：祛风湿，壮筋骨，通经络。本品适用于各种风湿痿痹辅助治疗，症见关节疼痛，屈伸不利，腰膝酸软等。可用于风湿性关节炎、类风湿关节炎、强直性脊柱炎、增生性骨关节炎等的辅助治疗。

制法食法：将五加皮洗净，加水泡透后煎煮，每煎30分钟取汁1次，共取两次。再将煎液与糯米同煮成干饭，冷后加酒曲拌匀，发酵成酒酿。每日随量佐餐饮服。

饮食注意：阴虚火旺者慎服。

茯苓酒（《饮膳正要》）

组成：茯苓60g，白酒500mL。

功效应用：健脾补中，利水渗湿，养心安神。适用于脾虚湿盛证，症见体弱食少，头晕，四肢沉重，乏力等。可用于失眠、心悸等病的辅助治疗，是老年人长期饮用的理想药酒。

制法食法：将茯苓加入白酒中浸泡7日以上。每日两次，每次15mL。

饮食注意：气虚下陷者忌服。

赤小豆鲤鱼汤（《外台秘要》）

组成：鲤鱼1条，赤小豆100g。

功效应用：清利湿热，利尿消肿。适用于水湿泛溢证，症见小便不利，水肿，脚气等。可用于肝硬化腹水，以及慢性肾炎水肿、妊娠水肿等的辅助治疗。

制法食法：鲤鱼去鳞及内脏，洗净。将赤小豆洗净，加水浸泡半小时。起锅加清水适量，放入赤小豆、鲤鱼。先武火煮沸，改文火煮至熟烂，即可。于早饭前或早饭同时一次服完，随量食用或佐餐，分次将鱼、豆、汤吃下，连用5～7日。

饮食注意：体形消瘦、津液枯燥者不宜多食。

（五）温里类

干姜粥（《寿世青编》）

组成：干姜3g，高良姜5g，粳米100g。

功效应用：温中和胃，祛寒止痛。适用于寒邪客胃证，症见脘腹冷痛，得温痛减，遇寒加重，呕吐呃逆，泛吐清水，肠鸣腹泻等。可用于慢性胃炎、胃肠道溃疡等的辅助治疗。

制法食法：将干姜、高良姜洗净切片先煎去渣取汁，加入粳米文火煮烂成粥。早、晚温服，秋冬季为佳。

饮食注意：急性热性病、久病阴虚内热者不宜食。

当归生姜羊肉汤（《金匮要略》）

组成：当归20g，羊肉500g，生姜30g，黄酒、食盐适量。

功效应用：温经散寒，补血养血。适用于妇女产后腹痛气血两虚证，症见产后小腹隐痛，数月不止，喜按喜揉，恶露量少，色淡红，质稀无块，面色苍白，头晕眼花，心悸怔忡等。可用于病后体虚、月经失调、低血压、各种贫血、痛经等属于血虚寒痛者的辅助治疗。

制法食法：将羊肉洗净，切块；当归、生姜片洗净。把全部食材一起放入锅内，加清水适量，入黄酒，武火煮沸后，用文火炖至羊肉熟烂即可，加盐调味。每日1次，随量食用。

饮食注意：阴虚有热，湿盛中满者不宜用。

姜橘椒鱼羹（《食医心镜》）

组成：生姜30g，橘皮10g，胡椒3g，鲜鲫鱼1尾（250g），食盐适量。

功效应用：温胃散寒，益气补虚。适用于胃痛之寒邪客胃证，症见胃脘疼痛，遇寒加重，得温痛减，虚弱乏力，食欲不振，消化不良等。可用于慢性胃炎、胃肠道溃疡等的调养。

制法食法：将鲜鲫鱼去鳞、鳃，剖腹去内脏，洗净。将生姜洗净，切片，与橘皮、胡椒共装入纱布袋内，包扎好后，填入鱼腹中，加水适量，用小火煨熟即成。食用时除去鱼腹中的药袋，加食盐少许。

饮食注意：素体阳亢及实热证者慎服。

（六）补虚类

桂圆参蜜膏（《得配本草》）

组成：党参250g，沙参125g，龙眼肉120g，蜂蜜适量。

功效应用：补中益气，润肺止咳。适用于气阴两虚，燥邪伤肺所致的咳喘等。症见体质虚弱，消瘦，烦渴，干咳少痰，声音嘶哑，乏力疲倦等。亦可用于肺结核、放射性肺炎、慢性咽炎等的辅助治疗。

制法食法：将前3味药以适量水浸泡发透后，加热煎煮，每20分钟取煎液1次，再加水煎煮，共取3次，合并煎液，以小火煎熬浓缩，稠黏如膏时，加蜂蜜1倍，至沸停火，待冷装瓶备用。每日3次，每次一汤勺，以沸水冲化，顿饮。

饮食注意：气滞者忌用。

燕窝粥（《本草纲目拾遗》）

组成：燕窝10g，糯米100g，冰糖10g。

功效应用：润肺补脾，养阴润燥，延年驻颜。本品适用于元气虚损证，症见面色不华，容颜憔悴，咳嗽痰多，咯血吐血等。可用于体质虚弱，营养不良，久痢久疟，老年慢性支气管炎、支气管扩张、肺气肿、肺结核的辅助治疗。

制法食法：将燕窝入开水中闷泡，洗净后放碗中加水100mL，上蒸笼30分钟后备用；糯米浸泡24小时候，洗净入锅用武火煮沸，米粒煮开时加燕窝、冰糖，文火煮至烂熟即可。每日1次，连食7~10日。

饮食注意：肺胃虚寒，湿痰停滞，有表邪者忌食。

枸杞子酒（《太平圣惠方》）

组成：枸杞子200g，60度白酒300mL。

功效应用：养阴补血，益精明目，抗早衰。适用于肝肾虚损证，症见目暗，目涩，迎风流泪等。可用于弱视、视网膜干燥症等眼疾的辅助治疗。

制法食法：将干枸杞子洗净，剪碎，放入细口瓶中，加白酒密封，置阴凉干燥处，每日摇1次，1周后即可饮用，边饮边添加白酒。每日晚餐前或临睡前饮用10~20mL。

饮食注意：外感热邪，脾虚湿盛导致泄泻者忌服。

对虾酒（《本草纲目拾遗》）

组成：新鲜大对虾1对，60度白酒250mL。

功效应用：温肾壮阳。适用于肾阳虚衰证，症见神疲乏力，精神不振，活力低下，易疲劳，畏寒怕冷，四肢发凉，腰膝酸痛，腰背冷痛，筋骨痿软等。可用于性功能减退、阳痿、早泄、前列腺炎等的辅助治疗。

制法食法：大对虾置于大口瓶中，加入白酒密封浸泡1周。每日随量饮用，酒尽时，烹食对虾分顿食用。

饮食注意：阴虚阳亢、哮喘患者及过敏体质者慎用。

桑椹醪（《本草纲目》）

组成：桑椹1000g，糯米500g，酒曲适量。

功效应用：滋阴益气，补肝肾。本品适用于肝肾阴虚证，症见耳鸣，耳聋，视物不清，迎风流泪，腰膝酸软，关节不利，盗汗，遗精等。可用于糖尿病、各种痈疽肿毒、瘰疬、便秘的辅助治疗。

制法食法：将桑椹捣汁煮沸，将糯米与桑椹汁拌匀，蒸煮成糯米干饭，待冷却后加酒曲，拌匀，发酵成为酒酿。每日适量佐餐饮服。

（七）固涩类

黄芪蒸鸡（《随园食单》）

组成：嫩母鸡1只（约1000g），黄芪30g，姜葱油盐等佐料适量。

功效应用：益气养血，固表止汗。适用于气虚证，症见动则汗出，易于感冒，短气乏力，纳差便溏，以及血虚头晕肢麻等。可用于多汗症、反复呼吸道感染等病气虚者，也可用于多种病后体虚的调养。

制法食法：母鸡切块，黄芪、姜葱等佐料用棉纱布包紧，置砂锅中，加入适量水、盐等。上蒸笼，蒸1～2小时，调味后食用。

饮食注意：邪盛食滞及阳亢者慎用。

浮小麦饮（《卫生宝鉴》）

组成：浮小麦30～60g，大枣10g。

功效应用：固表止汗。适用于肺卫不固证，症见自汗常作，动则益甚，恶风畏寒，气短倦怠，常不耐风寒易于感冒，舌质淡嫩，舌苔白，脉缓无力等。可用于多汗症。本方作用缓和，老弱妇儿皆宜，气虚症状明显者，可加适量黄芪、党参、太子参、山药等，以加强益气固表作用。

制法食法：取浮小麦、大枣洗净，加水适量，煎煮，去渣留汁，100mL左右。饮用时可加糖少许调味，早晚各服1次，7～10天为1个疗程，可长期服用。

饮食注意：儿童用量按年龄酌减。本方也可用炒浮小麦研细末，每次10～20g，用大枣煎汁或米汤冲服。

山茱萸粥（《粥谱》）

组成：山茱萸15～30g，粳米60g，白糖适量。

功效应用：补益肝肾，涩精止遗。适用于肝肾不足证，症见遗精遗尿，崩漏带下，腰膝酸软，头晕耳鸣等。可用于性功能障碍有遗精、滑精、早泄表现者，以及遗尿症、功能失调性子宫出血、宫颈炎等病。

制法食法：将山茱萸去核洗净，加粳米煮粥。加白糖适量调味，饭前服，每日两次。

饮食注意：外感、实证、新病慎食，久病邪气未尽者慎食。

阿胶糯米粥（《食医心鉴》）

组成：阿胶30g，糯米100g，红糖适量。

功效应用：滋阴补虚，固崩安胎。适用于血虚证，症见崩漏及血虚，咳血，衄血，大便出血，面色萎黄等。可用于功能失调性子宫出血、先兆流产、牙龈等部位出血的虚证。

制法食法：先将糯米煮粥，待粥将熟时，放入捣碎的阿胶，边煮边搅匀，稍煮1～2沸，加入红糖即可。每日分1～2次服，3～5日为1个疗程。

饮食注意：脾胃虚弱者不宜多食。滋腻味重不宜久食。

（八）安神类

甘麦大枣粥（《金匮要略》）

组成：小麦50～100g，大枣20g，甘草15g。

功效应用：益气养心安神。适用于心虚肝郁证，症见惊悸失眠，精神恍惚，妇女脏躁，时常悲恸欲哭，不能自持，潮热盗汗，舌红少苔，脉细而数。可用于癔症及神经衰弱之失眠的辅助治疗。

制法食法：先煎甘草，去渣取汁，后入小麦及大枣，煮为粥。温食，日两次。

饮食注意：湿盛腹胀，痰热咳嗽时慎用。本方甘缓滋补，可长期食用。

酸枣仁粥（《太平圣惠方》）

组成：酸枣仁20～50g，生地黄10g，粳米100g。

功效应用：养心安神，止汗。适用于血虚证，症见心烦失眠、多梦易醒、惊悸不安、自汗盗汗等。可用于神经衰弱症、男女更年期等多种失眠症的辅助治疗。

制法食法：酸枣仁捣碎，合生地黄，水煎取汁。粳米煮粥，待粥半熟时，加入酸枣仁生地黄汁，同煮成粥。可加冰糖调味，晚餐温热服。

饮食注意：本方心肝火旺、痰热内扰等证者慎用。长期服用可能产生耐受性，疗效降低，宜与他方交替食用。

（九）理气类

薤白粥（《食医心境》）

组成：薤白150g，粳米100g，食盐适量。

功效应用：行气导滞，通阳止痢。适用于痢疾的寒湿痢，症见腹痛拘急，痢下赤白黏冻，白多赤少，里急后重，脘腹胀满等。可用于细菌性痢疾、溃疡性结肠炎、细菌性食物中毒等的调治。

制法食法：薤白洗净，切成碎粒。与粳米同放入锅中，加清水，略煮后加薤白、食盐，再煮

至粥成。

饮食注意：气虚及阴虚内热者不宜食用。

荞麦面（《随息居饮食谱》）

组成：荞麦面500g，调料适量。

功效应用：开胃宽肠，下气消积，降脂降糖。适用于肠胃积滞、噤口痢疾、慢性腹泻证，症见腹泻、痢疾下利不食或呕不能食。可用于高脂血症、动脉硬化、高血压、糖尿病的辅助治疗。

制法食法：将荞麦面加清水和面，擀成面条、面皮、糕饼等面食均可，入沸水中煮熟。

饮食注意：荞麦性偏凉，脾胃虚寒者慎用。

玫瑰花茶（《本草纲目拾遗》）

组成：干玫瑰花瓣6～10g。

功效应用：疏肝解郁，理气止痛。适用于肝气郁结证，症见胁肋胀痛，月经不调，痛经等。可应用于胃溃疡、十二指肠溃疡、神经性胃痛、乳腺增生症、经期紧张综合征等的辅助治疗。

制法食法：将花瓣放入茶盅内，用温水冲泡1～2分钟，将水倒掉，然后将沸水冲入玫瑰花内，加盖片刻。

茉莉花露（《本草纲目拾遗》）

组成：鲜茉莉花250g，水适量。

功效应用：健脾行气。适用于肝郁气滞证，症见食欲不振，口臭，口黏，胸腹胀闷等症。可用于精神抑郁、心烦易怒者的辅助治疗。

制法食法：将鲜茉莉花置于蒸馏瓶中，加水蒸馏，取蒸馏液1000mL为止。

（十）理血类

三七蒸蛋（《同寿录》）

组成：三七末3g，藕汁50mL，鸡蛋1个。

功效应用：补气摄血，止血化瘀。适用于气虚血瘀证，症见反复发生肌衄，久病不愈，神疲乏力，头晕目眩，面色萎黄。可用于贫血、神经衰弱、久病体弱、产后血虚等的辅助治疗。

制法食法：将鸡蛋、三七末、藕汁混匀，隔水蒸熟即可。每日1～2次，连服10天为1个疗程。

山楂红糖汤（《朱震亨方》）

组成：山楂10枚，红糖适量。

功效应用：活血化瘀。适用于血瘀证，症见产妇恶露不尽，产后腹痛，儿枕作痛。可用于产后瘀血腹痛的辅助治疗。

制法食法：山楂洗净，去核捣碎，放入锅中，加水煮约20分钟，加入红糖适量。

槐叶茶（《食医心境》）

组成：嫩槐叶15g。

功效应用：凉血止血。适用于肠道湿热证，症见便血色红，大便不畅或稀溏。可用于便血、痔疮等的辅助治疗。

制法食法：嫩槐叶，开水煮熟，晒干。适量开水浸泡，代茶饮用。

饮食注意：脾胃虚寒、大便不实者忌用。

（十一）化痰止咳平喘类

杏仁猪肺粥（《食鉴本草》）

组成：苦杏仁15g，川贝母3g，粳米100g，猪肺100g。

功效应用：祛痰降气，润肺平喘。适用于痰涎壅盛证，症见咳嗽气喘，痰多易咯，呼吸不畅，胸膈痞满等；亦适用于肺虚喘咳，甚或肺燥咳血等。也可用于慢性支气管炎的辅助治疗和预防。

制法食法：将川贝母清洗后文火煮30分钟，取汁备用。取苦杏仁去皮尖，水煮15分钟后加入粳米煮至半熟，再放入猪肺、川贝汁同熬为粥，根据个人口味添加食盐等调味剂。早晚温服，每日两次。

饮食注意：痰多清稀或者咳有泡沫痰者不宜食用。忌烟酒及辛辣、油腻肥甘食物。

枇杷叶粥（《中国益寿食谱》）

组成：枇杷叶20g（或鲜品50g），粳米60g，冰糖少许。

功效应用：清热润肺，降气止血。适用于肺热证，症见咳嗽伴咯吐黄色脓痰；或肺燥证，症见干咳痰少、咳血、衄血等。可用于感冒、急性气管炎、大叶性肺炎的预防及辅助治疗。

制法食法：将枇杷叶布包加水煎煮30分钟，取浓汁，去渣加水入粳米煮成稀粥，待粥成时入冰糖，稍煮待溶化。早晚温服，每日两次。

饮食注意：风寒引起的咳嗽不宜食用。

（十二）平肝潜阳类

芹菜粥（《本草纲目》）

组成：新鲜芹菜100g，粳米100g。

功效应用：平肝潜阳，清利头目。适用于肝阳上亢证，症见头昏胀痛，两侧为重，心烦易怒，口苦面红，或兼胁痛等。可用于高血压、血管性头痛、紧张性头痛等的调治。

制法食法：芹菜洗净切碎，与粳米同时放入砂锅内，加水适量，先武火，后文火，煮至米熟烂，即成。空腹食用，每日两次。

益寿饮（《华佗·青囊书》）

组成：罗布麻叶3g，枸杞子6g，黄精9g。

功效应用：平降肝阳，抗衰老。适用于肝肾阴虚证，症见耳鸣健忘、头晕、潮热、心悸、多梦少寐、心烦口干、手足发热，腰膝酸软。可适用于中老年人饮用，具有延缓衰老的作用。

制法食法：罗布麻叶、枸杞子、黄精同时用沸水冲泡，温浸片刻。

（十三）消食类

橘皮粥（《保健药膳》）

组成：橘皮20g（鲜橘皮30g），粳米100g。

功效应用：理气解郁，消积导滞。适用于脾胃气滞证，症见脘腹胀满，食欲不振，恶心呕吐，咳嗽痰多，胸膈满闷等。可用于消化不良、反胃呕吐等症的辅助治疗和预防，对多食油腻而引起的消化不良、不思饮食，尤为有效。

制法食法：先将橘皮煎取药汁、去渣，然后加入粳米煮熟。或将橘皮晒干，研为细末，每次用3～5g调入已煮沸的稀粥中，再同煮为粥。每日早晚餐温热服食。

饮食注意：阴津亏损和内有实热者不宜食用。

莱菔子粥（《寿世青编》）

组成：莱菔子30g，粳米50g。

功效应用：消食除胀，降气化痰。主食积气滞证，症见胸闷腹胀，腹泻，下利后重，痰壅喘咳等。可用于慢性气管炎和肺气肿的辅助治疗和预防。

制法食法：将莱菔子炒至香熟，然后研成细末；加粳米煎煮成粥时，每次调入炒莱菔子末5～7g，稍煮即可。早晚餐，温热食用。

饮食注意：气虚无食积、痰滞者不宜食用。食用期间不宜与人参同食，禁食油腻食物。

（十四）其他（减肥、乌发、明目、催乳等）

荷叶减肥茶（《华夏药膳保健顾问》）

组成：荷叶50g，生山楂10g，生薏苡仁10g，橘皮10g。

功效应用：理气行水，化食导滞，降脂减肥。适用于痰湿内蕴证，症见体形肥胖，腹部肥满松软，面部皮肤油脂较多，多汗且黏，胸闷，痰多，面色淡黄而暗，眼胞微浮，容易困倦，舌体胖大，舌苔白腻，身重不爽，喜食肥甘甜黏，大便正常或不实，小便不多或微混。可用于单纯性肥胖，也可用于高脂血症的辅助治疗。

制法食法：将以上药食均洗净晒干，研为细末，混合均匀。将药末放入开水瓶，冲入沸水，加塞，约泡30分钟后即可饮用，以此代茶，每日1剂，水饮完后可再加开水浸泡。连服3～4个月。

饮食注意：肥胖见有阴虚征象者或阳虚较重者禁食。

芝麻枣糕（《太平圣惠方》）

组成：黑芝麻500g，大枣500g，白糖适量。

功效应用：补血润肤，乌发美颜。可用于肝肾亏虚证，症见须发早白，皮肤干燥，形体消瘦等。可用于少白头、肠燥便秘的辅助治疗，也可作为健康人群的保健食品。

制法食法：将黑芝麻以文火炒香，研末。大枣去核，切碎，加水煎煮，先以旺火，后以小火浓缩，至稠黏如膏。加入黑芝麻末、白糖至膏内混匀，文火加热至沸，停火，待冷装瓶备用。每日两次，每次一汤匙，温开水冲服。

饮食注意：脾虚腹泻者禁食。

猪肝羹（《太平圣惠方》）

组成：猪肝 100g，葱白 15g，鸡蛋 2 个（约 100g），豆豉 5g，盐、酱油、料酒、淀粉各适量。

功效应用：补养肝血，护睛明目。适用于肝血不足证，症见视物昏花，双目干涩，或肢体麻木，震颤拘挛，爪甲不荣等。可用于老年人视物昏花，以及青少年近视、远视眼的预防和辅助治疗。

制法食法：猪肝、葱白洗净，切细；猪肝加盐、料酒等调味料，拌匀；鸡蛋打散；将豆豉加水煮烂；再加入事先准备好的猪肝、葱白；待快熟时倒入鸡蛋；待沸即可盛出食用。佐餐食用。

饮食注意：老年人不宜多食蛋黄。

糯米阿胶粥（《食医心鉴》）

组成：阿胶 30g，糯米 100g，红糖适量。

功效应用：滋阴润燥，养血补血。适用于阴血不足证的胎动不安、胎漏、月经不调、虚劳咳嗽等，症见面白无华，口唇爪甲色淡，头晕眼花，心悸失眠，手足发麻，舌淡苔薄白，脉细无力等。可用于先兆流产、营养不良性贫血、恶性贫血、再生障碍性贫血等疾病的辅助治疗。

制法食法：将阿胶捣碎备用；糯米淘洗干净，加水入锅煮粥；待粥将熟时，加入阿胶，边煮边搅，2～3 沸后加入红糖搅匀即可。每日两次，空腹食用，3 日 1 个疗程，每个疗程之间有所间断。

饮食注意：脾胃虚弱者不宜多食。

花生炖猪蹄（《陆川本草》）

组成：花生米 200g，猪前蹄 1 个（约 500g），黄酒、葱白、生姜、食盐各适量。

功效应用：养血通乳。可用于血虚证，症见产后乳少，头晕目眩，胸闷气短，口唇爪甲色淡，面色萎黄等。可用于产后缺乳或贫血等的辅助治疗。

制法食法：将猪蹄洗净切成两片。放入锅中，加花生米、清水、黄酒、葱白、生姜。大火煮沸，改用小火炖至熟烂，再加入食盐略炖即可。

饮食注意：体寒湿滞、肠滑便泄、痰湿壅盛者慎服。

凉拌莴苣（《海上方》）

组成：鲜莴苣 200g，黄酒、麻油、食盐各适量。

功效应用：产后通乳，通利小便。适用于经脉郁滞证，症见产后乳汁排出量少，乳房肿胀疼痛，或有小便不利等。可用于产后无乳或乳汁分泌不足、尿潴留、糖尿病、缺铁性贫血、高血压等的辅助治疗。

制法食法：将鲜莴苣去叶及皮，切成细丝，加黄酒、麻油、食盐调拌即成。

饮食注意：寒性体质者，痛风、泌尿系统结石、目疾患者不宜食用。

附录：卫生部公布的药食同源药物名称

原卫生部公布的《关于进一步规范保健食品原料管理的通知》中，对药食同源物品、可用于保健食品的物品和保健食品禁用物品做出具体规定。三种物品名单如下：

1. 既是食品又是药品的物品名单（按笔画顺序排列）

丁香、八角茴香、刀豆、小茴香、小蓟、山药、山楂、马齿苋、乌梢蛇、乌梅、木瓜、火麻仁、代代花、玉竹、甘草、白芷、白果、白扁豆、白扁豆花、龙眼肉（桂圆）、决明子、百合、肉豆蔻、肉桂、余甘子、佛手、杏仁（甜、苦）、沙棘、牡蛎、芡实、花椒、赤小豆、阿胶、鸡内金、麦芽、昆布、枣（大枣、酸枣、黑枣）、罗汉果、郁李仁、金银花、青果、鱼腥草、姜（生姜、干姜）、枳椇子、枸杞子、栀子、砂仁、胖大海、茯苓、香橼、香薷、桃仁、桑叶、桑椹、桔红、桔梗、益智仁、荷叶、莱菔子、莲子、高良姜、淡竹叶、淡豆豉、菊花、菊苣、黄芥子、黄精、紫苏、紫苏子、葛根、黑芝麻、黑胡椒、槐米、槐花、蒲公英、蜂蜜、榧子、酸枣仁、鲜白茅根、鲜芦根、蝮蛇、橘皮、薄荷、薏苡仁、薤白、覆盆子、藿香。

2. 可用于保健食品的物品名单（按笔画顺序排列）

人参、人参叶、人参果、三七、土茯苓、大蓟、女贞子、山茱萸、川牛膝、川贝母、川芎、马鹿胎、马鹿茸、马鹿骨、丹参、五加皮、五味子、升麻、天冬、天麻、太子参、巴戟天、木香、木贼、牛蒡子、牛蒡根、车前子、车前草、北沙参、平贝母、玄参、生地黄、生何首乌、白及、白术、白芍、白豆蔻、石决明、石斛（需提供可使用证明）、地骨皮、当归、竹茹、红花、红景天、西洋参、吴茱萸、怀牛膝、杜仲、杜仲叶、沙苑子、牡丹皮、芦荟、苍术、补骨脂、诃子、赤芍、远志、麦冬、龟甲、佩兰、侧柏叶、制大黄、制何首乌、刺五加、刺玫果、泽兰、泽泻、玫瑰花、玫瑰茄、知母、罗布麻、苦丁茶、金荞麦、金樱子、青皮、厚朴、厚朴花、姜黄、枳壳、枳实、柏子仁、珍珠、绞股蓝、胡芦巴、茜草、荜茇、韭菜子、首乌藤、香附、骨碎补、党参、桑白皮、桑枝、浙贝母、益母草、积雪草、淫羊藿、菟丝子、野菊花、银杏叶、黄芪、湖北贝母、番泻叶、蛤蚧、越橘、槐实、蒲黄、蒺藜、蜂胶、酸角、墨旱莲、熟大黄、熟地黄、鳖甲。

3. 保健食品禁用物品名单（按笔画顺序排列）

八角莲、八里麻、千金子、土青木香、山莨菪、川乌、广防己、马桑叶、马钱子、六角莲、天仙子、巴豆、水银、长春花、甘遂、生天南星、生半夏、生白附子、生狼毒、白降丹、石蒜、关木通、农吉痢、夹竹桃、朱砂、米壳（罂粟壳）、红升丹、红豆杉、红茴香、红粉、羊角拗、羊踯躅、丽江山慈菇、京大戟、昆明山海棠、河豚、闹羊花、青娘虫、鱼藤、洋地黄、洋金花、牵牛子、砒石（白砒、红砒、砒霜）、草乌、香加皮（杠柳皮）、骆驼蓬、鬼臼、莽草、铁棒槌、铃兰、雪上一枝蒿、黄花夹竹桃、斑蝥、硫黄、雄黄、雷公藤、颠茄、藜芦、蟾酥。

第五节　用药护理

一、方药基本理论

（一）中药基础知识

中药是我国古代优秀文化遗产的重要组成部分，是我国传统药物的总称。其以中医药理论为指导，研究药物的来源、采集、炮制、性能、功效、制剂，以及临床应用。因中药多属植物类药材，故在古籍中通称“本草”。

1. 中药的产地、采集、贮存与炮制　中药的产地、采集、贮存与炮制方式是否适宜，是影

响中药质量和药效的重要因素。

（1）产地　我国地域广博，不同地区因日照、雨量、气候、温度及种植习惯等条件存在差异，故药材质量上亦有一定的差别，因此，药材的生产和使用都形成了“道地药材”的传统。“道地药材”指的是历史悠久、产地适宜、品种优良、产量宏丰、炮制考究、疗效突出、带有地域特点的药物。如东北的人参、五味子，山西的党参，青海的大黄，云南的三七、茯苓，山东的阿胶，浙江的白术、乌药，江苏的薄荷，广东的陈皮、砂仁。

（2）采集　药物在不同生长期入药部分所含有效成分及有害部分存在差异性，故药材的采集应当在确保药物质量的前提下进行。唐代孙思邈曰：“早则药势未成，晚则盛世已歇。”一般来说，应当在药用部位有效成分含量最高的时候采集。根据入药部位不同，可以分为全草、叶类、花类、果实类、根茎类、树根皮类。如花类入药的一般在花正开放时采收，果实和种子，除青皮、乌梅、枳实外，通常在果实成熟时采收，根茎以农历二月、八月为宜，矿物类大多可随时采集。

（3）贮存　干燥是保存药物的基本条件，常用方法有晒干、阴干、烘干和石灰干燥等。现代微波干燥与远红外干燥也常用于中药的干燥中，其干燥速度快、脱水率高、加热均匀，并能杀灭微生物。合理的贮藏中药是保证临床安全用药的前提，若因中药的温度、湿度、空气、日光、微生物、虫鼠害等影响，皆会造成中药发生变异，影响其疗效，甚至产生毒副作用。现今，根据中药的特性、品质及气候变化等，常采用干燥冷藏、密封、化学药剂、对抗同贮、气调养护等科学养护方法。剧毒的药物与一般药物分开贮存。

（4）炮制　又称“炮炙”，在中医学理论的前提和辨证施药的基础上，结合药物的性质，以及用药和制剂要求，对药物进行处理加工。另外，一些有毒性的药物，需经过炮制才能入药。常用的炮制方法有修治、水制、火制、水火共制等。炮制的目的主要是减轻药物毒性、副作用或烈性；改变药物的性能或增强药物的疗效；便于制剂和贮存；使药物纯净；除臭矫味，便于服用。

2. 中药的性能　以人体为观察对象，依据用药后机体反应而进行归纳，从而总结出的中药作用性质和特征就是中药的性能。主要包括四气、五味、升降沉浮、归经及毒性。

（1）四气　指寒热温凉四种不同的药性，能够反映药物对人体阴阳盛衰、寒热变化的影响。四气中寓阴阳，寒凉属阴，温热属阳。寒凉药具有清热泻火、凉血解毒、滋阴除蒸、泄热通便、清热化痰、清热利尿、清心开窍等功效。温热药具有温里散寒、温阳利水、温经通络、补火助阳、暖肝散结、引火归原、回阳救逆等功效。针对不同病情，《素问·至真要大论》提出“寒者热之，热者寒之”的原则。在临床中正确掌握四气理论，是合理进行用药的前提。

（2）五味　酸、苦、甘、辛、咸五种基本药味。其产生首先靠口尝，但主要是在长期的临床实践中观察不同药物的作用与人体产生的反应和治疗效果而总结归纳得出。五味亦有阴阳之分，辛、甘属阳，酸、苦、咸属阴。

1）辛：具有发散、行气、行血的作用，解表药、行气药、活血药多具辛味。代表药物如紫苏、木香、川芎等。

2）甘：具有补益、和中、缓急止痛和调和药性的作用，滋补药、消食和胃药、调和药多具甘味，代表药物如人参、大枣、饴糖等。

3）酸：具有收敛、固涩的作用，固表止汗、敛肺止咳、涩肠止泻等药物具有酸味，代表药物如五味子、乌梅、五倍子等。

4）苦：具有清热泻火、降泄气逆、通泻大便、燥湿祛湿等作用，清热泻火、下气平喘、降逆止呕、通利大便、清热燥湿的药物具有苦味，代表药物如大黄、杏仁、苍术等。

5）咸：具有泻下通便，软坚散结的作用，润下通便、软化坚硬和消散结块的药物具有咸味，代表药物如芒硝、昆布等。

另外，还有“淡”“涩”味，淡为甘之余，涩为酸之变味。淡具有渗湿利尿的作用。代表药物如茯苓、猪苓等。涩作用与酸相似，具有收敛固涩的作用。

（3）升降沉浮　指药物作用于人体的四种趋向。升就是上升、升提的意思，能治病势下陷的药物，都有升的作用。降就是下降、降逆的意思，能治病势上逆的药物都有降的作用。浮就是轻浮、上行发散的意思，能治病位在表的药物，都有浮的作用。沉就是重沉、下行泄利的意思，能治病位在里的药物，都有沉的作用。

升降浮沉与药物的性味、质地有一定关系。从药性上来说，味属辛甘、性属温热的药物，多为升浮药；味属苦、酸、咸，性属寒凉的药物，多为沉降药；从药物质地方面来说，花、叶、枝、皮等质轻的药物，多为升浮药；种子、果实、矿石、贝壳等质重的药物，多为沉降药。同时，升降浮沉与病位和病势亦有一定的关系，人体发生病变的部位有上、下、表、里的不同，病位在上在表者，宜升浮不宜沉降；病位在下在里者，宜沉降不宜升浮。病势有上逆和下陷的差别，在治疗上就需要针对病情，病势上逆者，宜降不宜升；病势下陷者，宜升不宜降。

（4）归经　指药物对机体某部位的选择性作用，是以脏腑经络为基础的药物作用定位。经络能够沟通人体的内外表里，一旦人体发生病变，体表的病证可通过经络，从而影响内在的脏腑，脏腑的病变也可通过经络反映到体表。

药物的归经同治疗作用密切相关，归经不同，治疗作用也不同。一般而言，药物对其一经或某几经的治疗作用明显，对其他经的治疗作用相对较小或者无作用。如头痛，羌活善治太阳经头痛，葛根、白芷善治阳明经头痛，柴胡善治少阳经头痛，吴茱萸善治厥阴经头痛，体现了分经论治。

（5）毒性　是药物对机体的损害性。为了用药安全，应了解毒性反应产生的原因，正确对待药物的毒性，掌握中药中毒的解救和预防。毒性反应的产生与药物贮存、加工、炮制、配伍、剂型、给药途径、用量、使用时间的长短，以及患者的体质、年龄，证候性质等关系密切。如使用未经炮制的生附子、生川乌，配伍不当将甘遂与甘草同用而致中毒等。因此，在使用药物时，应注意上述各环节，严格控制，避免中毒的发生。

3. 中药的用法

（1）配伍　配伍就是根据不同病情和临床辨证，有选择性地将两种或两种以上药物组合在一起应用。在长期临床实践中，把单味药物的应用和药物的配伍关系总结归纳为七种情况，叫药性“七情”。

1）单行：单用一味药来治疗疾病。如独参汤单用一味人参大补元气、治疗虚脱等。

2）相须：两种性能、功效相类似的药物，配合应用后可以起到协同作用，加强药物的疗效。如石膏、知母都能清热泻火，配合应用作用更强。

3）相使：以一种药物为主，另一种药物为辅，两药合用，辅药可以提高主药的功效。如胃火牙痛，用石膏清胃火，再配合牛膝引火下行，可增强石膏清火止痛的作用。

4）相畏：一种药物的毒性或副作用能被另一种药物降低或消除。如生半夏有毒性，用生姜炮制后，其毒副作用得到缓解。

5）相杀：一种药物能减轻或消除另一种药物的毒性或副作用。如防风杀砒霜毒、绿豆杀巴豆毒等。

6）相恶：两药合用，一种药物可使另一种药物的功效降低，甚至消失。如人参配莱菔子，

莱菔子会削弱人参的补气作用。

7）相反：两种药物配伍应用后，能产生或增强毒性或副作用。如贝母反乌头，甘草反甘遂等。详见配伍禁忌。

上述七情配伍除单行外，相须、相使可起到协同作用，能提高药效，一般临床用药“当用相须、相使者良”。相畏、相杀可以减轻或消除毒副作用，保证安全用药，即“若有毒宜制，可用相畏、相杀者”。相恶、相反是用药禁忌的配伍情况，所以“勿用相恶、相反者”。

（2）用药禁忌　为了确保临床疗效，保证用药安全和避免毒副作用的产生，须注意用药禁忌。中药的用药禁忌主要包含配伍禁忌、妊娠禁忌、证候禁忌和服药食忌等。

1）配伍禁忌：指某些药物合用，会产生或增强剧烈的毒副作用，或降低、破坏药效。目前公认的配伍禁忌主要是“十八反”和“十九畏”。

十八反：甘草反甘遂、大戟、海藻、芫花；乌头反贝母、瓜蒌、半夏、白蔹、白及；藜芦反人参、沙参、丹参、玄参、细辛、芍药。为方便记忆，其歌诀为：本草明言十八反，半蒌贝蔹及攻乌，藻戟遂芫具战草，诸参辛芍叛藜芦。

十九畏：硫黄畏朴硝，水银畏砒霜，狼毒畏密陀僧，巴豆畏牵牛，丁香畏郁金，川乌、草乌畏犀角，牙硝畏三棱，官桂畏赤石脂，人参畏五灵脂。

2）妊娠禁忌：指妊娠期间对母体及胎儿有损害作用，影响正常妊娠的用药禁忌。根据临床实际药物作用的强弱，可分为禁用和慎用两类。禁用药物毒性强、作用峻猛，如巴豆、牵牛、商陆、麝香、三棱、莪术、水蛭、斑蝥、马钱子、川乌、雄黄、砒石等；慎用药主要有活血化瘀药、行气药、攻下导滞药等辛热滑利之品，如桃仁、红花、牛膝、枳实、大黄、附子、肉桂、干姜、木通等。

3）证候禁忌：指药物的药性不同，其适应范围亦不同，在针对某类或某种病证时，应当避免使用某类或某种药物。如麻黄辛温，能发汗解表，散风寒，适用于外感风寒，表实无汗证，而表虚自汗者禁用。黄精甘平，能滋阴补肺，补脾益气，适用于肺虚燥咳及脾胃虚弱者，对于脾虚有湿，中寒便溏者忌用。

4）服药食忌：指服药期间对某些食物的禁忌。其主要为了避免影响疗效，诱发原有病证或导致新病，产生不良反应。一般来说，应忌食生冷、油腻、腥膻和有刺激性的食物。同时，病情不同，饮食禁忌也有差异，如热性病忌食辛辣、油腻、煎炸类食物，寒性病忌食生冷，肾病水肿应忌食盐、碱过多和酸辣太过的食物等。除此，古文献记载甘草、黄连、桔梗、乌梅忌猪肉，土茯苓、使君子忌茶，蜜反生葱和柿反蟹等。

（3）中药剂量　指临床应用时的分量，主要指干燥后的饮片在汤剂中成人一日内的用量。药物用量直接影响药效和临床疗效。中药常用内服剂量为5～10g，质地重、无毒的矿物质药物常用剂量为15～30g，鲜药常用量为30～60g。一般来说，可根据以下几个方面来考虑。

1）药物性质与剂量：毒性大或作用峻烈的药物开始时用量宜轻；量轻质松的如花、叶、皮、枝等用量宜小；质重沉坠的如矿物、贝壳等用量宜大；鲜药水分较多，用量宜大。

2）药物配伍与剂量：单味药使用剂量比复方药剂量要大；复方中，君药多比辅药重；汤剂比丸、散剂量大。

3）患者情况与剂量：由于年龄、体质的差异，对药物耐受度的不同，老人、小儿、妇女产后及体质虚弱者用量宜减少；成人及体质壮实者用量宜大。病情轻、病势缓、病程长者用量宜小，病情重、病势急、病程短者用量宜大。

4）地域、季节与剂量：药物剂量确定前应考虑到“因时制宜”“因地制宜”，如夏日不应多用发汗解表药和辛热药，但冬日用量可稍大；解表药在北方，用量宜大，在南方用量宜小。

（二）方剂基础知识

在辨证确定治法后，选择适当的药物，按照组方配伍原则，具有一定的结构和特定疗效，是中医临床治疗疾病的重要手段。只有理解方剂与治法之间的关系，才能正确地遣药组方并运用，方是法的体现，法是方的依据，“方从法出，法随证立，以法统方”。

组织好一首方剂需要两个重要环节：一是严密的组方基本结构，二是熟练的药物配伍技巧。徐灵胎称：“药有个性之长，方有合群之妙。”合理的组织配伍可调其偏性，制其毒性，增强和改变原有功能，消除或缓解对人体的不利因素，从而发挥更好的疗效。

1. 方剂的配伍与变化

（1）*方剂的配伍*　方剂的组成不是单纯药物的堆积，而是按照一定的原则和规律。古人用“君、臣、佐、使”来说明药物配伍的主从关系。疗效明确的方剂，针对性强，组方严谨，方义明确，重点突出，少而精悍。

1）君药：针对主病或主证起主要治疗作用的药物。一般来说，任何方剂组成中，君药是不可缺少的。如麻黄汤中麻黄为君药，可发汗解表以散风寒，宣发肺气以平喘逆。

2）臣药：一指方中能够协助君药治疗主病或主方的药物，如四君子汤中白术可加强益气助运之力；二是针对兼证或兼病起主要治疗作用的药物，如生脉散中麦冬可养阴清热，润肺生津。

3）佐药：主要有三种情况。一为佐助药：配合君药、臣药以加强治疗作用，或直接治疗次要兼证的药物，如麻黄汤中杏仁降肺气助麻黄平喘。二为佐制药：用于消除或减弱君药、臣药的毒性，或能制约君药、臣药剧烈之性的药物，如十枣汤中大枣可缓和诸药毒性。三为反佐药：病重邪甚，发生拒药时，配用与君药性味相反，而又能在治疗中起相成作用的药物，如通脉四逆汤中加苦寒之猪胆汁，以防寒邪拒药。

4）使药：①引经药：能引方中诸药至病所的药物，如羌活可将药用引入太阳经。②调和药：具有调和方中诸药作用的药物，如麻黄汤中的炙甘草可调和诸药。

（2）*组成变化*　徐灵胎于《医学源流论》首次提出：“有方无法。”“有方无药。”方剂的组成既有原则性，又有灵活性，在临证运用时，根据患者体质、年龄、地域、生活习惯等差异，做到“师其法而不泥其方，师其方而不泥其药”，灵活化裁，随证加减，以得其效。

1）药味增减的变化：①随证加减：在主证、主药未变的情况下，随着兼证的变化，增减某些辅药，使之适应新病情的治疗。如桂枝汤的基础上，可加厚朴下气除满、杏仁降逆平喘（即桂枝加厚朴杏子汤）。②主要药物不变的情况下，改变主要配伍关系，该方的功用主治亦随之发生变化。如三拗汤，为麻黄汤去桂枝，此时臣药变为杏仁，其发汗力减弱，主宣肺散寒，止咳平喘。

2）药量加减变化：指组成方剂的药物不变，但药量有了变化，从而改变了其功用和主治。如四逆汤和通脉四逆汤，两方都由附子、干姜、炙甘草三味药组成，但前者干姜、附子用量较小，主治阴盛阳微而致四肢厥逆、恶寒蜷卧，下利脉微细的证候，后者干姜、附子用量较大，主治阴盛格阳于外而致四肢厥逆，身反不恶寒，下利清谷，脉微欲绝之证候。

3）剂型更换的变化：中药制剂因其种类不同，各有特点。同一方剂，剂型不同，治疗作用也不相同，根据病情和药物的特点，进行剂型的选择。一般丸剂缓治，汤剂急治。如《伤寒论》中理中丸服法指出：“然不及汤。”

在临床方剂使用时，药味、药量、剂型等变化可单用，亦可结合使用。

2. 方剂与治法 程钟龄根据历代医家对治法归类总结，在《医学心悟·医门八法》中提出：“论病之源，从内伤外感，四字括之，论病之情，则以寒、热、虚、实、表、里、阴、阳八字统之，而论治病之方，则又以汗、和、下、消、吐、清、温、补，八法尽之。”中医护理人员掌握此八法，有助于辨证施护的顺利开展。

（1）*汗法* 通过发汗以祛除外邪的治疗方法。用于治疗外感表证及麻疹、疮疡、水肿初起兼有表证者，如麻黄汤。

（2）*和法* 通过和解或调和的办法，以消除半表半里之邪，或脏腑、阴阳、表里失和之证得以解除的方法。用于治疗邪在少阳或脏腑失调的病证，如小柴胡汤。

（3）*下法* 通过泻下、荡涤、攻逐等作用，以祛除病邪的一种治疗方法。用于治疗大便不通、燥屎内结、热结旁流、停痰留饮、瘀血积水等形证俱实之证，如大承气汤。

（4）*消法* 通过消导和散结的作用，对气、血、痰、食、水、虫等所形成的有形之邪，使之渐消缓散的一种治疗方法。用于治疗食积、痞块等病证，如保和丸。

（5）*吐法* 通过涌吐之法，祛除病邪的一种治疗方法。用于治疗痰涎、宿食或毒物停留在胸膈之上，或病情急剧、实邪壅塞的病证，如瓜蒂散。

（6）*清法* 通过清热、解毒、泻火、凉血等作用以祛除里热病邪的一种治疗方法。用于治疗热在气分、热在营血，以及热在脏腑等病证，如黄连解毒汤。

（7）*温法* 通过温中散寒、回阳救逆等作用，治疗里寒证的一种治疗方法。用于治疗中焦虚寒、亡阳厥逆、寒凝经脉等里寒病证，如理中丸。

（8）*补法* 通过补益人体气血阴阳的不足，增强机体抗病能力的一种治疗方法。用于治疗气虚、血虚、阴虚、阳虚等各种虚弱病证，如四君子汤。

3. 方剂的剂型 根据治疗各种疾病的需要，将药物制备成特定的应用形式，中药的剂型很多，随着中西医结合的不断发展，传统的剂型在质量上、工艺上也有很多改革，并研制出许多新的剂型。

（1）*汤剂* 将药物配齐后用水或酒等浸透后，煎煮一定时间，去渣取汁而制成的液体剂型。特点：吸收快、作用强，能迅速发挥疗效，可根据病情变化灵活加减使用。用法：内服、含漱、熏洗、灌肠。汤剂是目前临床使用最广泛的一种剂型，如麻黄汤、四物汤等。

（2）*散剂* 将药物研碎、均匀混合成干燥粉末状制剂。特点：制作简便、节约药材、不易变质、便于携带等。用法：内服，可直接冲服，或用汤剂、米汤等调服，如七厘散。研成粗末者，加水煮沸后取汁服用，即煮散，如逍遥散。外用，将药物研成极细粉末，外敷或掺散于疮面和患病部位，如金黄散。

（3）*丸剂* 将药物研成细末或药材提取物，用蜜、水、米糊、面糊、酒、醋、药汁等作为赋形剂制成球形的固体剂型。特点：药力持久，吸收缓慢，体积小，服用、贮存、携带方便。适用于慢性和虚弱性疾病。用法：内服，临床常用的丸剂有蜜丸、水丸、糊丸、浓缩丸等几种，如六味地黄丸、安宫牛黄丸等。

（4）*膏剂* 将药物用水或植物油煎熬浓缩去渣而成的一种制剂。特点：服用量小，外用可缓慢吸收，持久发挥疗效。用法：内服和外用。内服膏剂：流浸膏、浸膏、煎膏（膏滋），如八珍益母膏。外用膏剂：硬膏（膏药）、软膏（药膏），如暖脐膏。

（5）*酒剂* 将药物放入酒中浸泡，使有效成分溶于酒中，去渣取汁的剂型，俗称“药酒”。特点：适用于体质虚弱、风湿痹痛、跌打损伤等证，阴虚火旺者禁用。用法：内服，体虚失养，风湿骨痛，如五加皮酒、风湿药酒。外用，消肿止痛，杀虫止痒。

（6）丹剂　是将某些矿物类药经高温烧炼制成的不同结晶形状的制品。特点：剂量小，作用大，常用于急性病证。用法：没有固定的剂型，可为丸、散、块状、锭状等，可内服和外用，如至宝丹、活络丹。

（7）茶剂　将药物经粉碎加工而制成的粗末状制品，或制成某些固定形状的制剂。特点：用量小，服用方便，制法简单，便于携带和贮运。用法：泡汁服，代茶饮，如刺五加茶、午时茶。

（8）冲剂　将药物细粉或药材提取物，加适量赋形剂制成的干燥颗粒状内服制剂。特点：服用方便，作用迅速，体积小，重量轻，易于运输携带。用法：用开水冲服，如感冒退热冲剂、复方羚角冲剂。

（9）锭剂　将药物研成细末，或加入适当的赋形剂制成不同形状的固体制剂。特点：携带方便，使用简单，便于贮存。用法：内服取末调服或磨汁服用；外用磨汁涂患处，如紫金锭、万应锭。

（10）片剂　将药物加工提炼后与辅料混合压制成圆片状剂型。特点：用量准确，体积小，成本低，贮运方便，现代常用剂型之一。用法：内服，如泡腾片、口含片。

（11）糖浆剂　将药物煎煮去渣浓缩后，加入适量蔗糖溶解制成的浓蔗糖水溶液。特点：甜味，易于服用。用法：口服或冲服，如止咳糖浆、桂皮糖浆。

（12）针剂　将中药制成灭菌溶液，可供皮下、肌内、静脉注射使用的一种制剂，亦称注射剂。特点：作用迅速，剂量准确，给药方便，不受消化液和食物的影响，直接进入人体组织。用法：可供皮下、肌肉、静脉、穴位注射，如生脉注射液、柴胡注射液。

在临床工作中，护理人员可根据患者的病情灵活选用适合的剂型。此外，尚有气雾剂、灸剂、熨剂、合剂、搽剂、线条剂等，随着科技的发展，药物的剂型也在不断创新。

4. 方剂的用法

（1）煎药法　汤剂是中药给药最主要的途径。汤剂煎煮，即根据不同药性和治疗需要配伍后，将切细、打碎或炮制过的药物加水煎煮，滤取其药液的方法。明代医家李时珍就曾指出："凡服汤药，虽品物专精，修治如法，而煎药者鲁莽造次，水火不良，火候失度，则药亦无功。"因此，掌握正确的中药煎煮方法十分重要。

古代医家对煎煮法亦很重视，如清代医家徐大椿《医学源流论》亦云："煎药之法，最宜深讲，药之效不效，全在乎此。"中药在煎煮过程中发生两种变化：一是单味药物有效成分的溶出；二是药物中各种活性成分进行化合反应。中药的合理煎煮可以充分发挥药物的作用，对于防治疾病具有重要意义。护理人员应掌握正确的中药煎煮方法，充分发挥药物效用。

1）煎药用具：①合适用具：煎药器具以砂锅、瓦罐和陶瓷罐为佳，其优点是性质稳定，不易与中药所含成分发生化学反应，药质好，传热性能缓和，受热均匀，兼保温价廉。此外搪瓷类、不锈钢、瓦罐、玻璃器皿也可用于煎药，有抗酸耐碱的性能，但传热、散热较快，不利于药物有效成分的析出。②禁忌用具：忌用铁、铝、铜锅。铁、铝、铜的金属活性较强，化学性质不稳定，有些药物用这些容器煎煮后会发生沉淀，降低溶解度，甚至发生化学变化，影响疗效，对人体产生毒副作用。

2）煎煮次数：一般汤剂经水煎两次，70%～80%的有效成分已析出。因此，临床上一般采用两煎法。每剂药煎取液量，成人为200～300mL，小儿酌情减半。

3）煎药前浸泡：①水质：自古以来，人们就讲究煎煮中药用水，一般把煎药用水分为两类：天水类和地水类，并认为天水类的水质优于地水类。现在煎药用水必须以水质洁净、矿物质少为原则。一般来说，除特殊规定外，凡人们在生活上可作为饮用的水均可用来煎煮中药。如自来

水、井水等。忌用开水煎药，因植物药物外层组织细胞受热后会立即紧缩、凝固，在细胞壁上形成一层不可逆的蛋白质变性层，影响药物的析出和有效成分的利用。②水量：煎煮的水量应根据药量、药物质地（吸水性）和煎煮时间的长短来决定。一般将饮片适当加压后，第1煎加水量应没过饮片两横指，第2煎加水量没过药面即可。水应一次加足，不要中途加水，更不能把药煎干后加水重煎，药物煎煳后不再服用。如果煎煮花、叶、全草类药物，加水量要适当增多一些；煎煮吸水性差的药物时，加水量可稍减。对于质地坚硬、黏稠的药物，可适当多加一些水；对于质地疏松，有效成分易挥发，煎煮时间较短的药物，液面覆盖药面即可。或每克药约加10mL水计算水量，第一煎用全部水量的70%，第二煎用全部水量的30%。③时间：煎药前，浸泡既有利于有效成分的充分溶出，又可缩短煎煮时间，避免因煎煮时间过长，导致部分有效成分耗损、破坏过多。宜用凉水泡药，以药材浸透为原则，有利于药中有效成分的析出。一般而言，花叶草浸泡20～30分钟，根茎种子、果实浸泡60分钟，复方药方浸泡30～60分钟。浸泡时间不可过久，以免药物变质。有些中药是经过炮制的，煎药前不可用水洗药，以防丧失药物有效成分，降低药效。

4）煎药火候：火候是指火力大小与火势急慢。煎药的火候有武火与文火之分，武火即指大火急煎，文火即指小火慢煎。火候以“先武后文”为原则，如《本草纲目》曰：“先武后文，如法服上，未有不效也。”即在煎药开始用武火，至水沸后再改用文火，并保持在微沸状态，既可减慢水分的蒸发，又有利于有效成分的煎出。一般方药，先武火，沸后用文火保持微沸状态。解表方药，武火迅速煮沸后改用文火轻煎片刻即可。矿物类、贝壳类、甲壳类、骨角类、补虚类方药，一般文火久煎。

5）煎药时间：主要根据药物和疾病的性质而定。中药煎煮多以两次为宜，每次15～60分钟，以药物煮沸后开始计算时间。各类药物煎药的时间与火候，应根据药物性能及功用而定，具体见表8－1。

表8－1　中药煎煮时间

药方种类	一煎（分钟）	二煎（分钟）
一般药方	30	25
解表药方	20	15
滋补药方	60	50

6）榨渣取汁：汤剂煎煮成后应榨渣取汁，防止有效成分丢失，药材浪费。因为一般药物加水煎煮后都会吸附一定药液。其次，已经溶入药液中的有效成分可能被药渣再吸附。如药渣不经压榨取汁就抛弃，会造成有效成分损失。尤其是一些遇高热有效成分容易损失，或破坏而不宜久煎或煎两次的药物，药渣中所含有效成分所占比例会更大，榨渣取汁的意义就更大。一般在最后1次煎煮时，趁热将药液滤出后，将药渣用双层纱布包好，绞取药渣内剩余药液，此法可增加药液成分的15%～25%。

7）特殊煎药方法：煎煮中药一般情况下都是同时入煎，但有些药物因其性质、性能及临床用途，有先煎、后下、包煎、另煎、烊化、冲服、打碎、泡服等特殊煎煮要求。

①先煎：先煎的目的是为了增加药物的有效溶解度，降低药物的毒性，使有效成分不易煎出的药物充分发挥疗效。需要先煎的药物有质硬、矿石类、介壳类药物，如牡蛎、龙骨、石膏、赭石、磁石、珍珠母、石决明、龟甲等，应先煎30分钟左右，再与其他药同煎；有毒药物，至少先煎30分钟，如附子、川乌等舌尝无麻味为止；先煎取汁，如灶心土、糯稻根、芦根、竹茹、

糯稻根须、玉米须等，应先将该药加水煎煮，然后去渣，再用此水煎其他药物，称为“煎汤代水法”。②后下：后下的目的是为了减少芳香类药物挥发药效，有效成分免于分解破坏。在煎煮结束前5～10分钟，将后下之药倒入药锅内。如芳香气薄的薄荷、木香、藿香、砂仁等。钩藤、杏仁、大黄、番泻叶等久煎易破坏其有效成分，故应后下。③包煎：包煎是指把药物装进纱布内，与其他药物同煎。药轻，浮在上面或易成糊状的药物，如蒲黄、海金沙等。需要包煎的药物有含淀粉黏液质多，易粘锅糊化或焦化的药物，如车前子、葶苈子等；带毛的药材，对咽喉有刺激性易引起恶心、呕吐的药物，如旋覆花、辛夷等。④另煎：为保存有效成分不被其他药渣吸附，尽量减少损耗，需要单独煎煮，其汁液兑入煎好的汤剂中服用，如人参、西洋参等贵重药。⑤烊化：胶质、黏性大和易溶的药物，如饴糖、蜂蜜宜在药煎好后去渣兑入。阿胶、鹿角胶、龟甲胶应先用黄酒炖化后，待药物煎好去渣冲服。⑥冲服：入水即溶化的固体药物、汁液性药物，不必煎煮，用煎好的药汁冲服，如芒硝等易溶于水的药物，三七粉、琥珀粉等难溶于水的药物，麝香、牛黄等挥发性的药物，竹沥等液体药物，或是羚羊角等贵重的药物，研成细末，用煎好的药汁冲和调匀，或用药汁吞服。⑦打碎：有些药物打碎以后才能煎出有效成分，如壳类及果仁类药，白果、酸枣仁等。⑧泡服：含有挥发油、用量又少、不宜煎煮的药物，可用刚煮沸的开水浸泡30分钟，或用煮好的一部分药液趁热浸泡，取汁服用或泡服即可。如番泻叶、胖大海等。

8）机器煎药：临床上较常用的煎药方法，根据处方将各药混合装入以特殊布料制成的煎药袋内，冷水浸泡30～60分钟，加适量水，将水和浸泡好的中药连袋投入煎药机内，调节好温度和时间，当温度和时间达到设定标准时，中药即煎好。药汁可直接进入包装机，灌注于密闭塑料袋内。该法具有方便卫生、剂量均匀、省时省力、可随时服用、一剂或多剂一次煎成等优点。

（2）服药法

1）服药时间：人体有各种时间节律，人体的气血阴阳随着昼夜、四时阴阳、寒热的消长而变化。若顺其势而用药，即阳药用于阳长之时，阴药用于阴长之时；升药用于升时，降药用于降时，就可借助阳气生发或阴气沉降的作用趋势，更好地发挥药物的治疗作用。

①选择用药时间：需借助人体阳气祛邪的疾病，多选用扶阳益气、行气和血、温中散寒等治法与方药时，宜早晨或上午服用。升提外透的药物，宜午前服用；祛除阳分、气分之邪的药物，宜清晨服用；温阳补气的药物宜清晨至午前服用。需借助人体阴气祛邪的疾病，多选用滋阴补血、重镇安神、清热解毒等治法与方药时，宜午后或傍晚服用。苦寒攻下的药物，宜下午或晚上服用；清泄阴分伏火的药物、养血宁心安神的药物，宜入夜服用。

②确定用药时间：一般疾病分次口服给药，每日量分2～3次。急性病、热性病及时给药，可2小时服一次，必要时采用频服法，使药力持续，能起到防变逐邪的作用。滋补药宜空腹服用，便于其吸收；平喘药宜在哮喘发作前两小时服用；安神药宜在睡前半小时服用；治咽喉疾患药宜不拘时间多次频服，缓缓咽下，使药液与病变部位充分接触，达到治疗喉疾的目的；健胃药宜在饭前服用；消导药宜于饭后服用；制酸药宜饭前服；对胃有刺激的药宜饭后服；涌吐药宜清晨、午前服；峻下逐水药宜清晨空腹服；润肠通便药宜入夜睡前服；止泻药及时给予，按时再服，泻止停药；驱虫药宜清晨空腹或晚上睡前服；截疟药在发作前2～4小时服用；调经药、治疗月经病药一般根据证候，于经前、经期和经后服用不同的药物。总之，应根据病情的需要和药性特点来决定和调整具体的用药时间。

2）服药方法：服用汤剂，一般每日一剂，分早晚各1次；对于儿童，可两日一剂，每日分2～3次服用或少量频服；对于危急重病患者应据病情需要，一次顿服或者持续服药来维持药效；如遇昏迷患者、吞咽困难者，可用鼻饲法给药。对于呕吐患者，宜加入少量姜汁，或先服姜汁后

再服药，亦可采取少量频服、冷服的方法。而对于作用峻烈之品或有毒性的药物，宜先服少量，逐渐增加，有效则止，慎勿过量。总之，应根据病情的需要和药性特点来决定和调整具体的给药方法。

3）服药温度：一般服用中药汤剂时的药液温度分别有温服、热服和冷服。

①温服：将煎好的汤剂放温后服用。中成药，则用温开水、酒、药引等液体送服。中医学认为冷（凉）者属阴，阴盛损阳，胃气属阳，患者胃气弱时若再进冷汤，必将伤胃阳。温服又可减轻某些药物的不良反应，如瓜蒌、乳香、没药等对胃肠道有刺激作用，易引起恶心、呕吐等胃肠道反应，温服能减轻上述不适。需要注意的是，汤剂放冷后，要温服时，应先将其加热至沸，使汤剂中沉淀的有效成分重新溶解，然后再放温服用，不可直接加热到温服的温度服用。如果只服上清液，舍去沉淀部分势必影响疗效。②热服：是指将煎好的汤剂趁热服下，或将中成药用热开水送服。如解表药热服可以增加药力，增强发汗效果；寒证用热药，亦应热服，属“寒者热之”之法；真热假寒用寒药，应热服，属“治热以寒”之法，以减少患者服药格拒。一般理气、活血、化瘀、补益剂均应热服，以提高临床疗效。③冷服：将煎好的汤剂放冷后服用，或将中成药用凉开水送服。热证用寒药宜冷服，属“热者寒之”；真寒假热用热药，属“热药冷服”。不论是汤剂或中成药，一般清热、解毒、止血、收敛、祛暑之剂均宜冷服。服药呕吐者宜先口服少许姜汁或嚼少许陈皮，然后再冷服。

二、常用方药

（一）常用中药

根据药物的功效及其主治，常用中药可以分为解表药、清热药、泻下药、祛湿药、温里药、理气药、止血药、活血化瘀药、化痰止咳平喘药、平肝息风药、安神药、开窍药、补虚药、固涩药、消食药、驱虫药等。

1. 解表药

定义：凡以发散表邪为主要作用，用于解除表证的药物，称之为解表药。

分类：根据表证的证候类型，解表方药可分为发散风寒药和发散风热药。

性味概述：本类药多有辛味、芳香，性能发散，轻扬升浮，主入肺和膀胱经。主治风寒表证的药物，多温性；主治风热表证的药物，药性多偏寒凉。

功效应用：解表药具有发汗、祛风、宣散等作用，适用于以恶寒发热、头身痛、脉浮为主要表现的表证。部分药物兼有止咳平喘、利水消肿、透疹止痒、消肿止痛、祛除风湿等作用，故还可用于咳喘、水肿、麻疹、疮疡、风湿痹痛等病证兼有表证者。

护理要点：①解表药多为芳香辛散之品，易于挥发散失，故煎药以“多浸少煎”为基本原则，挥发性强的药物（如薄荷）应后下，以免降低疗效。②服药多温服，服后加衣被、啜热粥等以助汗出，外感发热重者可凉服。③密切观察服药后的出汗情况，以遍身微微汗出为宜，忌大汗淋漓，以免耗伤正气。④药后发汗时应注意保暖，汗出后及时擦干汗液，更换衣物，以防复感外邪。⑤自汗、盗汗、淋证、失血、久患疮疡等正气不固、津血亏虚者，虽有表证也应当慎用或忌用。⑥服药期间，饮食以清淡为宜，忌肥甘厚腻、辛辣刺激，发汗者应多饮水以补充津液。

（1）*发散风寒药*　以发散风寒表邪为主要作用，常用以改善或消除风寒表证的药物，称为发散风寒药。其性温味辛，又称辛温解表药。风寒表证以恶寒发热，无汗或汗出不畅，头身疼痛，鼻塞，口不渴，苔薄白，脉浮紧为主要表现。部分发散风寒药分别兼有止咳、祛风湿、止痛、通鼻窍、止呕等功效，又可治疗咳喘、头痛、风湿痹痛、鼻渊、呕吐等，尤其兼有风寒表证者，更为适宜。常用的发散风寒药物有麻黄、桂枝、防风、羌活、白芷、细辛、荆芥等（表8－2）。

麻　黄

性味归经：辛、微苦，温，归肺、膀胱经。

功效：发汗解表，宣肺平喘，利水消肿。

适应证：风寒感冒表实证，胸闷咳喘，风水浮肿。

用法用量：煎服，2～10g。发汗解表多生用，止咳平喘多蜜炙用，老人、小儿或体质虚弱者，宜捣绒用。

护理要点：麻黄发汗力强，药性温燥，故表虚自汗，阴虚盗汗及肾不纳气的虚喘者慎用，应密切关注药后反应，发汗当以微微汗出为度，防止出汗过多；麻黄的主要成分麻黄碱能升高血压，加快心率，故高血压及冠心病患者在使用含麻黄的方药时需要密切关注用药后的血压、心率。

桂　枝

性味归经：辛、甘，温，归心、肺、膀胱经。

功效：发汗解肌，温通经脉，助阳化气，平冲降气。

适应证：风寒感冒，脘腹冷痛，血寒经闭，关节痹痛，痰饮，水肿，心悸，奔豚。

用法用量：煎服，3～10g。

护理要点：本品辛温助热，凡外感热病、阴虚火旺、血热妄行者忌用；孕妇及月经过多者慎用。

表8－2　其他常用发散风寒药

药名	性味归经	功效	应用	用量（g）	注意事项
防风	辛、甘，微温，归膀胱、肝、脾经	祛风解表，胜湿止痛，止痉	感冒头痛，风湿痹痛，风疹瘙痒，破伤风	5～10	
羌活	辛、苦，温，归膀胱、肾经	解表散寒，祛风除湿，止痛	风寒感冒，头痛项强，风湿痹痛，肩背酸痛	3～10	阴血亏虚者慎用，脾胃虚弱者不宜服用
白芷	辛，温，归胃、大肠、肺经	解表散寒，祛风止痛，宣通鼻窍，燥湿止带，消肿排脓	感冒头痛，眉棱骨痛，鼻塞流涕，鼻鼽，鼻渊，牙痛，带下，疮疡肿痛	3～10	阴虚血热者忌服
细辛	辛，温，有小毒，归肺、肾、心经	解表散寒，祛风止痛，通窍，温肺化饮	风寒感冒，头痛，牙痛，鼻塞流涕，鼻鼽，鼻渊，风湿痹痛，痰饮喘咳	1～3；散剂每次0.5～1；外用适量	用量不宜过大；不宜与藜芦同用
荆芥	辛，微温，归肺、肝经	解表散风，透疹，消疮	感冒，头痛，麻疹，风疹，疮疡初起	5～10	不宜久煎

（2）*发散风热药*　以发散风热为主要作用，常用以外感风热表证的药物，称为发散风热药。其性寒偏凉味辛，又称辛凉解表药。风热表证以发热，微恶风寒，咽干口渴，头痛目赤，舌边尖红，苔薄黄，脉浮数为主要表现。部分发散风热药分别兼有清肺止咳、清利头目、清咽喉、散风透疹等功效，故风热咳嗽、头痛、咽痛、目赤肿痛、疹出不透等可选用。常用的发散风热药物有

薄荷、桑叶、菊花、柴胡、升麻、葛根等（表8－3）。

薄　荷

性味归经：辛，凉，归肺、肝经。

功效：疏散风热，清利头目，利咽，透疹，疏肝行气。

适应证：风热感冒，风温初起，头痛，目赤，喉痹，口疮，风疹，麻疹，胸胁胀闷。

用法用量：煎服，3～6g；宜后下。

护理要点：薄荷芳香辛散，发汗耗气，故体虚多汗者不宜使用。

桑　叶

性味归经：辛、苦，寒，归肺、肝经。

功效：疏散风热，清肺润燥，清肝明目。

适应证：风热感冒，肺热燥咳，头晕头痛，目赤昏花。

用法用量：煎服，5～10g；蜜炙，增强润肺止咳的作用。

表8－3　其他常用发散风热药

药名	性味归经	功效	应用	用量（g）	注意事项
菊花	甘、苦，微寒，归肺、肝经	散风清热，平肝明目，清热解毒	风热感冒，头痛眩晕，目赤肿痛，眼目昏花，疮痈肿毒	5～10	临证可根据病情选用不同种类的菊花
柴胡	辛、苦，微寒，归肝、胆、肺经	疏散退热，疏肝解郁，升举阳气	感冒发热，寒热往来，胸胁胀痛，月经不调，子宫脱垂，脱肛	3～10	阴虚阳亢，肝风内动，阴虚火旺及气机上逆者忌用或慎用
升麻	辛、微甘，微寒，归肺、脾、胃、大肠经	发表透疹，清热解毒，升举阳气	风热头痛，齿痛，口疮，咽喉肿痛，麻疹不透，阳毒发斑，脱肛，子宫脱垂	3～10	麻疹已透、阴虚火旺，以及阴虚阳亢者均当忌用
葛根	甘、辛，凉，归脾、胃、肺经	解肌退热，生津止渴，透疹，升阳止泻，通经活络，解酒毒	外感发热头痛，项背强痛，口渴，消渴，麻疹不透，热痢，泄泻，眩晕头痛，中风偏瘫，胸痹心痛，酒毒伤中	10～15	升阳止泻宜煨用

2. 清热药

定义：凡以清解里热为主要功效，用于治疗里热证的药物，称之为清热药。

分类：根据药性、功效及主治的差异，清热药可分为清热泻火药、清热燥湿药、清热解毒药、清热凉血药和清虚热药。

性味概述：本类药多属寒凉，沉降入里。

功效应用：主要用于温热病高热烦渴，心、肝、肺、胃等脏腑实热，痢疾、痈肿疮毒，以及目赤肿痛、咽喉肿痛等各种里热证候。

护理要点：①用药时，注意观察患者体温。②真寒假热证禁用。③饮食应清淡易消化，多食蔬菜水果及富含维生素的食物，多饮生津止渴之品。④清热药，大多寒凉，易伤脾胃，脾胃虚弱，食少便溏者慎用。⑤注意使用剂量和时间，针对病情，须中病即止，防止损伤正气。

（1）清热泻火药　凡以清解气分实热为主要功效，且清热作用较强，用于治疗里热炽盛实热

证的药物，称之为清热泻火药。主要适用于以高热烦渴、神昏、脉洪实有力、苔黄燥等为主要表现者。常用的清热泻火药物有石膏、知母、栀子、夏枯草、芦根、天花粉、决明子等（表8－4）。

石　膏

性味归经：甘、辛，大寒，归肺、胃经。

功效：生用：清热泻火，除烦止渴；煅用：收湿，生肌，敛疮，止血。

适应证：外感热病，高热烦渴，肺热喘咳，胃火亢盛，头痛，牙痛。外治溃疡不敛，湿疹瘙痒，水火烫伤，外伤出血。

用法用量：煎服，15～60g，内服宜生用，打碎先煎；外用适量，研末撒敷患处。

护理要点：因石膏性寒凉，对于脾胃虚寒及阴虚内热者忌用，注意其用量及服用时间，用量不可过大，不可长期服用。

知　母

性味归经：苦、甘，寒，归肺、胃、肾经。

功效：清热泻火，滋阴润燥。

适应证：外感热病，高热烦渴，肺热燥咳，骨蒸潮热，内热消渴，肠燥便秘。

用法用量：煎服，6～12g。清热泻火宜生用，滋阴润燥宜盐水炙用。

护理要点：性寒质润，具有滑肠作用，脾虚便溏者慎用。

栀　子

性味归经：苦，寒，归心、肺、三焦经。

功效：泻火除烦，清热利湿，凉血解毒；外用消肿止痛。

适应证：热病心烦，湿热黄疸，淋证涩痛，血热吐衄，目赤肿痛，火毒疮疡；外治扭挫伤痛。

用法用量：煎服，6～10g；外用研末，适量调敷。

护理要点：为苦寒之品，不宜久服，脾虚便溏者慎用。

表8－4　其他常用清热泻火药

药名	性味归经	功效	应用	用量（g）	注意事项
夏枯草	辛、苦，寒，归肝、胆经	清肝泻火，明目，散结消肿	目赤肿痛，目珠夜痛，头痛眩晕，瘰疬，瘿瘤，乳痈，乳癖，乳房胀痛	9～15	脾胃虚弱者慎用
芦根	甘，寒，归肺、胃经	清热泻火，生津止渴，除烦，止呕，利尿	热病烦渴，肺热咳嗽，肺痈吐脓，胃热呕哕，热淋涩痛	15～30；鲜品用量加倍，或捣汁用	脾胃虚寒者慎用
天花粉	甘、微苦，微寒，归肺、胃经	清热泻火，生津止渴，消肿排脓	热病烦渴，肺热燥咳，内热消渴，疮疡肿毒	10～15	不宜与乌头类药物同用
决明子	甘、苦、咸，微寒，归肝、大肠经	清热明目，润肠通便	目赤涩痛，羞明多泪，头痛眩晕，目暗不明，大便秘结	9～15	气虚便溏者不宜用

（2）清热燥湿药　凡以清热燥湿为主要功效，用以治疗湿热病证的药物，称之为清热燥湿药。常用的清热燥湿药物有黄芩、黄连、黄柏、龙胆草、苦参等（表8－5、表8－6）。

黄　芩

性味归经：苦，寒，归肺、胆、脾、大肠、小肠经。

功效：清热燥湿，泻火解毒，止血，安胎。

适应证：湿温、暑湿，胸闷呕恶，湿热痞满，泻痢，黄疸，肺热咳嗽，高热烦渴，血热吐衄，痈肿疮毒，胎动不安。

用法用量：煎服，3～10g。安胎多炒用，止血宜炒炭用。

护理要点：本品苦寒伤胃，脾胃虚寒者不宜使用。

黄　连

性味归经：苦，寒，归心、脾、胃、肝、胆、大肠经。

功效：清热燥湿，泻火解毒。

适应证：湿热痞满，呕吐吞酸，泻痢，黄疸，高热神昏，心火亢盛，心烦不寐，心悸不宁，血热吐衄，目赤，牙痛，消渴，痈肿疔疮；外治湿疹，湿疮，耳道流脓。

用法用量：煎服，2～5g；外用适量。

护理要点：大苦大寒之品，不可过量和久服，易伤脾胃，脾胃虚寒者忌用；阴虚津伤者慎用。

黄　柏

性味归经：苦，寒，归肾、膀胱经。

功效：清热燥湿，泻火除蒸，解毒疗疮。

适应证：湿热泻痢，黄疸尿赤，带下阴痒，热淋涩痛，脚气痿躄，骨蒸劳热，盗汗，遗精，疮疡肿毒，湿疹湿疮。

用法用量：煎服，3～12g；外用适量。

护理要点：苦寒伤胃，脾胃虚寒者忌用。

表 8－5　鉴别用药

药名	相同点	不同点
黄芩	苦，寒，均能清热燥湿，泻火解毒，用治多种湿热、火热及热毒病证	偏泻上焦热邪，善清肺热及少阳胆经热，用于肺热咳嗽证，兼能凉血止血，清热安胎，可用于血热出血与胎热不安等证
黄连		清热燥湿与泻火解毒力尤强，为湿热痢要药，善清中焦热邪，善泻心火、清胃火，为治心、胃火热证常用之品
黄柏		偏泻下焦热邪，多用于下焦湿热证，并能退虚热，可用于阴虚发热证

表 8－6　其他常用清热燥湿药

药名	性味归经	功效	应用	用量（g）	注意事项
龙胆草	苦，寒，归肝、胆经	清热燥湿，泻肝胆火	湿热黄疸，阴肿阴痒，带下，湿疹瘙痒，肝火目赤，耳鸣耳聋，胁痛口苦，强中，惊风抽搐	3～6	脾胃虚寒者忌用，阴虚津伤者慎用
苦参	苦，寒，归心、肝、胃、大肠、膀胱经	清热燥湿，杀虫，利尿	热痢，便血，黄疸尿闭，赤白带下，阴肿阴痒，湿疹，湿疮，皮肤瘙痒，疥癣麻风；外治滴虫性阴道炎	4.5～9	不宜与藜芦同用；脾胃虚寒者忌用

（3）清热解毒药　凡以清解火热毒邪为主要功效，用于治疗热毒病证的药物，称之为清热解毒药。主治丹毒、斑疹、疮痈、喉痹、癌肿、烧烫伤等。常用的清热解毒药物有金银花、连翘、板蓝根、贯众、蒲公英、野菊花、穿心莲、白头翁、败酱草、马齿苋、鱼腥草、射干等（表8-7）。

金银花

性味归经：甘，寒，归肺、心、胃经。

功效：清热解毒，疏散风热。

适应证：痈肿疔疮，喉痹，丹毒，热毒血痢，风热感冒，温病发热。

用法用量：煎服，6～15g。

护理要点：脾胃虚寒、气虚、疮疡但脓清者忌用。

连　翘

性味归经：苦，微寒，归肺、心、小肠经。

功效：清热解毒，消肿散结，疏散风热。

适应证：痈疽，瘰疬，乳痈，丹毒，风热感冒，温病初起，温热入营，高热烦渴，神昏发斑，热淋涩痛。

用法用量：煎服，6～15g。

护理要点：脾胃虚寒、气虚、脓清者忌用。

板蓝根

性味归经：苦，寒，归心、胃经。

功效：清热解毒，凉血利咽。

适应证：温疫时毒，发热咽痛，温毒发斑，痄腮，烂喉丹痧，大头瘟疫，丹毒，痈肿。

用法用量：煎服，9～15g。

护理要点：体虚无实火热毒者忌用，脾胃虚寒者慎用。

表8-7　其他常用清热解毒药

药名	性味归经	功效	应用	用量（g）	注意事项
贯众（紫萁贯众）	苦，微寒，有小毒，归肺、胃、肝经	清热解毒，止血，杀虫	疫毒感冒，热毒泻痢，痈疮肿毒，吐血，衄血，便血，崩漏，虫积	5～9	有小毒，用量不宜过大；服用时忌油腻；脾胃虚寒及孕妇慎用
蒲公英	苦，甘，寒，归肝、胃经	清热解毒，消肿散结，利尿通淋	腹痛疔疮肿毒，乳痈，瘰疬，目赤，咽痛，肺痈，肠痈，湿热黄疸，热淋涩痛	10～15	用量不可过大
野菊花	苦，辛，微寒，归肝、心经	清热解毒，泻火平肝	疔疮痈肿，目赤肿痛，头痛眩晕	9～15；外用适量	煎汤外洗或制膏外涂
穿心莲	苦，寒，归心、肺、大肠、膀胱经	清热解毒，凉血，消肿	感冒发热，咽喉肿痛，口舌生疮，顿咳劳嗽，泄泻痢疾，热淋涩痛，痈肿疮疡，蛇虫咬伤	6～9	不宜多服久服；脾胃虚寒者不宜用

续表

药名	性味归经	功效	应用	用量（g）	注意事项
白头翁	苦，寒，归胃、大肠经	清热解毒，凉血止痢	热毒血痢，阴痒带下	9～15	虚寒泻痢忌服
败酱草	辛、苦，微寒，归肝、胃、大肠经	清热解毒，消痈排脓，祛瘀止痛	肠痈，肺痈，产后瘀阻腹痛	9～30	脾胃虚弱，食少泄泻者不宜服用
马齿苋	酸，寒，归肝、大肠经	清热解毒，凉血止血，止痢	热毒血痢，痈肿疔疮，湿疹，丹毒，蛇虫咬伤，便血，痔血，崩漏下血	9～15；外用适量，捣敷患处	脾胃虚寒，肠滑作泄者忌服
鱼腥草	辛，微寒，归肺经	清热解毒，消痈排脓，利尿通淋	肺痈吐脓，痰热喘咳，热痢，热淋，痈肿疮毒	15～25；鲜品用量加倍；外用适量	不宜久煎；虚寒证及阴性疮疡忌服
射干	苦，寒，归肺经	清热解毒，消痰，利咽	热毒痰火郁结，咽喉肿痛，痰涎壅盛，咳嗽气喘	3～10	脾虚便溏者不宜使用；孕妇慎用

（4）*清热凉血药* 凡以清解营分、血分热邪为主要功效，用于治疗血热妄行及温热病邪入营血病证的药物，称之为清热凉血药。常用的清热凉血药物有生地黄、玄参、牡丹皮、赤芍等（表8－8）。

生地黄

性味归经：甘，寒，归心、肝、肾经。

功效：清热凉血，养阴生津。

适应证：热入营血，温毒发斑，吐血衄血，热病伤阴，舌绛烦渴，津伤便秘，阴虚发热，骨蒸劳热，内热消渴。

用法用量：煎服，10～15g。鲜地黄长于清热凉血，干地黄长于滋阴，炒炭多用于止血。

护理要点：脾胃湿滞、腹满便溏者不可用。

玄　参

性味归经：甘、苦、咸，微寒，归肺、胃、肾经。

功效：清热凉血，滋阴降火，解毒散结。

适应证：热入营血，温毒发斑，热病伤阴，舌绛烦渴，津伤便秘，骨蒸劳嗽，目赤，咽痛，白喉，瘰疬，痈肿疮毒。

用法用量：煎服，9～15g。

护理要点：脾胃虚寒、食少便溏者不可用，不可与藜芦同用。

表8－8　其他常用清热凉血药

药名	性味归经	功效	应用	用量（g）	注意事项
牡丹皮	苦、辛，微寒，归心、肝、肾经	清热凉血，活血化瘀	热入营血，温毒发斑，吐血衄血，夜热早凉，无汗骨蒸，经闭痛经，跌仆伤痛，痈肿疮毒	6～12	孕妇应慎用；血寒有血、月经过多亦不可用

续表

药名	性味归经	功效	应用	用量（g）	注意事项
赤芍	苦，微寒，归肝经	清热凉血，散瘀止痛	热入营血，温毒发斑，吐血衄血，目赤肿痛，肝郁胁痛，经闭痛经，癥瘕腹痛，跌仆损伤，痈肿疮疡	6～12	不可与藜芦同用；血寒经闭不宜用

（5）清虚热药　凡以清虚热、退骨蒸为主要功效，用于治疗肝肾阴虚，虚火内扰之病证的药物，称之为清虚热药。临床表现有骨蒸潮热，手足心热，遗精盗汗，舌红少苔，脉细数等。常用的清热凉血药物有青蒿、地骨皮、银柴胡、胡黄连等（表8－9）。

青　蒿

性味归经：苦、辛，寒，归肝、胆经。

功效：清虚热，除骨蒸，解暑热，截疟，退黄。

适应证：温邪伤阴，夜热早凉，阴虚发热，骨蒸劳热，暑邪发热，疟疾寒热，湿热黄疸。

用法用量：煎服，6～12g，后下。

护理要点：苦寒之品，脾胃虚弱，肠滑泄泻者忌用。

地骨皮

性味归经：甘，寒，归肺、肝、肾经。

功效：凉血除蒸，清肺降火。

适应证：阴虚潮热，骨蒸盗汗，肺热咳嗽，咯血，衄血，内热消渴。

用法用量：煎服，9～15g。

护理要点：外感风寒、脾虚便溏者不可用。

表8－9　其他常用清虚热药

药名	性味归经	功效	应用	用量（g）	注意事项
银柴胡	甘，微寒，归肝、胃经	清虚热，除疳热	阴虚发热，骨蒸盗汗，小儿疳热	3～10	外感风寒、血虚无热者不宜使用
胡黄连	苦，寒，归肝、胃、大肠经	退虚热，除疳热，清湿热	骨蒸潮热，小儿疳热，湿热泻痢，黄疸尿赤，痔疮肿痛	3～10	脾胃虚寒者慎用

3. 泻下药

定义：凡以泻下通便为主要作用，用于治疗里实积滞证的药物，称之为泻下药。

分类：根据泻下药作用强弱的不同，可分为攻下药、润下药及峻下逐水药。

性味概述：本类药为沉降之品，主归大肠经。

功效应用：泻下药具有泻下通便作用，以排除胃肠积滞和燥屎等，主要适用于大便秘结、胃肠积滞、实热内结及水肿停饮等里实证。部分药还可用于疮痈肿毒及瘀血证。

护理要点：①使用泻下药中之攻下药、峻下逐水药时，因其作用峻猛，或具有毒性，易伤正气及脾胃，故年老体虚、脾胃虚弱者当慎用。②妇女胎前产后及月经期应当忌用。③应用作用较强的泻下药时，当奏效即止，切勿过剂，以免损伤胃气。④应用作用峻猛而有毒性的泻下药时，一定要严格掌握炮制法度，控制用量，避免中毒现象发生，确保用药安全。⑤服药期间，饮食以

清淡为宜，顾护脾胃。

（1）攻下药　以较强的泻下通便、清热泻火为主要作用，常用以改善实热积滞，大便秘结，燥屎坚结的药物，称为攻下药。具有较强清热泻火作用的攻下药，还可用于外感热病或里实热证。不论有无便秘，均可采用本类药物，以清除实热，或导热下行，起到“上病下治”“釜底抽薪”的作用。湿热下痢，里急后重，或饮食积滞，泻而不畅之证，可适当配用本类药物，以攻逐积滞，“通因通用”，消除病因。对肠道寄生虫病，本类药与驱虫药同用，可促进虫体的排出。常用的攻下药物有大黄、芒硝、番泻叶等（表8－10）。

大　黄

性味归经：苦，寒，归脾、胃、大肠、肝、心包经。

功效：泻下攻积，清热泻火，凉血解毒，逐瘀通经，利湿退黄。

适应证：实热积滞便秘，血热吐衄，目赤咽肿，痈肿疔疮，肠痈腹痛，瘀血经闭，产后瘀阻，跌打损伤，湿热痢疾，黄疸尿赤，淋证，水肿；外治烧烫伤。

用法用量：煎服，3～15g；用于泻下不宜久煎。外用适量，研末敷于患处。酒大黄善清上焦血分热毒，用于目赤咽肿，齿龈肿痛；熟大黄泻下力缓，泻火解毒，用于火毒疮疡；大黄炭凉血化瘀止血，用于血热有瘀出血证。

护理要点：大黄苦寒，易伤胃气，脾胃虚弱者亦慎用；孕妇及月经期、哺乳期女性慎用；用于泻下不宜久煎煮；临证用药时奏效即止，切勿过剂。

表8－10　其他常用攻下药

药名	性味归经	功效	应用	用量（g）	注意事项
芒硝	咸、苦，寒，归胃、大肠	泻下通便，润燥软坚，清火消肿	实热积滞，腹满胀痛，大便燥结，肠痈肿痛；外治乳痈，痔疮肿痛	6～12；外用适量	冲服；不宜与硫黄、三棱同用；孕妇慎用
番泻叶	甘、苦，寒，归大肠经	泄热行滞，通便，利水	热结积滞，便秘腹痛，水肿胀满	2～6	后下或开水泡服；孕妇及哺乳期、月经期女性慎用

（2）润下药　具有润燥滑肠的作用，其作用较缓和，用以年老体弱、久病、产后血虚、热病伤津等所致的肠燥津枯便秘的药物，称为润下药。常用的润下药物有火麻仁、松子仁、郁李仁等（表8－11）。

火麻仁

性味归经：甘，平，归脾、胃、大肠经。

功效：润肠通便。

适应证：血虚津亏，肠燥便秘。

用法用量：煎服，10～15g。

护理要点：火麻仁可以用于老人、产妇、体弱津血不足的肠燥便秘；用药时，饮食清淡，忌食辛辣刺激、耗伤津液之品。

表 8-11 其他常用润下药

药名	性味归经	功效	应用	用量（g）	注意事项
松子仁	甘，温，归大肠、肺经	润肠通便，润肺止咳	肠燥便秘，肺燥干咳	5~10	脾虚便溏、湿痰者不宜使用
郁李仁	辛、苦、甘，平，归脾、大肠、小肠经	润肠通便，下气行水	津枯肠燥，食积气滞，腹胀便秘，水肿，脚气，小便不利	6~10	孕妇慎用

（3）峻下逐水药　具有能引起剧烈腹泻，部分兼能利尿的作用，使体内潴留的水饮经二便排出，达到消除肿胀的药物，称为峻下逐水药。常用的峻下逐水药物有甘遂、京大戟、芫花等（表 8-12）。

甘　遂

性味归经：苦，寒，有毒，归肺、肾、大肠经。

功效：泻水逐饮，消肿散结。

适应证：水肿胀满，胸腹积水，痰饮积聚，气逆咳喘，二便不利，风痰癫痫，痈肿疮毒。

用法用量：0.5~1.5g；炮制后多入丸散；外用适量，生用。

护理要点：孕妇禁用；不宜与甘草同用；本药有毒，攻伐力强，易伤正气，中病即止，不可久服；服用时注意药物的炮制、剂量，确保安全有效用药。

表 8-12 其他常用峻下逐水药

药名	性味归经	功效	应用	用量（g）	注意事项
京大戟	苦，寒，有毒，归肺、脾、肾经	泻水逐饮，消肿散结	水肿胀满，胸腹积水，痰饮积聚，气逆咳喘，二便不利，痈肿疮毒，瘰疬痰核	1.5~3；入丸散服，每次1g；外用适量	内服醋制用，外用生用；孕妇禁用；不宜与甘草同用
芫花	辛、苦，温，有毒，归肺、脾、肾经	泻水逐饮；外用杀虫疗疮	水肿胀满，胸腹积水，痰饮积聚，气逆咳喘，二便不利；外治疥癣秃疮，痈肿，冻疮	1.5~3	孕妇禁用；不宜与甘草同用

4. 祛湿药

定义：凡以祛除风寒湿邪，解除痹痛，化湿运脾，以及通利水道、渗泄水湿为主要作用，用于治疗风湿痹证、湿阻中焦证、水湿内停病证的药物，称之为祛湿药。

分类：根据药物作用特点及临床应用不同，祛湿药可分为祛风湿药、化湿药、利水渗湿药三类。

性味概述：祛风湿药物味多辛苦，性温或凉；化湿药辛香温燥，主入脾、胃经；利水渗湿药多甘淡或苦，主归膀胱、小肠、肾、脾经。

功效应用：祛风湿药具有祛除留着于肌肉、经络、筋骨的风湿之邪，有的还兼有散寒、舒筋、通络、止痛、活血或补肝肾、强筋骨等作用，适用于风湿痹证之肢体疼痛，关节不利、肿大，筋脉拘挛等。部分药物还适用于腰膝酸软、下肢痿弱等。化湿药具有行气化湿、健脾助运的作用，适用于湿阻中焦，脾为湿困，运化失常所致的脘腹痞满、呕吐反酸、大便溏薄、食少体倦、口甘多涎、舌苔白腻等。利水渗湿药具有利水消肿、利尿通淋、利湿退黄等作用，适用于小便不利、水肿、泄泻、痰饮、淋证、黄疸、湿疮、带下、湿温等水湿所致的各种病证。

护理要点：①使用祛风湿药物时，应根据痹证的类型、邪犯的部位、病程的新久等选择药物

并做适当的配伍。②祛风湿药易伤阴耗血，阴血亏虚者应慎用。③化湿药多辛温香燥之品，易于耗气伤阴，故阴虚血燥及气虚者宜慎用。④利水渗湿药易耗伤津液，对阴虚津少、肾虚遗精遗尿者，应慎用或忌用。⑤化湿药物因气味芳香，多含挥发油，一般作为散剂服用疗效较好，如入汤剂宜后下，且不应久煎，以免其挥发性有效成分逸失而降低疗效。⑥服药期间，饮食以清淡为宜，忌肥甘厚腻、辛辣刺激之品，生活上谨避风寒湿邪。

（1）祛风湿药　以祛除风寒湿邪为主要作用，治疗风湿痹证为主的药物，称为祛风湿药。主要用于风湿痹证之肢体疼痛，关节不利、肿大，筋脉拘挛等。常用的祛风湿药物有独活、威灵仙、川乌、木瓜、秦艽、防己、桑枝、丝瓜络、五加皮、桑寄生等（表8－13）。

独　活

性味归经：辛、苦，微温，归肾、膀胱经。

功效：祛风除湿，通痹止痛。

适应证：用于风寒湿痹，腰膝疼痛，少阴伏风头痛，风寒夹湿头痛。

用法用量：煎服，3～10g。

护理要点：有化燥伤阴之弊，素体阴虚及血燥者慎用，内风证忌用；药性较缓和，发散力较弱，多用于风寒湿痹在下半身者；可治皮肤瘙痒，内服外洗皆可。

威灵仙

性味归经：辛、咸，温，归膀胱经。

功效：祛风湿，通经络。

适应证：风湿痹痛，肢体麻木，筋脉拘挛，屈伸不利。

用法用量：煎服，6～10g。

护理要点：本药辛散走窜，气血虚弱者慎服；无风寒湿邪者及孕妇慎服。

表8－13　其他常用祛风湿药

药名	性味归经	功效	应用	用量（g）	注意事项
川乌	辛、苦，热，有大毒，归心、肝、肾、脾经	祛风除湿，温经止痛	风寒湿痹，关节疼痛，心腹冷痛，寒疝作痛及麻醉止痛	3～9	宜先煎、久煎；生品内服宜慎；孕妇禁用；不宜与半夏、瓜蒌、瓜蒌子、瓜蒌皮、天花粉、川贝母、浙贝母、平贝母、伊贝母、湖北贝母、白蔹、白及同用
木瓜	酸，温，归肝、脾经	舒筋活络，和胃化湿	湿痹拘挛，腰膝关节酸重疼痛，暑湿吐泻，转筋挛痛，脚气水肿	6～9	胃酸过多者不宜服用
秦艽	辛、苦，平，归胃、肝、胆经	祛风湿，清湿热，止痹痛，退虚热	风湿痹痛，中风半身不遂，筋脉拘挛，骨节酸痛，湿热黄疸，骨蒸潮热，小儿疳积发热	3～10	久痛虚羸，溲多，便滑者忌服

续表

药名	性味归经	功效	应用	用量（g）	注意事项
防己	苦，寒，归膀胱、肺经	祛风止痛，利水消肿	风湿痹痛，水肿脚气，小便不利，湿疹疮毒	5～10	苦寒易伤胃气，胃纳不佳及阴虚体弱者慎服
桑枝	微苦，平，归肝经	祛风湿，利关节	风湿痹证，肩臂、关节酸痛麻木	9～15	风寒湿所致关节冷痛者不宜使用
丝瓜络	甘，平，归肺、胃、肝	祛风，通络，活血，下乳	痹痛拘挛，胸胁胀痛，乳汁不通，乳痈肿痛	5～12	脾胃虚寒者慎用
五加皮	辛、苦，温，归肝、肾经	祛风除湿，补益肝肾，强筋壮骨，利水消肿	风湿痹证，筋骨痿软，小儿行迟，体虚乏力，水肿，脚气	5～10	阴虚火旺者慎服
桑寄生	苦、甘，平，归肝、肾经	祛风湿，补肝肾，强筋骨，安胎元	风湿痹痛，腰膝酸软，筋骨无力，崩漏经多，妊娠漏血，胎动不安，头晕目眩	9～15	血压偏低者慎用

（2）化湿药　以化湿运脾为主要作用，治疗湿浊内阻、脾为湿困、运化失常的药物，称为化湿药。主要用于脘腹痞满、呕吐反酸、大便溏薄、食少体倦、口甘多涎、舌苔白腻等。常用的化湿药物有藿香、佩兰、苍术、厚朴、砂仁、豆蔻等（表8－14）。

藿　香

性味归经：辛，微温，归脾、胃、肺经。

功效：芳香化浊，和中止呕，发表解暑。

适应证：湿浊中阻，脘痞呕吐，暑湿表证，湿温初起，发热倦怠，胸闷不舒，寒湿闭暑，腹痛吐泻，鼻渊头痛。

用法用量：煎服，3～10g。

护理要点：含挥发油，一般作为散剂服用疗效较好，如入汤剂宜后下，且不应久煎，以免其挥发性有效成分逸失而降低疗效。本类药物多属辛温香燥之品，易于耗气伤阴，故阴虚血燥及气虚者宜慎用。

佩　兰

性味归经：辛，平，归脾、胃、肺经。

功效：芳香化湿，醒脾开胃，发表解暑。

适应证：湿浊中阻，脘痞呕恶，口中甜腻，口臭，多涎，暑湿表证，湿温初起，发热倦怠，胸闷不舒。

用法用量：煎服，3～10g。

护理要点：含挥发油，一般作为散剂服用疗效较好，如入汤剂宜后下，且不应久煎，以免其挥发性有效成分逸失而降低疗效；阴虚、气虚者忌服。

表 8-14 其他常用化湿药

药名	性味归经	功效	应用	用量（g）	注意事项
苍术	辛、苦，温，归脾、胃、肝经	燥湿健脾，祛风散寒，明目	湿阻中焦，脘腹胀满，泄泻，水肿，脚气痿躄，风湿痹痛，风寒感冒，夜盲，眼目昏涩	3~9	阴虚内热，气虚多汗者忌服
厚朴	辛、苦，温，归脾、胃、肺、大肠经	燥湿消痰，下气除满	湿滞伤中，脘痞吐泻，食积气滞，腹胀便秘，痰饮喘咳	3~10	易耗气伤津，气虚津亏者慎用；孕妇慎用
砂仁	辛，温，归脾、胃、肾经	化湿开胃，温脾止泻，理气安胎	湿浊中阻，脘痞不饥，脾胃虚寒，呕吐泄泻，妊娠恶阻，胎动不安	3~6	后下；阴虚血燥者慎用
豆蔻	辛，温，归肺、脾、胃经	化湿行气，温中止呕，开胃消食	湿浊中阻，不思饮食，湿温初起，胸闷不饥，寒湿呕逆，胸腹胀痛，食积不消	3~6	后下；阴虚血燥者慎用

（3）利水渗湿药　以通利水道，渗泄水湿为主要作用，治疗水湿内停病证的药物，称为利水渗湿药。主要用于小便不利、水肿、泄泻、痰饮、淋证、黄疸、湿疮、带下、湿温等水湿所致的各种病证等。常用的利水渗湿药物有茯苓、猪苓、泽泻、薏苡仁、车前子、石韦、木通、滑石、海金沙、茵陈、金钱草、虎杖等（表 8-15）。

茯　苓

性味归经：甘、淡，平，归心、肺、脾、肾经。

功效：利水渗湿，健脾，宁心。

适应证：水肿尿少，痰饮眩悸，脾虚食少，便溏泄泻，心神不安，惊悸失眠。

用法用量：煎服，10~15g。

护理要点：阴虚而无湿热、虚寒精滑、气血下陷者慎服。

车前子

性味归经：甘，寒，归肝、肾、肺、小肠经。

功效：清热利尿通淋，渗湿止泻，明目，祛痰。

适应证：热淋涩痛，水肿胀满，暑湿泄泻，目赤肿痛，痰热咳嗽。

用法用量：煎服，9~15；包煎。

护理要点：肾虚精滑者及孕妇慎用；内伤劳倦，内无湿热者慎服。

茵　陈

性味归经：苦、辛，微寒，归脾、胃、肝、胆经。

功效：清利湿热，利胆退黄。

适应证：黄疸尿少，湿温暑湿，湿疮瘙痒。

用法用量：煎服，6~15g；外用适量，煎汤熏洗。

护理要点：蓄血发黄者及血虚萎黄者慎用。

表 8－15　其他常用利水渗湿药

药名	性味归经	功效	应用	用量（g）	注意事项
猪苓	甘、淡，平，归肾、膀胱经	利水渗湿	小便不利，水肿，泄泻，淋浊，带下	6～12	阴虚内热，气虚多汗者忌服
泽泻	甘、淡，寒，归肾、膀胱经	利水渗湿，泄热，化浊降脂	小便不利，水肿胀满，泄泻尿少，痰饮眩晕，热淋涩痛，高脂血症	6～10	易耗气伤津，气虚津亏者慎用；孕妇慎用
薏苡仁	甘、淡，凉，归脾、胃、肺经	利水渗湿，健脾止泻，除痹，排脓，解毒散结	水肿，脚气，小便不利，脾虚泄泻，湿痹拘挛，肺痈，肠痈，赘疣，癌肿	9～30	孕妇慎用
石韦	甘、苦，微寒，归肺、膀胱经	利水通淋，清肺止咳，凉血止血	热淋，血淋，石淋，小便不通，淋沥涩痛，肺热喘咳，吐血，衄血，尿血，崩漏	6～12	阴虚及无湿热者忌服
木通	苦，寒，归心、小肠、膀胱经	利尿通淋，清心除烦，通经下乳	淋证，水肿，心烦尿赤，口舌生疮，经闭乳少，湿热痹痛	3～6	孕妇慎用
滑石	甘、淡，寒，归膀胱、肺、胃经	利尿通淋，清热解暑；外用祛湿敛疮	热淋，石淋，尿热涩痛，暑湿烦渴，湿热水泻；外治湿疹，湿疮，痱子	10～20；外用适量	粉：包煎，块：先煎；脾虚、热病伤津者慎用；孕妇慎用
海金沙	甘、咸，寒，归膀胱、小肠经	清利湿热，通淋止痛	热淋，石淋，血淋，膏淋，尿道涩痛	6～15	包煎
金钱草	甘、咸，微寒，归肝、胆、肾、膀胱经	利湿退黄，利尿通淋，解毒消肿	湿热黄疸，胆胀胁痛，石淋，热淋，小便涩痛，痈肿疔疮，蛇虫咬伤	15～60	阴虚津少，气虚体弱者不宜大量长期服用
虎杖	微苦，微寒，归肝、胆、肺经	利湿退黄，清热解毒，散瘀止痛，止咳化痰	湿热黄疸，淋浊，带下，风湿痹痛，痈肿疮毒，水火烫伤，经闭，癥瘕，跌打损伤，肺热咳嗽	9～15	孕妇慎用

5. 温里药

定义：凡以温里祛寒为主要作用，用于治疗里寒证的药物，称之为温里药。

性味概述：本类药物均味辛而性温热，辛能散、能行，温能通，善走脏腑而能温里祛寒，温经止痛。

功效应用：温里药具有温里祛寒、温经止痛等作用，适用于里寒证。

护理要点：①温里药多辛热燥烈，易耗阴动火，故天气炎热时或素体火旺者当减少用量。②热伏于里，热深厥深，真热假寒证禁用。③凡实热证、阴虚火旺、津血亏虚者忌用，孕妇慎用。④服用不同的温里药时注意药物的炮制、剂量、配伍，确保安全有效用药。⑤服药期间，饮食以清淡为宜，忌肥甘厚腻、生冷之品，注意保暖，防止寒邪侵袭。

常用的温里药物有附子、肉桂、干姜、吴茱萸、丁香、小茴香等（表 8－16）。

附　子

性味归经：辛、甘，大热，有毒，归心、肾、脾经。

功效：回阳救逆，补火助阳，散寒止痛。

适应证：亡阳虚脱，肢冷脉微，心阳不足，胸痹心痛，虚寒吐泻，脘腹冷痛，肾阳虚衰，阳痿宫冷，阴寒水肿，阳虚外感，寒湿痹痛。

用法用量：煎服，3～15g；先煎，久煎，口尝至无麻辣感为度。

护理要点：本药辛热燥烈，孕妇慎用，阴虚阳亢者忌用；不宜与半夏、瓜蒌、贝母、白蔹、白及同用；内服需要经过炮制，若内服过量，或炮制、煎煮方法不当，可引起中毒。

表8－16 其他常用温里药

药名	性味归经	功效	应用	用量（g）	注意事项
肉桂	辛、甘，大热，归肾、脾、心、肝经	补火助阳，引火归原，散寒止痛，温通经脉	阳痿宫冷，腰膝冷痛，肾虚作喘，虚阳上浮，眩晕目赤，心腹冷痛，虚寒吐泻，寒疝腹痛，痛经经闭	1～5	不宜与赤石脂同用；阴虚火旺、里有实热，有出血倾向者慎用；孕妇慎用
干姜	辛，热，归脾、胃、肾、心、肺经	温中散寒，回阳通脉，温肺化饮	脘腹冷痛，呕吐泄泻，肢冷脉微，寒饮喘咳	3～10	阴虚内热，血热妄行者忌用
吴茱萸	辛、苦，热，有小毒，归肝、脾、胃、肾经	散寒止痛，降逆止呕，助阳止泻	厥阴头痛，寒疝腹痛，寒湿脚气，经行腹痛，脘腹胀痛，呕吐吞酸，五更泄泻	2～5	孕妇慎用；阴虚有热者忌用
丁香	辛，温，归脾、胃、肺、肾经	温中降逆，温肾助阳	脾胃虚寒，呃逆呕吐，食少吐泻，心腹冷痛，肾虚阳痿	1～3	不宜与郁金香同用；内服或研末外敷
小茴香	辛，温，归肝、肾、脾、胃经	散寒止痛，理气和胃	寒疝腹痛，睾丸偏坠，痛经，少腹冷痛，脘腹胀痛，食少吐泻；盐小茴香暖肾散寒止痛，用于寒疝腹痛，睾丸偏坠，经寒腹痛	3～6	阴虚火旺者慎用

6. 理气药

定义：凡以疏通气机，行气解郁为主要作用，用于治疗气机郁滞诸证的药物，称之为理气药。

性味概述：本类药物多为辛香苦温，归脾、胃、肝、肺经。

功效应用：理气药具有疏理气机、行气止痛等作用，适用于脾胃气滞所致的脘腹胀满、恶心呕吐、嗳腐吞酸、便秘或腹泻；肝气郁结所致的胁肋胀痛、疝气疼痛、月经不调、乳房胀痛；肺气壅塞所致的胸闷不畅、咳嗽气喘等病证。

护理要点：①理气药多辛温香燥，易耗气伤阴，故气虚、阴虚者慎用。②理气药含挥发油，煎煮时间不宜过长。③服用理气药时，根据不同的病证选择相应的药物，并进行必要的配伍。④服药期间，不宜食滞气、产气的食物。⑤注意对患者的情志调护，保持情志平和，防止情志失调致病。

常用的理气药物有陈皮、枳实、木香、沉香、香附、川楝子、乌药、薤白等（表8－17）。

陈　皮

性味归经：辛、苦，温，归肺、脾经。

功效：理气健脾，燥湿化痰。

适应证：脘腹胀满，食少吐泻，咳嗽痰多。

用法用量：煎服，3～10g。

护理要点：气虚及阴虚燥咳患者不宜使用；内有实热慎服。

表8－17　其他常用理气药

药名	性味归经	功效	应用	用量（g）	注意事项
枳实	苦、辛、酸，微寒，归脾、胃经	破气消积，化痰散痞	积滞内停，痞满胀痛，泻痢后重，大便不通，痰滞气阻，胸痹，结胸，脏器下垂	3～10	孕妇慎用
木香	辛、苦，温，归脾、胃、大肠、三焦、胆经	行气止痛，健脾消食	胸胁、脘腹胀痛，泻痢后重，食积不消，不思饮食；煨木香实肠止泻，用于泄泻腹痛	3～6	生用行气力强，煨用实肠止泻
沉香	辛、苦，微温，归脾、胃、肾经	行气止痛，温中止呕，纳气平喘	胸腹胀闷疼痛，胃寒呕吐呃逆，肾虚气逆喘急	1～5	后下
香附	辛、微苦、微甘，平，归肝、脾、三焦经	疏肝解郁，理气宽中，调经止痛	肝郁气滞，胸胁胀痛，疝气疼痛，乳房胀痛，脾胃气滞，脘腹痞闷，胀满疼痛，月经不调，经闭痛经	6～10	醋炙增强疏肝止痛作用
川楝子	苦，寒，有小毒，归肝、小肠、膀胱经	疏肝泄热，行气止痛，杀虫	肝郁化火，胸胁、脘腹胀痛，疝气疼痛，虫积腹痛	5～10；外用适量，研末调涂	有毒，不宜过量或持续服用；脾胃虚寒者慎用
乌药	辛，温，归肺、脾、肾、膀胱经	行气止痛，温肾散寒	寒凝气滞，胸腹胀痛，气逆喘急，膀胱虚冷，遗尿尿频，疝气疼痛，经寒腹痛	6～10	高血压患者、体虚者、孕妇等人群不宜食用
薤白	辛、苦，温，归心、肺、胃、大肠经	通阳散结，行气导滞	胸痹心痛，脘腹痞满胀痛，泻痢后重	5～10	气虚者慎用；阴虚发热者不宜食用

7. 止血药

定义：凡以制止体内外出血为主要作用，用于治疗各种出血证的药物，称之为止血药。

分类：根据止血药的药性和功效不同，分为收敛止血药、温经止血药、化瘀止血药和凉血止血药四类。

性味概述：本类药物有寒、温、散、敛之异，酸、涩，以归心、肝、脾经为主，尤以归心、肝二经者为多。

功效应用：止血药具有止血作用，适用于咯血、衄血、吐血、便血、尿血、崩漏、紫癜及外伤出血等体内外各种出血病证。

护理要点：①凉血止血药和收敛止血药易凉遏恋邪，有止血留瘀之弊，故出血兼有瘀滞者不宜单独使用。②出血过多，气随血脱者，当急投大补元气之药，以挽救气脱危候。③止血药多炒炭用，但具体应用时应视具体药物而定，不可一概而论。④服药期间，饮食以清淡为宜，忌辛辣刺激、耗气动血之品。⑤患者保持情志平和，忌情志过激。

（1）收敛止血　以收敛止血为主要作用，常用于各种出血病证的药物，称为收敛止血药。本类药物大多味涩，或为炭类，或质黏，故能收敛止血。常用的收敛止血药物有白及、仙鹤草、藕节、棕榈炭、血余炭等（表8－18）。

白　及

性味归经：苦、甘、涩，微寒，归肺、肝、胃经。

功效：收敛止血，消肿生肌。

适应证：咯血，吐血，外伤出血，疮疡肿毒，皮肤皲裂。

用法用量：6～15g；研末吞服3～6g。外用适量。

护理要点：不宜与川乌、草乌、附子同用；白及性涩质黏，外感咯血，肺痈初起，肺胃出血而实热火毒盛者慎用。

表8－18　其他常用收敛止血药

药名	性味归经	功效	应用	用量（g）	注意事项
仙鹤草	苦、涩，平，归心、肝经	收敛止血，截疟，止痢，解毒，补虚	咯血，吐血，崩漏下血，疟疾，血痢，痈肿疮毒，阴痒带下，脱力劳伤	6～12；外用适量	
藕节	甘、涩，平，归肝、肺、胃经	收敛止血，化瘀	吐血，咯血，衄血，尿血，崩漏	9～15	可生用或炒炭用
棕榈炭	苦、涩，平，归肝、肺、大肠经	收敛止血	吐血，衄血，尿血，便血，崩漏	3～9	出血兼有瘀滞者不宜使用
血余炭	苦，平，归肝、胃经	收敛止血，化瘀，利尿	吐血，咯血，衄血，血淋，尿血，便血，崩漏，外伤出血，小便不利	5～10	胃弱者慎服

（2）温经止血药　以温经止血为主要作用，常用于脾不统血，冲脉失固之虚寒性出血病证的药物，称为温经止血药。本类药物性属温热，能温内脏，益脾阳，固冲脉而统摄血液，故具有温经止血之效。常用的温经止血药物有艾叶、灶心土、炮姜等（表8－19）。

艾　叶

性味归经：苦、辛，温，有小毒，归肝、脾、肾经。

功效：温经止血，散寒止痛；外用祛湿止痒。

适应证：吐血，衄血，崩漏，月经过多，胎漏下血，少腹冷痛，经寒不调，宫冷不孕；外治皮肤瘙痒。醋艾炭温经止血，用于虚寒性出血。

用法用量：煎服，3～9g；外用适量，供灸治或熏洗。

护理要点：血热妄行之出血证不宜使用。

表8－19　其他常用温经止血药

药名	性味归经	功效	应用	用量（g）	注意事项
灶心土	辛，温，归脾、胃经	温中止血，止呕，止泻	脾虚失血，胃寒呕吐，脾虚久泻	内服：煎汤，15～30；布包煎汤，澄清代水用，60～120；或入散剂。外用：适量研末调敷	出血、呕吐、泄泻属热证者禁服
炮姜	辛，热，归脾、胃、肾经	温经止血，温中止痛	阳虚失血，吐衄崩漏，脾胃虚寒，腹痛吐泻	3～9	

（3）化瘀止血药　以止血、化瘀为主要作用，常用于瘀血内阻，血不循经之出血病证的药物，称为化瘀止血药。部分药物尚能消肿、止痛，还可用于治疗跌打损伤、经闭、瘀滞心腹疼痛

等病证。常用的化瘀止血药物有三七、茜草、蒲黄、降香等（表8－20）。

三　七

性味归经：甘、微苦，温，归肝、胃经。

功效：散瘀止血，消肿定痛。

适应证：咯血，吐血，衄血，便血，崩漏，外伤出血，胸腹刺痛，跌仆肿痛。

用法用量：煎服，3～9g；研末吞服，每次1～3g。外用适量。

护理要点：三七性温，故血热妄行，或出血而兼有阴虚口干者，不宜单独使用，须配凉血止血药或滋阴清热药同用；孕妇慎用。

表8－20　其他常用化瘀止血药

药名	性味归经	功效	应用	用量（g）	注意事项
茜草	苦，寒，归肝经	凉血，祛瘀，止血，通经	吐血，衄血，崩漏，外伤出血，瘀阻经闭，关节痹痛，跌仆肿痛	6～10	孕妇慎用
蒲黄	甘，平，归肝、心包经	止血，化瘀，通淋	吐血，衄血，咯血，崩漏，外伤出血，经闭痛经，胸腹刺痛，跌仆肿痛，血淋涩痛	5～10	包煎；止血多炒炭，利尿多生用；孕妇慎用
降香	辛，温，归肝、脾经	化瘀止血，理气止痛	吐血，衄血，外伤出血，肝郁胁痛，胸痹刺痛，跌仆伤痛，呕吐腹痛	9～15；外用适量，研细末敷患处	后下；阴虚火旺、血热妄行而无瘀滞者不宜用

（4）*凉血止血药*　以止血、凉血为主要作用，常用于血热妄行所致的各种出血证的药物，称为凉血止药。常用的凉血止血药物有大蓟、小蓟、地榆、槐花、侧柏叶、白茅根、苎麻根等（表8－21、表8－22）。

大　蓟

性味归经：甘、苦，凉，归心、肝经。

功效：凉血止血，散瘀解毒消痈。

适应证：衄血，吐血，尿血，便血，崩漏，外伤出血，痈肿疮毒。

用法用量：煎服，9～15g，鲜品可用30～60g；外用适量，捣敷患处。

护理要点：根据患者临床主症，选生用或炭用；脾胃虚寒者忌服。

小　蓟

性味归经：甘、苦，凉，归心、肝经。

功效：凉血止血，散瘀解毒消痈。

适应证：衄血，吐血，尿血，血淋，便血，崩漏，外伤出血，痈肿疮毒。

用法用量：煎服，5～12g，鲜品加倍；外用适量，捣敷患处。

表 8－21 鉴别用药

药名	相同点	不同点
大蓟	性味相同，可凉血止血，散瘀，解毒消痈，用于治疗血热出血诸证及热毒疮疡	凉血止血，散瘀消痈力强，多用于吐血、咯血及崩漏下血
小蓟		能利尿通淋，以治血尿、血淋为佳，其散瘀、解毒消肿之力略逊于大蓟

表 8－22 其他常用凉血止血药

药名	性味归经	功效	应用	用量（g）	注意事项
地榆	苦、酸、涩，微寒，归肝、大肠经	凉血止血，解毒敛疮	血热出血，疮疡痈肿，烫伤湿疹	10～30	虚寒性出血或有瘀者慎用；大面积烧烫伤患者不宜使用地榆制剂外涂
槐花	苦、酸、涩，微寒，归肝、大肠经	凉血止血，解毒敛疮	便血，痔血，血痢，崩漏，水火烫伤，痈肿疮毒	9～15；外用适量，研末涂敷患处	脾胃虚寒及阴虚发热而无实火者慎用；止血多炒炭用，清热泻火宜生用
侧柏叶	苦、涩，寒，归肺、肝、脾经	凉血止血，化痰止咳，生发乌发	吐血，衄血，咯血，便血，崩漏下血，肺热咳嗽，血热脱发，须发早白	6～12	止血多炒炭用，化痰止咳宜生用
白茅根	甘，寒，归肺、胃、膀胱经	凉血止血，清热利尿	血热吐血，衄血，尿血，热病烦渴，湿热黄疸，水肿尿少，热淋涩痛	9～30	止血多炒炭用，清热利尿宜生用
苎麻根	甘，寒，归心、肝经	凉血止血，安胎，清热解毒	血热出血，胎动不安，胎漏下血，热毒痈肿	煎服 10～30，鲜品 30～60	无实热者慎服

8. 活血化瘀药

定义：凡以通利血脉、促进血行、消散瘀血为主要作用，用于治疗瘀血病证的药物，称之为活血化瘀药。

性味概述：本类药物多具辛味，部分动物、昆虫类药物多味咸，主入血分，以归心、肝经为主。

功效应用：活血化瘀药多辛苦而性温，善于走散，具有行血散瘀、通经活络、续伤利痹、消肿止痛等作用，适用于血行不畅、瘀血阻滞之瘀痛、创伤、癥瘕、闭经、痛经、产后瘀痛、痈肿、痹痛、胸痹等病证。

护理要点：①活血化瘀药行散力强，易耗血动血，不宜用于妇女月经过多及其他出血证无瘀血现象者。②对孕妇尤当慎用或忌用。③破血逐瘀之品易伤人正气，体虚而兼瘀者应慎用。④服药期间，忌食生冷、辛辣刺激之品。

常用的活血化瘀药物有川芎、延胡索、郁金、乳香、没药、丹参、红花、桃仁、益母草、牛膝、鸡血藤、莪术、三棱等（表 8－23）。

川 芎

性味归经：辛，温，归肝、胆、心包经。

功效：活血行气，祛风止痛。

适应证：胸痹心痛，胸胁刺痛，跌仆肿痛，月经不调，经闭痛经，癥瘕腹痛，头痛，风湿痹痛。

用法用量：煎服，3～9g。

护理要点：川芎辛温升散，凡阴虚火旺，舌红口干，多汗，月经过多及出血性疾病，不宜应用。

表 8－23　其他常用活血化瘀药

药名	性味归经	功效	应用	用量（g）	注意事项
延胡索	辛、苦，温，归肝、脾经	活血，行气，止痛	胸胁、脘腹疼痛，胸痹心痛，经闭痛经，产后瘀阻，跌仆肿痛	3～10；研末吞服，每次1.5～3	醋制可加强止痛之功
郁金	辛、苦，寒，归肝、心、肺经	活血止痛，行气解郁，清心凉血，利胆退黄	胸胁刺痛，胸痹心痛，经闭痛经，乳房胀痛，热病神昏，癫痫发狂，血热吐衄，黄疸尿赤	3～10	不宜与丁香、母丁香同用
乳香	辛、苦，温，归心、肝、脾经	活血定痛，消肿生肌	气滞血瘀之疼痛，疮疡胸痹心痛，胃脘疼痛，痛经经闭，产后瘀阻，癥瘕腹痛，风湿痹痛，筋脉拘挛，跌打损伤，痈肿疮疡	3～5；煎汤或入丸、散；外用适量，研末调敷	孕妇及胃弱者慎用
没药	苦、辛，平，归心、肝、脾经	散瘀定痛，消肿生肌	胸痹心痛，胃脘疼痛，痛经经闭，产后瘀阻，癥瘕腹痛，风湿痹痛，跌打损伤，痈肿疮疡	3～5；炮制去油，多入丸散用	孕妇及胃弱者慎用
丹参	苦，微寒，归心、肝经	活血祛瘀，通经止痛，清心除烦，凉血消痈	胸痹心痛，脘腹胁痛，癥瘕积聚，热痹疼痛，心烦不眠，月经不调，痛经经闭，疮疡肿痛	10～15	不宜与藜芦同用
红花	辛，温，归心、肝经	活血通经，散瘀止痛	经闭，痛经，恶露不行，癥瘕痞块，胸痹心痛，瘀滞腹痛，胸胁刺痛，跌仆损伤，疮疡肿痛	3～10	孕妇慎用；有出血倾向者不宜多用
桃仁	苦、甘，平，归心、肝、大肠经	活血祛瘀，润肠通便，止咳平喘	经闭痛经，癥瘕痞块，肺痈肠痈，跌仆损伤，肠燥便秘，咳嗽气喘	5～10	孕妇及便溏者慎用
益母草	苦、辛，微寒，归肝、心包、膀胱经	活血调经，利尿消肿，清热解毒	月经不调，痛经经闭，恶露不尽，水肿尿少，疮疡肿毒	9～30；鲜品12～40	孕妇慎用
牛膝	苦、甘、酸，平，归肝、肾经	逐瘀通经，补肝肾，强筋骨，利尿通淋，引血下行	经闭，痛经，腰膝酸痛，筋骨无力，淋证，水肿，头痛，眩晕，牙痛，口疮，吐血，衄血	5～12	孕妇慎用
鸡血藤	苦、甘，温，归肝、肾经	活血补血，调经止痛，舒筋活络	月经不调，痛经，经闭，风湿痹痛，麻木瘫痪，血虚萎黄	9～15	阴虚火旺不宜多服
莪术	辛、苦，温，归肝、脾经	行气破血，消积止痛	癥瘕痞块，瘀血经闭，胸痹心痛，食积胀痛	6～9	孕妇及月经过多者禁用
三棱	辛、苦，平，归肝、脾经	破血行气，消积止痛	癥瘕痞块，痛经，瘀血经闭，胸痹心痛，食积胀痛	5～10	孕妇及月经过多者禁用；不宜与芒硝、玄明粉同用

9. 化痰止咳平喘药

定义：凡以祛痰或消痰为主要作用，用于治疗痰证的药物，称为化痰药；以制止或减轻咳嗽和喘息为主要作用的药物，称为化痰止咳平喘药。

分类：根据药性、功能及临床应用的不同，可分为温化寒痰药、清化热痰药和止咳平喘药三类。

性味概述：化痰药大多味苦、辛；止咳平喘药主归肺经，药性有寒热之分，苦味居多，亦兼辛、甘之味。

功效应用：痰、咳、喘三者关系密切。一般咳喘多夹痰，痰多易致咳喘。治疗上化痰药常与止咳药配伍使用，具有祛痰、消痰、制止或减轻咳嗽喘息等作用，适用于咳嗽气喘，咳喘者夹有咯痰，痰浊壅盛，肺的宣发肃降失常而致咳喘加剧等病证。

护理要点：①根据不同病证，针对性地选择相应的化痰药和止咳平喘药。②某些温燥之性强烈的化痰药，凡痰中带血等有出血倾向者，宜慎用。③麻疹初起有表邪咳嗽，不宜单投止咳药，应当疏解清宣为主，以免恋邪而致久喘不已及影响麻疹之透发，对收敛性强及温燥之药尤为所忌。④服药期间，忌食生冷、辛辣刺激、肥甘厚腻之品。

（1）温化寒痰药　以温肺祛寒、燥湿化痰为主要作用，常用于寒痰、痰湿证的药物，称为温化寒痰药。本类药物味多辛、苦，性多温燥，主归肺、脾、肝经，部分药物外用有消肿止痛的作用。常用的温化寒痰药物有半夏、天南星、白芥子、旋覆花等（表8－24）。

半　夏

性味归经：辛，温，有毒，归脾、胃、肺经。

功效：燥湿化痰，降逆止呕，消痞散结。

适应证：湿痰寒痰，咳喘痰多，痰饮眩悸，风痰眩晕，痰厥头痛，呕吐反胃，胸脘痞闷，梅核气；外治痈肿痰核。

用法用量：内服一般炮制后使用，3～9g；外用适量，磨汁涂或研末以酒调敷患处。清半夏、法半夏燥湿化痰；姜半夏温中化痰，降逆止呕。

护理要点：生半夏有毒，临床常用其炮制品，生品内服宜慎；入药不宜与川乌、草乌、附子同用。本品性温燥，阴虚燥咳、血证、热痰、燥痰慎用。

天南星

性味归经：苦、辛，温，有毒，归肺、肝、脾经。

功效：散结消肿；外用治痈肿，蛇虫咬伤。

适应证：湿痰寒痰，风痰眩晕，瘰疬痰核，毒蛇咬伤，痈疽肿痛。

用法用量：煎服，3～10g；外用生品适量，研末以醋或酒调敷患处。

护理要点：天南星辛烈温燥、有毒，故阴虚燥痰者及孕妇忌用；生品内服宜慎。

表8－24　其他常用温化寒痰药

药名	性味归经	功效	应用	用量（g）	注意事项
白芥子	辛，温，归肺经	温肺豁痰利气，散结通络止痛	用于寒痰咳嗽，胸胁胀痛，痰滞经络，关节麻木、疼痛，痰湿流注，阴疽肿毒	3～9；外用适量	不宜久煎，用量不宜过大；久咳肺虚及阴虚火旺者忌用

续表

药名	性味归经	功效	应用	用量（g）	注意事项
旋覆花	苦、辛、咸，微温，归肺、脾、胃、大肠经	降气，消痰，行水，止呕	风寒咳嗽，痰饮蓄结，胸膈痞闷，喘咳痰多，呕吐噫气，心下痞硬	3～9	阴虚劳嗽，肺燥咳嗽者慎用

（2）清热化痰药　以清热化痰为主要作用，治疗痰热证的药物，称清化热痰药。本类药物多属苦寒，或甘寒质润，主要适用于热痰壅肺所致咳嗽气喘、痰多黄稠、舌红苔黄腻等。常用的清热化痰药物有桔梗、川贝母、浙贝母、瓜蒌、竹茹、前胡等（表8－25）。

桔　梗

性味归经：苦、辛，平，归肺经。

功效：宣肺，利咽，祛痰，排脓。

适应证：咳嗽痰多，胸闷不畅，咽痛音哑，肺痈吐脓。

用法用量：煎服，3～10g。

护理要点：本品性升散，凡气机上逆、呕吐、呛咳、眩晕、阴虚火旺咳血等不宜用；用量过大易致恶心呕吐。

川贝母

性味归经：苦、甘，微寒，归肺、心经。

功效：清热润肺，化痰止咳，散结消痈。

适应证：肺热燥咳，干咳少痰，阴虚劳嗽，痰中带血，瘰疬，乳痈，肺痈。

用法用量：煎服，3～10g，研末冲服，每次1～2g。

护理要点：不宜与川乌、草乌、附子同用。

表8－25　其他常用清热化痰药

药名	性味归经	功效	应用	用量（g）	注意事项
浙贝母	苦，寒，归肺、心经	清热化痰止咳，解毒散结消痈	风热咳嗽，痰火咳嗽，肺痈，乳痈，瘰疬，疮毒	5～10	不宜与川乌、草乌、附子等同用
瓜蒌	甘、微苦，寒，归肺、胃、大肠经	清热涤痰，宽胸散结，润燥滑肠	肺热咳嗽，痰浊黄稠，胸痹心痛，结胸痞满，乳痈，肺痈，肠痈，大便秘结	9～15	不宜与川乌、草乌、附子等同用
竹茹	甘，微寒，归肺、胃、心、胆经	清热化痰，除烦止呕	痰热咳嗽，胆火夹痰，惊悸不宁，心烦失眠，中风痰迷，舌强不语，胃热呕吐，妊娠恶阻，胎动不安	5～10	生用偏清热化痰，姜汁炙偏和胃止呕
前胡	苦、辛，微寒，归肺经	降气化痰，散风清热	痰热喘满，咯痰黄稠，风热咳嗽痰多	3～10	阴虚咳嗽、寒饮咳嗽患者慎服

（3）止咳平喘药　以宣肺祛痰、润肺止咳、降气平喘为主要作用，治疗咳嗽气喘的药物，称止咳平喘药。本类药物味或辛或苦或甘，性或温或寒。主要适用于外感、内伤等多种原因所致的咳嗽气喘、痰壅气逆、胸膈痞闷等病证。常用的清热化痰药物有苦杏仁、紫苏子、款冬花、枇杷叶、桑白皮、白果等（表8－26）。

苦杏仁

性味归经：苦，微温，有小毒，归肺、大肠经。

功效：降气止咳平喘，润肠通便。

适应证：咳嗽气喘，胸满痰多，肠燥便秘。

用法用量：煎服，5~10g；生品入煎剂宜后下。

护理要点：内服不宜过量，以免中毒；大便溏者慎用；婴儿慎用。

紫苏子

性味归经：辛，温，归肺经。

功效：降气化痰，止咳平喘，润肠通便。

适应证：痰壅气逆，咳嗽气喘，肠燥便秘。

用法用量：煎服，3~10g。

护理要点：阴虚喘咳及脾虚便溏者慎用。

表8－26 其他常用止咳平喘药

药名	性味归经	功效	应用	用量（g）	注意事项
款冬花	辛、微苦，温，归肺经	润肺下气，止咳化痰	新久咳嗽，喘咳痰多，劳嗽咳血	5~10	外感暴咳宜生用，内伤久咳蜜炙用
枇杷叶	苦，微寒，归肺、胃经	清肺止咳，降逆止呕	肺热咳嗽，气逆喘急，胃热呕逆，烦热口渴	6~10	止咳宜炙用，止呕宜生用
桑白皮	甘，寒，归肺经	泻肺平喘，利水消肿	肺热咳喘，水肿胀满尿少，面目肌肤浮肿	6~12	泻肺利水、平肝清火宜生用，肺虚咳喘宜蜜炙用
白果	甘、苦、涩，平，有毒，归肺、肾经	敛肺定喘，止带缩尿	痰多喘咳，带下白浊，遗尿尿频	5~10	生食有毒，不可多用，小儿尤当注意

10. 平肝息风药

定义：凡以平肝潜阳、息风止痉为主要作用，治疗肝阳上亢或肝风内动的药物，称平肝息风药。

分类：平肝息风药可分为平抑肝阳药和息风止痉药两类。

性味概述：平肝息风药均入肝经，多为动物药及矿石类药物，部分药质重，性寒沉降。

功效应用：平肝息风药具有平肝潜阳或息风止痉等作用，适用于肝阳上亢所致头昏目眩、烦躁易怒、惊悸失眠及肝风内动所致痉挛抽搐等病证。

护理要点：①本类药物有性偏寒凉或性偏温燥之不同，应当注意使用。②脾虚慢惊者，不宜用寒凉之品；阴虚血亏者，当忌温燥之品。③护理人员应注重患者的情志调护，防止患者情志失衡而致病。④矿物类药物宜先煎、久煎，以促进有效成分析出。⑤服药期间，饮食清淡，忌食生冷、辛辣刺激、肥甘厚腻之品。

（1）*息风止痉药* 以平息肝风为主要作用，主治肝风内动、惊厥抽搐病证的药物，称息风止痉药。本类药物主入肝经，以息肝风、止痉抽为主要功效。适用于温热病热极动风、肝阳化风、血虚生风等所致之眩晕欲仆、项强肢颤痉挛抽搐等，以及风阳夹痰、痰热上扰之癫痫、惊风抽搐，或风毒侵袭引动内风之破伤风痉挛抽搐、角弓反张等。部分兼有平肝潜阳、清泻肝火作用的

息风止痉药，亦可用于治疗肝阳眩晕和肝火上攻之目赤、头痛等。常用的息风止痉药物有羚羊角、牛黄、天麻、钩藤、地龙、全蝎等（表8－27）。

羚羊角

性味归经：咸，寒，归肝、心经。

功效：平肝息风，清肝明目，散血解毒。

适应证：肝风内动，惊痫抽搐，妊娠子痫，高热痉厥，癫痫发狂，头痛眩晕，目赤翳障，温毒发斑，痈肿疮毒。

用法用量：煎服，1～3g；宜另煎2小时以上；磨汁或研粉服，每次0.3～0.6g。

护理要点：本药性寒，脾虚慢惊者慎用。

牛　黄

性味归经：甘，凉，归心、肝经。

功效：清心，豁痰，开窍，凉肝，息风，解毒。

适应证：热病神昏，中风痰迷，惊痫抽搐，癫痫发狂，咽喉肿痛，口舌生疮，痈肿疔疮。

用法用量：0.15～0.35g，多入丸散用；外用适量，研末敷患处。

护理要点：孕妇慎用；非实热不宜用。

天　麻

性味归经：甘，平，归肝经。

功效：息风止痉，平抑肝阳，祛风通络。

适应证：小儿惊风，癫痫抽搐，破伤风，头痛眩晕，手足不遂，肢体麻木，风湿痹痛。

用法用量：煎服，3～10g。

护理要点：阴血亏虚者慎用。

钩　藤

性味归经：甘，凉，归肝、心包经。

功效：息风定惊，清热平肝。

适应证：肝风内动，惊痫抽搐，高热惊厥，感冒夹惊，小儿惊啼，妊娠子痫，头痛眩晕。

用法用量：煎服，3～12g，后下。

护理要点：脾胃虚寒、肾阳虚者不宜长期大量服用；老年人和婴幼儿不宜长期大量服用；因其可以减缓心率，降低血压，心动过缓、低血压患者不宜大量长期服用，以免加重病情。

表8－27　其他常用息风止痉药

药名	性味归经	功效	应用	用量（g）	注意事项
地龙	咸，寒，归肝、脾、膀胱经	清热定惊，通络，平喘，利尿	高热神昏，惊痫抽搐，关节痹痛，肢体麻木，半身不遂，肺热喘咳，水肿尿少	5～10	阳气虚损、脾胃虚弱、肾虚喘促、血虚不能濡养筋脉者不宜使用
全蝎	辛，平，有毒，归肝经	息风镇痉，通络止痛，攻毒散结	肝风内动，痉挛抽搐，小儿惊风，中风口㖞，半身不遂，破伤风，风湿顽痹，偏正头痛，疮疡，瘰疬	3～6	有毒，用量不宜过大；孕妇禁用

(2) 平抑肝阳药　以平抑或潜镇肝阳，主要用于治疗肝阳上亢病证的药物，称平抑肝阳药，又称平肝潜阳药。本类药物多为质重之介壳类或矿石类药物，具有平抑肝阳或平肝潜阳之功效。主要用于治疗肝阳上亢之头晕目眩、头痛、耳鸣和肝火上攻之面红、口苦、目赤肿痛、烦躁易怒、头痛头昏等，亦用于治疗肝阳化风痉挛抽搐及肝阳上扰烦躁不眠者。常用的息风止痉药物有石决明、珍珠母、牡蛎、代赭石、刺蒺藜等（表8－28）。

石决明

性味归经：咸，寒，归肝经。

功效：平肝潜阳，清肝明目。

适应证：头痛眩晕，目赤翳障，视物昏花，青盲雀目。

用法用量：煎服，6～20g，先煎；平肝、清肝宜生用，外用点眼宜煅用、水飞。

护理要点：本药咸寒，易伤脾胃，脾胃虚寒、食少便溏者慎用。

珍珠母

性味归经：咸，寒，归肝、心经。

功效：平肝潜阳，安神定惊，明目退翳。

适应证：头痛眩晕，惊悸失眠，目赤翳障，视物昏花。

用法用量：煎服，10～25g，先煎。

护理要点：本品性寒镇降，脾胃虚寒及孕妇慎用；用时打碎煎煮。

表8－28　其他常用平抑肝阳药

药名	性味归经	功效	应用	用量（g）	注意事项
牡蛎	咸，微寒，归肝、胆、肾经	重镇安神，潜阳补阴，软坚散结	惊悸失眠，眩晕耳鸣，瘰疬痰核，癥瘕痞块；煅牡蛎收敛固涩，制酸止痛，用于自汗盗汗，遗精滑精，崩漏带下，胃痛吞酸	9～30	先煎；脾胃虚寒者慎用
代赭石	苦，寒，归肝、心、肺、胃经	平肝潜阳，重镇降逆，凉血止血	眩晕耳鸣，呕吐，噫气，呃逆，喘息，吐血，衄血，崩漏下血	9～30	先煎；孕妇慎用；含微量砷，不宜长期服用
刺蒺藜	辛、苦，微温，有小毒，归肝经	平肝解郁，活血祛风，明目止痒	头痛眩晕，胸胁胀痛，乳闭乳痈，目赤翳障，风疹瘙痒	6～10	孕妇慎用

11. 安神药

定义：凡以安定神志，治疗心神不宁病证为主的药物，称安神药。

分类：根据安神药临床应用不同，可分为重镇安神药及养心安神药两类。

性味概述：安神药入心、肝经。重镇安神药多为矿石、化石、介壳类药物，具有质重沉降之性；养心安神药物多为植物类种子、种仁，具有甘润滋养之性。

功效应用：安神药具有安神定志的作用，主要用于治疗心神不宁的心悸怔忡、失眠多梦；亦可作为惊风、癫狂等病证的辅助药物。部分安神药又可用于治疗热毒疮肿、肝阳眩晕、自汗盗汗、肠燥便秘、痰多咳喘等。

护理要点：①本类药物多属对症治标之品，特别是矿石类重镇安神药及有毒药物，只宜暂

用，不可久服，应中病即止。②矿石类安神药做丸散剂服时，须配伍养胃健脾之品，以免伤胃耗气。③矿石类药物入煎剂须打碎久煎，以利于有效成分的溶出。④护理人员应注重患者的情志调护，防止患者情志失衡影响心神。⑤服药期间，饮食清淡，忌食生冷、辛辣刺激、肥甘厚腻之品。

（1）重镇安神药　以重镇安神、平惊定志、平肝潜阳为主要作用，主治心火炽盛、痰火扰心、肝郁化火及惊吓等引起的实证心神不宁、心悸失眠及惊痫、肝阳眩晕等的药物，称为重镇安神药。常用的重镇安神药物有朱砂、磁石、龙骨等（表8-29）。

朱　砂

性味归经：甘，微寒，有毒，归心经。

功效：清心镇惊，安神，明目，解毒。

适应证：心悸易惊，失眠多梦，癫痫发狂，小儿惊风，视物昏花，口疮，喉痹，疮疡肿毒。

用法用量：0.1～0.5g，多入丸散服，不宜入煎剂；外用适量。

护理要点：本药含硫化汞，有毒，不宜大量服用，也不宜少量久服；孕妇及肝肾功能不全者禁用；忌火煅。

表8-29　其他常用重镇安神药

药名	性味归经	功效	应用	用量（g）	注意事项
磁石	咸，寒，归肝、心、肾经	镇惊安神，平肝潜阳，聪耳明目，纳气平喘	惊悸失眠，头晕目眩，视物昏花，耳鸣耳聋，肾虚气喘	9～30	吞服后不易消化，如入丸散，不可多服；脾胃虚弱者慎用
龙骨	甘、涩，平，归心、肝、肾经	镇惊安神，平肝潜阳，收敛固涩	心悸失眠，肝阳眩晕，滑脱诸证，湿疮痒疹	15～30	湿热积滞者不宜使用

（2）养心安神药　以滋养心肝、益阴补血、交通心肾等为主要作用，主治阴血不足、心脾两虚、心肾不交等导致的心悸怔忡、虚烦不眠、健忘多梦、遗精、盗汗等的药物，称为养心安神药。常用的养心安神药物有酸枣仁、柏子仁、远志、合欢皮等（表8-30）。

酸枣仁

性味归经：甘、酸，平，归肝、胆、心经。

功效：养心补肝，安神，敛汗，生津。

适应证：虚烦不眠，惊悸多梦，体虚多汗，津伤口渴。

用法用量：煎服，10～15g。

护理要点：实邪郁火及患有滑泄者慎服。

表8-30　其他常用养心安神药

药名	性味归经	功效	应用	用量（g）	注意事项
柏子仁	甘，平，归心、肾、大肠经	养心安神，润肠通便	心悸失眠，肠燥便秘	3～10	便溏及多痰者慎用
合欢皮	甘，平，归心、肝、肺经	解郁安神，活血消肿	心神不安，忧郁失眠，肺痈，疮肿，跌仆伤痛	6～12	孕妇慎用

续表

药名	性味归经	功效	应用	用量（g）	注意事项
远志	苦、辛，微温，归心、肾、肺经	安神益智，交通心肾，祛痰，消肿	心肾不交引起的失眠多梦、健忘惊悸、神志恍惚，咳痰不爽，疮疡肿毒，乳房肿痛	3～10	胃溃疡及胃炎者慎用

12. 开窍药

定义：凡有辛香走窜之性，以开窍醒神为主要作用，治疗闭证神昏的药物，称为开窍药，又名芳香开窍药。

性味概述：开窍药辛香走窜，皆入心经。

功效应用：开窍药具有通关开窍、醒脑回苏的作用，主要用于治疗温病热陷心包、痰浊蒙蔽清窍之神昏谵语，以及惊风、癫痫、中风等猝然昏厥、痉挛抽搐等；又可用于治疗湿浊中阻，脘腹冷痛满闷，血瘀、气滞疼痛，经闭癥瘕，湿阻中焦，食少腹胀及目赤咽肿，痈疽疔疮等。

护理要点：①开窍药辛香走窜，为救急、治标之品，且能耗伤正气，故只宜暂服，不可久用。②本类药物性质辛香，其有效成分易于挥发，内服多不宜入煎剂，只入丸剂、散剂服用。③本类药物有动胎之虞，孕妇慎用或忌用。④服药期间，饮食清淡，忌食生冷、辛辣刺激、肥甘厚腻之品。

常用的开窍药物有麝香、冰片、苏合香、石菖蒲等（表8－31）。

麝　香

性味归经：辛，温，归心、脾经。

功效：开窍醒神，活血通经，消肿止痛。

适应证：热病神昏，中风痰厥，气郁暴厥，中恶昏迷，经闭，癥瘕，难产死胎，胸痹心痛，心腹暴痛，跌仆伤痛，痹痛麻木，痈肿瘰疬，咽喉肿痛。

用法用量：0.03～0.1g，多入丸散服；外用适量。

护理要点：本药孕妇禁用；内服多不宜入煎剂，只入丸剂、散剂服用；且能耗伤正气，故只宜暂服，不可久用。

表8－31　其他常用开窍药

药名	性味归经	功效	应用	用量（g）	注意事项
冰片	辛、苦，微寒，归心、脾、肺经	开窍醒神，清热止痛	热病神昏、惊厥，中风痰厥，气郁暴厥，中恶昏迷，胸痹心痛，目赤，口疮，咽喉肿痛，耳道流脓	0.15～0.3；外用研粉点敷患处	宜入丸散服；孕妇慎用
苏合香	辛，温，归心、脾经	开窍醒神，辟秽止痛	中风痰厥，猝然昏倒，胸痹心痛，胸腹冷痛，惊痫	0.3～1	宜入丸散服
石菖蒲	辛、苦，温，归心、胃经	开窍豁痰，醒神益智，化湿开胃	神昏癫痫，健忘失眠，耳鸣耳聋，脘痞不饥，噤口下痢	3～10；鲜品加倍；外用适量	

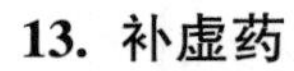

13. 补虚药

定义：凡以滋补人体气血阴阳之不足，治疗各种虚证为主要作用的药物，称为补虚药，亦称补益药。

分类：根据各种药物功效及主要适应证的不同，将其分为补气药、补血药、补阳药及补阴药四类。

性味概述：补虚药一般具有甘味，各类补虚药的药性和归经等性能互有差异，补气药性味多属甘温或甘平，主归脾、肺经，部分药物又归心、肾经；补阳药性味多甘辛咸，药性多温热，主入肾经；补血药大多甘温质润，主入心肝血分；补阴药药性大多味甘性寒凉质润。

功效应用：补虚药具有补虚扶弱，纠正人体气血阴阳不足的作用，主要用于治疗各种虚证。

护理要点：①补虚药不能用于纯实无虚的病证，在实邪未除、正气已虚的情况下，于祛邪之中，可适当选用补虚药，以“扶正祛邪”。②体质强健者不可滥用补益。③部分补虚药药性滋腻，不容易消化，过用或用于脾运不健者可妨碍脾胃运化，应掌握好用药分寸，或适当配伍健脾消食药顾护脾胃。④补虚药如作汤剂，一般宜适当久煎，使药味尽出。⑤虚弱证一般病程较长，补虚药宜采用蜜丸、煎膏（膏滋）、口服液等便于保存、服用，并可增效的剂型。⑥服药期间，可药食同补，注意饮食上的调护。

（1）补气药　以补气为主要作用，主治脾气虚所致神疲乏力、大便溏薄，甚或中气下陷、气虚欲脱等或肺气虚所见少气懒言、语音低微或喘促、易出虚汗等的药物，称为补气药。常用的补气药物有人参、党参、西洋参、太子参、黄芪、白术、大枣、山药、甘草等（表8－32）。

人　参

性味归经：甘、微苦，微温，归脾、肺、心、肾经。

功效：大补元气，复脉固脱，补脾益肺，生津养血，安神益智。

适应证：体虚欲脱，肢冷脉微，脾虚食少，肺虚喘咳，津伤口渴，内热消渴，气血亏虚，久病虚羸，惊悸失眠，阳痿宫冷。

用法用量：煎服，3～9g；挽救虚脱可用15～30g，文火另煎兑服；研粉吞服，每次2g，每日两次。

护理要点：本药不宜与藜芦、五灵脂同用，不宜同时吃萝卜或喝浓茶，以免影响药力；宜文火久煎煮，以使有效成分煎出；宜空腹或饭前服下；针对虚证患者等，护理人员应做好心理疏导；饮食上应清淡易消化，忌辛辣刺激、油腻生冷之品，选用益气之品。

党　参

性味归经：甘，平，归肺、脾经。

功效：脾益肺，养血生津。

适应证：脾肺气虚，食少倦怠，咳嗽虚喘，气血不足，面色萎黄，心悸气短，津伤口渴，内热消渴。

用法用量：煎服，10～30g。

护理要点：本药不宜与藜芦同用；宜文火久煎煮，以使有效成分煎出；宜空腹或饭前服下；针对虚证患者等，护理人员应做好心理疏导；饮食上应清淡易消化，忌辛辣刺激、油腻生冷之品，选用益气之品。

表 8－32 其他常用补气药

药名	性味归经	功效	应用	用量（g）	注意事项
西洋参	甘、微苦，凉，归心、肺、肾经	补气养阴，清热生津	气虚阴虚，虚热烦倦，咳喘痰血，内热消渴，口燥咽干	3～6	另煎兑服；不宜与藜芦同用
太子参	甘、微苦，平，归脾、肺经	补气健脾，生津润肺	脾虚体倦，食欲不振，病后虚弱，气阴不足，自汗口渴，肺燥干咳	9～30	脾寒肠滑久泄者忌用
黄芪	甘，微温，归肺、脾经	补气升阳，固表止汗，利水消肿，生津养血，行滞通痹，托毒排脓，敛疮生肌	气虚乏力，食少便溏，中气下陷，久泻脱肛，便血崩漏，表虚自汗，气虚水肿，内热消渴，血虚萎黄，半身不遂，痹痛麻木，痈疽难溃，久溃不敛	9～30	表实邪盛，内有积滞，阴虚阳亢，疮疡阳证实证均不宜用
白术	苦、甘，温，归脾、胃经	健脾益气，燥湿利水，止汗，安胎	脾虚食少，腹胀泄泻，痰饮眩悸，水肿，自汗，胎动不安	6～12	阴液不足、火热内盛者忌用
大枣	甘，温，归脾、胃、心经	补中益气，养血安神	脾虚食少，乏力便溏，妇人脏躁	6～15	
山药	甘，平，归脾、肺、肾经	补脾养胃，生津益肺，补肾涩精	脾虚食少，久泻不止，肺虚喘咳，肾虚遗精，带下，尿频，虚热消渴；麸炒山药补脾健胃，用于脾虚食少，泄泻便溏，白带过多	15～30	湿满中盛，或有积滞，实邪者不宜食用
甘草	甘，平，归心、肺、脾、胃经	补脾益气，清热解毒，祛痰止咳，缓急止痛，调和诸药	脾胃虚弱，倦怠乏力，心悸气短，咳嗽痰多，脘腹、四肢挛急疼痛，痈肿疮毒，缓解药物毒性、烈性	2～10	湿盛中满、浮肿者不宜用，且不可长期大量使用；反大戟、芫花、甘遂、海藻

（2）补血药　以补血为主要作用，主治血虚证为主的药物，称补血药。适用于面色苍白或萎黄，唇甲苍白，眩晕耳鸣，心悸怔忡，失眠健忘，或月经愆期，量少色淡，甚则经闭，舌淡脉细等。常用的补血药物有当归、熟地黄、白芍、何首乌、阿胶、龙眼肉等（表 8－33）。

当　归

性味归经：甘、辛，温，归肝、心、脾经。

功效：补血活血，调经止痛，润肠通便。

适应证：血虚萎黄，眩晕心悸，月经不调，经闭痛经，虚寒腹痛，风湿痹痛，跌仆损伤，痈疽疮疡，肠燥便秘。酒当归活血通经，用于经闭痛经，风湿痹痛，跌仆损伤。

用法用量：煎服，6～12g。

护理要点：湿盛中满，大便溏泄者忌服。

熟地黄

性味归经：甘，微温，归肝、肾经。

功效：补血滋阴，益精填髓。

适应证：用于血虚萎黄，心悸怔忡，月经不调，崩漏下血，肝肾阴虚，腰膝酸软，骨蒸潮热，盗汗遗精，内热消渴，眩晕，耳鸣，须发早白。

用法用量：煎服，9～15g。

护理要点：本药性质黏腻，有碍消化，凡气滞痰多，脘腹胀满、食少便溏者忌服；重用久服宜与陈皮、砂仁等同用，避免黏腻碍胃。

表8－33　其他常用补血药

药名	性味归经	功效	应用	用量（g）	注意事项
白芍	苦、酸，微寒，归肝、脾经	养血调经，敛阴止汗，柔肝止痛，平抑肝阳	血虚萎黄，月经不调，自汗，盗汗，胁痛，腹痛，四肢挛痛，头痛眩晕	6～15	不宜与藜芦同用；阳衰虚寒之证不宜用
何首乌	苦、甘、涩，微温，归肝、心、肾经	解毒，消痈，截疟，润肠通便	疮痈，瘰疬，风疹瘙痒，久疟体虚，肠燥便秘	3～6	痰湿较重，大便溏泄者不宜用
阿胶	甘，平，归肺、肝、肾经	补血，滋阴，润燥，止血	血虚萎黄，眩晕心悸，肌痿无力，心烦不眠，虚风内动，肺燥咳嗽，劳嗽咯血，吐血尿血，便血崩漏，妊娠胎漏	3～9	烊化兑服；本品黏腻，有碍消化，脾胃虚弱者慎用
龙眼肉	甘，温，归心、脾经	补益心脾，养血安神	气血不足，心悸怔忡，健忘失眠，血虚萎黄	9～15	湿盛中满或有停饮、痰、火者忌服

（3）补阳药　以补助人体阳气为主要作用，主治各种阳虚病证的药物，称补阳药。补阳药又有助心阳、温脾阳、补肾阳之别。常用的补阳药物有鹿茸、紫河车、淫羊藿、巴戟天、杜仲、续断、肉苁蓉、补骨脂、益智仁、冬虫夏草、核桃仁等（表8－34）。

鹿　茸

性味归经：甘、咸，温，归肾、肝经。

功效：补肾阳，益精血，强筋骨，调冲任，托疮毒。

适应证：肾阳不足，精血亏虚，阳痿滑精，宫冷不孕，羸瘦，神疲，畏寒，眩晕，耳鸣，耳聋，腰脊冷痛，筋骨痿软，崩漏带下，阴疽不敛。

用法用量：1～2g，研末冲服。

护理要点：本品宜从小量开始，缓缓增加，不可骤用大量，以免阳升风动，头晕目眩，或伤阴动血；凡热证均当忌服。

表8－34　其他常用补阳药

药名	性味归经	功效	应用	用量（g）	注意事项
淫羊藿	辛、甘，温，归肝、肾经	补肾阳，强筋骨，祛风湿	肾阳虚衰，阳痿遗精，筋骨痿软，风湿痹痛，麻木拘挛	6～10	阴虚火旺者不宜用
巴戟天	甘、辛，微温，归肾、肝经	补肾阳，强筋骨，祛风湿	阳痿遗精，宫冷不孕，月经不调，少腹冷痛，风湿痹痛，筋骨痿软	3～10	阴虚火旺者不宜用
杜仲	甘，温，归肝、肾经	补肝肾，强筋骨，安胎	肝肾不足，腰膝酸痛，筋骨无力，头晕目眩，妊娠漏血，胎动不安	6～10	阴虚火旺者慎用

续表

药名	性味归经	功效	应用	用量（g）	注意事项
续断	苦、辛，微温，归肝、肾经	补肝肾，强筋骨，续折伤，止崩漏	肝肾不足，腰膝酸软，风湿痹痛，跌仆损伤，筋伤骨折，崩漏，胎漏。酒续断多用于风湿痹痛，跌仆损伤，筋伤骨折。盐续断多用于腰膝酸软	9～15	风湿热痹者忌服
肉苁蓉	甘、咸，温，归肾、大肠经	补肾阳，益精血，润肠通便	肾阳不足，精血亏虚，阳痿不孕，腰膝酸软，筋骨无力，肠燥便秘	6～10	阴虚火旺及大便泄泻者不宜服；肠胃实热，大便秘结不宜服用
补骨脂	辛、苦，温，归肾、脾经	温肾助阳，纳气平喘，温脾止泻；外用消风祛斑	肾阳不足，阳痿遗精，遗尿尿频，腰膝冷痛，肾虚作喘，五更泄泻；外用治白癜风，斑秃	6～10；外用20%～30%酊剂涂患处	阴虚火旺及大便秘结者忌服
益智仁	辛，温，归脾、肾经	暖肾固精缩尿，温脾止泻摄唾	肾虚遗尿，小便频数，遗精白浊，脾寒泄泻，腹中冷痛，口多唾涎	3～10	阴虚火旺者禁服
冬虫夏草	甘，平，归肺、肾经	补肾益肺，止血化痰	肾虚精亏，阳痿遗精，腰膝酸痛，久咳虚喘，劳嗽咯血	3～9	有表邪者不宜用
核桃仁	甘，温，归肾、肺、大肠经	补肾，温肺，润肠	肾阳不足，腰膝酸软，阳痿遗精，虚寒喘嗽，肠燥便秘	6～9	阴虚火旺、痰热咳嗽及便溏者不宜服用

（4）补阴药　以滋养阴液、生津润燥为主要作用，主治阴虚证的药物，称补阴药。适用于阴液亏虚所致咽干口燥、便秘尿黄，以及阴虚内热所致五心烦热、潮热盗汗等。常用的补阴药物有北沙参、麦冬、天冬、石斛、玉竹、枸杞子、女贞子、桑椹等（表8－35）。

北沙参

性味归经：甘、微苦，微寒，归肺、胃经。

功效：养阴清肺，益胃生津。

适应证：肺热燥咳，劳嗽痰血，胃阴不足，热病津伤，咽干口渴。

用法用量：煎服，5～12g。

护理要点：本品不宜与藜芦同用。

麦　冬

性味归经：甘、微苦，微寒，归心、肺、胃经。

功效：养阴生津，润肺清心。

适应证：肺燥干咳，阴虚劳嗽，喉痹咽痛，津伤口渴，内热消渴，心烦失眠，肠燥便秘。

用法用量：煎服，6～12g。

表8－35　其他常用补阴药

药名	性味归经	功效	应用	用量（g）	注意事项
天冬	甘、苦，寒，归肺、肾经	养阴润燥，清肺生津	肺燥干咳，顿咳痰黏，腰膝酸痛，骨蒸潮热，内热消渴，热病津伤，咽干口渴，肠燥便秘	6～12	脾胃虚寒，食少便溏及外感风寒咳嗽者忌服

续表

药名	性味归经	功效	应用	用量（g）	注意事项
石斛	甘，微寒，归胃、肾经	益胃生津，滋阴清热	热病津伤，口干烦渴，胃阴不足，食少干呕，病后虚热不退，阴虚火旺，骨蒸劳热，目暗不明，筋骨痿软	6～12；鲜品15～30	温热病不宜早用，湿热尚未化燥伤津者忌服
玉竹	甘，微寒，归肺、胃经	养阴润燥，生津止渴	肺胃阴伤，燥热咳嗽，咽干口渴，内热消渴	6～12	脾虚便溏者慎服
枸杞子	甘，平，归肝、肾经	滋阴肝肾，益精明目	虚劳精亏，腰膝酸痛，眩晕耳鸣，阳痿遗精，内热消渴，血虚萎黄，目昏不明	6～12	脾虚便溏者慎服
女贞子	甘、苦，凉，归肝、肾经	滋补肝肾，明目乌发	肝肾阴虚，眩晕耳鸣，腰膝酸软，须发早白，目暗不明，内热消渴，骨蒸潮热	6～12	外感风寒、内伤生冷、脾胃虚寒、肾阳虚衰证不宜单味药大量长期服用
桑椹	甘、酸，寒，归心、肝、肾经	滋阴补血，生津润燥	肝肾阴虚，眩晕耳鸣，心悸失眠，须发早白，津伤口渴，内热消渴，肠燥便秘	9～15	脾胃虚寒腹泻便溏者不宜食用

14. 固涩药

定义：凡以收敛固涩为主要作用，治疗各种滑脱病证的药物，为固涩药，亦称收涩药。

分类：根据其症状不同，可分为收敛止汗药、涩肠止泻药、涩精缩尿止带药三类。

性味概述：固涩药味多酸涩，性温或平，主入肺、脾、肾、大肠经。

功效应用：固涩药具有固表敛汗，涩肠止泻、固精缩尿、止血止带、敛肺止咳的作用，主要用于治疗各种滑脱不禁的病证。

护理要点：①在运用固涩药时，须与补虚药配合。②表邪未解，内有湿滞及郁热未清，均不宜用。③部分固涩药兼有清湿热、解毒等功效，应区分使用。④服药期间，注意饮食上的调护。

（1）收敛止汗药　以收敛止汗为主要作用，治疗汗出不止的药物，称收敛止汗药。适用于卫阳不固、津液外泄的自汗及阴虚内热、迫津外泄的盗汗等。常用的收敛止汗药物有麻黄根、浮小麦等。

麻黄根

性味归经：甘、涩，平，归心、肺经。

功效：固表止汗。

适应证：自汗，盗汗。

用法用量：煎服，3～9g；外用适量，研粉撒扑。

护理要点：有表邪者忌用；麻黄碱能升高血压，加快心率，故高血压及冠心病患者在使用含麻黄的方药时需要密切关注用药后的血压、心率；服药期间，护理人员应做好心理疏导；饮食上应清淡易消化，忌辛辣刺激、油腻生冷之品。

浮小麦

性味归经：甘，凉，归心经。

功效：固表止汗，益气，除烦。

适应证：自汗，盗汗，骨蒸劳热。

用法用量：煎服，15～30g。

护理要点：表邪汗出者忌服。

（2）*涩肠止泻药* 以涩肠止泻为主要作用，治疗久泻滑脱的药物，称涩肠止泻药。适用于久泻久痢、大便溏薄、脘腹冷痛、喜温喜按等虚寒病证。常用的涩肠止泻药物有五味子、乌梅、五倍子、肉豆蔻、赤石脂等（表8－36）。

五味子

性味归经：酸、甘，温，归肺、心、肾经。

功效：收敛固涩，益气生津，补肾宁心。

适应证：久嗽虚喘，梦遗滑精，遗尿尿频，久泻不止，自汗盗汗，津伤口渴，内热消渴，心悸失眠。

用法用量：煎服，2～6g。

护理要点：凡表邪未解，内有实热，咳嗽初起，麻疹初起，均不宜用；痰多壅肺所致的咳喘不宜用。

乌 梅

性味归经：酸、涩，平，归肝、脾、肺、大肠经。

功效：敛肺，涩肠，生津，安蛔。

适应证：肺虚久咳，久泻久痢，虚热消渴，蛔厥腹痛、呕吐。

用法用量：煎服，6～12g；外用捣烂或炒炭研末外敷；止血止泻宜炒炭。

护理要点：外有表邪或内有实热积滞者均不宜服；不宜多食久食。

表8－36 其他常用涩肠止泻药

药名	性味归经	功效	应用	用量（g）	注意事项
五倍子	酸、涩，寒，归肺、大肠、肾经	敛肺降火，涩肠止泻，敛汗，止血，收湿敛疮	肺虚久咳，肺热痰嗽，久泻久痢，自汗盗汗，消渴，便血痔血，外伤出血，痈肿疮毒，皮肤湿烂	3～6	湿热泻痢者忌用
肉豆蔻	辛，温，归脾、胃、大肠经	温中行气，涩肠止泻	脾胃虚寒，久泻不止，脘腹胀痛，食少呕吐	3～10	湿热泻痢者忌用
赤石脂	甘、涩，温，归大肠、胃经	涩肠，止血，生肌敛疮	久泻久痢，大便出血，崩漏带下；外治疮疡久溃不敛，湿疮脓水浸淫	9～12；外用适量，研末敷患处	先煎；不宜与肉桂同用；孕妇慎用；湿热积滞泻痢者忌服

（3）*涩精缩尿止带药* 以涩精止遗、固涩小便、止带为主要作用的药物，称涩精缩尿止带药。适用于肾虚失藏、精关不固之遗精、滑精；肾气不固、膀胱失约之遗尿、尿频；冲任不固之妇女带下等。常用的涩精缩尿止带药物有山茱萸、芡实、莲子等（表8－37）。

山茱萸

性味归经：酸、涩，微温，归肝、肾经。

功效：补益肝肾，收涩固脱。

适应证：眩晕耳鸣，腰膝酸痛，阳痿遗精，遗尿尿频，崩漏带下，大汗虚脱，内热消渴。

用法用量：煎服，6～12g，急救固脱可用至20～30g。

护理要点：湿热而致小便淋涩者不宜服用；酸涩收敛，对外邪内侵，湿热下注所致的遗精、尿频等不宜使用；常与补肾药配伍同用，标本兼治。

表8－37　其他常用涩精缩尿止带药

药名	性味归经	功效	应用	用量（g）	注意事项
芡实	甘、涩，平，归脾、肾经	益肾固精，补脾止泻，除湿止带	遗精滑精，遗尿尿频，脾虚久泻，白浊，带下	9～15	大小便不利者禁服；食滞不化者慎服
莲子	甘、涩，平，归脾、肾、心经	补脾止泻，止带，益肾涩精，养心安神	脾虚泄泻，带下，遗精，心悸失眠	6～15	体虚或脾胃功能弱者慎食

15. 消食药

定义：凡以消食化积为主要作用，治疗饮食积滞的药物，为消食药。

性味概述：消食药多味甘性平，主归脾、胃二经。

功效应用：消食药具有消食化积，以及健胃、和中之功的作用，主要用于治疗宿食内停，饮食不消所致的脘腹胀满、嗳气吞酸、恶心、呕吐、大便失常，以及脾虚消化不良等。

护理要点：①本类药物虽多数效缓，但仍不乏耗气之弊，故气虚而无积滞者慎用。②本类药物适用于病情较缓，积滞不甚者。③临证护理时，注意标本兼顾，使消积不伤正，不可单用消食药取效。④服药期间，注意饮食上的调护，如饮食有节、忌暴饮暴食等。

常用的消食药物有山楂、神曲、麦芽、鸡内金、莱菔子等（表8－38）。

山　楂

性味归经：酸、甘，微温，归脾、胃、肝经。

功效：消食健胃，行气散瘀，化浊降脂。

适应证：肉食积滞，胃脘胀满，泻痢腹痛，瘀血经闭，产后瘀阻，心腹刺痛，胸痹心痛，疝气疼痛，高脂血症。焦山楂消食导滞作用增强，用于肉食积滞，泻痢不爽。

用法用量：煎服，9～12g；焦山楂消食导滞作用强。

护理要点：孕妇、儿童、胃酸分泌过多者慎用；病后体虚及患牙病者不宜食用。

表8－38　其他常用消食药

药名	性味归经	功效	应用	用量（g）	注意事项
神曲	甘、辛，温，归脾、胃经	消食和胃	食积证	6～15	消食宜炒焦用
麦芽	甘，平，归脾、胃、肝经	消食和中，回乳消胀	米面薯芋食滞证，断乳，乳房胀痛	10～15，大剂量30～120	哺乳期妇女不宜使用
鸡内金	甘，平，归脾、胃、小肠、膀胱经	消食健胃，涩精止遗，通淋化石	食积不消，呕吐泻痢，小儿疳积，遗尿，遗精，石淋涩痛，胆胀胁痛	3～10	脾虚无积滞者慎用
莱菔子	辛、甘，平，归肺、脾、胃经	消食除胀，降气化痰	饮食停滞，脘腹胀痛，大便秘结，积滞泻痢，痰壅喘咳	5～12	气虚及无食积、痰滞者慎用；不宜与人参同用

16. 驱虫药

定义：以驱除或杀灭人体内寄生虫，治疗虫证为主的药物，称为驱虫药。

性味概述：驱虫药主入脾、胃、大肠经，部分药物有一定毒性。

功效应用：驱虫药具有对人体内的寄生虫，特别是肠道寄生虫虫体有杀灭或麻痹，促使其排出体外的作用，主要用于治疗蛔虫病、蛲虫病、绦虫病、钩虫病、姜片虫病等多种肠道寄生虫病等。

护理要点：①应用驱虫药时，应根据寄生虫的种类及患者体质强弱、病情缓急，选用适宜的驱虫药物，并视患者的不同兼症进行相须用药及恰当配伍。②驱虫药物对人体正气多有损伤，故要控制剂量，防止用量过大导致中毒或损伤正气。③对素体虚弱、年老体衰及孕妇，更当慎用。④驱虫药一般应在空腹时服用，使药物充分作用于虫体而保证疗效。⑤对发热或腹痛剧烈者，不宜急于驱虫，待症状缓解后，再行施用驱虫药物。⑥服药期间，注意不同的驱虫药在饮食上的禁忌。

常用的消食药物有使君子、槟榔、南瓜子、苦楝皮等（表8－39）。

使君子

性味归经：甘，温，归脾、胃经。

功效：杀虫消积。

适应证：蛔虫病，蛲虫病，虫积腹痛，小儿疳积。

用法用量：使君子9～12g，捣碎入煎剂；使君子仁6～9g，多入丸散或单用，作1～2次分服。小儿每岁1～1.5粒，炒香嚼服，1日总量不超过20粒。

护理要点：大量服用能引起呃逆、呕吐、眩晕、腹泻等反应；与热茶同服，亦能引起呃逆，故服用时当忌饮茶。

表8－39　其他常用消食药

药名	性味归经	功效	应用	用量（g）	注意事项
槟榔	苦、辛，温，归胃、大肠经	杀虫，消积，行气，利水，截疟	绦虫病，蛔虫病，姜片虫病，虫积腹痛，积滞泻痢，里急后重，水肿脚气，疟疾	3～10；驱绦虫、姜片虫30～60	脾虚便溏、气虚下陷者忌用；孕妇慎用
南瓜子	甘，平，归胃、大肠经	杀虫	绦虫病	60～120	研粉，冷开水调服
苦楝皮	苦，寒，有毒，归肝、脾、胃经	杀虫，疗癣	蛔虫病，蛲虫病，虫积腹痛；外治疥癣瘙痒	3～6；外用适量，研末，用猪脂调敷患处	不宜过量或持续久服；孕妇及肝肾功能不正常者慎服

（二）常用方剂

根据方剂的作用功效，常用方剂主要有解表剂、泻下剂、和解剂、清热剂、温里剂、补益剂、消食剂、理气剂、理血剂、祛湿剂、治燥剂、祛痰剂、治风剂、固涩剂、安神剂、开窍剂等。

1. 解表剂

定义：凡以解表药为主组成，具有发汗、解肌、透疹等作用，治疗表证的方剂，称为解表剂。

分类：可分为辛温解表、辛凉解表、扶正解表三类。

功效应用：表证，凡麻疹初起，痈肿疮疡初起，水肿初起，风湿在表等邪在卫表者，皆可选用解表剂，属“汗法”。应用时应注意邪犯肌表之证表寒和表热的不同，体质虚实的差异。

护理要点：①解表剂多辛散轻扬之品，不宜久煎，以免药性耗散，作用减弱，宜武火快煎。②服法上宜温服，服后避风寒，或增衣被，或辅之以粥，以助汗出，取汗程度以遍身持续微汗为佳，汗出病瘥，即当停服，不必尽剂。③禁食生冷、油腻之品。④服含麻黄的方药后，注意患者血压和心率。⑤用于表证时，忌用冷敷、酒精擦浴等物理降温法。

（1）*辛温解表*　适用于风寒表证。见恶寒发热，头身疼痛，无汗或有汗，鼻塞流涕，咳喘，苔薄白，脉浮紧或浮缓等。常用方剂有麻黄汤、桂枝汤、小青龙汤。

麻黄汤

组成：麻黄9g，桂枝6g，杏仁6g，甘草（炙）3g。

功效：发汗解表，宣肺平喘。

主治应用：外感风寒表实证。恶寒发热，头身疼痛，无汗而喘，舌苔薄白，脉浮紧。

组方分析：组方分析见表8－40。

表8－40　麻黄汤

配伍	药物	功效
君	麻黄	发汗解表，宣肺平喘
臣	桂枝	散寒解肌发表，温通经络
佐	杏仁	降利肺气，止咳平喘
使	甘草	和中，调和药性

方歌：麻黄汤中用桂枝，杏仁甘草四般施，恶寒发热头身痛，无汗而喘服之宜。

护理要点：①温服后覆取微汗。②本方为发汗之峻剂，凡表虚自汗、体虚外感、新产妇人、失血者均不宜使用。③中病即止，切勿过剂。

（2）*辛凉解表*　适用于风热表证。见发热，微恶风寒，头痛，咽痛，咳嗽，口渴，舌尖红，苔薄黄，脉浮数等。常用方剂有银翘散、桑菊饮、麻杏石甘汤。

银翘散

组成：连翘30g，金银花30g，苦桔梗18g，薄荷18g，竹叶12g，生甘草15g，芥穗12g，淡豆豉15g，牛蒡子18g。

功效：辛凉透表，清热解毒。

主治应用：温病初起。发热，微恶风寒，无汗或有汗不畅，头痛口渴，咳嗽咽痛，舌尖红，苔薄白或薄黄，脉浮数等。

组方分析：组方分析见表8－41。

表8－41　银翘散

配伍	药物	功效
君	银花、连翘	疏散风热，清热解毒，辟秽化浊
臣	薄荷、牛蒡子、荆芥穗、淡豆豉	疏散风热，清利头目，解毒利咽

续表

配伍	药物	功效
佐	芦根、竹叶、桔梗	清热生津，止咳利咽
佐使	甘草	调和药性，护胃安中

方歌：银翘散主上焦疴，竹叶荆蒡豉薄荷，甘桔芦根凉解法，清疏风热煮无过。

护理要点：①为“辛凉平剂”，解表清热之力强。②对于外感风寒及湿热病初起者禁用。③上药切碎混匀制成散剂，每次服用18g，用鲜芦根煎汤。本方多为芳香轻宣之品，不宜久煎。

（3）扶正解表　适用表证而兼正气虚弱者，见气、血、阴、阳不足等。常用方剂有败毒散。

败毒散

组成：羌活900g，独活900g，柴胡900g，川芎900g，桔梗900g，枳壳900g，前胡900g，茯苓900g，人参900g，甘草900g，生姜、薄荷少许。

功效：散寒祛湿，益气解表。

主治应用：气虚，外感风寒湿表证。憎寒壮热，头项强痛，肢体酸痛，无汗，鼻塞声重，咳嗽有痰，胸膈痞满，舌淡苔白，脉浮而按之无力。

组方分析：组方分析见表8－42。

表8－42　败毒散

配伍	药物	功效
配伍	药物	功效
君	羌活、独活	发散风寒，除湿止痛，通治一身风寒湿邪
臣	川芎、柴胡	解表逐邪，行气活血，宣痹止痛
佐	桔梗、枳壳、前胡、茯苓、人参	宣肺利膈，理气宽中，化痰止咳，渗湿消痰，益气扶正
佐使	甘草、生姜、薄荷	调和药性，益气和，以助解表

方歌：人参败毒草苓芎，羌独柴前枳桔共，薄荷少许姜三片，气虚感寒有奇功。

护理要点：①原方为散剂，各药为粗末，每服二钱（6g），水一盏，加生姜、薄荷各少许，同煎七分，去滓，不拘时服，寒多则热服，热多则温服。若作汤剂煎服，用量按原方比例酌减轻。②本方多为辛温香燥之品，外感风热及阴虚外感者忌用。③时疫、温热、湿热蕴结肠中而成之痢疾禁用。

其他常用解表剂见表8－43。

表8－43　其他常用解表剂

方名	组成	功效	主治
桂枝汤	桂枝、芍药、甘草、生姜、大枣	解肌发表，调和营卫	外感风寒表虚证
小青龙汤	麻黄、芍药、细辛、干姜、甘草、桂枝、五味子、半夏	解表散寒，温肺化饮	外寒里饮证
桑菊饮	桑叶、菊花、桔梗、杏仁、连翘、芦根、甘草、薄荷	疏散风热，宣肺止咳	风温初起，表热轻证
麻杏石甘汤	麻黄、杏仁、石膏、甘草	辛凉宣肺，清肺平喘	外感风邪，邪热壅肺证

2. 泻下剂

定义：凡以泻下药为主要组成，具有通下、攻积、逐水等作用，治疗里实证或虚滞证（腑气不通证），称之为泻下剂。

分类：可分为寒下、温下、润下、逐水四类。

功效应用：于表证已解，里实已成的情况下使用，属“下法”。应用时注意权衡表证与里实之证轻重缓急，或先解表攻里，或表里双解。

护理要点：①使用下法时，方药宜饭前温服，中病即止，勿过剂量。②年老体虚、孕妇及产后津亏引起的便秘慎用。③服药期间，忌食油腻和不易消化的食物，避免伤胃气。④可根据情况，配伍补益扶正之品。⑤习惯性便秘患者，养成定时排便习惯，也可进行腹部按摩。

（1）寒下　适用于里热积滞实证。见大便秘结，腹部胀满疼痛，甚或潮热，苔黄厚，脉实等。常用方剂有大承气汤。

大承气汤

组成：大黄12g（后下），厚朴24g，枳实12g，芒硝9g（溶服）。

功效：峻下热结。

主治应用：①阳明腑实证。大便不通，频转矢气，脘腹痞满，腹痛拒按，按之则硬，甚或潮热谵语，手足濈然汗出，舌苔黄燥起刺，或焦黑燥裂，脉沉实。②热结旁流证。下利清水，色纯青，其气臭秽，脐腹疼痛，按之坚硬有块，口舌干燥，脉滑实。③里热实证之热厥、痉病或发狂等。

组方分析：组方分析见表8－44。

表8－44　大承气汤

配伍	药物	功效
君	大黄	苦寒通降，泄热通便，荡涤胃肠实热积
臣	芒硝	咸寒润降，泄热通便，软坚润燥
佐	枳实、厚朴	消痞除满

方歌：大承气汤用硝黄，配伍枳朴泻力强，痞满燥实四症见，峻下热结第一方。

护理要点：①枳实、厚朴先煮，大黄后下，芒硝溶服。②气虚阴虚、燥热不甚者，年老体弱慎用。③孕妇禁用。④中病即止，以免耗伤正气。

（2）温下　适用于里寒积滞实证。见大便秘结，脘腹胀满，腹痛喜温，手足不温，甚或厥冷，脉沉紧等。常用方剂有温脾汤。

温脾汤

组成：大黄15g，当归9g，干姜9g，附子6g，人参6g，芒硝6g，甘草6g。

功效：攻下冷积，温补脾阳。

主治应用：阳虚寒积证。腹痛便秘，脐下胶结，绕脐不止，手足不温，苔白不渴，脉沉弦而迟。

组方分析：组方分析见表8－45。

表8－45　温脾汤

配伍	药物	功效
君	附子、大黄	温补脾阳，解散寒凝，泻已成之冷积
臣	芒硝、干姜	润肠软坚，泻下攻积，温中助阳

续表

配伍	药物	功效
佐	人参、当归	益气养血，使下不伤正
使	甘草	助人参益气，调和诸药

方歌：温脾附子与干姜，甘草人参及大黄，寒热并进补兼泻，温通寒积振脾阳。

护理要点：虽为泻下剂，但证属虚中夹实，应注重顾护中阳。

（3）润下　适用肠燥津亏，大便秘结证。见大便干结，小便短赤，舌苔黄燥，脉滑实之“热秘”；或大便秘结，小便清长，面色清白，腰膝酸软，手足不温，舌淡苔白，脉迟之“虚秘”。常用方剂有麻子仁丸。

麻子仁丸

组成：麻子仁500g，芍药250g，枳实250g，大黄500g，厚朴250g，杏仁250g，蜜。

功效：润肠泄热，行气通便。

主治应用：胃肠燥热，脾约便秘证。大便干结，小便频数。

组方分析：组方分析见表8－46。

表8－46　麻子仁丸

配伍	药物	功效
君	麻子仁	润肠通便
臣	杏仁、白芍	上肃肺气，下润大肠；养血敛阴，缓急止痛
佐	大黄、枳实、厚朴	轻下热结，除胃肠燥热
使	蜂蜜	润肠通便，缓和攻下之力

方歌：麻子仁丸治脾约，枳朴大黄麻杏芍，胃热津枯便难解，润肠通便功效高。

护理要点：①上药为末，炼蜜为丸，每次9g，每日1～2次，温开水送服。②本方含攻下破滞之品，年老体虚，津亏血少不宜常服。③孕妇慎用。

（4）逐水　适用于水饮壅盛于里的实证。常见胸胁引痛或水肿腹胀，二便不利，脉实有力等。常用方剂有十枣汤。

十枣汤

组成：芫花、甘遂、大戟各等分，大枣10枚。

功效：攻逐水饮。

主治应用：①悬饮。咳唾胸胁引痛，心下痞硬胀满，干呕短气，头痛目眩，或胸背掣痛不得息，舌苔滑，脉沉弦。②水肿。一身悉肿，尤以身半以下为重，腹胀喘满，二便不利。

组方分析：组方分析见表8－47。

表8－47　十枣汤

配伍	药物	功效
君	甘遂	泻水逐饮，消肿散结
臣	大戟、芫花	泻脏腑水湿，消胸胁伏饮痰癖
佐	大枣	缓和诸药毒性；益气护胃，减少药后反应；培土制水，邪正兼顾

方歌：十枣逐水效堪夸，大戟甘遂与芫花，悬饮内停胸胁痛，水肿腹胀用无差。

护理要点：①上三味等分为末，或装入胶囊，每服0.5～1g，每日1次，以大枣10枚煎汤送服，清晨空腹服。②本方作用峻猛只可暂用，不可久服。③可与健脾补益剂交替使用。④三药为散，大枣煎汤服用，从小量开始，避免量大下多伤正。⑤服药得快利后，食糜粥以保养脾胃。⑥对油腻及不宜消化的食物，不宜早进，以防重伤胃气。⑦老年体弱慎用，孕妇忌服。

其他常用泻下剂见表8－48。

表8－48　其他常用泻下剂

方名	组成	功效	主治
大黄牡丹汤	大黄、牡丹皮、桃仁、冬瓜仁、芒硝	泄热破瘀，散结消肿	肠痈初起，湿热瘀滞证
大黄附子汤	大黄、附子、细辛	温里散寒，通便止痛	寒积腹痛

3. 和解剂

定义：凡以寒热药，或补泻药，或疏敛药等并用为主要组成，具有寒热并治、补泻兼施、疏敛兼顾等作用，治疗少阳病证、肝脾失调、肝胃不和证，称之为和解剂。

分类：可分为和解少阳、调和肝脾、调和脾胃三类。

功效应用：伤寒邪入少阳，位于半表半里，既不宜发汗，又不宜吐下的情况下使用，属"和法"。既祛邪又扶正，既透表又清里，既疏肝又治脾，无明显寒热补泻之偏，性质平和，作用缓和，照顾全面。

护理要点：①劳倦内伤，饮食失调，气血两虚而见寒热者忌用。②纯虚不宜用，防伤正气，纯实者亦不可用，以免贻误病情。③服用和解少阳的药物时，忌食萝卜，饮食应清淡宜消化，忌生冷、油腻及辛辣之品。④服含柴胡的方剂时，忌同时服碳酸钙、维丁胶性钙、硫酸镁、硫酸亚铁等西药，避免毒副作用。⑤服调和肝脾药物时，注重情志护理。

（1）和解少阳　适用于伤寒邪在少阳的病证。见往来寒热，胸胁苦满，默默不欲饮食，心烦喜呕，以及口苦，咽干，目眩，脉弦等。常用方剂有小柴胡汤、大柴胡汤。

小柴胡汤

组成：柴胡24g，黄芩9g，人参9g，甘草（炙）9g，半夏9g，生姜9g，大枣4枚。

功效：和解少阳。

主治应用：①伤寒少阳证。往来寒热，胸胁苦满，默默不欲饮食，心烦喜呕，口苦，咽干，目眩，舌苔薄白，脉弦。②热入血室证。妇人中风，经水适断，寒热发作有时。③黄疸、疟疾，以及内伤杂病而见少阳证者。

组方分析：组方分析见表8－49。

表8－49　小柴胡汤

配伍	药物	功效
君	柴胡	透泄少阳之邪，疏泄气机郁滞
臣	黄芩	清泄少阳半里之热
佐	半夏、生姜、人参、大枣	和胃降逆止呕，益气健脾
使	甘草	调和诸药

方歌：小柴胡汤和解功，半夏人参甘草从，更加黄芩生姜枣，少阳为病此方宗。

护理要点：①阴虚血少者禁用。②忌同时服碳酸钙、维丁胶性钙、硫酸镁、硫酸亚铁等西药，避免毒副作用。

（2）调和肝脾 适用于肝脾不和的病证。见肝气郁结，横逆犯脾；脾虚，营血不足，肝失疏泄而致脘腹胸胁胀痛、神疲食少、月经不调、腹痛泄泻、手足不温等。常用方剂有逍遥散、痛泻要方。

逍遥散

组成：甘草15g，当归30g，茯苓30g，白芍30g，白术30g，柴胡30g，烧生姜1块，薄荷少许。

功效：疏肝解郁，养血健脾。

主治应用：肝郁血虚脾弱证。两胁作痛，头痛目眩，口燥咽干，神疲食少，或月经不调，乳房胀痛，脉弦而虚者。

组方分析：组方分析见表8－50。

表8－50 逍遥散

配伍	药物	功效
君	柴胡	疏肝解郁
臣	当归、白芍	补肝体而助肝用，使血和则肝和，血充则肝柔
佐	白术、茯苓、甘草、薄荷、烧生姜	实土以御木侮，使营血生化有源，辛散达郁，透达肝经郁热
使	甘草	调和诸药

方歌：逍遥散用当归芍，柴苓术草加姜薄，肝郁血虚脾气弱，调和肝脾功效卓。

护理要点：①上药共为粗末，每服6～9g，煨姜、薄荷少许，共煎汤温服，每日3次，亦可作汤剂，水煎服，用量按原方比例酌减，亦有丸剂，每服6～9g，日服两次。②服用药物时，护理人员应注重对患者的情志护理。

（3）调和脾胃 适用脾胃不和证。见心下痞满，恶心呕吐，肠鸣下利等。常用方剂有半夏泻心汤。

半夏泻心汤

组成：半夏12g，黄芩9g，干姜9g，黄连3g，人参9g，大枣4枚，甘草（炙）9g。

功效：寒热平调，消痞散结。

主治应用：寒热错杂之痞证。心下痞，但满而不痛，或呕吐，肠鸣下利，舌苔腻而微黄。

组方分析：组方分析见表8－51。

表8－51 半夏泻心汤

配伍	药物	功效
君	半夏	散结除痞，降逆止呕
臣	干姜、黄芩、黄连	寒热平调，辛开苦降
佐	人参、大枣	温益气，补脾虚
使	甘草	补脾和中，调诸药

方歌：半夏泻心黄连芩，干姜草枣人参行，辛开苦降消痞满，治在调阳又和阴。

护理要点：①本方主治虚实互见之证，若因气滞或食积所致心下痞满不宜使用。②饮食应清淡易消化，忌生冷、油腻及辛辣之品。

其他常用和解剂见表 8－52。

表 8－52　其他常用和解剂

方名	组成	功效	主治
大柴胡汤	柴胡、黄芩、芍药、半夏、生姜、枳实、大枣、大黄	和解少阳，内泄热结	少阳阳明合病
痛泻要方	白术、白芍、陈皮、防风	补脾柔肝，祛湿止泻	脾虚肝旺之痛泻

4. 清热剂

定义：凡以清热药为主要组成，具有清热、泻火、凉血、解毒等作用，治疗里热证，称之为清热剂。

分类：可分为清气分热、清营凉血、清热解毒、清脏腑热、清虚热五类。

功效应用：表证已解，热已入里，或里热已盛尚未结实的情况下使用，属“清法”。应用时注意辨别里热部位、寒热真假、热证的虚实，并量证用药。

护理要点：①清热剂多寒凉之品，易败胃气，损伤脾阳，使用时应注意，祛病即止，不可久服，必要时配伍护胃之品。②对于热邪炽盛，服清热剂入口即吐者，可于清热剂中少佐温热药，或采用凉药热服法。③服药期间，忌食辛辣刺激之品。

（1）清气分热　适用于热在气分。见身热不恶寒，反恶热，多汗，口渴冷饮，舌红苔黄，脉数有力等。常用方剂有白虎汤。

白虎汤

组成：石膏 50g（先煎），知母 18g，甘草（炙）6g，粳米 9g。

功效：清热生津。

主治应用：气分热盛证。壮热面赤，烦渴引饮，汗出恶热，脉洪大有力。

组方分析：组方分析见表 8－53。

表 8－53　白虎汤

配伍	药物	功效
君	石膏	清解透热，除阳明气分之热
臣	知母	滋阴润燥，清热生津
佐	甘草、粳米	益胃生津
使	甘草	调和诸药

方歌：白虎膏知甘草粳，气分大热此方清，热渴汗出脉洪大，加入人参气津生。

护理要点：①表证未解的无汗发热，口不渴者；脉见浮细或沉者；血虚发热，脉洪不胜重按者不可用。②真寒假热的阴盛格阳证不可误用。

（2）清营凉血　适用于邪热传营、热入血分诸证。见身热夜甚、心烦不寐、谵语、斑疹隐隐，舌绛而干，脉数等。常用方剂有清营汤、犀角地黄汤。

清营汤

组成：犀角（水牛角代替）30g（镑片先煎），生地黄 15g，玄参 9g，竹叶心 3g，麦冬 9g，丹参 6g，黄连 5g，金银花 9g，连翘 6g。

功效：清营解毒，透热养阴。

主治应用：热入营分证。身热夜甚，神烦少寐，时有谵语，目常喜开或喜闭，口渴或不渴，斑疹隐隐，脉细数，舌绛而干。

组方分析：组方分析见表8－54。

表8－54　清营汤

配伍	药物	功效
君	犀角	清解营分之热毒
臣	生地黄、麦冬、玄参	凉血滋阴，清热养阴生津，滋阴降火解毒
佐	银花、连翘、竹叶 黄连、丹参	清热解毒，轻清透热 清热凉血，活血散瘀

方歌：清营汤治热传营，身热夜甚神不宁，犀地银翘玄连竹，丹麦清热更护阴。

护理要点：注意舌诊，舌白滑者，不可用，防滋腻而助湿留邪。

（3）清热解毒　适用于瘟疫、温毒、火毒及疮疡疔毒等证。见神昏谵语、咽喉肿痛、身热面赤、口舌生疮、舌绛、苔黄燥等。常用方剂有黄连解毒汤。

黄连解毒汤

组成：黄连9g，黄芩6g，黄柏6g，栀子9g。

功效：泻火解毒。

主治应用：三焦火毒证。大热烦躁，口燥咽干，错语不眠；或热病吐血、衄血；或热甚发斑，或身热下利，或湿热黄疸；或外科痈疡疔毒。小便黄赤，舌红苔黄，脉数有力。

组方分析：组方分析见表8－55。

表8－55　黄连解毒汤

配伍	药物	功效
君	黄连	清泻心火，泻中焦之火
臣	黄芩	泻上焦之火
佐	黄柏、栀子	泻下焦之火与三焦之火

方歌：黄连解毒汤四味，黄芩黄柏栀子备，躁狂大热呕不眠，吐衄发斑均可为。

护理要点：①大苦大寒，不宜久服、过量服用。②非火盛者不宜使用。

（4）清脏腑热　适用于邪热偏盛于某一脏腑所产生的火热证。常见心经热盛、肝胆实火、肺中有热、热在脾胃、大肠等。常用方剂有导赤散、龙胆泻肝汤、清胃散、玉女煎、芍药汤、白头翁汤。

导赤散

组成：生地黄6g，木通6g，生甘草梢6g，竹叶6g。

功效：清心利水养阴。

主治应用：心经火热证。心胸烦热，口渴面赤，意欲冷饮，以及口舌生疮；或心热移于小肠，小便赤涩刺痛，舌红，脉数。

组方分析：组方分析见表8－56。

表 8－56　导赤散

配伍	药物	功效
君	生地黄、木通	滋阴制火，利水通淋
臣	竹叶	清心除烦，淡渗利窍，导心火下行
佐	生甘草	调和诸药，防寒凉药物伤胃

方歌：导赤生地黄与木通，草梢竹叶四般功，口糜淋痛小肠火，引热同归小便中。

护理要点：木通苦寒，生地黄寒凉，故脾胃虚弱者慎用。

（5）清虚热　适用阴虚发热证。常见骨蒸潮热、盗汗面赤、久热不退，舌红少苔等。常用方剂有青蒿鳖甲汤、当归六黄汤。

青蒿鳖甲汤

组成：青蒿 6g（后下），鳖甲 15g（先煎），细生地黄 12g，知母 6g，牡丹皮 9g。

功效：养阴透热。

主治应用：温病后期，邪伏阴分证。夜热早凉，热退无汗，舌红少苔，脉细数。

组方分析：组方分析见表 8－57。

表 8－57　青蒿鳖甲汤

配伍	药物	功效
君	鳖甲、青蒿	滋阴清热，内清外透
臣	生地黄、知母	助君养阴退虚热
佐	牡丹皮	泄血中伏火

方歌：青蒿鳖甲知地丹，热伏阴分仔细看，夜热早凉无汗出，养阴透热服之安。

护理要点：阴虚动风者不宜使用。

其他常用清热剂见表 8－58。

表 8－58　其他常用清热剂

方名	组成	功效	主治
犀角地黄汤	犀角、生地黄、芍药、牡丹皮	清热解毒，凉血散瘀	热入血分证
龙胆泻肝汤	龙胆草、黄芩、栀子、泽泻、木通、当归、生地黄、柴胡、生甘草、车前子	清泻肝胆实火，清利肝经湿热	肝胆实火上炎证，肝经湿热下注证
清胃散	生地黄、当归身、牡丹皮、黄连、升麻	清胃凉血	胃火牙痛
玉女煎	石膏、熟地黄、麦冬、知母、牛膝	清胃热，滋肾阴	胃热阴虚证
芍药汤	芍药、当归、黄连、槟榔、木香、甘草、大黄、黄芩、官桂	清热燥湿，调气和血	湿热痢疾
白头翁汤	白头翁、黄连、黄柏、秦皮	清热解毒，凉血止痢	热毒痢疾
当归六黄汤	当归、生地黄、黄芩、黄连、黄柏、熟地黄、黄芪	滋阴泻火，固表止汗	阴虚火旺盗汗

5. 温里剂

定义：凡以温里祛寒药为主要组成，具有温中祛寒、回阳救逆、温经通脉等作用，治疗里寒证，称之为温里剂。

分类：可分为温中祛寒、回阳救逆、温经通脉三类。

功效应用：寒邪在里所致病证的情况下使用，属“温法”。治疗当从温里祛寒立法，但因病位有脏腑经络之别，病势有轻重缓急之分，应根据具体情况选用不同的治疗法则。

护理要点：①多配伍补气药物，使阳复气充。②阴虚或失血之人慎用。③应辨别寒热真假，真热假寒不可用。④阴寒太盛或真寒假热，服药入口即吐者，可反佐少量寒凉药，或热药冷服，避免格拒。⑤宜进温热饮食，忌食生冷寒凉、厚腻之品。⑥注意药物用量，三因制宜，随证变通。⑦服药中出现咽喉疼痛、舌红、咽干等虚火上炎，应及时停药。

（1）温中祛寒　适用于脾胃虚寒证。见脘腹疼痛，呕恶下利，不思饮食，肢体倦怠，手足不温，舌苔白滑，脉沉细或沉迟等。常用方剂有理中丸。

理中丸

组成：人参90g，干姜90g，甘草（炙）90g，白术90g。

功效：温中祛寒，补气健脾。

主治应用：①脾胃虚寒证。脘腹绵绵作痛，喜温喜按，呕吐，大便稀溏，脘痞食少，畏寒肢冷，口不渴，舌淡苔白润，脉沉细或沉迟无力。②阳虚失血证。便血、吐血、衄血或崩漏等，血色暗淡，质清稀。③脾胃虚寒所致的胸痹。或病后多涎唾，或小儿慢惊等。

组方分析：组方分析见表8－59。

表8－59　理中丸

配伍	药物	功效
君	干姜	温脾养，祛寒邪，扶阳抑阴
臣	人参	补气健脾
佐	白术	健脾燥湿
佐使	甘草	益气健脾，缓急止痛，调和药性

方歌：理中干姜参术甘，温中健脾治虚寒，中阳不足痛呕利，丸汤两用腹中暖。

护理要点：①上药共研细末，炼蜜为丸，重9g，每次1丸，温开水送服，每日2～3次；或作汤剂，水煎服，用量以原方比例酌减。②湿热内蕴中焦或脾胃阴虚者禁用。③忌食生冷寒凉、厚腻之品。④服用时，温开水送服。

（2）回阳救逆　适用于阳虚阴寒证。见四肢厥逆，精神萎靡，恶寒蜷卧，或冷汗淋漓，脉微欲绝等。常用方剂有四逆汤。

四逆汤

组成：甘草（炙）6g，干姜6g，附子15g（先煎）。

功效：回阳救逆。

主治应用：心肾阳衰寒厥证。手足厥逆，恶寒蜷卧，神衰欲寐，面色苍白，腹痛下利，呕吐不渴，舌苔白滑，脉微细。

组方分析：组方分析见表8－60。

表 8－60　四逆汤

配伍	药物	功效
君	附子	温壮元阳，破散阴寒，回阳救逆
臣	干姜	温中散寒，助阳通脉
佐使	甘草	益气补中，甘缓姜、附峻烈之性，调和药性

方歌：四逆汤中草附姜，四肢厥冷急煎尝，脉微吐利阴寒盛，回阳救逆赖此方。

护理要点：①服药后，中病手足温和即止，不可久服。②真寒假热忌用。③服药后出现呕吐拒药者，可将药液置凉后服用。

（3）温经通脉　适用寒袭经络筋脉骨节证。见手足厥寒，或肢体疼痛，或发阴疽等。常用方剂有当归四逆汤。

当归四逆汤

组成：当归 12g，桂枝 9g，芍药 9g，细辛 3g，通草 6g，大枣 8 枚，甘草（炙）6g。

功效：温经散寒，养血通脉。

主治应用：血虚寒厥证。手足厥寒，或腰、股、腿、足、肩臂疼痛，口不渴，舌淡苔白，脉沉细或细而欲绝。

组方分析：组方分析见表 8－61。

表 8－61　当归四逆汤

配伍	药物	功效
君	当归、桂枝	养血和血，温经散寒，温通血脉
臣	细辛、白芍	温经散寒，养血和营
佐	通草、大枣、甘草	通经脉，益气健脾养血
佐使	甘草	调和药性

方歌：当归四逆芍桂枝，细辛甘草木通施，血虚寒厥四末冷，温经通脉最相宜。

护理要点：①阴虚、血热、血虚者不宜使用。②宜进温热饮食，忌食生冷寒凉、厚腻之品。

6. 补益剂

定义：凡以补益药为主要组成，具有补益人体气、血、阴、阳等作用，治疗各种虚证，称之为补益剂。

分类：可分为补气、补血、气血双补、补阴、补阳、阴阳并补六类。

功效应用：先天不足，或后天失调所致五脏虚损的情况下使用，属“补法”。应用时注意从整体出发，既要有所侧重，又要统筹兼顾。

护理要点：①饮食宜清淡、易消化，忌食辛辣刺激、油腻、生冷之品，也应忌食萝卜和纤维素多的食物。②补益药宜饭前空腹服用。③补益药大多质重味厚，宜文火久煎，贵重药物应另煎或冲服。④见效缓慢，用药时间长，应坚持服药。⑤患者大病初愈或久病不愈，注重患者的心理疏导。⑥遇外感，应停服，以防“闭门留寇”。

（1）补气　适用于脾肺气虚证。见肢体倦怠乏力，少气懒言，语言低微，动则气促，面色萎白，食少便溏，舌淡苔白，脉虚弱，甚或虚热自汗，或脱肛，或子宫脱垂等。常用方剂有四君子汤、补中益气汤、玉屏风散。

四君子汤

组成：人参9g，白术9g，茯苓9g，甘草（炙）6g。

功效：益气健脾。

主治应用：脾胃气虚证。面色萎白，语声低微，气短乏力，食少便溏，舌淡苔白，脉虚弱。

组方分析：组方分析见表8－62。

表8－62 四君子汤

配伍	药物	功效
君	人参	甘温益气，健脾养胃
臣	白术	健脾燥湿，益气助运
佐	茯苓	健脾渗湿
佐使	甘草	益气健脾，调和诸药

方歌：四君子汤中和义，参术茯苓甘草比，益气健脾基础剂，脾胃气虚治相宜。

护理要点：①宜文火久煎。②宜饭前空腹服用。③饮食宜清淡、易消化，忌食辛辣刺激、油腻、生冷之品，也应忌食萝卜等。

（2）补血 适用于血虚证。见面色无华，头晕眼花，心悸失眠，唇甲色淡，舌淡脉细等。常用方剂有四物汤、当归补血汤。

四物汤

组成：当归9g，川芎6g，白芍9g，熟干地黄12g。

功效：补血调血。

主治应用：营血虚滞证。头晕目眩，心悸失眠，面色无华，妇人月经不调，量少或经闭不行，脐腹作痛，甚或瘕块硬结，舌淡，口唇、爪甲色淡，脉细弦或细涩。

组方分析：组方分析见表8－63。

表8－63 四物汤

配伍	药物	功效
君	熟干地黄	滋阴养血，补肾填精
臣	当归	补血活血
佐	白芍、川芎	养血益阴，缓急止痛，活血行气

方歌：四物地芍与归芎，血家百病此方宗，妇女经病凭加减，临证之时可变通。

护理要点：①阴虚发热及血崩气脱之证不宜使用。②益文火久煎。③服药时间以空腹或饭前为佳。

（3）气血双补 适用气血两虚证。见头晕目眩，心悸怔忡，食少体倦，气短懒言，舌淡，脉虚细无力等。常用方剂有八珍汤、炙甘草汤。

八珍汤

组成：人参30g，白术30g，白茯苓30g，甘草（炙）30g，当归30g，川芎30g，白芍药30g，熟地黄30g，生姜3片，大枣5枚。

功效：益气补血。

主治应用：气血两虚证。面色苍白或萎黄，头晕目眩，四肢倦怠，气短懒言，心悸怔忡，饮食减少，舌淡苔薄白，脉细弱或虚大无力。

组方分析：组方分析见表8－64。

表8－64　八珍汤

配伍	药物	功效
君	人参、熟地黄	益气养血
臣	白术、茯苓、当归、白芍	健脾渗湿，益气补脾，养血和营
佐	川芎	活血行气
使	甘草	益气和中，调和诸药

方歌：四君四物加姜枣，八珍双补气血方；再加黄芪与肉桂，十全大补效增强；更加橘味志去芎，养荣补心安神良。

护理要点：①原方上药㕮咀，每服三钱（9g），作汤剂加生姜3片，大枣5枚，水煎服，用量根据病情酌定。②益文火久煎。

（4）补阴　适用于阴虚证。常见形体消瘦，头晕耳鸣，潮热颧红，五心烦热，盗汗失眠，腰酸遗精，咳嗽咯血，口燥咽干，舌红少苔，脉细数等。常用方剂有六味地黄丸。

六味地黄丸

组成：熟地黄24g，山茱萸12g，山药12g，泽泻9g，牡丹皮9g，茯苓9g。

功效：滋补肝肾。

主治应用：肝肾阴虚证。腰膝酸软，头晕目眩，耳鸣耳聋，盗汗，遗精，消渴，骨蒸潮热，手足心热，口燥咽干，牙齿动摇，足跟作痛，小便淋沥，以及小儿囟门不合，舌红少苔，脉沉细数。

组方分析：组方分析见表8－65。

表8－65　六味地黄丸

配伍	药物	功效
君	熟地黄	滋阴补肾，填精益髓
臣	山茱萸、山药	补养肝肾涩精，补益脾阴固肾
佐	泽泻、茯苓、丹皮	利湿泄肾浊，淡渗脾湿，清泄虚热

方歌：六味地黄益肾肝，山药丹泽萸苓掺；更加知柏成八味，阴虚火旺可煎餐；养阴明目加杞菊，滋阴都气五味研；肺肾两调金水生，麦冬加入长寿丸；再入磁柴可潜阳，耳鸣耳聋具可安。

护理要点：脾虚泄泻者慎用。

（5）补阳　适用阳虚证。常见面色苍白，形寒肢冷，腰膝酸软，下肢软弱无力，小便不利；或小便频数，尿后余沥，少腹拘急，阳痿早泄，宫寒不孕，舌淡苔白，脉沉细等。常用方剂有肾气丸。

肾气丸

组成：干地黄240g，山药120g，山茱萸120g，泽泻90g，茯苓90g，牡丹皮90g，桂枝30g，

附子30g。

功效：补肾助阳。

主治应用：肾阳不足证。腰痛脚软，身半以下常有冷感，少腹拘急，小便不利，或小便反多，入夜尤甚，阳痿早泄，舌淡而胖，脉虚弱，尺部沉细，以及痰饮，水肿，消渴，脚气，转胞等。

组方分析：组方分析见表8－66。

表8－66 肾气丸

配伍	药物	功效
君	附子、桂枝	补肾阳虚，助气化
臣	干地黄、山茱萸、山药	滋阴补肾，补肝脾益精血
佐	泽泻、茯苓、丹皮	利水渗湿，调血分之滞

方歌：肾气丸主肾阳虚，干地山药及山萸，少量桂附苓泽丹，水中生火在温煦。

护理要点：①上为细末，炼蜜和万，如梧桐子大，酒下十五丸（6g），日再服。②咽干口燥，舌红少苔，不宜应用。③肾阳虚而小便正常者，为纯虚无邪、气化不滞，不宜用。

（6）阴阳双补 适用阴阳两虚证。常见头晕目眩，腰膝酸软，阳痿遗精，畏寒肢冷，午后潮热等。常用方剂有地黄饮子。

地黄饮子

组成：熟干地黄12g，山茱萸15g，巴戟天15g，肉苁蓉15g，附子15g，官桂15g，石斛15g，五味子15g，麦冬15g，白茯苓15g，石菖蒲15g，远志15g。

功效：滋肾阴，补肾阳，开窍化痰。

主治应用：下元虚衰，痰浊上泛之喑痱证。舌强不能言，足废不能用，口干不欲饮，足冷面赤，脉沉细弱。

组方分析：组方分析见表8－67。

表8－67 地黄饮子

配伍	药物	功效
君	熟干地黄，山茱萸、巴戟天、肉苁蓉	滋补肾阴，温壮肾阳
臣	附子、肉桂、石斛、麦冬、五味子	温养下元，摄纳浮阳，引火归原，滋养肺肾
佐	石菖蒲、远志、茯苓	开窍化痰，交通心肾
佐使	姜、枣	和中调药

方歌：地黄饮子山茱斛，麦味菖蒲远志茯，苁蓉桂附巴戟天，少入薄荷姜枣服。

护理要点：气火上升，肝阳偏亢而阳热之象明显者，不宜应用。

其他常用补益剂见表8－68。

表8－68 其他常用补益剂

方名	组成	功效	主治
补中益气汤	黄芪、党参、白术、甘草、陈皮、当归、升麻、柴胡	补中益气，升阳举陷	脾虚气陷证，气虚发热证
玉屏风散	黄芪、防风、白术	益气固表止汗	肺卫气虚证

续表

方名	组成	功效	主治
当归补血汤	黄芪、当归	补气生血	血虚发热证
炙甘草汤	炙甘草、生姜、桂枝、人参、生地黄、阿胶、麦冬、麻仁、大枣	益气滋阴，通阳复脉	阴血不足，阳气虚弱，心脉失养证

7. 消食剂

定义：凡以消食药为主组成，具有消食健脾或化积导滞等作用，治疗食积停滞的方剂，称为消食剂。

分类：可分为消食化滞、健脾消食两类。

功效应用：应用范围比较广泛，凡由气、血、痰、湿、食、虫等壅滞而成的积滞痞块，皆可选用消食剂，属“消法”。应用时应根据食积之病的原因，或饮食不节，或暴饮暴食，或脾虚饮食难消所致，选用不同的治法。

护理要点：①根据方药的气味清淡、重厚之别，采用不同的煎药法。②服药过程注意排便与腹痛情况，若出现泻下如注或伤津脱液等，应停药并及时救治。③服用时不可与补益药、收敛药同服，以免降低药效。④汤剂应在饭后服用，与西药同用时，注意配伍禁忌，忌与碱性药物同服，降低药效。⑤饮食宜清淡，忌过饱。⑥不可久服，中病即止。

（1）消食化滞　适用于食积内停之证。见胸脘痞闷，嗳腐吞酸，恶食呕逆，腹痛泄泻等。常用方剂有保和丸、枳实导滞丸。

保和丸

组成：山楂180g，神曲60g，半夏90g，茯苓90g，陈皮30g，连翘30g，莱菔子30g。

功效：消食和胃。

主治应用：食滞胃脘证。脘腹痞满胀痛，嗳腐吞酸，恶食呕逆，或大便泄泻，舌苔厚腻，脉滑。

组方分析：组方分析见表8－69。

表8－69　保和丸

配伍	药物	功效
君	山楂	消一切饮食积滞
臣	神曲、莱菔子	消食健胃，下气消食除胀
佐	半夏、陈皮、茯苓、连翘	理气化湿，和胃止呕，健脾利湿，散结清食热

方歌：保和神曲与山楂，陈翘莱菔苓半夏，炊饼为丸白汤下，消食和胃效堪夸。

护理要点：①共为末，水泛为丸，每服6～9g，温开水送下；亦可水煎服，用量按原方比例酌减。②服用时注意配伍禁忌，以免降低药效。③饮食宜清淡，忌过饱。

（2）健脾消食　适用于脾胃虚弱、食积内停之证。见脘腹痞满，不思饮食，面黄体瘦，倦怠乏力，大便溏薄等。常用方剂有健脾丸、枳实消痞丸。

健脾丸

组成：白术75g，木香22g，黄连22g，甘草22g，白茯苓60g，人参45g，神曲30g，陈皮

30g，砂仁30g，麦芽30g，山楂30g，山药30g，肉豆蔻30g。

功效：健脾和胃，消食止泻。

主治应用：脾虚食积证。食少难消，脘腹痞闷，大便溏薄，倦怠乏力，苔腻微黄，脉虚弱。

组方分析：组方分析见表8－70。

表8－70 健脾丸

配伍	药物	功效
君	白术、茯苓	健脾祛湿止泻
臣	山楂、神曲、麦芽、人参、山药	消食和胃，宜气补脾
佐	木香、砂仁、陈皮、肉豆蔻、黄连	理气开胃，醒脾化湿，涩肠止泻，清热燥湿
佐使	甘草	补中和药

方歌：健脾参术苓草陈，肉蔻香连合砂仁，楂肉山药曲麦炒，消补兼施此方寻。

护理要点：①共为细末，糊丸或水泛小丸，每服6～9g，温开水送下，每日两次。②饮食宜清淡，忌过饱。

其他常用消食剂见表8－71。

表8－71 其他常用消食剂

方名	组成	功效	主治
枳实导滞丸	大黄、枳实、神曲、茯苓、黄芩、黄连、白术、泽泻	消导化积，清热利湿	湿热食积证
枳实消痞丸	干生姜、炙甘草、麦芽曲、白茯苓、白术、半夏曲、人参、厚朴、枳实、黄连	消痞除满，健脾和胃	脾虚气滞，寒热互结证

8. 理气剂

定义：凡以理气药为主组成，具有行气或降气作用，治疗气滞或气逆证的方剂，称为理气剂。

分类：可分为行气、降气两类。

功效应用：凡因情志失调，或劳倦过度，或饮食失节，或寒温不适时，引起脏腑功能失调，气机升降失常，而产生的疾病，皆可选用理气剂，属“消法”。应用时应辨清气病之虚实及有无兼夹，合理使用。

护理要点：①理气药多属芳香辛燥之品，容易伤津耗气，适可而止，勿过剂。②服药期间，饮食宜清淡，勿食过多滞气、产气食物。③阴虚火旺、孕妇或素有崩漏吐衄者，慎用。④不可久服，中病即止。

（1）行气　适用于气机郁滞之证。见脾胃气滞和肝气郁滞。常用方剂有越鞠丸、半夏厚朴汤。

越鞠丸

组成：香附6～10g，川芎6～10g，苍术6～10g，栀子6～10g，神曲6～10g。

功效：行气解郁。

主治应用：六郁证。脘腹痞满，脘腹胀痛，嗳腐吞酸，恶心呕吐，饮食不消。

组方分析：组方分析见表8－72。

表 8－72　越鞠丸

配伍	药物	功效
君	香附	行气解郁
臣佐	川芎、苍术、栀子、神曲	活血祛瘀，燥湿运脾，清热泻火，消食导滞

方歌：越鞠丸治六般郁，气血痰湿食火因，香附芎苍兼栀曲，气畅郁舒痛闷伸。

护理要点：①服用时注意患者情志的引导，重视情志护理。②饮食宜清淡，忌过饱。

（2）降气　适用于气逆之证。见肺气上逆和胃气上逆。常用方剂有苏子降气汤、旋覆代赭汤。

苏子降气汤

组成：紫苏子 75g，半夏 75g，川当归 45g，甘草 60g，前胡 30g，厚朴 30g，肉桂 45g。

功效：降气平喘，祛痰止咳。

主治应用：上实下虚喘咳证。痰涎壅盛，喘咳短气，胸膈满闷；或腰痛脚弱，肢体倦怠，或肢体浮肿，舌苔白滑或白腻，脉弦滑。

组方分析：组方分析见表 8－73。

表 8－73　苏子降气汤

配伍	药物	功效
君	紫苏子	降气平喘，祛痰止咳
臣	半夏、厚朴、前胡	燥湿化痰降逆，下气宽胸除满，下气祛痰止咳
佐	肉桂、当归、生姜、紫苏叶	温补下元，纳气平喘，养血补肝润燥，散寒宣肺
使	甘草、大枣	和中调药

方歌：苏子降气祛痰方，夏朴前苏甘枣姜，肉桂纳气归调血，上实下虚痰喘康。

护理要点：①用量按原方比例酌定，加生姜 2 片，大枣 1 个，紫苏叶 2g，水煎服。②本方药性偏温燥，肺肾阴虚的咳喘及肺热痰喘之证不宜使用。③服药时，患者应注意保暖。

其他常用理气剂见表 8－74。

表 8－74　其他常用理气剂

方名	组成	功效	主治
半夏厚朴汤	半夏、厚朴、茯苓、生姜、紫苏叶	行气散结，降逆化痰	梅核气
旋覆代赭汤	旋覆花、人参、生姜、代赭石、甘草、半夏、大枣	降逆化痰，益气和胃	胃虚痰阻气逆证

9. 理血剂

定义：凡以理血药为主组成，具有活血化瘀或止血作用，治疗血瘀或出血病证的方剂，称为理血剂。

分类：可分为活血祛瘀、止血两类。

功效应用：凡因某种原因致使血行不畅；或血不循经，离经妄行；或亏损不足，而造成的血瘀或出血或血虚之证，皆可选用理血剂，属“消法”。应用时应辨清造成瘀血或出血的原因，分清标本缓急，做到急则治标，缓则治本，或标本兼顾。

护理要点：①使用活血祛瘀剂时，佐以养血益气之品，使祛瘀不伤正。②峻猛逐瘀药，只可

暂用，不可久服，中病即止，勿过剂。③妇女经期、月经过多及孕妇均当慎用或忌用。④服药期间，引导患者保持情志的平和。⑤饮食应清淡，忌食辛辣刺激、肥甘厚腻之品。

（1）*活血祛瘀*　适用于各种血瘀证。见下焦蓄血证，瘀血内停胸腹之诸痛，瘀阻经脉之半身不遂等。常用方剂有桃核承气汤、血府逐瘀汤。

桃核承气汤

组成：桃仁12g，大黄12g，桂枝6g，甘草（炙）6g，芒硝6g。

功效：泄热逐瘀。

主治应用：下焦蓄血证。少腹急结，小便自利，神志如狂，甚则烦躁谵语，至夜发热，以及血瘀经闭，痛经，脉沉实而涩者。

组方分析：组方分析见表8－75。

表8－75　桃核承气汤

配伍	药物	功效
君	桃仁、大黄	活血破瘀，下瘀泄热
臣	芒硝、桂枝	泄热软坚，通行血脉
佐使	甘草	护胃安中，缓诸药之峻烈

方歌：桃核承气五药施，甘草硝黄并桂枝，瘀热互结小腹胀，如狂蓄血功效奇。

护理要点：①使用本方时，观察患者是否表证未解，当先解表，后用本方。②饮食宜清淡，忌辛辣刺激。③孕妇禁用。

（2）*止血*　适用于各种出血。见血溢脉外，离经妄行而出现的吐血、衄血、咯血、便血、尿血、崩漏等。常用方剂有槐花散、小蓟饮子。

槐花散

组成：槐花12g，柏叶12g，荆芥穗6g，枳壳6g。

功效：清肠止血，疏风行气。

主治应用：风热湿毒，壅遏肠道，损伤血络证。肠风、脏毒，或便前出血，或便后出血，或粪中带血，以及痔疮出血，血色鲜红或晦暗，舌红苔黄，脉数。

组方分析：组方分析见表8－76。

表8－76　槐花散

配伍	药物	功效
君	槐花	清大肠湿热，凉血止血
臣	侧柏叶	清热止血
佐	荆芥穗、枳壳	辛散疏风，行气宽肠

方歌：槐花侧柏荆枳壳，等分为末米饮调，清肠止血又疏风，血热肠风脏毒疗。

护理要点：①本方药性寒凉，只可暂用，不可久服。②便血日久之气虚或阴虚者，或脾胃素虚者不宜使用。

表 8－77　常用理血剂

方名	组成	功效	主治
血府逐瘀汤	桃仁、红花、当归、生地黄、川芎、赤芍、牛膝、桔梗、柴胡、枳壳、甘草	活血化瘀，行气止痛	胸中血瘀证
小蓟饮子	生地黄、小蓟、滑石、木通、蒲黄、藕节、淡竹叶、当归、山栀子、甘草	凉血止血，利水通淋	热结下焦之血淋、尿血

10. 祛湿剂

定义：凡以祛湿药为主组成，具有利湿化湿、燥湿行水、通淋泄浊等作用，治疗水湿内停病证的方剂，称为祛湿剂。

分类：可分为燥湿和胃、清热祛湿、利水渗湿、温化水湿、祛风胜湿五类。

功效应用：凡因居处湿地、阴雨湿蒸、冒雾涉水、汗出沾衣等使邪从外侵而伤及肌表、经络，见恶寒发热、头胀身痛、肢节酸痛，或面目浮肿等，又因恣啖生冷，过饮酒酪、肥甘，则伤及脏腑，见脘腹胀满、呕恶泄利、水肿淋浊、黄疸、痿痹等，皆可选用祛湿剂，属“消法”。应用时应辨清内湿、外湿，结合人的体质强弱虚实和湿邪相兼为患的风、寒、暑、热等。

护理要点：①多由芳香温燥或甘淡渗利之药组成，易于耗伤阴津，素体阴虚津亏，病后体弱，孕妇慎用。②不可久服，中病即止，勿过剂。③饮食应清淡，忌食辛辣刺激、肥甘厚腻之品。④避免久居湿地，冒雨淋湿等。

常用祛湿剂见表 8－78。

表 8－78　常用祛湿剂

方名	组成	功效	主治
藿香正气散	大腹皮、白芷、紫苏、茯苓、半夏曲、白术、陈皮、厚朴、苦桔梗、藿香、甘草	解表化湿，理气和中	外感风寒，内伤湿滞证
平胃散	苍术、厚朴、陈皮、甘草	燥湿运脾，行气和胃	湿滞脾胃证
茵陈蒿汤	茵陈、栀子、大黄	清热、利湿、退黄	湿热黄疸
甘露消毒丹	滑石、黄芩、茵陈、石菖蒲、川贝母、木通、藿香、连翘、薄荷、白蔻仁、射干	利湿化浊，清热解毒	湿热时疫，邪在气分，湿热并重证
五苓散	猪苓、泽泻、白术、茯苓、桂皮	利水渗湿，温阳化气	膀胱气化不利之蓄水证
防己黄芪汤	防己、黄芪、甘草、白术	益气祛风，健脾利水	表虚不固之风水或风湿证
羌活胜湿汤	羌活、独活、藁本、防风、甘草（炙）、蔓荆子、川芎	祛风，胜湿，止痛	风湿在表之痹证
苓桂术甘汤	茯苓、桂枝、白术、甘草（炙）	温阳化饮，健脾利湿	中阳不足之痰饮证
实脾散	厚朴、白术、木瓜、木香、草果仁、大腹子、附子、白茯苓、干姜、甘草	温阳健脾，行气利水	脾肾阳虚，水气内停之阴水

11. 治燥剂

定义：凡以轻宣辛散药或甘凉滋润药为主组成，具有轻宣外燥，或滋阴润燥等作用，治疗燥证的方剂，称为治燥剂。

分类：可分为轻宣外燥、滋阴润燥两类。

功效应用：凡感受秋令燥邪所致的外燥和脏腑津亏液耗所致的内燥，皆可选用治燥剂。应用时应辨清内燥、外燥，外燥中应分清凉燥还是温燥。

护理要点：①运用治燥剂时应配伍清热泻火或益气生津之品，防止化热、伤津耗气。②脾虚便溏或素体湿胜者忌用。③饮食应清淡，忌食辛辣刺激。

常用治燥剂见表8－79。

表8－79 常用治燥剂

方名	组成	功效	主治
杏苏散	紫苏叶、杏仁、前胡，桔梗、枳壳、半夏、橘皮、茯苓、生姜、大枣、甘草	轻宣凉燥，理肺化痰	外感凉燥。头微痛，恶寒无汗，咳嗽痰稀，鼻塞嗌干，苔白，脉弦
桑杏汤	桑叶、杏仁、沙参、象贝、香豉、栀皮、梨皮	清宣温燥，润肺止咳	外感温燥证
百合固金汤	熟地黄、生地黄、当归身、白芍、甘草、桔梗、玄参、贝母、麦冬、百合	滋养肺肾，止咳化痰	肺肾阴虚，虚火上炎证
增液汤	玄参、麦冬、细生地黄	增液润燥	阳明温病，津亏便秘证

12. 祛痰剂

定义：凡以祛痰药为主组成，具有化痰调饮等作用，治疗各种痰病的方剂，称为祛痰剂。

分类：可分为燥湿化痰、清热化痰、润燥化痰、温化寒痰、化痰息风五类。

功效应用：痰病种类较多，根据其不同性质，分为湿痰、热痰、燥痰、寒痰、风痰，皆可选用祛痰剂。应用时应辨清痰病的性质。

护理要点：①注意观察患者病情，辨清标本缓急。②有咳血倾向者，不宜使用燥烈之剂，防止引起大量出血。③表邪未解或痰多，用滋润之品时，防壅滞留邪，病久不愈。④饮食应清淡，忌食辛辣刺激肥甘厚腻之品，注意调理脾胃，杜绝生痰之源。

常用祛痰剂见表8－80。

表8－80 常用祛痰剂

方名	组成	功效	主治
二陈汤	半夏、橘红、茯苓、甘草、生姜、乌梅	燥湿化痰，理气和中	湿痰之证
温胆汤	半夏、竹茹、枳实、陈皮、甘草、茯苓	理气化痰，和胃利胆	胆郁痰扰证
清气化痰丸	陈皮、杏仁、枳实、黄芩、瓜蒌仁、茯苓、胆南星、制半夏	清热化痰，理气止渴	痰热咳嗽
贝母瓜蒌散	贝母、瓜蒌、花粉、茯苓、橘红、桔梗	润肺清热，理气化痰	燥痰咳嗽
苓甘五味姜辛汤	茯苓、甘草、干姜、细辛、五味子	温肺化饮	寒饮咳嗽
小陷胸汤	黄连、半夏、瓜蒌	清热化痰，宽胸散结	痰热互结证
半夏白术天麻汤	半夏、天麻、茯苓、橘红、白术、甘草、生姜、大枣	化痰息风，健脾祛湿	风痰上扰证
三子养亲汤	紫苏子、白芥子、莱菔子	温肺化痰，降气消食	痰壅气逆食滞证

13. 治风剂

定义：凡以辛散祛风药或息风止痉药为主组成，具有疏散外风或平息内风作用，治疗风病的方剂，称为治风剂。

分类：可分为疏散外风、平息内风两类。

功效应用：风病的范围很广，病情比较复杂，留着于肌表、经络、肌肉、骨节等所致的病证，脏腑功能失调所致的风病，皆可选用治风剂。应用时应辨风病之属内、属外。

护理要点：①注意观察患者病情，辨清标本缓急。②祛风剂药性多温燥、津液不足、阴虚有热者应慎用。③饮食应清淡，忌食辛辣刺激肥甘厚腻之品。④患者应保持良好的生活习惯及情绪。

常用治风剂见表 8－81。

表 8－81　常用治风剂

方名	组成	功效	主治
大秦艽汤	秦艽、川芎、独活、当归、白芍、石膏、甘草、羌活、防风、白芷、黄芩、白术、茯苓、生地黄、熟地黄、细辛	祛风清热，养血活血	风邪初中经络证
川芎茶调散	薄荷、川芎、荆芥、细辛、防风、白芷、羌活、甘草（炙）	疏风止痛	外感风邪头痛
羚角钩藤汤	羚角片、桑叶、川贝母、鲜生地黄、钩藤、菊花、茯神木、生白芍、生甘草、淡竹茹	凉肝息风，增液舒筋	肝热生风证
镇肝息风汤	怀牛膝、赭石、龙骨、牡蛎、龟甲、白芍、玄参、天冬、川楝子、生麦芽、茵陈、甘草	镇肝息风，滋阴潜阳	类中风（阴虚阳亢，气血逆上）

14. 固涩剂

定义：凡以固涩药为主组成，具有收敛固涩作用，治气、血、精、津滑脱散失之证的方剂，称为固涩剂。

分类：可分为固表止汗、敛肺止咳、涩肠固脱、涩精止遗、固崩止带五类。

功效应用：脏腑失调，正气亏损，消耗过度，致滑脱不禁、散失不收之证，皆可选用固涩剂。应用时根据气血、阴阳、精气、津液耗伤程度的不同，配伍相应的补益药，使之标本兼顾。

护理要点：①外邪未去者，不可用，误用则致“闭门留寇”。②注意引导患者合理的生活起居及饮食。

常用固涩剂见表 8－82。

表 8－82　常用固涩剂

方名	组成	功效	主治
桑螵蛸散	桑螵蛸、远志、石菖蒲、龙骨、人参、茯神、当归、龟甲	调补心肾，涩精止遗	心肾两虚证
牡蛎散	黄芪、麻黄根、牡蛎、小麦	敛阴止汗，益气固表	体虚自汗、盗汗证
九仙散	人参、款冬花、桑白皮、桔梗、五味子、阿胶、乌梅、贝母、罂粟壳	敛肺止咳，益气养阴	久咳肺虚证
金锁固精丸	沙苑子、蒺藜、芡实、莲须、龙骨、牡蛎	补肾涩精	肾虚不固之遗精
四神丸	肉豆蔻、补骨脂、五味子、吴茱萸	温肾暖脾，固肠止泻	脾肾阳虚之肾泄证
固冲汤	白术、生黄芪、龙骨、牡蛎、山茱萸、白芍、海螵蛸、茜草、棕边炭、五倍子	固冲摄血，益气健脾	脾肾亏虚，冲脉不固证
固经汤	黄芩、白芍、龟甲、黄柏、椿根皮、香附	滋阴清热，固经止血	阴虚血热之崩漏

15. 安神剂

定义：凡以安神药为主组成，具有安神定志作用，治疗神志不安病证的方剂，称为安神剂。

分类：可分为重镇安神和滋养安神两类。

功效应用：心、肝、肾三脏阴阳偏盛偏衰，相互间功能失调，表现为心悸怔忡、失眠健忘、烦躁惊狂等，皆可选用安神剂。应用时应注意虚实夹杂的不同，组方配伍时，配合运用，以顾虚实。

护理要点：①本剂多由金石、贝壳类药物组成，易伤胃气，不宜久服。②脾胃虚弱者，宜配

伍健脾和胃之品。③某些安神药，如朱砂有一定毒性，久服能引起慢性中毒。

常用安神剂见表8－83。

表8－83 常用安神剂

方名	组成	功效	主治
朱砂安神丸	朱砂、黄连、炙甘草、生地黄、当归	镇心安神，清热养血	心火亢盛，阴血不足证
酸枣仁汤	酸枣仁、甘草、知母、茯苓、川芎	养血安神，清热除烦	肝血不足，虚热内扰证

16. 开窍剂

定义：凡以芳香开窍药为主组成，具有开窍醒神作用，治疗窍闭神昏的方剂，称为开窍剂。

分类：可分为凉开和温开两类。

功效应用：邪气壅盛，蒙蔽心窍所致窍闭神昏证，皆可选用开窍剂。应用时注意辨别闭证和脱证，以及闭证之寒热属性。

护理要点：①本剂多芳香药物组成，善于辛散走窜，只宜暂用，不宜久服。②本类方剂多丸、散或注射剂，丸、散剂使用时，宜温开水化服或鼻饲，不宜加热煎煮，以免药性挥发，影响疗效。③某些药物，如麝香有碍胎元，孕妇慎用。

常用开窍剂见表8－84。

表8－84 常用开窍剂

方名	组成	功效	主治
安宫牛黄丸	牛黄、郁金、犀角、生地黄、黄连、朱砂、冰片、麝香、珍珠、山栀、雄黄、黄芩、蜜	清热解毒，开窍醒神	寒闭证
苏合香丸	白术、朱砂、麝香、诃黎勒皮、香附、沉香、青木香、丁香、安息香、白檀香、荜茇、犀角、熏陆香、苏合香、龙脑香	芳香开窍，行气止痛	脾肾亏虚，冲脉不固证

第六节　体质调护

一、体质调护概述

体质现象是人类生命活动的一种重要表现形式，它与疾病和健康密切相关。体质禀受于先天，得养于后天，贯穿于人的整个生命过程中。每个人都有自己的体质特点，在中医药学理论指导下，根据不同的体质，采用不同的养生方法和护理措施，纠正其体质之偏，对疾病的预防、治疗、护理均有重要的意义。

（一）概念

中医学认为，体质是个体生命过程中，在先天遗传和后天获得的基础上表现出的形态结构、生理功能和心理状态方面综合的、相对稳定的特质。这种特质反映在生命过程中的某些形态特征和生理特性方面，对自然、社会环境的适应能力和对疾病的抵抗能力方面，以及发病过程中对某些致病因素的易感性和病理过程中疾病发展的倾向性等方面。它具有个体差异性、群类趋同性（群类性）与相对稳定性和动态可变性等特点。

体质调护是指辨明个体体质与兼夹体质，根据体质的不同进行生活起居、情志、饮食、用

药、中医护理技术等健康干预与护理，达到“治未病”、颐养生命的目的。

（二）体质的形成与影响因素

体质的形成禀受于先天，长养于后天，既有先天遗传性，又受后天调养因素的制约与影响，与脏腑、经络、气血功能强弱密切相关。

《景岳全书》中记载：“若其同中之不同者，则脏气各有强弱，禀赋各有阴阳。脏有强弱则神志有辨也，颜色有辨也，声音有辨也，性情有辨也，筋骨有辨也，饮食有辨也，劳逸有辨也，精血有辨也，勇怯有辨也，刚柔有辨也……此固人人之有不同也。”体质的影响因素包括先天禀赋、年龄长幼、性别精神、饮食偏嗜、地理环境、生活起居等多个方面，是体质调护的重要内容。

1. 先天禀赋因素　汉代王充《论衡》中记载：“夫禀气渥则其体强，体强则命长；气薄则其体弱，体弱则命短，命短则多病，寿短。”说明父母生殖之精的质量对体质有着重要影响。婚育时父母双方的血缘关系、健康状态、年龄大小、胎儿孕育过程等不同因素，决定着婴儿未来的体质状况。先天禀赋不足最容易形成特禀体质，造成血友病、色盲、癫痫、多指（趾）、精神分裂症、高血压、过敏、原发性心脏病、唇腭裂等多种疾病。

2. 年龄长幼因素　《灵枢·营卫生会》中说：“老壮不同气……壮者之气血盛，其肌肉滑，气道通，荣卫之行，不失其常……老者之气血衰，其肌肉枯，气道涩。”可见人在生、长、壮、老、已的生命变化过程中，年龄的变化会影响脏腑经络、气血津液的盛衰，也决定着人体体质的演变。

因此，人的体质在不同的年龄阶段有不同的特点，比如幼儿体质特点为脏腑娇嫩，形气未充，稚阴稚阳，易虚易实，易寒易热，脾常不足，肝常有余等，常见平和或阴虚体质，少见阳虚、气虚、气郁体质；60 岁以上老年人的体质特点为精神渐衰，代谢缓慢，肾气不足，肺脾气虚，心肝血虚，气血郁滞，宿疾交加，形体亏损等，多见阳虚、气虚、血瘀、气郁体质。

3. 性别精神因素　明代《妇人秘科》中说：“阴阳异质，男女殊科。”由于男女在遗传特征、生理心理上的不同特点，决定了男女体质的差异。

男子以精气为本，性格多外向、粗犷，心胸多宽阔，多刚毅果断，男子之病，多由伤精耗气导致，多见阳虚或气虚体质；女子以血为本，性格多内向，喜静，细腻，多愁善感，心绪不宁，且有经、带、胎、产、乳等特殊的生理过程，多见肝血不足，肝气郁结的气郁体质，故女性情志疾病、内分泌疾病、生殖系统疾病明显高于男性。

4. 饮食偏嗜因素　《素问·六节脏象论》中说：“嗜欲不同，各有所通。”长期的饮食习惯和相对固定的膳食结构，是影响体质的重要因素。

《灵枢·五味》提出：“五味各走其所喜，谷味酸，先走肝；谷味苦，先走心；谷味甘，先走脾；谷味辛，先走肺；谷味咸，先走肾。”饮食五味本身对五脏有补益作用，但若偏嗜无度，饥饱失常，饮食不洁，调养不当等，会使体内某种物质缺乏或过多，引起人体气血阴阳、脏腑功能的盛衰偏颇，偏颇日久则形成稳定的功能趋向和体质特征差异。比如嗜食肥甘厚味可助湿生痰，痰郁而化火，易形成痰湿体质或湿热体质；嗜食辛辣则易化火伤阴，形成阴虚火旺的阴虚或湿热体质；过食咸味则入血伤肾，易形成心肾两虚的气虚或阳虚体质；过食生冷会损伤脾阳，形成脾胃虚弱的阳虚、血瘀、特禀体质。因此，饮食调养对于改善体质、防治疾病有重要意义，是体质调护的主要方法和手段。

5. 地理环境因素　《素问·异法方宜论》中详细论述了东、南、西、北、中五方人的体质

差异及其特征，是由于人所处地域水土、气候类型、生活条件、饮食习惯不同而形成的。清代《医学源流论》提出：“人禀天地之气以生，故其气体随地不同。”在恶劣的地理气候环境下，人需有健壮体魄和刚悍性格才能生存下去；而舒适的地理气候环境下，人的体质就相对娇弱且性格温顺。西医学也认为人类有很强的适应能力，自然地理环境不同时，人类会为了和自然地理环境相协调而进行自我调节与适应，从而形成不同自然地理条件下的不同的体质特征，比如环境寒凉的地方，损伤和消耗阳气，容易形成阳虚体质；环境潮湿会使腠理闭塞，体内湿气排除不畅，容易形成痰湿体质。因此，在进行体质调护时除了考虑“因人制宜”的同时，还要考虑“因地制宜”和“因时制宜”。

6. 生活起居因素 生活起居主要包括劳作、休闲、体育锻炼等日常生活和工作，是影响人类健康的重要因素。适当的休息，可以消除疲劳，恢复体力和精力；适度的劳作或体育锻炼，可以强壮筋骨肌肉，通利关节，通畅气机，只有劳逸适度，气血阴阳才能调和，脏腑功能活动才能正常，并且有助于维持良好的平和体质。《素问·宣明五气》中提出：“久立伤骨，久行伤筋，久卧伤气，久坐伤肉。”可见，过度的劳作和锻炼，都会损伤肌肉筋骨，消耗气血阴阳，致使精气不足，脏腑功能减退，易形成虚性体质；过度的休息与缺乏锻炼，易使气血不畅，筋肉松弛，脾胃运化失常，肌肤腠理疏松而形成气郁、痰湿、瘀血等体质。此外，长期抽烟、酗酒、嗜药、玩电脑、熬夜等不良生活习惯，都会导致或加重体质偏颇。

二、体质的分类

（一）古代医家对体质的分型

体质类型的研究最早源于《黄帝内经》，《黄帝内经》以阴阳五行、脏腑气血形志作为分类依据，主要包括阴阳分类法、五行分类法、形态与功能特征分类法和心理特征分类法等不同的分类方法。五行分类法根据五行属性进行分类，将人分为木形体质、火形体质、土形体质、金形体质、水形体质五类，如《灵枢·阴阳二十五人》云：“先立五形金、木、水、火、土，别其五色，异其五形之人，而二十五人具矣。”阴阳分类法根据个体间阴阳多少或阴阳之气盛衰的不同分类，《灵枢·行针》将人分为重阳、重阳有阴、阴多阳少、阴阳和调四种体质类型；而《灵枢·通天》则分为太阴、少阴、太阳、少阳、阴阳平和五种体质类型。后世医家在此基础上，结合临床实践，丰富和发展了中医体质类型学说，形成了中医体质分类方法上的病理学分类法，张仲景在《伤寒论》中提出“强人”“羸人”“盛人”“虚弱家”“虚家”“素盛今瘦”“阳气重”“其人本虚”等多种体质类型，从侧面描述了体质差异。如张介宾的藏象阴阳分类法、叶桂和华岫云的阴阳属性分类法等。张介宾从禀赋的阴阳、脏器的强弱偏颇、饮食好恶、用药宜忌等方面，将体质分为阴脏型、阳脏型、平脏型三类，叶桂等医家通过观察，总结出温病热中各种常见的体质类型，如气壮质的“正气尚旺之人”、阴虚质的“瘦人阴不足”“体瘦质燥之人”、阳虚质的“阳气素虚之人”等不同类型。

（二）现代医家对体质的分型

现代中医对体质的分型研究，一般是从临床角度出发，根据患病群体中的体质变化，表现特征及与疾病关系等方面对体质做出分类。较有代表性的分类方法为王琦的九分法。王琦通过对全国范围自然人群中 21948 例的流行病学调查，发现中国人群中现存在九种基本体质类型：平和质、气虚质、阴虚质、阳虚质、痰湿质、湿热质、血瘀质、气郁质和特禀质。此外，较有价值的

还有何裕民的六分法：强壮型、虚弱型、偏寒型、偏热性、偏湿型、瘀迟型；匡调元的六分法：正常质、晦涩质、腻滞质、燥热质、迟冷质、倦皖质。2009 年，中华中医药学会正式发布了《中医体质分类与判定》标准（表 8-85），是以王琦提出的九分法为标准。该标准是我国第一部指导和规范中医体质研究及应用的文件，为体质辨识及中医体质相关疾病的防治提供了指南。

1. 平和质 平和质是指机体阴阳气血调和，以精力充沛，体态适中，面色红润为主要特征的机体健康状态。

（1）形成原因 法于阴阳，和于术数，食饮有节，起居有常，不妄作劳。

（2）常见表现 面色红润、肤色滑润，头发稠密有光泽，目光有神，嗅觉通利，唇红齿白，精力充沛，耐受寒热，不易疲劳，睡眠良好，胃纳佳，二便正常，舌色淡红，苔薄白，脉缓有力。

（3）形体特征 体形匀称健壮。

（4）心理特征 性格随和开朗。

（5）环境适应能力 对自然环境和社会环境适应能力强。

（6）发病倾向 平素患病较少。

（7）常见兼夹体质无。

2. 气虚质 气虚质是指机体元气不足，脏腑功能减退，以疲乏、气短、自汗等脏气虚弱为主要特征的机体非健康状态。

（1）形成原因 先天不足，后天失养，好逸恶劳，熬夜发怒，手淫纵欲等。

（2）常见表现 气短懒言，语音低弱，精神不振，疲劳易汗，偶有低热，舌淡红，舌边齿痕，脉弱。

（3）形体特征 肌肉松软不实。

（4）心理特征 性格内向，不喜冒险。

（5）环境适应能力 不耐风、寒、暑、湿。

（6）发病倾向 易患感冒、内脏下垂等病；病后康复缓慢。

（7）常见兼夹体质 血瘀体质、阳虚体质、痰湿体质。

3. 阳虚质 阳虚质是指机体阳气不足，脏腑功能减退或衰弱，以产热不足、畏寒怕冷、手足不温等虚寒证为主要特征的机体非健康状态。

（1）形成原因 先天不足，病后或产后虚弱，年老虚衰，过度劳累，过服寒凉，暴饮暴食，长期输液等。

（2）常见表现 平素畏寒肢冷，手足不温，喜热饮食，精神不振，大便稀薄，小便清长，舌淡胖嫩，舌边齿痕，脉沉迟。

（3）形体特征 肌肉松软不实。

（4）心理特征 沉静、内向。

（5）环境适应能力 耐夏不耐冬；易感风、寒、湿邪。

（6）发病倾向 易患痰饮、肿胀、泄泻、不孕、痛经等病；感邪易从寒化。

（7）常见兼夹体质 血瘀体质、气虚体质。

4. 阴虚质 阴虚质是指体内精血津液等物质亏少，机体滋润、濡养功能减退，以口燥咽干、手足心热等虚热证为主要特征的机体非健康状态。

（1）形成原因 先天不足，后天失养，五志过极，房事不节，过服温燥，长期熬夜等。

（2）常见表现 手足心热，口燥咽干，鼻目干涩，五心烦热，易怒眠差，喜冷饮，大便干结，小便短黄，舌红少津或少苔，脉细数。

（3）形体特征　体形偏瘦。

（4）心理特征　性情急躁，外向好动。

（5）环境适应能力　耐冬不耐夏；不耐暑、热、燥。

（6）发病倾向　易患虚劳、遗精、不寐等病；感邪易从热化。

（7）常见兼夹体质　血瘀体质、气虚体质。

5. 痰湿质　痰湿质是指机体水液代谢障碍，痰湿凝聚，以形体肥胖，腹部肥满，口黏苔腻等痰湿证为主要特征的机体非健康状态。

（1）形成原因　先天遗传，起居失常，七情内伤，饮食偏嗜，进食过快，缺乏运动等。

（2）常见表现　面部油腻，汗多痰多，时有胸闷，口黏腻或甜，喜食肥甘，苔腻，脉滑。

（3）形体特征　体形肥胖，腹部肥满。

（4）心理特征　性格偏温和，稳重，善于忍耐。

（5）环境适应能力　不适应潮湿环境。

（6）发病倾向　易患消渴、中风、胸痹等病。

（7）常见兼夹体质　气郁体质、血瘀体质。

6. 湿热质　湿热质是指机体外感湿邪或内生湿浊，蕴而化热，以面垢油光，口苦，苔黄腻等湿热证为主要特征的机体非健康状态。

（1）形成原因　先天不足，长期居住潮热环境，长期饮酒，喜食肥甘，滋补不当等。

（2）常见表现　面垢油光，易生痤疮，口干口苦口臭，身重困倦，大便黏滞不畅或燥结，小便短黄，男性易阴囊潮湿，女性易带下量多色黄，舌质偏红，苔黄腻，脉滑数。

（3）形体特征　体形中等或偏瘦。

（4）心理特征　急躁易怒。

（5）环境适应能力　对湿热交蒸气候难适应。

（6）发病倾向　易患疮疖、黄疸、热淋、口疮等病。

（7）常见兼夹体质　阴虚体质、阳虚体质。

7. 血瘀质　血瘀质是指机体血行不畅，瘀血内阻，以肤色晦暗、舌质紫暗等血瘀证为主要特征的机体非健康状态。

（1）形成原因　先天不足，后天外伤，忧郁气滞等。

（2）常见表现　肤色晦暗，色素沉着，容易出现瘀斑，包块或出血，口唇暗淡，舌紫暗或有瘀点，舌下络脉曲张或紫暗，脉涩。

（3）形体特征　胖瘦均见。

（4）心理特征　急躁易怒，心烦健忘。

（5）环境适应能力　不耐受风邪、寒邪。

（6）发病倾向　易患癥瘕、痛证、血证、中风、胸痹、高血压、静脉曲张等。

（7）常见兼夹体质　气郁体质、湿热体质。

8. 气郁质　气郁质是指机体气机郁滞，以神情抑郁、忧虑脆弱等气郁证为主要特征的机体非健康状态。

（1）形成原因　先天遗传，精神刺激，忧郁思虑，更年期等。

（2）常见表现　神情抑郁，情志不舒，情感脆弱，烦闷不乐，舌淡红，苔薄白，脉弦。

（3）形体特征　体形偏瘦。

（4）心理特征　性格内向，忧郁脆弱，敏感多虑。

（5）环境适应能力　对精神刺激适应能力较差；不适应阴雨天气。

（6）发病倾向　易患脏躁、梅核气、百合病、郁证等病。

（7）常见兼夹体质　血瘀体质、痰湿体质、湿热体质。

9. 特禀质　特禀质是指先天失养和遗传因素导致，以生理缺陷、过敏反应、遗传性疾病等为主要特征的一种特异性体质。

（1）形成原因　遗传疾病、先天疾病、胎传疾病等。

（2）常见表现　过敏体质者常见哮喘、风团、咽痒、鼻塞、喷嚏等；患遗传性疾病者有垂直遗传、先天性、家族性等特征；患胎传性疾病者具有母体影响胎儿个体生长发育及相关疾病特征。

（3）形体特征　无特殊或有生理缺陷。

（4）心理特征　随禀质不同情况各异，多数人因常担心发病，而长期敏感、多疑、焦虑、抑郁。

（5）环境适应能力　适应能力差，易引发宿疾。

（6）发病倾向　过敏体质者易患哮喘、荨麻疹、花粉症及药物过敏等；遗传性疾病如血友病、先天愚型等；胎传性疾病如五迟（立迟、行迟、发迟、齿迟和语迟）、五软（头软、项软、手足软、肌肉软、口软）、解颅、胎惊、胎痫等。

（7）常见兼夹体质　随禀质不同，可兼夹各类体质。

三、体质调护方法

体质具有先天遗传性、个体差异性、形神一体性、群类趋同性、相对稳定性、动态可变性、连续可测性、后天可调性八大特点。不同的体质对应着不同的调护方法，这体现了中医的辨证施护原则。

（一）体质与病因病机

1. 体质与病因　《黄帝内经》认为，体质的强弱偏颇、阴阳虚实等是导致发病与否的重要因素。《灵枢·五变》曾以斧斤伐木为喻，进行了精辟形象的论述，指出："木之阴阳，尚有坚脆，坚者不入，脆者皮弛，至其交节，而缺斧斤焉。夫一木之中，坚脆不同，坚者则刚，脆者易伤，况其材木之不同，皮之厚薄，汁之多少，而各异耶？夫木之蚤花先生叶者，遇春霜烈风，则花落而叶萎；久曝大旱，则脆木薄皮者，枝条汁少而叶萎；久阴淫雨，则皮薄多汁者，皮溃而漉；卒风暴起，则刚脆之木，枝折杌伤；秋霜疾风，则刚脆之木，根摇而叶落。凡此五者，各有所伤，况于人乎。"《灵枢·论勇》中言："有人于此，并行并立，其年之长少等也，衣之厚薄均也，卒然遇烈风暴雨，或病或不病，或皆病，或皆不病。"其原因在于体质之强弱，即"黑色而皮厚肉坚，固不伤于四时之风"，而"薄皮弱肉者"，则不胜四时之虚风。不仅外感病的发病如此，内伤杂病的发病亦与体质密切相关，《灵枢·五变》中言："人之有常病也，亦因其骨节皮肤腠理之不坚固者，邪之所舍也，故常为病也。"《灵枢·百病始生》云："风雨寒热不得虚，邪不能独伤人，卒然逢疾风暴雨而不病者，盖无虚，故邪不能独伤人，此必因虚邪之风，与其身形，两虚相得，乃客其形。"此即阐明了虚性体质的人，更容易为邪气所侵犯，也更容易发病。吴谦在《医宗金鉴》中言："凡此九气（怒、喜、悲、恐、寒、炅、惊、劳、思）以生之病，壮者得之，气行而愈；弱者得之，发为病也。"说明机体发病与否不仅与情绪刺激种类及其程度有

关，更重要的是与机体体质有关，正如《灵枢·本脏》所说：“人之有不可病者，至尽天寿，虽有深忧大恐，怵惕之志，犹不能减也，甚寒大热，不能伤也；其有不离屏蔽室内，又无怵惕之恐，然不免于病。”

正气之盛衰偏颇决定着体质的特征，而体质特征又相应的反映着正气之盛衰偏颇，体质的强弱很大程度上决定着疾病发作与否。一般而言，正气旺盛者，体质强健，抗病力强，即便是受到情志刺激或者六淫邪气，也不容易发病，或者发病能快速康愈。正气虚弱者，体质羸弱，抵抗力差，因此更易发病，甚至经久不愈而成久病。因此，人体能否感受外邪而发病，主要取决于个体的体质状况。

2. 体质与病机

（1）*体质因素决定着疾病的易感性与倾向性* 个体体质的特异性，往往可导致对某些疾病的易感性或对某些疾病有易罹性及倾向性。如《灵枢·五变》认为：“肉不坚，腠理疏则善病风……五脏皆柔弱者，善病消瘅……小骨弱肉者，善病寒热……粗理而肉不坚者，善病痹……皮肤薄而不泽，肉不坚而淖泽，如此则肠胃恶，恶则邪气留止，积聚乃伤。”一般而言，脏腑娇嫩，气血未充，稚阴稚阳之体，常易感受外邪或因饮食所伤而发病；年高之人，五脏精气多虚，体质转弱，易患痰饮、咳喘、眩晕、心悸、消渴等病；肥人或痰湿内盛者，易患眩晕、中风；瘦人或阴虚体质者，易罹肺痨、咳嗽诸疾；阳弱阴盛体质者，易患肝郁气滞之证。在《素问·风论》中又论述了体质差异与病变的传变关系，如认为：“风之伤人也，或为寒热，或为热中，或为寒中，或为疠风，或为偏枯，或为风也，其病各异……风气与阳明入胃，循脉而上至目内眦，其人肥则风气不得外泄，则为热中而目黄；人瘦则外泄而寒，则为寒中而泣出。”《素问·宣明五气》指出：“气病于心则喜，并于肺则悲，并于肝则忧，并于脾则畏，并于肾则恐。”清代吴德汉《医理辑要·锦囊觉后编》说：“要知易风为病者，表气素虚；易寒为病者，阳气素弱；易热为病者，阴气素衰；易伤食者，脾胃必亏；易劳伤者，中气必损。”明确指出了体质因素往往能决定个体对某种致病因子的易感性。此外，遗传性疾病、先天性疾病的产生，以及过敏体质的形成，也与个体的体质有重要关联。

（2）*体质因素决定某些疾病的证候类型* 因个体体质差异，机体对致病因子的反应不同，而形成了不同的疾病证候类型，出现同病异证或异病同证。一方面，不同个体感受相同的致病因素表现出了不同的证候类型。《素问·风论》指出：“风之伤人也，或为寒热，或为热中，或为寒中，或为厉风，或为偏枯，或为风也，其病各异。”而造成这种差异性的原因，乃是“因人而异”所致，如“其人肥，则风气不得外泄，则为热中而目黄；人瘦则外泄而寒，则为寒中而泣出”。吴又可也曾以酒醉为喻，形象地说明了体质与发病类型的关系：“邪之着人，如饮酒然。凡人醉酒，脉必洪而数，气高身热，面目皆赤，乃其常也。及言其变，各有不同。有醉后妄言妄动，醒后全然不知者；有虽沉醉而神思终不乱者；有醉后应面赤而反刮白者，应痿弱而反刚强者，应壮热而反恶寒而战栗者；有易醉易醒者；有难醉难醒者；有发呼欠及喷嚏者；有头晕眼花及头痛者。因其气血虚实之不同，脏腑禀赋之各异，更兼过饮少饮之别，考其情状，各自不同，至于醉酒则一也。”另一方面，即便病因不同，但个体体质相同时，也可表现出相同或类似的证候类型。如阳热体质者，感受暑、热邪气而出现热证；若系感受风寒邪气，亦可郁而化热，表现为热性证候。正如章虚谷所说：“六气流行以为病，固当区别，而人之禀质各殊，其变化莫可穷尽矣。”石寿棠亦道：“六气伤人，因人而化，阴虚体质，最易化燥，燥固为燥，即湿亦化为燥；阳虚体质，最易化湿，湿固为湿，即燥亦必夹湿。”现代临床实践报道也显示，肝炎、肝硬化、溃疡病、慢性肾炎、再生障碍性贫血、红斑狼疮等都可以表现出肝肾阴虚之证，慢性结肠炎、肝

硬化、慢性肾炎、再生障碍性贫血，有时又都可以显现脾肾阳虚之证。可见，同病异证与异病同证，是以体质之差异为主要依据的。

（3）体质因素影响着疾病的传变和转归　疾病发生后是否传变，以及传变的方向如何，除与感邪轻重、治疗是否得当有关外，还与患者的体质状况有密切关系。一般而言，体质影响疾病的传变主要通过两个方面，一是体质反映着正气的盛衰，因此，体质强壮者，一般传变较少，病程较短；反之，邪气易于深入，病势较缓，传变多而病程缠绵。如《灵枢·邪气脏腑病形》云："身之中于风也，不必动藏，故邪入于阴经，则其藏气实，邪气入而不能客，故还之于腑。"二是通过影响病邪的"从化"而影响疾病的传变，如《素问·评热病论》论劳风病的预后说："精者三日，中年者五日，不精者七日。"《灵枢·论痛》云："同时而伤，其身多热者易已，多寒者难已。"均强调了体质因素在疾病预后、转归中的重要作用。

疾病发生，除由正邪斗争的结果决定外，还受环境（包括气候、地理因素、生活工作环境和社会因素）、饮食、营养、遗传、年龄、性别、情志、劳逸等多方面因素的影响，这些因素均是通过影响人体体质的状态，使机体的调节、适应能力下降而导致了疾病的发生。体质在某种程度上对发病起决定性作用，体质因素决定发病的倾向，体质因素影响疾病的转归和预后。

（二）辨证施护

历代医家在医学实践过程中都高度重视体质调护。《素问·三部九候论》说："必先度其形之肥瘦，以调其气之虚实，实则泻之，虚则补之……无问其病，以平为期。"《灵枢·卫气失常》说："善！治之奈何……必先别其三形，血之多少，气之清浊，而后调之，治无失常经。"体质和疾病有着密切的关系，在发病之前调理体质，使人达到正常的体质状态，发病之后对体质治疗并防止传变，在恢复期调理体质，以巩固疗效防止复发。

1. 平和质调护措施

（1）生活起居　顺应四时，起居规律，劳逸结合，睡眠充足；饭后宜缓行百步，不宜食后即睡。

（2）情志调摄　保持乐观开朗，及时调节不良情绪，学习琴棋书画以怡情养性。

（3）饮食调养　谨和五味，饮食八分饱；五谷杂粮、蔬菜瓜果顺应季节合理搭配；春季多甜少酸，夏季适当多酸，秋季少食辛辣，冬季适当进补；不要吸烟酗酒。

（4）药物调理　一般不提倡使用药物。

（5）体育锻炼　根据年龄和性别参加适度的运动，一般来说每天需要半个小时的运动量，微微出汗即可。年轻人可选择跑步、球类、登山等运动；老年人可选择散步、练太极拳、太极剑、八段锦、五禽戏、柔力球等。

2. 气虚质调护措施

（1）生活起居　起居宜有规律，保持充足的睡眠；夏天可适当午睡防止"暑热伤气"，但不可长期卧床不起，以免"久卧伤气"；注意保暖，避免劳动或运动时出汗受风。

（2）情志调摄　多参加有益的社会活动，多与别人交谈、沟通；以积极进取的态度面对生活，尽量避免思虑过度或悲伤。

（3）饮食调养　益缓慢补益与调养，切忌暴饮暴食、食用过于黏腻或难以消化的食物；多食性味甘平、健脾益气的食物，如黄豆、白扁豆、鸡肉、鹌鹑肉、泥鳅、香菇、大枣、龙眼肉、蜂蜜等；同时，可结合滋阴养血、温阳生津、气血双补的食物，如板栗、莲藕、黑木耳、核桃、牛奶等；少食生冷苦寒、辛辣燥热、耗气伤津的食物，如槟榔、空心菜、生萝卜等。

（4）药物调理　常感冒、自汗患者，可服玉屏风散预防；血压低、内脏下垂、久泻不止者可选用补中益气丸。

（5）体育锻炼　不宜做大负荷运动和出汗运动，忌用猛力和做长久憋气的动作。选择一些舒缓柔和的运动，如散步、练太极拳、太极剑、八段锦、五禽戏、柔力球等；平时自行按摩或温灸足三里、肺俞、膈俞、脾俞、中脘、神阙、气海、关元等穴位。

3. 阳虚质调护措施

（1）生活起居　居室最好选择朝阳、干燥、高层的房子，尽量保证充足的阳光，避免阴暗湿冷的环境；四季不可衣着暴露单薄；秋冬需特别注意保暖，保证足底、腰背部、下腹部等部位温暖不受凉；夏季需防止出汗过多，但不能贪凉睡在当风、露天的空旷之处，且避免长时间吹空调；保持足够的睡眠，尽量避免熬夜。

（2）情志调摄　避免悲忧和惊恐，可选择激扬、高亢、豪迈的音乐以调动情绪；多与别人交谈沟通，及时消除消极情绪。

（3）饮食调养　宜缓慢补益与调养，可选用性味温和、甘温益气的食物，如牛肉、羊肉、鳝鱼、韭菜、刀豆、南瓜、黄豆芽、茼蒿生姜、蒜、芥末、葱、花椒、胡椒等；忌食生冷寒凉的食物，如绿茶、黄瓜、柿子、冬瓜、藕、莴苣、梨、西瓜、荸荠等，以免加重阳气损伤。

（4）药物调理　不可滥用会戕害阳气的各类清热解毒、凉血败火、利尿通便、疏风解表中药或中成药；阳虚重者可酌情服用金匮肾气丸等。

（5）体育锻炼　阳虚体质的人不适合游泳，选择一些舒缓柔和的运动，如日光浴、慢跑、散步、练太极拳、太极剑、八段锦、五禽戏、柔力球、广播体操等；夏天需掌握好运动量，不宜做过分剧烈，大量出汗的运动，冬天避免在大风、降温、大雾、大雪、雾霾等环境中锻炼；可自行按摩气海、关元、足三里、涌泉等穴位，或温灸足三里、关元、神阙、肾俞等穴位，按摩或温灸后多喝热水、米粥等；可经常温泉浴、足浴等。

4. 阴虚质调护措施

（1）生活起居　居住环境宜安静、凉爽；起居应有规律，中午保持半小时午休时间，晚上避免熬夜，保证睡眠，睡前不饮茶、不锻炼、不玩游戏；避免剧烈运动和高温酷暑下工作；宜节制房事，戒烟酒，可常叩齿并吞咽唾液。

（2）情志调摄　阴虚体质常心烦易怒，平时尽量避免劳心伤神，减少参加争胜负的活动；可选择练书法、听音乐、旅游来怡情悦性，陶冶情操。

（3）饮食调养　选用性甘微寒、清凉滋润的食物，如瘦猪肉、老鸭肉、甲鱼、贝类、海参、海蜇、泥鳅、海带、紫菜、豆腐、西红柿、银耳、燕窝、百合、牛奶、绿豆、蜂蜜、小豆、芝麻、荸荠、芦笋、山药、桑椹、梨、白果、莲子、雪莲果、柚子等。忌食辛辣燥热、油炸烧烤的食物，如羊肉、韭菜、辣椒、葱、蒜、葵花子、五香粉等。

（4）药物调理　可酌情服用六味地黄丸、杞菊地黄丸、知柏地黄丸等。

（5）体育锻炼　适合做中小强度、间断性的身体锻炼，一般游泳、球类、慢跑、爬山等皆可进行，还可选择太极拳、太极剑、八段锦、五禽戏等动静结合、形神兼练的传统健身项目。锻炼时要控制出汗量并及时补充水分，不宜洗桑拿。

5. 血瘀质调护措施

（1）生活起居　选择温暖向阳的居室，秋冬季节注意保暖；作息时间宜有规律，保持足够睡眠；避免在阴冷潮湿的环境下长期工作和学习。

（2）情志调摄　血瘀多兼有气郁，血瘀体质者要多与人交流沟通，积极参加社会活动，不苛求他人；培养广泛的兴趣爱好；选择一些抒情柔缓的音乐，及时消除不良情绪，保持心情愉快。

（3）饮食调养　可选用行气活血、健脾益气、温散化瘀的食物进行调理，如茄子、洋葱、番茄、黑木耳、山慈菇、空心菜、藕、芹菜、菠菜、茴香、香菜、油菜、山药、黑豆、醋、猪血、海藻、海带、紫菜、萝卜、胡萝卜、金橘、橙子、柚子、葡萄、桃、李子、山楂、玫瑰花、月季花、绿茶、酒等。忌食寒凉、酸涩的食物，如雪糕、冰棒、苦菜、杨梅等，以免加重瘀血的形成。

（4）药物调理　可酌情服用桂枝茯苓丸等。

（5）体育锻炼　选择一些运动强度和运动量不大的有氧运动，如骑自行车、慢跑、溜冰、游泳、步行、健身操、太极拳、太极剑等；值得注意的是，血瘀体质的人在运动时，若出现胸闷心慌、呼吸困难等不适症状，应立刻停止运动，去医院进一步检查。也可选择刮痧、拔罐、温灸、足浴、桑拿、推拿按摩等来促进气血运行，常用穴位如心俞、神门、期门、三阴交、血海、足三里、合谷、太冲等。

6. 痰湿质调护措施

（1）生活起居　居住环境宜温暖干燥，避免阴冷潮湿；平时不能过于安逸，贪恋床榻，需经常户外活动晒日光浴，以通达气机；在湿冷的季节里，需适当减少户外活动时间，避免受寒淋雨；四季服装尽量保持宽松，尽量选择棉、麻、丝等散湿透气的天然面料；定期检测血糖、血脂、血压等健康指标，发现异常及时就医。

（2）情志调摄　保持心境平和，防止过度思虑，及时宣泄和消除不良情绪，但避免大喜大悲。

（3）饮食调养　选用性味清淡，利湿化痰的食物，如冬瓜、萝卜、海蜇、紫菜、海带、洋葱、薏苡仁、茯苓、绿豆、白菜、茼蒿、豆芽、赤小豆、黑豆、白扁豆、山药、荠菜、芝麻、荷叶、山慈菇、芹菜、芡实、黄瓜、竹笋、西瓜、柚子、柠檬、佛手、枇杷、葱、蒜、金橘、芥末、乌龙茶等食物；忌食肥甘厚味、油腻滋补、苦寒酸涩的食物，如绿豆、乌梅、糯米、肥肉、糖类等。

（4）药物调理　可酌情服用二陈汤或平胃散。

（5）体育锻炼　宜选择中等或中等以上强度的运动，并根据自己的具体情况，循序渐进从强度较小的运动量逐渐加量，并且长期坚持，可选择登山、慢跑、骑行、球类、健身操、舞蹈、练武术等运动；对于体重超标严重、易于困倦、不耐受陆地运动的人，可选择游泳；还可按摩或温灸神阙、水分、关元、中脘、足三里、三阴交、阴陵泉等穴位。

7. 湿热质调护措施

（1）生活起居　居住环境宜干燥通风，避免居住潮湿的地方；盛夏暑湿较重时，减少户外活动，避免感受暑湿，同时避免长时间吹空调；不要熬夜、过于劳累，保持大小便通畅和充足而有规律的睡眠。

（2）情志调摄　克制愤怒，避免其他过激的情绪，合理安排自己的工作、学习，培养广泛的兴趣爱好。

（3）饮食调养　可选用甘寒清淡的食物，如黄瓜、丝瓜、葫芦、冬瓜、苦瓜、藕、莴笋、赤小豆、绿豆、黄豆、薏苡仁、小米、玉米、空心菜、苋菜、芹菜、马齿苋、白菜、豆腐、西瓜、荸荠、柚子、梨、西瓜、西红柿等食物，均有清凉泻火、化湿利水的作用。忌食辛温、燥烈、油腻的食物，如羊肉、狗肉、鳝鱼、韭菜、生姜、芫荽、辣椒、酒、饴糖、胡椒、花椒、蜂蜜等，以及火锅、烹炸、烧烤等助热化湿的食物；戒除烟酒。

（4）药物调理　偏湿重者可选六一散、平胃散、三仁汤等；偏热重者可选龙胆泻肝丸、甘露消毒丹、连朴饮等。

（5）体育锻炼　适合做大强度、大运动量的锻炼，如中长跑、游泳、登山、骑行、各种球类、武术、力量训练等。夏天气温高、湿度大时，选择在清晨或傍晚较凉爽时锻炼；还可选用刮痧、拔罐膀胱经的方法来清利湿热，也可按摩太冲、曲池等穴位。

8. 气郁质调护措施

（1）生活起居　居住环境保持静谧，避免喧哗和较强的光线刺激，温度适中；保持有规律的、充足的睡眠。

（2）情志调摄　多寻求快乐、充实的生活，多参加社会活动，多看喜剧、听相声，以及励志的电影，避免看悲剧、苦剧；多听欢快、开朗的音乐，多阅读展现美好生活前景的书籍，以培养开朗、豁达的性格；及时向朋友倾诉不良情绪，寻求朋友的帮助和鼓励。

（3）饮食调养　选择理气行气、疏肝解郁的食物，如茼蒿、茴香、佛手、香菇、黄花菜、海带、海藻、萝卜、豆豉、魔芋、槟榔、玫瑰花、荞麦、燕麦、大麦、芫荽、葱、蒜、金橘、山楂、山竹、无花果、乌梅等。少食肥甘厚腻之品，忌食辛辣刺激、寒凉食物；睡前避免饮茶、咖啡、可可等含有咖啡因的饮料。

（4）药物调理　可酌情服用逍遥散、开胸顺气丸、柴胡疏肝散、越鞠丸等。

（5）体育锻炼　适合中等强度以上的户外活动，特别是群众类的文体活动，如集体舞、合唱、球类、跑步等，以便更多地融入社会，解除自我封闭状态。

9. 特禀质调护措施

（1）生活起居　保持居室内清洁通风，被褥、床单经常洗晒；室内装修不宜复杂奢华，避免装修后立即搬进居住，需让油漆、甲醛等化学物质挥发干净后再入住新居；室内避免养花草及宠物，春季和气候多变时，减少外出活动，防止过敏性疾病发作；起居应有规律，保持充足的睡眠时间。

（2）情志调摄　由于特禀体质情况各异，心理状态也各有不同，因此，应积极参加社会活动，培养广泛的爱好与乐观的性格，正确处理工作、生活和学习的关系，避免情绪紧张。

（3）饮食调养　日常可选用性味温和的食物，如猪肉、泥鳅、胡萝卜、金针菇、番茄、黑木耳、香菇、银耳、卷心菜、花菜、山药、大枣、薏苡仁、糯米、莲子、燕麦、苹果、桑椹、黄瓜、猕猴桃、蓝莓、蜂蜜等食物慢慢调养，同时饮食宜清淡均衡，粗细粮搭配适当，荤素配伍合理；少食荞麦、蚕豆、白扁豆、牛肉、鹅肉、蟹、鲤鱼、虾米、臭豆腐、茄子、酒、辣椒、浓茶、咖啡等辛辣刺激、肥甘油腻、腥膻发物及含致敏物质的食物。

（4）药物调理　可酌情服用玉屏风散、消风散等。

（5）体育锻炼　最好选择在空气质量良好、温度湿度适宜的环境中，进行气功和瑜伽来改善体质，也可根据身体特征选择锻炼项目；还可选择足底按摩来增强免疫力。

表 8－85　中医体质分类与判定表

平和质

请根据近一年的体验和感觉，回答以下问题	没有（根本不）	很少（有一点）	有时（有些）	经常（相当）	总是（非常）
（1）您精力充沛吗？	1	2	3	4	5
（2）您容易疲乏吗？＊	1	2	3	4	5

续表

请根据近一年的体验和感觉，回答以下问题	没有（根本不）	很少（有一点）	有时（有些）	经常（相当）	总是（非常）
（3）您说话声音低弱无力吗？*	1	2	3	4	5
（4）您感到闷闷不乐、情绪低沉吗？*	1	2	3	4	5
（5）您比一般人耐受不了寒冷（冬天的寒冷，夏天的冷空调、电扇等）吗？*	1	2	3	4	5
（6）您能适应外界自然和社会环境的变化吗？	1	2	3	4	5
（7）您容易失眠吗？*	1	2	3	4	5
（8）您容易忘事（健忘）吗？*	1	2	3	4	5
判断结果：□是　□基本是　□否					

（注：标有*的条目需先逆向计分，即：1→5，2→4，3→3，4→2，5→1，再用公式转划分）

气虚质

请根据近一年的体验和感觉，回答以下问题	没有（根本不）	很少（有一点）	有时（有些）	经常（相当）	总是（非常）
（1）您容易疲乏吗？	1	2	3	4	5
（2）您容易气短（呼吸短促，接不上气）吗？	1	2	3	4	5
（3）您容易心慌吗？	1	2	3	4	5
（4）您容易头晕或站起时晕眩吗？	1	2	3	4	5
（5）您比别人容易感冒吗？	1	2	3	4	5
（6）您喜欢安静、懒得说话吗？	1	2	3	4	5
（7）您说话声音低弱无力吗？	1	2	3	4	5
（8）您活动量稍大就容易出虚汗吗？	1	2	3	4	5
判断结果：□是　□倾向是　□否					

阳虚质

请根据近一年的体验和感觉，回答以下问题	没有（根本不）	很少（有一点）	有时（有些）	经常（相当）	总是（非常）
（1）您手脚发凉吗？	1	2	3	4	5
（2）您胃脘部、背部或腰膝部怕冷吗？	1	2	3	4	5
（3）您感到怕冷、衣服比别人穿得多吗？	1	2	3	4	5
（4）您比一般人耐受不了寒冷（冬天的寒冷，夏天的冷空调、电扇等）吗？	1	2	3	4	5
（5）您比别人容易患感冒吗？	1	2	3	4	5
（6）您吃（喝）凉的东西会感到不舒服或者怕吃（喝）凉东西吗？	1	2	3	4	5
（7）您受凉或吃（喝）凉的东西后，容易腹泻（拉肚子）吗？	1	2	3	4	5
判断结果：□是　□倾向是　□否					

阴虚质

请根据近一年的体验和感觉，回答以下问题	没有（根本不）	很少（有一点）	有时（有些）	经常（相当）	总是（非常）
（1）您感到手脚心发热吗？	1	2	3	4	5
（2）您感觉身体、脸上发热吗？	1	2	3	4	5
（3）您皮肤或口唇干吗？	1	2	3	4	5
（4）您口唇的颜色比一般人红吗？	1	2	3	4	5
（5）您容易便秘或大便干燥吗？	1	2	3	4	5
（6）您面部两颧潮红或偏红吗？	1	2	3	4	5
（7）您感到眼睛干涩吗？	1	2	3	4	5
（8）您感到口干咽燥、总想喝水吗？	1	2	3	4	5
判断结果：□是　□倾向是　□否					

痰湿质

请根据近一年的体验和感觉，回答以下问题	没有（根本不）	很少（有一点）	有时（有些）	经常（相当）	总是（非常）
（1）您感到胸闷或腹部胀满吗？	1	2	3	4	5
（2）您感到身体沉重不轻松或不爽快吗？	1	2	3	4	5
（3）您腹部肥满松软吗？	1	2	3	4	5
（4）您有额部油脂分泌多的现象吗？	1	2	3	4	5
（5）您上眼睑比别人肿（上眼睑有轻微隆起的现象）吗？	1	2	3	4	5
（6）您嘴里有黏黏的感觉吗？	1	2	3	4	5
（7）您平时痰多，特别是咽喉部总感到有痰堵着吗？	1	2	3	4	5
（8）您舌苔厚腻或有舌苔厚厚的感觉吗？	1	2	3	4	5
判断结果：□是　□倾向是　□否					

湿热质

请根据近一年的体验和感觉，回答以下问题	没有（根本不）	很少（有一点）	有时（有些）	经常（相当）	总是（非常）
（1）您面部或鼻部有油腻感或者油亮发光吗？	1	2	3	4	5
（2）您容易生痤疮或疮疖吗？	1	2	3	4	5
（3）您感到口苦或嘴里有异味吗？	1	2	3	4	5
（4）您大便黏滞不爽、有解不尽的感觉吗？	1	2	3	4	5
（5）您小便时尿道有发热感、尿色浓（深）吗？	1	2	3	4	5
（6）您带下色黄（白带颜色发黄）吗？（限女性回答）	1	2	3	4	5
（7）您的阴囊部位潮湿吗？（限男性回答）	1	2	3	4	5
判断结果：□是　□倾向是　□否					

血瘀质

请根据近一年的体验和感觉，回答以下问题	没有（根本不）	很少（有一点）	有时（有些）	经常（相当）	总是（非常）
（1）您的皮肤在不知不觉中会出现青紫瘀斑（皮下出血）吗？	1	2	3	4	5
（2）您两颧部有细微红丝吗？	1	2	3	4	5
（3）您身体上有哪里疼痛吗？	1	2	3	4	5
（4）您面色晦暗或容易出现褐斑吗？	1	2	3	4	5
（5）您容易有黑眼圈吗？	1	2	3	4	5
（6）您容易忘事（健忘）吗？	1	2	3	4	5
（7）您口唇颜色偏暗吗？	1	2	3	4	5
判断结果：□是　　□倾向是　　□否					

气郁质

请根据近一年的体验和感觉，回答以下问题	没有（根本不）	很少（有一点）	有时（有些）	经常（相当）	总是（非常）
（1）您感到闷闷不乐、情绪低沉吗？	1	2	3	4	5
（2）您容易精神紧张、焦虑不安吗？	1	2	3	4	5
（3）您多愁善感、感情脆弱吗？	1	2	3	4	5
（4）您容易感到害怕或受到惊吓吗？	1	2	3	4	5
（5）您胁肋部或乳房胀痛吗？	1	2	3	4	5
（6）您无缘无故叹气吗？	1	2	3	4	5
（7）您咽喉部有异物感，且吐之不出、咽之不下吗？	1	2	3	4	5
判断结果：□是　　□倾向是　　□否					

特禀质

请根据近一年的体验和感觉，回答以下问题	没有（根本不）	很少（有一点）	有时（有些）	经常（相当）	总是（非常）
（1）您没有感冒时也会打喷嚏吗？	1	2	3	4	5
（2）您没有感冒时也会鼻塞、流鼻涕吗？	1	2	3	4	5
（3）您有因季节变化、温度变化或异味等原因而咳喘的现象吗？	1	2	3	4	5
（4）您容易过敏（对药物、食物、气味、花粉或在季节交替、气候变化时）吗？	1	2	3	4	5
（5）您的皮肤容易起荨麻疹（风团、风疹块、风疙瘩）吗？	1	2	3	4	5
（6）您的皮肤因过敏出现过紫癜（紫红色瘀点、瘀斑）吗？	1	2	3	4	5
（7）您的皮肤一抓就红，并出现抓痕吗？	1	2	3	4	5
判断结果：□是　　□倾向是　　□否					

判定方法

回答《中医体质分类与判定表》中的全部问题，每一问题按 5 级评分，计算原始分及转化分，依标准判定体质类型。

原始分 = 各个条目的分数相加。

转化分数 = ［（原始分 − 条目数）/（条目数 ×4）］×100

判定标准

平和质为正常体质，其他 8 种体质为偏颇体质。判定标准见下表。

体质类型	条件	判定结果
平和质	平和体质转化分≥60 分	是
	其他 8 种体质转化分均 <30 分	
	平和体质转化分≥60 分	基本是
	其他 8 种体质转化分均 <40 分	
	不满足上述条件者	否
偏颇体质	转化分≥40 分	是
	转化分 30 ~ 39 分	倾向是
	转化分 <30 分	否

示例

示例 1：某人各体质类型转化分如下：平和质 75 分，气虚质 56 分，阳虚质 27 分，阴虚质 25 分，痰湿质 12 分，湿热质 15 分，血瘀质 20 分，气郁质 18 分，特禀质 10 分。根据判定标准，虽然平和质转化分≥60 分，但其他 8 种体质转化分并未全部 <40 分，其中气虚质转化分≥40 分，故此人不能判定为平和质，应判定为是气虚质。

示例 2：某人各体质类型转化分如下：平和质 75 分，气虚质 16 分，阳虚质 27 分，阴虚质 25 分，痰湿质 32 分，湿热质 25 分，血瘀质 10 分，气郁质 18 分，特禀质 10 分。根据判定标准，平质转化分≥60 分，同时，痰湿质转化分在 30 ~ 39 之间，可判定为痰湿质倾向，故此人最终体质判定结果基本是平和质，有痰湿质倾向。

第九章

常用养生功法

第一节　八段锦

八段锦最早见于《夷坚志》，距今已有800多年的历史，是我国古代的传统功法之一。其具体的起源已无从考证，在宋朝时已形成坐式八段锦与站式八段锦，至明清时期更为完善和成熟。八段锦由八式动作组成，每一式动作之间如丝织锦缎般连绵不断，因此取名为八段锦。其功法以调身为主，侧重肢体运动与呼吸相配合，具有良好的祛病健身的功效。内含多种要素，互相制约，互相联系，循环运转，其动作柔和缓慢，圆活连贯，松紧结合，动静相兼，神与形合，气寓其中，成套功法简单易学，并有七言歌诀广泛流传。这里主要介绍国家体育总局组织编排的“健身气功·八段锦”。

一、功法操作

预备势

动作一：两脚并步站立；两臂自然垂于体侧；身体中正，目视前方。

动作二：随着松腰沉髋，身体重心移至右腿；左脚向左侧开步，脚尖朝前，约与肩同宽；目视前方。

动作三：两臂内旋，两掌分别向两侧摆起，约与髋同高，掌心向后，目视前方。

动作四：两腿膝关节稍屈；同时，两臂外旋，向前合抱于腹前呈圆弧形，与脐同高，掌心向内，两掌指间距约10cm；目视前方。

第一式：两手托天理三焦

动作一：接上式，两臂外旋微下落，两掌五指分开在腹前交叉，掌心向上；目视前方。

动作二：两腿徐缓挺膝伸直；同时，两掌上托至胸前，随之两臂内旋向上托起，掌心向上；抬头，目视两掌。

动作三：两臂继续上托，肘关节伸直；同时，下颌内收，动作略停；目视前方。

动作四：身体重心缓缓下降；两腿膝关节微屈；同时，十指慢慢分开，两臂分别向身体两侧下落，两掌捧于腹前，掌心向上；目视前方。

本式托举、下落为1遍，共做6遍。

功理与作用：通过两手交叉上托，缓慢用力，保持抻拉，可使“三焦”通畅、气血调和。通过拉长躯干与上肢各关节周围的肌肉、韧带及关节软组织，对防治肩部疾患、预防颈椎病等具有良好的作用。

第二式：左右开弓似射雕

动作一：接上式，身体重心右移；左脚向左侧开步站立，两腿膝关节自然伸直；同时，两掌向上交叉于胸前，左掌在外，两掌心向内；目视前方。

动作二：上动不停。两腿徐缓屈膝半蹲成马步；同时，右掌屈指成“爪”，向右拉至肩前；左掌成八字掌，左臂内旋，向左侧推出，与肩同高，掌心向左，犹如拉弓射箭之势；动作略停；目视左掌方向。

动作三：身体重心右移；同时，右手五指伸开成掌，向上、向右画弧，与肩同高，指尖朝上，掌心斜向前；左手指伸开成掌，掌心斜向前；目视右掌。

动作四：上动不停。重心继续右移；左脚回收成并步站立；同时，两掌分别由两侧下落，捧于腹前，指尖相对，掌心向上；目视前方。

动作五~动作八：同动作一~动作四，唯左右相反。

本式一左一右为1遍，共做3遍。第3遍最后一动时，身体重心继续左移；右脚回收成开步站立，与肩同宽，膝关节微屈；同时，两掌分别由两侧下落，捧于腹前、指尖相对，掌心向上；目视前方。

功理与作用：本式可调节手太阴肺经等经脉之气，发展下肢肌肉力量，提高协调能力，同时有利于矫正驼背、含胸等不良姿势。

第三式：调理脾胃须单举

动作一：接上式，两腿徐缓挺膝伸直；同时，左掌上托，左臂外旋上穿经面前，随之臂内旋上举至头左上方，肘关节微屈，力达掌根，掌心向上，掌指向右；同时，右掌随臂内旋下按至右髋旁，肘关节微屈，力达掌根，掌心向下，掌指向前，动作略停；目视前方。

动作二：松腰沉髋，身体重心缓缓下降；两腿膝关节微屈；同时，左臂屈肘外旋，左掌经面前下落于腹前，掌心向上；右臂外旋，右掌向上捧于腹前，两掌指尖相对，相距约10cm，掌心向上；目视前方。

动作三、四：同动作一、二，唯左右相反。

本式一左一右为1遍，共做3遍。第3遍最后一动时，两腿膝关节微屈；同时，右臂屈肘，右掌下按于右髋旁，掌心向下，掌指向前。

功理与作用：通过左右上肢一松一紧的上下对拉，可以牵拉腹腔，对中焦脾、胃、肝、胆起到按摩作用；同时可以刺激位于腹、胸、肋部的相关经络，以及背部的穴位，达到调理脾胃和脏腑经络的作用。练习此式也可增强脊柱的灵活性与稳定性，有利于预防和治疗肩、颈疾病。

第四式：五劳七伤往后瞧

动作一：接第三式。两腿徐缓挺膝伸直；同时两臂伸直，掌心向后，指尖向下，目视前方。上述动作不停，然后两臂充分外旋，掌心向外；头向左后转，动作略停：目视左斜后方。

动作二：松腰沉髋，身体重心缓缓下降；两腿膝关节微屈；同时，两臂内旋按于髋旁，掌心向下，指尖向前：目视前方。

动作三、四：同动作一、二，唯左右相反。

本式一左一右为1遍，共做3遍。第3遍最后一动时，两腿膝关节微屈；同时，两掌捧于腹前，指尖相对，掌心向上；目视前方。

功理与作用：“五劳”指心、肝、脾、肺、肾五脏劳损；“七伤”指喜、怒、悲、忧、恐、惊、思七情伤害。本式动作中往后瞧的转头动作，可刺激颈部大椎穴，达到防治“五劳七伤”的目的。本式动作可增加颈部运动幅度，活动眼肌，预防眼肌疲劳，以及肩、颈与背部的疾患，同时能改善颈部及脑部血液循环。

第五式：摇头摆尾去心火

动作一：接上式。身体重心左移；右脚向右开步站立，两腿膝关节自然伸直；同时，两掌上托与胸同高时，两臂内旋，两掌继续上托至头上方，肘关节微屈，掌心向上，指尖相对；目视前方。

动作二：上述动作不停。两腿徐缓屈膝半蹲成马步；同时，两臂向两侧下落，两掌扶于膝关节上方，肘关节微屈，小指侧向前；目视前方。

动作三：身体重心向上稍升起，而后右移；上体先向右倾，随之俯身；目视右脚。

动作四：上述动作不停。身体重心左移；同时，上体由右向前、向左旋转；目视右脚。

动作五：身体重心右移，成马步；同时头向后摇，上体立起，随之下颌微收；目视前方。

动作六～动作八：同动作三～动作五，唯左右相反。

本式一左一右为1遍，共做3遍。做完3遍后，身体重心左移，右脚回收成开步站立，与肩同宽；同时，两掌向外经过身体两侧上举，掌心相对；目视前方。随后松腰沉髋，身体重心缓缓下降。两腿膝关节微屈；同时屈肘，两掌经面前下按至腹前，掌心向下，指尖相对；目视前方。

功理与作用：通过练习此式可以刺激脊柱与督脉，达到疏经泄热的作用，有助于祛除心火，增强脊柱的灵活性及功能。

第六式：两手攀足固肾腰

动作一：接上式，两腿挺膝伸直站立；同时，两掌指尖向前，两臂向前、向上举起，肘关节伸直，掌心向前，目视前方。

动作二：两臂外旋至掌心相对，屈肘，两掌下按于胸前，掌心向下，指尖相对，目视前方。

动作三：上动不停。两臂外旋，两掌心向上，随之两掌掌指顺腋下向后插，目视前方。

动作四：两掌心向内沿脊柱两侧向下摩运至臀部，随之上体前俯，两掌继续沿后腿向下摩运，经脚两侧置于脚面；动作略停，目视前下方。

本式一上一下为1遍，共做6遍。做完6遍后，上体立起，同时，两臂向前、向上举起，肘关节伸直，掌心向前，目视前方。随后松腰沉髋，身体重心缓缓下降，两腿膝关节微屈，同时，两掌向前下按至腹前，掌心向下，指尖向前，目视前方。

功理与作用：通过前屈后伸可以刺激脊柱、督脉，以及命门、阳关、委中等穴，达到固肾壮腰的目的。同时，对腰部的肾、肾上腺、输尿管等器官有良好的牵拉、按摩作用，可以改善其功能，刺激其活动。

第七式：攒拳怒目增气力

动作一：接上式，身体重心右移，左脚向左开步，两腿徐缓屈膝半蹲成马步，同时，两掌握固，抱于腰侧，拳眼朝上，目视前方。左拳缓慢用力向前冲出，与肩同高，拳眼朝上，瞪目，视左拳冲出方向。

动作二：左臂内旋，左拳变掌，虎口朝下，目视左掌。左臂外旋，肘关节微屈，同时左掌向左缠绕，变掌心向上后握固，目视左拳。

动作三：屈肘，回收左拳至腰侧，拳眼朝上，目视前方。

动作四～动作六：同动作一～动作三，唯左右相反。

本式一左一右为1遍，共做3遍。做完3遍后，身体重心右移，左脚回收成并步站立，同时，两拳变掌，自然垂于体侧，目视前方。

功理与作用：本式中的“怒目瞪眼”可刺激肝经，使肝血充盈、肝气疏泄，有强健筋骨的作

用。两腿下蹲十趾抓地、双手攒拳、旋腕、手指逐节强力抓握等动作，可刺激手、足三阴和手、足三阳十二经脉的俞穴和督脉等，长期锻炼可使全身筋肉结实、气力增加。

第八式：背后七颠百病消

动作一：接上式。两脚跟提起，头上顶，动作略停，目视前方。

动作二：两脚跟下落，轻震地面，目视前方。

本式一起一落为1遍，共做7遍。

功理与作用：脚趾为足三阴、足三阳经交汇之处，脚十趾抓地可刺激足部有关经脉，调节相应脏腑的功能。同时，颠足可刺激脊柱与督脉，使全身脏腑经络气血通畅，阴阳平衡。颠足而立可发展小腿后部肌群力量，提高人体的平衡能力。落地震动可轻度刺激下肢及脊柱各关节内外结构，并使全身肌肉得到放松复位，有助于解除肌肉紧张。

收势

动作一：接上式。两臂内旋，向两侧摆起，与髋同高，掌心向后，目视前方。

动作二：两臂屈肘，两掌相叠置于丹田处（男性左手在内，女性右手在内），目视前方。

动作三：两臂自然下落，两掌轻贴于腿外侧，目视前方。

功理与作用：气息归元，放松肢体肌肉，愉悦心情，进一步巩固练功效果，逐渐恢复到练功前安静时的状态。

二、临床应用举例

新型冠状病毒感染疫情防控期间，八段锦作为辅助康复手段运用于各方舱医院和其他医疗机构，在新型冠状病毒感染治疗和群众居家锻炼中发挥了积极作用。八段锦的临床应用非常广泛，对运动系统、循环系统、内分泌系统、呼吸系统、消化系统的各类疾病，以及精神情志疾病均有一定的辅助治疗效果。其中对糖尿病、冠心病、慢性疼痛、骨质疏松、抑郁、焦虑、脑卒中、帕金森、颈椎病等疾病的干预研究最为常见。习练八段锦能够有效地增强习练者的体质，增进心理健康，优化生理功能，改善血液生化指标，使人体整体健康状态获得改善，并能延缓智力衰退，且通过主动的心理活动调节生理平衡，改善生理状态。

方淑玲等将44名心力衰竭患者分为对照组和干预组，均予以相应的药物治疗和常规护理。干预组另进行八段锦训练，从入院开始直至出院后第12周。结果显示，八段锦能够改善老年心力衰竭伴衰弱患者的生活质量及活动耐力，降低衰弱程度。因此，这种简单、中等强度的八段锦运动是安全的，适合心力衰竭患者，特别是老年伴有衰弱的患者。

第二节　易筋经

易筋经是我国古代流传下来的健身养生方法，相传为道家的导引术，被少林寺僧侣改编并流传于社会。“易”，是变易、改变的意思；“筋”，指的筋肉、筋骨、筋膜；“经”，意指规范和方法。因此，“易筋经”就是通过形体的牵引伸展、抻筋拔骨来锻炼筋肉，调节脏腑经络，使之强健的锻炼方法。本功法动作舒展大方，具有伸筋拔骨之功效，能改善软组织的柔韧性和灵活性；其运动形式多变，古朴大方，并且动静结合，练养相兼；易筋经最大的特点，是非常重视脊柱的旋转屈伸，对颈椎、胸椎、腰椎、腰骶部都有很好的锻炼和强化作用，因此，实际上本功法通过脊柱的旋转、屈伸、侧屈等运动带动四肢、内脏运动，在松静自然、形神合一中完成动作，以达到健身、防病、延年、益智的目的。这里主要介绍国家体育总局组织编排的“健身气功·易筋经”。

一、功法操作

预备势

动作一：双脚并拢站立，双手自然垂于体侧，五指并拢微屈，下颌微收，百会虚领，唇齿合拢，舌自然平贴于上颚；头正劲直；目视前方。

功理与作用：本式能宁静心神，调整呼吸，内安五脏，端正身形。

第一式：韦驮献杵第一势

动作一：左脚向左侧开步，两脚平行，且与肩同宽，两膝微微弯曲，成开立姿势；双手自然垂于体侧，五指自然并拢。

动作二：两臂字体侧向前平举，至与肩平行，掌心相对，指尖向前。

动作三：两臂屈肘，自然回收，两掌合于胸前，两手掌根与膻中穴同高，指尖向斜前上方约30°，虚腋；目视前下方，动作稍停。

功理与作用：本式通过神敛和两掌相合的动作，可起到气定神敛、均衡身体左右气机的作用，可改善神经、体液调节功能，有助于血液循环，消除疲劳。

第二式：韦驮献杵第二势

动作一：两肘向上慢慢抬起，直至掌臂约与肩平，两掌伸平，掌心向下，手指相对。

动作二：两掌水平向前伸展打开，保持掌心向下，指尖向前，至两臂平行。

动作三：两臂向左右分开至侧平举。

动作四：五指自然并拢，坐腕立掌，两足趾抓地，目视前下方。

功理与作用：本式通过伸展上肢与立掌外撑的动作导引，起到梳理上肢等经络的作用，并具有调练心、肺之气，改善呼吸功能及气血运行的作用。另外，本式可提高肩臂的肌肉力量，有助于改善肩关节的活动功能。

第三式：韦驮献杵第三势

动作一：松腕，两臂平举自然向前划弧，内收至胸前平屈，掌心向下，掌与胸相距约一拳；目视前下方。

动作二：两掌同时内翻，且抬高至耳垂下，掌心向下，虎口相对，两肘外展，约与肩平行。

动作三：身体重心前移，感到全身的支撑点在前脚掌上，缓慢提脚后跟，同时两掌上托至头顶，掌心向上，展肩伸肘；微收下颌，舌抵上腭，咬紧牙关，稍立片刻。

功理与作用：本式通过上肢撑举和下肢提踵的动作导引，可调理上、中、下三焦之气，并且将三焦及手足三阴，五脏之气全部发动。另外，本式可改善肩关节活动功能及提高上下肢的肌肉力量，以促进的全身血液循环。

第四式：摘星换斗势

动作一：两脚跟缓缓落地，同时两手握拳，拳心向外，两臂下落至侧上举。

动作二：两拳缓缓展开成掌，掌心斜向下，全身放松；目视前下方。

动作三：身体左转，膝盖微屈，同时右臂上举经体前下摆至左髋关节外侧，左臂经体侧下摆至体后，左手背轻贴命门穴；目视右手。

动作四：直膝，身体转正，同时右手经体前向额上摆至头顶右上方，松腕，肘微微弯曲，掌心向下，手指向左，中指尖与肩髃穴垂直；左手背轻轻贴住命门穴。

动作五：右臂上摆时，眼随手走，定势后目视掌心。静立片刻，两臂向体侧自然伸展。

动作六至动作八：同动作三至动作五，唯方向相反。

功理与作用：本式通过阳掌转阴掌的动作引导，目视掌心，意存腰间命门穴，将发动的真气收敛，下沉入腰间两肾及命门，可达到壮腰健肾，延缓衰老的功效。另外，本式可增强颈、肩、腰等部位的活动功能。

第五式：倒拽九牛尾势

动作一：左手缓慢下落，左脚向左侧后方约45°撤步，右脚跟内转，右腿屈膝成右弓步。

动作二：左手内旋，向前、向下划弧后渐伸，手指从小到大逐个内屈成拳，拳心向上；右手向前上方划弧，伸至与肩平，手臂微向上弯，且手指亦逐个内屈成拳，拳心向上，身体重心向后移，左膝微屈；腰稍右转，以腰带肩，以肩带臂，右臂外旋，左臂内旋，屈肘内收；目视右拳。

动作三：身体重心向前移，屈膝成弓步，腰稍左转，以腰带肩，以肩带臂，两臂放松前后伸展；目视右拳。

动作四：身体重心前移至右脚，收回左脚，右脚尖转正，两脚成开立姿势；两臂自然垂于体侧；目视前方。

动作五～动作八：同动作一～动作四，唯方向相反。

功理与作用：本式通过腰的扭转带动肩胛活动，可刺激背部夹脊、肺俞、心俞等穴位，达到疏通夹脊和调练心肺之作用。另外，通过四肢上下协调活动，可改善软组织血液循环，提高四肢肌肉力量及活动功能。

第六式：出爪亮翅势

动作一：两脚成开立姿势，同时右臂外旋，左臂内旋，摆至侧平举，两掌心向前。

动作二：两臂平行前移，环抱至体前，两臂内收，两手变柳叶掌立于云门穴前，掌心相对，间距略小于胸宽，指尖向上；目视前下方。

动作三：打开肩膀，扩展胸部，然后放松肩部，两臂缓缓前伸，并逐渐转掌心向前，成荷叶掌，指尖向上；瞪目。

动作四：松腕，肘微屈，收臂，十指微屈，虚掌。

动作五：立柳叶掌于云门穴；目视前下方。

功理与作用：中医学认为，“肺主气司呼吸”，通过伸臂推掌、屈臂收掌、展肩扩胸的动作导引，可反复启闭云门、中府等穴，促进自然之清气，与人体之真气在胸中交汇融合，以达到改善呼吸功能及全身气血运行的作用。另外，本式可提高胸背部及上肢肌肉的力量。

第七式：九鬼拔马刀势

动作一：躯干向右转，同时右手外旋，掌心向上；左手内旋，掌心向下，两掌相对。

动作二：打开身体，右手由胸前内收，经右腋下后伸，掌心向外；同时，左手由胸前伸至前上方，掌心向外。

动作三：躯干稍稍向左转，双手反向划弧，右手经体侧向前上摆至头前上方后屈肘，由后向左绕头半周，头右转，右手中指按压耳郭，手掌扶按玉枕穴。同时，左手经体左侧下摆至左后，屈肘，手背贴于脊柱，掌心向后，指尖向上。目随右手动，定势后视左后方。

动作四：身体向右转，展臂扩胸；目视右上方，动作稍停。

动作五：微微屈膝，同时上体左转，右臂内收，含胸；左手沿脊柱尽量上推，目视右脚跟，动作稍停。

动作六：伸直双膝，身体转正；右手向上经头顶上方向下至侧平举，同时左手经体侧向上至侧平举，两掌心向下；目视前下方。

动作七～动作十：同动作三～动作六，唯方向相反。

功理与作用：本式通过身体的扭曲、伸展等运动，使全身真气开、阖、启、闭，使脾胃得到摩动，肾得以强健，并具有疏通玉枕关、夹脊关等要穴的作用。另外，本式可提高颈肩部、腰背部的肌肉力量，有助于改善人体各关节的活动功能。

第八式：三盘落地势

动作一：左脚向左侧开步，两脚距离约宽于肩，脚尖向前，两手平举，掌心向上；目视前下方。

动作二：屈膝，下蹲，沉肩，坠肘，两掌逐渐用力向下按，约与环跳穴同高，两肘微微弯曲，掌心向下，指尖向外，目视下方。同时，口吐“嗨”音，吐尽时，舌尖向前轻抵上下牙之间，吐音终止。

动作三：掌心向上翻转，肘微屈，双掌上托至侧平举，同时缓缓起身直立，目视前方。

功理与作用：本式通过下肢的屈伸活动，配合口吐“嗨”音，使体内真气在胸腹间相应的升、降，以达到心肾相交、水火既济的功效。另外，本式可增强腰腹及下肢力量，起到壮丹田之气和强腰固肾的作用。

第九式：青龙探爪势

动作一：左脚收回半步，约与肩同宽；两手握固，两臂屈肘内收至腰间，拳轮贴于章门穴，拳心向上；目视前下方。

动作二：右拳变掌，右臂伸直，经下向右侧外展，略低于肩，掌心向上，目随手动。

动作三：右臂屈肘，松腕，右掌变龙爪。

动作四：“右龙爪”向身体左侧水平伸出，目随手动；躯干随之向左转约 90°；目视“右龙爪”所指方向。

动作五：“右龙爪”变回掌，身体随之向左前屈，掌心向下按至左脚外侧；目视下方。

动作六：躯干由左前屈转至右膝或右脚外侧。

动作七：手臂外旋握固，拳心向前，然后上体慢慢直立；右拳随上体抬起，收于章门穴，拳心向上；目视前下方。

动作八～动作十三：同动作二～动作七，唯方向相反。

功理与作用：中医学认为，两胁属肝，肝藏血，肾藏精，并且肝血同源，精血同源，通过转身、左右探爪，以及身体的前屈，可使两胁交替松紧开阖，以达到疏肝理气、调畅情志的功效。另外，本式还可改善腰部及下肢肌肉的活动功能。

第十式：卧虎扑食势

动作一：右脚尖内扣约 45°，左脚收至右脚内侧成丁步；同时身体左转 90°，两手于腰间章门穴不变，目随转体，视左前方。

动作二：左脚向前迈一大步，成左弓步状：同时两拳提至肩部云门穴，并内旋变“虎爪”，肘稍屈，向前扑按，如虎扑食；目视前方。

动作三：躯干由腰到胸逐节屈伸，重心随之前后适度移动；同时两手随躯干屈伸向下、向后、向上、向前绕环各一周。

动作四：上体下俯，两“爪”下按，十指指腹着地、后退屈膝，脚趾着地；前脚跟稍抬起，随后塌腰、挺胸、抬头、瞪目，动作稍停。

动作五：起身，双手握固重新收于腰间章门穴，身体重心随之后移，左脚尖内扣约 135°；身体重心左移，同时身体右转 180°，右脚收至左脚内侧，成丁步。

动作六～动作八：同动作二～动作四，唯方向相反。

动作九：起身，两手自然下落，置于两腿外侧，身体重心随之后移，右脚脚尖内扣约 90°，同时身体左转 90°，随后身体重心右移，收左脚与肩同宽，中正站立。

功理与作用：中医学认为，任脉为阴脉之海，统领全身阴经之气，通过虎扑之势，身体的后仰，胸腹的伸展，可使任脉得以疏伸及调养，同时可以调和手足三阴之气。此外，本式可改善腰、腿肌肉的活动功能，起到强健腰腿的作用。

第十一式：打躬势

动作一：起身，身体重心后移，然后再将身体转正，右脚尖内扣，脚尖向前，左脚收回成开立姿势，同时两手随身体左转放松，外旋，掌心向前，双臂外展至侧平举；目视前方。

动作二：双臂屈肘，以两掌掩耳，十指扶按枕部，指尖相对，并以两手食指弹拨、中指击打枕部 7 次（即鸣天鼓）；目视前下方。

动作三：身体前俯，由上向下，经过头、颈椎、胸椎、腰椎、骶椎，逐节缓缓牵引前屈，动作要缓慢，两腿伸直；目视脚尖，停留片刻。

动作四：由骶椎至腰椎、胸椎、颈椎、头，由下向上依次缓缓逐节伸直后，直立；同时两掌掩耳，十指扶按枕部，指尖相对；目视前下方。

功能理与作用：中医学认为，督脉为阳脉之海，总督一身之阳经之气。通过头部、颈椎、胸椎、腰椎、髋部逐节牵引的屈伸动作，使背部的督脉得到充分的锻炼，可使全身经气发动，阳气充足，身体强健。本式可改善腰背及下肢的活动功能，强腰健腿。此外，鸣天鼓动作有醒脑开窍、聪耳健肾、消除大脑疲劳的功效。

第十二式：掉尾势

动作一：起身直立，两手猛然拔离双耳（即拔耳）。

动作二：手臂自然前伸，十指交叉相握，掌心向内。

动作三：屈肘，翻掌向前伸，掌心向外。

动作四：再次屈肘，转掌心向下内收于胸前，接着身体前屈，塌腰、抬头，两手交叉缓缓下按；目视前方。

动作五：头向左后侧转动，同时臀向左前扭动；目视尾闾。

动作六：两手交叉不动，放松，还原至体前屈。

动作七：头向右后转，同时臀向右前扭动；目视尾闾。

动作八：两手交叉不动，放松还原至体前屈。

功理与作用：本式通过体前屈及抬头，调尾的左右屈伸运动，使任、督二脉及全身气脉在此前各式动作锻炼的基础上得以调和，练功后能全身舒适、轻松。同时，本式动作可强化腰背肌肉的力量，有助于改善脊柱各关节和肌肉的活动功能。

收势

动作一：两手松开，两臂外旋，同时上体缓缓直立，两臂伸直外展成侧上举。

动作二：松肩，屈肘，两臂内收，两掌经头、面、胸前下引至腹部，掌心向下；目视前下方。

动作三：两臂放松还原，自然垂于体侧；左脚收回，并拢站立；舌抵上腭；目视前方。

功理与作用：气息归元，放松肢体肌肉，愉悦心情，进一步巩固练功效果，逐渐恢复到练功前安静时的状态。

二、临床应用举例

易筋经在临床应用较为广泛，易筋经有着“牵引伸展，抻筋拔骨”的特点，并且注重对

“力”与“气”的运用，因此，常见用于对运动系统及循环系统疾病的干预研究，如慢性心力衰竭、冠心病、脑卒中、腰椎间盘突出症、慢性膝关节炎、骨质疏松症、骨骼肌衰减征等病证。同时，传统功法健身有着显著的全身心锻炼作用，因此，易筋经也广泛应用于各类慢性疾病及老年病的干预研究中。

胡伟民等将90名年龄60～70岁的老年人作为观察对象，采用易筋经十二式中的定势站桩进行干预训练，根据定势站桩的不同时长分为三个组，观察期12周，每周练习5次。结果显示，易筋经的定势站桩能够有效改善老年人膝关节屈伸肌力力学指标，其改善的程度与站桩时长密切相关。

第三节　五禽戏

五禽戏又称五禽气功，是模仿五种鸟兽活动形态的传统健身方法。关于“五禽戏”的文字记载，首见陈寿的《三国志·方伎传》。五禽戏动作力求蕴含五禽的神韵，效仿虎之威猛、鹿之安舒、熊之沉稳、猿之灵巧、鸟之轻捷，具有防病、祛病、健身、益寿的功效。五禽戏的五种功法各有侧重，但又是一个整体，通过经常不间断的练习，能起到养精神、调气血、益脏腑、通经络、活筋骨、利关节的作用。五禽戏不只是一种单一的健身运动体操，而是统一形体运动和身心疗法的综合性锻炼方法，注重“调身”“调息”“调心”三者配合。通过五禽戏的成套动作练习，对人体的心血管系统、免疫系统、肌肉骨骼系统、中枢神经系统、呼吸系统都有着积极的正面影响。这里主要介绍国家体育总局组织编排的“健身气功·五禽戏”。

一、功法操作

预备势

动作一：两腿伸直并拢，双手自然垂于身体两侧，胸腹放松，头顶正直，下颌微收，舌抵上腭，目视前方。

动作二：左脚向左迈开一步，稍宽于肩，两膝稍弯曲，身体放松站立，调息数次，意守丹田。

动作三：手肘稍弯曲，两臂上提，掌心向上，与胸同高。

动作四：两肘下垂外展，两掌向内侧翻转，并缓慢向下按于腹前，两眼目视前方。

（一）虎戏

虎戏要体现虎的威猛。神发于目，虎视眈眈；威生于爪，伸缩有力；神威并重，气势凌人。动作变化要做到刚中有柔、柔中生刚、外刚内柔、刚柔相济，具有动如雷霆无阻挡、静如泰山不可摇的气势。

第一式：虎举

动作一：两腿开立，与肩同宽，两手掌心向下，十指张开弯曲成虎爪状，头自然低下，目视两掌。

动作二：随后，两手外旋，由小指先弯曲，其余四指依次弯曲握拳，两拳沿体前缓慢上提。至肩前时，十指撑开，举至头上方再弯曲成虎爪状；两眼目视双掌。

动作三：两掌外旋握拳，掌心相对；两眼目视两拳。

动作四：两拳下拉至肩前时，变掌下按。沿体前下落至腹前，十指撑开，掌心向下；两眼目

视两掌。

本式一上一下为1遍，共做4遍。

第二式：虎扑

动作一：接上式。两手握空拳，沿身体两侧上提至肩前上方。

动作二：两手向上、向前划弧，十指弯曲成“虎爪”，掌心向下；同时上体前俯，挺胸塌腰；目视前方。

动作三：两腿屈膝下蹲，收腹含胸；同时，两手向下划弧至两膝侧，掌心向下；目视前下方。随后，两腿伸膝，送髋，挺腹，后仰；同时，两掌握空拳，沿体侧向上提至胸侧；目视前上方。

动作四：左腿屈膝提起，两手上举。左腿向前迈出一步，脚跟着地，右腿屈膝下蹲，成左虚步；同时上体前倾，两拳变“虎爪”向前、向下扑至膝前两侧，掌心向下；目视前下方。随后上体抬起，左脚收回，开步站立；两手自然下落于体侧；目视前方。

动作五~动作八：同动作一~动作四，唯左右相反。

本式一左一右为1遍，共做两遍。做完两遍后两掌向身体侧前方举起，与胸同高，掌心向上；目视前方。两臂屈肘，两掌内合下按，自然垂于体侧；目视前方。

功理与作用：“虎戏”主肝，五行属木。练习此动作能疏肝解郁，养肝明目，强筋壮骨，健腰补肾，宣发肺气，常用于防治体质虚弱、肝气不舒、神经衰弱等病证。

（二）鹿戏

鹿喜挺身眺望，好角抵，运转尾闾，善奔走，通任、督两脉。习练“鹿戏”时，动作要轻盈舒展，神态要安闲雅静，意想自己置身于鹿群中，在山坡、草原上自由快乐地活动。

第一式：鹿抵

动作一：接上式。两腿微屈，身体重心移至右腿，左脚经右脚内侧向左前方迈步，脚跟着地；同时，身体稍右转；两掌握空拳，向右侧摆起，拳心向下，高与肩平；目随手动，视右拳。

动作二：身体重心前移；左腿屈膝，脚尖外展踏实；右腿伸直蹬实；同时，身体左转，两掌成“鹿角”，向上、向左、向后划弧，掌心向外，指尖朝后，左臂弯曲外展平伸，肘抵靠左腰侧；右臂举至头前，向左后方伸抵，掌心向外，指尖朝后，目视右脚跟。随后，身体右转；左脚收回，开步站立；同时两手向上、向右、向下划弧，两掌握空拳下落于体前；目视前下方。

动作三、四：同动作一、二，唯左右相反。

本式一左一右为1遍，共做两遍。做完两遍后两掌向身体侧前方举起，与胸同高，掌心向上；目视前方。两臂屈肘，两掌内合下按，自然垂于体侧；目视前方。

第二式：鹿奔

动作一：接上式。左脚向前跨一步，屈膝，右腿伸直成弓步；同时，两手握空拳，向上、向前划弧至体前，屈腕，高与肩平，与肩同宽，拳心向下；目视前方。

动作二：身体重心后移；左膝伸直，全脚掌着地；右腿屈膝；低头，弓背，收腹；同时，两臂内旋，两掌前伸，掌背相对，拳变“鹿角”。

动作三：身体重心前移，上体抬起；右腿伸直，左腿屈膝，成左弓步；松肩沉肘，两臂外旋，“鹿角”变空拳，高与肩平，拳心向下；目视前方。

动作四：左脚收回，开步直立；两拳变掌，回落于体侧；目视前方。

动作五~动作八：同动作一~动作四，唯左右相反。

本式一左一右为1遍，共做两遍。做完两遍后两掌向身体侧前方举起，与胸同高，掌心向上；目视前方。屈肘，两掌内合下按，自然垂于体侧；目视前方。

功理与作用："鹿戏"主肾，五行属水。"鹿戏"动作主要锻炼脊柱、腰胯和下肢腿力。腰为肾之府，督脉自下而上、经尾闾行于脊柱内，上达颠顶，肾主藏精，督脉主一身之阳气。"鹿戏"练习可以舒展筋脉，通调督脉，培补元气，补益肝肾，强健筋骨，调理脾胃，常用于防治肾虚腰痛、下肢痿软无力、阳痿早泄、不孕不育、慢性腹泻、腹胀、便秘等病证。

（三）熊戏

"熊戏"要表现出熊憨厚沉稳、松静自然的神态。运势外阴内阳，外动内静，外刚内柔，以意领气，气沉丹田；行步外观笨拙拖沓，其实笨中生灵，蕴含内劲，沉稳之中显灵敏。

第一式：熊运

动作一：接上式。两掌握空拳成"熊掌"，拳眼相对，垂于下腹部；目视两拳。

动作二：以腰、腹为轴，上体做顺时针摇晃；同时，两拳随之沿右肋部、上腹部、左肋部、下腹部划圆；目随上体摇晃环视。

动作三、四：同动作一、二。

动作五～动作八：同动作一～动作四，唯左右相反，上体做逆时针摇晃，两拳随之划圆。

做完最后一动作，两拳变掌下落，自然垂于体侧；目视前方。

第二式：熊晃

动作一：接上式。身体重心右移；左髋上提，牵动左脚离地，再微屈左膝；两掌握空拳成"熊掌"；目视左前方。

动作二：身体重心前移；左脚向左前方落地，全脚掌踏实，脚尖朝前，右腿伸直；身体右转，左臂内旋前靠，左拳摆至左膝前上方，拳心朝左；右拳摆至体后，拳心朝后；目视左前方。

动作三：身体左转，重心后坐；右腿屈膝，左腿伸直；拧腰晃肩，带动两臂前后弧形摆动；右拳摆至左膝前上方，拳心朝右；左拳摆至体后，拳心朝后；目视左前方。

动作四：身体右转，重心前移；左腿屈膝，右腿伸直；同时，左臂内旋前靠，左拳摆至左膝前上方，拳心朝左；右拳摆至体后，拳心朝后；目视左前方。

动作五～动作八：同动作一～动作四，唯左右相反。

本式一左一右为1遍，共做两遍。做完两遍后左脚上步，开步站立；同时，两手自然垂于体侧。两掌向身体侧前方举起，与胸同高，掌心向上；目视前方。屈肘，两掌内合下按，自然垂于体侧；目视前方。

功理与作用："熊戏"主脾，五行属土。习练"熊戏"能调理脾胃、疏肝理气、壮腰健肾、强壮筋骨关节等，常用于防治慢性胃炎、胃溃疡、胃下垂、便秘、糖尿病、肝郁胁胀、腹胀、腰痛、高血压、关节炎及下肢筋肉酸软无力等病证。

（四）猿戏

猿生性好动，机智灵敏，善于纵跳，折枝攀树，躲躲闪闪，永不疲倦。习练"猿戏"时，外练肢体的轻灵敏捷，欲动则如疾风闪电，迅敏机警；内练精神的宁静，欲静则似静月凌空，万籁无声，从而达到"外动内静""动静结合"的境界。

第一式：猿提

动作一：接上式。两掌在体前，手指伸直分开，再屈腕撮拢捏紧成"猿钩"。

动作二：两掌上提至胸，两肩上耸，收腹提肛；同时，脚跟提起，头向左转；目随头动，视身体左侧。

动作三：头转正，两肩下沉，松腹落肛，脚跟着地；“猿钩”变掌，掌心向下；目视前方。

动作四：两掌沿提前下按落于体侧；目视前方。

动作五～动作八：同动作一～动作四，唯头向右转。

本式一左一右为 1 遍，共做两遍。

第二式：猿摘

动作一：接上式。左脚向左后方退步，脚尖点地，右腿屈膝，重心落于右腿；同时，左臂屈肘，左掌成“猿钩”收至左腰侧；右掌向右前方自然摆起，掌心向下。

动作二：身体重心后移；左脚踏实，屈膝下蹲，右脚收至左脚内侧，脚尖点地，成右丁步；同时，右掌向下经腹前向左上方划弧至头左侧，掌心对太阳穴；目先随右掌动，再转头注视右前上方。

动作三：右掌内旋，掌心向下，沿体侧下按至左髋侧；且视右掌。右脚向右前方迈出一大步，左腿蹬伸，身体重心前移；右腿伸直，左脚脚尖点地；同时，右掌经体前向右上方划弧，举至右上侧变“猿钩”，稍高于肩；左掌向前、向上伸举，屈腕撮钩，成采摘势，且视左掌。

动作四：身体重心后移；左掌由“猿钩”变为“握固”；右手变掌，自然回落于体前，虎口朝前。随后，左腿屈膝下蹲，右脚收至左脚内侧，脚尖点地，成右丁步；同时，左臂屈肘收至左耳旁，掌指分开，掌心向上，成托桃状；右掌经体前向左划弧至左肘下捧托；目视左掌。

动作五～动作八：同动作一～动作四，唯左右相反。

本式一左一右为 1 遍，共做两遍。做完两遍后左脚向左横开一步，两腿直立；同时，两手自然垂于体侧。两掌向身体侧前方举起，与胸同高，掌心向上；目视前方。屈肘，两掌内合下按，自然处于身体两侧；目视前方。

功理与作用：“猿戏”主心，五行属火。心主血脉，练习“猿戏”，可防治心火偏盛，改善心脑血管功能。增强中枢神经系统的调节功能，并具有强壮腰肾、行气活血、滑利关节的功效。经常练习“猿戏”，能改善心悸、失眠、多梦、盗汗、肢冷等症状，并对慢性腰痛、老年关节病、便秘、腹泻有一定的防治作用。

（五）鸟戏

鸟戏取形于鹤。鹤，轻盈安详，人们对它进行描述时往往寓意它的健康长寿。习练时，要表现出鹤的昂然挺拔、悠然自得的神韵。仿效鹤翅飞翔，抑扬开阖。两臂上提，伸颈运腰，真气上引；两臂下合，含胸松腹，气沉丹田。活跃周身经络，灵活四肢关节。

第一式：鸟伸

动作一：接上式。两腿微屈下蹲，两掌在腹前相叠。

动作二：两掌向上举至头前上方，掌心向下，指尖向前；身体微前倾，提肩，缩项，挺胸，塌腰；目视前下方。

动作三：两腿微屈下蹲；同时，两掌相叠下按至腹前；目视两掌。

动作四：身体重心右移；右腿蹬直，左腿伸直向后抬起；同时，两掌左右分开，掌成“鸟翅”，向体侧后方摆起，掌心向上；抬头，伸颈，挺胸，塌腰；目视前方。

动作五～动作八：同动作一～动作四，唯左右相反。

本式一左一右为 1 遍，共做两遍。做完两遍后右脚下落，两脚开步站立，两手自然垂于身体两侧；目视前方。

第二式：鸟飞

动作一：接上式。两腿微屈；两掌成“鸟翅”合于腹前，掌心相对；目视前下方。

动作二：右腿伸直站立；左腿屈膝提起，小腿自然下垂，脚尖朝下；同时，两掌成展翅状，在体侧平举向上，稍高于肩，掌心向下；目视前方。

动作三：左脚下落在右脚旁，脚尖着地，两腿微屈；同时，两掌合于腹前，掌心相对；目视前下方。

动作四：右腿伸直站立，左腿屈膝提起，小腿自然下垂，脚尖朝下；同时，两掌经体侧，向上举至头顶上方，掌背相对，指尖向上；目视前方。

动作五：左脚下落在右脚旁，全脚掌着地，两腿微屈；同时，两掌合于腹前，掌心相对；目视前下方。

动作六～动作十：同动作一～动作五，唯左右相反。

本式一左一右为1遍，共做两遍。做完两遍后两腿伸直开步站立，两手自然垂于体侧。两掌向身体侧前方举起，与胸同高，掌心向上；目视前方。屈肘，两掌内合下按，自然垂于体侧；目视前方。

功理与作用：“鸟戏”，又称“鹤戏”，主肺，五行属金。练习“鸟戏”能调畅气机，宽胸理气，疏肝解郁，强健体魄，调节心肺与脾胃功能，常用于防治胸闷不舒、肺虚咳喘、肝郁气滞、高血压、糖尿病等病证。

收势：引气归元

动作一：两掌经体侧上举至头顶上方，掌心向下。

动作二：两指尖相对，沿体前缓慢下按至腹前；目视前方。

重复动作一和动作二各两遍。

动作三：两手缓慢在体前划平弧，掌心相对，高与脐平；目视前方。

动作四：两手在腹前合拢，虎口交叉，叠掌；眼微闭静养，调匀呼吸，意守丹田。

动作五：数分钟后，两眼慢慢睁开，两手合掌，在胸前搓擦至热。

动作六：掌贴面部，上下擦摩，浴面3遍。

动作七：两掌向后沿头顶、耳后、胸前下落，自然垂于体侧；目视前方。

二、临床应用举例

五禽戏是一种中强度的有氧运动，且动作缓慢柔和，可促进人体各个部位的骨骼、关节的多角度活动，牵拉关节韧带和肌肉，疏通经络，活动筋骨。广泛应用于提高人体的运动能力及各类运动系统疾病的干预研究中，如对小学生的脊柱发育、大学生平衡能力及核心力量的影响，对肩周炎、颈椎病、腰椎间盘突出症等疾病的影响等。此外，五禽戏通过调息对呼吸功能有直接调节作用，对慢性阻塞性肺疾病的康复有明显的治疗效果和改善作用。

史晓林等将60例平均年龄55.1岁、停经8.7年的Ⅰ型原发性骨质疏松症（PMOP）患者随机分为对照组与锻炼组，均采用常规药物治疗，锻炼组另行五禽戏锻炼，每周5～7次，每次30～60分钟，观察期为6个月。结果显示，五禽戏锻炼在短期内提高腰椎骨密度的作用不甚明显，但可显著降低原发Ⅰ型骨质疏松患者血清中PINP、S－CTX水平、腰背部疼痛评分，改善患者生活质量，是防治骨质疏松症的一种有效方法，适合中老年人长期锻炼。

第四节　六字诀

六字诀，又称为六字气诀，是我国古代流传下来的一种以呼吸吐纳锻炼为特点的养生健体方法，其名在署名为“葛洪”的《神仙传》中已有提。目前，具体记述六字诀功法操作的文献最早见于南北朝陶弘景的《养性延命录》中。主要通过“嘘、呵、呼、呬、吹、嘻”六个字的不同发音口型，以及唇齿喉舌的用力不同，配合相应的肢体动作与意念，来调节肝、心、脾、肺、肾五脏及三焦乃至全身的气机，进而达到调节气血阴阳，疏通经络，防病治病的目的。到唐代，孙思邈按五行相生顺序，配合四时季节，编写卫生歌，其歌诀云：“春嘘明目夏呵心，秋呬冬吹肺肾宁，四季常呼脾化餐，三焦嘻去热难停，切忌出声闻口耳，其功尤胜保神丹。”从此奠定了“六字诀”中医学理论下的治病基础。这里主要介绍国家体育总局组织编排的“健身气功·六字诀”。

一、功法操作

预备式

动作一：两足平行开立，与肩同宽，头部摆正，颈部挺直，下颌微收，含胸竖脊，双膝微屈，两手自然垂于身体两侧，全身放松，目视前下方。

动作二：屈肘，两掌十指相对，掌心向上，缓缓上托至胸前；目视前方。

动作三：两掌内翻，掌心朝下，缓慢下按，至肚脐前；目视前下方。

动作四：微微屈膝下蹲，身体后坐；同时，两掌内旋外翻，缓缓向前拔出，至两臂成圆。

动作五：两掌外旋内翻，掌心向内。起身，两掌缓缓收拢至肚脐前，虎口交叉相握轻覆肚脐；静养片刻，自然呼吸；目视前下方。

功理与作用：本式通过两掌托、按、拨、拢及下肢的节律性屈伸，同时配合呼吸，外导内引，可以协调人体“内气”的升、降、开、阖，并且有促进全身气血调畅的作用，也为以下各式的习练做好准备。同时，通过腰膝关节柔和的节律运动，有利于改善和增强中老年人的腰膝关节功能。

嘘字诀

动作一：接上式。两掌松开，掌心向上，向后收至腰间，目视前下方。双脚不动，身体向左转动 90°；同时，右手由腰间缓慢向左伸出，约与肩同高，口吐“嘘”字音，即两唇微合，嘴角横绷有力，槽牙上下平对，中留缝隙，槽牙与舌边留有缝隙，气息从槽牙间、舌两边的空隙中经过，缓缓而出；两目渐渐圆睁，目视右掌伸出方向。

动作二：右掌沿原路收回腰间，同时身体转回正前方；目视前下方。

动作三：身体右转 90°；同时，左掌由腰间缓缓向右侧穿出，约与肩同高，并口吐“嘘”字音；两目渐渐圆睁，目视左掌伸出方向。

动作四：左掌沿原路收回腰间；同时，身体转回正前方；目视前下方。

本式左右穿掌各 3 遍，共吐“嘘”字音 6 次。

功理与作用：“嘘”字决与肝相应。口吐“嘘”字具有泄出肝之浊气、调理肝脏功能的作用。同时，配合两目圆睁，还可起到疏肝明目的功效。同时，掌心向上从腰间向对侧穿出，一左一右，交替练习，外导内引，使肝气升发，气血调和。最后，身体的左右旋转，使腰部及腹内的组织器官得到锻炼，不仅能提高中老年人的腰膝及消化功能，而且还能使人体的带脉得到疏通与

调节，全身气机得以顺利升降。

呵字诀

动作一：接上式。吸气，同时，两手小指轻贴腰部微微上提，指尖朝向斜下方；目视前下方。接着屈膝下蹲，两掌缓慢向前下45°方向插出，两臂微屈；目视两掌。

动作二：微屈肘收臂，两掌小指一侧相靠，掌心向上，呈“捧掌”，约与肚脐相平，目视两手掌心。

动作三：两膝缓慢伸直；同时，屈肘，两掌捧至胸前，掌心向内，两中指约与下颌同高；目视前下方。

动作四：两肘外展，约与肩同高；同时，两掌内翻，掌指朝下，掌背相靠。随后，两掌缓慢下插；目视前下方，从插掌开始，口吐“呵”字音，即发声吐气时，舌体上拱，舌边轻贴上槽牙，气息从舌上与上腭之间缓慢而出。

动作五：两掌下插至肚脐前时，微屈膝下蹲；同时，两掌内旋外翻，掌心向外，缓慢向前拨出，至两臂成圆，目视前下方。

重复动作二～动作五共5遍，吐“呵”字音6次。

功理与作用：“呵”字诀与心相应。口吐“呵”字具有泄出心之浊气、调理心脏功能的作用。同时，通过捧掌上升，翻掌下插，外导内引，使肾水上升，以制心火；心火下降，以温肾水，达到心肾相交、水火既济，调理心肾功能的作用。最后，两掌的捧、翻、插、拨，肩、肘、腕、指各个关节柔和连续地屈伸旋转运动，锻炼了上肢关节的柔韧性、功能的协调性，有利于防治中老年人的上肢骨关节退化等病证。

呼字诀

动作一：当呵字诀最后一动作两掌向前拨出后，外旋内翻，转掌心向内对肚脐，指尖斜相对，五指自然张开，两掌心间距与掌心至肚脐距离相等；目视前下方。

动作二：两膝缓慢伸直；同时，两掌缓缓向肚脐方向合拢，至肚脐前约1cm。

动作三：微屈膝下蹲；同时，两掌向外展开至两掌心间距与掌心至肚脐距离相等，两臂成圆形，并口吐“呼”字音，即发声吐气时，舌体下沉，舌两侧上卷，口唇撮圆，正对咽喉，气息从喉出后，在口腔中形成一股中间气流，经撮圆的口唇呼出体外；目视前下方。

动作四：两膝缓慢伸直；同时，两掌缓缓向肚脐方向合拢。

重复动作三～动作四共5遍，吐“呼”字音6次。

功理与作用：“呼”字决与脾脏相应。口吐“呼”字具有泄出脾胃之浊气、调理脾胃功能的作用。同时，通过两掌与肚脐之间的开阖，外导内引，使整个腹腔形成较大幅度的舒缩运动，具有促进肠胃蠕动、健脾和胃、消食导滞的作用。

呬字诀

动作一：接上式。两掌自然下落，掌心向上，十指相对；目视前下方。

动作二：两膝缓慢伸直；同时，两掌缓缓向上托至胸前，约与两乳同高；目视前下方。

动作三：两肋下落，夹肋，两手顺势立掌于肩前，掌心相对，指尖向上。两肩胛骨向脊柱靠拢，展肩扩胸，藏头缩项；目视前斜上方。

动作四：微屈膝下蹲；松肩伸项，两掌缓缓向前平推逐渐转成掌心向前亮掌，同时口吐“呬”字音，即发声吐气时，上下门牙对齐，留有狭缝，舌尖轻抵下齿，气从齿间呼出体外；目视前方。

动作五：两掌外旋腕，转至掌心向内，指尖相对，约与肩宽。

动作六：两膝缓慢伸直，同时，屈肘，两掌缓缓收拢至胸前约 1cm，指尖相对；目视前下方。

重复动作三～动作六共 5 遍，吐“呬”字音 6 次。

功理与作用：“呬”字诀与肺相应。口吐“呬”字具有泄出肺之浊气、调理肺脏功能的作用。通过展肩扩胸、藏头缩项的锻炼，使吸入的大自然之清气布满胸腔，同时小腹内收，使丹田之气也上升到胸中。先天、后天二气在胸中会合，具有锻炼肺的呼吸功能，促进气血在肺内的充分融和与气体交换的作用。同时，立掌展肩与松肩推掌，可以刺激颈项、肩背部周围的穴位，并能有效地解除颈、肩、背部的肌肉和关节疲劳，防治颈椎病、肩周炎和背部肌肉劳损等病证。

吹字诀

动作一：接上式。两掌前推，随后松腕伸掌，指尖向前，掌心向下。

动作二：两臂向左右分开成侧平举，掌心斜向后，指尖向外。

动作三：两臂内旋，两掌向后划弧至腰部，掌心轻贴腰眼，指尖斜向下；目视前下方。

动作四：微微屈膝下蹲；同时，两掌向下沿腰骶、两大腿外侧下滑，后屈肘提臂环抱于腹前，掌心向内，指尖相对，约与脐平；目视前下方。两掌从腰部下滑时，口吐“吹”字音，即发声吐气时，舌体、嘴角后引，槽牙相对，两唇向两侧拉开收紧，气息从喉出后，从舌两边绕舌下，经唇间缓缓呼出体外。

动作五：两膝缓慢伸直；同时，两掌缓慢收回，轻抚腹部，指尖斜向下，虎口相对；目视前下方。

动作六：两掌沿带脉向后摩运。

重复动作三～动作六共 5 遍，吐“吹”字音 6 次。

功理与作用：“吹”字决与肾相应。口吐“吹”字具有泄出肾之浊气、调理肾脏功能的作用。“腰为肾之府”，肾位于腰部脊柱两侧，腰部功能的强弱与肾气的盛衰息息相关。另外，本式动作通过两手对腰腹部的摩按，具有壮腰健肾、增强腰肾功能和预防衰老的作用。

嘻字诀

动作一：接上式。两掌环抱，自然下落于体前；目视前下方。

动作二：两掌内旋外翻，掌背相对，掌心向外，指尖向下；目视两掌。

动作三：两膝缓慢伸直；同时，提肘带手，经体前上提至胸。随后，两手继续上提至面前，分掌、外开、上举，两臂成弧形，掌心斜向上；目视前上方。

动作四：屈肘，两手经面部前回收至胸前，约与肩同高，指尖相对，掌心向下；目视前下方。随后，微微屈膝下蹲；同时，两掌缓慢下按至肚脐前。

动作五：两掌继续向下、向左右外分至左右髋旁约 15cm 处，掌心向外，指尖向下；目视前下方。从动作三两掌下按开始，配合口吐“嘻”字音，即发声吐气时，舌尖轻抵下齿，嘴角略后引并上翘，槽牙上下轻轻咬合，呼气时使气从槽牙边的空隙中经过呼出体外。

重复动作二～动作五共 5 遍，吐“嘻”字音 6 次。

功理与作用：“嘻”字决与少阳三焦之气相应。口吐“嘻”字有疏通少阳经脉、调和全身气机的作用。另外，通过提手、分掌、上举、外开和内合、下按、松垂、外开的动作，分别可以起到升开与肃降全身气机的作用。二者相辅相成，共同达到调和全身气血的功效。

收势

动作一：接上式。两手外旋内翻，转掌心向内，缓缓抱于腹前，虎口交叉相握，轻抚肚脐；同时，两膝缓慢伸直；目视前下方；静养片刻。

两掌以肚脐为中心揉腹，顺时针6圈，逆时针6圈。

动作二：两掌松开，两臂自然垂于体侧；目视前下方。

功理与作用：本式通过收气静养按揉脐腹，由炼气转为养气，可以达到引气归元的作用，进而使练功者从练功状态恢复到正常状态。

二、临床应用举例

六字诀功法是以呼吸吐纳、发音为主，辅以动作导引的锻炼方式，呼吸方式为腹式呼吸，腹式呼吸能使横膈膜升降幅度增大，对人体脏腑有类似按摩的作用，从而有利于全身气血运行。因此，六字诀的临床应用更侧重于呼吸系统和循环系统疾病，对慢性阻塞性肺疾病、慢性心力衰竭等疾病的干预研究最为常见。此外，六字诀注重调身、调息、调心，是对中医学形神合一健康观的直接应用，也常用于各类慢性疾病、精神情志疾病的干预研究中。

陈锦秀等将60例老年慢性阻塞性肺疾病患者分为试验组与对照组，均给予相同的治疗和护理，试验组进行六字诀训练，对照组进行全身呼吸操训练，训练频率为每周5天，每天1次，每次30分钟，连续训练12周。结果显示，六字诀与全身呼吸操相比，更有利于改善老年慢性阻塞性肺疾病患者呼吸功能，提高患者的活动能力和生活质量。

第五节　二十四式简化太极拳

太极拳作为武术拳术之一，早期曾称为“长拳”“绵拳”“十三势”、软手，至清朝乾隆年间（1736—1795），山西武术家王宗岳著《太极拳论》，才确定了太极拳的名称。太极拳是综合了历代各家拳法，结合了古代的导引术和吐纳术，吸取了古典哲学和传统的中医学理论而形成的一种内外兼练、柔和、缓慢、轻灵的拳术。二十四式简化太极拳也叫简化太极拳，是国家体委（现为国家体育总局）于1956年组织太极拳专家汲取杨氏太极拳之精华编串而成的。尽管它只有24个动作，但相比传统的太极拳套路来讲，其内容更显精练，动作更显规范，并且也能充分体现太极拳的运动特点，其动作刚柔相济，既可技击防身，又能增强体质，防治疾病。太极拳历史悠久，流派众多，传播广泛，虽然在套路、推手架式、气动功力等方面各派有异，但都具有疏经活络、调和气血、营养脏腑、强筋壮骨的功效。

一、功法操作

第一式：起势

动作一：身体自然直立，两臂下垂，双脚并拢，下颌略内收，两眼平视前方，精神集中，呼吸均匀通畅。

动作二：左脚向左迈出一步，成开立姿势，双脚间距约与肩同宽，脚尖向前。

动作三：双臂慢慢向上抬起，约与肩同高，掌心向下。

动作四：两腿微屈，慢慢下蹲，两掌随之轻轻下按，落于腹前，两肘与两膝相对；目平视前方。

第二式：左右野马分鬃

动作一：上体微向右转，身体重心移至右腿，同时右臂收在胸前平屈，手心向下，左手经体前向右下划弧放在右手下，手心向上，两手心相对抱球状。左脚随收到右脚内侧，脚尖点地；目视右手。

动作二：上半身微微向左转，左脚随之向左前方迈出，右脚跟后蹬，右腿自然伸直，成左弓步；上体继续向左转，左右手随转体慢慢分别向左上、右下分开，左手高与眼平，肘微屈，右手落在右胯旁，肘也微屈，右手心向下，指尖向前；目视左手。

动作三：上半身慢慢后坐，身体重心移至右腿，左脚尖翘起，向外撇50°左右，随后上体微向左转；眼看左手。

动作四：左脚慢慢着地，踏实，同时上半身继续左转，重心再移回左腿，双手划弧，右手向左上划弧，放在左手下，两手相对成抱球状，右脚随即收到左脚内侧，脚尖点地；眼看左手。

动作五：接着，上半身右转，右脚向右前方迈出一步，左腿伸直，蹬地，成右弓步，同时身体继续向右转，左右手分别向左下方、右上方分开，右手约与眼部同高，手心斜向上，右肘微屈，左手则落于左胯旁，肘也微屈，手心向下，指尖向前；目视右手。

动作六：上半身慢慢后坐，身体重心移至左腿，右脚尖翘起，向外撇50°左右，随后上体微向右转；眼看右手。

动作七：右脚慢慢着地，踏实，同时上半身继续右转，重心再移回右腿，右手翻转向下，右臂收于胸前，呈屈平状，左手向右上划弧至右手下方，左脚随即收到右脚内侧，脚尖点地；目视右手。

动作八：左腿向左前方迈出，右腿自然伸直，成左弓步，同时上半身左转，左右手随之分别向左上方、右下方分开，左手高度约与眼同高，手心斜向上方，肘微屈，右手落于右胯旁，手心向下，指尖向前；目视左手。

第三式：白鹤亮翅

动作一：身体微向左转，左手翻掌向下，左臂平屈于胸前，右手向左上方划弧至左手下，两手掌成抱球状，眼看左手，右脚跟进半步。

动作二：上半身向后坐，重心移至右腿，上半身再向右转，面向右前方，目视右手，同时左脚稍向左前方移动，脚尖点地，成左虚步。

动作三：上身微微左转，目视前方，双手随着身体的转动慢慢向右上、左下方分开，右手紧接着上抬，停于右额头的前方，手心朝向左后方，左手则落于左胯前，手心向下，指尖向前；目平视。

第四式：左右搂膝拗步

动作一：右手从体前下落，由下向后上方划弧至右肩外，臂微屈，与耳同高，手心向下；左手由左下向右上方划弧至右胸前，手心斜向下方；同时，上身先微向左再微向右转，左脚随即收回至右脚内侧，脚尖点地；目视右手。

动作二：上身左转，左脚向前迈出成左弓步，同时右手屈回，由耳侧向前推出，高度约与鼻尖相平，左手向下，由左膝前搂过落于左胯旁；目视右手指。

动作三：右腿缓慢屈膝，上身向后坐，重心移至右腿，左脚尖翘起微向外撇，随后脚掌慢慢踏实，左腿随即前弓，身体左转，重心移至左腿，右脚收于左腿内侧，脚尖点地，同时左手向外翻掌，由左后方向上划弧至左肩外侧，约与耳部同高，手心斜向上，肘微屈；右手随转体向上、向左下划弧，最后落于左胸前，手心斜向下方；目视左手。

动作四：上身右转，右脚向前迈出成弓步状，左手屈回，由耳侧向前推出，高度约与鼻尖相平，右手向下，由右膝前搂过，落于右胯旁，指尖向前；目视左手手指。

动作五：左腿缓慢屈膝，上身向后坐，重心移至左腿，右脚尖翘起微向外撇，随后脚掌慢慢踏实，右腿随即前弓，身体右转，重心移至右腿，左脚收于右腿内侧，脚尖点地，同时右手向外

翻掌，由右后方向上划弧至右肩外侧，肘微屈，约与耳部同高，手心斜向上方；左手随转体向上、向右下划弧，最后落于右胸前，手心斜向下方；目视右手。

动作六：上身向左转，左脚向前迈出成左弓步，同时右手屈回，由耳侧向前推出，高度约与鼻尖相平，左手向下，由左膝前搂过，落于左胯前，指尖向前；目视右手手指。

第五式：手挥琵琶

动作一：身体重心移至左腿，右脚随即向前跟进半步，上半身后坐，重心重新移至右腿，上半身向右转，左脚略提起，稍前移，成左虚步，脚跟着地，脚尖翘起，左膝部微屈；同时左手由左下方向上抬起，高度约与鼻尖相平，掌心向右，臂微屈。

动作二：右手内收放于左肘里侧，掌心向左；目视左手食指。

第六式：左右倒卷肱

动作一：上半身右转，右手随之翻掌，经腹前右下向后上方划弧平举，臂微屈；左手随之翻掌向上，眼随体右转先看向右方，后转看左手。

动作二：右臂屈肘回收，右手由耳侧向前推出，手心向前；左臂回收经左肋外侧向后上划弧平举，手心向上；同时左腿提起，后退一步，脚掌先着地，再全脚踏实，然后，身体重心移至左腿，向右虚步；眼随转体左看，再转看右手。

动作三：上半身微微左转，左手随之向右上方划弧，平举，手心向上；同时右手翻掌，掌心向上；眼随着转体先向左看，再转看右手。

动作四：左臂屈肘折向前方，左手由耳侧向前推出，手心向前，右臂随之屈肘向后撤，手心向上，至右肋外侧；同时右腿轻提，后退一步，脚掌先着地，再全脚踏实，身体重心移至右腿，成左虚步，左脚随转体以脚掌为轴扭正；目视左手。

动作五：上身微向右转，右手随之向后上方划弧，平举，手心向上，同时左手翻掌，掌心向上；眼随转体先向右看，再转看左手。

动作六：右臂屈肘折向前方，右手由耳侧向前推出，手心向前；左臂屈肘、后撤，至左肋外侧，手心向上；同时左腿轻提、后退一步，脚掌先着地，后全脚踏实，身体重心移至左腿，成右虚步，右脚随转体以脚掌为轴转正；目视右手。

动作七：上身微向左转，同时左手随转体向后上方划弧、平举，手心向上；右手随即翻掌，掌心向上；眼随转体先向左看，再转看右手。

动作八：左臂屈肘折向前方，左手由耳侧向前推出，手心向前，右臂随之屈肘、后撤，至右肋外侧，手心向上；同时右腿轻提，后退一步，脚掌先着地，再前脚踏实，身体重心移至右腿，成左虚步，左脚随转体以脚掌为轴转正；目视左手。

第七式：左揽雀尾

动作一：上体微向右转，右手随之向后上方划弧、平举，左手放松，手心向下。

动作二：上体继续右转，左手慢慢下落、翻掌，经腹前向右下方划弧，掌心向上；右臂屈肘，手心向下，平收于右胸前，两手掌相对成抱球状；同时身体重心落于右腿，左腿收于右脚内侧，脚尖着地，目视右手。

动作三：上体微向左转，左脚向左前方迈出，右腿自然蹬直，左腿屈膝，成左弓步；同时左手向走前方出，约与肩登高，手心向后，右手下落右胯旁边，手心向下，指尖向前；目视左前臂。

动作四：身体微向左转，左手随之前伸，翻掌向下，右手翻掌向上，经腹前向左上前伸至左前臂下，然后两手下捋，身体以腰为轴微向右转，重心移至右腿，两手经腹前向右后方划弧，直

至右手掌心向上，高度约与肩平，左臂平屈于胸前，左掌心斜向下方；目视右手。

动作五：上体微向左转，右臂屈肘收回，右手置于左手腕里侧，上体继续左转，双手同时慢慢向前挤出，左掌心向右，右掌心向前，左前臂呈半圆形，身体重心逐渐前移，右脚跟后蹬成左弓步；目视左手腕部。

动作六：左手翻掌向下，右手过左手腕上方向右前方伸出，高度约与左手相齐，手心向下，然后两手左右分开，距离约等于肩宽，后退屈膝，上身慢慢后坐，重心移至右腿，左脚随之翘起，双手紧接着收回，掌心向前下方，两手向左右分开与肩同宽。

动作七：双手屈肘收至腹前后，身体重心慢慢前移，然后两手向前上方按出，掌心向前，手腕约与肩平；同时左腿前弓成左弓步；目平视前方。

第八式：右揽雀尾

动作一：上体后坐并向右转，重心移至右腿，左脚尖内扣；右手先向右平行划弧至右侧，再经腹前至左腹前，掌心向上；同时左臂平屈于胸前，掌心向下，两手相对成抱球状。

动作二：身体重心再移至左腿，右脚收至左脚内侧，脚尖点地，上体微向右转，右脚向右前方迈出，上体继续右转，左腿自然蹬直，右腿屈膝，成右弓步；同时右臂向右前方推出，高度约与肩平，手心向后；左手向下，落于左胯旁，掌心向下，指尖向前；目视右前臂。

动作三：身体微微右转，右手随之前伸，翻掌向下，同时左手翻掌向上，并经腹前伸之右前臂下方，然后两手下捋，上身向左转两手经腹前向左后上方划弧，至左手虎口向上，约与肩平，右臂平屈于胸前，手心向后，身体重心移至左腿；目视左手。

动作四：上体微向右转，左臂屈肘折回，左手附在右手腕里侧。

动作五：上体继续右转，双手同时慢慢向前挤出，右手心向左，左手心向前，右前臂保持半圆形；同时身体重心逐渐前移，变成右弓步；目视右手腕部。

动作六：右手翻掌，掌心向下，左手经右手腕上方向左前方伸出，高度约与右手相齐，手心向下，然后两手左右分开，距离约等于肩宽。

动作七：左腿屈膝，上体慢慢后坐，重心移至左腿，右脚尖翘起；同时双手屈肘收于腹前，手心都朝前下方；目平视前方。

动作八：双臂屈肘，收于腹前后，身体重心慢慢前移，两手随之向前上方按出，掌心向前，右腿前弓成右弓步；目平视前方。

第九式：单鞭

动作一：上体后坐，重心移至左腿，右脚尖内扣，同时身体左转，两手在体前向左划弧，至左臂侧平举，手心向左，右手至腹前运至左边的肋骨前，手心向后；目视左手。

动作二：身体重心移至右腿，上体右转，左脚向右脚靠拢，脚尖点地，右手随转体向右上方划弧，手心由里转向外，至右侧时变钩，臂约与肩平；左手从腹前向右上划弧停于右肩前方，手心向里；目视左手。

动作三：上体微左转，左脚向左前方迈出，先脚跟着地，后全掌踏实，右脚跟后蹬，成左弓步；身体的重心移向左腿的同时，左手掌随着上身的继续左转翻转、向前推出，手心向前，手指约与眼部齐平，手臂微屈；目视左手。

第十式：云手

动作一：身体重心移至右腿，身体渐向右转，左脚尖内扣；左手经腹前向右上划弧至右肩前，手心斜向里，同时右手变掌，手心向右前；目视右手。

动作二：上体慢慢左转，身体重心随之左移，左手由脸前向左侧运转，手心渐渐转向左方并向外翻转；右手由右下经腹前向左上划弧至左肩前，手心斜向后方；同时右脚靠近左脚；目视左手。

动作三：上体再向右转，同时左手经腹前向右上划弧至右肩前，手心斜向后方；右手向右侧运转，手心翻转向右，左腿随之向左横跨一步；目视右手。

动作四：上体慢慢向左转，身体重心随之左移，左手由脸前向左侧运转，手心渐渐转向左方并向外翻转，右手由右下方经腹前向左上方划弧，停于左肩前，手心斜向后方；同时右脚靠近左脚；目视左手。

动作五：上体再向右转，左手随之经腹前向右上方划弧，停于右肩前，手心斜向后方，右手向右侧运转，手心翻转向右，左腿随之向左横跨一步；目视右手。

动作六：上体慢慢左转，身体重心随之左移，左手由脸前向左侧运转，手心渐渐转向左方并向外翻转，右手由右下方经腹前向左下方划弧，停于左肩前，手心斜向后方；同时右脚向左脚靠拢，成小开立步；目视左手。

第十一式：单鞭

动作一：上体右转，右手随之由面部前方向右划弧，至身体右侧时翻掌变勾，左手经腹前向右上划弧至右肩前，掌心向内，重心移至右腿，左脚尖点地；目视左手。

动作二：上体微左转，左脚向左前方迈出，右脚跟后蹬，成左弓步，身体重心移向左腿，上体随之左转，左手慢慢翻转，向前推出，即为单鞭。

第十二式：高探马

动作一：右脚跟进半步，身体重心移至右腿，左脚掌着地成虚步，同时右勾手变掌，两手掌心翻转向上，两肘微屈；双眼平视前方。

动作二：身体微向左转，面向前方，右手经右耳侧向前推出，掌心向前，约与眼同高，同时左手收至左侧腰前，手心向上，左臂微屈，左脚随即微向前移，脚尖点地，成左虚步；目视右手。

第十三式：右蹬脚

动作一：左手掌心向上，前伸至右手腕之上，两手手背相对、交叉，随即向两侧分开、向下划弧，手心斜向下方，同时左脚向左前方迈进一步，身体重心前移，右腿自然蹬直，成左弓步；目视前方。

动作二：两手由外圈向里圈划弧，右手在外，左手在内，交叉合抱在胸前，手心均朝向后方，同时右脚向左脚靠拢，脚尖点地；接着，双臂左右划弧，分开平举，双手肘部均微屈，手心都向外，同时右腿屈膝、提起，右脚随之向右前方慢慢蹬出；目视右手。

第十四式：双峰贯耳

动作一：右腿收回，屈膝平举，左手由后向上、向前下落至身体前面，两手手心均翻转向上，且同时向下划弧，分落于右膝盖两侧，手心均向上；目视前方。

动作二：右脚向右前方落下，重心前移，成右弓步，面向右前方，两手随即下垂，慢慢变拳，分别从两侧向上、向前划弧至脸前成钳状，两拳相对，高度约与耳部齐平，拳眼都斜向内下方；目视右拳。

第十五式：转身左蹬脚

动作一：左腿屈膝后坐，身体重心移至左腿，上体左转，右脚尖内扣，同时两拳变掌，由上向左右划弧、分开平举，手心向前；目视左手。

动作二：身体重心再移至右腿，左脚收到右脚内侧，脚尖点地，同时两手由外圈向里圈划

弧，并合抱于胸前，左手在外，右手在内，手心均向后。

动作三：接着两臂左右划弧，分开平举；肘部微屈，手心均向外，同时左腿屈膝提起，左脚随即向左前方慢慢蹬出；目视左手。

第十六式：左下势独立

动作一：左腿收回平屈，上体右转，右掌变勾手，左掌向上、向右划弧后落至右肩前，左掌心斜向后方；目视右手。

动作二：右腿慢慢屈膝下蹲，左腿由内向左侧伸出，成左扑步，左手随之下落，向左下方顺左腿内侧向前穿出；目视左手。

动作三：身体重心前移，以左脚跟为轴，脚尖微微外撇，左腿前弓，右腿后绷，右脚尖内扣，上身微向左转并向前起身，同时左肩继续向前伸出，立掌，掌心向右，右勾手下落，勾尖向后；目视左手。

动作四：右腿慢慢提起，平屈，脚尖自然下垂，成左独立式，同时右勾手下落变掌，由后下方顺右腿外侧以弧形向前摆出，屈肘立于右腿上方，肘膝相对，掌心向左；左手落于左胯旁，掌心向下；目视右手。

第十七式：右下势独立

动作一：右脚落于左脚前，脚掌着地，然后以左脚脚掌为轴，脚跟向左转动，身体随之左转，同时左手向后平举变成勾手，右掌随身体转动向左侧划弧，停于左肩前，掌心斜向后方；目视左手。

动作二：左腿慢慢屈膝下蹲，右腿由内向右侧伸出，成右扑步，右手随之下落，向右下方顺右腿内侧向前穿出；目视右手。

动作三：身体重心前移，以右脚跟为轴，脚尖微微外撇，右腿前弓，左腿后绷，左脚尖内扣，上身微向右转并向前起身，同时右臂继续向前伸出，立掌，掌心向左，左勾手下落，勾尖向后；目视右手。

动作四：左腿慢慢提起、平屈，脚尖自然下垂，成右独立式，同时左勾手下落变掌，由后下方向顺左腿外侧以弧形向前摆出，屈肘立于左腿上方，肘膝相对，掌心向右；右手落于右胯旁，掌心向下；目视右手。

第十八式：左右穿梭

动作一：身体微向左转，左脚向前落地，脚尖外撇，右脚跟离地，两腿屈膝，同时两手在左胸前抱成球状（左上、右下），右脚收到左脚内侧，脚尖点地；目视左前臂。

动作二：身体右转，右脚随之向右前方迈出，屈膝弓腿，成右弓步，同时右手由脸前上举并翻掌停在右额前，手心斜向上方，左手先向左下再经体前推出，约与鼻尖等高，手心向前；目视左手。

动作三：身体重心稍后移，右脚尖略向内扣，身体重心随即移至右腿，左脚跟进停于右脚内侧，脚尖点地，两手在右胸前成抱球状（右上、左下）；目视右前臂。

动作四：身体左转，左脚随之向左前方迈出，屈膝弓腿，成左弓步，同时左手由脸前上举并翻掌挺在左额前，手心斜向上方，右手先向左下再经体前推出，约与鼻尖等高，手心向前；目视右手。

第十九式：海底针

动作一：右脚向前跟进半步，身体重心移至右腿，左脚稍向前移，脚尖点地，成左虚步，身体随即稍向右转，右手跟着下落，经体前向后、向上提至肩上耳旁。

动作二：身体继续左转，右手由右耳旁斜向前下方插出，掌心向左，指尖斜向下，同时左手向前、向下划弧落于左胯旁，手心向下，指尖向前；目视前下方。

第二十式：闪通臂

动作一：上身稍向右转，左脚向前迈出、屈膝成左弓步，同时右手由体前上提，接着屈肘上举，掌心向上翻转，停于右额的前方，左手向外翻转，同时上提经胸前向前推出，约与鼻尖等高，手心向前；目视左手。

第二十一式：转身搬拦捶

动作一：上体后坐，重心移至右腿，左脚尖内扣，身体向右后转，重心随之移至左腿，右脚向前迈步，脚尖点地，同时右手随转体自右向下经腹前划弧至左肋旁，变拳，拳心向下，左手弧形上举至左额前，掌心斜向上；目平视前方。

动作二：身体右转，右拳经胸前向前翻转、撇出，左手落于左胯旁，手心向上，指尖向前，同时右脚收回后再向前迈出，脚尖外撇；目视右拳。

动作三：身体重心移至右腿，左脚向前迈出一步，脚尖外撇，左手随之上提，经左侧向前平行划弧拦出，掌心向右，虎口向上，同时右拳划弧收到右胯旁，拳眼向上；目视左手。

动作四：左腿前弓成步状，同时右拳向前方打出，拳眼向上，高度约与胸平，左手附于右前臂里侧；目视右拳。

第二十二式：如封似闭

动作一：左手由右腕下向前伸出，右拳随之变掌，两手手心渐翻转向上，接着慢慢分开、回收，同时身体向后坐，身体重心移到右腿，左脚尖翘起；目视前方。

动作二：两手在胸前翻掌、向下，经腹前再向上、向前推出，腕部约与肩平，手心向前，同时左腿前弓成弓步；目视前方。

第二十三式：十字手

动作一：右腿屈膝后坐，身体重心移至右腿，左脚尖随之向里扣，身体接着右转，右手随着身体转动向右平摆划弧，并与左手形成侧平举，肘部微屈，掌心向前，同时右脚尖随着身体的转动微外撇，成右侧弓步；目视右手。

动作二：身体重心移至左腿，右脚尖内扣，随即右脚向左收回，两脚距离约与肩同宽，平行站立并逐渐蹬直，成开立步，同时两手向下经腹前向上划弧，交叉于胸前，右手在外，左手在内，掌心向后，两臂撑圆，成十字；目视前方。

第二十四式：收势

双手向外翻掌，掌心向下，两臂随之慢慢下落，停于身体两侧；目视前方。

二、临床应用举例

太极拳是中国养生功法中最为人熟悉、影响最广、习练者最多的功法。不仅在国内，在国外也有众多的爱好者、习练者，以及研究者。太极拳是一种很好的身心疗法，对高血压、心脑血管疾病、术后康复、骨骼疾病、运动能力受损和炎症生物学控制都有明显的改善作用。尤其在帕金森、脑卒中、抑郁症等疾病的康复治疗中，太极拳其特有的形、气、意融合的训练方式有着独特的治疗效果，明显高于其他有氧运动训练，也是如今国内外对太极拳临床应用研究的热点。

姬瑞敏等将60例年龄45～68岁的中老年人分为太极拳组、冥想组、有氧运动组和久坐组，每周训练4次，每次40分钟，持续24周。对被观测者的体重指数、有氧运动能力及认知能力进行测试，结果显示，太极拳运动可提高中老年人有氧运动能力，有利于改善认知功能。

第十章

常用中医护理技术

第一节 耳穴贴压法

一、概述

（一）概念

耳穴贴压法是采用药籽、药丸、磁珠等物贴压于耳郭上的穴位或反应点，通过给予适度的按、捏、压，使其产生热、麻、胀、痛等反应，从而调整脏腑功能，达到防治疾病、改善症状的一种方法。

（二）耳郭基本结构

耳郭基本结构，见图 10－1。耳郭用前、后、上、下来描述位置。耳郭上下卷曲的游离缘称为耳轮，耳轮上方稍突起的小结节为耳轮结节，耳轮向前终止于耳轮脚。耳轮前方，与其大致平行的隆起，称为对耳轮，对耳轮的下部为对耳轮体，对耳轮体逐渐向上并向前分成对耳轮上脚和

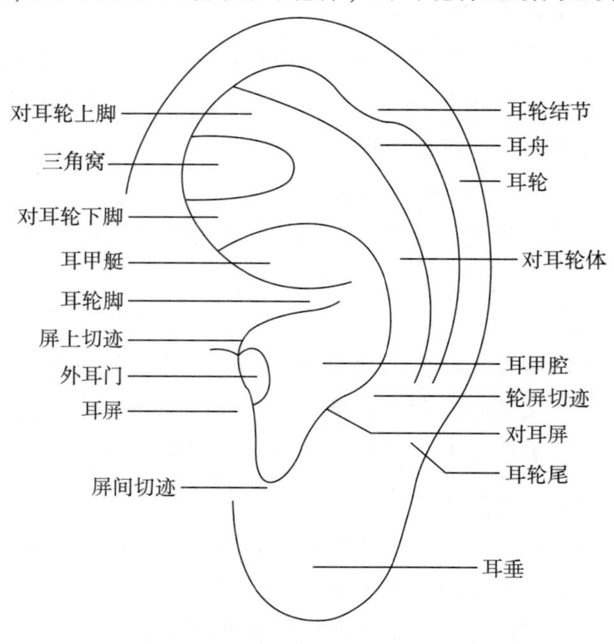

图 10－1 耳郭的基本结构

对耳轮下脚。对耳轮上脚和下脚之间的凹陷称为三角窝。耳轮与对耳轮之间的凹陷为耳舟。对耳轮前方较大的凹陷部称为耳甲，耳甲被耳轮脚分为上下两部分，上部分称耳甲艇，下部分称耳甲腔。外耳道口前外方有一小三角形突起称耳屏。对耳轮的前下端，耳垂上部，与耳屏相对的隆起部，为对耳屏。耳郭最下部的无软骨的皮垂，称为耳垂。耳屏与对耳屏之间的凹陷，称为屏间切迹。

（三）耳穴分布规律

耳穴的分布有一定的规律，总体上形如 1 个倒置的胎儿。与头面部相对应的穴位在耳垂；与上肢相对应的穴位在耳舟；与躯干和下肢相对应的穴位在对耳轮体和对耳轮上下脚；与内脏相应的穴位在耳甲艇和耳甲腔；与消化道相对应的穴位在耳轮脚周围呈环形排列；与盆腔相对应的穴位分布在三角窝；与鼻咽部相对应的穴位分布在耳屏四周。具体见图 10－2、表 10－1。

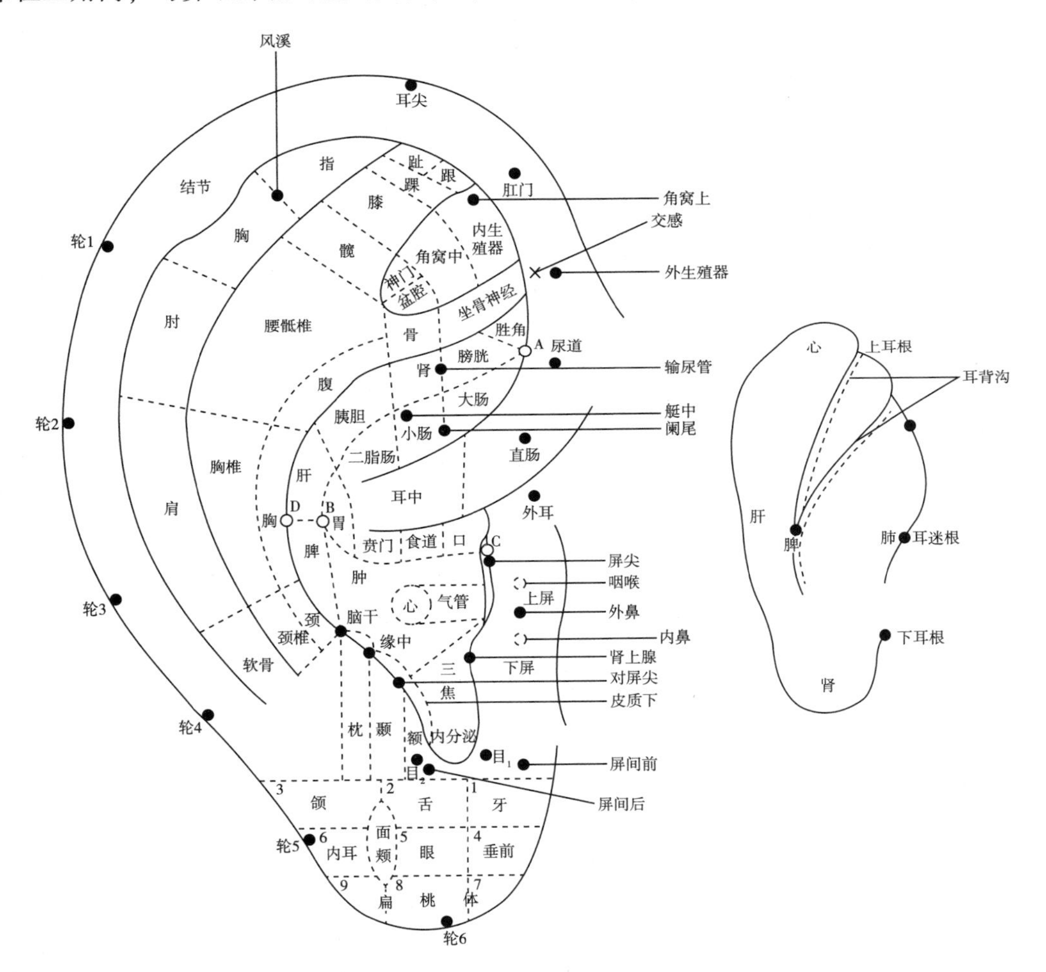

图 10－2　耳郭分区及耳穴定位

耳穴分布具有三大特性。①向轮性：即部分耳穴沿耳轮缘或对耳轮缘呈并行线或斜行线形分布。如耳轮脚上的耳中穴为迷走神经点，与消化系统相对应的口、食道、贲门、胃、十二指肠、小肠、乙状结肠、大肠等八穴恰好围绕耳轮脚分布，故以迷走神经重要分支为轴心，可调整消化功能；对耳轮中线的隆起处相当于脊柱，脊神经的两个重要分支——枕小神经、耳大神经支配运动系统，其在耳轮和对耳轮体上相对应的穴区可调节运动系统和神经系统功能；对耳轮下脚下缘与耳甲艇上端的相交处，并行线形分布着泌尿系统对应的耳穴，对耳轮内侧缘近耳甲腔外上方的

斜坡上，分布着肝、胆、胰穴，因此，贴压上述耳穴时均应结合向轮性调整按压方向。②低凹性：根据耳郭皮肤电阻值测定，耳郭低凹处，电阻值相对偏低，该处耳穴相对敏感，故治疗时应贴到最低凹处，并给予垂直按压，使刺激直达病所。如心穴在耳甲腔的中心低凹处，三焦穴在耳甲腔与屏间切迹内低凹处，内分泌穴在屏间切迹内低凹处，宫颈穴在三角窝中心凹陷处，升压点在屏间切迹外侧下缘凹陷中点。③正背一致性：由于耳郭前面相当于人体的前面、脏腑、组织等，耳背相当于人体的背部、骨骼、肌肉和神经系统，故耳穴分布具有正背一致性。实践表明，治疗颈肩腰腿痛、失眠、多梦、头痛等病证，同时选择耳前、耳背相应耳穴可获得显著效果，甚至只选择耳背相对应的耳穴效果更佳。

表 10－1 常用耳穴定位及主治

耳穴名称	定位	主治疾病
耳中	在耳轮脚处	呃逆、荨麻疹、皮肤瘙痒症、小儿遗尿、咯血、出血性疾病
外生殖器	耳轮上，与对耳轮下脚上缘相平处	睾丸炎、外阴瘙痒症、腰腿痛
交感	在对耳轮下脚末端与耳轮内缘相交处	胃肠痉挛、心绞痛、胆绞痛、输尿管结石、自主神经功能紊乱
耳尖	在耳郭向前对折的上部尖端处	发热、高血压、急性结膜炎、睑腺炎、牙痛、失眠
结节	耳轮结节处	头晕、头痛、高血压等
风溪	耳舟上，在耳舟上五分之一与下五分之四的交界处，即耳轮结节前方	荨麻疹、过敏性鼻炎、哮喘
坐骨神经	在对耳轮下脚的前 2/3 处	坐骨神经痛、下肢瘫痪
神门	在三角窝后 1/3 的上部	失眠、多梦、痛证、癫痫、高血压
内生殖器	在三角窝前 1/3 的下部	痛经、月经不调、白带过多、功能性子宫出血、阳痿、遗精、早泄
肝	在耳甲艇的后下部	胁痛、眩晕、经前期紧张综合征、月经不调、更年期综合征、高血压、眼病
脾	在耳甲腔的后上部	腹胀、腹泻、便秘、食欲不振、功能性子宫出血、白带过多、内耳眩晕症
肾	在对耳轮下脚下方后部	腰痛、耳鸣、神经衰弱、肾盂肾炎、遗尿、哮喘、月经不调、遗精、阳痿、早泄
胰胆	在耳甲艇的后上部	胆囊炎、胆石症、胆道蛔虫症、急性胰腺炎、偏头痛、中耳炎、带状疱疹
胃	在耳轮脚消失处	胃痉挛、胃炎、胃溃疡、消化不良、恶心呕吐
大肠	在耳轮脚上方前部	腹泻、便秘、咳嗽、痤疮
小肠	在耳轮脚上方中部	消化不良、腹痛、腹胀、心动过速
膀胱	在对耳轮下脚下方中部	膀胱炎、遗尿、尿潴留、腰痛、坐骨神经痛
心	在耳甲腔正中凹陷处	心动过速、心律不齐、心绞痛、神经衰弱、癔病
气管	在心区与外耳门之间	哮喘、支气管炎
肺	在心、气管区周围处	咳喘、胸闷、声音嘶哑、皮肤瘙痒症、荨麻疹、扁平疣、便秘
三焦	外耳门后下，肺与内分泌之间	便秘、水肿、耳鸣、耳聋、糖尿病、腹胀、上肢外侧疼痛
内分泌	耳甲腔的前下，屏间切迹内	痛经、月经不调、围绝经期综合征、甲状腺功能亢进或减退症、痤疮
屏尖	耳屏上部隆起的尖端	发热、牙痛
肾上腺	耳屏下部隆起的尖端	低血压、风湿性关节炎、腮腺炎、眩晕、哮喘、休克
咽喉	耳屏内侧面上二分之一处	声音嘶哑、咽炎、扁桃体炎
对屏尖	对耳屏尖端	哮喘、腮腺炎、皮肤瘙痒症

续表

耳穴名称	定位	主治疾病
缘中	在对耳屏游离缘上，对屏尖与轮屏切迹的中点	遗尿、内耳眩晕症、尿崩症、功能性子宫出血
皮质下	对耳屏内侧面	神经衰弱、假性近视、高血压、腹泻、痛证
颞	对耳屏外侧面的中部	偏头痛
眼	耳垂正面中央部	假性近视、目赤肿痛、迎风流泪
面颊	耳垂正面中央部，耳垂5、6区交界处	周围性面瘫、三叉神经痛、痤疮、扁平疣
耳迷根	耳背与乳突交界的根部，耳轮脚对应处，即耳轮脚后沟的耳根处	胆石症、心律失常、腹痛、腹泻
耳背沟（降压沟）	在对耳轮上、下脚及对耳轮主干在耳背面呈“Y”形凹沟部	高血压、皮肤瘙痒症

（四）取穴原则

1. 按相应部位取穴　如胃病取胃穴，牙痛取牙穴。

2. 按脏腑辨证取穴　如治疗脱发，基于“肾其华在发”“肺主皮毛”等藏象理论，取肾、肺穴；再如失眠之心脾两虚证，取心、脾穴。

3. 按经络学说取穴　一是根据经络循行部位对应取穴，如坐骨神经痛，经络循行部位属足太阳膀胱经，故取膀胱穴；二是根据经络病候取穴，即根据经络“是动则病所生病”的病候取穴，如手阳明大肠经是动则病为齿痛，故治疗牙痛取大肠穴。

4. 按西医学理论取穴　如糖尿病取内分泌穴，尿崩症取缘中、丘脑穴。

5. 按临床经验取穴　如失眠取神门、枕穴，旅行疲劳选口穴。

（五）耳穴的按压手法

根据耳穴所在的解剖定位，以及耳穴分布的向轮性、低凹性、正背一致性，选择合适的按压方法。

1. 对压法　多用于运动系统和神经系统疾病的耳穴。如失眠、颈肩腰腿痛等，可同时选择耳前、耳背对应穴进行贴压。方法如下：将食指指腹和拇指桡侧缘置于耳郭的正面和背面，相对按压，力度由轻到重，以能耐受为度，持续按压，至出现酸、麻、胀、痛等感觉。

2. 直压法　多用于耳甲腔、耳甲艇、三角窝中心穴位及耳垂平面的耳穴。方法如下：用指尖垂直按压耳穴，至产生酸、麻、胀、痛感，持续按压20～30秒，间隔少许，重复按压，以能耐受为度。

3. 点压法　多用于疼痛耐受度较低者。方法如下：用指尖一压一松地按压耳穴，每次间隔0.5秒，以感到胀而略沉重刺痛为宜，用力不宜过重。

4. 45°方向斜行按压法　多用于耳轮脚周围、耳屏及对耳屏内侧、三角窝底部、耳甲腔外上方等耳穴。如咽喉、内鼻穴应斜行向上按压，肝、胆、胰穴应以45°向外上方按压，贴压子宫穴时应向三角窝底部按压，刺激枕小神经点时应向耳轮结节内侧缘按压，额、颞、枕、顶穴应向对耳屏内侧面的脑穴方向按压，肾上腺穴应向耳颞神经方向按压。

5. 平行面按压法　又称多穴贴压法，多用于病变范围较大者。如在过敏区、面颊区、腹胀区、神经衰弱区、多梦区、上下颌、上下腭等穴区，一般选用4个以上王不留行籽或磁珠贴压，

以加强耳穴刺激作用，达到类似耳针透刺、横刺的治疗效果。

二、适应证

1. 各种疼痛性疾病

(1) 外伤性疼痛　扭伤、刺伤、切割伤、骨折、脱骨疽、落枕、烫伤等所致疼痛。

(2) 手术后疼痛　五官、脑外、胸、腹、四肢等各种手术后产生的伤口痛、瘢痕痛、患肢痛、麻醉后的疼痛等。

(3) 神经性疼痛　头痛、三叉神经痛、肋间神经痛、带状疱疹遗留神经痛、坐骨神经痛等。

(4) 肿瘤性疼痛　乳腺癌、肺癌等肿瘤引起的疼痛。

2. 各种炎症性疾病　急性结膜炎、疱疹性角膜炎、牙周炎、中耳炎、咽喉炎、扁桃体炎、腮腺炎、大叶性肺炎、胸膜炎、气管炎、胃炎、肠炎、阑尾炎、胆囊炎、附件炎、盆腔炎等，耳穴治疗既可消炎，亦可止痛。

3. 变态反应性疾病　过敏性鼻炎、过敏性哮喘、过敏性结肠炎、药物疹、荨麻疹等。

4. 内分泌疾病　单纯性甲状腺肿、急性甲状腺炎、甲状腺功能亢进、糖尿病、肥胖症等。

5. 功能性疾病　内耳眩晕症、心律不齐、高血压、多汗症、性功能障碍、眼肌痉挛、面肌痉挛、神经衰弱、自主神经功能紊乱、月经不调、内分泌紊乱、功能性子宫出血等。

6. 各种慢性疾病　腰腿痛、颈椎病、肩背部肌纤维炎、肩周炎、慢性胆囊炎、慢性胃炎、十二指肠溃疡等疾病。

7. 传染性疾病　流感、百日咳、肺结核、细菌性痢疾、传染性肝炎、腮腺炎等。

8. 其他　食物中毒、竞技综合征等，还可以催产、催乳、戒毒、戒烟、戒酒等，以及预防输液反应、晕车、晕船、晕机等。

三、禁忌证

1. 严重器质性疾病者，慎用。
2. 耳郭有溃疡、湿疹、冻疮破溃时暂不宜贴压。
3. 妇女妊娠期慎用，尤其是妊娠开始至3个月需谨慎，妊娠5个月后需要治疗者，可轻刺激，但不宜使用子宫、卵巢、腹、盆腔、内分泌、肾穴。有习惯性流产史的孕妇禁用。

四、注意事项

1. 耳穴贴压每次选择一侧耳穴，双侧耳穴轮流使用。
2. 夏季易出汗，留置时间1～3天，冬季留置3～7天。
3. 观察患者耳部皮肤情况，留置期间应防止胶布脱落或污染；对普通胶布过敏者改用脱敏胶布。
4. 患者侧卧位耳部感觉不适时，可适当调整。
5. 贴压后，患者自行按摩时，以按压为主，切勿揉搓，以免搓破皮肤造成耳郭感染。

五、临床应用

1. 案例导入　患者王某，女，71岁。主诉排便不畅两年，近1个月来每次排便困难，往往用力过大而汗出如雨、肛门脱出。患者两年前痔疮术后，一直排便不畅，间断口服通便灵等中成药，稍有缓解，但停药后亦复如初。现患者大便秘结，5～6日一行，每次排便困难，往往用力过大而汗出如雨、肛门脱出。身体消瘦，面色萎黄，乏力短气，口干，口渴欲饮，纳尚可，眠

差，小便可。舌淡，苔白，脉缓弱无力。生命体征正常，3个月前胃肠镜显示浅表性胃炎。中医诊断：便秘（肺脾气虚证）；西医诊断：功能性便秘。医嘱予中药1剂常规服，耳穴贴压治疗。

2. 辨证及治疗分析

（1）*辨证与护治原则*　患者排便用力后汗出如雨，肛门脱出，面色萎黄，乏力短气，是肺脾气虚的症状，舌淡、苔白、脉缓弱无力均为气虚表现，综上，此患者辨证为便秘之肺脾气虚证。治宜补肺健脾，益气通便。

（2）*选穴思路*　①按相应部位取穴：取大肠、直肠、腹、乙状结肠穴，通调脏腑，增强肠蠕动，顺气导滞；直肠穴可益气固脱。②按脏腑辨证取穴：取肺、脾、三焦穴，以补肺健脾，益气通便；三焦穴具有运行诸气和津液的作用，取此穴可进一步增强饮食水谷运化。③按西医学理论取穴：取皮质下穴（消化系统皮质下），调节胃肠功能。④按经验取穴：取艇中穴，调节胃肠功能，促进饮食物运化传导；该穴为广谱穴，可治疗一切腹部病证。

选穴位置图，见图10－3。

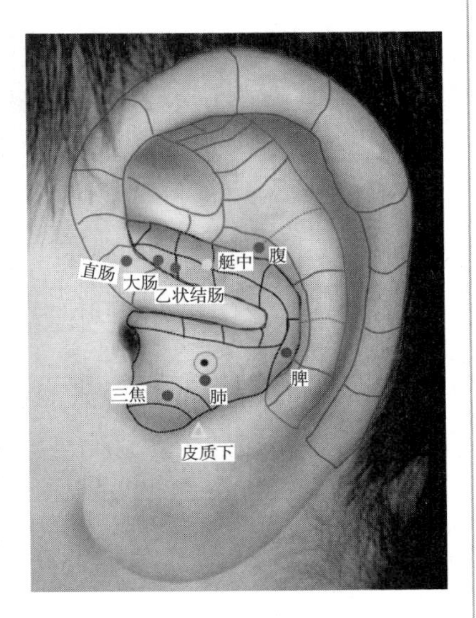

图10－3　选穴位置图

3. 操作步骤　标注“★”均为本操作关键步骤，如操作失误，均视为本项操作不合格。

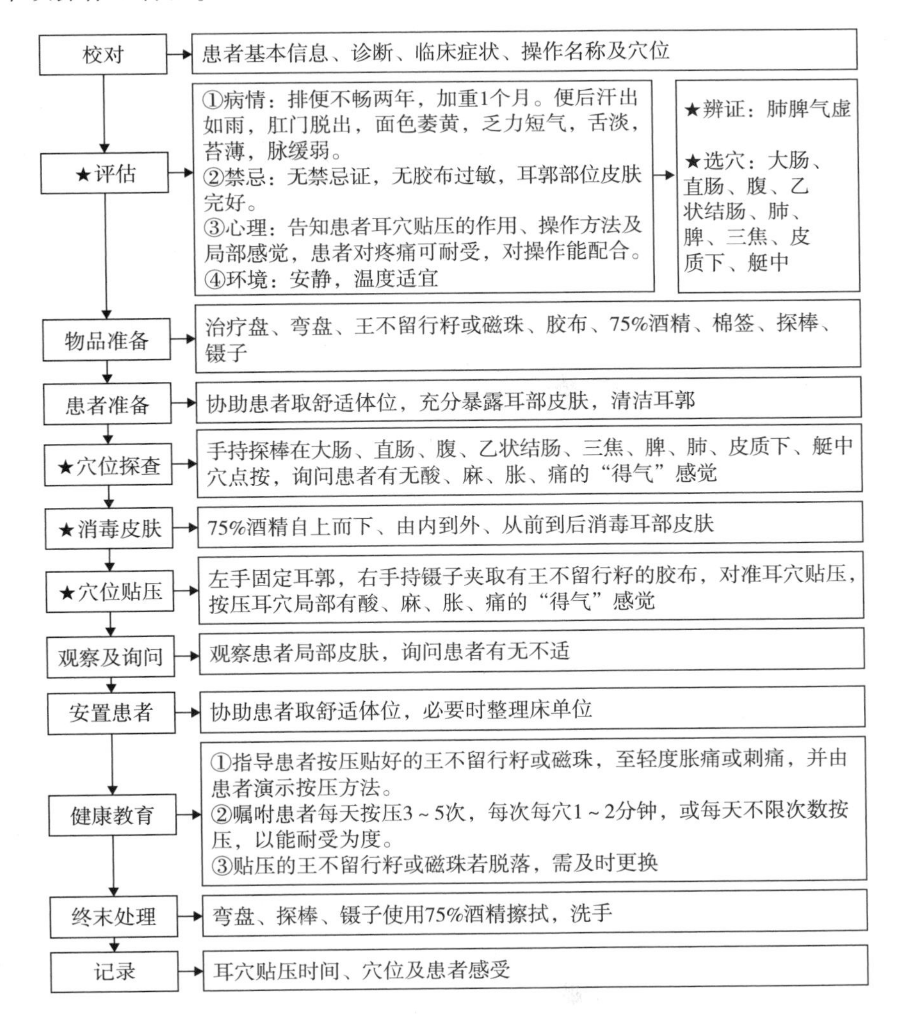

4. 疗效评价 患者经耳穴贴压治疗3天后，排便1次，排便时稍有汗出，未有肛门脱出，排便用力症状较以往有所缓解，继续行耳穴贴压治疗。

附：常见病症耳穴埋籽取穴参考表

常见病	取穴
支气管炎	发作期：气管、肺 缓解期：脾、肾、神门、肾上腺
支气管哮喘	发作期：气管、肾上腺、交感、内分泌、皮质下 缓解期：肺、脾、肾
高血压	神门、降压沟、耳尖、肝、肾、交感、皮质下
冠心病	心、皮质下、交感、神门、肾上腺、胸、肝
心脏神经官能症	心、交感、神门、皮质下、肾上腺
头痛	相应区（枕、颞、额）、神门、皮质下、交感，前额痛加胃，颠顶痛加肝，偏头痛加胰胆，后头痛加膀胱
神经衰弱	皮质下、神门、肾、肝、心、枕、胰胆、脾、胃
癫痫	发作期：耳尖放血 缓解期：皮质下、神门、肾、肝、心、枕、风溪、脾
三叉神经痛	面颊、神门、皮质下、脑干、口、眼、肝
坐骨神经痛	坐骨神经、臀、神门、腰骶椎、肾上腺、内分泌、肾、肝，急性坐骨神经炎加耳尖放血
食管炎	食道、口、贲门、胃、肝、神门、交感
急性胃肠炎	胃、大肠、脾、食道、神门、交感、皮质下
慢性胃炎	胃、脾、十二指肠、交感、神门、皮质下
肠易激综合征	腹、肝、大肠、小肠、神门、皮质下、交感
慢性肠炎	直肠、大肠、神门、内分泌、脾、肾
胆囊炎、胆石症	胆、肝、交感、神门、耳尖、耳迷根
呃逆	膈、胃、肝、神门、交感
习惯性便秘	大肠、三焦、脾、皮质下、直肠
泌尿系统结石	输尿管、肾、三焦、膀胱、尿道、神门、外生殖器、交感、腰、骶
膀胱炎	膀胱、肾、尿道、交感、皮质下、神门
甲状腺功能亢进症	颈椎、缘中、内分泌、皮质下、交感
糖尿病	胰胆、内分泌、神门、皮质下、交感、缘中
单纯性肥胖	口、食道、脾、胃、内分泌、胰胆
高脂血症	神门、内分泌、皮质下、肾上腺、心、肝、脾
急性乳腺炎	神门、皮质下、肝、胃、胸
原发性痛经	内生殖器、内分泌、肾、肝、脾
围绝经期综合征	内生殖器、内分泌、肾、肝、脾、卵巢、心、神门
过敏性鼻炎	肺、内鼻、肾上腺、内分泌、神门
急慢性扁桃体炎	扁桃体、咽喉、肺、肾、神门、耳尖、轮1～4、肾上腺
戒烟	肺、口、胃、交感、神门、皮质下、肾上腺
戒酒	口、肝、脾、胃、三焦、神门、内分泌
支气管炎	发作期：气管、肺 缓解期：脾、肾、神门、肾上腺
支气管哮喘	发作期：气管、肾上腺、交感、内分泌、皮质下 缓解期：肺、脾、肾

第二节　刮痧法

一、概述

（一）概念

刮痧法是在中医学理论指导下，应用边缘钝滑的器具，如牛角、砭石等刮板，蘸上刮痧油、水或润滑剂等介质，在体表一定部位进行有规律的刮拭，使局部出现瘀斑，通过疏通腠理，祛邪外出；疏通经络，通调营卫，协调脏腑功能，从而达到防治疾病的一种方法。

（二）刮痧工具

刮痧工具主要是刮痧板，有牛角、玉石、砭石、铜砭等不同材质的刮痧板，以及长方形、三角形、齿梳形、鱼形等不同形状的刮痧板。此外，还可以用瓷匙、铜钱、硬币等作为刮痧工具。

1. 刮痧板的构造　以长方形刮痧板为例，其构造包括厚、薄两侧边及棱角、凹曲面组成（图10－4）。治疗多用薄面，保健多用厚面，关节附近用棱角，手指、足趾、脊柱等部位用凹曲面。

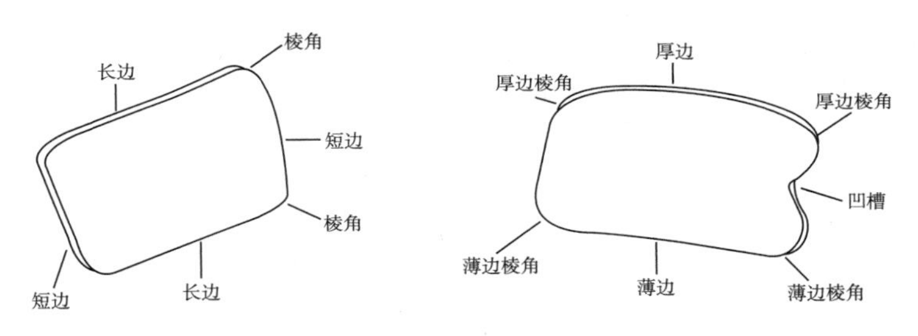

图10－4　刮痧板的构造

2. 握持刮痧板的方法　一般用右手握持刮痧板，拇指放在刮痧板的一侧，食指和中指或其余四指全部放在刮痧板的另一侧（图10－5）。

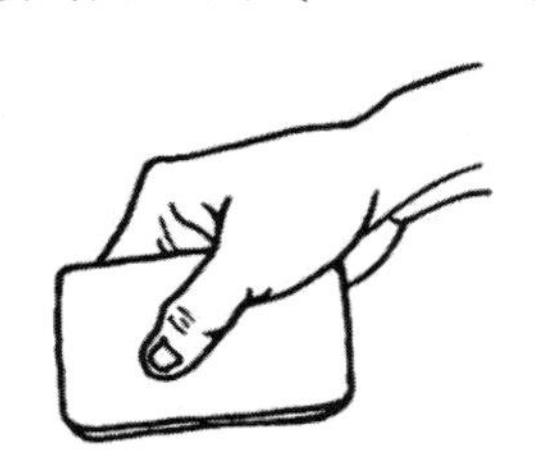
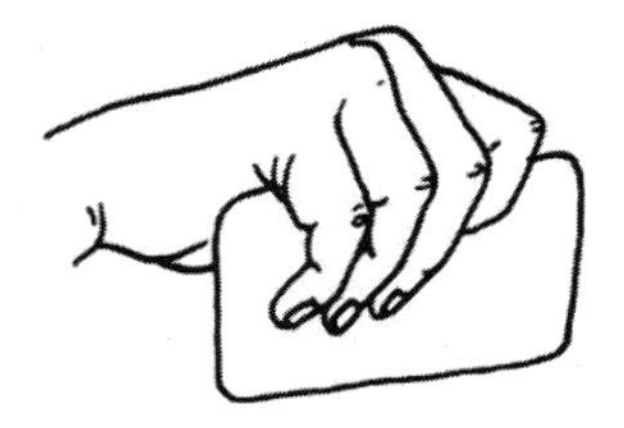

图10－5　握持刮痧板的方法

（三）刮痧六要素

1. 刮拭角度　刮痧板与刮拭方向一般保持45°～90°刮拭。

2. 刮拭力度

（1）轻刮法　刮拭皮肤面积大、速度慢或刮拭力量小，一般患者无疼痛或其他不适感觉。多适用于妇儿、年老体弱及面部的保健刮拭。

（2）重刮法　刮拭皮肤面积小、速度快或刮拭力量较大，以能承受为度。多适用于年轻力

壮、体质较强者或背部脊柱两侧、下肢及骨关节软组织较丰满处的刮拭。

3. 刮拭速度

（1）*快刮法* 刮拭的次数每分钟30次以上，力量有轻重之别。力量大，快速刮，多用于体质强壮者，主要刮拭背部、下肢或其他明显疼痛的部位；力量小，快速刮，多用于体质虚弱或全身保健者，主要刮拭胸腹部、腰背部、下肢等部位，以舒适为度。

（2）*慢刮法* 刮拭的次数每分钟30次以内，力量也有轻重之别。力量大，速度慢，多用于体质强壮的患者，主要刮拭腹部、关节部位和一些明显疼痛的部位；力量小，速度慢，多用于体质虚弱或面部保健者，主要刮拭腰背部正中、胸部、下肢内侧等部位，以不感疼痛为度。

4. 刮拭长度 刮痧的长度取决于病证和体质，以及刮痧的目的。身体面积小的部位，比如手背、手指，每次刮拭的长度要短。背部、腹部、四肢等平坦部位，一般每次刮拭10～15cm。总的原则是刮拭范围要大于病变范围。如果需要刮拭的经脉较长，可以分段刮拭。

5. 刮拭程度 一般每个部位刮拭20～30次，以出痧痕或痧斑为宜，不出痧或出痧少者，不可强求，以患者感到舒适为原则。每次刮拭时间以20～25分钟为宜。痧痕或痧斑5～7天消退后，可再次刮拭或在其他部位刮拭。通常连续4～5次为1个疗程，间隔10～14天再进行下1个疗程。

6. 刮拭方向 一般从上到下，从内到外，单一方向刮拭，不宜来回刮动。对于背部、胸腹部和四肢部等较平坦部位的经脉和穴位，可采用直线刮法。对于胸部肋间隙、颈项两侧、肩关节前后和膝关节周围，可循肌肉走行或骨骼结构特点采用弧线刮法。对于下肢静脉曲张、下肢浮肿或按常规方向刮痧效果不理想的部位，可从下往上或从外向内刮拭。

（四）刮拭方法

1. 边刮法 是刮痧最常用、最基本的刮拭方法。将刮痧板的两侧长条棱边或厚边或薄边与皮肤接触成45°进行刮拭。适用于躯干、四肢等平坦部位的刮拭。

2. 平刮法 操作方法与边刮法相似，只是刮痧板与刮拭方向的角度小于15°，刮拭速度缓慢。平刮法可以减轻疼痛，适合刮拭身体较敏感部位，如面部、胸胁部，脏腑器官体表投影区等。

3. 揉刮法 将刮痧板平面及整个长边接触皮肤，角度小于15°，均匀、缓慢、柔和地做弧形旋转刮拭，即边刮边揉。揉刮法可以减轻疼痛，散筋结，多用于刮拭平坦的背部或疼痛敏感点，以及柔软的腹部。

4. 按揉法

（1）*平面按揉法* 用刮痧板角部的平面小于15°按压在穴位上，做柔和、缓慢的旋转运动。适用于合谷穴、足三里穴、内关穴，以及手足全息区和其他疼痛敏感点。

（2）*垂直按揉法* 将刮痧板的边缘以90°按压在穴区上，柔和、缓慢地向下施压。适用于眼部睛明穴、骨缝部的穴位和第二掌骨桡侧全息穴区。

5. 点按法 将刮痧板角部与穴位呈90°垂直，向下按压，由轻到重，逐渐加力，片刻后迅速抬起，使肌肉复原，多次重复，手法连贯。适用人中、膝眼等穴位。

6. 推刮法 将刮痧板整个长边接触皮肤，刮痧板向刮拭的方向倾斜，角度要小于45°（面部刮痧时要小于15°），自上而下或从内向外均匀地向同一方向缓慢直线刮拭，推刮法按压力要大，刮拭速度缓慢，每次刮拭距离要短。常用于面部、脏腑器官体表投影区、腰背肌部位、疼痛区域的诊断和治疗，有利于发现和消除刮痧板下的不平顺、结节等阳性反应物。

7. 角刮法

（1）单角刮法　用刮痧板一角朝刮拭方向倾斜45°，在穴位处自上而下刮拭。用于凹陷部位或需加强刺激部位，如肩贞、膻中、风池等。

（2）双角刮法　以刮痧板凹槽部位对准脊柱正中间，双角放在脊椎棘突和两侧横突之间部位，向下倾斜45°，自上而下刮拭。常用于同时刮拭脊柱两侧的部位。

8. 厉刮法　将刮痧板角部与穴区呈90°垂直，刮痧板始终不离皮肤，并施以一定的压力做短距离（2～3cm）前后或左右摩擦刮拭。适用于头部全穴区。

9. 梳刮法　使用刮痧板或刮痧梳子，从前额发际处及双侧太阳穴处向后发际处做有规律的单方向刮拭，刮痧板或梳子与头皮成45°，轻柔和缓刮拭，如梳头状。

（五）刮痧的补泻手法

根据辨证结果，正确采用补泻手法，可以提高刮痧的治疗效果。补泻手法取决于刮拭力量的轻重、速度的急缓、时间的长短、循经的顺逆等。

1. 补法　按压力度小，速度慢，刺激时间较长，出痧点数量少为补法，多适用于年老、体弱、久病、重病的虚证患者。

2. 泻法　按压力度大，速度快，刺激时间较短，出痧点数量多为泻法。多适用于年轻体壮、新病、急病的实证患者。

3. 平补平泻法　平补平泻法介于补法与泻法之间。刮拭按压力度大，刮拭速度慢；刮拭按压力度小，刮拭速度快；刮拭按压力度中等，刮拭速度适中。常用于日常保健、虚实不明显，或虚实夹杂患者的治疗。

（六）身体各部位的刮痧方法

1. 头部　头部刮痧能够改善头部血液循环，疏通全身阳气，可预防和治疗中风及中风后遗症、神经衰弱、头痛、脱发、失眠、感冒等。头部刮痧不必涂润滑剂，一般采用平补平泻法，不必出痧。操作时宜双手配合，辅助手扶持头部，以保持头部稳定和安全。每个部位刮30次左右，刮至头皮发热为宜。若局部有酸、麻、胀、痛感觉，是经络腧穴得气的正常现象。为增强刮拭效果，还可使用刮板角刮相应的穴位。刮拭路线：

（1）头部两侧　从头部两侧太阳穴开始至风池穴，经过穴位为头维、颔厌、率谷、天冲、脑空等（图10－6）。

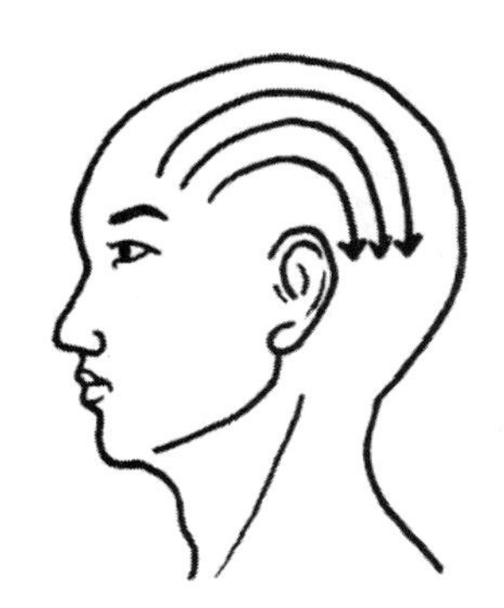
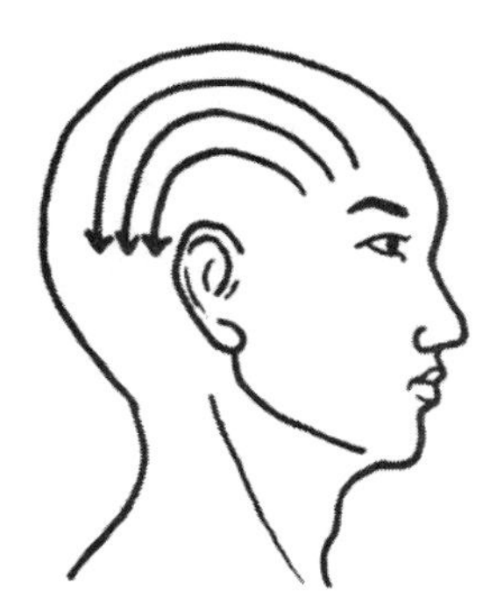

图10－6　两侧头部刮法

（2）前头部　从百会穴经囟会、前顶、通天、上星、头临泣等穴至前头发际（图10－7）。

（3）后头部　从百会穴经后顶、脑户、风府、哑门等穴至后发际（图 10－8）。

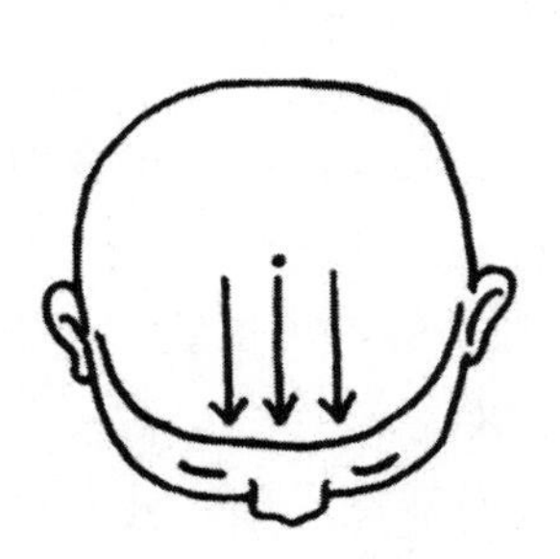

图 10－7　前头部刮法

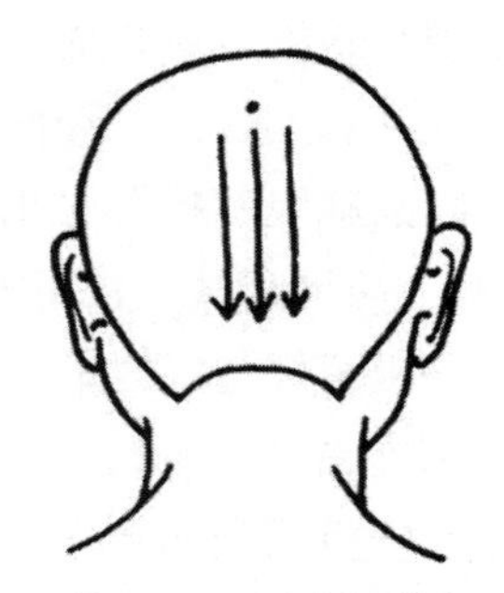

图 10－8　后头部刮法

（4）全头部　以百会穴为中心，呈放射状向四周发际处刮拭。经过全头穴位和运动区、语言区、感觉区等（图 10－9）。

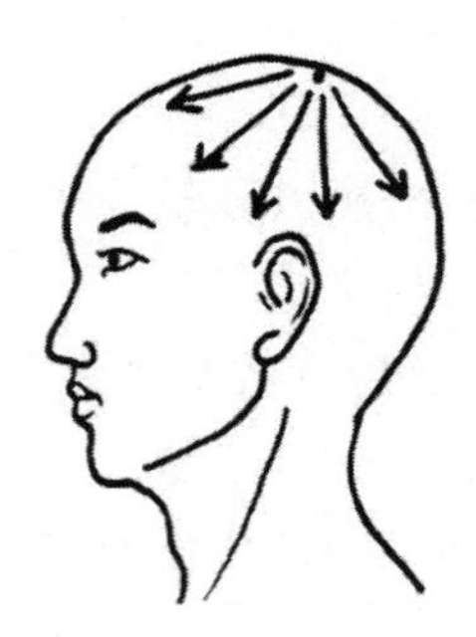

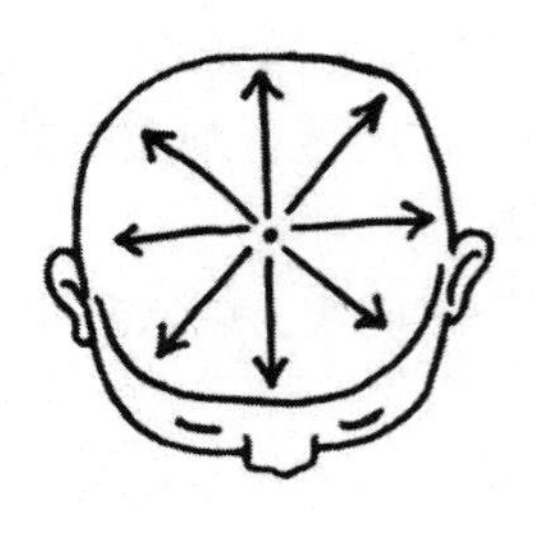

图 10－9　全头部刮法

2. 面部　面部刮痧能够美容养颜祛斑，可预防与治疗颜面五官的病证，如眼病、鼻病、耳病、面瘫、雀斑、痤疮等。面部刮痧不需涂抹活血剂，因出痧影响美观，故手法要轻柔，以不出痧为度，通常用补法，忌用重力大面积刮拭。方向根据面部肌肉的走向，由内向外刮拭（图10－10），每天 1 次。刮拭路线：

（1）前额部　从前额正中线分开，经鱼腰、丝竹空等穴朝两侧刮拭。上方刮至前发际，下方刮至眉毛。

（2）两颧部　由内侧向外侧刮拭，经承泣、四白、下关、听宫、耳门等穴。

（3）下颌部　以承浆穴为中心，经地仓、大迎、颊车等穴，分别向两侧刮拭。

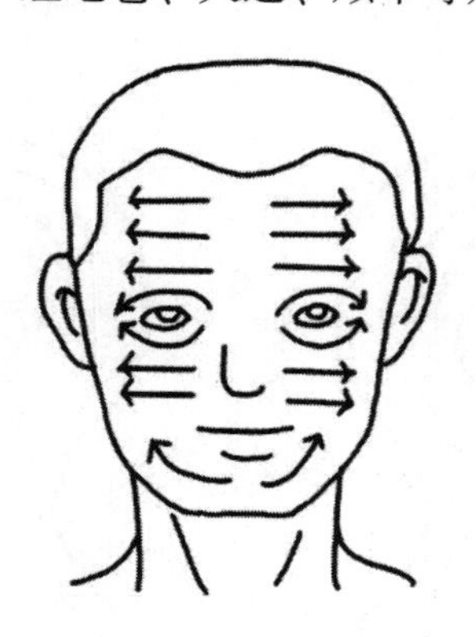

图 10－10　面部刮法

3. 颈部　颈部刮痧可预防与治疗颈项病变，如颈椎病、感冒、头痛、近视、咽炎等。颈项部正中线是督脉循行部位，尤其是大椎穴，用力要轻柔，不可用力过重，可用刮板棱角刮拭，以

出痧为度。颈部两侧从风池穴至肩髃穴，应一次到位，中间不要停顿（图 10－11）。肩部肌肉丰富，用力宜重些，即按压力重、频率慢的方法。刮拭路线：

（1）颈部正中线　从哑门穴刮到大椎穴。

（2）颈部两侧　从风池穴开始经肩井、巨骨等穴至肩髃穴。

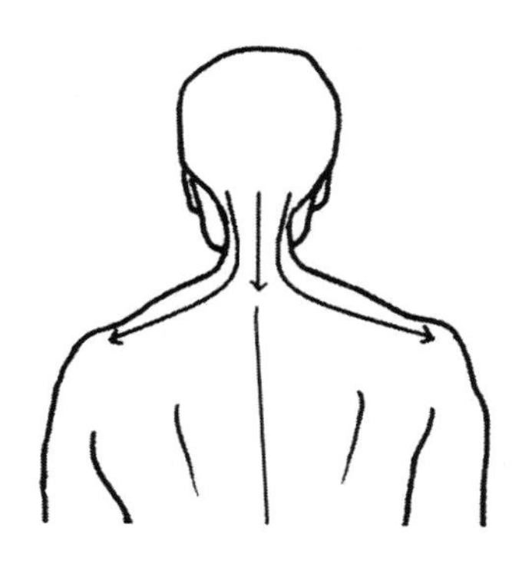

图 10－11　颈部刮法

4. 背部　背部刮痧可以预防与治疗五脏六腑的病证，结合背部刮痧过程中的压痛点、敏感点、阳性反应物及出痧的多少、颜色、形态、分布情况，以及四诊进行综合分析，还有助于诊断疾病。如刮拭心俞部位出现压痛或明显痧斑时，即表示心脏有病变或预示心脏即将出现问题。背部正中线刮拭时，手法应轻柔，用补法，不可用力过大，以免伤及脊椎。背部两侧刮拭可视患者体质、病情选用补泻手法，用力要均匀，中间不要停顿（图 10－12）。可用刮板棱角点按棘突之间或夹脊穴。刮拭路线：

（1）背部正中线　从大椎刮至长强，即督脉背部循行部分，由上向下刮。

（2）背部两侧　分别直线刮拭位于后正中线旁开 0.5 寸夹脊穴及旁开 1.5 寸、3 寸的足太阳膀胱经，或沿肋间隙弧线刮拭。

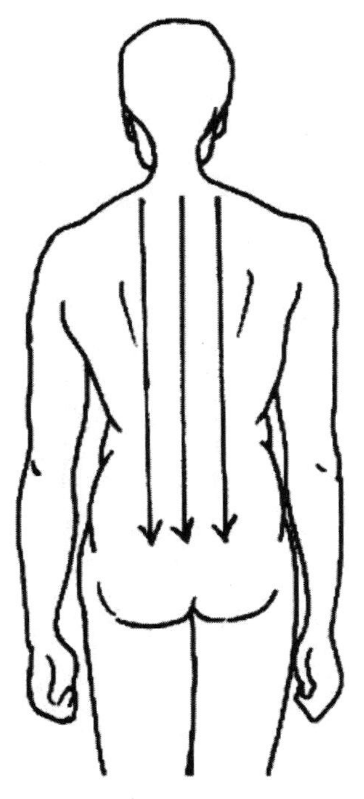

图 10－12　背部刮法

5. 胸部 胸部刮痧可预防与治疗心、肺疾患，如冠心病、慢性支气管炎、支气管哮喘、肺气肿等。另外，可预防和治疗妇女乳腺炎、乳腺癌等。刮拭胸部正中线用力要轻柔，不可用力过大，用刮板棱角沿肋间隙刮拭（图10-13），宜用平补平泻法，不强求出痧，乳头处禁刮。刮拭路线：

（1）胸部正中线　从天突穴经膻中穴向下刮至鸠尾穴，即任脉在胸部循行部分。用刮板角部自上而下刮拭。

（2）胸部两侧　从正中线由内向外刮，先左后右，用刮板整个边缘由内向外沿肋间隙走向刮拭。中府穴处宜用刮板角部从上向下刮拭。

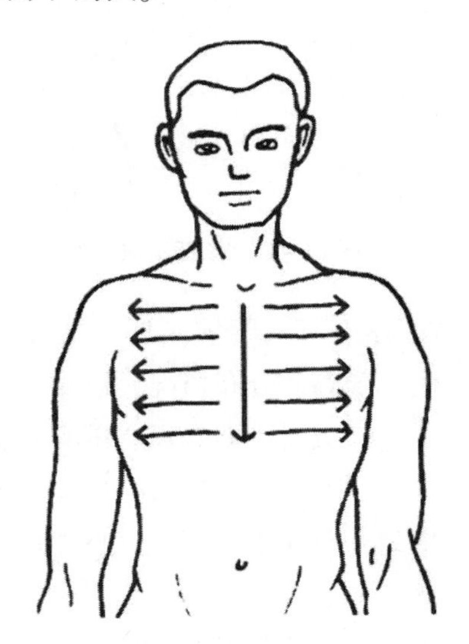

图10-13　胸部刮法

6. 腹部 腹部刮痧可以预防与治疗脏腑病变，以及妇科疾患，如月经不调、不孕症等。空腹或饱餐后禁刮，急腹症忌刮，神阙穴禁刮。不强求出痧。刮拭路线（图10-14）：

（1）腹部正中线　从鸠尾穴经中脘穴、关元穴刮至曲骨穴。

（2）腹部两侧　从幽门穴刮至日月穴。

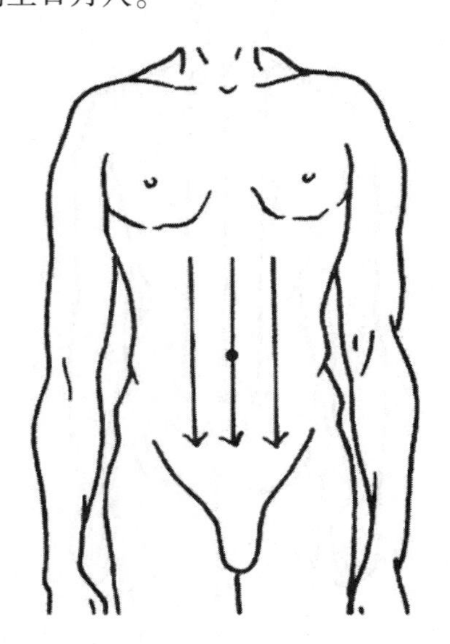

图10-14　腹部刮法

7. 四肢　四肢刮痧可预防与治疗全身病证。如刮拭手少阴心经可预防与治疗心脏疾病，刮拭足阳明胃经可预防与治疗消化系统疾病。刮拭四肢采用长刮法，刮拭距离尽量长。遇关节部位不可强力重刮。下肢静脉曲张、水肿者应从下向上刮拭。刮拭路线（图 10－15）：

（1）上肢内侧　由上向下刮，尺泽穴可重刮。

（2）上肢外侧　由上向下刮，在肘关节处可作停顿，或分段刮至外关穴。

（3）下肢内侧　从上向下刮，经承扶穴至委中穴，由委中穴至跗阳穴，委中穴可重刮。

（4）下肢外侧　从上向下刮，从环跳穴至膝阳关穴，由阳陵泉穴至悬钟穴。

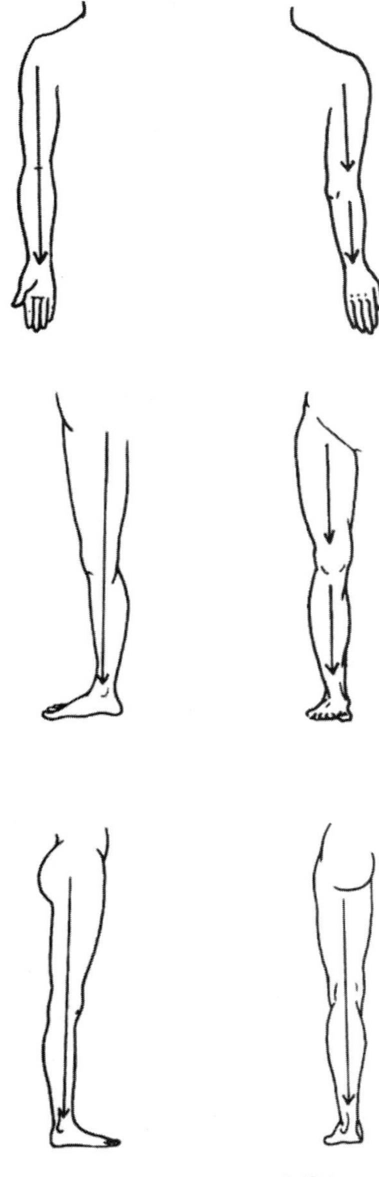

图 10－15　上、下肢刮法

二、适应证

1. 疼痛性疾病　如头痛、牙痛、胃肠痉挛性疼痛、各种神经痛、腰痛、腿痛、颈痛、肩痛等骨关节疾病。

2. 外感疾病 如外感发热、咳嗽气喘、恶心呕吐及感受暑湿之邪所致的中暑、腹痛腹泻等。

3. 脏腑病证 如糖尿病、心脑血管疾病、乳腺增生、痛经、月经不调、肠胃病等。

4. 皮肤疾病 痤疮、黄褐斑等。

三、禁忌证

1. 凡危重病证，如急性传染病、严重冠心病、肾功能衰竭、肝硬化腹水、全身重度浮肿等，禁刮。

2. 有出血倾向的疾病，如白血病、血小板减少症、过敏性紫癜、血友病等，禁刮。

3. 传染性皮肤病、皮肤高度过敏者，禁刮。

4. 新发生骨折部位、外科手术后瘢痕、皮下有不明原因包块、大血管显现处，禁刮。

5. 孕妇的腹部、腰骶部禁刮；小儿囟门未合者头部禁刮。

6. 体形过于消瘦、过度疲劳、过饥过饱者，均不宜刮痧。

7. 刮痧不配合者，如醉酒、精神分裂症、抽搐者，不宜进行刮痧。

四、注意事项

1. 室内空气流通，注意保暖，避免直接吹风。

2. 空腹、过度疲劳时不宜刮痧，饭后半小时方可进行腹部刮痧。

3. 操作过程中，应注意观察局部皮肤颜色变化情况，随时询问患者感受，及时调整力度，以保证操作的顺利进行。刮痧过程中若出现头晕、目眩、心慌、出冷汗、面色苍白、恶心欲吐，甚至神昏仆倒等晕刮现象，应立即停止刮痧，取平卧位，立刻通知医生，配合处理。

4. 不宜连续大面积刮痧，每次治疗时间不宜过长。一般选 3～5 个部位，每个部位刮拭 20～30 下。对不出痧或出痧少的部位不可强求出痧。本次刮痧与前次刮痧应间隔 3～6 天，以皮肤痧退为准。3～5 次为 1 个疗程。

5. 刮痧后饮温开水一杯，补充水分，促进代谢产物的排出，15 分钟内不宜外出，30 分钟内忌洗凉水澡，避免受寒。

6. 刮痧后 1～2 天内在刮痧部位出现疼痛（不是很剧烈），皮肤有热感、痒、虫行感，冒冷、热气，皮肤表面出现风疹样变化等均为正常，忌搔抓。体质弱者会出现短暂性的疲劳反应和低热，经休息后可很快恢复正常。

五、临床应用

1. 病案导入 患者李某，女，37 岁。数天前因孩子生病，内心焦急，昨夜上夜班时气温骤降，失于防护，夜班后即觉恶寒发热，服用 1 支蓝芩口服液。现体温 37.5℃，鼻塞声重打喷嚏，流浊涕，微恶寒，头痛咽痛，无咳嗽，无痰，舌红，苔薄黄，脉浮数。中医诊断：感冒（风热袭表）；西医诊断：上呼吸道感染。医嘱予刮痧治疗。

2. 辨证及治疗分析

（1）*辨证与护治原则* 患者情志失调，内生肝火，又起居不节，外受邪气，同气相求，成风热袭表之证，风热袭于肌表，郁遏卫气，故发热、微恶寒、头痛；肺气失宣，故鼻塞身重、打喷嚏、流鼻涕、咽痛、舌红、苔薄黄、脉浮数，亦提示风热袭表。治宜宣肺解表，疏风退热。

（2）*选经、选穴思路* 督脉总督一身之阳，为阳脉之海，大椎穴为诸阳经之交会穴，能够退热；膀胱经背部循行线是人体抵御风寒之邪的天然屏障，能够有效地防止病邪侵入，其胸部段风

门穴为祛风之要穴，肺俞穴为肺之背俞穴；手太阴肺经直接联系肺，其前臂循行线上的尺泽、列缺、鱼际、少商等穴能够清泄肺热。因此，刮拭背部督脉、足太阳膀胱经，前臂手太阴肺经，点刮大椎、风门、肺俞、尺泽、列缺、鱼际、少商，可以疏风退热，宣肺解表。

选穴位置图，见图 10－16。

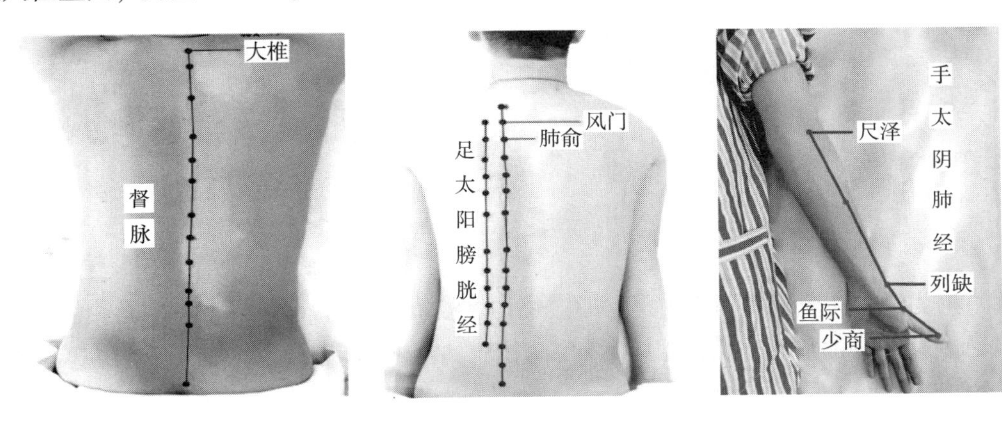

图 10－16　选穴位置图

3. 操作步骤　标注"★"均为本操作关键步骤，如操作失误，均视为本项操作不合格。

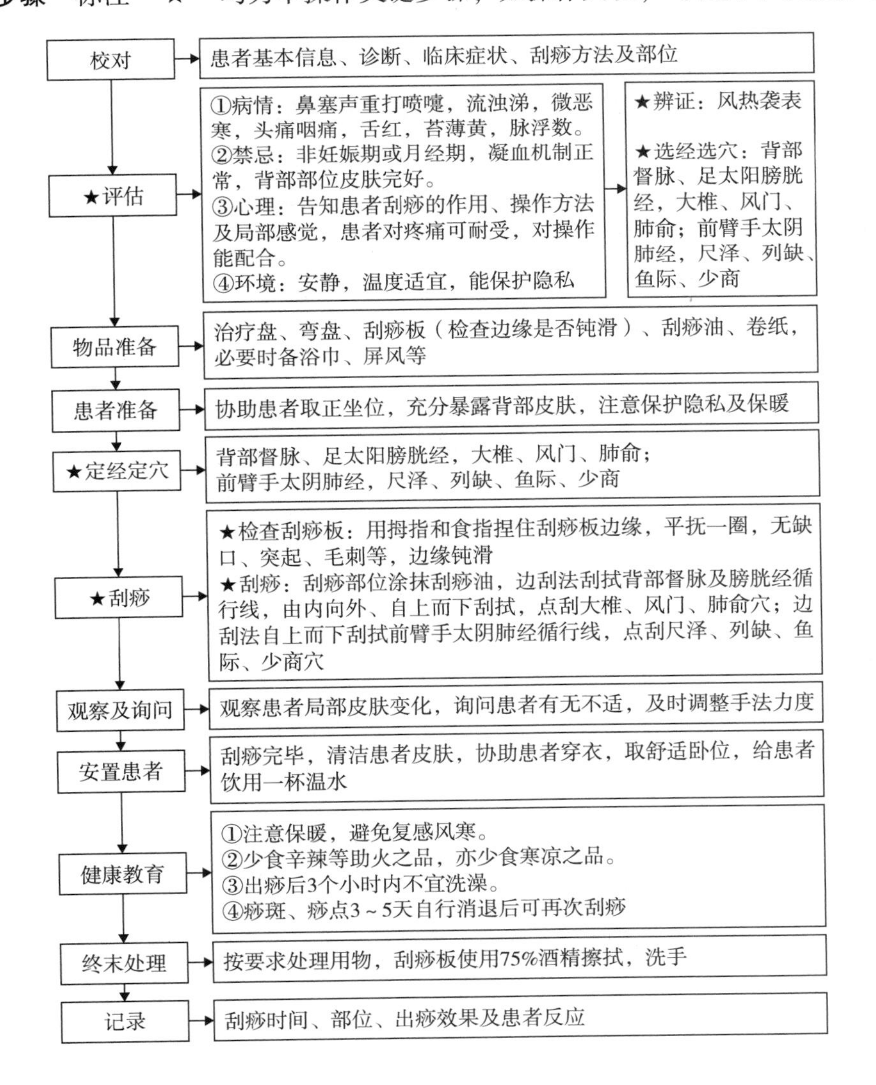

4. 疗效评价

患者背部刮痧部位出现鲜红色痧象，大椎、风门、肺俞穴处痧斑融合成块。患者感觉肩背部温暖，鼻塞流涕症状缓解。刮痧半小时后体温37℃。3天后流浊涕、咽喉疼痛等症状消失。

第三节 灸 法

一、概述

（一）概念

灸法是将艾绒或其他物质作为灸材，通过烧灼、温熨、熏烤人体体表的一定部位，凭借灸火的热力和（或）药物的作用，达到温经散寒、消瘀散结、扶阳固脱、引热外行、防病保健等作用的一种方法。

（二）常用灸法的分类

根据灸材的不同，以及施灸方法的差异，灸法有多种分类方法，详见图10－17。灸材有灯心草、桑枝、艾叶等，长期的实践中发现多年陈旧之艾叶气味芳香，辛温味苦，容易燃烧，火力温和，所以艾叶制成的艾绒成为主要的施灸材料，临床应用也最为广泛。

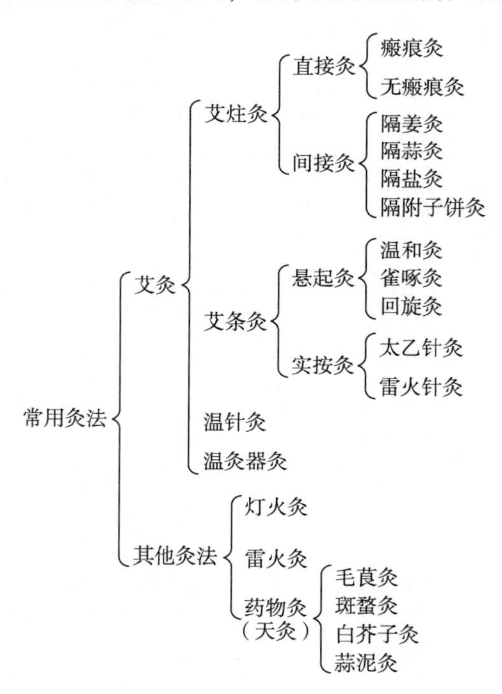

图10－17 灸法的分类

1. 艾炷灸 用手工或器具将艾绒制作成小圆锥形，称作艾炷（图10－18）。将艾炷放在选定位（一般为穴位）上施灸，称为艾炷灸。每燃1个艾炷，称为灸1壮。艾炷灸可分为直接灸和间接灸。

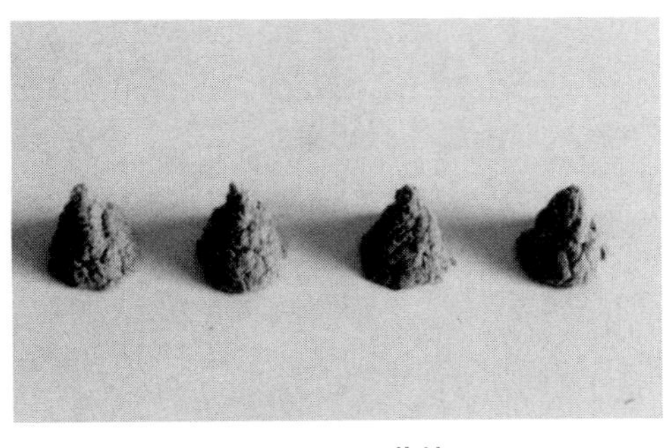

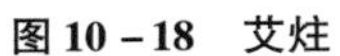

图 10－18　艾炷

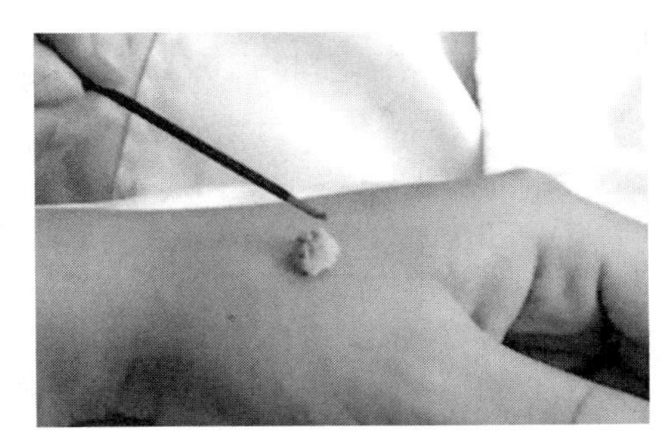

图 10－19　直接灸

（1）直接灸　又称明灸、着肤灸，即将艾炷直接放在皮肤上施灸的一种方法（图 10－19）。根据对皮肤刺激程度的不同，可分为无瘢痕灸（非化脓灸）和瘢痕灸（化脓灸）两种，详见表 10－2。

表 10－2　直接灸分类

分类	操作方法	适应证
无瘢痕灸（非化脓灸）	施灸前，在施术部位涂以少量的凡士林或大蒜汁，以增加黏附性，然后将艾炷放上，从上端点燃，当燃至 2/5～1/2，患者感到烫时，用镊子将艾炷夹去，换炷再灸。一般灸 3～7 壮，以局部皮肤充血、红晕为度。施灸后皮肤不起疱，不留瘢痕	慢性虚寒性疾病，如哮喘、慢性腹泻、风寒湿痹和皮肤疣等
瘢痕灸（化脓灸）	施灸后皮肤留瘢痕且刺激强，所以在施灸前，必须征得患者的同意及合作。施灸前先在施术部位上涂以少量大蒜汁，以增加黏附性和刺激作用，然后放置艾炷，从上端点燃，烧近皮肤或过半时患者有灼痛感，可用手在施术部位四周拍打以减轻疼痛。应用此法一般每壮艾炷须燃尽，除去灰烬，方可换炷。按前法再灸，可灸 7～9 壮。灸毕，在施灸穴位上贴敷消炎药膏，大约 1 周可化脓（脓液色白清稀），形成灸疮。灸疮 5～6 周愈合，留有瘢痕。在灸疮化脓期间，需注意局部清洁，每天换药 1 次，以避免继发感染	哮喘、慢性胃肠病、瘰疬等

（2）间接灸　又称隔物灸、间隔灸，将选备好的间隔物置于灸处，再把艾炷放于其上，自艾炷尖端点燃。即在艾炷与皮肤之间隔垫上某种物品而施灸的一种方法，详见表 10－3。

表 10－3　间接灸分类

分类	操作方法	适应证
隔姜灸（图 10－20）	用鲜生姜切成直径 2～3cm、厚 0.2～0.3cm 薄片，中间以针穿刺数孔，上置艾炷，放在应灸的部位，点燃施灸。当艾炷燃尽后，可易炷再灸。一般灸 5～10 壮，以皮肤红晕不起疱为度。在施灸过程中，若患者感觉灼热不可忍受时，可将姜片向上提起，或缓慢移动姜片	因寒而致的呕吐、腹痛、泄泻、风寒湿痹和外感表证等
隔蒜灸	隔蒜灸：用鲜大头蒜切成 0.3～0.5cm 的薄片，中间以针穿刺数孔，上置艾炷，放在应灸的腧穴或患处，点燃施灸，待艾炷燃尽，易炷再灸。一般灸 5～7 壮	腹中积块、未溃疮疡
	隔蒜泥灸：取大蒜 500g，去皮制成蒜泥铺于人体背部正中线（督脉）自大椎穴至腰俞穴，约 2.5cm 厚，6cm 宽，周围用棉皮纸封固，然后放上中等大小艾炷点火施灸，不计壮数，一般灸至患者口鼻中有蒜味为止	瘰疬、强直性脊柱炎、虚劳及顽疾

续表

分类	操作方法	适应证
隔盐灸	用纯净干燥的精制食盐填敷脐部，使其与脐平，上置艾炷施灸，如患者稍感灼痛，即更换艾炷。也可于盐上放置姜片后再施灸。一般可灸3~7壮，若是急性病证需连续施灸，不拘壮数，以待脉起、肢温、症状改善	急性寒性腹痛、吐泻、痢疾、小便不利、中风脱证等
隔附子饼灸	将附子研成细末，以黄酒调和，制成直径约3cm，厚约0.8cm的附子饼，中间以针穿数孔，上置艾炷，放在应灸腧穴或患处，点燃施灸。一般可灸5~10壮	命门火衰而致的阳痿、早泄、遗精、宫寒不孕和疮疡久溃不敛等

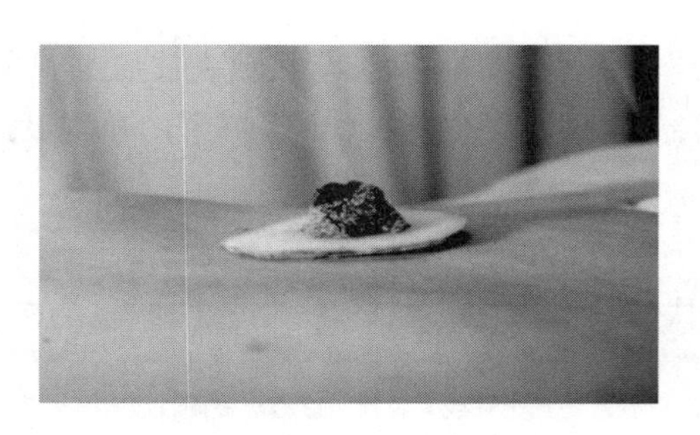

图10-20 隔姜灸

2. 艾条灸 以艾绒为主要成分卷成的圆柱形长条即为艾条。根据内含药物的有无，分为药艾条和清艾条；按操作方法不同，分为悬起灸、实按灸两种，悬灸包括温和灸、雀啄灸、回旋灸，详见表10-4。

表10-4 艾条灸分类

分类		操作方法	适应证
悬起灸	温和灸（图10-21）	将艾条的一端点燃，对准应灸的腧穴或患处，悬离施灸部位皮肤2~3cm，以局部有温感而无痛为宜，一般每穴灸10~15分钟，以皮肤红晕为度	温和灸、回旋灸多用于治疗慢性病；雀啄灸多用于治疗急性病
	雀啄灸（图10-22）	置点燃的艾条于穴位上约3cm高处，一上一下（如鸟雀啄食）活动施灸，给施灸局部1个变量的刺激。一般每穴灸5分钟	
	回旋灸（图10-23）	施灸时悬离施灸部位一定距离，向左右方向移动或反复旋转施灸。移动范围3cm左右，一般每穴灸10~15分钟	
实按灸（图10-24）		将艾条（通常用药艾条）燃着的一端，隔布或棉纸数层，紧按在穴位上施灸使热气透入皮肉，待火灭热减后，再重新点火按灸，每穴可按灸几次至十几次。根据临床需要不同，艾条中掺进的药品亦不同，又有不同的实按灸。最常用的是太乙神针、雷火神针	适用于风寒湿痹、痿证和虚寒证等

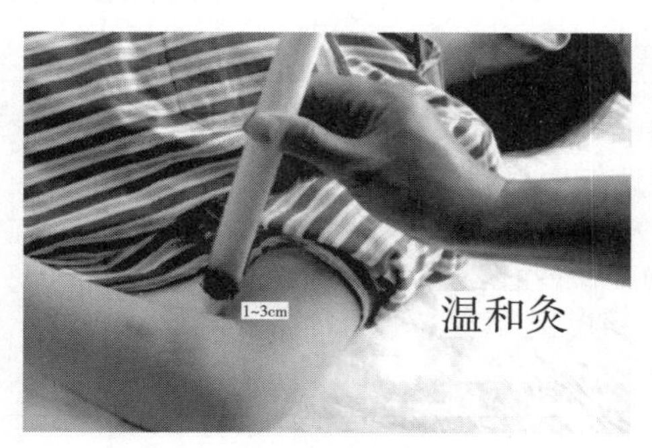

图10-21 温和灸

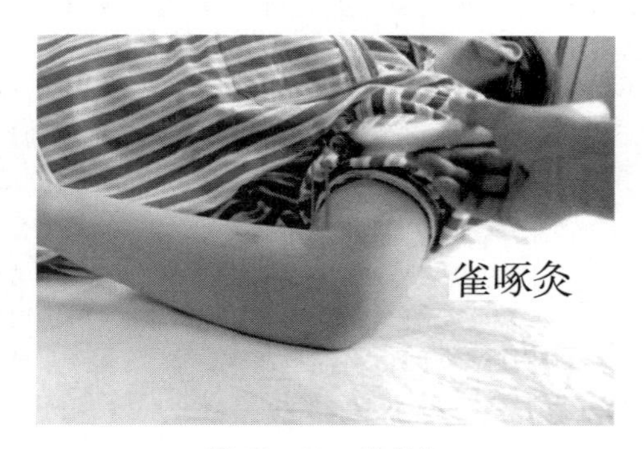

图10-22 雀啄灸

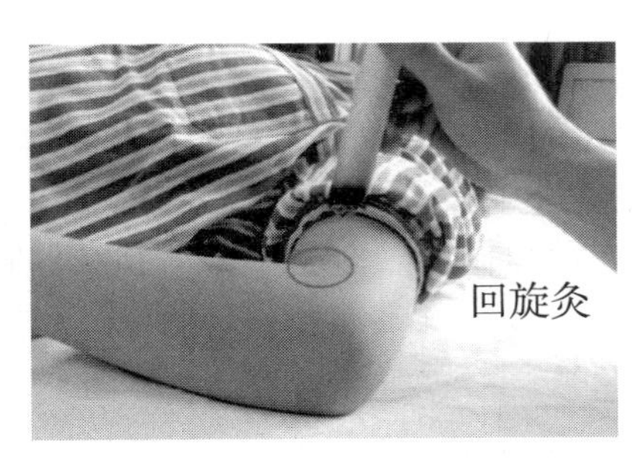

图 10－23　回旋灸

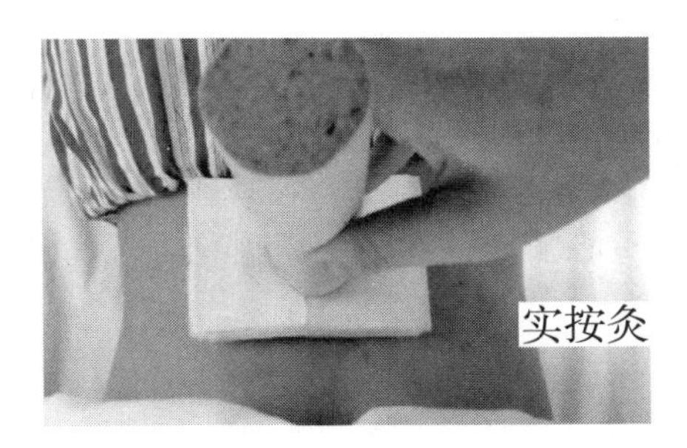

图 10－24　实按灸

（三）施灸顺序

施灸的顺序一般以先上后下、先阳后阴为原则，先灸上部、背腰部，后灸下部、胸腹部；先灸头身，后灸四肢。艾炷先小后大，壮数先少后多。如遇特殊情况也可灵活变通，应因人因证而宜，不可拘泥不变。如脱肛的灸治，可先灸长强以收肛，后灸百会以举陷。

（四）施灸补泻方法

灸法在治疗过程中会产生补泻效应，因此，应根据患者病情辨证施治，合理选穴，按照治疗需要选择适宜的施灸材料，并通过补泻操作来保证补泻效应的产生。

1. 选用不同的腧穴灸治　如气海穴为补气穴，对气虚患者在气海穴处施灸，则补益之效倍增；肺俞穴为解表散寒穴，对风寒表证者在肺俞穴处行化脓灸或一般灸泻法，则可疏风解表，宣肺散寒；温和灸百会穴，可治胃下垂、子宫脱垂及脱肛等病，起到补气升提之功效。

2. 选择适宜的施灸材料　选择相应功效的药物加入艾绒中进行艾灸或隔物灸，可产生不同的补泻效应。如隔蒜灸可解毒杀虫，隔附子饼灸可回阳固脱，隔姜灸可祛寒温中。此三种隔物灸就寓有补泻之意。

3. 选择不同的施灸手法　施灸手法的补泻关键在于操作上的徐疾和艾火的大小。补法，即点燃后不吹艾火，待其徐燃自灭，火力微而温和，且时间宜长，灸治完毕后用手按压施灸穴位，谓之真气聚而不散，可使火力徐之缓进，发挥温通经脉、驱散寒邪、扶阳益气、行气活血、强壮功能的温补作用。泻法，即点燃艾灸后，速吹旺其火，火力较猛，快燃快灭，或当患者感觉局部烧灼发烫时，迅速更换艾炷再灸，灸治时间较短，施灸完毕后不按其穴，谓开其穴而邪气可散，可使火毒邪热由肌表而散，从而达到以热引热的目的。

二、适应证

1. 疼痛性疾病　腰椎病、颈椎病、膝关节炎、肩周炎、强直性脊柱炎、风湿及类风湿疾病等，跌仆闪挫或慢性劳损及急性损伤所致各种软组织损伤等。

2. 内科疾病　慢性胃炎、慢性肠炎、咳嗽、哮喘、支气管炎、失眠、自汗、中风后遗症等。

3. 神经科疾病　头痛、眩晕、脑血管病等。

4. 妇科、男科疾病　子宫脱垂、痛经、月经不调、绝经前后诸症、不孕不育、遗精、阳痿、早泄、遗尿、尿失禁等。

5. 皮肤科疾病　湿疹、荨麻疹、皮肤疣、痤疮（暗疮）等。

6. 五官科疾病　过敏性鼻炎、过敏性咽炎、睑腺炎、结膜炎、口腔溃疡等。

7. 其他慢性疾病及保健　手术及肿瘤放化疗术后、免疫功能低下及亚健康人群，以及未病

先防的保健。

三、禁忌证

1. 严重心脑血管疾病、哮喘急性发作期、中暑、有出血倾向及全身水肿、肺结核晚期大量咯血者，禁灸。

2. 实热证、阴虚发热、邪热内炽者，禁灸或慎用。

3. 过饱、过饥、醉酒、大渴、大惊、大恐、大怒、过度疲劳者，慎灸。

4. 对艾叶气味过敏者，不宜施灸。

5. 乳头，外生殖器，孕妇的小腹部、腰骶部，以及皮肤疾患、瘢痕及肿痛部位，不宜施灸。

6. 颜面部、心前区、五官、大血管处、关节、肌腱处等部位，不可瘢痕灸。

四、注意事项

1. 施灸前，合理安排患者体位，施灸过程中不宜随便改变体位，以免烫伤。

2. 施灸时取穴要准，灸穴不宜过多，火力要均匀。施灸时注意施灸顺序。凡体质强壮者，肌肉丰满处，灸量可大；久病、体弱、年老和小儿患者，皮薄或多筋骨处灸量宜小。

3. 间接灸时，由于姜或蒜对皮肤的刺激容易起疱，须加以注意，可在患者有灼热感时用镊子将姜片或蒜片提起，稍停片刻再放下施灸。

4. 施灸过程中要密切观察患者的病情及对施灸的反应。若发生晕灸，应立即停止艾灸，使患者头低位平卧，注意保暖，轻者一般休息片刻，或饮温开水后即可恢复；重者可掐按水沟、内关、足三里，即可恢复；严重时按晕厥处理。

5. 施灸后，局部皮肤出现灼热微红，属正常现象。如果灸后局部起小疱（瘢痕灸除外），注意勿擦破，可自行吸收。大者可按烫伤处理，即局部消毒后，用灭菌针头刺破水疱下沿，将其液体挤干，外涂烫伤膏，并盖上无菌纱布。

6. 瘢痕灸者，在灸疮化脓期间，应避免重体力劳动，戒食辛辣食物，疮面局部勿用手搔抓，以保护痂皮。注意保持施灸部位清洁，防止感染。

7. 灸毕，及时熄灭艾火，确定艾灰燃尽，注意用火安全。

五、临床应用

1. 案例导入 患者张某，女，62岁。主诉“间断双膝关节肿痛、畏寒10年余，加重1周”。患者10余年前因受寒后出现双膝部疼痛、肿胀、畏寒，上下楼梯时明显，10年间症状间断反复发作。1周前洗漱时遭冷水刺激后再次加重，伴肿痛明显，行走困难，经休息未能缓解，行双膝关节MRI片检查示“双膝关节退行性变，双膝关节滑膜炎，双膝关节积液”。现患者双膝部怕冷、肿胀、酸痛重着，行走时疼痛明显，得热减轻，经休息无明显好转，面色淡白，口不渴，手足冷，舌淡白，苔厚腻，脉沉紧。查体：患者生命体征正常，双手及双腕关节轻度肿痛，双膝关节外观肿胀，肤色略深，右膝关节屈曲105°，内外侧副韧带压痛（+），抽屉试验（-），浮髌试验（+）、研磨试验（+），左膝关节屈曲105°，内外侧副韧带压痛（+），抽屉试验（-），浮髌试验（+）、研磨试验（+），四肢肌力、肌张力正常，腱反射（+），病理征（-）。中医诊断：痹证（寒湿痹阻）；西医诊断：类风湿关节炎，双膝关节滑膜炎。医嘱予艾灸治疗。

2. 辨证及治疗分析

（1）*辨证与护治原则* 患者10余年前因受寒后出现双膝肿痛、畏寒，此次发病诱因为遭冷水刺激，可见有外感寒湿之病史。双膝部怕冷，肿胀，酸痛重着，行走时疼痛明显，得热减轻，静卧休息无明显好转，面色淡白，口不渴，手足冷等症状，以及舌淡白，苔厚腻，脉沉紧等舌脉表现，均为寒湿痹阻之象。治宜温阳散寒，祛湿通络止痛。

（2）选穴思路　①局部选穴：阳陵泉、膝阳关、阴陵泉、足三里、阿是穴。阳陵泉、膝阳关、阴陵泉、足三里这四个穴位都位于膝关节附近，具有就近治疗的作用；同时阳陵泉为筋会，可舒筋活络，疏利关节，通络止痛；阿是穴以痛为腧，直接作用于痛点，以通经活络止痛。②辨证取穴：足三里、阴陵泉。足三里为胃经合穴，为健脾胃、培正气、祛寒湿的要穴、大穴；灸足三里可温运脾胃，脾气健运，痰湿得行，经络可通；阴陵泉为脾经合穴，可祛湿健脾，加强脾的温运及利湿。

选穴位置图，见图 10－25。

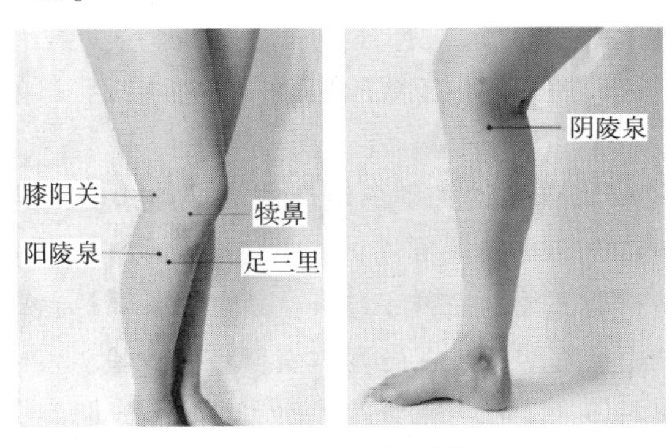

图 10－25　选穴位置图

3. 操作步骤　标注“★”均为本操作关键步骤，如操作失误，均视为本项操作不合格。

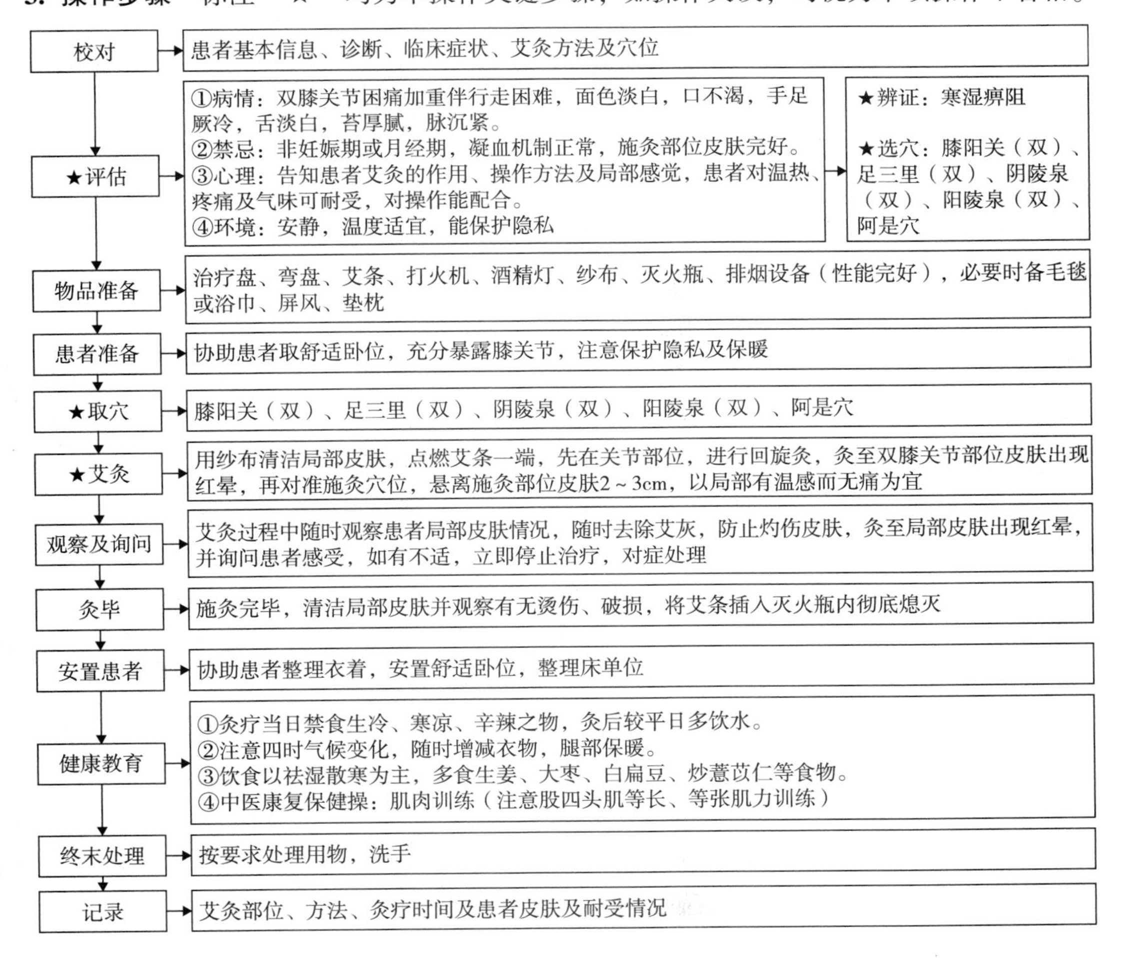

4. 疗效评价 患者艾灸治疗3次后，双膝关节困痛症状较前明显改善，又继续灸5次后困痛症状明显减轻，行走可，偶有疼痛。

附：其他灸法

1. 督灸 督灸是在督脉脊柱段施以“隔姜泥铺灸”，通过综合经络、腧穴、药物、艾灸的共同作用防治疾病的一种中医特色疗法。其方法是选取督脉大椎至腰俞段作为施灸部位，用酒精棉球沿施术部位自上而下常规消毒3遍后，在施灸部位均匀涂抹姜汁，再自上而下薄撒一层督灸粉，然后在上面覆盖一层长约70cm、宽约15cm的纱布或桑皮纸，把姜泥放在模具中压制成7～8cm宽，1.5～2cm厚，与患者背部差不多长度的姜泥块，放到纱布或桑皮纸上，在姜泥块上均匀铺满2～3cm厚的艾绒，用大毛巾保暖。打开排烟设备，点燃艾绒，完全燃尽为1壮，灸3～5壮，每次治疗1小时左右。督灸主要适用于督脉病证、脊柱疾病，以及因阳气不足、风寒湿邪侵袭所致的各脏腑病证。

2. 热敏灸 热敏灸法是利用点燃的艾条燃烧产生的艾热，应用悬灸的方法，在施灸部位寻找敏化腧穴，激发透热、扩热、传热、局部不（微）热远部热、表面不（微）热深部热等热敏灸感和经气传导，并施以饱和消敏灸量的灸疗方法。其方法是在热敏化穴位处施灸，并产生热敏灸感和经气传导为首选，先用点燃的艾条在患者体表，距离皮肤3cm左右，沿经络循经往返匀速施灸，以患者感觉施灸路线温热为度。当探查到敏化穴位后，先回旋灸打基础，继雀啄灸激发经气，再温和灸通经络，直至热敏灸感消失。施灸时间是以个体化的热敏灸感消失为度。热敏灸主要用于治疗寒凝经脉、瘀血痹阻、脾胃虚弱等证。

3. 药物灸 又称天灸，将药物贴敷于特定的穴位，借助药物对穴位的刺激，使局部皮肤发红充血，甚至起疱，以激发经络、调整气血而防治疾病的一种灸疗方法。所用的药物多是单味中药，也有用复方者，常用的有斑蝥灸、吴茱萸灸、蒜泥灸、白芥子灸等数十种。

（1）斑蝥灸　将适量斑蝥研细磨，取0.01～0.04g（也可与少量巴豆研磨混匀用），外敷于选定穴位，以麝香膏外敷固定，贴敷2～4小时，以局部皮肤灼烧疼痛为度。如外敷印堂穴治疗额窦炎，外敷天突治疗梅核气或咽痛。一般可治疗哮喘、关节痹痛等（注意：斑蝥有剧毒，避免在眼周应用时进入眼睛，局部皮肤有炎症溃疡等为禁忌）。

（2）吴茱萸灸　将吴茱萸适量，研成细末，用适当调和剂（醋或蜂蜜）调匀取2～3g贴敷于穴位上，贴敷3～5小时，以局部皮肤灼热疼痛为度。如贴敷涌泉穴，引火下行治疗虚火牙痛，以及口疮、口糜等。

（3）蒜泥灸　将大蒜捣烂如泥，取3～5g贴敷于穴位上，以麝香膏固定。每次敷贴1小时，以局部皮肤灼热疼痛为度。如敷涌泉穴治疗咯血、衄血，敷合谷穴治疗扁桃体炎，敷鱼际穴治疗喉痹等。

（4）白芥子灸　将白芥子适量，研成细末，用水调和成糊状，敷贴于腧穴或患处，以麝香膏固定。敷贴1～3小时，以局部皮肤灼热疼痛为度。一般可用于治疗咳喘、关节痹痛、口眼㖞斜等。

4. 药线点灸 是用壮药（或中药）炮制的苎麻线，点燃后直接灼灸患者体表的特定穴位或部位，以达到治疗疾病的目的一种传统自然疗法。

（1）药线制备方法　用苎麻搓成线，每条长约30cm。1号线直径为1mm，用于灸治皮肤较厚处的穴位及治疗癣证或冬季用；2号线直径为0.7mm，最常用，适用于各种病证，常用于治疗各种多发病、常见病；3号线直径为0.25mm，用于灼灸面部等皮肤嫩薄处、耳穴及小儿患者。

据证拟定药方，用50%酒精浸泡30天，滤过后按1000mL药液加麝香1g的比例，浸苎麻线500g，密封保存备用。

（2）常用穴位　除了常用中医穴位外，还包括壮医特有的经验穴位及龙路、火路浅表反应点（阿是穴）。壮医特有的经验穴：①长子穴。皮疹类疾病，即取首先出现的疹子或最大的疹子为穴。②梅花（莲花、葵花）穴。按照局部皮肤病损的形状和大小，沿其周边和病损部位选取一组穴，此组穴位组成梅花（莲花、葵花）形，用于治疗肿块性疾病、癣证和皮疹类疾病。③关常穴。以各关节周围作为常用穴位，主治痹证（风湿性关节炎）、关节肿痛等。④脐周四穴。以脐中为中心，旁开约1.5寸，上下左右各取一穴，共四穴，主治腹痛、腹泻等谷道肠胃病变。⑤止呕穴。于鸠尾和膻中连线的中点取穴，用于治疗恶心、呕吐。⑥下关元穴。于关元穴下约1.5cm处取穴，主治腹痛、阴痒、遗精、妇人带下等疾病。⑦鼻通穴。于鼻梁两侧突出的高骨处取穴，用于治疗感冒鼻塞、鼻炎等病。⑧耳尖穴。位于耳尖上，用于治疗目赤肿痛、偏正头痛、鼻炎等病。⑨安眠三穴。在眉毛内侧端，沿眉毛内侧端边缘上中下各取一穴，共三穴，主治失眠。⑩背八穴。在背部，风门至大肠俞的连线平分为5等份，两等份之交界处取一穴，用于治疗各种原因引起的发热。

（3）用穴规律　①选用中医针灸的穴位，主治相同的疾病。②以环为穴：根据疾病的病因病机选用具有相应主治功效的环穴作为治疗用穴。③以应为穴：根据疾病在体表的反应点，选取相应反应点作为治疗用穴。④以痛为穴：以一个或多个压痛点作为治疗用穴。⑤以灶为穴：在病灶部位选取一个或多个穴位作为施治用穴。⑥以边为穴：以人体肌肉边、肌腱边、骨边缘为标志点，通过摸捏或按压的方法，选取一个或多个穴位作为治疗用穴。⑦以间为穴：在人体的肌肉之间、肌腱之间、两骨之间的间隙凹陷处取穴。⑧以验为穴：即经验穴。⑨龙氏用穴规律：寒手热背肿在梅，萎肌痛沿麻络央，唯有痒疾抓长子，各疾施灸不离乡。寒手：畏寒发冷病证取手部穴位为主；热背：发热、体温升高者，取背部穴位为主；肿在梅：凡肿块性或皮损类疾病，可选梅花穴。萎肌：肌肉萎缩瘫痪等症，在萎缩的肌肉上选取主要穴位；痛沿麻络央：局部疼痛或麻木不仁者，选取该部位的边沿或中央点为主要穴位。抓长子：凡是皮疹类疾病引起瘙痒，选取最先出现疹子或最大的疹子作为主要穴位。

（4）操作　①理线：以两手拇食指分别持线两端，捻转拉直。②持线：以右手拇指、食指夹持药线的一端，露出线头1～2cm。③点火：将露出的线头酒精灯上点燃，如有火焰必须扑灭，只需线头有火星（珠火）即可。④施灸：将线头火星对准穴位，顺应手腕和拇指屈曲动作，拇指指腹稳重而敏捷地将带有火星的线头直接点按在预先选好的穴位上，一按火灭即为1壮，一般每次1个穴位灸1壮。

（5）适应证　药线点灸的适用范围很广，可以治疗临床各科100多种疾病，对畏寒、发热、肿块、疼痛、痿痹、麻木不仁、瘙痒等疗效较好。①内科病证：感冒、咳嗽、哮喘、腹痛、腹泻、呕吐、眩晕、失眠、胸闷、心悸、肿块、痿痹、麻木不仁等。②外科病证：乳腺炎、乳腺增生、脂肪瘤、痔疮、外伤肿痛、落枕、肩周炎等。③皮肤科病证：疮疖、脂肪瘤、扁平疣、跖疣、癣证、湿疹、荨麻疹、虫咬伤、皮肤瘙痒症、痤疮、酒渣鼻、鸡眼等。④妇科、儿科病证：痛经、闭经、月经不调、带下病、不孕症、小儿惊风、小儿遗尿等。

（6）禁忌证　①孕妇禁灸。②男性外生殖器龟头部和女性小阴唇部禁灸。③眼球禁灸。④黑痣不做点灸。⑤实热者慎用。⑥患者情绪紧张或过度饥饿时慎灸。

（7）注意事项　①持线的着火端必须露出线头，以略长于拇指端即可，太长不便点火，太短易烧着术者指头。②必须掌握火候及点按良机，施灸时以线头火星最旺时为佳，并使火星着穴，

忌烧伤皮肤。③施灸时手指与皮肤有一定角度，不平按，手法轻重，谨记以轻对轻（轻手法对轻病）、以重对重（重手法对重病），或以快对轻（快手法对轻病）、以慢对重（慢手法对重病）的施灸原则。④施灸时患者宜取坐位或卧位。⑤灸后有蚁咬感或灼热感，不能用手抓，以防感染。⑥点灸眼区及靠近眼睛的穴位时，嘱患者闭目，以免火花飘入眼内引起烧伤。⑦点灸面部时一律用轻手法。⑧情绪紧张或过度饥饿时慎灸。⑧各种皮肤病在点灸治疗期间忌食发物。

第四节　拔罐法

一、概述

（一）概念

拔罐法是以罐为工具，利用燃烧、抽吸、蒸汽等方法排除罐内空气形成负压，将罐吸附于腧穴或特定部位，使局部皮肤充血或瘀血，以达到温通经络、祛风散寒、消肿止痛、吸毒排脓、防病保健等作用的一种方法。

（二）常用罐的种类

常用罐的种类有竹罐、陶土罐、玻璃罐、抽气罐等，详见表10－5。

表10－5　常用罐的种类

罐的种类	制作材料	排气方法	优点	缺点	主要应用
竹罐	竹子	火力	取材容易，经济轻巧，不易破碎	易爆裂、漏气，不便观察皮肤情况	火罐、水罐、药罐
陶土罐	陶土	火力	罐口光滑，口小肚圆而大，吸附力强	较重易破碎，不便观察皮肤变化情况	火罐
玻璃罐	玻璃	水蒸气热力	质地光滑透明，可观察局部皮肤变化情况	易破碎或过热破裂	火罐、针罐、刺血拔罐、平衡火罐
抽气罐	透明塑料	抽气筒抽出空气	不易破碎，易操作，避免烫伤	不具有热力作用的温热效应	针罐、刺血拔罐

（三）罐的吸附方法

罐的吸附方法有火吸法、水吸法、抽气吸法等，其中火吸法最为常用，本节重点介绍火吸法。火吸法是利用点火燃烧的方法消耗罐内空气形成负压，以吸附于体表的方法。常用的有闪火法、投火法、贴棉法等，详见表10－6。临床中应根据病情和吸拔部位，选择合适的吸附方法。

表10－6　火吸法的种类、操作方法及适宜体位

种类	操作方法	适宜体位
闪火法（图10－26）	一手持止血钳夹紧95%酒精棉球并点燃，另一手持罐，将点燃的酒精棉球在罐内中下部旋转1～2周（远离罐口端），迅速抽出，将罐扣在应拔部位	各种体位
投火法（图10－27）	用95%酒精棉球，点燃后投入罐内，迅速将罐按扣在选定部位	侧面横拔位
贴棉法（图10－28）	用大小适宜的脱脂棉球片一块，四周拉薄后略吸95%酒精，贴于罐内壁中、下段或罐底（不宜过湿），点燃后迅速扣在应拔部位	侧面横拔位

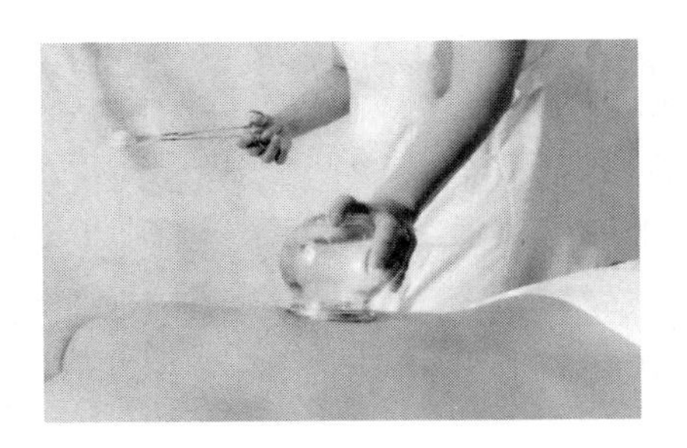

图 10－26　闪火法

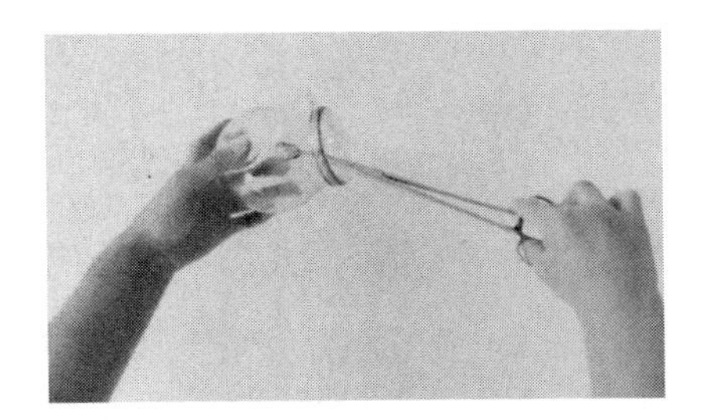

图 10－27　投火法

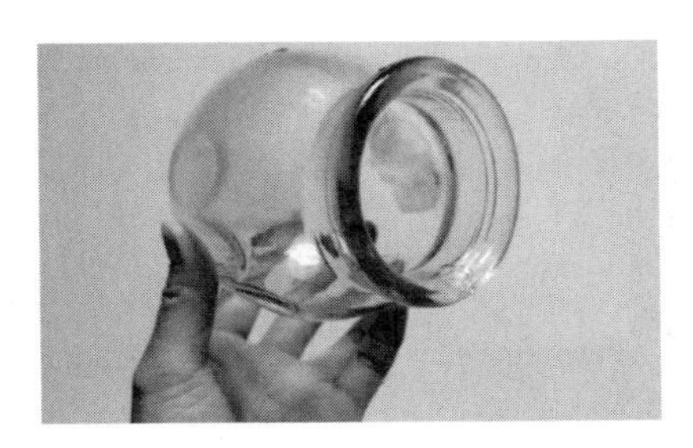

图 10－28　贴棉法

（四）常用的拔罐法

常用的拔罐法有留罐法、闪罐法、走罐法、针罐法、刺血拔罐法、平衡火罐法等，详见表 10－7。

表 10－7　常用拔罐法的分类、操作方法及适用范围

应用分类	操作方法	适用范围
留罐法（图 10－29）	罐体吸附在应拔部位后留置 10～15 分钟	临床大部分病证
闪罐法（图 10－30）	以闪火法使罐吸附于皮肤后，立即拔起，反复吸拔多次，直至皮肤潮红发热，以皮肤潮红、充血或瘀血为度	感冒、皮肤麻木、面部病证、中风后遗症或虚弱病证
走罐法（图 10－31）	先在罐口或吸拔部位上涂一层润滑剂，将罐吸拔于皮肤上，再以手握住罐底，稍倾斜罐体，前后推拉，或做环形旋转运动，如此反复数次，至皮肤潮红、深红或起痧点为止	外感风寒、神经痛、深部组织气血瘀滞之疼痛、风湿痹痛及较大范围疼痛等
针罐法（出针罐和留针罐）	在拔罐前后配合针刺治疗 留针罐：先在一定部位针刺，得气后留针，再以针为中心拔罐，拔罐后留罐 5～10 分钟 出针罐：是针刺得气，再持续快速行针（强刺激）10～20 秒，然后出针，不按压针刺点，立即拔罐于其上	重症及病情复杂者尤为适用
刺血拔罐法（图 10－32）	用三棱针、粗毫针或注射器针头，按点刺放血法刺破小血管，然后拔罐，以加强点刺放血的效果	各种急慢性软组织损伤、神经性皮炎、皮肤瘙痒、丹毒、神经衰弱、胃肠神经官能症等
平衡火罐法	结合闪、揉、飞、走、抖、留为一体的拔罐方法	风寒感冒、咳嗽、慢性疲劳综合征、亚健康状态、月经不调、强直性脊柱炎等

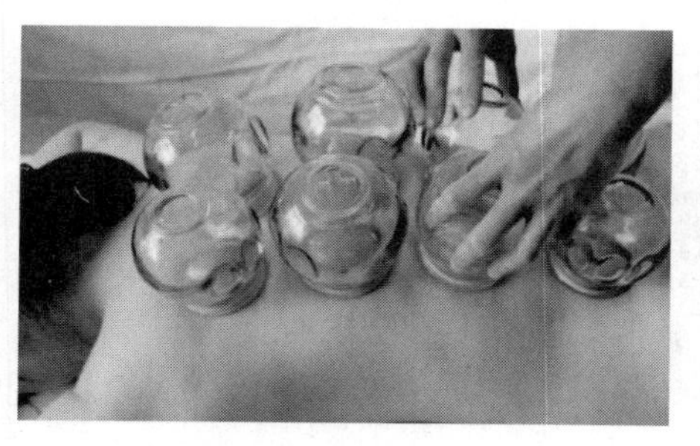
图 10－29　留罐法

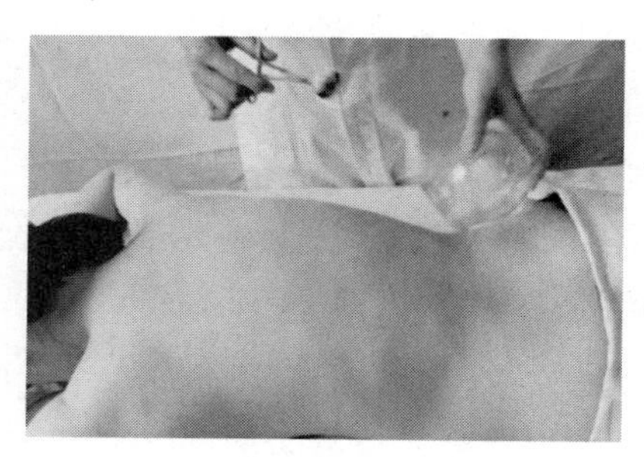
图 10－30　闪罐法

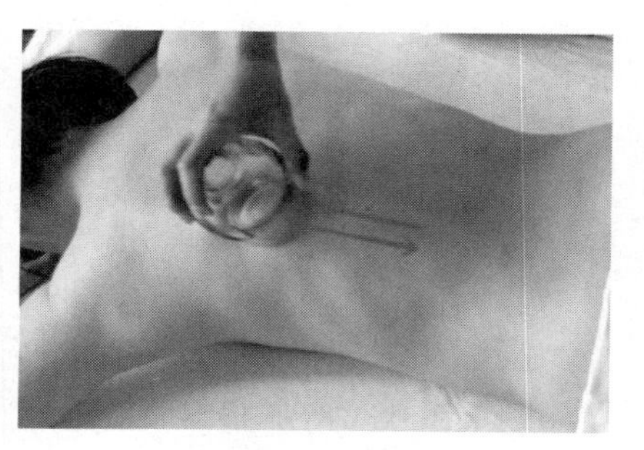
图 10－31　走罐法

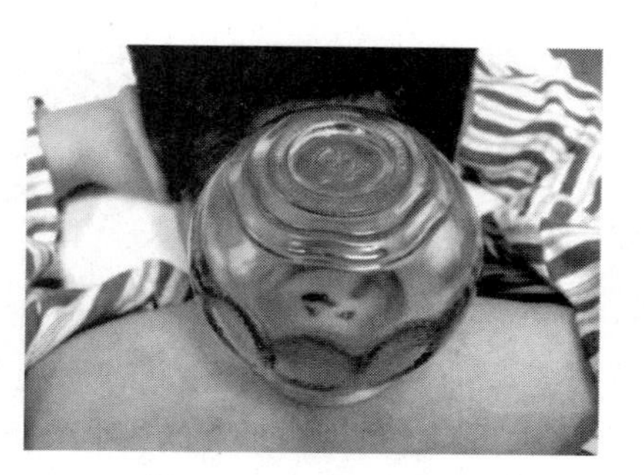
图 10－32　刺血拔罐法

二、适应证

1. 疼痛性疾病　肩颈痛、关节疼痛、腰肌劳损、痛经、腹痛、头痛、胃脘痛、目赤肿痛等。

2. 内科疾病　伤风感冒、咳嗽、哮喘、面瘫、中风、泄泻、脘腹胀满、消化不良、失眠等。

3. 外科疾病　疮疡将溃或已溃脓毒不泄、扭伤、痈肿疮毒，以及蛇伤急救排毒等。

三、禁忌证

1. 心衰、呼吸衰竭、肾衰、肺结核活动期等病情严重者，不宜拔罐。
2. 有出血倾向的疾病，如白血病、血小板减少症、过敏性紫癜、血友病等，不宜拔罐。
3. 重度神经质、全身抽搐痉挛、狂躁不安、不合作者，不宜拔罐。
4. 心尖区、体表大动脉、疝气处、静脉曲张处、外伤骨折处，不宜拔罐。
5. 皮肤过敏、破损、烧伤、烫伤、溃疡性皮炎、湿疹等皮肤病变部位处，不宜拔罐。
6. 妊娠期妇女的腹部、腰骶部及乳房，不宜拔罐。
7. 醉酒、过饥、过饱、过渴、过劳者，慎用拔罐。

四、注意事项

1. 拔罐时要选择肌肉丰满的部位，尽量避开骨骼凹凸不平处，以及皮肤皱纹松弛、瘢痕、毛发较多的部位。

2. 儿童、年老体弱者、初次接受拔罐者，拔罐数量宜少，留罐时间宜短，拔罐吸附力不宜过大。

3. 拔罐手法要熟练，动作要轻、快、稳、准。

4. 拔罐过程中注意防火。应用投火法时，点燃乙醇棉球后，切勿较长时间停留于罐口及罐内，以免将火罐烧热烫伤皮肤；应用闪火法时，蘸取酒精不要过多，防止酒精滴落烧伤皮肤；应

用贴棉法时，需防止燃烧的棉片掉落，防止烫伤皮肤。

5. 使用多罐时，罐体排列的距离不宜太近，否则皮肤被牵拉会产生疼痛，同时因罐相互排挤，不易牢固。

6. 拔罐和留罐中要注意观察患者的反应，患者如有头晕、胸闷、冷汗淋漓等不适感，或拔罐部位疼痛难忍，应立即起罐；严重者可让患者平卧，保暖并饮热水或糖水，还可揉内关、合谷、足三里等穴。

7. 起罐时不可硬拉或旋转罐具；起罐后皮肤会出现与罐口相当大小的紫红色瘀斑，为正常表现，数日方可消除。如出现小水疱不必处理，可自行吸收；如水疱较大，消毒局部皮肤后，用注射器吸出液体，覆盖消毒敷料。

五、临床应用

1. 案例导入　患者王某，女，45 岁，主诉“间断腰部冷痛伴右下肢后外侧放射痛反复发作 5 年，加重 1 周”。患者 5 年前出现腰部疼痛伴右下肢后外侧放射痛，间断反复发作，近 1 周加重，经休息未能缓解，行腰椎 MRI 检查示：“腰 4/5、腰 5/骶 1 椎间盘突出”。现患者腰部酸胀重着，转侧不力，右下肢后外侧放射痛，自觉乏力，怕冷畏风，得热减轻，静卧休息无明显好转，面色淡白，口干不渴，手足厥冷，舌淡红，苔薄白，脉沉迟而濡。患者生命体征正常，腰椎肌肉板滞，活动受限，腰 4、腰 5、骶 1 棘突下压痛（+），椎旁右侧 1cm 压痛（+），呈放射性，直腿抬高试验右 40°，左 70°，四肢肌力、肌张力正常，腱反射（++），病理征阴性。中医诊断：腰痛（寒湿痹阻）；西医诊断：腰 4/5、腰 5/骶 1 椎间盘突出症。遵医嘱给予 20% 甘露醇注射液 125mL 快速静脉滴注，以脱水治疗；拔罐治疗。

2. 辨证及治疗分析

（1）*辨证与护治原则*　患者腰部酸胀重着，转侧不利，怕冷畏风，得热痛减，舌淡红，苔薄白，脉沉迟而濡，均为寒湿痹阻之象。寒为阴邪，其性收引凝滞，侵袭肌肤经络，凝滞经脉，气血不通，“不通则痛”；湿邪重着黏滞，留着筋骨肌肉，湿邪阻滞气机运行，湿邪久留，气血不能荣养腰府，“不荣则痛”。故治宜散寒祛湿，温经通络。

（2）*选穴思路*　①局部取穴：肾俞、腰阳关、阿是穴，“腰为肾之府”，取肾俞可壮腰益肾，祛寒除湿；配合督脉的腰阳关，可温阳通督，散寒祛湿，疏导经气，激发一身之阳，加强气血通畅；同时配合阿是穴，“以痛为腧”，可加强疏导局部经筋、络脉之气血。②循经取穴：委中，委中为足太阳膀胱经合穴，又为血郄，可活血通络，祛湿通经。

选穴位置图，见图 10－33。

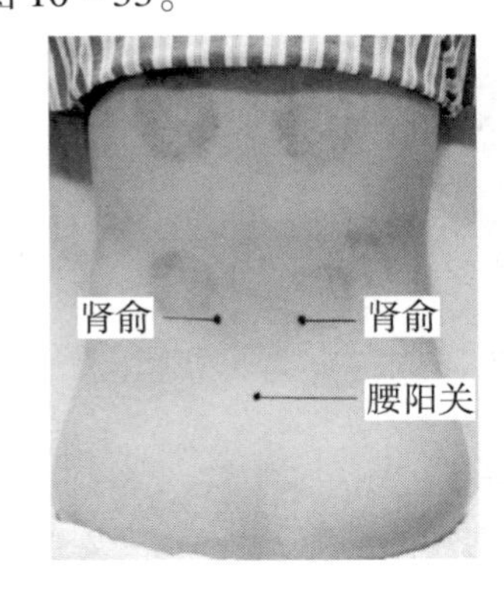

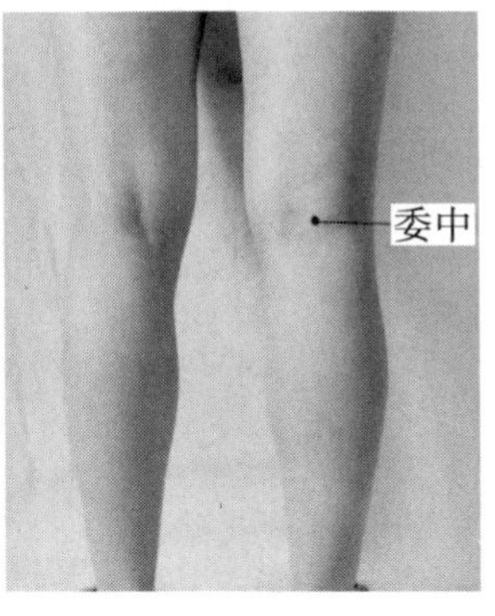

图 10－33　选穴位置图

3. 操作步骤 标注"★"均为本操作关键步骤，如操作失误，均视为本项操作不合格。

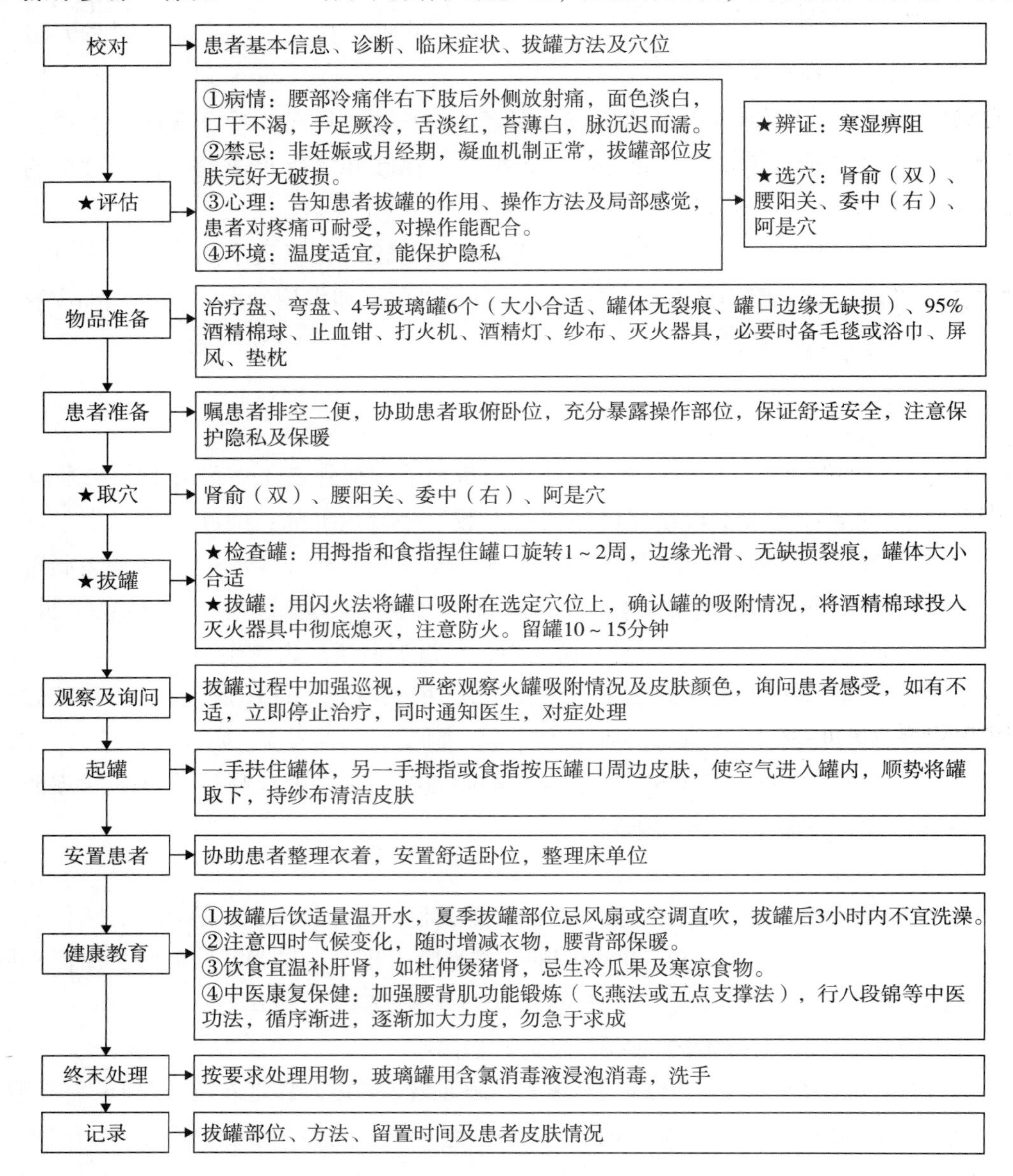

4. 疗效评价 患者拔罐治疗 3 次后，腰部肌肉较前松弛，腰部酸胀症状较前缓解，右下肢放射痛明显减轻，怕冷、畏风等全身症状亦有所缓解。

第五节 穴位按摩法

一、概述

（一）概念

穴位按摩是在中医基本理论指导下，运用术者的手或肢体的其他部位，抑或借助器具，实施一定的手法，作用于人体体表的特定部位，通过局部或穴位刺激，可疏通经络，调动机体抗病能力，从而达到防病治病、保健强身目的的一种方法。

（二）常用穴位按摩手法

常用穴位按摩手法有点法、按法、揉法、摩法、推法、拿法、拍法、一指禅推法等，详见表10－8。在临床应用中，上述手法可以单独使用，亦可复合运用，根据患者的病情，在病变局部和腧穴上采用不同手法进行按摩，手法要求持久、有力、均匀、柔和、渗透。一般每日或隔日1次，每次10～40分钟，10～15次为1个疗程，每疗程间隔2～3日。

表10－8　常用穴位按摩法

按摩手法		操作方法
点法：用指端或屈曲的指间关节着力于施术部位，持续地进行点压	拇指端点法（图10－34）	手握空拳，拇指伸直并紧靠于食指中节，以拇指端或螺纹面着力于施术部位。前臂与拇指主动发力，进行持续点压。亦可采用拇指按法的手法形态，用拇指端进行持续点压
	屈拇指点法（图10－35）	屈拇指，以拇指指间关节桡侧着力于施术部位，拇指端抵于食指中节桡侧缘以助力。前臂与拇指主动施力，进行持续点压
	屈食指点法（图10－36）	屈食指，其他手指相握，以食指第一指间关节突起部着力于施术部位，拇指末节尺侧缘紧压食指指甲部以助力。前臂与食指主动施力，进行持续点压
	肘点法（图10－37）	屈肘，以尺骨鹰嘴突起部着力于施术部位，进行持续点压
按法：以指、掌着力，有节律地按压施术部位。常与揉法结合组成“按揉”复合手法	指按法（图10－38）	以拇指螺纹面着力于施术部位，余四指张开，置于相应位置以支撑助力，腕关节屈曲40°～60°。拇指主动用力，垂直向下按压。当按压力达到所需的力度后，要稍停片刻，即所谓的“按而留之”，然后松劲撤力，再做重复按压，使按压动作既平稳又有节奏性
	掌按法（图10－39）	以单手或双手掌面置于施术部位，以肩关节为支点，利用身体上半部的重量通过上臂、前臂及腕关节传至手掌部，垂直向下按压，施力原则同指按法
揉法：以手掌的大小鱼际、掌根部或指端螺纹面吸定施术部位，做回旋揉动	大鱼际揉法（图10－40）	沉肩、垂肘，腕关节放松，呈微曲或水平状。以肘关节为支点，前臂做主动运动，带动腕关节摆动，使大鱼际在治疗部位上做轻缓柔和的上下、左右或轻度的环旋揉动，并带动该处的皮下组织一起运动
	掌根揉法（图10－41）	肘关节微屈，腕关节放松并略背伸，手指自然弯曲，以掌根部附着于施术部位，以肘关节为支点，前臂做主动运动，带动腕、手掌及前臂做小幅度的回旋揉动，并带动该处皮肤和皮下组织一起运动
	指揉法（图10－42）	以指端螺纹面置于施术部位，余四指置于其相对或合适的位置以助力，腕关节微屈，以腕关节为支点，使手指螺纹面在施术部位上做旋转揉动，并带动皮肤和皮下组织
摩法：以指或掌着力于施术部位，以腕关节连同前臂做有规律的环形或直线往返摩动	指摩法（图10－43）	指掌部自然伸直，食指揉法指、中指、无名指和小指并拢，腕关节略屈。以食指中指、无名指和小指指面附着于施术部位，以肘关节为支点，前臂主动运动，使指面随同腕关节做环形或直线往返摩动
	掌摩法（图10－44）	手掌自然伸直，腕关节略背伸，将手掌平放于体表施术部位上。其操作过程同指摩法
推法：以指、掌或肘部着力于施术部位，做单方向的直线推动	指推法（图10－45）	以拇指指端着力于施术部位，其余四指置于对侧或相应的位置以固定助力，腕关节略屈并偏向尺侧，拇指及腕臂部主动施力，向其食指方向呈短距离、单向直线推进
	掌推法（图10－46）	以掌根部着力于施术部位，腕关节略背伸，肘关节伸直。以肩关节为支点，上臂部主动施力，通过肘、前臂、腕，使掌根部向前方做单方向直线推进
	肘推法（图10－47）	屈肘，以肘关节尺骨鹰嘴突起部着力于施术部位，另一侧手臂抬起，以掌部扶握施术手之拳面，以固定助力。以肩关节为支点，上臂部主动施力，做较缓慢的单方向直线推进

续表

按摩手法	操作方法
拿法：用拇指和其余手指相对用力，提捏或揉捏施术部位。拿法有“捏而提起谓之拿”的说法。拿法可单手操作，亦可双手同时操作。根据拇指与其他手指配合数量的多寡，有三指拿法、五指拿法等（图10－48）	用拇指和其余手指的指面着力，不能用指端内扣。捏提中宜含有揉动之力，实则拿法为一复合手法，含捏、提、揉3种手法。腕部要放松，使动作柔和灵活，连绵不断，且富有节奏感
拍法：用虚掌拍打施术部位。可单手操作，亦可双手同时操作	五指并拢，指关节微曲，使掌心空虚，腕关节放松，前臂主动运动，带动腕关节平稳而有节奏地拍击施术部位。切忌用暴力打击，以免造成不必要的损伤
一指禅推法：以拇指指端或螺纹面着力，通过腕部的往返摆动带动拇指做屈伸往返运动，使所产生的功力通过拇指持续不断地作用于施术部位（图10－49）	拇指自然伸直，余指的掌指关节和指间关节自然屈曲，以拇指指端或螺纹面着力于体表施术部位或穴位上。沉肩，垂肘，悬腕，掌虚指实，前臂主动运动，带动腕关节有节律地快速左右摆动，每分钟120～160次，但拇指端或螺纹面在施术部位或穴位上移动较慢

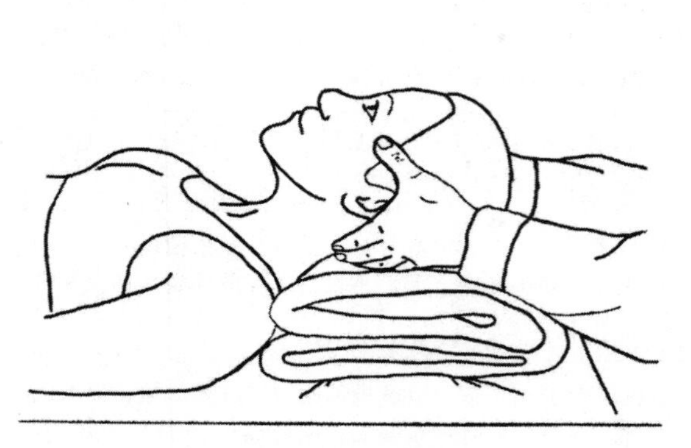

图10－34　拇指端点法

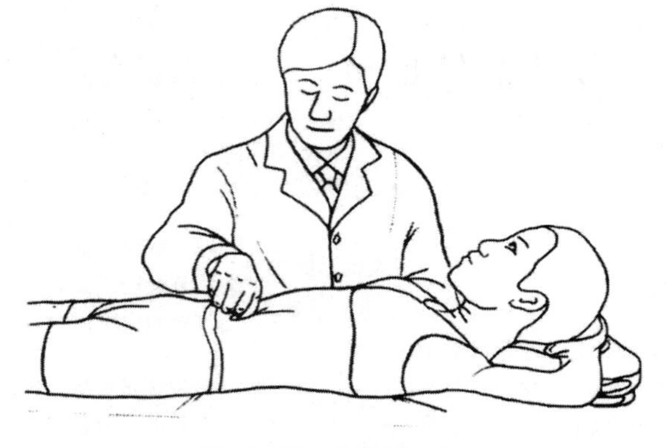

图10－35　屈拇指点法

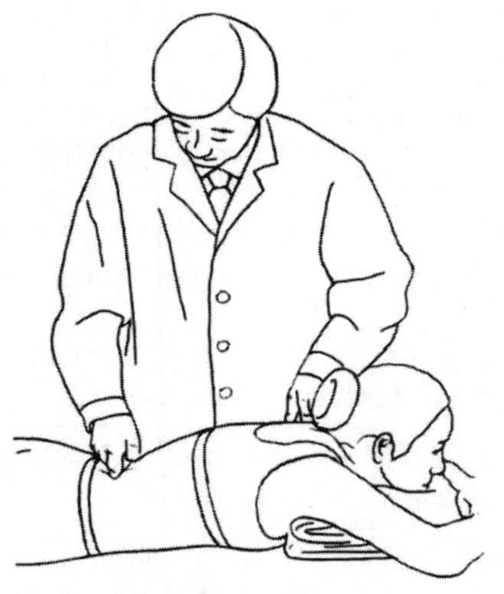

图10－36　屈食指点法

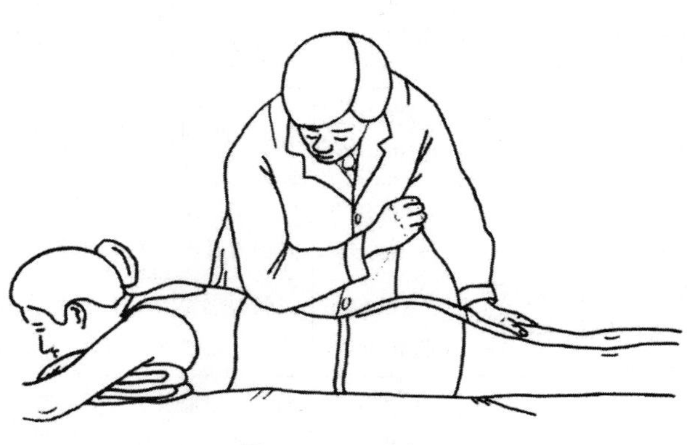

图10－37　肘点法

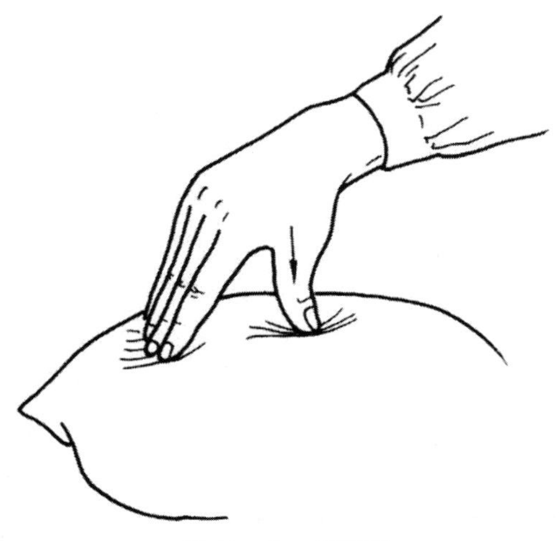

图 10－38　指按法

图 10－39　掌按法

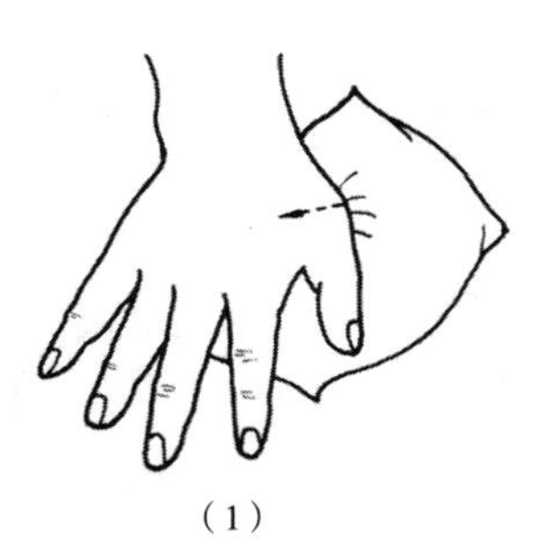

（1）

（2）

图 10－40　大鱼际揉法

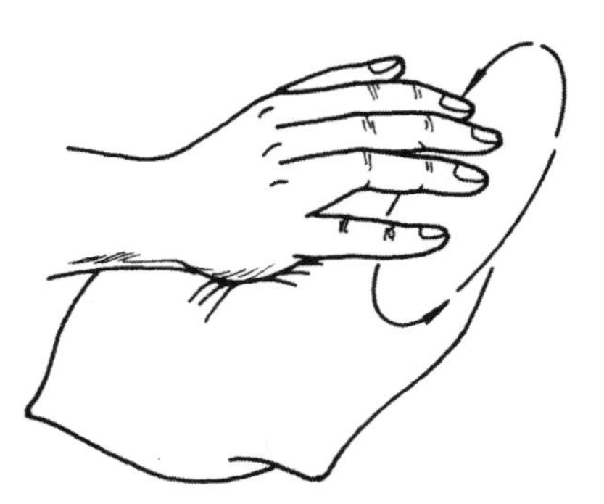

图 10－41　掌根揉法

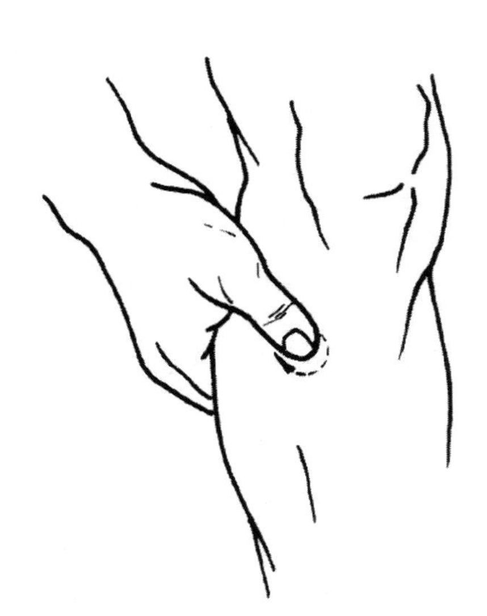

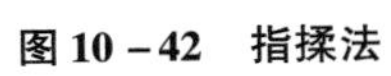

图 10－42　指揉法

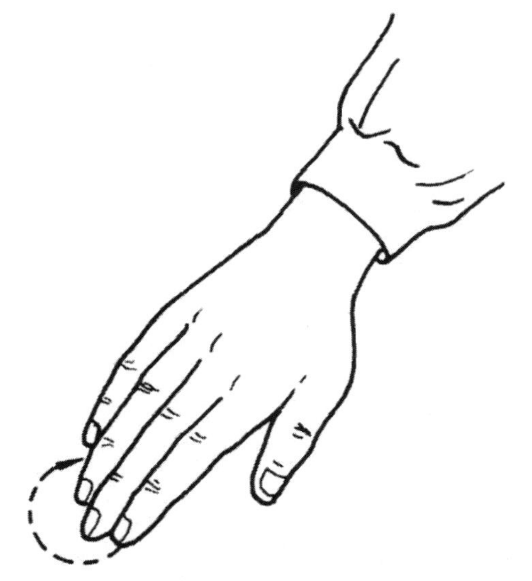

图 10－43　指摩法

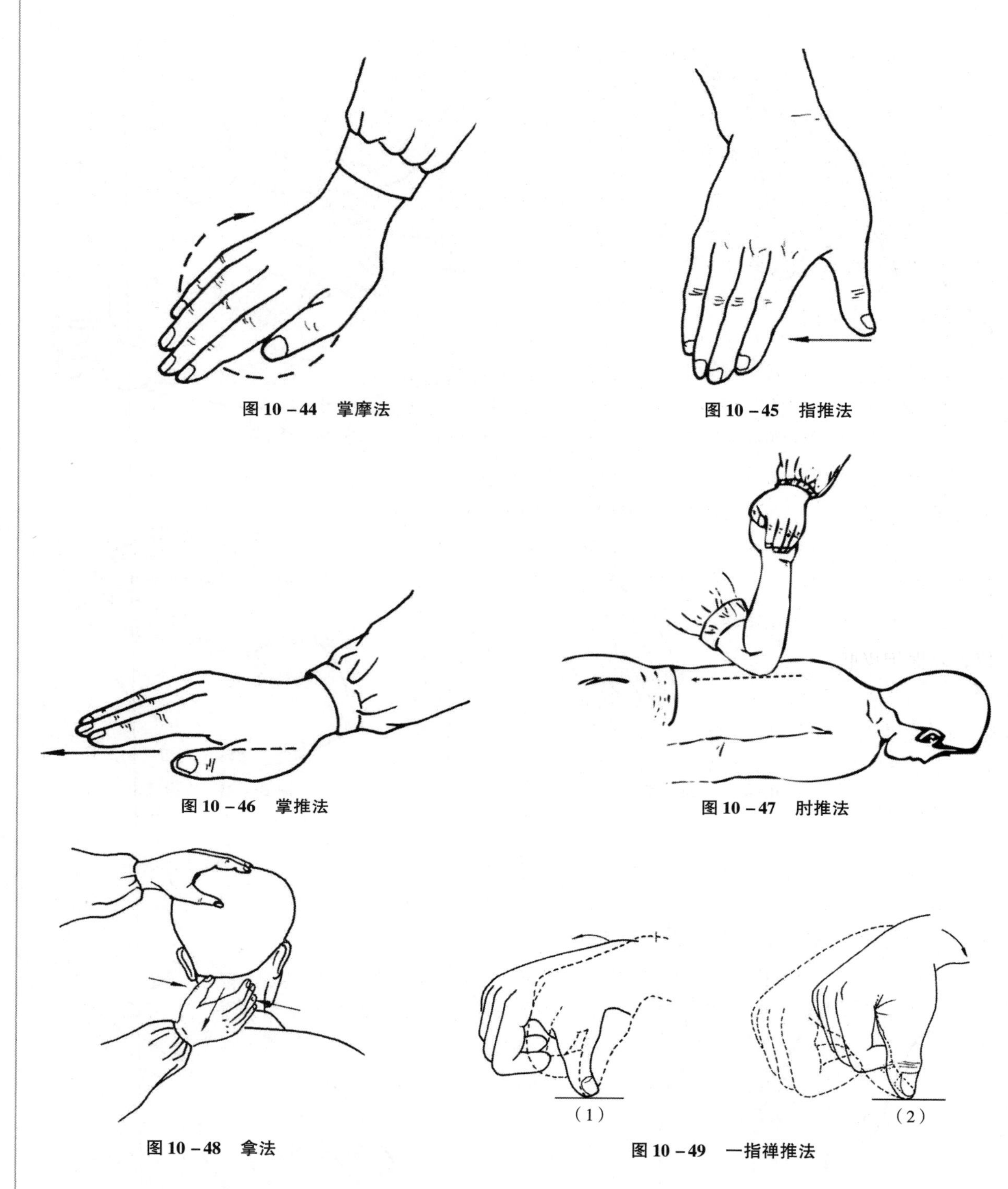

图 10－44 掌摩法

图 10－45 指推法

图 10－46 掌推法

图 10－47 肘推法

图 10－48 拿法

图 10－49 一指禅推法

二、适应证

适用于内、外、妇、儿、骨伤、五官、康复等各科的多种疾病，如头痛、肩颈痛、腰腿痛、痛经、失眠多梦、消化不良、呕吐、便秘等。此外，还可用于亚健康状态，亦有减肥、美容及保健作用。

三、禁忌证

1. 结核病、肝炎等急性传染病者，不宜穴位按摩。

2. 丹毒、脓肿、骨髓炎、化脓性关节炎、脓毒血症等感染性疾病者，不宜穴位按摩。

3. 急性脊柱损伤、各种骨折、骨质疏松、骨结核者，不宜穴位按摩。

4. 有出血倾向的疾病，如白血病、血小板减少症、过敏性紫癜、血友病等，不宜穴位按摩。

5. 重度神经质、全身抽搐痉挛、狂躁不安、不合作者，不宜穴位按摩。

6. 皮肤过敏、破损、烧伤、烫伤、溃疡性皮炎、湿疹等皮肤病变部位处，不宜穴位按摩。

7. 使用叩击法时，有严重心血管疾病禁用、心脏搭桥患者慎用。

8. 妊娠期腰、腹部禁用拍法、击法、按法等，经期腰腹部慎用。

四、注意事项

1. 病室内空气流通，温度适宜，注意保暖，保护患者隐私。

2. 护士操作前应修剪指甲，洗净双手，以防损伤患者皮肤。

3. 取穴严格遵照医嘱。根据按摩部位和使用手法的不同，选择不同体位，使患者舒适。

4. 操作时用力要适度、均匀、柔和，禁用暴力、相反力，以防组织受损。初次接受治疗的患者手法可适当轻些。腰、腹部按揉时，应嘱患者先排尿。

5. 操作顺序一般为自上而下、从前到后、由浅入深、循序渐进，并可依据病情适当调整。手法强度应遵循先轻后重、由重转轻进而结束的原则。局部治疗，按手法的主次进行。

6. 除少数直接接触皮肤的手法（如推法）外，其他手法治疗时，应将治疗巾覆盖于施术部位，以保护皮肤。

7. 按摩过程中密切观察病情，如患者出现头晕、目眩、恶心、自汗等不适，应及时调整手法或停止操作，做好相应处理，以防发生意外。

8. 按摩时间一般宜在饭后 1～2 小时进行。

五、临床应用

1. 案例导入　患者李某，男，61 岁。主诉发现肺恶性肿瘤 3 年余。患者 3 年前体检查胸部 CT，报告示：左肺下叶结节，考虑癌可能性大，请结合临床病理。1 年前全麻下行“VATS 左肺下叶切除术 + 纵隔淋巴结清扫术”，病理示：左下肺叶，大小 15cm × 9cm × 3.5cm；周围型腺癌。患者现化疗联合靶向治疗中：贝伐珠单抗 + 培美曲塞。门诊化疗后出现持续性恶心呕吐，自服药物治疗未见明显好转。后入院治疗，刻下：患者生命体征正常，面白无华、乏力、恶心、呕吐，无视物旋转，二便尚可。舌淡，苔白，脉细。中医诊断：肺癌（气血亏虚）；西医诊断：（左）肺下叶恶性肿瘤（术后腺癌）。遵医嘱予药物治疗，穴位按摩治疗。

2. 辨证及治疗分析

（1）*辨证与护治原则*　癌症患者素体亏虚，化疗导致患者出现不良反应，其中恶心、呕吐尤为常见。患者面白无华、乏力、舌淡、苔白、脉细，提示气血亏虚。恶心、呕吐，病位在胃，邪气犯胃，胃失和降，气逆于上，而发生恶心、呕吐、食欲不振等。二便尚可，提示脾胃运化及大肠传导功能尚可。治宜培土，固补气血生化之源，疏通经气，调和气血，补脾胃之气。

（2）*选穴思路*　①局部取穴、辨证取穴：中脘，中脘为胃之募穴、八会穴之腑会，有和胃健脾、消食导滞、降逆利水之效，按摩中脘，可补脾胃之气，使气血生化有源。②循经取穴：足三里，足三里为足阳明胃经合穴，胃之下合穴，主治脾胃病，有调和气血、降逆止呕的作用，且足三里为补虚要穴，按摩足三里，可改善患者脾胃气虚的症状，达到健脾和胃、降逆止呕及强壮保健之效。③对症选穴：内关、合谷，内关通阴维，络三焦，为治疗恶心、呕吐的经验穴，通过按

压内关，可使三焦气机通畅、胃气下降；合谷为手阳明经原穴，具有理气、行血、调气、和胃、通腑的作用，按摩合谷可调整手阳明大肠经气运行，以泄阳明大肠腑气，腑气通则胃气降，气不上逆则恶心呕吐止。

选穴位置图，见图10－50。

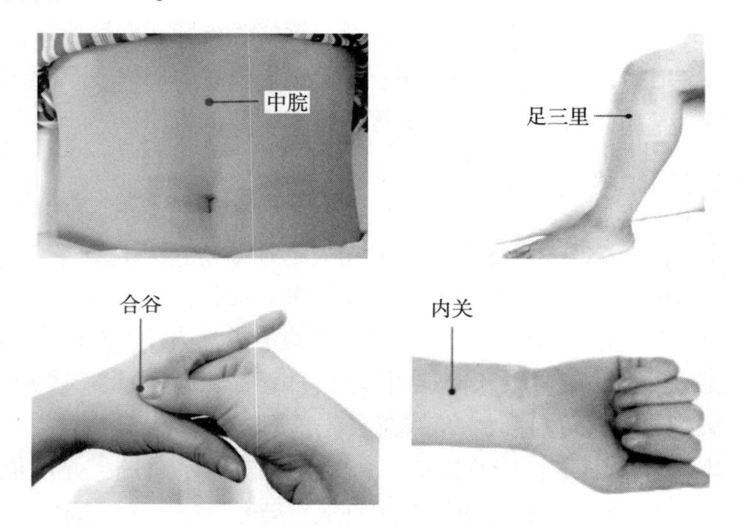

图10－50 选穴位置图

3. 操作步骤 标注“★”均为本操作关键步骤，如操作失误，均视为本项操作不合格。

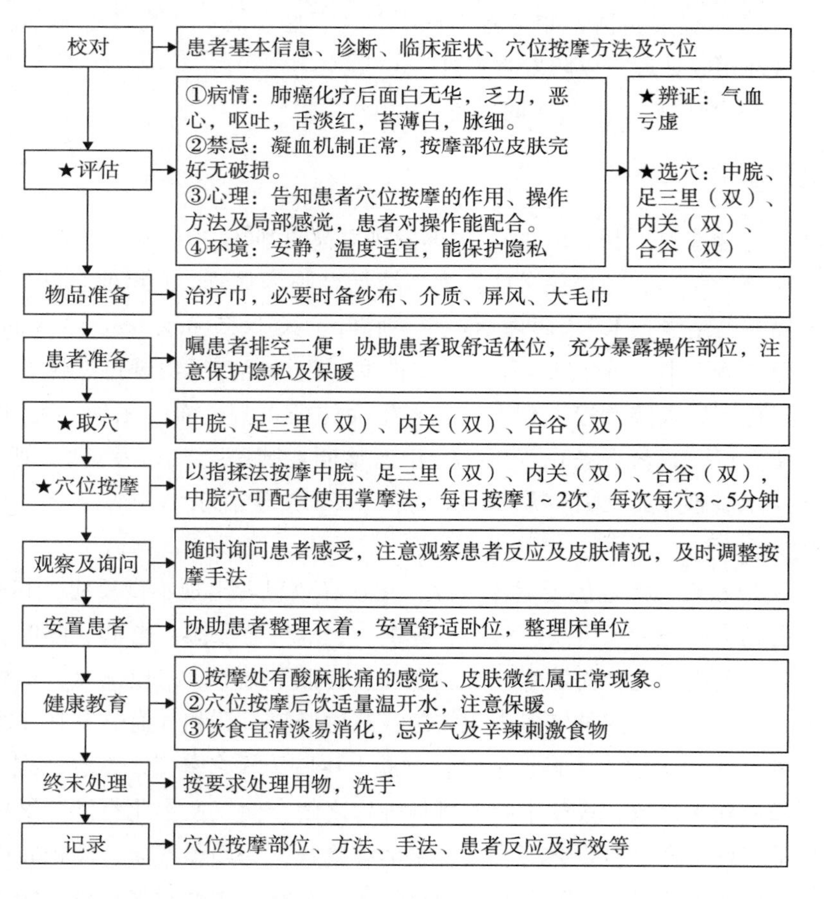

4. 疗效评价 患者穴位按摩后，按摩部位出现潮红、皮肤微热，并有酸、麻、胀、痛等感

觉，患者自觉舒适，症状改善。1个疗程后，患者恶心、呕吐好转明显，食欲增加。

第六节　熏洗法

一、概述

（一）概念

熏洗法是将通过中医四诊合参辨证所选用的中药煎煮后，先用其蒸汽熏疗，待药液温度适宜后，再用其药液浸浴或淋洗全身或患处局部，从而达到温经通络、散瘀止痛、疏风解表、祛风除湿、清热解毒、杀虫止痒、调和脏腑功能的一种方法。

（二）分类

熏洗法一般分为全身熏洗法及局部熏洗法，局部熏洗法又包括面部熏蒸法、眼部熏洗法、肢体熏洗法和坐浴法，见表10-9。

表10-9　熏洗法分类表

类别		操作过程	适应证	时间
局部熏洗法	面部熏蒸法	将煎好的中药液加入熏蒸治疗仪，旋紧加药盖，进行预热至出现喷雾，设置熏蒸时间及功率，根据患者的耐受程度，调节熏蒸仪喷雾喷头，对准熏蒸部位，距离面部30~40cm	周围性面瘫、痤疮、面肌痉挛等	20~30分钟
	眼部熏洗法	将煎好的药液倒入治疗器，盖上带孔的多层纱布，患者取端坐姿势，头部向前倾，将患眼贴至带孔的纱布上熏疗。待药液温度适宜时，用镊子夹取纱布蘸药液淋洗眼部，稍凉即换	急性结膜炎、睑缘炎、巩膜炎等	15~30分钟
	四肢熏洗法	将煎煮好的药液倒入盆中，将患肢架于盆上，用浴巾围盖住患肢及盆，使药液蒸汽熏蒸患肢。待药液温度适宜时，用镊子夹取纱布蘸药液淋洗患肢，当药液偏凉时，应及时添加热药液	肩周炎、膝关节炎、皮肤病等	10分钟为宜
	坐浴法	将煎好的中药液倒入盆内，放在坐浴架上，患者暴露臀部，坐在坐浴架上熏蒸。待药液温度适宜时，让患者将臀部坐于盆内浸泡，当药液偏凉时，应及时添加热药液	肛肠疾患、妇科疾患、男科疾患等	20~30分钟
全身熏洗法		将煎好的中药液2000~2500mL倒入熏蒸床舱内，同时加适量开水，熏蒸床床面有设置完善的熏蒸孔，患者平卧于熏蒸床上，上面盖好弧形外壳，勿使热气外泄，露出头面部。借药物蒸汽进行熏疗。当药液温度继续下降时，应调节熏蒸床温度控制仪，使药液温度始终保持在38~41℃。也可待药液温度适宜时，让患者将躯体及四肢浸泡于药液中	颈肩腰腿痛、广泛性皮肤病、慢性疲劳合征、亚健康人群等，亦可用于减肥	不宜超过40分钟

二、适应证

1. 疼痛性疾病　颈椎病、腰椎病、骨性关节炎、软组织损伤、跌打损伤、关节肿痛等。

2. 皮肤疾病　皮肤疮疡、湿疹、丹毒、手足癣、瘙痒症、痤疮、头疮、斑秃等。

3. 神经系统疾病　脑血管病后关节挛缩、脑血管病后感觉障碍、中枢性面瘫、周围性面瘫、中枢性偏瘫、外伤后截瘫、运动神经元疾病等。

4. 呼吸系统疾病 感冒、咳嗽、哮喘、肺痈等。

5. 妇科疾病 闭经、痛经、阴部痛痒、外阴溃疡、带下病、外阴白斑、阴肿、阴疮、宫颈糜烂、盆腔炎、子宫脱垂、会阴部手术等。

6. 五官科疾病 睑缘炎、巩膜炎、泪囊炎、鼻衄、鼻窦炎、唇炎、耳疮等。

7. 肛肠科疾病 痔疮、肛裂、肛周脓肿、痔切除或瘘管手术后等。

8. 其他 骨折恢复期、慢性疲劳综合征、亚健康人群等。

三、禁忌证

1. 昏迷、急性传染性疾病、严重心脑血管疾病、恶性肿瘤、呼吸困难及有出血倾向者，不宜熏洗。

2. 过饱、过饥、大汗及过度疲劳者，不宜熏洗。

3. 温度感觉障碍及对中药过敏者，不宜熏洗。

4. 开放性伤口、有大范围感染性病灶并已化脓破溃者，不宜熏洗。

5. 眼部肿瘤、眼出血、急性结膜炎等，不宜用眼部熏洗法。

6. 女性月经期和妊娠期，禁用坐浴法。

7. 过饱、过饥、大汗及过度疲劳者，不宜全身熏洗。

四、注意事项

1. 患者进餐前后半小时内不宜熏洗。

2. 所用物品需清洁消毒，用具一人一份一消毒，避免交叉感染。

3. 使用熏蒸机前应先检查机器的性能、有无漏电现象，以防发生意外。

4. 头面部及某些敏感部位，不宜选用刺激性太强的药物，必要时眼部戴眼罩。

5. 暴露部位注意保暖及遮挡，注意保护患者隐私。

6. 熏蒸时以温热、舒适为宜，不可烫伤及损伤皮肤为度。一般以 50 ~ 70℃为宜，年老体弱者、儿童及反应较差者不宜超过 50℃；浸泡时一般以 38 ~ 41℃为宜。

7. 局部有伤口者，按无菌操作进行；包扎部位熏洗时，应揭去敷料，熏洗完毕，更换消毒敷料后重新包扎。

8. 熏蒸过程中及时询问患者感受，观察局部皮肤情况，如出现丘疹、发痒、局部肿胀等现象，或患者自觉灼热不能耐受，立即停止熏蒸，应及时与医生联系，调整治疗方案。对儿童、年老体弱和肢体活动不利者，应协助熏洗并严密观察。

9. 下肢熏洗时防止摔倒等意外的发生。全身熏洗前适量饮水，以防汗出过度而虚脱，时间不宜超过 40 分钟，如患者出现心慌、气促、面色赤热或苍白、出大汗等情况，应立即停止该操作，并做相应的对症处理。

10. 熏洗后宜静卧休息半小时。

11. 做好对突发事件的防范应急预案，如晕厥、烫伤、虚脱、过敏、心脑血管疾病等情况。

五、临床应用

1. 案例导入 患者张某，女，50 岁。以“右侧眼睑闭合不全，口角歪向左侧 3 天”为主诉入院。患者于 3 天前劳累后夜间受风，晨起刷牙时发现右侧口角漏水，未予重视，上午渐出现右侧眼睑闭合不全，右侧额纹消失，口角歪向左侧，右侧鼻唇沟变浅，右侧口角鼓腮漏气，自觉右耳后憋胀疼痛，无发热，无头痛，无四肢无力，无味觉减退，无耳周疱疹等，经休息 1 天未见好转，就诊于当地三甲综合医院行头颅 MRI 未见明显异常，诊断为“面神经炎（右侧）”，遵医嘱给予口服甲钴胺片 0.5mg，每日 3 次，维生素 B_1 片 10mg，每日 3 次，醋酸泼尼松片 30mg，每日 1 次（患者未服用）；建议其寻求中医针灸治疗，故就诊我院，症状如上，舌脉见：舌质淡红，苔白腻，脉浮弦滑。中医诊断：面瘫（风痰阻络）；西医诊断：面神经炎（右侧）。处以：①普通针刺，TDP 照射。②中药口服，主以疏风解表，兼化痰通络。患者为面神经炎症期，经治疗 4 天后耳后疼痛消失，面部症状改善不明显，患者惧怕针灸，故停止普通针刺，予以面部熏蒸疗法。

2. 辨证及治疗分析

（1）辨证与护治原则　患者劳累后夜间受风，为正气耗伤，不能御外，风邪侵袭，阻滞经络，故见“右侧眼睑闭合不全，口角歪向左侧”；舌淡红，苔白腻，脉浮弦滑，说明体内有痰，治宜疏风解表，兼化痰通络。

（2）中药处方分析　处方：桂枝 15g，赤芍 15g，生姜 10g，防风 10g，羌活 15g，秦艽 20g，独活 10g，川芎 12g，白芷 20g，细辛 9g，茯苓 15g，半夏 9g，陈皮 10g，全蝎 10g，鸡血藤 30g，白附子 10g，僵蚕 12g，丝瓜络 20g，炙甘草 10g。3 剂，煎汤熏蒸右侧面部，每日 1 次。全方以大秦艽汤祛风解表，桂枝汤调和营卫，二陈汤合牵正散祛风化痰，结合鸡血藤、白芷、丝瓜络等通经活络。

3. 操作步骤　标注“★”均为本操作关键步骤，如操作失误，均视为本项操作不合格。

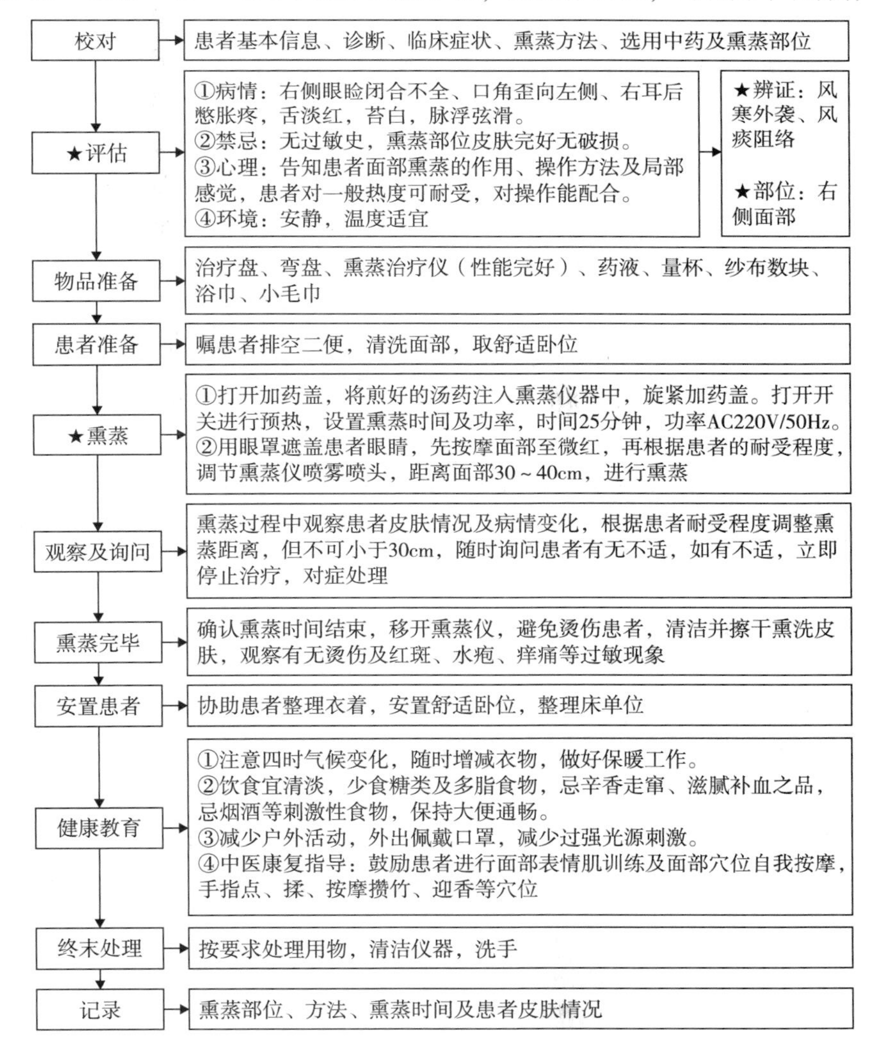

4. 疗效评价 经面部熏蒸治疗12次，每次熏洗25分钟，患者面部肌肉功能基本恢复正常。

第七节 敷贴法

一、概述

（一）概念

敷贴法，又叫外敷疗法，常用新鲜中药切碎、捣烂，或将中药研成细末，加适量赋形剂调成糊状（或制成固定剂型的药物贴）后敷贴于患处或穴位，通过刺激局部或穴位，激发经气，达到通经活络、清热解毒、活血化瘀、消肿止痛、行气消痞、扶正强身等作用的一种方法。

（二）赋形剂

根据疾病的性质与阶段的不同，可采用蜂蜜、饴糖，酒、醋、植物油、凡士林、葱汁、姜汁、蒜汁、菊花汁、银花露、丝瓜汁等作为赋形剂，见表10－10。

表10－10 赋形剂的种类及功效特点

赋形剂的种类	功效特点
蜂蜜或饴糖	作用持久，与皮肤有良好的亲和力，能保持敷药的黏性和湿润度
醋	散瘀解毒，收敛止痛
植物油或凡士林	润滑肌肤
酒	助行药力，温经散寒
葱汁、姜汁、蒜汁	辛香散邪
菊花汁、银花露、丝瓜汁	清热解毒

二、适应证

1. 疼痛性疾病 颈椎病、腰椎病、骨性关节炎、强直性脊柱炎、软组织劳损及急性损伤等。

2. 内科疾病 反复感冒、哮病、喘证、咳嗽、鼻渊、慢性胃炎、慢性肠炎、溃疡性结肠炎、便秘、中风后遗症、手术后脏腑功能失调等。

3. 皮肤疾病 疖、痈、疽、疔疮、流注、烫伤口、肠痈等。

4. 妇科疾病 痛经、月经不调、乳腺增生、慢性盆腔炎等。

5. 儿科疾病 高热、百日咳、咳嗽、腮腺炎等。

6. 其他疾病 鼻炎、鼻窦炎、近视、急性扁桃体炎等。

三、禁忌证

1. 严重心脑血管疾病、血液病、肝肾功能障碍者，以及认知障碍、情感障碍者，不宜敷贴。
2. 对所敷药物过敏者，不宜敷贴。
3. 眼部、唇部、皮肤破溃处，慎用。
4. 年老体弱者、婴幼儿，不宜敷贴。

5. 孕妇的脐部、腹部、腰骶部及某些敏感穴位，如合谷、三阴交、肩井等处慎用。

四、注意事项

1. 评估患者有无过敏史，告知患者，贴敷期间可能产生较淡的中药气味，随时询问患者感受。

2. 敷药摊制的厚薄要均匀，一般以0.2～0.3cm为宜，大小适宜；敷药面积应大于患处，超过肿块1～2cm，且保持一定的湿度。

3. 对初起有脓头或成脓阶段的肿痈，宜中间留空隙，围敷四周，使邪有出路。

4. 敷贴选穴不可选的过多，少选关节或其他活动度较大部位的穴位，以免脱落；贴敷时间6～8小时，可根据病情、年龄、药物、季节调整时间，小儿酌减。

5. 贴敷期间，观察局部及全身情况，若出现皮肤微红为正常现象；敷药后，若出现红疹、瘙痒、水疱等过敏现象时，及时停止使用，并报告医师，对症处理。

6. 贴敷后指导患者保持清洁干燥，避免局部潮湿，防止感染。做好对过敏、晕厥、脱水等不良反应及预防处理的宣教及预案。

五、临床应用

1. 案例导入　患者王某，女，65岁，主诉“间断双膝关节困痛两年余，加重伴右膝关节肿痛4天”。患者两年前劳累及久行后出现双膝关节困痛，无发热，无肿胀，无游走性疼痛，上下楼梯时明显，休息后可缓解。近两年来反复发作，未积极诊治。4天前劳累过度，双膝关节困痛症状加重，伴有右膝关节肿胀，经休息及外敷膏药未能缓解，行双膝关节DR检查示：“双膝关节骨质增生、退行性变”。现患者双膝关节困痛，行走困难，右膝关节略肿胀，自觉受寒加重，得热减轻，静卧休息无明显好转，面色正常，口干不渴，大小便正常，舌淡红，苔薄白，脉沉弱。查体：患者生命体征正常，双膝关节未负重时活动尚可，右膝关节屈曲110°，内外侧副韧带压痛（+），抽屉试验（－），浮髌试验（+－），研磨试验（+），左膝关节屈曲120°，内外侧副韧带压痛（+），抽屉试验（－），浮髌试验（－），研磨试验（+），四肢肌力、肌张力正常，病理征（－）。入院中医诊断：膝痹（肝肾亏虚）；西医诊断：双膝关节骨关节炎。遵医嘱给予注射用七叶皂苷钠10mg，加0.9%氯化钠注射液200mL静脉滴注，每日1次，以脱水消炎治疗；给予独活、桑寄生、杜仲、熟地黄、怀牛膝、川芎、炒白芍、桂枝、泽泻、山茱萸、木通等中药泥敷贴治疗。

2. 辨证及治疗分析

（1）*辨证与护治原则*　患者年逾六旬，加之常年劳累，气血津液耗伤，病程日久，“久病及肾”“肾主骨”，肾不足则不能荣养骨髓；“肝主筋”，而“膝为筋之府”，肝不足，不能濡养筋经，则见“双膝关节困痛及右膝关节肿痛”。结合舌淡红，苔薄白，脉沉弱，辨证属“肝肾亏虚”。

（2）*选穴思路*　①局部取穴：阳陵泉、梁丘、曲泉、犊鼻。阳陵泉为筋会，舒筋活络止痛；梁丘为胃经郄穴，阳经郄穴止痛效果佳；曲泉为肝经合穴，可补肝养筋，疏利筋骨，舒筋止痛；犊鼻为近部选穴，亦为阿是穴。②辨证选穴：阴谷、太溪、太冲。阴谷为肾经合穴，太溪为肾经原穴，共奏补肾强骨之功；太冲为肝经原穴，益肝养血，以充养经筋。

选穴位置图，见图10－51。

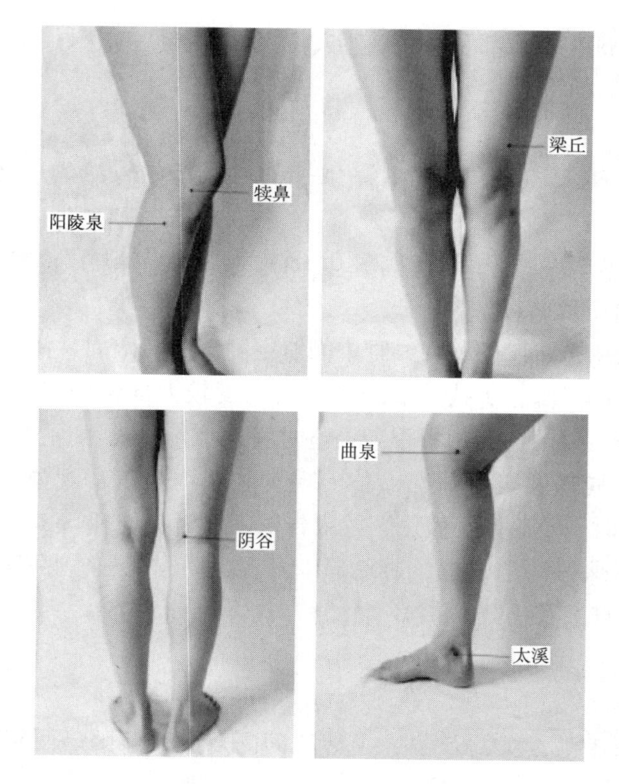

图 10－51　选穴位置图

3. 操作步骤　标注“★”均为本操作关键步骤，如操作失误，均视为本项操作不合格。

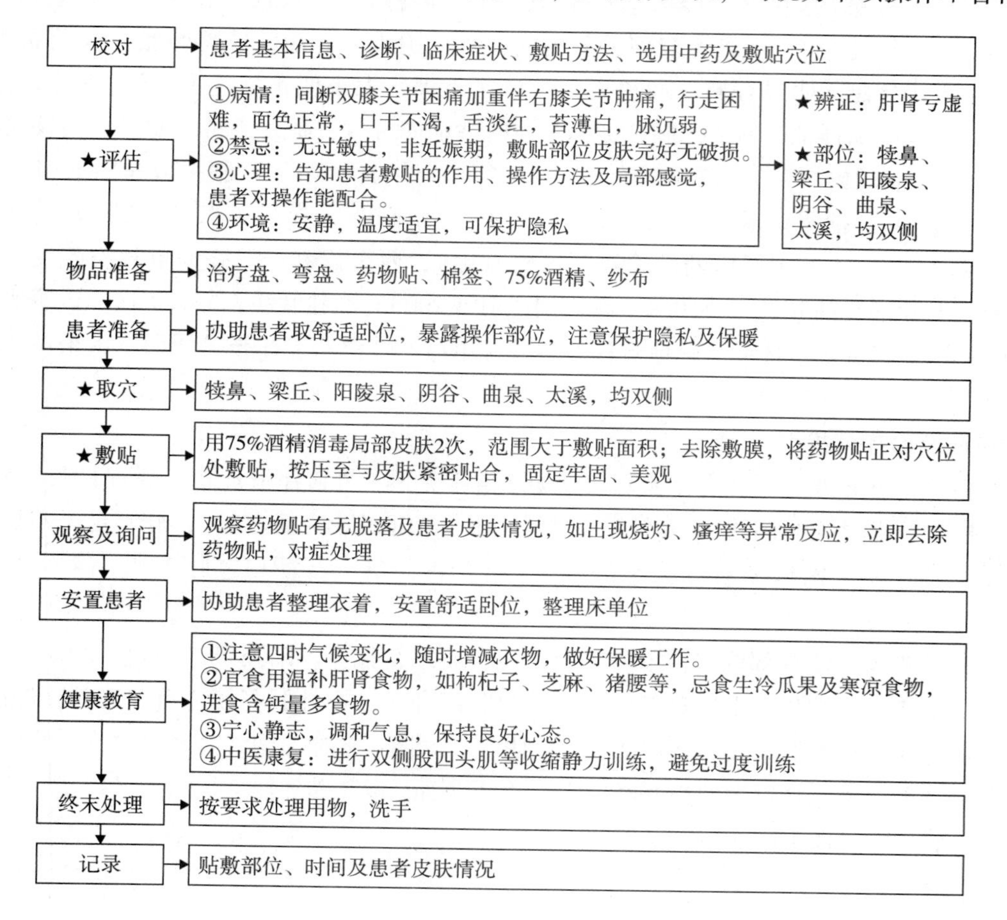

4. 疗效评价　患者经敷贴治疗10次，右膝关节肿胀消失，症状明显改善。

第八节　热熨法

一、概述

（一）概念

热熨法是将水、药物或其他物品加热后，在患病部位或特定腧穴处适时来回移动或回旋运转，利用热力、药物和运动手法的综合作用，达到温经通络、温中散寒、活血行气、消肿止痛等作用的一种方法。

（二）分类

1. 直接熨　将已加热的物体或药物直接放置穴位或患处进行推熨（图10－52）。

2. 间接熨　先将药物置于穴位或患处，再取加热物体放上面推熨（图10－53）。

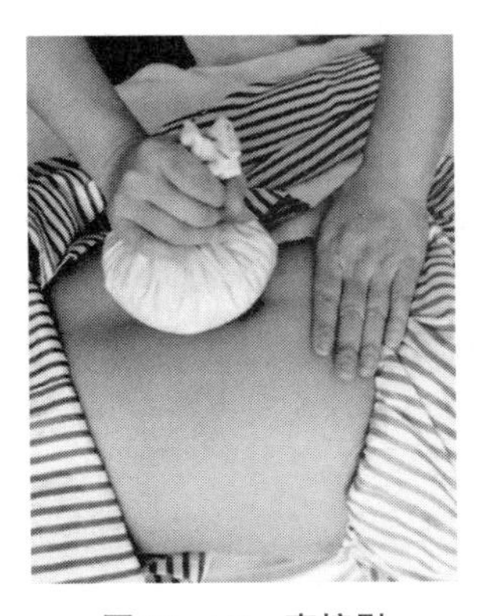

图10－52　直接熨

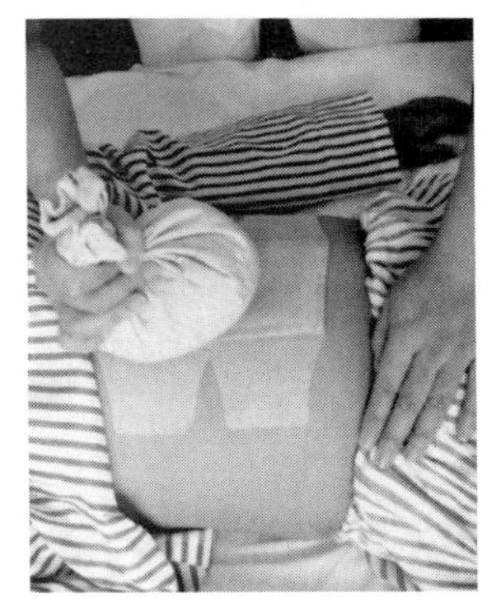

图10－53　间接熨

（三）临床常用热熨法

1. 药熨法　是临床中最常用的方法，熨剂的配伍原则与内服药的配伍原则相同，均应根据患者的病情辨证论治，选择合适的药物配制成剂。一般熨剂大多选取具有温通经脉、散寒祛湿、行气活血、舒筋活络等作用的药物，根据患者的病情，也可酌选辛凉散瘀、清泄热毒之品。熨剂的配制主要有药袋、药饼、药膏三种剂型。

（1）直接熨　将药物加白酒或醋一起放入锅中混匀，文火炒至60～70℃装袋，或装袋放入微波炉用中火加热两分钟，用大毛巾保温（温度维持在50～60℃）。根据病情取合适体位，暴露药熨部位。患处涂一层凡士林，将药袋放到患处或相应腧穴处用力来回推熨，力量要均匀，开始时用力要轻，速度可稍快，随着药袋温度的降低，力量可增大，同时速度减慢。药袋温度过低时，及时更换药袋。每次15～30分钟，每日1～2次。

（2）间接熨　①药饼熨法：将药研为细末，根据病情选取水、酒、醋等制成大小厚薄不等的药饼，放于治疗部位，其上覆布，用热水袋或将盐、沙、麦麸等炒热（温度控制在50～60℃）后，放入布袋中，置于药饼上面推熨，每次15～30分钟，每日1～2次。②药膏熨法：将药物研成细末，加入饴糖、凡士林等赋形剂制成厚薄适度的药膏或成品膏药，于火上烘热，趁热贴于治疗部位；或将药膏涂于治疗部位（膏药贴于治疗部位），再以热水袋或将盐、沙、麦麸等炒热

（温度控制在 50～60℃）后，放入布袋中，置于上面进行推熨。

2. 坎离砂熨法 将坎离砂与陈醋混合，以其湿润为宜，拌匀后装入布袋，待发热备用。局部皮肤涂凡士林，将坎离砂布袋拍成扁平状，外包毛巾来回推熨，以患者可耐受为宜，每次可熨 20～30 分钟，每日 1～2 次，坎离砂可反复使用，每次用时加入陈醋，直至不能发热时再更换。

3. 盐熨法 取粗盐 500～1000g 放入锅内，用旺火爆炒至烫手或微波炉中火加热 2 分钟（温度控制在 60～70℃），倒入稍厚布袋，扎紧袋口，局部皮肤涂一层凡士林，来回推熨，每次可熨 20～30 分钟，每日 1～2 次。温度降低后可更换另一包或重新加热。

4. 葱熨法 取新鲜葱白 500g，捣碎后加入少量盐，放在铁锅中炒热，并趁热放入布袋中，扎紧袋口，在患者的腹部来回推熨。每次可熨 20～30 分钟，每日 1～2 次。

二、适应证

1. 脾胃虚寒引起的胃脘疼痛、腹冷泄泻、寒性呕吐等。
2. 跌打损伤等引起的局部瘀血、肿痛等；扭伤引起的腰背不适、行动不便等。
3. 风湿痹证引起的关节冷痛、麻木、沉重、酸胀等。
4. 癃闭、痉证、痿证等。

三、禁忌证

1. 各种实热证、腹部包块性质不明、不明原因疼痛者，不宜热熨。
2. 麻醉未清醒者、局部感觉障碍者，不宜热熨。
3. 孕妇腹部、腰骶部、身体大血管处、皮肤有破损处或急性软组织损伤、恶性肿瘤患处、有金属移植物等部位，不宜热熨。

四、注意事项

1. 加热过程中要注意安全，炒药时中途加入白酒时要将炒锅离开热源，以免发生危险。
2. 热熨中保持药袋温度，冷却后应及时更换或加热，热熨温度一般在 50～60℃，不宜超过 70℃，老年人、婴幼儿及感觉障碍者，不宜超过 50℃。
3. 热熨过程中要随时观察熨包是否破漏，患者的皮肤是否烫伤、擦伤等。
4. 热熨中若患者感到疼痛或局部皮肤出现红疹、瘙痒、水疱时，立即停止操作，并进行对症处理。
5. 布袋用后清洗消毒备用，以免交叉感染，中药可连续使用 1 周。

五、临床应用

1. 案例导入 患者李某，女，39 岁。主诉：胃脘疼痛 1 月余。患者于 1 月余前因受寒后出现胃脘痛暴作，后经治疗后病情稍好转，但遇寒痛甚，得温痛减，口淡不渴，喜热饮。患者生命体征正常，发育正常，营养中等，神清合作，胃肠镜显示浅表性胃炎。舌淡，苔薄白，脉弦紧。中医诊断：胃痛（寒邪犯胃）；西医诊断：浅表性胃炎。医嘱予中药 1 剂常规服用，吴茱萸和粗盐中药热熨治疗。

2. 辨证及治疗分析

（1）*辨证与护治原则* 患者因受寒后出现胃脘痛暴作，遇寒痛甚，得温痛减，口淡不渴，喜热饮，舌淡，苔薄白，脉弦紧，均属寒邪犯胃之象。治宜温胃散寒，理气止痛。选取吴茱萸和粗盐为主药，吴茱萸具有散寒止痛、降逆止呕的功效，盐加热后不易冷却，可将温热渗透于体内，二者协同起到温经活络、散寒止痛的作用。

（2）选穴思路　①局部取穴：中脘、下脘、神阙，以和胃缓急止痛。②循经取穴：天枢、足三里，以和胃止痛。

选穴位置图，见图 10－54。

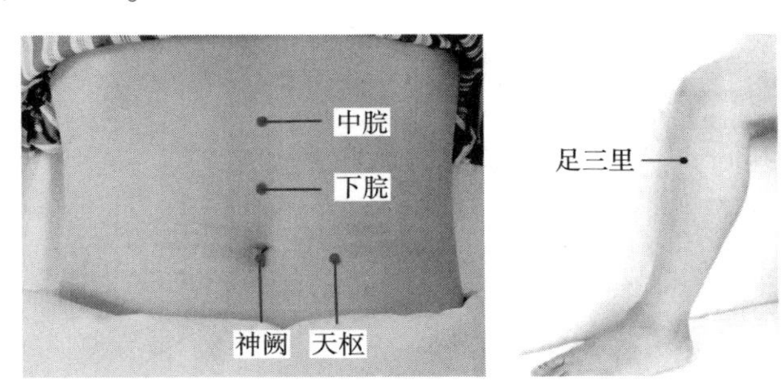

图 10－54　选穴位置图

3. 操作步骤　标注"★"均为本操作关键步骤，如操作失误，均视为本项操作不合格。

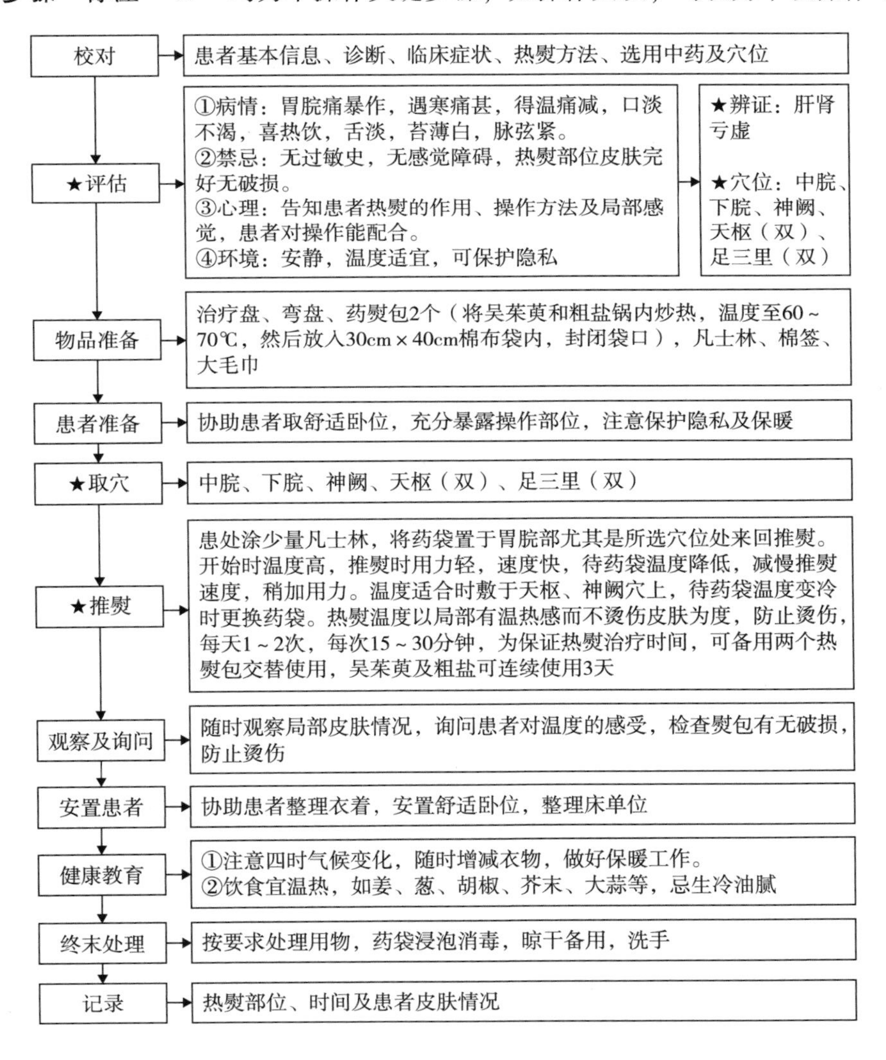

4. 疗效评价　患者经中药热熨治疗 1 天后，胃脘疼痛有所好转，对此项治疗接受度高，患者无烫伤。

第五篇

应用中医护理

第十一章
常见病证的中医护理

第一节　感　冒

感冒是因感受风邪所致的，以鼻塞、流涕、喷嚏、咳嗽、头痛、恶寒、发热、全身不适等为特征的常见外感疾病。本病一年四季均可发生，但以冬春季节多见。相当于西医学的普通感冒、流行性感冒及上呼吸道感染等疾病。

【病因病机】

感冒之病因主要是感受六淫之邪，或非时之邪，或时行疫毒，在人体正气虚弱之时易发。其中六淫之邪，以风邪为主因，兼夹热邪、暑邪、湿邪、燥邪等。感冒的病位主要在肺卫，其病理性质多为表实证，总的病机为邪犯肺卫、卫表不和。本病病位多轻浅，病程短而易愈，少有传变，重症可内舍于心。

【护治原则】

本病护治以解表达邪为原则。护治应因势利导，遵循“其在皮者，汗而发之”的原则。解表时一般忌用补敛之品，以免留邪。

【证候类型、临床表现及治法】

感冒的常见证候类型、临床表现及治法，见表 11 －1。

表 11 －1　感冒证候类型、临床表现及治法

证候名称	症状	舌脉	治法
风寒感冒	恶寒重，发热轻，无汗，头痛，肢节酸痛，鼻塞声重，时流清涕，咽痒咳嗽，痰稀薄色白，口不渴或渴喜热饮	舌质淡润，苔薄白，脉浮或浮紧	辛温解表
风热感冒	身热重，微恶风，汗出不畅，头胀痛，面赤目胀，咳嗽，痰黏或黄，咽燥，口渴欲饮或咽喉乳蛾红肿疼痛，鼻塞，流黄浊涕	舌苔薄白微黄，边尖红，脉象浮数	辛凉解表
暑湿感冒	身热微恶风，汗少，肢体酸重或疼痛，头昏重胀痛，咳嗽痰黏，鼻流浊涕，心烦，口渴，或口中黏腻，渴不多饮，小便短赤，胸闷，脘痞，泛恶，便溏	舌苔薄黄而腻，脉濡数	清暑祛湿解表
气虚感冒	经常感冒，反复不愈。恶寒较甚，发热，无汗，身楚倦怠，咳嗽，咯痰无力	舌苔淡白，脉浮无力	益气解表
阴虚感冒	身热，微恶风寒，少汗，头昏，心烦，口干，干咳少痰	舌红少苔，脉细数	滋阴解表

【主要护理问题】

1. 恶寒，发热。
2. 鼻塞，流涕。

【护理措施】

1. 病情观察

（1）观察患者恶寒、发热、汗出、头身疼痛、舌苔及脉象情况，以辨别感冒的证候。

（2）定时测量体温，做好记录。

（3）观察患者鼻塞、流涕的情况。如鼻涕由稀变稠，由白变黄，为寒郁化热的表现。

（4）观察心律、心率、脉象等变化。若患者出现心慌、胸闷等症状，应及时报告医生，以防继发心悸等变证。

（5）辨证观察。体虚感冒者注意观察发病次数、病程、诱因、体质特征等。

2. 生活起居护理

（1）保证充足的休息，忌过度疲劳。

（2）注意防寒保暖，避免吹对流风，尤其是风寒感冒和气虚感冒。

（3）汗出后及时擦干汗液，更换衣被，以防复感。

（4）恢复期患者可进行适当的体育锻炼，选择太极拳、五禽戏等。

（5）感冒流行季节，保持室内空气清新。每日通风3～4次，每次20～30分钟，必要时应用食醋熏蒸，以空气消毒。

3. 情志护理 给予情志疏导，保持情志舒畅、愉快。

4. 饮食护理

（1）饮食原则及禁忌

1）感冒急性期以清淡、易消化为原则，多进稀粥、烂面条等食物，忌生冷油腻；恢复期可食富营养、易消化的普通饮食。

2）指导患者多饮水。

3）服药期间忌食生冷收涩之品，以免有碍解表发汗。

（2）辨证施食

1）风寒感冒者，可选择生姜红糖茶等疏风散寒之品。

2）风热感冒者，可用鲜芦根煎汤代茶以疏散风热。

3）暑湿感冒者，可用藿香、佩兰泡茶以清暑祛湿。

4）气虚感冒者，可用黄芪大枣粥以补虚益气。

5）阴虚感冒者，可用银耳百合莲子羹以滋阴解表。

5. 用药护理

（1）用药原则

1）感冒类汤药宜武火快煎。

2）服药后应注意观察患者汗出及体温的变化，以遍身微汗、热退、脉静、身凉为佳，中病即止。

（2）辨证施药

1）风寒感冒、气虚感冒者，汤药宜趁热服下，多饮热水或热稀粥以助药力，服后可稍加衣被取汗。

2）风热感冒者，汤药宜温服，高热者应遵医嘱给予退热药。

3）暑湿感冒者头晕、胸闷时，遵医嘱口服藿香正气口服液，以缓解症状。

4）阴虚感冒者，汤药宜浓煎，少量频服，早晚温服。

6. 中医适宜技术

（1）恶寒、发热 可采用刮痧法，主要选取头部、颈肩部、背部、上肢，刮10～20次。

头部　以百会为中心向四周刮拭全头部，用直线轻刮法；头部两侧亦可从太阳穴呈弧形刮至风池穴，用梳刮法。

颈肩部　①刮颈部正中线：沿颈部督脉从哑门刮至大椎，重点刮拭大椎穴，用直线刮法。②刮两侧肩部：由风池经过肩井，刮向肩端，用弧线刮法，风池、肩井穴可加点压按揉法。

背部　沿背部督脉及膀胱经循行线由上至下进行刮拭，用直线刮法。

上肢　主要沿手太阴肺经循行线进行刮拭，用直线刮法。亦可于支沟穴、合谷穴用刮板棱角点压按揉 3～5 次。

辨证取穴　风寒感冒可重点刮大椎、风门，风热感冒可重点刮曲池、外关，暑湿感冒可重点刮孔最、合谷，气虚感冒可重点刮肺俞、气海，阴虚感冒可重点刮肺俞、太溪。

（2）*鼻塞、流涕*　常用穴位按摩法，按揉迎香穴。

1）先用双手食指沿鼻翼两侧按搓 200 次，直到鼻子有发热的感觉。

2）双手食指按摩鼻通穴（即上迎香穴）200 次。

3）双手食指按摩迎香穴 200 次。

第二节　咳　嗽

咳嗽是指外感或内伤导致肺失宣降，肺气上逆作声，出现咳嗽或咳痰为主要表现的病证。有声无痰为咳，有痰无声为嗽，痰声并见为咳嗽。相当于西医学的急慢性支气管炎、支气管扩张、肺炎、上呼吸道感染等疾病。

【病因病机】

咳嗽之病因有外感六淫和内邪干肺两大类，外感咳嗽常因风寒、风热和燥邪等所致；内伤咳嗽分为他脏及肺和肺脏自病两端。本病病位在肺，与肝、脾、肾关系密切。基本病机为邪气犯肺，肺失宣降，肺气上逆。病理因素主要为痰与火。外感咳嗽多属邪实，内伤咳嗽多为正虚与邪实并见。一般而言，外感咳嗽，其病尚浅而易治；内伤咳嗽多为久病，常反复发作，病程长，治疗难取速效，日久迁延，有痰饮、咳喘之变。

【护治原则】

护治咳嗽应分清邪正盛衰和证候虚实。外感咳嗽，以祛邪利肺为主，忌敛涩留邪。内伤咳嗽，标实为主者，当祛邪止咳；本虚为主者，当扶正补虚；虚实夹杂者，当酌情兼顾，防宣散伤正。咳嗽主脏在肺，除直接护治肺脏外，应注意调理肝、脾、肾，忌见咳止咳。

【常见证候类型、临床表现及治法】

咳嗽的常见证候类型、临床表现及治法，见表 11－2。

表 11－2　咳嗽证候类型、临床表现及治法

类别	证候名称	症状	舌脉	治法
外感咳嗽	风寒咳嗽	咳嗽声重有力，咽痒气急，咳痰稀薄色白，常伴鼻塞，流清涕，头痛，肢体酸楚，或见恶寒发热，无汗等表证	舌质淡，苔薄白，脉浮或浮紧	疏风散寒，宣肺止咳
	风热咳嗽	咳嗽频剧，声重气粗或咳声嘶哑，喉燥咽痛，痰黏色白或黄稠，咯吐不爽，常伴鼻流黄涕，口微渴，头痛汗出，肢楚，或有发热，恶风等表证	舌质红，苔薄白或黄，脉浮数或浮滑	疏风清热，宣肺化痰
	风燥咳嗽	干咳，连声作呛，无痰，或痰少而黏难咯，或痰中夹有血丝，伴咽干喉痒，唇鼻干燥，口干，初起或伴鼻塞，头痛，身热等	舌质红干而少津，苔薄白或薄黄，脉浮数	疏风清肺，润燥止咳

续表

类别	证候名称	症状	舌脉	治法
内伤咳嗽	痰湿咳嗽	咳嗽反复发作，咳声重浊，痰多易咯，黏腻或稠厚成块或稀薄，色白或带灰色，晨间或食后咳痰甚，进肥甘食物加重，因痰而嗽，痰出咳平，伴胸闷，脘痞，呕恶，纳差，腹胀，乏力，大便时溏	舌淡胖，苔白腻，脉濡滑	燥湿化痰，理气止咳
	痰热咳嗽	咳嗽气粗，或喉中有痰声，痰多质黏或稠黄，咯吐不爽，或有热腥味，或咯血痰，伴胸胁胀满，咳时引痛，面赤，或有身热，口干而黏欲饮	舌质红，苔薄黄腻，脉滑数	清热化痰，肃肺止咳
	肝火犯肺	气逆咳嗽阵作，咳时面红目赤，烦热咽干，咳引胸痛，可随情绪波动增减，常感痰滞咽喉，量少质黏难咯，或痰如絮条，口干口苦，胸胁胀痛	舌红或舌边红，苔薄黄少津，脉弦数	清肺泻肝，顺气降火
	肺阴亏虚	干咳，咳声短促，痰少黏白，或痰中夹血丝，或声音逐渐嘶哑，伴口干咽燥，或午后潮热，颧红，手足心热，夜寐盗汗，神疲乏力，日渐消瘦	舌质红，少苔，脉细数	养阴清热，润肺止咳

【主要护理问题】

咳嗽、咳痰。

【护理措施】

1. 病情观察

（1）观察咳嗽的时间、节律、性质、声音特点，以及加重因素。

（2）观察并记录痰液的色、质、量、味及咯出情况等。正确留取痰标本并及时送检，取清晨漱口后，咳出的第一口痰为宜。

（3）观察体温、呼吸等生命体征变化，若出现高热不退、呼吸困难、咳痰腥臭、咳血或脓血相间，或出现胸闷喘憋、胸胁引痛、头晕头痛、尿量减少，或出现体温骤降、四肢不温、心慌、悸动不安、汗出、嗜睡等情况，应立即汇报医生，配合抢救。

2. 生活起居护理

（1）保持病室洁净、空气新鲜，定时开窗通风，温度18～22℃，湿度50%～60%，根据病情辨证调节。

（2）避免烟尘、花粉、异味刺激，禁止吸烟。

（3）根据气候变化适当增减衣服，忌直接当风，以防复感。

（4）盗汗者，及时擦干汗液，更换汗湿衣被。

（5）及时清理痰液，每天消毒痰杯。

（6）注意休息，避免劳累。在病情许可的情况下，适当进行散步、呼吸操、太极拳等锻炼。

（7）鼓励患者有效咳痰，先漱口或饮少量水湿润咽部，深吸一口气，屏气1～2秒，再用力咳嗽，将深部的痰咳出；可进行胸部叩击，在肺野进行，从肺下叶开始，避开乳房、心脏、骨突处，叩击力度以患者不感到疼痛为宜，手法以发出空而深的拍击音为度，每次15～20分钟，叩击时可用单层薄布保护，避开纽扣或拉链，防止皮肤发红或破损；可进行体位引流，指导患者取合适体位，使病变部位处于高位，引流支气管开口向下，间歇做深呼吸后用力将痰咳出，同时轻拍两侧背部，于饭前进行，每日1～3次，每次约15分钟，引流后清洁口腔分泌物。痰黏难咳时，协助患者取半卧位，定时翻身，或用空心掌自下而上、由外向内轻叩患者背部；严重咯痰不畅，有窒息危险时，予以吸痰或气管切开；病重痰多者宜侧卧，定时更换体位；年老体弱排痰无

力者，若痰液已在咽部，可用吸引器引出。

3. 情志护理　肝火犯肺型咳嗽与情志密切相关，肝属木，肺属金，又称木火刑金，应给予情志疏导，保持情志舒畅。

4. 饮食护理

（1）饮食原则及禁忌

1）以清淡、易消化、富营养为原则。

2）多食新鲜果蔬。

3）鼓励患者多饮水。

4）忌肥甘厚味、辛辣刺激、粗糙之品，戒烟酒。

（2）辨证施食

1）风寒咳嗽者，可用葱白、生姜、大蒜、紫苏叶煎水或煮粥，以辛温散寒止咳。

2）风热咳嗽者，可用桑菊饮、枇杷叶粥，以疏风清热，宣肺止咳。

3）风燥咳嗽者，可用冰糖蒸梨、川贝蒸雪梨、蜜蒸香蕉、蜜蒸百合、百合银耳羹，以滋阴润燥止咳。

4）痰湿咳嗽者，可用薏苡仁、白扁豆、陈皮、莱菔子，以健脾燥湿，化痰止咳。

5）痰热咳嗽者，可用丝瓜、鲜芦根、枇杷叶、海带、冬瓜、雪羹汤，以清热化痰止咳。

6）肝火犯肺者，可用菊花、决明子，以清肝泻火，化痰止咳。

5. 用药护理

（1）用药原则

1）祛痰止咳口服药宜空腹服，服药后不要立即饮水，并观察咳嗽、咳痰情况。

2）咳嗽剧烈时可即刻给药。

3）多数祛痰药对黏膜有刺激性，有消化道溃疡者慎用。

4）咳嗽痰多忌用敛肺、收涩的镇咳药，切勿见咳止咳，内伤忌用宣肺散邪之法。

（2）辨证施药

1）风寒袭肺者，汤药不宜久煎，宜温服，服药后略加衣被，使微微汗出，热退后更衣，忌汗出当风。

2）风热犯肺者，汤药宜温服，药后观察汗出和体温情况，以微汗、热退、脉静、身凉为佳。

3）风燥伤肺者，桑杏汤宜偏凉服，杏苏散宜偏温服，服后卧床休息片刻。

4）痰热郁肺者，汤药宜偏凉服。

5）肺阴亏耗者，汤药宜少量多次频服。

6. 中医适宜技术

咳嗽、咳痰　可采用铜砭刮痧法、平衡火罐法、艾灸法、穴位贴敷法、足浴法。

（1）铜砭刮痧法　适用于风热咳嗽、痰热咳嗽、痰湿咳嗽、肝火犯肺咳嗽。

方法　①首开四穴大椎、大杼、膏肓、神堂。②刮拭背部督脉，大椎至至阳穴；刮拭左侧背部膀胱经，大杼至肺俞穴，同法刮右侧；刮拭任脉天突至膻中穴；刮拭肺经云门至少商穴。③重点刮拭肺俞、中府穴，以刮透为度。

辨证刮痧　风热咳嗽者重刮大椎穴、列缺穴；痰湿者重刮脾俞穴、丰隆穴；痰热者在痰湿基础上重刮尺泽穴、合谷穴；肝火犯肺者加刮肝俞穴、太冲穴、行间穴。

（2）平衡火拔罐法　适用于风寒咳嗽、痰湿咳嗽。

方法　背部涂刮痧油或凡士林。天突穴闪罐至皮肤潮红，背部膀胱经大杼至肾俞穴，按照左升右降原则，循经闪罐三个来回，再将温热的罐底吸附在皮肤上，做回旋揉动，沿督脉、膀胱经走向揉背部3次。闪火法拔1个罐，沿督脉、膀胱经，先中间后两边，直线往返，推罐3个来回，以皮肤起红晕为度。再手持罐体，沿两侧膀胱经自上向下波浪形抖罐3次，频率约120次/分钟，最后留罐5分钟。

辨证拔罐　风寒者在大椎、大杼、风门、肺俞穴留罐；痰湿者在脾俞、肺俞、天突、丰隆穴留罐。

（3）艾灸　可选用艾条灸、隔姜灸、督灸法，适用于风寒袭肺、脾胃虚寒易咳嗽者。

方法　①艾条灸：取穴大椎、风门、脾俞、肺俞、天突穴，手持艾条，距离穴位皮肤2～3cm，行温和灸，每穴3～5分钟，每日1次。②隔姜灸：准备直径2～3cm，厚度0.2～0.3cm的姜片数片，中间以针刺数孔，将姜片敷贴在大椎、风门、脾俞、肺俞穴，将艾炷放在姜片上，点燃艾炷顶端，注意观察患者反应，及时更换艾炷，一般每穴灸4～8壮，以皮肤潮红为度，每日1次。③督灸法：用3斤生姜泥，大纱布1块，艾绒若干，必要时可备督灸粉（药物组成包括麻黄、紫苏、杏仁、白芥子、干姜、桂枝、五味子、半夏等）。指导患者裸背俯卧于诊疗床上，取督脉大椎至腰俞穴为施灸部位。用75%酒精棉球沿施灸部位自上而下常规消毒3遍，再涂抹姜汁，然后洒督灸粉，使之呈线条状，再将大纱布盖在药粉上。若不铺督灸粉，可直接在皮肤上盖大纱布，将生姜泥直接垒成下宽上窄的梯形，牢固地铺在纱布上，最后将艾绒放置生姜泥上，均匀洒上95%酒精以助燃，点燃艾绒，待其燃尽，再换1壮，一般治疗2壮，共计1小时余。

（4）穴位贴敷法　适用于风寒咳嗽、风燥咳嗽、肝火咳嗽、肺阴咳嗽。

方法　取列缺、尺泽、天突、膻中、定喘、足三里、大椎、肺俞、肾俞、太冲、涌泉。一般敷贴2～6小时，如果局部有烧灼感，可以提前取下，每2天1次，5次为1个疗程。

辨证取穴　风寒咳嗽者加外关、合谷等穴，伴鼻塞声重者加迎香，伴发热恶寒者加大椎；风燥咳嗽者加脾俞、孔最、鱼际、复溜、照海，痰多者加太渊、太白、丰隆穴；肝火咳嗽者加肝俞、经渠、太冲穴；肺阴咳嗽者加膏肓、三阴交、太溪等穴。

（5）足浴法　适用于风寒咳嗽者。

方法　用艾叶15g，紫苏叶10g，枇杷叶10g，做成药包，将药包煎煮10分钟，取药液沐足，药液温度38～40℃，药液没过脚踝，泡10～15分钟，泡至头部微微出汗。每日1次，3～5次为1个疗程。

第三节　哮　病

哮病是以发作性痰鸣气喘，发时喉中哮鸣有声，呼吸气促困难，甚则喘息不能平卧为主要临床表现的病证。相当于西医学的支气管哮喘、喘息性支气管炎、嗜酸性细胞增多症或其他急性肺部过敏性疾病等。

【病因病机】

哮病的病因主要是外邪侵袭、饮食不当、体虚久病等，亦可因情志失调、劳累过度等诱发。病位主要在肺，与脾、肾相关，病机特点为痰阻气闭。病理性质属邪实正虚，发作期以邪实为主，缓解期以正虚为主，大发作期正虚与邪实并存。因体质的差异，感邪的不同，发作期又有寒哮、热哮、寒包热哮、风痰哮之分。若哮病反复发作，则可从实转虚，表现为肺、脾、肾等脏腑虚弱之候。严重者甚至发生“喘脱”危候。此外，如哮病长期不愈，反复发作，可导致肺胀重症。

【护治原则】

以“发时护标，平时护本”为原则。发作时当攻邪治标，祛痰利气；缓解期应扶正固本，分别采用补肺、健脾、益肾等法；病深日久，正虚邪实者，攻邪与扶正兼顾。若发生喘脱危候，应扶正救脱。

【常见证候类型、临床表现及治法】

哮病的常见证候类型、临床表现及治法，见表11－3。

表11－3　哮病证候类型、临床表现及治法

分期	证候名称	症状	舌脉	治法
发作期	寒哮	喉中哮鸣如水鸡声，呼吸急促，胸膈满闷，咳不甚，痰少咯吐不爽，色白而多泡沫，口不渴或渴喜热饮，形寒怕冷，天冷或受寒易发，面色青晦	舌质淡，苔白滑，脉弦紧或浮紧	温肺散寒，化痰平喘
	热哮	喉中哮鸣如吼，喘而气粗息涌，咳呛阵作，胸膈烦闷，咳痰色黄或白，黏浊稠厚，咯吐不利，口苦，口渴喜饮，汗出，面赤或有身热	舌质红，苔黄腻，脉弦滑或滑数	清热宣肺，化痰定喘
	寒包热哮	喉中哮鸣有声，喘咳，胸闷，咳痰不爽，痰黏色黄，或黄白相兼，发热，烦躁，恶寒，无汗，身痛	舌边尖红，苔白腻或黄，脉浮数	解表散寒，清热化痰
	风痰哮	喉中痰涎壅盛，声如拽锯，喘急胸闷，但坐不得卧，痰黏难咯，或为白色泡沫痰，起病多急，发病前自觉鼻、咽、眼、耳发痒，喷嚏，鼻塞，流涕，胸闷	舌质淡，苔厚浊，脉滑实	祛风涤痰，降气平喘
缓解期	肺虚	平素自汗，怕风，常易感冒。气短声，咳痰清稀色白，喉中常闻痰鸣，面色㿠白，每因气候变化而诱发，发前喷嚏频作，鼻塞流清涕	舌质淡，苔薄白，脉细弱或虚大	补肺固卫
	脾虚	平素痰多，呈泡沫状，食少脘痞，气短难息，少气懒言，每因饮食不当或劳累而引发。面色萎黄，倦怠乏力，畏寒肢冷，便溏，食油腻易腹泻或泛吐清水，或少腹坠胀，甚则脱肛	舌质淡，苔白腻或白滑，脉细软	健脾化痰
	肾虚	平素短气息促，动则尤甚，吸气不利，不耐劳累，腰膝酸软或伴畏寒肢冷，面色苍白，自汗或颧红，烦热，汗出粘手，脑转耳鸣	舌质胖嫩，苔白，或舌质红少苔，脉沉细或细数	补肾摄纳

【主要护理问题】

1. 咳痰。
2. 胸闷气喘。
3. 潜在喘脱。

【护理措施】

1. 病情观察

（1）观察痰液的色、质、量，咯痰的难易程度，以判断其证候的不同。

（2）观察哮病发作持续时间及缺氧状况，注意面色、呼吸频率和节律、口唇及四肢末梢的发绀程度。

（3）观察先兆症状及危象。哮病发作持续24小时以上，出现胸部憋闷如窒、汗出肢冷、面青唇紫、烦躁不安或神昏嗜睡、脉大无根等“喘脱”危候，立即汇报医生，做好气管插管或气管切开的准备，或使用呼吸机辅助呼吸。

（4）观察哮病发作的诱因，如气候变化、寒热失调、食用鱼蟹虾等海鲜、过食生冷、辛辣、嗜烟酒、劳倦过度、异味刺激、情绪变化等，找出诱因，避免诱发疾病。

2. 生活起居护理

（1）病室保持空气清新，温湿度适宜，注意气候变化，防外感，避免接触花粉、动物皮毛、油漆、毛毯等致敏物及烟尘、异味、有害气体等。

（2）发作时绝对卧床休息，取半卧位或端坐位，给予持续中、低流量吸氧，缓解后可适当下床活动，烦躁时加床栏，防跌仆损伤；病情稳定后可循序渐进加强锻炼，可选太极拳、八段锦、散步或慢跑、呼吸操等以增强体质。

（3）保持呼吸道通畅，及时清除口鼻分泌物，痰多不易咳出时轻拍背部以助排痰。若见咳痰不利、神情恍惚、烦躁或嗜睡者，多为痰热蒙闭心窍之兆，立即吸痰，给予氧气吸入。

（4）保持口腔清洁，每日漱口，病重者每日两次口腔内擦拭。口唇干裂者用温开水湿润双唇；使用激素类气雾剂吸入时，吸入后应立即漱口，同时注意观察口腔内是否有真菌感染发生。

（5）辨证起居。寒哮或肺虚者，病室宜偏温，注意防寒保暖，遇寒发作或加重者，注意背部保暖；热哮者，病室宜凉爽通风，忌直接当风，发热时，定时测量体温，可用菊花、薄荷等煎水漱口，汗出较多时，用干软毛巾或温水毛巾擦拭，及时更换汗湿衣被；脾虚者，定时翻身拍背；肾虚者，起居有常，节制房事。

3. 情志护理

（1）发作期患者多表现为惊恐万分，应多关心、安慰患者及家属，积极寻找诱因，解除其思想负担。

（2）因病情反复，患者易悲观失望，情绪低落，鼓励患者培养乐观、豁达、宽容的心理素质，积极配合治疗及护理，平时可选择聆听《月光奏鸣曲》《十面埋伏》等宫调乐曲，或《荷花映日》《紫竹调》《喜洋洋》等徵调乐曲。

4. 饮食护理

（1）饮食原则及禁忌

1）饮食以清淡、富营养，少量多餐为原则。宜食化痰之品，如白萝卜、柑橘、丝瓜、竹笋等食物。

2）哮病患者尤其要注意饮食禁忌，防止因饮食不当引起疾病发作，根据体质差异，禁食曾诱发哮病的食物，忌食生冷、辛辣刺激、肥腻、海腥发物等，饮食不宜过甜、过咸，戒烟酒。

（2）辨证施食

1）寒哮者，可用干姜茯苓粥以温肺散寒，化痰平喘。

2）热哮者，可用梨、荸荠、枇杷、柚子等清热宣肺，化痰定喘。

3）风痰哮者，可用紫苏叶、白萝卜、荸荠、防风粥以祛风涤痰，降气平喘。

4）肺虚者，可用猪肺、黄芪、灵芝、人参等补肺固卫平喘。

5）脾虚者，可用山药、红枣、薏苡仁、莲肉、白萝卜、橘皮、参芪粥等健脾化痰平喘。

6）肾虚者，可用核桃，黑木耳、桑椹、紫河车、虫草炖老鸭等补肾摄纳平喘。

5. 用药护理

（1）用药原则

1）发作期，将汤剂的两煎药汁混匀后分成4份，日间服3次，夜间加服1次。

2）发有定时者，可在发作前1～2小时服药，以控制发作或减轻症状。一旦发现有鼻喉作痒、喷嚏、咳嗽等先兆症状时，立即遵医嘱给药以防止发作。

3）严重发作时，正确使用吸入气雾剂，使用时先呼气，然后将吸入器喷嘴放入口中，双唇

含住，经口缓慢深吸气，同时按压驱动装置，吸至气道后屏气5～10秒，再缓慢呼气，再次吸入应等待至少1分钟后，再吸入药液，最好间隔3～5分钟。

4）加强药后观察，服用含有麻黄的汤药后，注意患者心率、血压的变化及汗出情况。

（2）辨证施药

1）寒哮者，汤药宜热服。可用僵蚕5条，浸姜汁，晒干，瓦上焙脆，和入细茶适量，共研末，开水送服，以温肺化痰平喘。

2）热哮者，汤药宜温服或凉服。

3）脾虚者，汤药宜空腹服。

4）肺虚、肾虚者，汤药宜空腹温服，亦可用淡盐水送服。

6. 中医适宜技术

（1）咳痰　可采用中药封包法。

方法　广藿香10g，川芎10g，栀子10g，防风10g，蒲公英10g，地龙5g，黄芩5g，冰片5g，上药打磨成粉，用蜂蜜、姜汁、白醋适量调成糊状，取适量外敷于两侧肺俞穴，敷药之处，需洗净，用保鲜膜、医用胶带固定，每日1次，2周为1个疗程。

辨证选药　寒哮者加麻黄5g，干姜5g，细辛5g；热哮者加黄芩5g，桑白皮5g，半夏5g；肺虚者加黄芪10g，白芍10g；脾虚者加党参10g，白术10g，茯苓10g；肾虚者加补骨脂5g，鹿角片5g。

（2）胸闷气喘　可采用艾灸法、刮痧法、穴位按摩法、穴位敷贴法。

1）艾灸法：取定喘、肺俞、天突、膻中穴，采用温和灸或隔姜灸，每穴灸5分钟，每日2～3次。哮病发作时，可艾炷灸少商穴，3～5壮；缓解期可独取大椎穴，每日上午9点开始行温和灸，灸1小时，以提高抵抗力。

辨证取穴　寒哮者，加大椎、气海等穴以温肺散寒；肺虚者，加气海、风门等穴以补肺益气；脾虚者，加神阙、脾俞以健脾益气；肾虚者，加神阙、关元、气海、肾俞等穴以温补肾阳。

2）刮痧法：主要刮拭任脉、督脉和足太阳膀胱经。①用直线刮法自大椎至至阳穴刮拭督脉，自大杼至膈俞刮拭两侧膀胱经。②自天突至膻中刮拭任脉。③点刮中府、定喘、尺泽穴。一般刮10～20次，以出痧为度，刮痧间隔时间一般为3～5天，或以痧痕消退为准，3～5次为1个疗程。

辨证取穴　痰多者，加刮胃经足三里至丰隆穴；肾虚者，加刮肾俞、关元、太溪穴；肺虚者，加刮肺经太渊穴；脾虚者，加刮中脘、脾俞、足三里穴。

3）穴位按摩法：取肺俞、天突、定喘、膻中穴，以指揉法，每日两次，每次60～100下。

辨证取穴　寒哮者，加风门、风池穴；热哮者加曲池、合谷、尺泽、列缺等穴；脾虚者，加阴陵泉、三阴交、关元、气海；肾虚者，加肾俞、涌泉穴。

4）穴位贴敷法：适用于哮病缓解期。取肺俞、脾俞、肾俞、天突、膻中、气海、定喘等穴，用白芥子20g，延胡索20g，甘遂10g，细辛10g，红花10g，艾叶50g，共研末，加麝香0.6g和匀，蜂蜜、姜汁调敷，于夏季三伏天每个伏贴3次，每日1次，每次贴敷4～6小时，共贴敷9次。

辨证选药取穴　肾虚者，可用补骨脂研细粉，每次取10g，以生姜汁调为膏状，敷于双侧涌泉穴，每日1次。

第四节　心　悸

心悸是指患者自觉心中悸动，惊惕不安，甚则不能自主为主要临床表现的病证，临床一般呈发作性，每因情志波动或劳累过度而发作，常伴胸闷、气短、健忘、眩晕、耳鸣等症状。根据病情轻重，又有惊悸和怔忡之分，病情较轻者为惊悸，病情较重者为怔忡，可呈持续性。相当于西医学中各种原因引起的心律失常，如心动过速、心动过缓、心房颤动或扑动、房室传导阻滞、病态窦房结综合征、预激综合征及心功能不全、神经官能症等疾病。

【病因病机】

心悸的病因主要有体虚劳倦、饮食不当、情志内伤、感受外邪、药物损伤。病位主要在心，与脾、肾、肺、肝四脏密切相关。病机为气血阴阳亏虚，心失所养，或邪扰心神，心神不宁。心悸的病理性质主要有虚实两方面，虚实之间可以相互夹杂或转化，临床多见本虚标实、虚实夹杂之证，其本为气血不足，阴阳亏损，其标是气滞、血瘀、痰火、水饮。心悸仅为偶发、阵发者，一般易治，或不药而解；反复发作或长时间持续发作者，较为难治。

【护治原则】

心悸的治疗应分虚实，虚证以补益气血、调理阴阳为原则，配合养心安神之品，促进脏腑功能恢复；实证以化痰、涤饮、活血、化瘀之法，配合重镇安神之品。心悸仅为偶发、阵发者，应加强护理，从生活起居、饮食、情志等方面调护，可不药而解；若阴阳俱损、心阳暴脱者，要及时抢救。

【证候类型、临床表现及治法】

心悸的常见证候类型、临床表现及治法，见表 11－4。

表 11－4　心悸证候类型、临床表现及治法

证候名称	症状	舌脉	治法
心虚胆怯	心悸不宁，善惊易恐，恶闻声响，坐卧不安，失眠多梦或易惊醒，食少纳呆	舌淡红，苔薄白，脉细略数或细弦	镇惊定志，养心安神
心脾两虚	心悸气短，头晕目眩，少寐多梦，健忘，头晕目眩，神疲乏力，面色无华，纳呆食少	舌淡红，苔薄白，脉细弱	补血养心，益气安神
阴虚火旺	心悸易惊，心烦不寐，眩晕耳鸣，急躁易怒，五心烦热，潮热盗汗，口燥咽干，腰膝酸软	舌红少津，苔少或舌质红，光苔，脉细数	滋阴清火，养心安神
心阳不振	心悸不安，胸闷气短，动则尤甚，面色苍白，形寒肢冷	舌质淡，苔白，脉虚弱或沉细	温补心阳，安神定悸
水饮凌心	心悸，胸闷痞满，下肢浮肿，渴不欲饮，伴恶心呕吐，眩晕，小便不利，甚则喘促，不得平卧	舌淡胖，苔白滑，脉弦滑或细滑	振奋心阳，化气行水
心血瘀阻	心悸不安，胸闷、心痛时作，痛如针刺，唇甲发绀	舌质紫暗，或有瘀斑、瘀点，脉涩或结或代	活血化瘀，理气通络
痰火扰心	心悸时发时止，烦躁易惊，胸闷，脘腹胀满，失眠多梦，食少纳呆，口干口苦，大便秘结，小便短赤	舌红，苔黄腻，脉弦滑	清热化痰，宁心安神

【主要护理问题】

1. 心悸。

2. 潜在厥脱。

【护理措施】

1. 病情观察

（1）密切观察心慌、心跳的程度，询问患者的自觉感受。

（2）观察心悸发作的诱因与情志、进食、体力活动等关系。

（3）观察心律、心率、脉象等变化，必要时遵医嘱给予心电监护，观察心电图的变化。若心率持续在每分钟120次以上或40次以下，或频发期前收缩，应及时报告医生，予以处理。

（4）警惕患者出现呼吸不畅、面色苍白、四肢厥冷、血压下降、心律不齐等心阳暴脱的变证，配合医生做好抢救工作。

（5）辨证观察。水饮凌心者注意观察水肿、尿量的变化，准确记录出入量。

2. 生活起居护理

（1）保持病室安静，避免一切噪音，工作人员做到“四轻”：说话轻、走路轻、操作轻、关门轻，减少对患者的不良刺激。

（2）空气新鲜，温湿度适宜，注意四时气候变化，避免外邪侵袭。

（3）起居有节，劳逸适度，心悸发作时宜卧床休息，减少探视，重症者应绝对卧床休息，待症状好转后逐步恢复体力活动。

（4）对年老体弱、长期卧床、活动无耐力的患者，注意皮肤护理，预防压疮。

（5）保证睡眠质量，养成良好的睡眠习惯，睡前尽量放松身心，可以听轻松舒缓的音乐或温水泡脚，不宜看刺激性书刊及影视。

（6）保持大便通畅，养成规律的排便习惯，切忌努责，可协助患者进行腹部按摩，必要时遵医嘱予以缓泻剂。

（7）心慌气急者给予吸氧，氧流量为2～4L/分钟。

（8）辨证起居。心脾两虚者，病室宜阳光充足，空气新鲜，温湿度适宜，注意随气候变化增减衣服，以防伤及心气；阴虚火旺者，室温宜偏低，通风，睡眠时光线宜暗，薄衣薄被，慎房事，以防肾水亏耗，水不济火，加重心悸；心阳不振者，病室宜阳光充足，防寒保暖，预防感冒；水饮凌心者，病室宜温暖，若患者心悸喘咳、胸闷不得平卧，应采取半卧位。

3. 情志护理　心悸常因情志刺激诱发，故应重视情志护理，对患者加强说理、劝解、安慰、鼓励，多和患者沟通，使其保持心情愉快，精神乐观，情绪稳定。指导患者掌握自我排解不良情绪的方法，如移情法、音乐疗法、谈心释放法等。如音乐疗法中，可根据心悸的虚实情况进行辨证选乐，实证者可选用《塞上曲》《二泉映月》《秋思》《雁落平沙》等；虚证者，可选用《喜洋洋》《步步高》《金水河》《假日的海滩》等。对心虚胆怯及痰火扰心、阴虚火旺等引起的心悸，应避免惊恐刺激及忧思恼怒等不良情绪。

4. 饮食护理

（1）饮食原则及禁忌

1）饮食宜低盐、低脂，进食营养丰富而易消化吸收的食物，忌过饱，避免烈酒、浓茶、咖啡、可乐等刺激性饮品。

2）伴有水肿者，应限制水和钠盐的摄入。

（2）辨证施食

1）心阳不振者，饮食应温热，忌生冷，可用羊肉、狗肉、桂皮、葱、生姜、大蒜等，以温补心阳，安神定悸。

2）心脾两虚者，多食含铁丰富的食物，可用红枣、鸡肉、鸽肉、莲子、山药等，以补血养心，益气安神。

3）阴虚火旺者，可用梨、百合、小麦、鸭肉、竹叶粥等，以滋阴清火，养心安神。

4）心虚胆怯者，可用酸枣仁5g，加白糖研末，于睡前调服，以镇静安眠，调养精神。

5）心血瘀阻者，可用玫瑰花、山楂、红糖等，以活血化瘀，理气通络。

6）痰火扰心者，可用苦瓜、莲子芯等泡茶，以清热化痰，宁心安神。

7）水饮凌心者，可用玉米须、茯苓、赤小豆，以利水消肿。

5. 用药护理

（1）用药原则

1）严格按照医嘱的时间、剂量和方法给药，注意观察药物的不良反应。

2）严格控制输液的量和滴速，可用输液泵控制滴速，观察有无输液反应。

3）使用附子或服用洋地黄类药物，应注意观察患者有无心率减慢、胃纳减退、恶心、色觉异常、心慌不适等中毒症状，服用前测心率低于每分钟60次时应停药。

4）使用利尿剂的患者，要准确记录出入量。

5）心悸频发者，指导患者随身携带急救药物如速效救心丸，以备急用。

（2）辨证施药

1）心阳不振者，中药汤剂应趁热服。

2）阴虚火旺者，中药汤剂宜少量频服，凉服。

3）补益药宜空腹服用，利水药宜空腹或饭前服用，安神药宜睡前服用。

6. 中医适宜技术

心悸　可用穴位按摩、耳穴贴压法。

（1）穴位按摩法　患者仰卧，全身肌肉放松，暴露手足穴部位，注意保暖，调节室温24～26℃，操作者拇指指腹按揉少冲、少府、神门、阴郄、通里、灵道各2～3分钟，以感觉酸胀为宜，屈食指和中指点按大陵、内关、间使、郄门各1～2分钟，以感觉酸胀为宜，游移往上用掌根紧贴曲泽、极泉按揉2～3分钟，由轻到重再到轻，最后双手夹住一侧上肢上下搓揉3～4次。拇指指腹按揉足底涌泉穴1～3分钟，以足心发热为宜，拇指按压足底心、肾、大脑反射区各1～3分钟，以同法按摩对侧手足穴，以局部酸胀、皮肤微红为度，80～120次/分钟，每次30分钟，两次/天。

（2）耳穴贴压法　可选择心、神门、交感、内分泌、皮质下等耳穴。将王不留行籽以胶布贴在耳穴区，采用补虚泻实法贴压刺激，双耳交替施治，隔日更换1次，2周为1个疗程。心虚胆怯、心脾两虚、心阳不振、阴虚火旺者采用补法：用指尖一压一松，间断地按压耳穴，每次间隔0.5秒，不宜用力过重，以贴压处感到胀而略感沉重刺痛为度，每穴每次可点压20～30下，每日4～6次；水饮凌心、痰火扰心、心血瘀阻者采用泻法：用拇、食指置于耳郭的正、背面，相对压迫贴于耳穴上的贴压物，拇、食指可边压边左右移动或做圆形移动，持续压迫20～30秒，使贴压处出现沉、重、胀、痛感，每日4～6次。

辨证取穴　心虚胆怯者加胆、肾等耳穴区；心脾两虚者选取小肠、大肠、脾等耳穴区；阴虚火旺、心阳不振、水饮凌心者取肾、副交感等耳穴区。

第五节　胸　痹

胸痹是以胸部闷痛，甚则胸痛彻背，短气，喘息不得卧为主要临床表现的病证。轻者仅感胸闷如窒，呼吸不畅，重者则有胸痛，严重者心痛彻背，背痛彻心，或发展为真心痛。好发于中年以后，相当于西医学中的冠状动脉粥样硬化性心脏病（心绞痛、心肌梗死）、病毒性心肌炎、心包炎、慢性阻塞性肺气肿、慢性胃炎，以及一些神经官能症等疾病。

【病因病机】

胸痹之病因主要与年老体虚、饮食不当、情志失调、寒邪内侵等因素有关。病位在心，与肺、脾、肾有密切关系。主要病机为心脉痹阻。病理性质分虚实两个方面，总属本虚标实之证。虚为气虚、血虚、阴伤、阳衰，实为血瘀、寒凝、痰浊、气滞。发作期以标实为主，缓解期以本虚为主。若治疗调理及时得当，可获较长时间稳定的缓解；如反复发作，则病情较为顽固。病情进一步发展，可见心胸突然剧痛，持续不解，四肢厥冷，自汗淋漓等真心痛的危重证候。若能及时、正确抢救，可转危为安；如不及时发现、正确处理，可致猝死。

【护治原则】

以“急则治标，缓则治本”为原则，祛邪治标常以活血化瘀、辛温通阳、泄浊豁痰为主，扶正固本常用温阳补气、益气养阴、滋阴益肾等法。脱证须尽早使用益气固脱之品，并中西医结合救治。

【证候类型、临床表现及治法】

胸痹的常见证候类型、临床表现及治法，见表 11－5。

表 11－5　胸痹证候类型、临床表现及治法

证候名称	症状	舌脉	治法
阴寒凝滞	猝然胸痛彻背，背痛彻心，或感寒痛甚，或胸闷心悸气短，形寒肢冷，面色苍白，多因气候骤冷或感寒而发病或加重	舌质暗，苔薄白，脉沉紧或促	辛温通阳，开痹散寒
心血瘀阻	胸痛剧烈，如刺如绞，痛有定处，入夜尤甚，甚则心痛彻背，背痛彻心，或痛引肩背，伴有胸闷，日久不愈，可因暴怒而加重	舌质紫暗，舌下络脉怒张，苔薄，脉沉涩或结代	活血化瘀，通脉止痛
痰浊壅塞	胸闷如窒而痛，或痛引肩背，形体肥胖，痰多，气短喘促，遇阴雨天而易发作或加重，伴有倦怠乏力，纳呆便溏，口黏，恶心，咯吐痰涎	舌淡红，苔白腻或白滑，脉弦滑	通阳泄浊，豁痰开结
气阴两虚	心胸阵阵隐痛，胸闷气短，动则喘息，心中动悸，倦怠乏力，面色少华，头晕目眩，遇劳则甚，或易汗出、易感冒	舌偏红或有齿印，苔薄白，脉细弱无力或结代	益气养阴，活血通络
心肾阴虚	心胸疼痛时作，心悸怔忡，心烦不寐，头晕耳鸣，五心烦热，口燥咽干，潮热盗汗	舌红少津，苔薄或剥，脉细数或结代	滋阴益肾，养心安神
阳气虚衰	胸闷气短，心悸怔忡，神倦怯寒，遇冷心痛加剧，动则更甚，四肢欠温，自汗	舌质淡胖，苔白腻，脉沉细迟	益气温阳，活血通络

【主要护理问题】

1. 胸闷、胸痛。
2. 潜在厥脱。
3. 便秘。
4. 焦虑。

【护理措施】

1. 病情观察

（1）密切观察胸痛的部位、性质、程度、持续时间、发作情况及诱发因素等。

（2）观察心率、心律、血压、脉象、呼吸、面色、肢温等变化及有无颈静脉怒张情况。

（3）观察心电图、心电监护变化，发现问题时立即报告医师，配合处理。

2. 生活起居护理

（1）保持病室环境安静，避免突然的撞击声、尖叫声等噪音刺激。

（2）卧床休息，发作期患者应绝对卧床休息，协助日常生活，避免不必要的翻动，限制探视，防止情绪激动。

（3）吸氧及时，一般宜持续吸入。若患者胸痛剧烈、心慌、气短、唇紫、手足冷，可能为真心痛之征，需立即给予高流量吸氧，氧流量4～6L/分钟，并及时报告医生，做好抢救准备。

（4）辨证起居。阴寒凝滞、阳气虚衰者，病室宜温暖向阳，室内温度宜偏高，注意保暖御寒，随气候变化调整衣被厚薄，预防感冒；心血瘀阻者，病室宜阳光充足，保证充足睡眠；痰浊壅塞者，保持病室空气流通，不宜潮湿；气阴两虚者，多休息以减少气血耗损。

3. 情志护理 保持情绪稳定，避免不良刺激，鼓励患者表达内心感受，针对性给予心理支持。指导患者掌握自我排解不良情绪的方法，如音乐疗法、谈心释放法、转移法。平时注意保持心情舒畅，不宜观看恐怖、兴奋、紧张、刺激的影视节目或书报，不宜过度交谈，以免引起情绪波动。

4. 饮食护理

（1）饮食原则及禁忌

1）饮食以清淡、规律，少量多餐为原则，给予低盐、低脂、易消化、富含膳食纤维的食物，如新鲜蔬菜水果、瘦肉、鱼类、粗粮、植物油等，忌过饱、过饥。

2）忌烟酒、浓茶、咖啡及辛辣刺激性、黏滑滋腻之物。

（2）辨证施食

1）阴寒凝滞者，饮食宜温热，可少饮黄酒以温阳祛寒活络；或用少量干姜、川椒等调味品以温运中阳，忌食生冷寒凉之品。

2）心血瘀阻者，可用萝卜、橘子、山楂、藕、木耳等行气活血，少量饮低度酒，以助活血化瘀之功。

3）痰浊壅塞者，可用竹笋、萝卜、柑橘等健脾化痰，戒烟酒。

4）气阴两虚者，可用西洋参、山药粥、莲子羹、百合粥等补气养阴。

5）心肾阴虚者，可用银耳、枸杞子、桑椹、山药、百合等滋阴益肾。

6）阳气虚衰者，可用人参、羊肉、牛肉、韭菜、洋葱等益气温阳，活血通络。

5. 用药护理

（1）用药原则

1）汤药宜温服。注意服药禁忌，如服用人参、黄芪等补气药时，应禁食萝卜、绿豆等凉性食物，以免降低药物的疗效。

2）胸痹疼痛发作时应立即停止活动，舌下含服硝酸甘油或吞服速效救心丸，给药后应注意药物起效的时间长短、疼痛缓解的程度、患者有何不适反应。若患者用药后反应较大或15分钟后胸痛仍然不缓解时，应及时通知医生，采取必要的措施。

(2) 辨证施药

1) 阴寒凝滞、阳气虚、痰浊壅塞、心血瘀阻者汤药宜热服。

2) 心血瘀阻者，药后注意观察，特别要加强夜间巡视。

3) 气阴两虚、心肾阴虚者，汤药宜温服。

6. 中医适宜技术

胸闷、胸痛　可用穴位按摩法、耳穴贴压法、中药离子导入法、穴位贴敷法、艾灸法。

(1) 穴位按摩法　选用至阳、内关、神门、郄门、阴郄、膻中等穴位。操作者以拇指或食指对选定穴位实施拇指揉法，每分钟120～160次，每穴按摩2分钟，指力以穴位产生热、麻、胀、酸、痛等效应为度。

(2) 耳穴贴压法　选择心、神门、交感、内分泌、皮质下等耳穴。将王不留行籽以胶布贴在耳郭上的穴位或反应点，嘱患者用食指和拇指的指腹相对按压，至出现热、麻、胀、痛等感觉，食指和拇指可边压边左右移动，或做圆形移动，一旦找到敏感点，则持续每穴对压20～30秒，每天自行按压2～3次，每穴持续按压20～30秒，每3～5天更换1次，双耳交替，1个月为1个疗程。

辨证取穴　痰浊壅塞者加脾、胃、三焦，心脉瘀阻者加肝，寒凝心脉者加肾上腺。

(3) 中药离子导入法　选用当归30g，丹参30g，红花30g，桃仁15g，钩藤30g，络石藤30g，羌活30g等中药，在白酒中浸泡1个月后备用。患者取俯卧位，选择心俞穴进行中药离子导入，每日1次，每次25分钟，15天为1个疗程。

(4) 穴位贴敷法　选用桂枝、丹参、川芎、瓜蒌4味中药，研成粉末，用黄酒调成糊状。取神阙、命门等穴。每穴取药2～3g，将药物敷贴于穴位上，纱布覆盖，固定，松紧适宜。每天1次，每次敷贴4～6小时，7天为1个疗程，共2个疗程。

辨证取穴　寒凝心脉者加内关、关元，痰浊内阻者加丰隆、中脘。

(5) 艾灸法　适用于心血瘀阻证、阴寒凝滞证、痰浊壅塞证、阳气虚衰证。阴寒凝滞、阳气虚衰者采用温和灸法，心血瘀阻、痰浊壅塞者采用雀啄灸法，每穴灸15分钟，每日上、下午各灸1次，4周为1个疗程。

辨证取穴　心血瘀阻者取心俞、血海、气海，阴寒凝滞者取列缺、曲池、心俞、肺俞，痰浊壅塞者取膻中、太渊、脾俞、肺俞，阳气虚衰者取心俞、胃俞、足三里。

第六节　不　寐

不寐是以经常不能获得正常睡眠为特征的一类病证。主要表现为睡眠时间、深度的不足且不能消除疲劳、恢复体力与精力。轻者入睡困难，或寐而不酣，时寐时醒，或醒后不能再寐，重则彻夜不寐。相当于西医学中的神经官能症、更年期综合征、慢性消化不良、贫血、动脉粥样硬化等疾病。

【病因病机】

不寐之病因主要与情志失调、饮食不节、劳逸失调、病后体虚等因素有关。其病位主要在心，与肝、脾、肾关系密切。病机总属阳盛阴衰，阴阳失交。一为阴虚不能纳阳，一为阳盛不得入于阴。病理性质有虚实之分，但不寐久病可表现为虚实兼夹或为瘀血所致。不寐的预后，因病情不一而异。病程短、病情单纯者，治疗收效较快；病程较长、病情复杂者，治疗难以速效。

【护治原则】

本病护治以“补虚泻实，调整脏腑气血阴阳”为原则。实证宜泻其有余，可采用泻火、化痰等；虚证可补其不足，如滋阴、养血等；虚实夹杂者，治宜攻补兼施。

【常见证候类型、临床表现及治法】

不寐的常见证候类型、临床表现及治法，见表11－6。

表11－6 不寐证候类型、临床表现及治法

证候名称	症状	舌脉	治法
肝火扰心	急躁易怒，心烦，不寐多梦，甚至彻夜不眠，伴有头晕头胀，面红目赤，耳鸣耳聋，口干而苦，便秘溲赤	舌红苔黄，脉弦数	清肝泻火，镇心安神
痰热内扰	心烦不寐，胸闷，泛恶，嗳气，伴有头重目眩，口苦	舌红苔黄腻，脉滑数	清化痰热，和中安神
阴虚火旺	心烦不寐，心悸不安，腰膝酸软，伴头晕，耳鸣，健忘，遗精，口干少津，五心烦热	舌红少苔，脉细数	滋阴降火，清心安神
心脾两虚	多梦易醒，心悸健忘，神疲食少，头晕目眩，伴有四肢倦怠，面色少华	舌淡苔薄白，脉细无力	补益心脾，养心安神
心胆气虚	心烦不寐，多梦易醒，胆怯心悸，触事易惊，伴有气短自汗，倦怠乏力	舌淡，脉弦细	益气镇惊，安神定志

【主要护理问题】

1. 夜寐不安。

2. 焦虑、烦躁。

【护理措施】

1. 病情观察

（1）观察患者睡眠的状况，如睡眠习惯、睡眠型态、失眠起止时间、发作特点等。

（2）及时发现并积极消除不寐的诱因，如睡前饮用咖啡、浓茶等兴奋性饮料，睡前进行激烈运动、用脑过度、情绪激动，睡眠环境嘈杂，某些慢性疾病引起的不寐等。

2. 生活起居护理

（1）病室空气清新、安静，避免强光刺激和噪声，禁止吸烟。

（2）床铺软硬适宜、舒适整洁；枕头高度适宜，以患者舒适为度。

（3）生活规律，睡前不宜过分用脑，少看情节刺激性的刊物和电视节目等。

（4）积极参加体育锻炼，如太极拳、散步等，以不感疲劳为度。

（5）辨证起居。肝火扰心、痰热内扰者，卧室保持凉爽，衣被不宜过厚；阴虚火旺者，勿劳累，节房事，如有盗汗应及时擦干汗液，更换衣被；心脾两虚者，注意劳逸结合，鼓励患者参加体力劳动和体育锻炼，避免思虑过度，睡前勿过度看书及思考。

3. 情志护理 注重精神调摄对改善睡眠的重要性，为患者做好心理安慰及情志疏导，尽量促使患者怡情悦志，以放松、顺其自然的心态对待睡眠，避免过度紧张、焦虑、兴奋、抑郁、恼怒、惊恐等不良刺激。指导患者掌握一些排除杂念、集中精力的简易方法，使患者心绪平静后安然入睡。

4. 饮食护理

（1）饮食原则及禁忌

1）饮食以清淡、易消化为原则，多食用调和阴阳气血、安神助眠之品，忌烟酒、辛辣、肥甘厚味之品。

2）晚餐不宜过饱或过饥。

3）睡前忌饮浓茶、咖啡等兴奋性饮品。

（2）辨证施食

1）肝火扰心者，可用苦瓜、黄花菜、芹菜、菊花、桑叶泡水代茶饮以清肝泻火。

2）痰热内扰者，可用海带、鲜竹笋、荸荠、海蜇等清热化痰。

3）阴虚火旺者，可用桑椹、山药、银耳、甲鱼、百合、海参等滋阴降火，禁忌辛温香燥，易耗津伤液之品。

4）心脾两虚者，可用莲子、龙眼肉、山药、酸枣仁等，以健脾养心，养血安神。

5）心胆气虚者，可用山药莲子粥、黄芪粥、党参粥、酸枣仁粥等益气安神。

5. 用药护理

（1）用药原则

1）中药汤剂宜温服，安神药宜睡前30～60分钟服用，以利于睡眠。

2）药中有酸枣仁、五味子等酸味药时，避免与碱性药物同服。

3）如因其他疾病而用麻黄、附子和肉桂等温热助阳之药时，应在上午服用，以免因阳亢而影响睡眠。

4）年老、肝肾功能差的患者慎用含朱砂的中药、巴比妥类药物。

5）西药中的苯巴比妥、巴比妥等尽可能不要连续服用，避免成瘾。

（2）辨证施药

1）痰热内扰者，汤药宜少量多次分服以防呕吐，或服药时口嚼生姜少许。

2）心脾两虚者，宜睡前空腹服用。

6. 中医适宜技术

（1）夜寐不安　可用推拿按摩法、耳穴贴压法、中药足浴法、穴位敷贴法。

1）推拿按摩法：选用头部推拿和足部按摩法，以临睡前施术效果更佳。

头部推拿　用双手拇指桡侧缘交替直推印堂至神庭30次；用双手拇指螺纹面分推攒竹至太阳穴30次；用拇指螺纹面揉太阳穴1分钟；用拇指螺纹面按百会、角孙、四神聪每个穴位各1分钟；轻轻拿捏风池10次；由前向后用五指拿头顶，至后头部改为拇指、食指、中指三指拿，顺势从上向下拿捏项部肌肉3～5次；用双手大鱼际从前额正中线抹向两侧，再推向耳后并顺势向下至颈部，做3遍。

足部按摩　每日睡前双手交替按摩涌泉穴60～100次。

2）耳穴贴压法：用胶布将王不留行籽或磁珠等贴压于患者耳穴处，以神门、心、脾、肾、皮质下为主穴。嘱患者每天自行按压2～3次，每次每穴30秒，不寐伴头晕头痛、急躁易怒者手法宜重，年老体弱、倦怠纳差者手法宜轻。双耳交替，每3～5天更换1次，10天为1个疗程。

辨证取穴　肝火扰心者加肝、枕、神经衰弱点，痰热内扰、阴虚火旺者加脑、内分泌，心脾两虚者加交感，心胆气虚者加三焦、胆、内分泌。

3）中药足浴法：适宜于心脾两虚、阴虚火旺及心胆气虚型不寐。

方法　将中药煎煮后去渣，倒入套有一次性塑料袋的足浴盆中，加热水至3000mL，待温度适中（38～41℃），即可将双足放入药液中进行浸泡，每次15～30分钟，其间可加热水1～2次，每日睡前1次。

辨证选药　心脾两虚者，可用当归30g，党参30g，茯苓30g，黄芪30g，龙眼肉40g，白术

20g；阴虚火旺者，可用茯神20g，五味子20g，艾叶50g；心胆气虚者，可用酸枣仁20g，茯苓30g，人参20g，远志30g，石菖蒲30g。

4）穴位敷贴法：适宜于肝火扰心、痰热内扰及阴虚火旺型不寐。每晚1次，次日早晨取下，3天为1个疗程。

辨证选穴选药　肝火扰心、痰热内扰者，将吴茱萸研末，取4～6g，米醋调成糊状，做成直径2cm圆饼2个，贴敷在双足涌泉穴，用胶布固定；阴虚火旺者，用夜交藤15g，白芷12g，败酱草10g等研末，用水调制成丸状，贴敷于太阳穴、神门、涌泉穴，用胶布固定。

（2）焦虑、烦躁　可用中药药枕法、音乐疗法。

1）中药药枕法：主要选取菊花、决明子、蚕沙、夜交藤等药物，研成细粉装入无纺布袋，制作成2cm×3cm×3cm大小的小枕，外套纯棉布枕套，装入枕芯中制成药枕，睡觉时将药枕放入患者枕部即可，3～5天更换1次药物，3周为1个疗程。

辨证选药　肝火上扰、阴虚火旺者，加夏枯草50g；心脾两虚、心胆气虚者，加合欢皮50g；痰热内扰者，加荷叶50g。

2）音乐疗法：运用中医五音疗法帮助患者打开心结，调畅情志，促进睡眠。睡前听缓和的音乐，音量不宜过大，应在45～70分贝，每次30～60分钟。

辨证施乐　心脾两虚、心胆气虚者，可选择《紫竹调》《秋湖月夜》《春江花月夜》《花好月圆》《喜相逢》等乐曲，以通调血脉，振奋精神，从而促进睡眠；肝火扰心者，可选《小胡笳》《江河水》《双声恨》等乐曲，达到平肝潜阳、安心宁神之功效；痰热内扰者，可选《草木青青》《梅花三弄》等乐曲，促使患者静心宁神；阴虚火旺者，可选《乌夜啼》《汉宫秋月》《梁祝》等舒缓的乐曲，使患者清心降火，以减轻焦虑症状。

第七节　眩　晕

眩晕是以自觉头晕眼花，视物旋转动摇为临床特征的一类病证。眩为目眩，即视物昏花，模糊不清，或眼前发黑；晕为头晕，即感觉自身或周围景物旋转不定。两者常同时并见，故统称为眩晕。相当于西医学的原发性高血压等疾病。

【病因病机】

眩晕之病因主要与情志失调、饮食不节、年老体虚、劳倦肾亏、跌仆损伤等因素有关。其病位在头窍，与肝、脾、肾关系密切。眩晕病理性质分为虚实两方面，虚者为肝肾阴虚、肝风内动，气血亏虚、清窍失养，肾精亏虚、髓海失充；实证多由痰浊阻遏，升降失常，或痰火气逆，上犯清窍，临床以虚证居多，各个证候之间可相互兼夹或转化。风、火、痰、瘀是导致眩晕的常见病理因素。一般病情较轻者，预后良好；若病久不愈，发作频繁，病情较重者，应加强临床治疗和观察，以防止中风。

【护治原则】

本病护治以“补虚泻实，调整阴阳”为原则。治疗应分虚实，实证以平肝息风、清火化痰、活血化瘀为主；虚证以补益气血、滋养肝肾、填精生髓为主；虚实夹杂者，应标本兼顾。

【常见证候类型、临床表现及治法】

眩晕的常见证候类型、临床表现及治法，见表11－7。

表 11－7　眩晕证候类型、临床表现及治法

证候名称	症状	舌脉	治法
肝阳上亢	性情急躁易怒，眩晕耳鸣，头胀头晕，多因烦躁或恼怒而头晕、头痛加剧，面色潮红，少寐多梦，口干口苦，头重足飘或肢体震颤，腰膝酸软	舌质红，苔黄，脉弦细数	平肝潜阳，清火息风
痰浊中阻	眩晕、头重如裹、胸闷恶心、呕吐痰涎、食少多寐	舌淡胖，苔白厚腻，脉濡滑	燥湿化痰，健脾和胃
气血亏虚	头晕目眩，劳累则甚，气短声低，神疲懒言，面色淡白，唇甲色淡，发色不泽，心悸少寐，饮食减少	舌淡胖嫩，边有齿痕，舌苔少或薄白，脉细弱	补益气血，健运脾胃
肾精不足	头晕而空，健忘耳鸣，腰酸遗精，齿摇发脱。偏阴虚者，少寐多梦，颧红咽干，烦热形瘦，偏阳虚者，精神萎靡，四肢不温，形寒肢冷	偏阴虚者，舌嫩红，苔少或光剥，脉细数；偏阳虚者，舌质淡，脉沉细无力	补肾养精，充养脑髓
瘀血阻窍	眩晕时作，反复不愈，头痛，唇甲紫暗，舌有瘀点、瘀斑，伴有健忘，夜寐不安，心悸，精神不振及肌肤甲错	舌暗有瘀斑，脉涩或细涩	祛瘀生新，活血通窍

【主要护理问题】

1. 头晕目眩。

2. 头痛。

【护理措施】

1. 病情观察

（1）观察眩晕发作的特点，如时间、程度、性质、伴随症状（如头痛、呕吐）等以助辨病。

（2）观察患者有无胸闷、泛恶、视物昏花等眩晕发作的先兆症状。

（3）严密观察病情变化，定时监测血压并做好记录。若出现血压升高，眩晕加重、头痛剧烈、肢体麻木、言语不利等症状时，及时报告医生，并做好抢救准备。

2. 生活起居护理

（1）保持病室安静，空气新鲜，光线不宜过强。

（2）发作时应卧床休息，闭目养神，减少头部转侧及体位改变，防止眩晕加重或昏仆。

（3）眩晕轻症患者，可轻度活动，不宜过度疲劳，保证充足的睡眠。严重眩晕者，绝对卧床休息，防止发生意外。

（4）经常发作者，应避免剧烈体力活动，避免登高或高空作业。

（5）辨证起居。气血亏虚者，室温宜暖，防止外邪乘虚而入；肾精不足者，应慎房事，劳逸结合；偏阴虚者，病室温度宜凉爽湿润；偏阳虚者，病室宜温暖朝阳。

3. 情志护理　情绪激动或忧思恼怒可诱发或加重眩晕，应加强对患者的心理疏导，避免不良情志刺激。通过健康教育使患者认识到不良情绪会加重病情，教会患者自我调控、制怒的方法，如转移法、释放法、疏导法等，帮助患者调整缓解不良情绪，保持心情舒畅。

4. 饮食护理

（1）饮食原则及禁忌

1）以清淡、易消化、低脂、低盐、少食多餐为原则。宜食蔬菜、水果、豆类食物。忌食辛辣、肥腻、生冷及过咸之品。

2）防止暴饮暴食，提倡戒烟、戒酒。

3）超重和肥胖患者要控制饮食，维持标准体重，体重指数保持在 18.5～23.9kg/m^2。

（2）辨证施食

1）肝阳上亢者，可用山楂、紫菜、萝卜、芹菜、菊花、决明子等平肝潜阳。忌动火生风之品，如公鸡肉等。

2）痰浊中阻者，可用薏苡仁、冬瓜、赤小豆、茯苓等化痰利湿。

3）气血亏虚者，饮食宜富营养，适当进补，可用蛋、奶、鱼、瘦肉、红枣、龙眼肉等补益气血。

4）肾精不足者，可用黑芝麻、黑豆、百合、猪肾等补肾填精。偏阴虚者，可多进食甲鱼、蜂蜜、海参等滋阴润燥之品，忌食海鲜、羊肉等；偏阳虚者，可用羊肉、胡桃仁等补肾助阳之品。

5. 用药护理

（1）用药原则

1）汤药宜温服，早晚各1次。

2）眩晕伴呕吐严重服药困难者，可将药液浓缩或采取少量频服、姜汁滴舌的方法。

3）眩晕发作前1小时服药，有助于减轻症状。

4）服药后宜静卧休息，闭目养神，以促进药效。

（2）辨证施药

1）肝阳上亢者汤药宜凉服。

2）气血亏虚者汤药宜温服。

3）补益类药宜早晚温服。

6. 中医适宜技术

头晕目眩　可用“三联疗法”，即耳穴贴压法、穴位敷贴法、中药足浴法。

（1）耳穴贴压法　选用降压沟、肝、心、交感、肾上腺为主穴。将王不留行籽贴压于穴位上，每穴1粒，隔日更换1次，3次为1个疗程。

辨证取穴　肝阳上亢者加肾、枕、皮质下；痰浊中阻者加脾、枕、皮质下。

（2）穴位敷贴法　每晚临睡前将调配好的药物贴敷于相应穴位，贴敷时间一般为6～8小时，2周为1个疗程。

辨证选药选穴　肾精不足者，用吴茱萸散（吴茱萸1份，清醋1份）贴敷涌泉、太溪、太冲穴；痰浊中阻者，用吴茱萸散贴敷内关、丰隆、解溪穴；肝阳上亢者，以清肝散（吴茱萸1份，黄连6份，清醋1份）贴敷涌泉、太溪、太冲穴。

（3）中药足浴法　可选邓铁涛教授“足浴方”，具有清热息风、平肝潜阳、活血行气通脉、补益肝肾、疏肝解郁降气等功效。具体药物为牛膝30g，川芎30g，天麻10g，钩藤（后下）10g，夏枯草10g，吴茱萸10g，肉桂10g，加水2000mL煎煮，水沸后再煮20分钟，取汁温热倒入足浴盆内浴足30分钟，每日1次，连续3～5天，共2～3周为1个疗程。

辨证选药　肾精不足者可加杜仲30g，桑寄生30g，木瓜30g；痰浊中阻者可加法半夏30g，陈皮30g，大腹皮30g，茯苓皮30g。

第八节　中　风

中风是以突然昏仆，不省人事，半身不遂，口眼㖞斜，舌强语謇或不语为主要特征的一种病证。病轻者可无昏仆，仅见半身不遂、口眼㖞斜等症状，病重者可见剧烈头痛、呕吐、昏仆等。

本病起病急骤、变化快，多见于中老年人。一年四季均可发病，但以冬春季节最为多见。相当于西医学的急性脑血管疾病，包括缺血性脑卒中和出血性脑卒中，如短暂性脑缺血发作、局限性脑梗死、原发性脑出血和蛛网膜下腔出血等。

【病因病机】

中风之病因主要是内伤积损，劳欲过度，饮食不节，情志所伤和气虚邪中。多是在内伤积损的基础上，复因情志不遂、外邪侵袭或饮酒饱食等触发。其主要病机为阴阳失调、气血逆乱。病位主要在脑，与心、肝、肾密切相关。病理性质多属本虚标实。肝肾阴虚，气血衰少为致病之本，风、火、痰、气、瘀为发病之标，两者互为因果。轻者中经络，一般无神志改变，病理变化为血脉瘀阻，横窜经络，肝风夹痰，气血不能濡养机体；病重者中脏腑，多有神志不清，病理变化为气血冲脑，风阳痰火暴升，蒙蔽清窍。中风大多预后不佳，尤其是卒中昏迷。恢复期正虚邪实，虚实交杂，需要长时间辨证治疗和康复护理，使邪祛正复，而获痊愈；若邪祛而正难复，则进入后遗症期。恢复期和后遗症期遇有诱因，极易复中，复中次数越多，病机越复杂，预后越差。

【护治原则】

中经络护治，以平肝息风、化痰通络为原则；中脏腑闭证，宜息风清火，醒神开窍，通腑泄热；脱证宜益气回阳，救逆固脱；对内闭外脱之证，须醒神开窍与扶正固脱兼用。恢复期及后遗症期，多为虚实兼夹，当扶正祛邪，标本兼顾，平肝息风，祛痰化瘀与滋养肝肾、益气养血并用。

【常见证候类型、临床表现及治法】

中风的常见证候类型、临床表现及治法，见表11－8。

表11－8　中风常见证候类型、临床表现及治法

分期	证候名称	症状	舌脉	治法
急性期中经络	风痰入络	半身不遂，口眼㖞斜，舌强语謇或不语，偏身麻木，兼见头晕目眩	舌质暗淡，苔薄白或白腻，脉弦滑	祛风化痰通络
	风阳上扰	素有眩晕头痛，突然发生口眼㖞斜，舌强语謇或不语，偏身麻木或手足重滞，甚至半身不遂，或面红目赤，口苦咽干，心烦易怒，尿赤便干	舌质红，苔薄黄，脉弦有力	平肝潜阳，息风通络
	阴虚风动	素有眩晕耳鸣，腰膝酸软，烦躁失眠，五心烦热，手足蠕动，突然出现半身不遂，口眼㖞斜，言语不利	舌质红或暗红，少苔或无苔，脉弦细或数	滋阴潜阳，息风通络
急性期中脏腑	痰热腑实	突然发病，昏仆不省人事，半身不遂，口眼㖞斜，言语不利，肢体强硬拘急，伴腹胀、便秘，平时多有眩晕、头痛、痰多而黏、面红目赤、心烦易怒、便秘等症	舌质暗红，苔黄腻，脉弦滑或弦涩	通腑泄热，息风化痰
	痰火瘀闭	突然昏仆，不省人事，半身不遂，口眼㖞斜，言语不利，肢体强痉拘急，项强身热，躁扰不宁，甚则手足厥冷，频繁抽搐，鼻鼾痰鸣，气粗口臭，偶见呕血	舌质红，苔黄腻，脉弦滑数	息风清火，豁痰开窍
	痰浊瘀闭	突然昏仆，不省人事，半身不遂，口眼㖞斜，言语不利，口吐痰涎，肢体强痉拘急，面白唇暗，四肢不温，甚则四肢厥冷	舌质淡，苔白腻，脉沉滑或沉缓	化痰息风，醒神开窍
	脱证（阴竭阳亡）	突然昏仆，不省人事，肢体软瘫，目合口张，鼻鼾息微，手撒肢冷，冷汗淋漓，二便自遗	舌萎软，脉细弱或脉微欲绝	益气回阳，救逆固脱

续表

分期	证候名称	症状	舌脉	治法
恢复期	气虚血滞	半身不遂，肢体软瘫，伴语言謇涩，口眼㖞斜，面色萎黄或暗淡无华	舌歪，边有紫斑，苔薄白，脉细涩或细弱	益气养血，化瘀通络
	肝阳上亢	半身不遂，患肢僵硬拘挛变形，伴舌强语謇，口眼㖞斜，发音不正，面赤耳鸣，眩晕、头痛，急躁易怒，哭笑无常	舌歪红绛，苔黄，脉弦硬有力	平肝潜阳，息风通络
	风痰瘀阻	舌强语謇，失语，口眼㖞斜，肢体麻木或半身不遂，心悸、气短	舌质暗紫，脉弦滑	搜风化痰宣窍
	肝肾亏虚	半身不遂，患肢僵硬，拘挛变形，或偏瘫，肢体肌肉萎缩，口眼㖞斜，言语不利，眩晕耳鸣，腰膝酸软	舌质红，少苔，脉弦细数	滋养肝肾

【主要护理问题】

1. 神志昏蒙。

2. 半身不遂。

3. 生活自理能力下降。

4. 潜在窒息。

5. 潜在皮肤完整性受损。

【护理措施】

1. 病情观察

（1）观察患者神志情况，患者中风后是否昏迷，昏迷的程度与昏迷时间的长短。

（2）观察患者瞳孔变化。如瞳孔由大变小或两侧瞳孔不等大，对光反射迟钝或消失提示病情加重。

（3）密切观察患者血压的变化。

（4）观察舌苔、脉象、汗出等情况。

（5）观察患者呼吸情况和痰鸣音的变化。痰涎壅盛者，若出现烦躁不安，面白肢冷，喉中痰鸣，汗出淋漓者，应立即通知医生，采取必要措施，防止痰涎阻塞气道而窒息。

（6）观察患者的运动能力，包括肌力、肌张力、关节活动度和肢体活动的变化。

（7）观察患者并发症变化。中脏腑者神志昏迷，常伴呕吐，喷射而出，如呕吐紫黑色物或大口吐血，则预后不良；若患者伴发呃逆、抽搐等症状，则属凶兆。患者一般不发热，或有低热，如发高热，常较难控制。

（8）观察其他表现。如患者出现项背强直、面赤、鼻鼾、烦躁不安等情况，说明病情加重；如患者静卧不语，昏迷加深，手足逆冷，应防止脱证。

2. 生活起居护理

（1）保持病室环境安静，空气流通。注意保暖，避免对流风。以自然光线为主，可稍暗。

（2）急性期患者需卧床休息，减少探视，避免不必要的搬动及改变体位。枕头不宜太高，以15°～20°为宜，以免气血上逆，加重昏迷。神志昏蒙者取头高足低卧位，血压稳定者可抬高头部30°，以利头部静脉回流，减轻颅内静脉瘀血及脑水肿。

（3）加强安全防护。床边加用床栏，以免坠床。取下义齿，以免误入气管而发生意外。

（4）保持呼吸道通畅，喉间痰涎壅盛者，协助其翻身、拍背，由健侧到患侧，自下而上拍背，促进痰液排出。长期卧床的患者，应教会其运用有效咳嗽的方法，即咳嗽前深吸气，用力咳出气管深部的痰液。对痰液黏稠、无咳嗽反射者，可协助其翻身拍背，排痰前，沿脊柱两侧膀胱经，由下往上轻叩，每日2～3次，每次20分钟，根据痰液的多少，增加力度、时间、次数。痰多黏稠者，应用超声雾化稀释痰液，并可服用竹沥水清热化痰。神昏或痰多无力咳出者，可行机械吸痰。

（5）口腔护理。每日用生理盐水，或遵医嘱取藿香、佩兰、金银花、荷叶等煎煮后取过滤的药液清洗口腔4次。口腔糜烂者可用西瓜霜、冰硼散等涂擦。若患者张口呼吸时，可用生理盐水浸湿纱布，或以石菖蒲液浸湿纱布覆盖在口唇上，以保持口腔湿润。

（6）眼部护理。中风患者眼睑常不能完全闭合，可按摩上下眼睑，使其尽量闭合。两目上视、目开不合的患者，为防止因眼结膜长期暴露导致干燥、损伤，甚至发生结膜炎、角膜炎、角膜溃疡，可用凡士林呋喃西林纱布或眼罩覆盖两眼，或遵医嘱给予眼药水、眼药膏，以保护角膜。

（7）皮肤护理。保持皮肤清洁干燥，可使用气垫床、翻身垫、减压贴等，避免压疮发生。勤翻身，翻身时应先将身体抬起再挪动位置，不可在床上强行拖动患者，以免造成皮肤损伤。指导家属正确使用便器，避免拖、拉、拽等，以防擦伤皮肤。

（8）二便护理。二便失禁者，要及时清洗，保持肛周皮肤清洁、干燥，若出现脱肛、肛周水肿、皮肤破溃等症状，应及时处理。留置导尿者，做好外阴的护理。病情稳定后，适当运动，养成定时排便的好习惯，可沿脐周顺时针按摩腹部，每日两次，每次15～20分钟，促进肠蠕动。

（9）功能锻炼。①肢体功能锻炼：根据疾病不同阶段，指导、协助患者进行良肢位摆放和肢体功能锻炼。②语言功能锻炼：观察患者语言功能情况，与患者建立沟通交流的方式。教会患者通过口形及声音支配，控制自己的唇、舌运动，练习发音。鼓励患者开口说话，积极参与语言康复训练。③吞咽功能锻炼：对患者进行吞咽功能评估，轻度吞咽障碍主要给予摄食训练和体位训练；中、重度吞咽障碍者以间接训练为主。

（10）预防深静脉血栓形成（VTE）。对患者进行VTE风险评估，根据不同的风险等级，采用基础预防、物理预防和药物预防，预防深静脉血栓形成和肺栓塞。

（11）辨证起居。风阳上扰者，病室宜凉爽，避免一切噪声，严格限制探视的人数；阴虚风动者，病室宜通风、凉爽，避免冷风直吹；痰热腑实者，病室温度不宜过高，衣被不可过厚；痰火瘀闭者，病室光线宜稍暗，注意调节温湿度；痰浊瘀闭者，病室温度宜稍高，避免噪声，注意保暖。

3. 情志护理　中风患者一般都需要较长时间的治疗与康复，情绪波动较大，精神较前脆弱，往往容易产生失望和失落，心理不能平衡，易产生焦虑、抑郁等不良情绪。中风急性期神志清楚的患者，护理人员要耐心倾听，了解患者的心理状态，运用心理疏导法消除患者的心理危机，帮助患者认清自身的现实状态，并通过介绍实例，向患者讲述转归情况，使患者树立信心。加强对家属的安慰和指导，介绍疾病相关知识，鼓励给予患者情感支持和帮助。中风恢复期患者，做好健康宣教工作，让患者了解大怒、大喜、大悲、大恐是引起中风复发的主要诱因。告知患者注意克制情绪激动，尤其要“制怒”，良好的情绪可使气血运行通畅，减少复发因素。通过戏曲、音乐、娱乐等手段，分散患者注意力，调畅情志。运用《黄帝内经》情志治疗中的五行相胜疗法，即“怒伤肝，悲胜怒；喜伤心，恐胜喜；思伤脾，怒胜思；忧伤肺，喜胜忧；恐伤肾，思胜恐”。同时，要注意掌握情绪刺激的程度，以免刺激过度带来新的身心问题。

4. 饮食护理

（1）饮食原则及禁忌

1）饮食宜高碳水化合物、高蛋白、低脂、低盐、清淡、富营养食物。忌食辛辣刺激、肥甘

厚腻等助火生痰之品，如公鸡、猪头肉、海产品等，禁烟酒。

2）意识清楚者，予以半流质或软食，如面条、粥等。意识障碍或吞咽困难者，可采用鼻饲流质饮食，如牛奶、米汤、匀浆膳等。注意食物的温度和量，应少量多次温服。可以经口进食者，给予糊状饮食，以免引起呛咳。中脏腑者，病初48～72小时内禁食，病情稳定后给予清淡、易消化的流质饮食。恢复期者，注意滋补，以清热养阴、健脾和胃为主，少量多餐、逐步加量。

3）中风伴便秘者，以热秘和气虚秘多见。热秘者，以清热润肠通便饮食为佳，可食蜂蜜饮、白萝卜等；气虚秘者，以补益气血、润肠通便饮食为佳，可食山药、扁豆等。

（2）辨证施食

1）风痰入络者，宜食清淡之品，如黑豆、香菇、藕、梨等食物，禁食狗肉、鸡肉等辛香走窜之品。

2）风阳上扰者，宜食清淡甘寒之品，如绿豆、芹菜等食物。

3）阴虚风动者，宜食养阴清热之品，如百合莲子苡仁粥、银耳汤和甲鱼汤等食物。

4）痰热腑实者，宜食清热、化痰、润燥之品，如萝卜、绿豆、梨和香蕉等，忌食辣椒、大蒜、海鲜、鸡肉、羊肉等食物。

5）痰浊瘀闭者，宜食泄浊化痰之品，如薏苡仁粥、小油菜、南瓜等食物，忌食生冷、助湿生痰之品。

6）肝肾亏虚者，宜食滋补肝肾之品，如枸杞茶、芝麻粥等。

7）中风脱水者，可用鼻饲法注入足够的水分和富于营养的流质饮食，如果汁、米汤、牛奶、菜汤、肉汤等。

5. 用药护理

（1）用药原则　中药汤剂宜少量多次频服，可用吸管进药，或浓煎滴入，防止呛咳。神志昏迷或吞咽障碍患者应采用鼻饲法，药物应研碎水调后灌服。服药时应减少搬动，并密切注意患者有无异常反应。遵医嘱正确使用降压药、脱水剂等，用药时注意观察患者血压、尿量、神志等变化。

（2）辨证施药

1）痰热腑实者出现嗜睡、朦胧，可遵医嘱予灌服或鼻饲安宫牛黄丸或至宝丹，以辛凉开窍，通腑泄热，并注意观察服药后反应，若用药后3～5小时泻下2～3次稀便，说明腑气已通，不需再服；若服药后，仍未解大便，可继续服药，以泻为度。

2）痰火瘀闭者，可鼻饲竹沥水、猴枣散以豁痰镇惊，或服用安宫牛黄丸、清开灵或静脉滴注醒脑静等，以清心开窍。灌服药丸时，用温开水化开，徐徐喂服，药汁咽下后，再予继续喂服；口噤不开患者，可取南星末5分、冰片少许，二药和匀，以中指蘸药抹揩齿，反复20～30次，以助开噤。

6. 中医适宜技术

（1）神志昏蒙　可用药枕法、艾灸法。

1）药枕法：将药枕置于患者头颈下，协助患者取仰卧、侧卧位，让头颈部皮肤穴位充分接触药枕，借中药的辛香走窜刺激头部腧穴，如风池、风府、哑门、大椎等，以醒脑开窍。

药枕配方　天麻20g，川牛膝60g，全蝎10g，白僵蚕20g，地龙20g，乌梢蛇20g，水蛭20g，虻虫20g，乳香50g，没药50g，莪术50g，蒺藜50g，沙苑子50g，研成粗粉，混匀装袋后再装入特制的枕芯，制成药枕，枕套的材质选用厚薄适中的棉质材料。

2）艾灸法：适宜于脱证阴竭阳亡者，取穴百会、关元、神阙、气海。将点燃的艾条悬于施灸腧穴上方约2cm处，反复旋转，移动范围约3cm，每处灸20～30分钟，以皮肤出现红晕为度。

（2）半身不遂　可用推拿按摩法、穴位拍打法、中药熏洗法、中药热熨法等。

1）推拿按摩法：以早期治疗为主，一般在中风患者病情稳定后即可开始推拿治疗，以平肝息风，行气活血，舒筋通络，滑利关节。①患者取俯卧位或侧卧位，按揉背部脊柱两侧膀胱经第1侧线，自上而下2～3遍，点按心俞、肝俞、胆俞、脾俞、肾俞等，擦肾俞、命门、腰骶八髎，透热为度。②患者取侧卧位或仰卧位，自上而下拿揉手三阴经和手三阳经3～5遍；按揉患侧上肢肩髃、肩前、天宗、极泉、尺泽、曲池、手三里、合谷等穴；捻揉手指关节。③一手固定患侧肩关节，一手托扶其肘部，做肩关节摇法，注意肩关节活动范围不要太大，防止肩关节半脱位，依次屈伸肘、腕关节，并做肘、腕关节背伸外旋运动。④患者仰卧位，以㨰法和拿法作用于患侧下肢前外侧，按揉气冲、伏兔、血海、委中、阳陵泉、足三里、昆仑、太溪等穴。⑤做髋关节、膝关节、踝关节的被动屈伸活动和整个下肢的屈曲内旋动作。

2）穴位拍打法：循经拍打相应穴位，起到活血通络之功效。用穴位拍打棒循患肢手阳明大肠经（上肢段）、足阳明胃经（下肢段）轻轻拍打，每次30分钟，每日两次。有下肢深静脉血栓者禁用，防止栓子脱落，造成其他组织器官血管栓塞。

3）中药熏洗法：选用具有活血通络的中药，浸泡煎煮后局部熏洗患肢，或选用智能型中药熏蒸自控治疗仪配合治疗，每日1次或隔日1次，以达疏通经络、祛风除湿之功效。

辨证选药　肝肾亏虚者，可用当归12g，赤芍12g，人参12g，川芎12g，甘草9g，黄芪27g；痰热腑实者，可用寒水石9g，半夏9g，枳实9g，白术9g，大枣3枚，生姜5片12g，石膏12g，菊花12g。

4）中药热熨法：用晚蚕沙1000g装入药袋混合均匀，加热至70℃左右，置于患侧上肢肩井、曲池、合谷、外关等穴，下肢委中、昆仑、悬钟、阳陵泉等穴，来回或旋转药熨15～30分钟，每日1～2次，达到温经通络、消肿止痛的作用，以助于恢复肢体功能。

第九节　胃　痛

胃痛是因外邪、饮食、情志因素及脏腑功能失调所致的，以上腹胃脘部近心窝处经常性发生疼痛为主症的一种病证。一年四季均可发生，年龄以中青年居多。相当于西医学中的急、慢性胃炎，消化性溃疡，胃下垂，胃神经官能症，胃癌等疾病。

【病因病机】

胃痛的病因主要有外邪犯胃、饮食不节、情志失调及脾胃虚弱等因素，其中外邪，以寒邪为主因。病位主要在胃，与肝、脾关系密切，涉及胆与肾。胃痛主要病机为胃气郁滞，失于和降，不通则痛，以及胃失濡养、温煦，不荣则痛。胃痛的病理性质有虚实两方面，初期以邪实为主，多由外邪、饮食、情志所伤，多为实证；久则常有脾胃虚弱，多为虚实夹杂。胃痛病之初治疗较易，邪去则胃气安；后期病情较复杂，寒热错杂、虚实夹杂者则治疗难度较大，且经常反复发作。

【护治原则】

以理气和胃止痛为护治原则。胃寒者，以散寒为主；食滞者，以消食为主；气滞者，以理气为主；热郁者，以泄热为主；血瘀者，以化瘀为主；阴虚者，以益胃养阴为主；阳虚者，以温运脾阳为主。

【证候类型、临床表现及治法】

胃痛的常见证候类型、临床表现及治法，见表11－9。

表11－9 胃痛证候类型、临床表现及治法

证候名称	症状	舌脉	治法
寒邪客胃	胃脘部突然疼痛，遇冷则重，得暖则减，口淡，不渴，泛吐清水，小便清长	舌淡，苔薄白，脉弦紧	温胃散寒，行气止痛
饮食停滞	胃脘胀痛拒按，暴饮暴食后加重，嗳嗳不舒，呕吐酸腐食物，吐后痛减，不思饮食，纳差，大便不爽，腹泻	舌苔厚腻，脉滑数	消食导滞，和胃止痛
肝气犯胃	胃脘胀满或痛，连及两胁，嗳气，大便不畅，每遇烦恼、郁怒则痛作或痛甚	舌淡红，苔薄白，脉沉弦	疏肝理气，和胃止痛
肝胃郁热	胃脘灼痛，烦躁易怒，反酸嘈杂，口干口苦	舌红苔黄，脉弦数	清肝泄热，和胃止痛
瘀血阻滞	胃脘疼痛，痛如针刺刀割，痛有定处，按之痛甚，食后加剧，入夜尤甚，或见呕血黑便	舌质紫暗，或有瘀斑，脉涩	活血化瘀，理气止痛
胃阴亏虚	胃脘隐隐灼痛，似饥不欲食，口燥咽干，五心烦热，消瘦乏力，大便干结	舌红少津，或少苔无苔，脉细数	养阴益胃，和中止痛
脾胃虚寒	胃痛绵绵，空腹为甚，得食则缓，喜温喜按，劳累或受凉后疼痛发作或加重，泛吐清水，神疲乏力，手足不温，大便多溏	舌淡苔白，脉虚弱或迟缓	温中健脾，和胃止痛

【主要护理问题】

1. 胃脘疼痛。

2. 恶心、呕吐。

【护理措施】

1. 病情观察

（1）密切观察胃痛的部位、性质、程度、时间、规律、诱发因素、缓解因素及伴随症状等。

（2）观察呕吐物和大便的颜色、性状、气味，及时做呕吐物、大便隐血试验。

（3）胃痛突然加剧，或伴呕吐、寒热，或全腹硬满而疼痛拒按时，报告医生，配合处理。

（4）出现呕血或黑便、面色苍白、冷汗时出、四肢厥冷、烦躁不安、血压下降时，报告医生，配合抢救。

（5）未明确诊断前，勿随意使用止痛剂。

2. 生活起居护理

（1）保持病室安静、整洁、空气清新，温湿度适宜。

（2）生活规律，劳逸结合，适当运动，保证睡眠。胃脘痛剧或伴有出血症状、急腹症者，应绝对卧床休息。

（3）呕吐时取半卧位，吐后温水漱口，污染衣被及时更换。

（4）辨证起居。寒邪客胃、脾胃虚寒者，病室环境温暖，宜居住向阳房间，注意气候、时令的变化，随天气的冷暖增减衣服，腹部保暖，勿使复寒感邪而加重病情；肝气犯胃、肝胃郁热者，病室可适当放置一些花草盆景或播放轻缓音乐，避免恼怒，引导患者打八段锦、太极拳等养生功法；胃阴亏虚者，病室居住应向阴、清净、温度偏低，凉爽湿润；瘀血阻滞者，卧床休息，勿令过劳；脾胃虚寒者，切勿受凉，注意保暖，锻炼不宜剧烈，以防大汗后耗津伤气，

加重病情。

3. 情志护理　稳定患者情绪，消除各种不良因素刺激，避免精神紧张，可用转移注意力、做深呼吸等方法，以缓解疼痛。肝气犯胃者，指导患者采用移情相制疗法，疏导情绪，调摄精神，避免恼怒忧思，主动参加社会及文娱活动，多听轻缓音乐、下棋、读报、登山等，怡情放怀，以使气机顺畅。肝胃郁热者，避免五志化火引起胃热炽盛而致胃痛。瘀血阻滞者，患者常因疼痛或出血，精神紧张或悲观，应做好情志护理，安慰患者，树立信心。

4. 饮食护理

（1）饮食原则及禁忌

1）饮食以质软、少渣、易消化、富营养、少量多餐为原则，戒烟酒、浓茶、咖啡。

2）胃痛发作时宜进清淡而富有营养的流质或半流质饮食，如牛奶、米汤、稀粥等；恢复期改为软饭或面食。疼痛、呕吐剧烈，呕血、便血量多者应暂禁食。饥饿痛甚者可适当进食苏打饼干等，以缓解疼痛。

3）慎食南瓜、甘薯、土豆等易致肠道胀气的食物。忌食生冷、辛辣、肥甘厚腻之品；胃酸过多者，不宜多食杂粮、过酸、高脂、高糖的食物，如糯米、柠檬、甜腻糕点等。

（2）辨证施食

1）寒邪客胃者，饮食宜温热，可用生姜红枣粥等以温胃散寒止痛，忌食寒性食物，如柿子、香蕉、梨、荸荠、苦瓜、藕粉、螃蟹等。

2）饮食停滞者，应严格控制饮食，痛剧时暂予禁食，可用白萝卜汤以消食导滞，和胃止痛。

3）肝气犯胃者，可用玫瑰花茶以疏肝理气，和胃止痛。

4）肝胃郁热者，可用绿豆汤、菊花饮以清肝泄热，和胃止痛。

5）瘀血阻滞者，可用山楂、藕、红糖以活血化瘀，理气止痛。

6）胃阴亏虚者，可用麦冬粥以养阴益胃，和中止痛。

7）脾胃虚寒者，可用山药羊肉粥以温中健脾，和胃止痛。

5. 用药护理

（1）用药原则

1）中药汤剂一般宜温服。

2）开胃健脾和制酸的中药宜饭前服，消食导泻和有刺激的中药宜饭后服或同时进食少许。

3）呕吐患者可少量多次分服，或服用前口含姜片，以缓解呕吐。

4）未明确诊断之前慎用止痛剂，以免掩盖病情及加重对胃黏膜的损害。

（2）辨证施药

1）寒邪客胃者中药汤剂宜热服。

2）饮食停滞、肝气犯胃、瘀血阻滞者中药汤剂宜温服。

3）肝胃郁热者中药汤剂宜凉服。

4）胃阴亏虚者中药汤剂宜久煎，偏凉服，少量频服。

5）脾胃虚寒者中药汤剂宜热服，服药后宜进热粥、热饮，以助药力。

6. 中医适宜技术

（1）胃脘疼痛　可用艾灸法、穴位贴敷法、穴位按摩法。

1）艾灸法：以内关、足三里、中脘为主穴。患者取平卧位，点燃艾条一端，放入灸架，在距离穴位 2cm 处施灸，以感觉温热为准，并根据患者感觉随时调整灸端与穴位的距离，以保持温热感持续存在。每次 30 分钟，每天 1 次，7 天为 1 个疗程。

辨证取穴　寒邪客胃者加合谷、公孙，饮食停滞者加公孙、天枢、下脘，肝气犯胃者加阳陵泉、太冲，脾胃虚寒者加脾俞、胃俞。

2）穴位贴敷法：适宜于脾胃虚寒、肝气犯胃型胃痛。

①脾胃虚寒者，取穴中脘、建里、神阙、关元、足三里、肾俞、脾俞。将干姜30g，公丁香30g，大茴香30g，花椒30g，补骨脂30g，五味子30g，桂枝30g，肉桂30g，肉豆蔻30g，吴茱萸10g，制附子10g，打粉混合调匀，取4～6g，生姜汁调成糊状，用一次性敷贴贴敷于相应穴位上，每天上午贴1次，每次4～6小时，7天为1个疗程，共治疗2个疗程。②肝气犯胃者，取穴中脘、神阙、气海、天枢、肝俞、脾俞、胃俞、足三里。取制香附6g，荜茇6g，青皮6g，炒白芍10g，醋延胡索6g，白芷6g，贴敷前将以上药粉加温水约25mL混匀，分摊至10个一次性敷贴，贴敷于相应穴位上，每天1次，每次4小时，7天为1个疗程。

3）穴位按摩法：用拇指指腹按压在相应穴位上，指压力度由小到大，以能耐受为度，直至局部出现酸麻胀痛等感觉，每个穴位按压2～3分钟，每日按压3次，连续6天。

辨证取穴　寒邪客胃者，点揉内关、足三里、中脘、建里、梁丘、三阴交、阴陵泉，顺时针摩腹揉脐，指按胃俞、肾俞。饮食停滞者，点揉内关、足三里、上脘、中脘、天枢、建里、丰隆、脾俞、大肠俞，指掐列缺，逆时针摩腹揉脐，拇指揉膻中。肝气犯胃者，点揉内关、足三里、中脘、巨阙、期门、章门、丰隆、三阴交、胃俞，指掐胆俞、肝俞、太冲，顺时针摩腹揉脐。肝胃郁热、胃阴亏虚者，点揉内关、足三里、膻中、中脘、气海、三阴交、太溪、内庭、陷谷。按压肝俞、胃俞、脾俞、大肠俞，顺时针摩腹揉脐。脾胃虚寒者，点揉内关、足三里、中脘、上脘、关元、章门、梁丘、脾俞、胃俞、肾俞、膀胱俞，顺时针摩腹揉脐。

（2）恶心、呕吐　可选用穴位注射法、耳穴贴压法、隔姜灸法。

1）穴位注射法：患者取仰卧位，手指按压患者足三里穴出现酸麻胀感后，常规消毒局部皮肤，用2mL一次性注射器抽吸甲氧氯普胺10mg，垂直将针刺入穴位，捻转、提插至得气后回抽无血，则推注药液。注射完毕后将针头拔出，无菌棉签按压针眼部位，隔日治疗1次，连续3次为1个疗程，疗程间休息1天，总共2个疗程。

2）耳穴贴压法：取脾、胃、交感、膈，常规消毒耳郭，待干。用探棒在耳穴处寻找敏感点，用镊子将王不留行籽贴于所选穴位上，并用手指按压，力度适中，以耳穴处有酸、胀、麻“得气”感为佳。指导患者每日自行或家属按压耳穴3～5次，每次按压1～2分钟，3日更换1次，双耳交替，6天为1个疗程。

3）隔姜灸：取穴中脘、神阙、足三里。将生姜切成长3～4cm，宽2～3cm，厚0.2～0.3cm的片状，中间用粗针穿孔刺透，患者取仰卧位，暴露施灸部位，将准备好的姜片放在施灸部位，点燃艾条，放入艾灸器中，盖上盖子，后将艾灸器置于施灸部位并固定，温度以患者感到温暖、舒适、不烫为度，每日1次，30分钟/次，6天为1个疗程。

第十节　便　秘

便秘是指大肠传导功能失常，导致大便秘结不通，以排便周期延长，或周期不长，但粪质干结，排便艰难，或粪质不硬，虽有便意，但便而不畅为主要表现的病证。既是一个独立的病证，也是临床多种急慢性疾病的常见症状。相当于西医学中的功能性便秘、肠易激综合征、肠炎恢复期、直肠及肛门疾病引起的便秘，药物性便秘，内分泌及代谢性疾病引起的便秘，以肌力减退所致的排便困难等疾病。

【病因病机】

便秘的病因既有饮食不节、感受外邪、情志失调等因素，又可因劳逸失当、年老体虚所致。病位主要在大肠，与肺、脾、胃、肝、肾等脏腑功能失调密切相关。病机为大肠传导失司。便秘的病理性质主要有寒、热、虚、实四个方面，虚实之间可以相互转化或兼夹。便秘的转归与预后取决于患者体质的强弱、患病时间的长短、机体正气的盛衰等。

【护治原则】

便秘护治以“通”为基本原则，临证当分辨虚实，实秘以祛邪为主，根据热、冷、气秘之不同，分别施以泄热、温通、理气之法；虚秘以养正为先，根据阴、阳、气、血亏虚之不同，分别施以滋阴养血、益气温阳之法。护治不可单纯用泻下药，应在辨证基础上辅以下法，以防愈下愈结。

【证候类型、临床表现及治法】

便秘的常见证候类型、临床表现及治法，见表 11－10。

表 11－10　便秘证候类型、临床表现及治法

类别	证候名称	症状	舌脉	治法
实秘	热秘	大便干结，腹胀腹痛，面红身热，口干口臭，心烦不安，多汗，时欲饮冷，小便短赤	舌质红干，苔黄燥，或焦黄起芒刺，脉滑数	泄热导滞，润肠通便
	气秘	大便干结，或不甚干结，欲便不出，或便而不畅，肠鸣矢气，腹胀腹痛，胸胁满闷，嗳气频作，食少纳呆	舌质淡，苔薄腻，脉弦	顺气导滞，降逆通便
	冷秘	大便艰涩，腹痛拘急，胀满拒按，胁下疼痛，手足不温，呃逆呕吐	舌质淡，苔白，脉弦紧	温里散寒，通便止痛
虚秘	气虚秘	大便不干，虽有便意，却如厕努挣乏力，排便困难，汗出气短，便后乏力，面白神疲，懒言少动	舌质淡，苔白，脉弱	益气润肠
	血虚秘	大便干结，排出困难，面色晦涩无华，头晕目眩，心悸气短，失眠健忘，口唇色淡	舌质淡，苔白，脉细	养血润燥
	阳虚秘	大便干或不干，排便困难，小便清长，面色㿠白，手足不温，或腹中冷痛，喜热怕冷，腰膝冷痛	舌质淡，苔白，脉沉迟	温阳通便
	阴虚秘	大便干硬，状如羊屎，体形消瘦，头晕耳鸣，两颧红赤，心烦失眠，潮热盗汗，腰膝酸软	舌质红，少苔，脉细数	滋阴通便

【主要护理问题】

1. 便秘。
2. 腹胀、腹痛。
3. 肛裂、脱肛。
4. 潜在虚脱。

【护理措施】

1. 病情观察

（1）密切观察排便情况，记录每日排便次数、每次排便时间、排便间隔时间，大便性状及颜色等。

（2）评估影响排便的因素：包括心理因素、年龄、日常饮食、活动、疾病、药物使用，以及治疗检查等。

（3）观察伴随症状，如有无腹痛、腹胀、头晕、心悸或汗出，便后有无出血，腹部有无硬块等症状。

（4）老年患者注意防止出现疝气，虚脱或久蹲起立后跌倒，甚者可诱发中风、胸痹心痛等发作。

2. 生活起居护理

（1）注意病室排便环境的舒适和安全。卫生间需有坐厕、扶手、防滑地板等设施，排便环境舒适、单独、隐避。床上排便者，使用屏风或床帘遮挡，保护隐私。

（2）重建正常的排便习惯，定时排便，一般以早餐后为最佳，纠正忍便不排的不良行为，排便时应注意力集中，严禁排便时看手机、久蹲及用力排便。

（3）鼓励患者多散步、做操、打太极拳等，增强腹肌和骨盆肌肉的运动，避免久坐少动。指导患者顺时针方向按摩腹部，以促进肠蠕动，每次 10～15 分钟，每日 2～3 次。

（4）采取最佳的排便姿势，病情允许时，让患者到卫生间以习惯姿势，蹲姿或坐姿排便；气血虚弱或年老虚羸需在床上排便者，除有特别禁忌外，最好采取坐式或酌情抬高床头为宜，以借助重力作用，增强腹内压力，促进排便。

（5）保持肛周皮肤清洁，便后用软纸擦拭，温水清洗。

（6）辨证起居。热秘、阴虚秘患者，病室应凉爽通风，湿度偏高，光线柔和；冷秘、阳虚秘患者，病室应温暖向阳，注意防寒保暖，充分休息等。

3. 情志护理

（1）关心体贴患者，观察其情绪变化，及时予以劝慰，与患者多加交流，了解其饮食习惯及生活规律，共同分析便秘的原因，解除患者排便时忧虑、恐惧的心理因素影响，消除紧张情绪。

（2）对于气秘患者更应加强情志疏导，教会患者采用自我调适情志的方法，如音乐放松法、移情易志法等。采用音乐疗法放松者，可选择风格悠扬沉静的乐曲，如《春江花月夜》《绿岛小夜曲》《荷塘月色》等。此外，鼓励家属多陪伴患者，给予支持，避免不良刺激。

4. 饮食护理

（1）饮食原则和宜忌　饮食宜清淡，富营养，易消化之品，多饮水，常吃富含纤维素的食物，忌食辛辣、肥甘厚味之品，禁烟酒。

（2）辨证施食

1）热秘者，宜食清热润肠通便之品，如梨、山楂、香蕉、猕猴桃、黄瓜、苦瓜、芥菜等。

2）气秘者，宜食理气解郁、润肠通便之品，如柑橘、萝卜、佛手等。

3）冷秘者，宜食温里散寒之品，如葱、姜、蒜、胡椒、薤白干姜大枣粥等。

4）气虚秘者，宜食益气润肠之品，如花生、大枣、糯米、山药粥等。

5）血虚秘者，宜食养血润燥之品，如黑芝麻、枸杞子、红枣、桑椹龙眼膏等。

6）阳虚秘者，宜食温阳润肠之品，如牛肉、羊肉、韭菜、肉苁蓉粥等。

7）阴虚秘者，宜食滋阴清热、补虚润燥之品，如芝麻、银耳、清炖甲鱼汤等。

5. 用药护理

（1）用药原则

1）通便药物应在清晨或睡前服用，观察服药后大便的次数、性状、量、色等，观察有无腹泻或泻下不止的情况，并做好记录。

2）如有腹痛难耐，腹泻严重时应立即停药，并通知医生处理。

3）有肛周脓肿患者便后可用五倍子 15g，苦参 15g，鱼腥草 15g，芒硝 10g，乳香 10g，没药

10g，甘草 10g，煎水坐浴。肛裂者可于坐浴后用黄连膏、痔疮膏外涂。

（2）辨证施药

1）热秘者，中药汤剂宜偏凉服，可每日用决明子 15～30g 或番泻叶 6g，开水浸泡，代茶饮以泄热通便。

2）气秘者，可用槟榔或佛手适量泡水代茶饮，以行气通滞。

3）气虚秘及阴虚秘者，可用西洋参 5g，黄芪 10g，麦冬 10g，沙参 10g，泡水代茶饮，以补气养阴，润肠通便。

6. 中医适宜技术

（1）便秘　可用中药灌肠法、穴位按摩法、穴位敷贴法、拔罐法、中药封包法。

1）中药灌肠法：选用大黄 3g，火麻仁 15g，牡蛎 6g，鱼腥草 30g，白术 20g 等中药，煎成汤剂 200～300mL，保留灌肠，每次保留 15～30 分钟。

2）穴位按摩法：患者仰卧位，主穴选取大肠俞、天枢、中脘。操作者使用一指禅推法，每个穴位按摩约 1 分钟，然后按顺时针方向按摩腹部 10 分钟，10 次为 1 个疗程。

辨证取穴　热秘者加支沟、合谷、曲池、内庭等穴，冷秘者加肾俞、上巨虚等穴，气秘者加八髎、长强等穴，气虚秘者加脾俞、气海等穴，血虚秘者加足三里、三阴交等穴，阳虚秘者加神阙、关元等穴。

3）穴位敷贴法：大黄研为粉末加甘油或醋调成糊状，每次取 2～3g，贴于神阙、足三里、合谷、天枢等穴，贴药之处需洗净，敷贴部位需用医用胶带固定，一般贴敷 4～6 小时后揭下，每日 1 次，7 次为 1 个疗程。

辨证选药　热秘者，可用药物麻子仁 5g，枳实 10g，厚朴 10g，杏仁 10g；阳虚秘者，可用白术 10g，白芍 10g，肉苁蓉 5g，韭菜籽 5g，决明子 5g，瓜蒌子 5g，菟丝子 5g。

4）拔罐法：实秘者取天枢、曲池、内庭、支沟、太冲等穴，虚秘者取天枢、上巨虚、大肠俞、足三里等穴，用闪火法点火，留罐 10～15 分钟，2 周为 1 个疗程。

5）中药封包法：适用于阳虚秘。用吴茱萸 500g，加食盐 100g 炒热，装入布袋中，置于腹部，以疏通经脉，散寒止痛，热熨温度在 45～50℃左右，避免烫伤皮肤，每日 1 次，7 天为 1 个疗程。

（2）腹胀　可用耳穴贴压法、艾炷灸法。

1）耳穴贴压法：取大肠、小肠、直肠等主穴，消毒后，用镊子夹取带有王不留行籽的方块胶布，贴压于穴位上，并以指腹轻轻按揉 1～2 分钟，局部有酸胀感为宜，每日按压 3～5 次，隔 1～3 天换一次，两耳交替或同时进行。

辨证取穴　实秘加肺、三焦、胃，虚秘加脾、肾、内分泌。

2）艾炷灸法：取大肠俞、天枢、支沟、神阙等主穴，在艾炷和腧穴之间放置姜片（直径 2～3cm，厚 0.2～0.3cm）或食盐或附子饼（直径约 3cm，厚约 0.8cm），点燃施灸，一般灸 5～10 壮，以皮肤出现红晕而不起疱为度，每日 1 次，7～10 次为 1 个疗程。

辨证取穴　虚秘加脾俞、胃俞、足三里等穴，冷秘加肾俞、关元、气海等穴。

第十一节　黄　疸

黄疸是以目黄、身黄、小便黄为主症的一种病证，其中目睛黄染尤为本病的重要特征。相当于西医学的急慢性肝炎、胆囊炎、胆管炎、胆结石等疾病。

【病因病机】

黄疸的病因分外感和内伤两方面，外感多因湿热毒疫，内伤多与饮食不节、劳倦、病后续发等因素有关。黄疸的病位主要在脾胃肝胆。基本病机为湿邪困遏脾胃，肝胆疏泄失常，胆汁外溢。黄疸的病理因素有湿邪、热邪、寒邪、疫毒、气滞、瘀血六种，其中以湿邪为主，湿从热化为阳黄，湿从寒化为阴黄，湿热夹有疫毒之邪则为急黄。阳黄、阴黄、急黄在一定条件下可以相互转化。黄疸的转归预后，一般来说，阳黄病程较短，消退较易；但阳黄湿重于热者，消退较缓，应防其迁延为阴黄。急黄为阳黄的重证，湿热疫毒炽盛，病情重笃，常危及生命，若救治得当，亦可转危为安。阴黄病程缠绵，预后较差，如迁延不愈，则有酿成癥积和鼓胀之可能。

【护治原则】

本病以化湿邪、利小便为护治原则。阳黄者，清热利湿，结合通腑；阴黄者，温中化湿，结合淡渗；急黄者，清热解毒，凉营开窍。病势险重者，应及时配合医生抢救治疗。

【常见证候分类、临床表现及治法】

黄疸常见证候类型、临床表现及治法见表 11－11。

表 11－11　黄疸证候类型、临床表现及治法

类别	证候名称	症状	舌脉	治法
阳黄	热重于湿	初起目睛发黄，迅速至全身发黄，黄色鲜明，发热口渴，或见心中懊恼，脘腹胀满，恶心呕吐，口干口苦，小便黄赤、短少，大便秘结	舌质红，苔黄腻，脉弦数或滑数	清腑通热，利湿退黄
	湿重于热	身目俱黄，黄色不如前者鲜明，无发热或身热不扬，口黏不渴，头重身困，胸脘痞满，食欲减退，恶心呕吐，腹胀，小便短黄，便稀不爽	舌苔厚腻或黄白相间，脉濡缓或弦滑	运脾利湿，清热退黄
	疫毒炽盛（急黄）	发病急骤，黄疸迅速加深，疸色如金，皮肤瘙痒，高热口渴，胁痛腹满，神昏谵语，烦躁抽搐，或见衄血、便血，或肌肤瘀斑	舌质红绛，苔燥而黄，脉弦数或洪数	清热解毒，凉血开窍
阴黄	寒湿阻遏	身目俱黄，黄色晦暗，或如烟熏，脘腹痞胀，纳谷减少，大便不实，神疲畏寒，口淡不渴	舌质淡，苔白腻，脉濡缓或沉迟	温中化湿，运脾退黄
	脾虚血亏	面目及肌肤淡黄，甚则晦暗不明，肢软乏力，心悸气短，纳呆便溏，小便黄	舌质淡，苔薄白，脉濡细	健脾养血，利湿退黄

【主要护理问题】

1. 目黄、身黄、小便黄。

2. 皮肤瘙痒。

【护理措施】

1. 病情观察

（1）观察黄疸的动态变化，如黄疸出现的部位、色泽程度、消长等变化，尿色深浅、尿量和大便颜色变化，有无呕吐、腹胀、神志异常变化，以辨别黄疸的顺和逆。

（2）密切观察病情变化，如黄疸突然加深，腹胀痛，恶心呕吐，体温升高，精神萎靡不振，肌肤出现斑疹，为邪入心营先兆症状，及时报告医生处理。

（3）观察患者有无发热，定时测量体温，做好记录。

（4）呕吐者，注意观察患者呕吐物的内容、颜色、量、气味及呕吐时间、次数及伴随症状，必要时留取标本送检。

（5）注意观察患者二便情况，观察有无腹水和出血情况。

（6）辨证观察。急黄者，观察患者有无神昏谵语，若出现黄疸加深，或出现斑疹吐衄，神昏痉厥，应考虑热毒耗动津血，邪犯心肝，属于病情噩兆；若出现脉微欲脱，散乱无根，神志恍惚，烦躁不安，为正气欲脱之象。

2. 生活起居护理

（1）生活规律，保证充足睡眠，注意保暖及避风寒。

（2）卧床休息，避免活动，待黄疸消退，症状明显好转后，可逐渐恢复活动，如散步、太极拳、静养功等，但勿劳倦。

（3）保持小便通利，大便通畅，有助于黄疸的消退。

（4）皮肤瘙痒时，穿棉质宽松透气衣裤，保持个人卫生，避免用力抓挠，以防皮肤破损感染，禁用肥皂或浴液等碱性用品。

（5）如有传染性，要做好消毒隔离工作，尤其做好消化道隔离和血源隔离，隔离时间至少40天，并指导患者消毒隔离的方法。

（6）患者呕吐时取半卧位，头偏向一侧，轻轻拍背或在胃部上下按摩，以降胃气。

（7）保持口腔清洁，可用淡盐水、银花甘草液漱口，每日3～4次，以减轻口腔异味和感染。

（8）辨证起居。急黄者，绝对卧床休息，病室应凉爽，做好保护患者安全的措施；阳黄热重于湿者，居室宜偏凉；阳黄湿重于热者，居室宜温热干爽，阳光要充足。阴黄者，病室宜向阳，要注意防寒保暖。

3. 情志护理　体贴关怀，全面照顾，鼓励患者树立战胜疾病的信心，给予患者情志疏导，使患者避免情绪波动，保持心情愉快、肝气条达，以利于病情康复。

4. 饮食护理

（1）饮食原则及禁忌

1）饮食以清淡、易消化、低脂、优质蛋白、富含维生素为原则。注意饮食卫生，避免不洁食物。饮食有节，少量多餐，鼓励患者多饮水，忌暴饮暴食、硬固粗糙，避免辛辣肥甘厚味之品，戒烟酒。

2）对有传染性的患者，应注意餐具消毒，防止传染。

（2）辨证施食

1）阳黄热重于湿者，饮食宜偏凉，多食蔬菜、水果，宜选西瓜、冬瓜、芹菜、赤小豆、薏苡仁等清热利湿食物，慎食牛羊肉等温性食物。

2）阳黄湿重于热者，少食甜食，可选用食疗方柚皮散、泥鳅炖豆腐等利湿退热。

3）急黄者，予以流质饮食，好转后再改为半流质，以清凉生津为宜，多食水果和清凉饮料。

4）神昏者，予以鼻饲。要严格限制蛋白质的摄入或禁食蛋白质。

5）阴黄寒湿阻遏者，饮食宜温热，忌生冷、甜腻碍胃之品，可食茵陈粥、干姜粥、苡仁粥等散寒利湿退黄，汤汁不宜过多以免水湿停聚。

6）阴黄脾虚血亏者，饮食予补养之品，需温热、熟、软，营养丰富，多食鱼、肉、禽、蛋等血肉有情之物，养护正气，补益气血。

5. 用药护理

（1）用药原则

1）宜在饭后给药，遵医嘱一般每日1剂，分早晚两次服用。

2）在医生的指导下用药，避免加重肝脏负担。

3）服药后应注意观察患者身目黄染的变化。清热解毒、利湿退黄的中药应注意观察服用后有无腹泻、腹痛症状。

4）患者神昏不能口服中药时，可遵医嘱鼻饲给药或保留灌肠。

（2）*辨证施药*

1）阳黄患者中药煎剂适当温凉服。

2）阴黄患者中药煎剂宜温热服。

3）急黄患者中药煎剂宜凉服。中药可浓煎，少量多次频服或鼻饲。出现急危症时应遵医嘱随煎随服。

6. 中医护理适宜技术

（1）*目黄、身黄、小便黄*　可用中药外敷法、穴位敷贴法、穴位按摩法。

1）中药外敷法：用茵陈蒿1把、生姜1块，捣烂，敷于胸前、四肢，每日擦之。

2）穴位敷贴法：阳黄证者，可将砂仁30g，茵陈50g研成粉末加水调成膏状，分别敷于神阙、至阳、期门、阳陵泉上，用纱布覆盖，橡皮膏固定，每日换一次，7日为1个疗程。阴黄证者，可将茵陈30g，丁香20g，白胡椒30粒，酒大黄10g，研成粉末，兑白酒适量调成糊状，用时取1/5，敷贴于神阙、肝俞、脾俞、阳陵泉上，每日1~2次，每次10~15分钟。

3）穴位按摩法：①热重于湿。疏胁开胸顺气：双手五指略分开，形似梳状，从胸正中向胁侧，分别顺循左右胁分梳，着力和缓往返梳理。点按中脘。提拿足三阴：以双手拇指与余四指的对合力，着力于双下肢内侧足三阴之经筋，自上而下均匀施力，从腹股沟开始循足三阴之经筋，顺序提拿至内踝，往返3~5次。点按三阴交、阳陵泉。每日1~2次，每次10~15分钟。②湿重于热。以双手拇指点按膀胱俞、三焦俞、小肠俞、志室。点章门：操作者于患者上腹部推运后，双手拇指伸直，将力贯于指端，余指屈曲，将拇指分别置于左右章门同时对点，点而按之，按而合之。提拿足三阳：以双手拇指与其余四指的对合力，着力于股外侧循足三阳之经筋顺序提拿至外踝、足背，往返3~5次。点按复溜、三阴交、曲泉。每日1~2次，每次10~15分钟。③阴黄。双手拇指点按脾俞、胃俞、命门。点三脘、开四门：操作者于患者腹部用双手充分施以推、揉、运、摩等手法后以三指（食、中、无名指）分别对准上脘、中脘、下脘点而戳之，再以四指（食、中、无名、小指）分别对准四门（幽门、章门、期门、京门）点而开之。提拿足三阴：操作者以双手拇指与余四指的对合力，着力于双下肢内侧足三阴之经筋，自上而下，从腹股沟开始循足三阴之经筋顺序提拿至内踝，往返3~5次。点按公孙、三阴交。

（2）*皮肤瘙痒*　可用中药外洗法、中药外涂法。

1）中药外洗法：用苦参30g煎汤外洗，每日1次。

2）中药外涂法：局部可涂冰硼水止痒，亦可用大枫子酊或止痒酊（主要成分为白鲜皮、土荆皮、苦参等）外搽，每日2~3次。

第十二节　水　肿

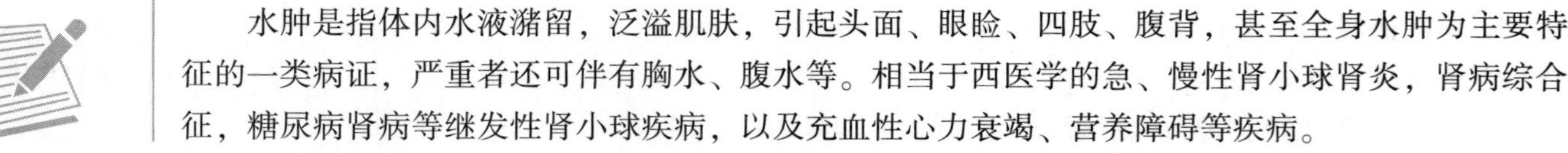

水肿是指体内水液潴留，泛溢肌肤，引起头面、眼睑、四肢、腹背，甚至全身水肿为主要特征的一类病证，严重者还可伴有胸水、腹水等。相当于西医学的急、慢性肾小球肾炎，肾病综合征，糖尿病肾病等继发性肾小球疾病，以及充血性心力衰竭、营养障碍等疾病。

【病因病机】

水肿的病因既有风邪袭表、疮毒内侵、外感水湿、饮食不节等因素，又可因先天禀赋不足、久病劳倦等所致。病位在肺、脾、肾，关键在肾。基本病机为肺失通调，脾失转输，肾失开阖，三焦气化不利，水液潴留，泛溢肌肤，而成水肿。病理因素为风邪、疮毒、水湿、瘀血等。水肿的病理性质有阴水、阳水之分，阳水属实，由外感风邪、疮毒、水湿而成，病位在肺、脾；阴水属虚或虚实夹杂，多由饮食、劳倦、禀赋不足、久病体虚所致，病位在脾、肾，可相互转化或夹杂。阳水易消，如脏气未损，护理治疗及时，病可向愈；阴水难除，久病体虚，拖延失治，可致关格、癃闭等变证。

【护治原则】

以发汗、利尿、泻下逐水为原则。阳水多实，当予祛邪，常用发汗、利尿、攻逐之法；阴水多虚或本虚标实，可扶正祛邪，健脾温肾而利水。若水肿经久不退，有瘀血征象者，宜配合活血化瘀法。

【常见证候类型、临床表现及治法】

水肿常见证候类型、临床表现及治法，见表11－12。

表11－12　水肿证候类型、临床表现及治法

类别	证候名称	症状	舌脉	治法
阳水	风水泛滥	眼睑及颜面水肿，继则四肢及全身水肿，来势迅速，多伴有恶风发热，关节酸楚，小便不利等症。偏于风热者，兼咽喉红肿疼痛；偏于风寒者，兼恶寒，咳喘	偏于风热者，舌质红，苔黄，脉浮滑数；偏于风寒者，舌质淡，苔薄白，脉浮滑或浮紧	疏风解表，宣肺行水
	湿毒浸淫	眼睑水肿，延及全身，皮肤光亮，尿少色赤，身患疮痍，甚者溃烂，伴恶风发热	舌质红，苔薄黄，脉浮数或滑数	宣肺解毒，利湿消肿
	水湿浸渍	起病缓慢，病程较长，全身水肿，下肢明显，按之没指，小便短少，身重体倦，胸闷，纳呆，泛恶	舌质淡，苔白腻，脉沉缓或濡	健脾化湿，通阳利水
	湿热壅盛	全身水肿，肿势多剧，皮肤绷急光亮，胸脘痞闷，烦热口渴，小便短赤，大便干结	舌质红，苔黄腻，脉沉数或濡数	清热利湿，疏理气机
阴水	脾阳虚衰	身肿日久，腰以下为甚，按之凹陷不易恢复，脘腹胀闷，纳差便溏，面色不华，身倦乏力，四肢倦怠，小便短少	舌质淡，苔白腻，脉沉缓或沉迟	温阳健脾，利水祛湿
	肾阳衰微	水肿迁延，腰以下肿甚，按之凹陷不起，尿量减少或反而增多，腰酸冷痛，四肢厥冷，怯寒神疲，甚至心悸喘促难卧，面色灰暗	舌质淡胖，苔白，脉沉细弱或沉迟无力	温肾助阳，化气行水
	瘀水互结	水肿迁延，肿势轻重不一，四肢或全身水肿，以下肢为主，皮肤瘀斑，腰部刺痛或伴血尿	舌紫暗，苔白，脉沉细涩	活血化瘀，化气行水

【主要护理问题】

1. 水肿。
2. 营养失调。
3. 潜在并发症：皮肤完整性受损。
4. 潜在并发症：心悸。
5. 潜在并发症：气喘。

【护理措施】

1. 病情观察

（1）观察患者水肿的部位，尤其是起始部位，水肿起始时间、程度及消长规律，辨别阳水和阴水。

（2）观察患者小便的色、质、量、味。记录24小时尿量或出入量，观察有无关格的早期表现。

（3）定期测量血压和体重，如有腹水，定时测量腹围；密切观察各项理化检查指标变化，及时记录以判断水肿消长情况。

（4）行肾组织活检者，应注意观察有无血尿及腰痛等情况发生。

（5）观察有无心悸、喘促、呕恶、尿闭等症，及时发现危重症及变证。如患者出现每日尿量少于400mL或尿闭；表情淡漠、腹胀、呼吸深长，胸满气喘，恶心，呕吐；气息短促，面白唇紫，冷汗肢厥、烦躁心悸等上述情况之一者，应立即报告医生，及时进行处理。

2. 生活起居护理

（1）病室要保持干净整洁，空气清新，勿潮湿阴冷，避免外邪侵袭。

（2）随季节交替及时增减衣被，防止感冒。遇感冒流行季节，加强病室通风、消毒，每日至少开窗通风两次，必要时用鱼腥草10g，麻黄5g，白术10g，连翘10g等中药熏蒸，防止交叉感染。

（3）水肿严重者，经常变换体位，头面及眼睑水肿较甚者，应垫高枕，将头部抬高；下肢水肿明显者，可适当抬高下肢。

（4）嘱患者起居有时，轻症及恢复期可适当活动，如散步、练习气功，太极拳等，不宜过度疲劳。应节制房事，以防损伤真元。

（5）做好皮肤护理，保持床单位清洁干燥、平整，长期卧床患者应定时更换体位，但不能拖拉，在骨突出部位应垫海绵垫等，以防止皮肤擦伤及压疮的发生。皮肤瘙痒者防止患者搔抓破损，以免感染。

（6）会阴部水肿的患者，每日应做好会阴部护理，防止尿路感染；阴囊水肿时可用脱脂棉置于两侧腹股沟，并且用托带托起阴囊，以免磨破发生交叉感染。

（7）辨证起居。水湿浸渍、湿热壅盛者，病室避免潮湿；脾阳虚衰、肾阳衰微者，病室宜温暖向阳，防寒保暖，预防外邪侵袭。

3. 情志护理 向患者讲解水肿的相关知识及转归情况，让患者了解有关疾病的预防和保健知识，保持乐观向上的态度，积极配合治疗和护理，鼓励患者参与肾友会或肾病患者俱乐部。采用移情易性、以情胜情、顺情从欲、说理开导等方法，或播放一些舒缓的音乐，如《荷塘月色》《绿岛小夜曲》等，加强心理疏导，缓解患者焦虑、恐惧、抑郁的不良情绪。与患者多谈心，为患者讲解一些治疗成功的案例，帮助患者树立战胜疾病的信心。

4. 饮食护理

（1）饮食原则及禁忌

1）饮食宜清淡、易消化、富营养、低盐或无盐为原则，少食多餐，戒烟限酒，宜食具有利尿作用的食物，如冬瓜、绿豆、赤小豆、薏苡仁等，忌辛辣、肥甘，海鲜、鹅肉等发物。

2）若患者血浆蛋白低下，且肾功能正常，应给予高蛋白饮食。若患者肾功能明显减退，则应给予低蛋白饮食，以减轻肾脏负担。

3）尿闭者限制含钾较多的食物，如橘子、蘑菇、香蕉、羊角蜜等。

4）限制进水量，进水量应根据小便量而定，一般以前一天的小便量加上 500mL 为宜，如伴有高热、呕吐或腹泻者，可酌情增加。

（2）辨证施食

1）风水泛滥者，可用防风粥等，以疏风解表，宣肺行水。

2）湿毒浸淫者，可用茯苓、杏仁、赤小豆、蒲公英、鲤鱼赤小豆汤等，以解毒利湿消肿。

3）水湿浸渍者，可用鲫鱼、茯苓、薏苡仁等健脾利水渗湿，忌食生冷瓜果。

4）湿热壅盛者，可用冬瓜、绿豆、赤小豆等，以清热解毒，利水消肿。

5）脾阳虚衰者，饮食宜温热，可用牛奶、豆类、龙眼肉、干姜、茯苓粥等，以温阳健脾，利水祛湿。

6）肾阳衰微者，饮食宜温热，可用鲤鱼、乳类、黑芝麻、黑豆鲤鱼汤等，以补肾利水。

5. 用药护理

（1）用药原则

1）患者使用峻下逐水剂时，药宜浓煎，少量空腹频服，正确掌握服药剂量、方法，并观察用药后反应。若无效，患者体质尚可支持者，次日或隔日再服，注意血压监测，观察小便及大便次数和量，中病即止。

2）用药期间每日准确记录 24 小时尿量，通过尿量、体重的改变观察水肿有无消退，伴随症状是否减轻或好转以评价疗效；观察大量利尿后是否出现电解质紊乱现象，因低钾、低镁等引起心慌、乏力、便秘、恶心等症状，若发现异常，及时报告医生进行处理。

（2）辨证施药

1）风水泛溢者，汤药不宜久煎，武火快煎，宜热服，服后盖被安卧，以助发汗，取微汗，忌大汗，汗出后应及时擦干汗液或更换衣服，防止因受凉而使病情反复。

2）水湿浸渍者，服药时易犯恶欲吐，应少量多次服药或在服药前滴生姜汁 3 ~ 5 滴于舌面上，以防止呕吐。

3）湿热壅盛者，汤药宜饭前温服，以防呕吐。

4）脾阳虚衰者，汤药浓煎，饭前温服，以免加重水肿。

6. 中医护理适宜技术

水肿　可用中药保留灌肠法、中药封包法、平衡火罐法。

（1）中药保留灌肠法　将中药浓煎成 200mL 灌肠液进行高位保留灌肠，灌肠深度为 25 ~ 3cm，保留时间 1 小时以上，每日 1 次。

辨证用药　阳水患者，可选取茵陈 18g，大黄（去皮）10g，栀子 15g 等药物，若湿重于热，可加茯苓 6g，泽泻 5g，以利水渗湿；若热重于湿，可加黄柏 6g，龙胆草 10g，以清热祛湿；若胁痛明显，可加柴胡 10g，川楝子 5g，以疏肝理气。阴水患者，选制附子 6g，干姜 10g，大腹皮 10g，桂枝 6g，泽泻 6g，白术 12g，厚朴 10g，木香 5g，土茯苓 10g，炙甘草 6g，浓煎。

（2）中药封包法　将中药打磨成粉，用蜂蜜或姜汁或白醋适量调成糊状，取适量外敷于两侧肺俞、肾俞穴，敷药之处，需洗净，用保鲜膜、医用胶带固定，每日 1 次，2 周为 1 个疗程，共治疗 4 周。

辨证用药　阳水患者，选用麻黄 9g，金银花 10g，蒲公英 10g，细辛 3g，杏仁 6g，葶苈子 15g，椒目 10g，商路 9g，水蛭 6g 等，以清热解毒，利湿消肿；阴水患者可用附子 6g，肉桂 6g，砂仁 6g，大戟 12g，芫花 12g，白术 6g，茯苓 6g，泽泻 10g 等，以温肾助阳，化气行水。

（3）平衡火罐法　适宜于阳水和阴水患者水肿初期，患者取俯卧位，暴露背部皮肤，注意环

境温度适宜。

闪罐　选择中号玻璃火罐2个，用闪火法使火罐1个吸附在肺俞穴上，从上到下，1个吸附在对侧肾俞穴上，从下到上，在背部两侧膀胱经分别闪罐三个来回。

走罐　将甘油稍加温涂于背部，沿督脉及膀胱经走向从上到下推罐各3次，推罐力度适中，先中间后两边，以皮肤起红晕为度。

抖罐　从大椎穴开始，沿背部左右抖动火罐，从大椎至肾俞穴，注意幅度不宜过大，力度以患者能耐受为准。

留罐　选择患者大椎穴、肺俞、脾俞、肝俞、肾俞各留罐5分钟，每周2～3次，2周为1个疗程。

第十三节　痹　证

痹证是因风、寒、湿、热等外邪入侵，闭阻经络，气血运行不畅，导致肢体筋骨、关节、肌肉等处发生疼痛、重着、酸楚麻木，或关节屈伸不利、僵硬、肿大、变形等为特征的一种病证。本病临床上具有渐进性或反复发作的特点。相当于西医学的风湿性关节炎、类风湿关节炎、坐骨神经痛、强直性脊柱炎、痛风性关节炎、骨性关节炎、风湿热、骨质增生等疾病。

【病因病机】

痹证的病因既有劳逸不当、久病体虚、正气不足等因素，又可因感受风寒湿邪或风湿热邪所致。其中感受风、寒、湿邪各有所偏盛，而有行痹、痛痹、着痹之别。痹证初起或轻者，病位在肢体、皮肉、筋脉，久病或重者则深入筋骨、脏腑，且以心痹较为多见。痹证病机为邪气痹阻经脉。病理性质初起以邪实为主，久则虚实夹杂。预后与感邪的轻重、患者素体强弱、治疗调摄是否得当等因素密切相关。痹证初起，病邪较浅，多可痊愈；若反复发作，或失治、误治等，转为虚实夹杂的尪痹，以及痰瘀相结、气虚血亏证，甚至损及脏腑，病情缠绵难治，多预后较差。

【护治原则】

以祛邪通络止痛为护治原则。根据邪气的偏盛，分别予以祛风、散寒、除湿、清热、化痰、行瘀，兼顾“宣痹通络”。护治时应注意，治风宜重视养血活血，治寒宜结合温阳补火，治湿宜结合健脾益气。久痹正虚者，应重视扶正，采用补肝肾、益气血之法。

【证候类型、临床表现及治法】

痹证的常见证候类型、临床表现及治法，见表11－13。

表11－13　痹证证候类型、临床表现及治法

证候名称		症状	舌脉	治法
风寒湿痹	行痹	肢体关节、肌肉疼痛酸楚，屈伸不利，可涉及肢体多个关节，疼痛呈游走性，初起可见恶风、发热等表证	舌质淡，苔薄白，脉浮或浮缓	祛风通络，散寒除湿
	痛痹	肢体关节疼痛，痛势较剧，痛有定处，遇寒痛甚，得热痛缓，关节屈伸不利，局部皮色不红，触之不热	舌质淡，苔薄白，脉弦紧	温经散寒，祛风除湿
	着痹	肢体关节、肌肉酸楚、重着、疼痛，肿胀散漫，关节活动不利，肌肤麻木不仁	舌质淡，苔白腻，脉濡缓	除湿通络，祛风散寒
风湿热痹		游走性关节疼痛，活动不便，局部灼热红肿，痛不可触，得冷稍舒，可有皮下结节或红斑，常伴有发热、恶风、汗出、口渴、烦躁不安等全身症状	舌质红，苔黄或黄腻，脉滑数或浮数	清热通络，祛风除湿

续表

证候名称	症状	舌脉	治法
痰瘀痹阻		舌质紫暗或有瘀斑，苔白腻，脉弦涩	化痰行瘀，蠲痹通络
肝肾亏虚	痹证日久不愈，关节屈伸不利，肌肉瘦削，腰膝酸软，或畏寒肢冷，阳痿、遗精，或骨蒸劳热，心烦口干	舌质淡红，苔薄白或少津，脉沉细弱或细数	培补肝肾，舒筋止痛

【主要护理问题】

1. 关节疼痛。

2. 关节肿胀。

【护理措施】

1. 病情观察

（1）观察疼痛的部位、持续时间、性质、程度及诱发因素，以辨别病邪的偏盛。

（2）观察关节是否有强直畸形、其活动受限的程度。

（3）注意观察咽喉、关节、皮肤红斑、结节、心悸等病情变化。严密观察心率、心律、血压、呼吸等，若患者出现心悸、气短、水肿、脉结代等症状，应及时报告医生，以防继发心痹等变证，并做好记录。

（4）观察皮肤及关节活动，预防压力性损伤，防止久痹致痿。

2. 生活起居护理

（1）病室保持清洁干燥，光线充足，空气流通，温度适宜，避免阴暗潮湿。

（2）重视气候变化，做到适四时，调寒温，注意保暖，随气候变化及时增添衣被。

（3）急性期卧床休息，减少关节活动，疼痛肢体用软垫保护，取舒适卧位；缓解期协助患者进行肢体功能锻炼，循序渐进，以促进关节功能的恢复。

（4）脊柱变形者，宜卧硬板床；长期卧床患者，应注意定时更换体位，防止压力性损伤发生。将罹患的关节保持功能位置，避免受压发生畸形。保持衣被清洁干燥，汗多时及时擦干，更换衣被。

（5）长期从事水上作业及出入冷库者，要尽量改善工作环境。

（6）辨证起居。行痹患者在寒潮到来之时，应在室内活动勿外出，适当增加衣被，注意保护疼痛部位，关节处戴护膝、护腕，以增加局部温暖，促使经络气血流畅，抵御外邪侵袭。着痹患者应保持地面干燥，避免潮湿，关节肿痛较轻者，可适当户外锻炼，以承受程度而定，避免活动过度。热痹患者应保持衣被干燥，皮肤清洁，防止感冒。

3. 情志护理

（1）痹证病程较长，缠绵难愈，加之关节疼痛或变形，患者易出现悲观失望情绪，护理人员要多关心患者，学会换位思考，给予心理安慰，减轻其痛苦，使患者积极配合，坚持治疗。

（2）移情疗法。对患者及其家属行疼痛教育，在疼痛之前或即刻，超前或优先给予镇痛治疗；疼痛发作时，可以配合非药物疗法转移患者负面情绪，嘱患者闭目静心，全身放松，缓慢呼吸，使周身气血舒畅；通过听音乐、看杂志等方式转移患者注意力；对于疼痛难以耐受患者，遵医嘱合理用药。

4. 饮食护理

（1）饮食原则及禁忌

1）饮食应以易消化、高蛋白、高热量、高维生素的食物为主，忌寒凉生冷、肥甘厚腻之品。

2）痹证急性期特别是兼有发热时，饮食应以清淡为主，久病正气亏虚时可适当滋补。

（2）辨证施食

1）行痹者可食丝瓜、豆豉、防风粥或饮白花蛇酒等，以祛风通络，散寒除湿。

2）痛痹者可用羊肉、川乌粥等，以散寒通络，祛风除湿。

3）着痹者可用木瓜薏苡粥、茯苓粥，以除湿通络，祛风散寒。

4）风湿热痹者可用冬瓜、绿豆、菊花茶、茄子根汤等，以清热通络，祛风除湿。

5）痰瘀痹阻者可用生山楂、陈皮、茯苓粥等，以化痰行瘀，蠲痹通络。

6）肝肾不足者可用芝麻、鸡肝、蘑菇、韭菜等，以培补肝肾，舒筋止痛。

5. 用药护理

（1）用药原则

1）严格遵医嘱给药，祛风利湿药应早晚两次饭后温服。

2）应用川乌、草乌、附子等有毒性的药物时，须先煎30～60分钟。

3）服药后应观察患者有无口舌、四肢及全身麻木、流涎、恶心、腹泻、头昏、心悸、脉迟等症状，若出现应立即停药，并及时报告医生。

4）应用全蝎、蜈蚣等药性峻猛、毒副作用较大的虫类药物时，应注意患者有无胃肠道不适等症状。

（2）辨证施药

1）痛痹者，宜饭后温服。

2）行痹者，可用热粥或黄酒为引，饭后温服。

3）着痹者，饭后温服，服药后可加服薏米粥。

4）热痹者，宜偏凉服。

6. 中医护理适宜技术

（1）关节疼痛　可采用中药外敷法、中药蜡疗、耳穴贴压法。

1）中药外敷法：适宜于风寒湿痹及风湿热痹型痹证患者。

①风寒湿痹者，可用桂枝30g，附子30g，干姜30g，桑寄生50g，威灵仙50g，补骨脂50g，淫羊藿50g，怀牛膝50g，海桐皮50g，独活50g，杜仲50g，制川乌50g，制草乌50g，红花50g，鸡血藤50g，伸筋草50g，将中药饮片打磨成粉后过筛（80～100目），混匀后制备成膏剂，取适量外敷于患膝内、外侧，每天1次，外盖纱布固定保护。每次60分钟，共治疗6周。②风湿热痹者，可用雷公藤15g，忍冬藤15g，青风藤15g，虎杖20g，全蝎10g，蜈蚣2条，青黛6g，红花10g，当归10g，川芎10g，将上药研制成细粉，用酒、醋、蜂蜜调和敷于肿痛关节处，贴药之处，需洗净。用保鲜膜、医用胶带固定，以患者能耐受为度，一般5小时后揭下，每日1次。2周为1个疗程，共治疗4周。

2）中药蜡疗：将医用石蜡加热使其软化，将蜡疗膏组方（雷公藤100g，红花100g，乳香100g，没药100g，川芎100g，三棱100g，莪术100g，鬼箭羽100g，青风藤100g，制川乌200g，制南星300g）打成药粉，药粉与温水以3：1的比例混匀，做成湿度适中的药泥。取适量蜡疗膏放置在纱布敷料上，厚度约0.5cm。根据患者疼痛部位裁剪适当大小的蜡疗膏以备用。用熔蜡的锅将医用石蜡加热融化成液体后装入透明密封塑料袋，待温度降至45℃左右后，蜡疗膏贴敷于患处关节，石蜡放置在蜡疗膏上面，用保鲜膜缠绕固定。治疗时间为15～30分钟，每日1次，共治疗3个月。

3）耳穴贴压法：主穴选取疼痛部位、内分泌、三焦。每穴按揉1～2分钟，每天按揉3～5

次。一般可留置3～7天，两耳交替。

辨证取穴　风寒湿痹加过敏区、枕小神经、热穴；风湿热痹加肾上腺、过敏区；痰瘀痹阻加心血管皮质下、肺、脾；肝肾亏虚加枕小神经、肝、肾等耳穴。

（2）关节肿胀　可用中药熏洗法、艾灸法。

1）中药熏洗法：牛膝15g，防风15g，透骨草30g，独活15g，姜黄15g，伸筋草30g，海桐皮15g，生川乌15g，艾叶30g，桂枝20g，威灵仙30g，延胡索15g，将上药装入双层棉质布袋内，用细线扎紧袋口。将中药浸泡30分钟，煮沸后慢熬20分钟，倒入熏洗盆，水量2000mL，控制水温85℃，患者关节肿胀部位放置在高出水面8cm支架上，熏蒸10分钟，温度降至38～43℃后，将患肢浸入盆中，并将毛巾浸湿药液，反复淋洗肿胀关节，每次约20分钟，每日1次，4周为1个疗程。

2）艾灸法：适用于风寒湿痹或久痹患者。选用艾盒灸命门及双侧膝眼、肾俞，每日1次，每次20分钟，2周为1个疗程，共治疗2个疗程。

第十四节　消　渴

消渴是以口渴多饮、多食易饥、多尿、乏力、消瘦，或尿有甜味为主要临床表现的病证。相当于西医学的糖尿病、尿崩症、精神性多饮多尿症等疾病。

【病因病机】

消渴之病因主要与禀赋不足、劳欲过度、饮食失节、情志失调等因素有关。其病位主要在肺、胃、肾，以肾为关键。病机总属阴虚燥热，以阴虚为本，燥热为标，两者互为因果，阴愈虚则燥热愈盛，燥热愈盛则阴愈虚。消渴病久，发生两种转变：一是阴伤气耗，阴损及阳，阴阳俱虚；二是内热伤津，血脉瘀滞。消渴的预后，因病情不一而异，病情严重或未及时护治，可累及多个脏腑，出现肺痨、雀目、疮癣、痤痱、脱疽、真心痛、中风偏瘫、水肿等多种急慢性并发症。

【护治原则】

以清热润燥、养阴生津为原则。根据病位偏重不同，分别予以润肺、清胃、滋肾等治法。后期瘀血内阻、阴损及阳者，应活血化瘀、温补肾阳等。

【证候类型、临床表现及治法】

消渴的常见证候类型、临床表现及治法，见表11－14。

表11－14　消渴证候类型、临床表现及治法

类别	证候名称	症状	舌脉	治法
上消	肺热津伤	烦渴多饮，口舌干燥，尿量频多	舌边尖红，苔薄黄，脉洪数	清热润肺，生津止渴
中消	胃热炽盛	多食易饥，口渴，形体消瘦，尿多，大便干燥	舌红，苔黄，脉滑实有力	清胃泻火，养阴增液
下消	肾阴亏虚	尿频量多，混浊如脂膏，或尿甜，腰膝酸软，乏力，头晕耳鸣，口干唇燥，皮肤干燥瘙痒	舌红，苔少，脉细数	滋阴补肾，润燥止渴
	阴阳两虚	小便频数，混浊如膏，甚至饮一溲一，面色黧黑，耳轮干枯，腰膝酸软，四肢欠温，畏寒肢冷，阳痿或月经不调	舌淡，苔白而干，脉沉细无力	补肾固摄，温阳滋阴

【主要护理问题】

1. 多饮、多食、多尿。

2. 肢体麻木、疼痛、肢冷。

3. 潜在低血糖、酮症酸中毒等。

4. 潜在皮肤感染。

5. 焦虑。

【护理措施】

1. 病情观察

（1）观察患者口干口渴、饮食情况和排尿次数、尿量及尿色，详细记录饮水量、进食量、24小时出入量；监测体重变化，每周测两次。

（2）观察患者有无皮肤瘙痒，四肢末端皮肤颜色、温度、感觉、触觉是否正常，有无破溃及足背动脉搏动情况。

（3）监测患者空腹及餐后2小时血糖、糖化血红蛋白，监测患者视力，并定期检查眼底。

（4）注意观察患者有无头晕、心慌、大汗、手抖、面色苍白、全身无力等低血糖表现，外出时随身携带急救卡和糖果、饼干等。若发生低血糖，意识清楚者立即口服含糖类食物，15分钟后监测血糖；意识障碍者立即静脉注射50%葡萄糖20mL。

（5）如患者出现头痛头晕、恶心呕吐、烦躁不安，皮肤燥热或潮红、呼吸深快、呼气有烂苹果味等，为酮症酸中毒征兆，应立即通知医生配合抢救。

2. 生活起居护理

（1）保持病室空气清新，温湿度适宜，定时通风。

（2）做好个人卫生。保持口腔清洁，饭前饭后漱口，刷牙选用软毛牙刷，动作要轻柔；指导患者注意皮肤和会阴部清洁，着柔软棉品；沐浴或泡脚时选用性质柔和的中性洗剂，水温38～40℃为宜；肢端感觉障碍者，用水温计测量水温，时间15～20分钟，避免用力擦搓。

（3）皮肤干燥瘙痒者，可涂抹润肤霜，勿搔抓皮肤；及时治疗疖、疮、痈、疡，以及甲沟炎、鸡眼、脚癣等；及时修剪指（趾）甲，趾甲修剪不宜过短，不随意自行剔除胼胝，避免继发感染。

（4）指导患者着宽松、柔软的鞋袜，不要赤脚或穿拖鞋走路，以防扎伤；穿鞋前先检查鞋内有无异物或异常；每天检查双脚有无破损、烫伤、水疱等，预防足部溃疡的发生；注意肢体及足部保暖，使用热水袋、电热毯时，要注意防止烫伤。

（5）鼓励患者坚持运动锻炼，以中等强度的有氧运动为主，结合患者具体情况，可加用抗阻训练。可选太极拳、八段锦等传统运动方法，每次运动不低于20分钟，每周至少3次。血糖>16.7mmol/L，合并糖尿病急性代谢并发症及各种心、肾等器官严重慢性并发症者，暂不宜运动。血糖<5.5mmol/L者，运动前需适量补充含糖食物，如饼干、面包等。

（6）辨证起居：肺热津伤、胃热炽盛者，应保持居室环境湿度适宜，避免干燥而加重病情；衣被不宜过厚，汗出后及时更换衣被，保持衣物干爽舒适；肾阴亏虚者，应宁心安神，禁房事；阴阳两虚者，应注意休息，避风寒，慎热。

3. 情志护理

（1）多与患者沟通，鼓励并引导患者表达内心感受，以疏泄情志。

（2）根据七情与脏腑关系，了解患者情志状态，指导采用移情易性的方法，分散患者对疾病的注意力，缓解其不良情绪。

（3）组织形式多样、寓教于乐的病友活动，开展同伴支持教育，邀请治疗效果良好的患者介绍个人经验，增强患者战胜疾病的信心。

（4）选择舒缓音乐，培养良好的兴趣爱好，如书法、栽培花草、养鸟、书画等，使患者心情愉快，情绪稳定。

4. 饮食护理

（1）饮食原则及禁忌

1）饮食以合理控制总热能，定时定量进餐为原则。根据患者的性别、年龄、体重、体力活动强度，计算每日的总热量。三餐总热量的分配为1/5、2/5、2/5或1/3、1/3、1/3或1/7、2/7、2/7、2/7。按规定进食仍感饥饿，可给予水煮蔬菜充饥，不随意增加主食。形体消瘦者，可适当增加肉类、牛奶等富含蛋白质食物及养阴清热生津之品。

2）戒烟酒，限盐。食盐摄入量限制在每日6g以内，伴高血压、水肿者每日盐摄入量不超过2g。

3）提倡适量膳食纤维，减少摄入反式脂肪酸，少食坚果类、油炸类食物及甜食。

（2）辨证施食

1）肺热津伤者，宜食清热润肺、生津止渴之品，如鲜芦根、麦冬、沙参等泡水代茶饮。

2）胃热炽盛者，宜食清利胃肠实热之品，如芦荟、马齿苋、苦瓜、冬瓜、玉竹沙参焖老鸭等。大便干结者，可食芹菜、萝卜、香蕉、木耳等通便食物。

3）肾阴亏虚者，宜食滋补肾阴之品，如核桃、黑豆、猪腰、枸杞肉丝、桑椹粥等。

4）阴阳两虚证者，宜食温补肾阳、滋补肾阴之品，如羊肉、牛肉、虾仁、韭菜、干姜、黑芝麻、虾仁、香菇木耳汤、虫草炖老鸭等。

5. 用药护理

（1）用药原则

1）中药汤剂宜饭后半小时服，中西药之间间隔30分钟以上。部分中药的特殊煎煮，如鹿角胶、阿胶宜烊化。

2）口服降糖药要严格执行医嘱，切不可随意换药、停药或减药。口服降糖药若与胰岛素合用，易致低血糖，应备水果糖、巧克力等，以防低血糖发生。

3）正确掌握诺和灵笔或胰岛素泵的使用方法、部位、时间、无菌操作及储药方法等。胰岛素注射注意更换注射部位，以免影响药物吸收。

（2）辨证施药　肝胃郁热、胃肠实热、气阴两虚、阴虚火旺者中药汤剂宜温凉服；阴阳两虚者宜温服。

1）肺热津伤者，可用鲜芦根5g，麦冬5g，怀山药3g，生地黄3g，玄参3g等，泡水代茶，以生津止渴，中药汤剂宜温凉服。

2）胃热炽盛者，可用知母10g，黄连2g，天花粉5g，水煎顿服，或用石斛10g，麦冬5g，泡水代茶饮，中药汤剂宜温凉服。

3）肾阴亏虚者，可用鲜生地黄10g，枸杞子5g等，泡水代茶，以滋阴补肾，中药汤剂宜温凉服。

4）阴阳两虚者，可用怀山药10g，黄芪5g，水煎服，以补益脾肾，益气养阴，中药汤剂宜温服。

6. 中医适宜技术

（1）多饮、多食、多尿　可用耳穴贴压法。

方法　用王不留行籽或磁珠等贴压于皮质下、内分泌、糖尿病点、脾、胰、三焦、饥点等耳郭上的穴位或反应点，嘱患者每天自行按压3～5次，以患者有酸、麻、胀、痛、热感为度，每次每穴30秒，每3～5天更换1次，双耳交替，10天为1个疗程。

辨证取穴　肺热津伤者加肺、心；胃热炽盛者加神门、交感、脾、胃；肾阴亏虚者加肾上腺、肾、耳迷根；阴阳两虚者加心、肾、神门。

（2）肢体麻木、疼痛、肢冷　可用中药足浴法、穴位贴敷法。

1）中药足浴法：将中药用3000mL冷水浸泡30分钟后再煎煮，水沸后再煮20分钟，中药去渣后倒入套有一次性塑料袋的足浴盆中，待温度为38～40℃时，将双足放入药液中进行浸泡，每次15～30分钟，每日1次，严防烫伤。

辨证取方　肺热津伤、胃热炽盛者，可用柴胡10g，黄芩10g，白芍10g，大黄10g；肾阴亏虚者，可用杜仲10g，菟丝子10g，地黄10g，山药10g；阴阳两虚者，可用山药10g，枸杞子10g，肉桂10g，当归10g。

2）穴位贴敷法：选用当归、桂枝、木通、细辛、白芍、甘草适量研末，以生姜汁调成糊状。贴敷前，用温开水将局部洗净擦干，或用酒精棉球擦净。取适量中药贴敷于肾俞、脾俞、足三里等穴位上，首次贴敷2小时左右，以后每日1次，每次4小时，4周为1个疗程。贴敷过程中，注意观察患者有无过敏症状、皮肤红肿、溃烂等。

辨证取穴　阴虚火旺者加鱼际、太渊、心俞、肺俞、玉液、金津、承浆；气阴两虚者加内庭、三阴交、胃俞、中脘；阴阳两虚者加太溪、太冲、肝俞、关元。

第十五节　头　痛

头痛是指因外感六淫或内伤，致使头部脉络绌急或失养，清窍不利所引起的以自觉头部疼痛为主要表现的病证。可单独出现，亦可见于多种急慢性疾病过程中，是临床常见的自觉症状，有时亦是某些疾病加重或恶化的先兆。本节重点讨论内科常见以头痛为主症的疾病。相当于西医学的感染发热性疾病引起的头痛、偏头痛、三叉神经痛、枕神经痛、血管神经性头痛、高血压性头痛、动脉硬化、贫血，以及神经官能症等引起的头痛等疾病。

【病因病机】

头痛的病因包括外感与内伤两大类。外感多因六淫邪气侵袭，内伤多与情志失调、久病体虚、饮食不节、劳倦过度、跌仆损伤或久病入络等因素有关。外感头痛多因六淫之邪上犯清空，阻遏清阳，壅滞经络，络脉不通，不通则痛；内伤头痛多与肝、脾、肾三脏功能失调有关。头痛的部位可在前额、额颞、颠顶、枕项，可一侧或两侧或全头痛。病理性质有虚实两方面，在一定条件下可相互转化。外感头痛多属实证，内伤头痛中，气血亏虚、肾精不足者多属虚证，肝阳、痰浊、瘀血所致头痛者多属实证。外感头痛，一般病程短，治疗较易，预后较好；内伤头痛，反复不愈，治疗较难，重则可并发中风、目盲或眩晕等证。

【护治原则】

以调神利窍、缓急止痛为基本原则。外感头痛宜祛邪活络，以祛风为主，兼以散寒、清热、祛湿；内伤头痛中虚证者以滋阴养血、益肾填精为主，实证者以平肝、化痰、祛瘀为要，虚实夹杂者，酌情兼顾并治。

【常见证候类型、临床表现及治法】

头痛的常见证候类型、临床表现及治法，见表11－15。

表 11－15　头痛证候类型、临床表现及治法

类别	证候名称	症状	舌脉	治法
外感头痛	风寒头痛	头痛起病较急，头痛连及项背，痛势较剧烈，有拘急收紧感，常喜裹头，恶风寒，遇风尤剧，口不渴	舌质淡，苔薄白，脉浮紧	疏风散寒
	风热头痛	头痛而胀，甚则头痛如裂，发热恶风，面红目赤，口渴喜饮，大便秘结，小便黄赤	舌尖红，苔薄黄，脉浮数	疏风清热
	风湿头痛	头痛如裹，肢体困重，身热不扬，胸闷纳呆，小便不利，大便溏薄	舌质淡，苔白腻，脉濡滑	祛风胜湿
内伤头痛	肝阳头痛	头胀痛，或抽掣而痛，两侧为重，心烦易怒，夜眠不宁，或兼胁痛，面红口苦	舌质红，苔薄黄，脉弦有力	平肝潜阳
	肾虚头痛	头痛而空，眩晕耳鸣，腰膝酸软，神疲乏力，遗精带下，少寐	舌质红，少苔，脉细无力	养阴补肾
	血虚头痛	头痛隐隐，缠绵不休，时时昏晕，面色少华，头晕，心悸失眠，遇劳加重	舌质淡，苔薄白，脉细弱	滋阴养血
	痰浊头痛	头痛昏蒙，胸脘痞闷，呕恶痰涎，倦怠无力	舌胖大，有齿痕，苔白腻，脉滑或弦滑	化痰降逆
	瘀血头痛	头痛经久不愈，痛处固定不移，痛如锥刺，日轻夜重，或头部有外伤史	舌质紫或有瘀斑，苔薄白，脉细或细涩	活血化瘀，行气止痛

【主要护理问题】

1. 头痛。

2. 焦虑。

3. 潜在眩晕或中风。

【护理措施】

1. 病情观察

（1）密切观察头痛的部位、性质、程度，头痛发作时间与气候、饮食、情志、劳倦关系，以辨别外感头痛和内伤头痛。

（2）观察患者头痛发作时，神志是否清楚，有无瞳孔大小改变、精神萎靡等。

（3）辨证观察。头痛兼发热者，应定时观察体温变化，若身热已退，而头痛不减，或身热不退，头痛加重，甚则神志不清，为危重症。瘀血头痛者，应定时测量生命体征，若头痛持续或加重，瞳孔大小不等，血压下降或增高，意识障碍，口舌㖞斜，一侧肢体不遂者，当注意中风先兆，以防发生中风，应及时报告医生，做好急救处理。

2. 生活起居护理

（1）病室环境应安静整洁，空气新鲜，避免对流风，光线柔和，温湿度适宜。

（2）头痛较重时应卧床休息，待疼痛缓解后方可下床活动。

（3）注意保证充足的睡眠，避免长时间用脑或思虑过度，以利正气恢复。

（4）注意气候变化，及时增减衣被，以防复感外邪而加重病情。

（5）日常生活中注意良好的姿势，定期进行放松训练，以免肩颈部肌肉过度紧张导致头痛。

（6）告知患者可能诱发或加重头痛的因素，如情绪紧张、进食某些食物、饮酒、用力性动作等，避免诱发疾病。

（7）辨证起居。风寒头痛、瘀血头痛者，应注意头部保暖，可用围巾包裹或戴帽；肝阳头痛者，病室环境应凉爽；肾虚头痛者，注意避免劳累，保证足够睡眠，尤应节制或禁房事；痰浊头痛、风湿头痛者，病室宜温暖干燥，避免潮湿。

3. 情志护理

（1）诱发头痛的主要原因之一是患者自身心理因素，护理人员应及时了解患者产生不稳定情绪因素，并对其施行针对性的心理疏导，以促进患者心情放松、愉悦。

（2）外感头痛因起病急，症状较重，患者容易产生急躁情绪，应给予听舒缓的轻音乐《荷塘月色》《月光》《绿岛小夜曲》等，以便放松自身，减轻头痛。

（3）内伤头痛则因病程长，往往思想负担较重，内心苦闷，尤其是肝阳头痛，更容易急躁郁怒，护理人员要耐心倾听患者的心声并给予支持，主动与患者交流，帮助其转移注意力。

4. 饮食护理

（1）饮食原则及禁忌　饮食以清淡、易消化、规律进食为原则。注意补充营养，忌辛辣刺激、肥甘厚腻动风之品，避免浓茶、咖啡，以及含酒精性饮料等。

（2）辨证施食

1）风寒头痛者，可选择生姜、红糖、防风、葱白等疏风解表、散寒止痛之品。

2）风热头痛者，可选择薄荷、菊花、苦瓜、五汁饮等疏风清热、生津润燥之品。

3）风湿头痛者，可选择荷叶、茯苓、苍耳子等祛风胜湿之品。

4）肝阳头痛者，可选择海带、紫菜、淡菜、蚌肉、芹菜、菊花枸杞茶等平肝潜阳之品。

5）肾虚头痛者，可选择核桃、黑芝麻、黑豆、甲鱼、紫河车、海狗肾、羊髓羹、五味枸杞饮等补肾填精之品。

6）血虚头痛者，可选择黄芪、人参、党参、龙眼肉、红枣、鹿茸、参芪炖母鸡等益气养血、益精填髓之品。

7）痰浊头痛者，选择山药、莲子、龙眼肉、白萝卜、薏苡仁枇杷粥等补益脾胃、化痰降浊之品。

8）瘀血头痛者，选择藕、菊花、山楂红糖饮等活血化瘀、行气止痛之品。

5. 用药护理

（1）用药原则

1）遵医嘱用药，服药后注意休息，观察头痛症状是否减轻及对药物有无不良反应，做好记录。

2）顽固性头痛，可遵医嘱口服适量全蝎粉、蜈蚣粉等，并注意观察药后反应，是否出现食欲减退、恶心、胸闷、呼吸困难等不良反应。

（2）辨证施药

1）风寒头痛者，中药汤剂不宜久煎，趁热服下，药后饮热粥或热茶以助药力.

2）风热头痛、风湿头痛者，中药汤剂宜武火快煎，偏温服。

3）肝阳头痛、肾虚头痛、血虚头痛者，中药汤剂宜文火久煎，温服。

6. 中医适宜技术

（1）头痛　可用耳穴贴压法、刮痧法、穴位按摩法。

1）耳穴贴压法：适宜于各种类型头痛，主穴取神门、肾上腺、皮质下、交感穴，每日按压耳穴 5 ~7 次，每次 2 ~3 分钟，2 ~3 天更换王不留行籽 1 次，两耳交替或同时贴用。

辨证取穴　肝阳头痛加肝，痰浊及瘀血头痛加脾、胃，风湿头痛加脾、肺，血虚及肾虚头痛

加肝、脾、肾。此外，根据头痛的不同部位，可以取额、颞、枕。后头部疼痛者加膀胱，偏头痛者加胰胆，三叉神经痛者加面颊。

2）刮痧法：适宜于风热头痛者，主穴取眉心、太阳、百会、风池等穴。以皮肤出现紫红色斑点为度。刮痧间隔时间为3～6天，或以痧痕消退为准，3～5次为1个疗程。

头部　以百会为中心向四周刮拭全头部，用直线轻刮法；头部两侧亦可从太阳穴呈弧形刮至风池穴，用梳刮法。

颈肩部　刮颈部正中线：从风府到大椎，用直线刮法，从上至下，由内向外朝单一方向刮动，用力均匀，力度适中，一般刮10～20次；刮两侧肩部：由风池经过肩井，刮向肩端，用弧线刮法，风池、肩井穴可加点压按揉法。

背部　沿背部督脉及膀胱经循行线由上至下进行刮拭，用直线刮法。

（2）眩晕　可用穴位按摩法，适宜于各种证型的头痛。

方法　主穴取印堂、百会、风池。一指禅推法从印堂向上沿前额发际至头维、太阳，往返3～5遍，并配合按揉印堂、太阳、鱼腰、百会等穴；拿法从头顶至风池，往返3～5遍；用弹法从前发际至后发际及头两侧，往返2～3遍，时间约为5分钟。

辨证取穴　风寒头痛者，可加按摩眉棱骨、太阳穴等，或指压印堂、上星、太阳、头维等；颠顶部痛，可加按通天、阿是穴、行间等；肝阳头痛者，可加按太冲、阳溪等；血虚头痛者，可按摩配穴心俞、脾俞、鱼腰等；肾虚头痛者，除主穴外可按摩配穴肾俞、关元等；痰浊头痛者，除主穴外可按摩配穴中脘、内关、丰隆等。

第十六节　项　痹

项痹是指颈部因风、寒、湿等邪气闭阻经络，使气血运行不畅，导致筋脉失养，引起以颈部关节、肌肉或筋膜疼痛、酸楚、麻木、重着、变形、僵直及活动受限为主要表现的病证，重者可累及脏腑。相当于西医学中的颈椎病，即各种原因引起的颈椎椎间盘组织退行性改变、颈椎肥厚增生等。

【病因病机】

项痹之病因主要与感受外邪、劳累外伤、痰湿阻络、年老体虚、气血不足等因素有关。病位主要在筋骨，与肝、脾、肾关系密切，同时可牵涉头部及四肢等部位。病机为气血痹阻不通，筋脉关节失于濡养。项痹病理性质属本虚标实之证，多为虚实兼夹，其本虚为肝肾亏虚、气血不足，标实为风寒湿邪侵袭，瘀血阻滞。以麻木为主要症状且及早治疗者，预后良好；若颈部负荷持续增加，尤其长期伏案工作，姿势不良或失治误治等，则可使病程延长，病邪深入，重者伤及脏腑，病情缠绵难愈，预后较差。

【护治原则】

本病的护治以祛邪通络为原则，根据病邪的偏盛酌情选用祛风散寒、行气活血、除湿化痰等，同时配合舒筋活络的药物。项痹日久，出现痰瘀阻络、气血亏虚、肝肾不足等，应扶正祛邪，标本兼顾。

【证候类型、临床表现及治法】

项痹的常见证候类型、临床表现及治法，见表11－16。

表 11－16　项痹证候类型、临床表现及治法

证候名称	症状	舌脉	治法
风寒痹阻	颈、肩、上肢窜痛麻木，以痛为主，头有沉重感，颈部僵硬，活动不利，恶寒畏风	舌淡红，苔薄白，脉弦紧	祛风散寒，温经通络
血瘀气滞	颈肩部、上肢刺痛，痛处固定，伴有肢体麻木	舌暗红，苔薄白，脉弦	行气活血，化瘀通络
痰湿阻络	头晕目眩，头重如裹，四肢麻木，颈、肩、臂痛如锥刺，纳呆	舌暗红，苔厚腻，脉弦滑	除湿化痰，蠲痹通络
肝肾不足	眩晕头痛，耳鸣耳聋，失眠多梦，肢体麻木，面红目赤，颈臂隐痛	舌红少苔，脉弦	补益肝肾，活血通络
气血亏虚	颈肩酸痛，头晕目眩，面色㿠白，心悸气短，四肢麻木，倦怠乏力	舌淡苔少，脉细弱	益气养血，活血通络

【主要护理问题】

1. 颈部疼痛。

2. 眩晕。

【护理措施】

1. 病情观察

（1）观察患者颈部疼痛、肢体麻木的诱因、性质、部位、持续时间，与体位的关系。

（2）观察患者颈肩及上肢活动受限的范围和生活自理能力。

（3）颈椎牵引者，应加强巡视，询问患者有无不适，如出现麻木、疼痛加重，头晕目眩、恶心、心慌等不适症状，及时汇报医生，调整牵引角度、重量及时间等。

2. 生活起居护理

（1）保持病室安静整洁，按时开窗通风。

（2）养成良好的生活、工作姿势、体态，避免长时间低头劳作，伏案工作时，每隔 1～2 小时活动颈部，活动时防止闪、挫伤；睡眠时保持头颈部在一条直线上，避免扭曲，枕头高度以一拳为宜。避免诱发或加重眩晕的姿势或体位，动作应缓慢。

（3）指导患者正确佩戴颈托，选择合适型号和材质的颈托，松紧以置入两指为宜。

（4）辨证起居。风寒痹阻者，病室宜温暖，阳光充足，注意颈部保暖，忌吹风受寒或淋雨受湿；血瘀气滞者，多做太极拳、八段锦、保健按摩操等运动，以助气血运行；痰湿阻络而肢体麻木、手足无力者，指导其做被动活动，防止肌肉萎缩和关节挛缩；因肝肾不足而致心烦不寐、口渴咽干者，睡前可用热水泡脚；气血亏虚者，病室宜偏暖，起居有常，宜卧床休息，避免过劳。

3. 情志护理　本病病程迁延易复发，患者常因行动不便、生活质量下降而心情忧郁，应多与患者沟通，向其讲解有关疾病的知识，介绍成功康复病例，消除不良情绪，帮助患者树立战胜疾病信心。平常多听轻柔舒缓的音乐，如选择《二泉映月》《雨后小夜曲》《春江花月夜》《蓝色多瑙河》等曲目，以转移对疾病的注意力，保持积极乐观的心态。

4. 饮食护理

（1）饮食原则及禁忌　饮食宜清淡、富含营养，多饮水，多食纤维素含量高的食物，如粗粮、蔬菜、瓜果，忌肥甘厚味、生冷寒凉之品，禁饮酒。

（2）辨证施食

1）风寒痹阻者，宜祛风散寒之品，如大豆、羊肉、胡椒、花椒等，可食用姜葱羊肉汤。

2）血瘀气滞者，宜行气活血化瘀之品，如白萝卜、茴香、山楂、桃仁、洋葱等。

3）痰湿阻络者，宜健脾除湿之品，如山药、薏苡仁、赤小豆等。

4）肝肾不足者，宜补益肝肾之品，如枸杞子、猪骨虫草汤等。

5）气血亏虚者，宜补益气血之品，如瘦肉、鱼类、莲子、红枣、龙眼肉等。

5. 用药护理

（1）用药原则

1）急性发作期疼痛剧烈者，遵医嘱正确应用止痛药，并观察用药后效果及副作用。

2）遵医嘱服用药物，勿随意增减药量或停药。

（2）辨证施药

1）风寒痹阻者、痰湿阻络者，中药宜热服。

2）肝肾不足者及气血亏虚者，中药宜温热服。

3）血瘀气滞者，中药宜午后温服、顿服。

6. 中医护理适宜技术　颈部疼痛　可用中药熏蒸、刮痧法、拔罐法。

（1）中药熏蒸　适用于风寒痹阻、血瘀气滞、气血亏虚型项痹。

方法　将中药煎汤，药液温度控制在43～46℃之间，用治疗巾盖住熏洗部位及容器，使药液蒸汽熏蒸患处，评估患者对温度的感知觉，根据患者耐受程度调节药液温度，每天1次，每次30～40分钟，2周为1个疗程。

辨证选药　风寒痹阻者，可用制草乌、制川乌、川芎、防己、羌活、秦艽、独活、海桐皮、伸筋草、透骨草等祛风散寒药物；血瘀气滞者，可用川芎、红花、威灵仙、醋没药、海桐皮、防风等；气血亏虚者，可用当归、熟地黄、黄芪等。

（2）刮痧法　主要选取颈部和上肢，患者取坐位，低头向前倾，根据辨证也可远端取穴，每周1次。

颈部正中　沿督脉自风府向下刮至陶道，轻刮10～20次，以出痧为度，不强行出痧。身体消瘦、颈椎棘突明显突出者，宜用刮痧板的边角，由上向下依次点压按揉，每1个椎间隙3～5次，以局部有酸胀感为宜。

颈部脊柱两侧　沿两侧膀胱经分别从天柱向下刮至风门。刮痧板以45°向下均匀一致，手法由轻到重，以患者耐受为度，每一部位刮拭20～30次为宜。风门可采用点压法、按揉法。

颈部外侧　分别沿两侧胆经从风池、完骨刮至肩井并延长至肩头。采用弧线刮法，每一部位刮拭20～30次为宜。肩井可采用点压法、按揉法，以缓解疼痛。

上肢　沿手阳明大肠经从肩髃过曲池到合谷。每一侧刮拭10～20次为宜。肩髃、曲池重刮，其他部位手法轻，合谷用刮板棱角点压按揉3～5次，同时头颈向对侧平旋，以扩大颈部活动度，对侧同法。

辨证取穴　风寒痹阻者可重点刮风池、大椎、肩井、天柱；血瘀气滞者可取昆仑、血海、三阴交等穴重点刮，肝肾不足者可重点刮合谷、外关、三阴交、血海等穴，痰湿阻络者可重点刮曲池、肩井、太冲、阳陵泉等穴。

（3）拔火罐　多用于风寒痹阻证。选取颈椎夹脊穴、肩井、肩髎、肩中俞、天柱、风池、大椎、后溪、天宗、合谷、阿是穴等穴，闪火法拔罐，每次留罐10～15分钟，每天1次，10天为1个疗程。

第十七节 腰 痛

腰痛是指因外感、内伤或闪挫而致腰部气血运行不畅，或失于濡养，引起以腰部一侧或双侧疼痛为主要表现的病证。相当于西医学中的腰肌纤维炎、强直性脊柱炎、腰椎骨质增生、腰椎间盘病变、腰肌劳损等疾病，以及某些内脏疾病以腰痛为主要临床表现者。

【病因病机】

腰痛之病因主要与感受外邪、跌仆闪挫、劳欲体虚等因素有关。其病位在肾及腰部经络，与足太阳膀胱经、足少阴肾经、任脉、督脉、带脉等经脉密切相关。病机为经脉痹阻，腰府失养。外感腰痛因外邪痹阻经脉，气血运行不畅所致；内伤腰痛因肾精亏虚，腰府失养而致。病理性质为本虚标实或虚实夹杂，本虚以肾虚为主，涉及脾、肝；标实常是寒湿、湿热、瘀血等相因为患。外感腰痛和外伤腰痛轻症及早正确的治疗，一般预后良好；若未能及时治疗，尤其受湿邪侵袭者，则病情迁延难愈，甚者转为痿证，预后欠佳。外伤较重损及腰髓者，则往往留有终身残疾。肾虚腰痛的预后取决于其原发病证。

【护治原则】

以扶正祛邪为原则，治宜分清标本虚实。外感腰痛多属实，治宜祛邪通络，寒湿者予以散寒除湿，湿热者予以清热利湿；外伤腰痛属实者，治宜理气通络，活血化瘀为主；内伤腰痛多属虚，治宜补肾为主，兼顾肝脾；虚实兼见者，宜辨主次轻重，标本兼顾。

【证候类型、临床表现及治法】

项痹的常见证候类型、临床表现及治法，见表11-17。

表11-17 腰痛证候类型、临床表现及治法

证候名称		症状	舌脉	治法
寒湿腰痛		腰部冷痛重着，转侧不利，逐渐加重，静卧痛不减，阴雨或遇寒加剧，痛处喜暖，得热为舒，体倦乏力，或肢末欠温，食少腹胀	舌质淡，苔白腻，脉沉而迟缓	散寒除湿，温经通络
湿热腰痛		腰痛重着而热，夏季或热后痛剧，遇冷痛减，活动后稍轻，口渴不欲饮，口苦烦热，身体困重，尿色黄赤，午后身热，微汗出	舌质红，苔黄腻，脉濡数或弦数	清热利湿，舒筋活络
瘀血腰痛		腰痛如刺，痛处固定，拒按，日轻夜重，轻者俯仰不便，重则不能转侧，面晦唇暗，或伴血尿	舌质青紫或有瘀斑，苔白苔薄白，脉涩	活血化瘀，理气止痛
肾虚腰痛	肾阴虚	腰痛隐隐，酸软无力，喜按喜揉，缠绵不愈，心烦少寐，口咽干燥，面色潮红，手足心热	舌红少苔，脉弦细数	滋补肾阴，濡养经脉
	肾阳虚	腰痛隐隐，腰膝酸软无力，喜按喜揉，遇劳则甚，卧则减轻，常反复发作，伴畏寒肢冷，少气乏力，面色㿠白，少腹拘急	舌质淡胖，苔白，脉沉细无力	补肾壮阳，温煦经脉

【主要护理问题】

腰痛。

【护理措施】

1. 病情观察

（1）急性期患者应注意观察和评估疼痛发作的诱因、部位、时间、性质、程度，注意季节气

候变化与腰痛发生的关系等。

（2）检查疼痛部位有无红、肿、热、血流障碍等，观察疼痛时有无伴随症状，发现异常立即报告医生。

2. 生活起居护理

（1）保持病室安静整洁，保证患者充分休息。

（2）注意腰背部保暖，可适当按摩或拍打腰部，以促进血液循环，避免外邪侵袭诱发腰痛。

（3）腰部不可过度负重和用力，将日常物品置于伸手可取之处，改变体位时避免大幅度的弯腰和旋转动作。养成屈膝下蹲的习惯，以保护腰部。

（4）辨证起居。寒湿腰痛者病室宜温暖向阳，防湿防寒，鼓励患者多晒太阳；湿热腰痛者病室宜清爽通风，腰部忌热敷，尤其是夏末秋初，湿热较重，尽量不在户外做剧烈的活动；瘀血腰痛者病室宜清静舒适，避免腰部负重，忌久坐或久卧，防闪挫；肾阴虚、肾阳虚腰痛者应房事有节，注意劳逸结合，适当锻炼。

3. 情志护理　腰痛患者往往因疼痛而使活动受限，患者易产生悲观焦虑情绪，护士应关注患者的情绪变化，使用言语开导、听音乐、赏花等怡情易性的方法，鼓励患者积极乐观，使其配合治疗。向患者介绍疾病相关知识及本病治愈的实例，增强战胜疾病的信心。疼痛剧烈出现烦躁情绪者，可指导患者运用安神静志法，让其闭目静心，全身放松，平静呼吸，以达到周身气血流通舒畅。

4. 饮食护理

（1）饮食原则及禁忌

1）饮食宜清淡易消化，忌油腻、辛辣及厚味之品，忌烟酒、浓茶、咖啡等刺激食物。

2）急性发作期患者常因活动受限或情绪焦虑等，易发生便秘，饮食应多食新鲜蔬菜和水果以润肠通便；慢性缓解期宜食滋补肝肾的食物，如芝麻、核桃仁、黑豆等。

（2）辨证施食

1）寒湿腰痛者，宜用散寒除湿之品，如艾叶、胡椒、花椒、黄酒等。

2）湿热腰痛者，宜食清热祛湿之品，如白菜、芹菜、马齿苋、丝瓜、茄子等，可食用冬瓜薏苡仁汤。

3）瘀血腰痛者，宜食活血化瘀之品，如红糖、山楂、韭菜、黑木耳等，可食用三七丹参粥。

4）肾阴虚者，多食滋阴之物，如虫草、甲鱼等，可食用甲鱼汤、猪骨虫草汤；肾阳虚者，多食温补肾阳之品，如羊肉、黑豆、桑椹等，可食用羊肉炖山药。

5. 用药护理

（1）用药原则

1）急性发作期患者，应遵医嘱及时给予止痛药物。

2）遵医嘱服药，勿随意增减药量或停药。

（2）辨证施药

1）寒湿腰痛者，中药汤剂宜饭后热服。

2）湿热腰痛及瘀血腰痛者，中药汤剂宜饭后温服。

3）肾虚腰痛者，中药汤剂宜饭前空腹服用。

6. 中医护理适宜技术

腰痛　可用穴位按摩法、艾灸法、拔火罐法。

（1）穴位按摩法　主穴取大椎、肾俞、承山、殷门、委中。采用点按法与局部按揉法相结

合，每穴按摩1分钟，每日1次，每次10～15分钟，10次为1个疗程。

辨证取穴 寒湿、湿热者配足三里、三阴交等穴，瘀血者配血海、人中等穴，肾虚者加命门、志室、太溪等穴。

（2）艾灸法 主穴取阿是穴、肾俞、命门、委中。采用温和灸，每穴10～15分钟，每日1次，7次为1个疗程。还可采用温针灸，针刺得气后每穴各灸3壮，每日1次，10次为1个疗程。

辨证取穴 寒湿、湿热者加足三里、三阴交，瘀血者加志室、血海、腰眼，肾虚者加命门、腰阳关、太溪。

（3）拔火罐 主穴取大椎、肾俞、关元、承山、殷门、委中。采用闪火法拔罐，留罐10～15分钟，每日1次，10次为1个疗程。

辨证取穴 寒湿、湿热者配足三里、环跳、昆仑，瘀血者配志室、腰眼、阿是穴，肾虚者加志室、命门、太溪。

第十八节 痔

痔又称痔疮、痔核，是直肠末端黏膜下和肛管皮肤下的静脉丛发生扩大、曲张所形成的柔软静脉团或肛管下端皮下血栓形成或增生的结缔组织。以便血、肿痛、脱出为主要临床特点，发病率占肛门直肠疾病的首位，多见于成年人。根据发病部位的不同，又可分为内痔、外痔和混合痔。发生于肛管齿线之上的为内痔，发生于肛管齿线之下的为外痔，两者同时发生的为混合痔。相当于西医学的痔病。

【病因病机】

痔的病因与外感、劳累过度、饮食不节、情志内伤、妊娠多产、大便失调等因素有关。病位在肛门和直肠，与脾、肺、胃、肾等脏腑关系密切。痔的病机为气血湿热郁滞于肛门脉络。病理性质为本虚标实证，脏腑本虚，气血亏损是发病基础，而外感、劳累、饮食、情志等为诱因。若早期诊断治疗者，正气较强，病情较轻，一般预后良好；若病情较重，正气不足，可见贫血等并发症。

【护治原则】

以补虚泻实、去除诱因、调整脏腑功能为原则。实证宜泻其有余，可采用清热、利湿、祛瘀等；虚证可补其不足，如益气、健脾等。

【常见证候类型、临床表现及治法】

痔的常见证候类型、临床表现及治法，见表11－18。

表11－18 痔常见证候类型、临床表现及治法

类别	证候名称	症状	舌脉	治法
内痔	风热肠燥	大便带血、滴血或喷射状出血，血色鲜红，大便秘结或有肛门瘙痒感	舌红，苔薄黄，脉浮数	清热凉血，祛风润燥
	湿热下注	内痔：便血色鲜红，量较多，肛内肿物外脱，可自行回纳，肛门灼热，重坠不适	舌红，苔黄腻，脉滑数	清热利湿止血
		外痔：便后肛缘肿物隆起不缩小，坠胀明显，甚则灼热疼痛，便秘溲赤	舌红，苔黄腻，脉滑数	清热利湿，活血散瘀

续表

类别	证候名称	症状	舌脉	治法
内痔	气滞血瘀	肛内肿物脱出，甚或嵌顿，肛管紧缩，坠胀疼痛，甚则内有血栓形成，肛缘水肿，触痛明显	舌质红，苔白，脉弦细涩	行气活血，逐瘀通络
	脾虚气陷	肛门松弛，内痔脱出，不能自行回纳，需用手还纳，便血色鲜或淡，伴头晕，气短，面色少华，神疲自汗，纳少便溏	舌淡，苔薄白，脉细弱	补中益气，升阳举陷
外痔	血热瘀结	肛缘肿物突起，其色暗紫，疼痛剧烈难忍，肛门坠胀，伴口渴便秘	舌紫，苔薄黄，脉弦涩	清热凉血，散瘀消肿
	湿热下注	便后肛缘肿物隆起不缩小，坠胀明显，甚则灼热疼痛，便秘溲赤	舌红，苔黄腻，脉滑数	清热利湿，活血散瘀

【主要护理问题】

1. 肛门肿痛。

2. 便血。

【护理措施】

1. 病情观察

（1）观察患者有无排便困难和肛门疼痛，观察疼痛部位、性质、程度、持续时间和伴随症状。

（2）观察患者便血发作的次数，出血量、出血的性状，如大便表面带鲜血，还是便后滴血、喷血，以及有无黏液等。

（3）观察患者排便后有无肿块脱出，能否自行回纳或能否用手推回；观察痔核的大小、表面是否糜烂或坏死；询问患者肛门是否有瘙痒感，是否有肿物嵌顿史等。

（4）观察患者的生命体征变化，有无出现面色苍白、脉搏加快、血压下降、头晕、心慌等症状。

2. 生活起居护理

（1）保持病室的空气新鲜，环境安静整洁，温湿度适宜。避免坐于过热、过冷之处及潮湿的物体或地面上。

（2）劳逸适度，适量运动促进肠蠕动。勿久坐、久站或久蹲。出血量较多的患者宜卧床休息，减少活动；内痔脱出嵌顿，疼痛剧烈时，取健侧卧位。

（3）勤换内裤，选择干净、柔软、宽松透气的纯棉内裤，不宜穿化纤内裤。

（4）保持肛周清洁，便纸宜柔软细腻，便后可用温水清洗或坐浴。

（5）养成定时排便的习惯，预防便秘，排便时勿努挣。

（6）经常做提肛运动，有助于消散瘀血，升提中气。方法为深吸气时收缩并提肛门，呼气时将肛门缓慢放松，一收一放为 1 次。每日晨起及睡前各做 20 ~ 30 次。

（7）排便时如痔核脱出，应及时用手轻轻将脱出的痔块推回肛内。

（8）辨证起居。风热肠燥者，病室宜通风、凉爽；湿热下注者，病室宜凉爽，避免湿热环境；气滞血瘀者，病室宜偏温；脾虚气陷者，室温可稍高，避免劳累，多休息。

3. 情志护理　患者因反复便血或疼痛，可产生恐惧、焦虑等情绪，护士应耐心向患者做好解释工作，使其增加对疾病的了解，消除恐惧心理。指导家属多鼓励、安慰患者，增强战胜疾病的信心。对于易怒焦躁的患者，可指导其进行冥想放松，听音乐如《高山流水》《渔舟唱晚》等曲目。

4. 饮食护理

（1）饮食原则及禁忌

1）建立良好的饮食习惯，饮食要有规律，定时定量，荤素搭配合理。

2）宜多吃蔬菜、水果、粗粮，多饮水，少食辛辣、香燥等刺激性食物及肥甘厚腻之品，如辣椒、酒等。

（2）辨证施食

1）风热肠燥者，宜食清热凉血的食物，如绿豆、苦瓜、芹菜、槐花饮等。

2）湿热下注者，宜食清热利湿的食物，如丝瓜、冬瓜赤小豆粥、马齿苋拌鱼腥草等。

3）气滞血瘀者，宜食理气通络、活血化瘀的食物，如柑橘、萝卜、山楂、玫瑰花茶、桃仁炒木耳等。

4）脾虚气陷者，宜食补中益气、健脾养血的食物，如茯苓、山药、薏苡仁、大枣、龙眼肉、党参无花果炖猪瘦肉等。

5）血热瘀结者，宜食清热凉血、散瘀消肿的食品，如雪梨、绿豆、茅根、竹叶、芦根、薏苡仁绿豆汤、鲜藕汁等。

5. 用药护理

（1）用药原则

1）遵照医嘱的时间、剂量和方法给药，注意观察药物的不良反应。

2）中药外敷及中药熏洗后，局部皮肤如出现红疹、瘙痒、糜烂等过敏现象，应立即停止使用。

3）润肠通便药，宜在早晨空腹或睡前 1 小时服用；经肠道予栓剂，应协助患者正确使用，要充分润滑肛门及栓剂前端，尽量从健侧轻柔塞入，药物塞入后要卧床休息 15 分钟，以防药物滑出，观察排便情况，做好记录。

（2）辨证施药

1）风热肠燥、湿热下注、血热瘀结者，汤药宜饭后偏凉服。

2）气滞血瘀、脾虚气陷者，汤药宜饭后偏热服。

6. 中医适宜技术

（1）肛门肿痛　可采用中药外敷法、腕踝针、耳穴贴压法。

1）中药外敷法：适用于各型痔水肿疼痛者。

方法　①采用四黄软膏、马应龙麝香痔疮膏、黄连膏等外敷于肛门肿痛处，每日两次，每次 2～4 小时，用于痔核脱出、嵌顿、疼痛明显者。②亦可将中药诸药混匀研为细末混匀，每次取药末 50g，以水调成糊状，敷于患部，上面隔一层塑料薄膜，再用敷料固定，每日早晚熏洗后敷一次药。如中药外敷后局部出现瘙痒、丘疹等过敏现象应立即揭下，温水洗净局部。

辨证取方　风热肠燥及血热瘀结者，可选用大黄、黄芩、黄柏、鱼腥草、滑石、紫草等加减；湿热下注者，可选用黄芩、黄连、黄柏、大黄、苦参等加减；脾虚气陷者，可选用黄芪、党参、白术、肉桂等加减；气滞血瘀者，可选用桃仁、红花、当归、没药等。

2）腕踝针：痔疮患者根据疼痛部位取双侧下 6 区，下 6 区位于靠跟腱外缘。患者取平卧位，于靠跟腿外缘，局部常规消毒后，用 1.5 寸毫针，在下 6 区与皮肤平行 30°进针，至皮下后顺着直线表浅皮下平刺至进针 1.4 寸，用胶布固定针柄在皮肤上。当针尖通过皮肤后，即将其放平，紧贴皮肤表面，沿直线在皮肤表浅下进针，要求不引起酸、麻、胀、痛感觉，否则要调整进针方向和深浅度，留针 20 分钟，应将针尖退至皮下再沿表浅层刺入，留针 20 分钟，留针时不做提插

或捻转等行针手法。

3）耳穴贴压法：选神门、交感、直肠、肛门、皮质下为主穴。用王不留行籽或磁珠等贴压于患者耳郭上的穴位或反应点，嘱患者每天自行按压3～5次，每次每穴按压30秒，以患者有酸、麻、胀、痛、热感为度。年轻力壮、实热证者手法宜重，年老体弱、脾虚气陷者手法宜轻，每3～5天更换1次，双耳交替，10天为1个疗程。

辨证取穴　风热肠燥者加大肠、肺、小肠，湿热下注者加脾、三焦、内分泌，气滞血瘀者加肾上腺，脾虚气陷者加脾、胃、肾，血热瘀结者加三焦、肾上腺、内分泌。

（2）肿物脱出　可用中药熏洗法、艾灸法。

1）中药熏洗法：中药煎煮后滤渣取汁，先利用蒸汽熏蒸，再坐浴并以药液淋洗肛门部位。中药熏蒸温度为50～70℃，坐浴及淋洗温度40℃以下。每日1～2次，每次20～30分钟，便后为宜。如有过敏反应及时停药，并汇报医生。中药熏洗坐浴后再用消毒纱布涂消痔膏适量，轻轻按揉复位。

辨证取方　风热肠燥者，可选用芒硝、金银花、连翘、蒲公英等；湿热下注者，可选用苦参40g，生大黄20g，黄柏20g，白芷15g，白藓皮20g，石菖蒲15g，苍术10g；气滞血瘀者，可取白芷15g，枳壳15g，青黛15g，徐长卿15g，乳香20g，没药20g，红花20g，川芎20g。

2）艾灸法：可选用艾条灸或艾盒灸，先灸长强以收肛，后灸百会以举陷。虚证用补法，实证用泻法。艾灸补法，可用温和灸，艾条与皮肤距离4～5cm，无须以口吹艾火，让其自然缓缓燃尽为止，以补其虚；艾灸泻法，可用雀啄灸，艾条与皮肤距离2～3cm，应当快速吹艾火至燃尽，使艾火的热力迅速透达穴位深层，以泻邪气。每穴10～15分钟，皮肤稍起红晕即可。每日灸1～2次，5～7次日为1个疗程。

辨证取穴　气滞血瘀者，加阴陵泉、血海、三阴交等；脾虚气陷者，加关元、气海、脾俞、胃俞等穴；风热肠燥、湿热下注及血热瘀结者，为实热证，应慎灸。

第十九节　乳　痈

乳痈是由热毒侵入乳房所引起的一种急性化脓性疾病，其特点是乳房局部结块，红肿热痛，伴有恶寒发热等全身症状，且容易发生“传囊”之变。好发于产后3～4周的哺乳期妇女，尤以初产妇多见，也可在妊娠期，或非哺乳期及非妊娠期发生。根据发病时期的不同，在哺乳期发生的称“外吹乳痈”，在妊娠期发生的称“内吹乳痈”，在非哺乳期和非妊娠期发生的称“不乳儿乳痈”。临床上以外吹乳痈最为常见。相当于西医学的急性乳腺炎等疾病。

【病因病机】

乳痈之病因主要是乳汁淤积、情志失调、饮食不节、感受外邪等。病位在乳房，与肝、胃等脏腑密切相关。乳痈病机为肝郁气滞、胃经郁热、结于乳络。病理性质有虚有实，但以实证、热证为主，多因乳汁阻塞乳管或外邪入侵而成；虚者因产后正气未复，而表现为气虚、血虚。乳痈大多数病程较短，预后良好；但若治疗不当，也会使病程迁延，形成传囊乳痈、乳漏。

【护治原则】

以疏肝理气、通乳散结为原则，强调及早处理，以通为用，以消为贵。初起者宜疏肝理气，通乳消肿；成脓者宜清热解毒，托里透脓；溃后者宜益气和营托毒。

【常见证候类型、临床表现及治法】

乳痈的常见证候类型、临床表现及治法，见表11－19。

表 11－19　乳痈常见证候类型、临床表现及治法

证候名称	症状	舌脉	治法
气滞热壅	乳汁淤积结块，皮色不变或微红，皮肤不热或微热，肿胀疼痛，或伴恶寒发热，头痛，全身酸楚，口渴，便秘	舌红，苔薄，脉数	疏肝理气，通乳消肿
热毒炽盛	患乳肿块不消或逐渐增大，乳房肿痛加剧，皮肤焮红灼热，肿块变软，有应指感，或脓出不畅，红肿热痛不消，有“传囊”现象，壮热，口渴，便秘溲赤	舌红，苔黄腻，脉洪数	清热解毒，托里透脓
正虚毒恋	溃脓后乳房肿痛虽轻，但疮口脓水不断，脓汁清稀，愈合缓慢或形成乳漏，全身乏力，面色少华，或低热不退，饮食减少	舌淡，苔薄，脉弱无力	益气补血，和营托毒

【主要护理问题】

1. 乳房肿胀。

2. 疼痛。

【护理措施】

1. 病情观察

（1）密切观察乳房皮肤的色泽、温度、乳房肿块的大小范围、波动感，以及疼痛的部位、性质和程度。

（2）观察脓液的量、色、质、气味，注意溃后脓出是否通畅，是否有袋脓、传囊乳痈、乳漏的出现；若溃后脓出不畅，肿势不消，疼痛不减，身热不退，可能形成袋脓，或脓液波及其他乳络形成传囊乳痈，亦有溃后乳汁从疮口溢出，久治不愈，形成乳漏。

（3）观察有无恶寒发热、是否伴有胸闷头痛、恶心呕吐，以及同侧腋窝淋巴结是否有肿大、压痛等情况，定时测量体温，做好记录。

2. 生活起居护理

（1）保持病室空气清新、环境整洁，经常开窗通风换气，注意避免外邪侵袭，避免强光刺激和噪声。

（2）保持足够的休息和睡眠，避免劳累。

（3）保持大便通畅，可顺时针按摩腹部。

（4）保持口腔、皮肤的清洁，可用淡盐水或金银花煎水漱口，及时更换内衣，可使用三角巾或宽松的胸罩托起患乳，减少上肢活动。

（5）协助患者按需哺乳，哺乳后排空剩余乳汁；如出现乳头皲裂，可用蛋黄油、麻油或橄榄油外涂。

（6）保持乳儿口腔清洁，积极防治口腔炎，注意不要让乳儿含乳而睡。

（7）回乳时应先逐步减少哺乳时间和次数，再行回乳。

（8）高热或脓肿形成时暂停哺乳，定时用吸乳器吸尽乳汁，防止乳汁淤积。

（9）辨证起居。热毒炽盛者，病室温度宜稍低；正虚毒恋者，病室宜阳光充足，随气候变化增减衣被，在病室通风换气前宜先穿衣盖被，而后通风，时间不宜太长，以防受凉感冒。

3. 情志护理　乳痈患者由于乳房疼痛，不能正常授乳，或者面临手术等情况而出现情绪急躁、焦虑、恐惧等不良情绪，应关心、体贴患者，多与患者沟通，指导其正确哺乳、回乳等相关知识，劝导安慰其正确对待疾病，注意情志调理，避免肝气郁积而影响泌乳和排乳。指导患者掌握分散注意力的方法，如看电视、听音乐、与病友聊天散步等。鼓励家属多陪伴患者，给予心理支持。

4. 饮食护理

（1）饮食原则及禁忌

1）给予清淡、低脂肪、易消化、富营养的饮食，如粥、面条、汤羹等，避免辛辣、油腻、鱼腥及刺激之物，如肥肉、鱼虾、烟酒等。

2）鼓励患者多饮汤水，使乳源充足又不致使乳汁浓稠难出。

（2）辨证施食

1）气滞热壅者，宜食疏肝理气、通乳消肿的食物，如白萝卜、橘皮等，可饮萝卜丝汤，或用厚朴花或玫瑰花泡水代茶饮。

2）热毒炽盛者，宜食清热解毒、托里透脓的食品，如鲜蒲公英、鲜藕、绿豆、马齿苋等，宜多饮水，可饮蒲公英薄荷饮。

3）正虚毒恋者，宜食益气补血、合营托毒的食品，如鸡蛋、豆制品、牛奶等，可选用黄芪粥、红枣山药粥等。

5. 用药护理

（1）用药原则

1）遵照医嘱的时间、剂量和方法给药，注意观察药物的不良反应。

2）疼痛剧烈者，可遵医嘱予镇静止痛药物。

3）回乳可用炒麦芽500g，煎水代茶饮，连服3日。刚开始回乳时乳房可能发生胀痛，胀痛较剧，可适当挤出少许乳汁，但不宜挤空乳房，否则会再生乳汁，影响回乳效果。服用中药回乳时，记录回乳时间。

（2）辨证施药

1）气滞热壅及热毒炽盛者，中药汤剂应稍凉服。

2）正虚毒恋者，中药汤剂应早晚温服，服药期间忌饮浓茶。

6. 中医适宜技术

（1）乳房肿胀　可用推拿排乳法、耳穴贴压法。

1）推拿排乳法：患者取平卧位，袒露双乳，尽量放松，注意保暖以防外感；排乳前先检查乳头是否有皲裂，导管开口处有无白色的小栓子。①穴位按摩：先用大拇指及食指以点按的手法进行穴位按摩，穴位选择膻中、乳中、乳根、期门，每个穴位1分钟，以疏肝理气，活络通乳，促进乳汁分泌。②刺激乳头：用大拇指及食指放在距乳头跟部2cm处，即乳晕边缘，两指向胸壁方向轻轻下压，压在乳窦上，向上轻轻提拉，刺激乳管扩张。③用双手的大鱼际从乳根到乳头沿乳腺管方向推，乳汁推到乳晕处稍加压力，以免乳汁回流。④待乳汁郁积于乳晕部时，松开手指，释放压力，积乳排出，反复多次，直到乳房均匀松软，肿胀明显减轻。注意事项：①排乳时先推健侧，后推患侧，如双侧均患病，可从疼痛较轻的一侧开始治疗，从无症状位置开始，由四周向乳头方向呈放射状排乳。②排乳时，可用乳汁润滑乳房。③排乳时注意观察患者乳房疼痛的情况，根据患者的反应调整力度大小、循序渐进，以防造成不必要的损伤，增加患者对治疗的恐惧。④如乳管开口处见到白色小栓子，应用平针头挑开白色小栓子后再进行推拿按摩。⑤推拿时间不宜过长，治疗时间以15～20分钟为宜。

2）耳穴贴压法：以乳腺、胸、脑垂体、内分泌、丘脑为主穴。用王不留行籽或磁珠等贴压于患者耳郭上的穴位或反应点，嘱患者每天自行按压2～3次，以患者有酸、麻、胀、痛、热感为度，气滞热壅、热毒炽盛者手法宜重，正虚毒恋者手法宜轻，每次每穴按压30秒，3～5天更换1次，双耳交替，10天为1个疗程。

辨证取穴　气滞热壅者加肝、胃、三焦等，热毒炽盛者加肾上腺、耳尖等，正虚毒恋者加脾、胃、神经系统皮质下等。

（2）疼痛　可用中药外敷法、腕踝针等方法。

1）中药外敷法：①初期：乳汁淤积，乳房肿痛未成脓者，可用金黄膏或玉露散以冷水或醋调敷；或用鲜菊花、鲜蒲公英、鲜地丁草、仙人掌（去刺）等洗净捣烂外敷；或用大黄、芒硝各等份研末，适量凡士林调敷于患者肿痛部位。②成脓期：脓肿成熟时，应在波动感及压痛最明显处及时切开排脓，并外敷金黄膏。③溃后期：切开或针刺排脓后，溃脓期应及时更换敷料，保持疮周皮肤清洁。用八二丹或九一丹提脓拔毒，并用药线或凡士林纱条引流，外敷金黄膏；待脓净改用生肌膏生肌收口，外用红油膏或生肌玉红膏盖贴。外敷中药面积应大于肿痛部位 2～3cm，敷药厚度约 1cm，每日 2～3 次，每次 2～4 小时。注意事项：①外敷药物如引起过敏反应，应立即停用。②外敷时应暴露乳头，保持乳汁分泌通畅。③中药外敷时用乳罩托起患乳，避免牵拉，使脓液畅流，防止袋脓。

2）腕踝针：乳痈患者根据疼痛部位取上 2 区为腕踝针进针点，上 2 区位于腕部掌侧面，约在腕横纹上二横指，掌长肌腱和桡侧腕屈肌腱之间，单侧患病取同侧腕部进针，双侧患病取双侧腕部进针。患者取平卧位，局部常规消毒后，用 1.5 寸毫针，在上 2 区与皮肤平行 30 度角进针，至皮下后将针放平，顺着直线沿表浅皮下平刺至进针约 1.4 寸，用胶布固定针柄在皮肤上，留针 20 分钟，留针时不做提插或捻转等行针手法。

第二十节　带下病

带下病是指因湿热、湿毒或脾虚、肾虚等所致，以带下量明显增多或减少，色、质、气味发生异常，或伴全身、局部症状为主要表现的妇科常见病证，包括带下过多、带下过少。相当于西医学的阴道炎、盆腔炎、宫颈炎等疾病。

一、带下过多

带下过多是指带下量明显增多，色、质、气味异常，或伴有局部及全身症状。

【病因病机】

带下过多之病因以湿邪为主，湿有内外之别。外感湿邪，如经期产后冒雨涉水，感受寒湿，或经期产后胞脉空虚，摄生不洁，湿毒邪气乘虚内侵胞宫；内湿的产生与脾、肝、肾三者功能失调密切相关。病位主要在阴道、胞宫，主要病机是任脉不固，带脉失约。

【护治原则】

护治原则以除湿、健脾、升阳为主，辅以疏肝固肾。

【常见证候类型、临床表现及治法】

带下过多的常见证候类型、临床表现及治法，见表 11－20。

表 11－20　带下过多证候类型、临床表现及治法

证候名称	症状	舌脉	治法
肾阳虚	带下量多，色白清冷，稀薄如水，淋漓不断，头晕耳鸣，腰痛如折，畏寒肢冷，小腹冷感，小便频数，大便溏薄，面色晦暗	舌淡润，苔薄白，脉沉细	温肾助阳，涩精止带
脾阳虚	带下量多，绵绵不断，色白或淡黄，质稀薄，无臭气，神疲倦怠，四肢不温，纳少便溏，面色白	舌淡，苔白腻，脉缓弱	健脾益气，升阳除湿

续表

证候名称	症状	舌脉	治法
阴虚夹湿	带下量多，色黄或赤白相兼，质稠或有臭气，阴部灼热瘙痒，腰膝酸软，头晕耳鸣，颧赤唇红，失眠多梦	舌红，苔少或黄腻，脉细数	滋阴益肾，清热祛湿
湿热下注	带下量多，色黄，黏稠，有臭气，或伴阴部瘙痒，胸闷心烦，口苦咽干，纳食较差，小腹作痛，小便短赤	舌红，苔黄腻，脉濡数	清热利湿止带
湿毒蕴结	带下量多，黄绿如脓，或赤白相兼，或五色杂下，状如米泔，臭秽难闻，腰骶酸痛，口苦咽干，小便短赤	舌红，苔黄腻，脉滑数	清热解毒除湿

【主要护理问题】

1. 带下量多。

2. 外阴、下腹部不适。

【护理措施】

1. 病情观察

（1）观察带下的颜色、量、性质、气味。询问患者外阴及阴道有无瘙痒或疼痛，如发现明显红肿或抓痕，应及时处理。

（2）观察患者有无腹痛及发热症状，如出现腹痛则应了解腹痛的部位、性质及程度等，如有发热则应测量体温，根据结果及时上报，协助医生诊断。

（3）如患者诉血性带下，或外阴溃烂久治不愈者，应及时报告医生，协助医生做宫颈涂片联合 HPV 检查，或进一步行阴道镜检查、取活体组织进行病理检查，切不可忽视大意。

2. 生活起居护理

（1）勿久坐湿地，长期涉水作业者应加强保健措施的落实；长期从事坐位工作者，宜在工作时间内适当起身运动休息。

（2）注意个人卫生，保持外阴清洁，经期、产褥期及流产后尤应注意。勤换内裤，避免穿化纤类、不透气的内裤，内裤洗净后要在阳光下晒干。

（3）注意计划生育及性生活卫生。避免早婚、多产及流产，损伤冲任而致湿毒直侵胞宫。避免经期及治疗期间性生活。

（4）治疗期间坚持不游泳，避免病邪再次侵犯机体而加重病情。

（5）阴道分泌物中查找到真菌和阴道毛滴虫者，除积极进行药物治疗外，还要杜绝交叉感染的途径。此类患者禁止游泳，自备个人的毛巾、洗具，注意开水煮沸消毒。

3. 情志护理 患者多为脾虚思虑过度，急躁易怒，情志不舒，肝郁化火，在护理时应疏导情绪，分析发病原因，避免多虑忧思，嘱其积极参加社交活动，转移注意力，减轻因带下病所致的思想负担。脾虚思虑过度者，可采用以怒胜思法，让患者适度宣泄情绪，并给予恰当的言语抚慰、开导。肝郁化火者，可采用以悲胜怒法，让患者通过观看含有悲伤因素的电影、歌曲来克制忿怒情绪，舒缓情绪，保持平和的心态。

4. 饮食护理

（1）饮食原则及禁忌

清淡易消化、少量多餐，忌油腻、辛辣、煎炸食品。

（2）辨证施食

1）脾阳虚者，宜食健脾祛湿之品，如薏苡仁粥、白果豆浆饮、白果苡仁猪小肚汤、怀山芡实鲤鱼汤等。

2）肾阳虚者，宜食温补肾阳之品，如山药枸杞羊腰汤、芡实核桃粥等。

3）阴虚夹湿者，宜食滋阴利湿之品，如萸肉山药粥、枸杞枣仁粥、乌骨鸡炖汤、山药核桃粥等。

4）湿热下注者，宜食清热利湿之品，如马齿苋车前草汤、金银花葛根粥、银花绿豆粥、马齿苋粥等。

5）湿毒蕴结者，宜食清热解毒利湿之品，如蒲公英地丁马齿苋粥、蒲公英地丁当归汤、败酱草地丁紫草汤等。

5. 用药护理

（1）在阴道上药前，酌情冲洗阴道内的分泌物，冲洗时水量充足，使阴道皱襞内藏的污浊之物冲净，药液充分接触阴道壁。

（2）药液温度适宜，不可温度过高，刺激皮肤，避免外阴皮肤黏膜擦破、肿痛溃烂，用温开水或温热的药液清洗。

6. 中医适宜技术

（1）带下量多　可用耳穴贴压法、督灸法、八式盆腔操等。

1）耳穴贴压法：取穴内生殖器、三焦、内分泌，每日按压3～5次，每穴1～2分钟，以患者感到热、胀、微痛为宜，两耳交替。

辨证取穴　湿毒蕴结配肝、神门，湿热下注配肾上腺、盆腔，脾阳虚配脾，肾阳虚配肾、卵巢。

2）督灸法：适宜于肾阳虚及脾阳虚证。取督脉从大椎穴至腰俞穴，将1.5～2kg生姜提前一天切片晾晒，用时打成颗粒状，生姜厚度4～6cm，宽度约15cm，长度约7cm，放置于桑皮纸上，铺于督脉从大椎穴至腰俞穴。再在其上铺设艾绒厚度2～3cm，宽度约8cm，长度约6cm，施灸温度43～45℃为宜，艾绒燃尽再铺一层，共燃3次，时间为1小时左右，行经前7～10天做一次，4次为1个疗程。

3）八式盆腔操：第一式左右压膝：取床上坐位，并腿屈膝，两手按于膝上，左手向外压膝，还原后，右手重复上述动作；第二式伸臂转体：取床上坐位，两腿伸直，两足分开与肩同宽，两手平放于臀旁，上体左转，左手由后向前摆，左手触足尖，眼跟手转，还原后，右手重复上述动作；第三式屈膝转腰：取仰卧位，两手交叉枕于头下，左腿屈膝，左足置于右膝旁，腰及左腿向右转，左膝向下压，还原后，右腿重复上述动作；第四式仰卧蹬腿：取仰卧位，左腿上提，屈膝成90°，左足上蹬，两腿夹角成60°，后缓慢还原，右腿重复上述动作；第五式伸臂拍足：取仰卧位，两臂上举置于头顶，左腿抬高，右手拍左脚背，缓慢还原后，右脚及左手重复上述动作；第六式侧卧蹬腿：取仰卧位，左腿屈膝抬高，左足置于右膝旁，腰及左腿向右转，左足向斜前方蹬腿，缓慢还原后，右腿重复上述动作。蹬腿时，两腿夹角成45°；第七式交替屈膝：取仰卧位，两腿并拢上抬，两膝微屈，左腿伸直，右腿屈膝上抬，左右交替，两腿轮换如踩单车样，两腿离床，动作缓慢；第八式屈膝松腿：取仰卧位，两腿伸直，屈左膝80～90°后，缓慢还原，屈右膝，重复上述动作。上述八式盆腔操每日1次，每式1～2分钟，共10～15分钟，每周为1个疗程，共2个疗程。

（2）外阴、下腹不适　可用艾灸法。

方法　主穴选阴陵泉、丰隆、带脉，将艾条点燃，采用温和灸或雀啄灸法，艾灸以局部有温热感而无灼痛为宜，每穴5分钟，以皮肤红晕为度。每两天1次，每次10～15分钟，共治疗3次。治疗期间忌食生冷，勿劳累。

辨证取穴　湿热者加行间、丘墟；肾阳虚者加肾俞、关元、命门、太溪，脾虚者加脾俞、足三里、隐白、太白。

二、带下过少

带下过少是指带下量明显减少，甚或全无，以致阴中干涩痒痛，甚至阴部萎缩。

【病因病机】

带下过少的病因与先天禀赋不足，房劳多产，大病久病，年老体弱或七情内伤等有关。病位在阴道、胞宫，与脾、肾相关。主要病机是阴液不足，任带失养。病理变化有二：一是肾阴不足，阴精津液亏少，不能润泽阴户；二是瘀血内阻冲任，阴精津液不能运达阴股，导致带下过少。

【护治原则】

以补肾填精，佐以化瘀养血为主要原则。

【常见证候类型、临床表现及治法】

带下过少的常见证候类型、临床表现及治法，见表 11－21。

表 11－21　带下过少证候类型、临床表现及治法

证候名称	症状	舌脉	治法
肾阴亏损	带下量少，甚至全无，阴道干涩，性交涩痛，头晕耳鸣，腰腿酸软，手足心热，烘热汗出，心烦少寐，口咽干燥，月经错后，经量过少	舌红，苔少，脉细数	补肾益阴，养血润燥
血瘀津亏	带下量少，阴道干涩，性交疼痛，精神抑郁，或烦躁易怒，小腹或少腹疼痛拒按，胸胁乳房胀痛，经量过少或闭经	舌质紫暗，或舌边瘀斑，脉弦涩	活血化瘀，佐以滋阴

【主要护理问题】

1. 带下量少。
2. 外阴、下腹不适。

【护理措施】

1. 病情观察

（1）观察带下的色、量、质、气味。询问患者外阴及阴道有无疼痛或其他不适。

（2）如患者诉血性带下，或如外阴溃烂久治不愈者，应及时报告医生，协助医生做宫颈涂片联合 HPV 检查，或进一步行阴道镜检查、取活体组织进行病理检查，切不可忽视。

2. 生活起居护理

（1）注意防寒避湿。

（2）患者不可熬夜，防止过度劳累，节制房事保持充足而有规律的睡眠，戒烟酒。

（3）劳逸结合，提高自身免疫力。体育锻炼可选瑜伽、太极拳等动静结合的运动，避免汗出过多。

3. 情志护理　阴虚者性情较急躁，可多听轻柔舒缓的音乐，遇事冷静对待，克制情绪。

4. 饮食护理

（1）饮食原则与禁忌　多食滋阴养血化瘀之品，如杜仲、黑豆、芝麻、山药、枸杞子、红枣、当归等，少食辛温燥烈之品，如羊肉、狗肉、韭菜、辣椒、油炸食品等。

（2）辨证施食

1）肾阴亏损者，多食补肾养血之品，如狗脊熟地黄乌鸡汤、首乌红枣熟地黄粥、枸杞银耳汤等。

2）血瘀津亏者，多食活血化瘀、滋阴润燥之品，如黑豆双红汤、甲鱼泽兰汤、当归鸡蛋汤等。

5. 用药护理 在阴道上药前，酌情冲洗阴道内的分泌物，冲洗时水量充足，使阴道皱襞内藏的污浊之物冲净，药液充分接触阴道壁。治疗期间应该避免性生活。

6. 中医护理适宜技术

（1）带下量少 可用耳穴贴压法。

方法 取穴内生殖器、卵巢、内分泌，每日按压 3～5 次，每穴 1～2 分钟，每次用一侧耳穴，两耳交替使用，以患者感到热、胀、微痛为宜。

辨证取穴 肾阴亏损者加肾；血瘀津亏者加皮质下、外生殖器。

（2）外阴、下腹不适 可用艾灸法。

方法 主穴选归来、血海、三阴交，将艾条点燃，采用温和灸或雀啄灸法，以局部有温热感而无灼痛为宜，每次灸 10～15 分钟，每两天 1 次，治疗 3 次。治疗期间忌食生冷，勿劳累。

辨证取穴 肾阴亏损者加关元、肾俞，血瘀津亏者加子宫、气海、曲池。

第二十一节 痛 经

痛经，亦称“经行腹痛”，是以妇女正值经期或行经前后，出现周期性小腹疼痛，或痛引腰骶，甚则剧痛晕厥为主要表现的病证。痛经分为原发性痛经和继发性痛经，原发性痛经多指生殖器官无器质性病变者，故又称功能性痛经，多见于年轻未产女性；继发性痛经多因生殖器官有器质性病变所致，多发生在育龄期妇女。相当于西医学的功能性痛经、子宫内膜异位症、盆腔炎、子宫腺肌症、子宫发育不良、宫颈狭窄等疾病。

【病因病机】

痛经的发生由气滞血瘀、寒凝血瘀、湿热瘀阻、气血虚弱、肝肾虚损引起。病位在胞宫、冲任，与肝、脾、肾三脏密切相关，病理变化在气血。主要病机是邪气内伏，胞宫气血运行不畅，“不通则痛”；或精血素亏，胞宫失于濡养，“不荣则痛”。病理性质有虚实两方面，实者多责之寒、热、湿邪侵袭，虚者多责之脾肾亏虚。痛经治疗护理得当，预后大多良好；若久治不愈，寒湿凝聚，损伤阳气，可发展为阳虚夹瘀，瘀血阻滞胞中，可致癥瘕或不孕。

【护治原则】

护治原则以调理冲任、胞宫气血为主。实证以理气活血化瘀、温经通络为原则，虚证以益气养血温阳为原则。

【常见证候类型、临床表现及治法】

痛经的常见证候类型、临床表现及治法，见表 11－22。

表 11－22 痛经证候类型、临床表现及治法

证候名称		症状	舌脉	治法
气滞血瘀		经前或经期，小腹胀痛拒按，或月经量少，经行不畅，血色紫暗有块，块下后痛减，乳房胀痛，胸闷不舒	舌紫暗或有瘀点，脉弦涩	行气活血，祛瘀止痛
寒凝血瘀	阳虚内寒	经前或经后小腹冷痛，喜按，得热则舒，经量少，经色暗淡，或经下积块，腰膝酸软，小便清长	舌质淡胖，苔白润，脉沉	温经扶阳，暖宫止痛
	寒凝胞脉	经前或经期小腹冷痛，得热痛减，按之痛甚，经量少，经色暗黑或有血块，或畏寒身痛	舌淡紫，苔白腻，脉沉紧	温经散寒，祛瘀止痛

续表

证候名称	症状	舌脉	治法
湿热瘀阻	经前或经后小腹疼痛或胀痛不适，有灼热感，或痛连腰骶，或平时小腹疼痛，经前加剧；经血量多或经期延长，色暗红，质稠或夹较多黏液；平素带下量多，色黄质稠有臭味；或伴有低热起伏，小便黄赤	舌红，苔黄腻，脉滑数或濡数	清热除湿，化瘀止痛
肝肾虚损	经净后一二日内小腹绵绵作痛，经色暗淡，量少质稀薄，腰部酸胀，或有耳鸣	舌质淡红，苔薄，脉细弱	补肾填精，养血止痛
气血虚弱	经期或经后小腹隐隐作痛，喜按，小腹及阴部空坠不适，月经量少，色淡质稀，面色无华，头晕心悸，神疲乏力	舌淡，苔薄，脉细弱	补气养血，和中止痛

【主要护理问题】

小腹疼痛。

【护理措施】

1. 病情观察

（1）注意询问痛经发生的时间、部位、性质及程度，有无伴随症状，以辨寒热虚实。

（2）注意观察月经色、质、量的变化，如有较大血块排出需保留，以供医生查看。

（3）痛经剧烈发作时，注意观察面色、出汗、脉搏、血压等情况，以免发生昏厥。

2. 生活起居护理

（1）行经时注意休息，避免剧烈运动，使气血充足，运行通畅。

（2）行经期间注意腹部、足部的防寒保暖，防止寒邪侵袭。

（3）经期绝对禁止房事，禁止不必要的妇科检查。

（4）平时劳逸结合，生活规律，忌熬夜，保证充足睡眠。

（5）辨证起居。寒凝血瘀者，经期注意避风寒保暖，可用热水袋敷于腹部，以免因寒而血瘀；湿热瘀阻者，忌冒雨涉水，坐卧湿地等。

3. 情志护理　避免精神紧张，保持心情舒畅，使肝气调达，气血调和。①安神静志法：静卧，同时配合呼吸疗法，双拳在吸气时握紧、在呼气时缓慢放松，使患者经吸气、呼气运动感受紧张、放松的情绪变化，将注意力集中于呼吸运动上，放松身心，调节情志。②情志相胜法：采用“以喜胜忧”的护理方法，指导患者倾听幽默、喜剧的故事，听舒缓、古典的音乐，改善心境，克服焦虑、抑郁等消极情绪。

4. 饮食护理

（1）饮食原则及禁忌

1）以清淡、易消化、营养充足为原则。

2）经前、经期忌生冷、肥甘厚腻、辛辣炙煿之品，尽量避免饮酒、浓茶或咖啡等刺激性饮品。

（2）辨证施食

1）寒凝血瘀者，可选择胡椒、花椒、生姜、羊肉、干姜艾叶鸡、茴香胡椒焖牛肉等，以温经散寒，祛瘀止痛。

2）气滞血瘀者，可选择陈皮、玫瑰花、二皮蜜、茴香酒等，以行气活血，祛瘀止痛。

3）气血虚弱者，可选择猪肝、猪血、红枣豌豆肉丝粥、阿胶粥等，以补气养血，和中止痛。

4）肝肾虚损者，可选择枸杞子、山药、桑椹、猪肝、猪肾、北芪乌骨鸡、山药枸杞粳米粥

等，以补益肝肾，养血止痛。

5）湿热蕴结者，可选择绿豆、薏苡仁、红豆、苦瓜、油菜粥、海蜇马蹄汤等，以清热利湿，化瘀止痛。

5. 用药护理

（1）用药原则　掌握服药时间，原发性痛经患者可于经前 5～7 天开始服药，继发性痛经患者平时重视原发病的治疗。

（2）辨证施药

1）肝肾虚损、气血虚弱、气滞血瘀、寒凝血瘀型患者中药汤剂宜温服或热服。

2）湿热瘀阻、寒凝血瘀型患者汤剂宜于经前 1 周开始服用。

3）气血虚弱、肝肾虚损型患者中药多属补益药，宜用文火久煎，睡前温服。

6. 中医适宜技术　小腹疼痛　可用艾箱灸法、耳穴贴压法、穴位按摩法。

（1）艾箱灸法　取穴关元、气海、子宫、神阙、水分等。选择大小合适的艾箱，将长约 4cm，直径约 2cm 的艾条 3～4 根，点燃放入艾箱内，盖上艾箱盖。充分暴露患者下腹部，以关元穴为中心，将艾箱竖向置于患者下腹部，使气海、子宫、神阙、水分等穴均在熏灸范围之内，最后用大毛巾覆盖。经前 1 周开始，每两天 1 次，每次 25～30 分钟，治疗 3 次。治疗期间忌食生冷，勿劳累。不便艾箱灸的腧穴配合应用艾条灸。

辨证取穴　寒凝血瘀者加中极、三阴交等穴，气滞血瘀者加肝俞、太冲等穴。

（2）耳穴贴压法　取穴内生殖器、内分泌、神门、交感、盆腔、卵巢。每次于经前 7 日开始贴压，至月经结束取下，每日按压刺激 3～5 次，每次每穴按压 1～2 分钟，连续治疗 3 个月经周期。春夏季每 3 日更换 1 次耳穴贴，秋冬季每 5 日更换 1 次。

辨证取穴　气血亏虚型加脾、肺、肝，气滞血瘀型加肝，寒凝血瘀型加肾，湿热瘀阻型加耳尖、脾、三焦，肝肾亏损型加肝、肾。

（3）穴位按摩法　疼痛晕厥时，取急救三穴：人中、中冲、涌泉。用拇指指腹重刺激三穴，运用“七二三”手法，即切 7 秒、停 2 秒、揉 3 秒，直至患者苏醒；疼痛发作时，取止痛三穴：至阳、合谷和太冲穴，点按法，每穴 3～5 分钟，产生酸、麻、胀、痛感后，可明显改善小腹疼痛。

第二十二节　绝经前后诸证

绝经前后诸证是指因肾气衰弱，天癸将竭，阴阳失调所致，以月经紊乱、烘热汗出、烦躁易怒、面红潮热、眩晕耳鸣、心悸失眠、情志不宁等为主要表现的妇科常见病证。相当于西医学的围绝经期综合征等疾病。

【病因病机】

妇女在绝经前后，肾气渐衰，天癸渐竭，冲任二脉虚衰，生殖能力降低而至消失，继而绝经，此本是妇女正常的生理变化，若因机体差异及生活环境等因素影响，不能适应这个阶段的生理过渡，使阴阳失衡，脏腑气血失调，而出现肾阴虚、肾阳虚，以及肾阴阳俱虚等证候。病位主要在肾，病机以肾虚为本，与心、肝、脾三脏密切相关。若失治误治，可出现情志异常、心悸、胸痹心痛等。病程长短不一，短者数月，长者可迁延数年至十数年。

【护治原则】

本病护治以调补肾之阴阳为原则，佐以疏肝解郁，养心安神。

【常见证候类型、临床表现及治法】

绝经前后诸证的常见证候类型、临床表现及治法，见表 11－23。

表 11－23　绝经前后诸证证候类型、临床表现及治法

证候名称	症状	舌脉	治法
肾阴虚	月经周期紊乱，量少或量多，经色鲜红；头晕耳鸣，烘热汗出，五心烦热，腰膝、足跟疼痛，皮肤干燥瘙痒，口干，尿少便结	舌红，少苔，脉细数	滋肾养阴，佐以潜阳
肾阳虚	月经不调，量多或少，色淡质稀；精神萎靡，面色晦暗，腰膝酸痛，畏寒肢冷，或面浮肢肿，小便清长，夜尿多，大便稀溏	舌淡，或胖嫩，边有齿印，苔白滑，脉沉细弱	温肾扶阳
肾阴阳俱虚	月经紊乱，量少或多；乍寒乍热，烘热汗出，头晕耳鸣，健忘，腰背冷痛	舌淡，苔薄，脉沉细	阴阳双补

【主要护理问题】

1. 月经紊乱。
2. 烘热汗出。
3. 失眠（参考“不寐”相关章节）。
4. 抑郁焦虑。
5. 腰膝酸软。

【护理措施】

1. 病情观察

（1）注意观察情绪、精神状态、潮热汗出、失眠等情况，做好记录。

（2）观察患者月经的情况，详细记录月经的期、量、色、质。

（3）观察患者的情绪变化，若出现明显的焦虑或抑郁症状，应及时与医生及家属沟通，并加强监护，防止意外发生。

2. 生活起居护理

（1）房间宜安静，清爽，避免外界干扰。

（2）注意休息，保证充足睡眠。

（3）穿着柔软、宽松、舒适，勿过暖，汗出及时更换，避免复感风寒。

（4）辨证起居。肾阴虚者，室温宜偏低，通风，凉爽，睡眠时光线宜暗，薄衣薄被，慎房事，以防肾水亏耗，水不济火，加重心悸。肾阳虚者，朝阳而居，室内温煦向阳，注意防寒保暖，劳逸结合。

3. 情志护理　指导患者科学安排时间，保持良好的生活习惯，坚持适当的体育锻炼，分散注意力，缓解不适。加强精神护理，有针对性地指导和进行健康教育，使之了解更年期是一个正常的生理阶段，通过神经内分泌和自我调节达到新的平衡时，症状会逐渐消失，解除患者不必要的顾虑。与围绝经期妇女交往时，通过语言、表情、态度、行为等去影响患者的认知、情绪和行为，使护理人员和患者双方发挥积极性，相互配合，达到缓解症状的目的。

4. 饮食护理

（1）*饮食原则及禁忌*　饮食上应以清淡为原则，多食新鲜水果及蔬菜，特别对于月经频繁，经血量多，出血时间延长的妇女，可能会引起不同程度的贫血，饮食宜选高蛋白、含铁丰富的食物，如鸡蛋、动物内脏、牛、羊、瘦猪肉、牛奶等。忌肥甘厚味、辛辣刺激食物，忌烟限酒，忌暴饮暴食。

（2）辨证施食

1）肾阴虚者以滋补肝肾为主，如银耳百合羹、生地黄瘦肉煲等。

2）肾阳虚者以温补肾阳为主，多食羊肉、核桃、山药等，如食欲不佳，厌油腻可饮用红枣桂圆汤，以健脾益气补血。

5. 用药护理

（1）用药原则

1）不可过用苦寒、辛燥之品，以免耗津伤阳。

2）当用激素替代疗法时，一定要按时服药，督促患者接受定期随访。

（2）辨证施药

1）肾阴虚者，中药汤剂需浓煎，少量频服，睡前凉服。

2）肾阳虚者，补阳药宜早晚温服，宜空腹或饭后服用。

6. 中医适宜技术

（1）烘热汗出　可用穴位按摩法、耳穴贴压法。

1）穴位按摩法：选择内关、肾俞、足三里、百会等穴位。采用点按法，每日两次，每穴3～5分钟，使穴位产生酸、麻、胀、痛感，按摩部位出现潮红、皮温微热为宜。

辨证取穴　肾阴虚证者加肝俞、太溪等穴，肾阳虚证加腰阳关、命门等穴。

2）耳穴贴压法：选穴子宫、内分泌、卵巢、脑垂体、丘脑、肾、肝。每日按压3次，每穴1～2分钟，以患者感到热、胀、微痛为宜。

辨症取穴　心悸者加心、降率穴、心血管系统皮质下；失眠者加神经衰弱点、神经系统皮质下；烦躁易怒者加枕小神经点；五心烦热者加交感，并配合耳尖放血；浮肿便溏加脾、三焦。

（2）月经紊乱　可用督脉灸，适用于肾阳虚证。取督脉从大椎穴至腰俞穴段，将1.5～2kg生姜提前一天切片晾晒，用时打成颗粒状，铺灸时生姜颗粒厚度4～6cm，宽度约15cm，长度约7cm，放置于桑皮纸上，铺于督脉上。再在其上铺设艾绒，厚度2～3cm，宽度约8cm，长度约6cm，施灸温度以43～45℃为宜，艾绒燃尽再铺一层，共燃3次，行经前7～10天做一次，4次为1个疗程。

（3）抑郁焦虑　可用拔罐疗法、五音疗法。

1）拔罐疗法：取疏肝解郁三穴：肩井、期门、日月穴，采用留罐法，将罐吸拔在穴位上，留置时间10～15分钟，间隔两日1次，每周两次，10次为1个疗程。

2）五音疗法：选取羽调氏乐曲，作用于肾，养阴、保肾藏精。代表曲目：《梁祝》《汉宫秋月》《平沙落雁》等，睡前或晨起30分钟，每日1次。

（4）腰膝酸软　可用药罐法。

药罐法　取肾俞、命门、腰阳关、委中等穴，将中药用纱布包好放入锅内，加适量水煎煮半小时，将竹罐放入煮后的药液中，煮3～5分钟；或将竹罐与药液共煮，直到煮沸后半小时，将罐夹出，用干净的干毛巾捂住罐口，吸取药液或者罐口拍打毛巾，降低罐口温度。趁热迅速将罐口置于穴位上，使之吸牢。留罐5～10分钟，每日1次，10次为1个疗程。

第二十三节　产后缺乳

产后缺乳，亦称“缺乳”“乳汁不行”或“乳汁不足”，是以产后哺乳期内，产妇乳汁甚少或全无为主要临床表现的病证。一般发生在产后2～3天或半个月内，也可发生在整个哺乳期。

相当于西医学的产后缺乳、泌乳过少等疾病。

【病因病机】

产后缺乳之病因主要是气血虚弱，肝郁气滞。病位在乳房，与脾、胃、肝、任冲二脉有关。病机为乳汁生化不足，或乳脉不畅。病理性质有虚、实之分，虚为气血虚弱，乳汁化生不足；实为肝郁气滞，经脉不畅，乳汁不下。若在分娩后尽早治疗，预后较好，若肝郁气滞，郁久化火，可致乳痈。

【护治原则】

产后缺乳以调理气血、通络下乳为主。虚者补之，补气养血；实者疏之，疏肝解郁。同时佐以通乳。

【证候类型、临床表现及治法】

产后缺乳的常见证候类型、临床表现及治法，见表11－24。

表11－24　产后缺乳常见证候类型、临床表现及治法

证候名称	症状	舌脉	治法
气血亏虚	产后乳少，甚或全无，乳汁清稀，乳房柔软，无胀满感，神倦食少，面色少华，或出现心悸、失眠	舌淡，少苔，脉细弱	补气养血，佐以增乳
肝郁气滞	产后乳汁涩少，或全无；或产后乳汁正常或偏少，伤于情志后乳汁骤减或点滴全无，乳汁稠，乳房胀硬疼痛，情志抑郁，胸胁胀痛，食欲不振，或有微热	舌苔薄，脉弦细或弦数	疏肝解郁，活络通乳

【主要护理问题】

1. 乳汁不足。

2. 乳房疼痛。

【护理措施】

1. 病情观察

（1）观察患者排出乳汁的量、色、质及乳汁下行是否通畅。

（2）观察乳房疼痛部位、性质及程度，有无乳房硬结或红肿热痛等。

（3）观察乳房及乳头情况，是否有乳头伸展性不好、扁平或内陷，如有异常应及时纠正。

（4）观察恶露情况，如恶露过多，影响乳汁化生，应同时治疗。

（5）观察患者有无情志抑郁、胸胁胀痛等情况。

2. 生活起居护理

（1）保持病室清洁安静，空气流通，温湿度适宜，勿当风，衣着以宽松为宜。

（2）注意休息，保证充足的睡眠，以利于产后机体功能迅速恢复。乳房疼痛者，注意睡眠姿势，勿压乳房。

（3）采用正确的哺乳方法，尽早开始哺乳，按需哺乳，每次哺乳应让婴儿吸空一侧乳房后，再吸另一侧乳房。坚持哺乳，婴儿的吸吮刺激能有效促进乳汁分泌，不要因为乳汁不足而减少哺乳次数。

（4）乳房护理。哺乳前后用清水清洗乳头，可将乳汁涂抹在乳头上，防止哺乳时乳头疼痛和干裂，及时纠正乳头伸展性不好、扁平或内陷。

（5）辨证起居。气血亏虚者，病室宜温暖，忌劳倦；肝郁气滞者，适当锻炼，以利于气血运

行通畅，如做产后体操、散步等。

3. 情志护理 向产妇讲解母乳喂养对婴儿和产妇自身的益处，帮助母亲树立母乳喂养的信心；对情绪抑郁焦虑的产妇讲解肝郁气滞与缺乳的关系，鼓励其调畅情志。加强对家属的健康指导，让家属多陪伴、从语言及行动上关心支持产妇，避免产生不良情绪。

4. 饮食护理

（1）饮食原则及禁忌 饮食宜清淡易消化、营养丰富；忌食酸涩、辛辣刺激、油炸、肥甘厚味及生冷黏腻之品。

（2）辨证施食

1）气血亏虚者，宜食益气养血之品，如乳鸽、鳝鱼、猪蹄、红枣、龙眼肉，宜多饮鱼汤、骨头汤或鸡汤，煮汤时可配黄芪、党参、当归、白芍、路路通等以补气养血通乳；也可选择酒酿鸡蛋、花生黄豆炖猪蹄、猪蹄通草汤等。

2）肝郁气滞者，宜食行气解郁之品，如金橘、佛手柑、白萝卜、丝瓜、橙子等，可用玫瑰花、厚朴花泡茶饮。

5. 用药护理

（1）用药原则

1）中药汤剂宜温热服，药后不宜马上进食，以免影响药物吸收。

2）观察服药后的乳汁分泌情况，如出现其他不适，应及时调整治疗方案。

（2）辨证施药

1）气血亏虚者，补益中药应文火久煎，宜早晚空腹温服。

2）肝郁气滞者，理气药多为芳香之品，汤剂不宜久煎，宜饭后热服。

6. 中医适宜技术

（1）乳汁不足 可用推拿按摩法、耳穴贴压法。

1）推拿按摩法：患者取平卧位，袒露双乳，尽量放松，注意保暖以防外感；排乳前先检查乳头是否有皲裂。①先用毛巾热敷双乳5～10分钟，毛巾温度为40～45℃，然后左手托住乳房，右手的食指、中指、无名指的指腹或大、小鱼际，从乳房根部向乳头螺旋式按摩，时间为5～10分钟。②穴位按摩：先用大拇指及食指以点按的手法进行穴位按摩，每个穴位1分钟，膻中穴上下摩擦1分钟，以疏肝理气，活络通乳，促进乳汁分泌。③刺激乳头：用大拇指及食指放在距乳头根部2cm处，即乳晕边缘，两指向胸壁方向轻轻下压，压在乳窦上，向上轻轻提拉，刺激乳管扩张。④用双手的大鱼际从乳根到乳头沿乳腺管方向推，推到乳晕处稍加压力，反复多次，直到乳汁排出。每天治疗1次，5天为1个疗程。注意事项：①推拿时先推健侧，后推患侧，如双侧均患病，可从疼痛较轻的一侧开始治疗，从无症状位置开始，由四周向乳头方向呈放射状排乳。②推拿按摩时可用乳汁润滑乳房。③注意观察患者乳房疼痛的情况，催乳时力度应大小适宜，以促进患者舒适及放松为度。④推拿时间不宜过长，以15～20分钟为宜。

辨证取穴 气血亏虚者，取少泽、膻中、乳根、脾俞、胃俞，用补法按摩，手法宜轻柔，速度宜慢，不宜过重刺激，顺时针按摩；肝郁气滞者，取少泽、膻中、乳根、内关、太冲，用泻法按摩，按摩时手法力度稍大，推拿速度宜快，逆时针按摩。

2）耳穴贴压法：以乳腺、胸、脑垂体、内分泌、丘脑、神经系统皮质下等为主穴。用王不留行籽或磁珠等贴压于患者耳郭上的穴位或反应点，嘱患者每天自行按压3～5次，以患者有酸、麻、胀、痛、热感为度。按压耳穴时，气血亏虚者手法宜轻，肝郁气滞者手法宜重。嘱患者每天自行按压3～5次，每次每穴30秒，每3～5天更换1次，双耳交替，10天为1个疗程。

辨证取穴　气血亏虚者加脾、胃等，肝郁气滞者加肝、情绪点等。

（2）乳房疼痛　可用穴位按摩法、音乐疗法。

1）穴位按摩法：取膻中、屋翳、乳根、中府、外关、肩井、少泽等穴。①对乳房局部施以弹拨法、摩法、揉法约5分钟，再用五指从乳房的根部顺着输乳管向乳头方向梳推2分钟，用拇指、食指在乳晕处挤压、提拉乳头约30秒。②点揉膻中穴、屋翳穴、乳根穴，每穴1分钟。③点压中府穴、外关穴，每穴1分钟。④按揉少泽穴，以皮肤微微发红为度，每侧揉按1分钟。⑤揉捏提拿肩井穴约1分钟，结束手法。穴位按摩可每天治疗1～2次，7～10天为1个疗程。在操作过程中，对乳房的按摩动作要轻柔，协调而有节律，从乳房外周向乳头的方向逐步进行，时间不宜过长，大约20分钟以内，以免增加患者的疲劳感，手法切不可粗莽和生硬。

辨证取穴　气血亏虚者加脾俞、胃俞、足三里，用补法按摩，手法宜轻，速度宜慢；肝郁气滞者取肝俞、内关、太冲，用泻法按摩，手法宜重，速度宜快。

2）音乐疗法：运用中医五音疗法帮助患者打开心结，调畅情志及补益脾胃。指导患者听缓和抒情的音乐，转移患者注意力，放松心情以减轻疼痛。根据患者意愿，可采用手机播放器播放，音量不宜过大，在45～70分贝左右，或按患者意愿调节。每日3次，每次30分钟左右，7天为1个疗程，持续3个疗程。治疗中不宜重复一首乐曲，以免久听生厌。

辨证施乐　气血亏虚者可选择宫调为主的音乐，如《我和你》《春江花月夜》《花好月圆》《月光奏鸣曲》等；肝郁气滞者可选择角调为主的音乐，如《列子御风》《庄周梦蝶》《春之声圆舞曲》《蓝色多瑙河》《江南丝竹乐》《春风得意》《江南好》等。

第二十四节　小儿发热

小儿发热即小儿体温异常升高，一般腋下温度大于37.3℃，是儿科临床常见病证之一。根据感邪性质不同分为外感发热和内伤发热两大类，以外感发热为常见。相当于西医学的感冒及各种急慢性感染性疾病。

【病因病机】

小儿发热的病因分为外感和内伤两大类。小儿时期属“稚阴稚阳”之体，脏腑娇嫩，形气未充，卫外不固，寒暑不能自调，饮食不能自节，故外易感六淫之邪、疫疠之气；内易被饮食所伤。其中，感受风、寒、暑、湿、燥、火六淫之邪是小儿外感发热最常见的病因。病位与肺、胃、肾密切相关。外感发热病机为邪气侵袭，内伤发热病机为正气虚损，阴阳失调。病理性质有虚有实，外感发热起病急，传变快，多属实证；内伤发热，多属虚证。患病后，病情变化快，一般预后良好。

【护治原则】

外感发热为邪气侵袭，治疗以祛邪为主；内伤发热为正气虚损，阴阳失调，治疗以扶正及调和阴阳为主。

【常见证候类型、临床表现及治法】

小儿发热的常见证候类型、临床表现及治法，见表11－25。

表 11－25　小儿发热证候类型、临床表现及治法

类别	证候名称	症状	舌脉	治法
外感发热	外感风寒	发热恶寒，无汗，头身疼痛，鼻塞不通，喷嚏，鼻流清涕，咳嗽痰清，口不渴，二便自调	苔薄白，脉浮紧	辛温解表
	外感风热	发热有汗，鼻流浊涕，面红目赤，口干微咳，咳嗽或咽喉肿痛，唇红	苔薄黄，脉浮数	辛凉解表
	外感暑热	壮热心烦，蒸蒸自汗，口渴引饮，头昏，躁扰不寐，面赤唇红，或面垢喘咳，或大便秘结，小便短少	舌红少津，苔白，脉浮洪数	清热解暑
	外感湿热	身热不扬，日晡热甚，胸痞纳呆，口渴不欲饮，困倦思睡，大便黏稠，小便短赤	舌淡红，苔白厚腻，脉濡数	清热祛湿，芳香化浊
	外感疫疠	1. 邪在卫分：身热，微恶风寒，头痛无汗或少汗，口渴或兼咳嗽 2. 邪在气分： ①邪热犯肺：发热，咳嗽喘促，胸痛 ②邪热犯胃：壮热，汗多，口渴引饮 ③热结胃肠：发热，烦躁，腹胀痛，便秘或热结旁流，口干 3. 邪在营分：发热夜甚，口干唇燥，烦躁，嗜睡，或神昏谵语 4. 邪入营血：高热不退，昼静夜躁，神昏谵语，斑疹透露，甚则紫暗而干，或痉挛抽搐，吐血，衄血，便血	舌边尖红，苔薄白，脉浮数； 舌红，苔薄黄，脉数； 舌红，苔白，脉大而数； 舌红或有芒刺，苔黄腻，脉数； 舌红绛而干，无苔，脉细数； 舌绛紫，无苔，脉沉涩	辛凉发散 清热平喘 清胃解热 通腑泄热 清营透热 凉血止血
内伤发热	伤食发热	发热以夜暮为甚，腹壁、手心发热，两颧红赤，夜卧不安，纳呆，嗳腐吞酸，胸腹胀满，疼痛拒按，便秘或泻下酸臭，唇红	苔白腻或黄腻，脉沉滑	消食导滞清热
	惊恐发热	发热不甚，昼轻夜重，伴有面色青黄，心悸，睡梦虚惊，甚则睡卧中手足挛缩，骤然啼哭	舌红，苔黄或黄腻，脉弦数	镇惊平肝清热
	气虚发热	发热，自汗恶风，气短，神怯，倦怠无力，便溏，面色萎黄无华	舌淡而胖嫩，苔薄白，脉虚无力	甘温除热，益气健脾
	阳虚发热	虽身热而四肢厥冷，畏寒，踡卧神疲，口不渴或喜热饮，面色㿠白，两颧发赤	舌淡，苔白滑，脉沉细无力	温阳散寒
	阴虚发热	午后发热，五心烦热，两颧潮红，盗汗，咽干，身体消瘦，口唇干燥	舌红，苔少或无苔，脉细数	养阴清热
	血虚发热	发热夜甚，头昏眼花，甚则心悸，口燥咽干，面色苍白，眼睑爪甲淡白，大便燥结	苔薄白，脉虚无力	养血益气
	瘀血发热	入暮潮热或自觉发热，头或胸胁刺痛，心胸满闷，夜寐不安，甚至肌肤甲错，面色晦暗，脱发，口干不多饮	舌紫暗边有瘀点，脉涩	活血祛瘀
	营卫不和	发热，乍寒，或热势时高时低，恶风自汗，汗出而热不解，身倦乏力，或有反复鼻塞流涕	舌淡红，苔薄白，脉浮弱	调和营卫

【主要护理问题】

1. 发热、恶寒。

2. 鼻塞、流涕。

3. 头痛身痛、全身乏力。

【护理措施】

1. 病情观察

（1）掌握原发疾病的病史，观察患儿恶寒、发热、汗出、头身疼痛、神志、腹痛、便秘、舌苔及脉象等，以辨别发热的阴阳、表里、寒热、虚实类别和证候。

（2）一般外感六淫或内伤乳食所致的发热，只要及时治疗，虽壮热而易愈。但外感瘟疫，则发热越高，病情越重。内伤阴阳气血之发热，或为低热，或为潮热，来势较慢，病程较长，病情多重。

（3）定时测量体温，做好记录，以助分析发热原因，做进一步诊断及处理。同时，观察患儿咳嗽流涕等情况，如鼻塞不通，鼻流清涕，则为外感风寒；咽喉赤痛，鼻流浊涕，则为外感风热。

（4）观察心律、心率、脉象等变化。若患儿出现心慌、胸闷、惊厥等症状，应及时报告医生，以防继发惊风等变证。

（5）观察患儿胸腹胀满情况，如出现嗳腐吞酸、胸腹胀满、疼痛拒按、手心灼热、吐泻酸臭秽气冲鼻等情况，则为伤食发热，若不及时治疗，可由伤食而成积滞。

（6）若患儿突然出现高热，在未查明原因之前，切不可贸然给服退热药物，应遵医嘱予以适当处理。

2. 生活起居护理

（1）病室保持空气新鲜，环境安静，光线柔和。保证充足的休息睡眠，忌过度疲劳。

（2）注意防寒保暖，避免吹对流风，以免加重病情。

（3）做好口腔护理，可用0.9%等渗盐水或温开水或金银花液含漱。

（4）恢复期患儿应当进行适当的体育锻炼，可选择行走或游戏等。

（5）辨证起居。外感风热者，汗出后及时擦干汗液，汗退病情稳定后可用温热毛巾擦身，以促进全身血液循环，增加体内热量的散发，汗出较多时应适时更换衣被，并注意保暖；外感暑热者，宜解开衣领，移至阴凉处，饲以凉开水，高热者用冷毛巾湿敷额头和大血管处。

3. 情志护理　患儿热盛时常伴烦躁不安，应耐心疏导并向患儿家属进行解释，使之了解情志与疾病的关系，从而使患儿保持情志舒畅，以调和气血，增强自身抵抗力。

4. 饮食护理

（1）饮食原则及禁忌

1）饮食以清淡、易消化为原则。高热者常伴有食欲不振、吸收不良，可给予高热量的半流质饮食，保证足够的热量。

2）鼓励患儿多饮水，以增加尿量，排泄毒素。

3）忌荤腥发物、肥腻、辛辣、生冷助湿生痰之物。

（2）辨证施食

1）外感风寒者，宜食清淡薄素食物，食用葱姜水、苏叶汤，以辛温解表。

2）外感风热者，可食用牛蒡粥或用菊花、甘草泡茶，以辛凉解表。

3）外感暑热可，食用绿豆粥，以清热解暑。

5. 用药护理

（1）用药原则

1）汤药宜先浸泡，后武火快煎。

2）服药后应注意观察患儿出汗及体温的变化。

（2）辨证施药

1）外感风寒者，汤药宜趁热服下，服后可稍加衣被取汗。

2）外感风热者，汤药宜温服，若出现高热，应遵医嘱给予退热药。

3）外感暑热者，可遵医嘱服用藿香正气口服液，以缓解头晕、呕吐等症状。

6. 中医护理适宜技术

（1）*发热* 可用推拿疗法、中药擦浴法、放血疗法、中药灌肠法。

1）推拿疗法：取头面部、肩颈部、上肢和下肢穴位。

头面部 开天门，两拇指自眉心交替直推至前发际；推坎宫，两拇指自眉心向眉梢分推，其余四指轻放在头部两侧固定；揉太阳，用拇指或中指螺纹面揉眉梢后凹陷处，各30～50次。

肩颈部 拿揉肩井，用拇指与食指、中指对称用力提拿3～5次，用拇指或中指指腹按揉10～30次。

上肢 揉内劳宫，中指揉掌中心100～300次；推三关，用拇指或食指自腕推向肘100次。

下肢 推揉涌泉，用拇指从足掌心前正中凹陷处向足趾推100次。

辨证取穴 外感风寒可重点拿或揉风池；外感风热者加推六腑、天柱，推脊；伤食发热者可重点揉磨中脘、天枢、足三里；高热惊厥加清心经100次，清肝经100次，掐人中5～7次。

2）中药擦浴法：48～50℃药液，擦拭顺序为双侧颈、肩、上臂外侧、前臂外侧、手背，双侧胸、腋窝、上臂内侧、肘窝、前臂内侧、手心，颈下肩部、臀部，髋部、下肢外侧、足背，腹股沟、下肢内侧、内踝，臀下沟、下肢后侧、腘窝、足跟，重复擦3遍，擦拭时间不超过20分钟。

辨证取方 邪在卫分者，用薄荷20g，荆芥穗20g，防风15g；邪在气分者，用金银花30g，连翘20g，黄芩15g；咳嗽、咳黄稠痰时加栀子12g，竹茹12g；热盛阴伤时加紫菀12g，麦冬12g；均煎汤擦浴，以微汗热退为佳。

3）放血疗法：耳尖、十宣放血。

4）中药灌肠法：将中药煎汤，高位直肠灌注或滴注，保留30分钟左右，每2～4小时1次，体温下降后视病情而减少灌肠次数。

辨证取方 大黄枳实汤：生大黄10g，枳实10g，山药10g，寒水石15g，甘草6g，煎水取汁50mL，用于外感高热。清热灌肠汤：生石膏30g，芦根30g，连翘15g，荆芥15g，薄荷15g，赤芍药15g，煎水取汁50mL，用于卫分证、气分证或卫气同病之高热。大柴胡汤：柴胡15g，大黄15g，枳实15g，黄芩15g，半夏15g，白芍药15g，煎液50mL，用于气分证见阳明腑实之高热。

（2）*鼻塞、流涕* 可用中药熏蒸法、穴位按摩法、艾灸法、湿敷法、穴位贴敷法。

1）中药熏蒸法：用桂枝10g，薄荷10g，加入中药气雾治疗仪，以43℃中药气雾进行熏鼻治疗，每次10分钟，每日1～2次。

2）穴位按摩法：双手指推搓面部，取迎香、印堂、素髎穴，用手指逆时针方向按揉50下，每日3～5次。体虚感冒者，加推背部足太阳膀胱经，足三里穴按揉50下，每日1～2次。

3）艾灸法：取风池、百会、印堂穴，温和灸，每穴10分钟，每日1～2次。

4）湿敷法：用热毛巾敷鼻额部，或薄荷10g，紫苏叶10g煎汤，毛巾浸药热敷鼻额部，热敷时间为10分钟。

5）穴位贴敷法：鼻炎康片4片研碎，食醋调成膏状，每晚睡前贴敷涌泉穴，每晚1次，次日晨起除去。

（3）*头痛身痛、全身乏力* 可用中药沐足法、刮痧法。

1）中药沐足法：邪在卫分者，用麻黄粉15g，桂枝粉15g，防风粉15g，热水约4000mL，冲成38～42℃药液，药液面高于脚踝，搓洗浸泡30分钟。

2）刮痧法：用刮痧板蘸食用油或清水，刮颈部、背脊两侧、肩肘、肋间等处，以刮至皮肤出现紫红色为度。颈肩腰背选取风池、大椎、风门、身柱，采用面刮法，5～10次，风池可加点压按揉法；上肢选取少商、鱼际、外关、曲池，采用点压按揉3～5次；下肢选取涌泉、三阴交、足三里，采用揉按法6～10次。

第二十五节　小儿泄泻

小儿泄泻是因脾胃功能失调所致的，以大便次数增多、粪质稀薄或如水样为特征的一种小儿常见病证。多见于2岁以下小儿，常年均可发生，以夏、秋季节发病率为高，症状因季节而异。相当于西医学的小儿腹泻，包括感染性腹泻和非感染性腹泻等疾病。

【病因病机】

小儿泄泻之病因，外因责之于感受风、寒、暑、湿、热等邪，尤以湿邪而为病；内因责之脾胃虚弱，伤于乳食。病位主要在脾胃，可累及肝肾。总的病机为脾虚湿盛，运化失常，精微不布，清浊不分，合污而下而致泄泻。病理性质有虚实之分，久病多表现为虚实夹杂。预后因病情不一而异，轻者若治疗得当，预后良好；重者泻下过度，可阴阳两伤、危及生命；久泻迁延不愈者，影响生长发育，易转为疳证或导致慢惊风。

【护治原则】

以运脾化湿为原则。实证以祛邪为主，根据不同的证型分别治以清热利湿，消食导滞，祛风散寒；虚证以扶正为主，分别治以健脾益气，补脾温肾。虚实夹杂，扶正与祛邪并用。泄泻变证，属正气大伤，分别治以益气养阴、酸甘敛阴、护阴回阳、救逆固脱等。

【证候类型、临床表现及治法】

小儿泄泻的常见证候类型、临床表现及治法，见表11－26。

表11－26　小儿泄泻常见证候类型、临床表现及治法

证候名称		症状	舌脉	治法
常证	湿热泻	大便呈黄褐稀水如蛋花汤样，泻下急迫，量多次频，气味臭秽，或见少许黏液，腹痛时作，食欲不振，或伴呕恶，神疲乏力，或见发热，口渴，小便短黄	舌红，苔黄腻，脉滑数	清肠解热，化湿止泻
	伤食泻	大便稀溏，夹有乳凝块或食物残渣，气味酸臭，或如败卵，脘腹胀满拒按，泻前腹痛，泻后痛减，嗳气酸馊，或有呕吐，不思乳食，夜卧不安	舌苔厚腻，或微黄，脉滑实	运脾和胃，消食化滞
	风寒泻	大便清稀，多有泡沫，无明显臭气，肠鸣腹痛，或伴恶寒发热，流涕咳嗽	舌淡，苔薄白，脉浮紧	疏风散寒，化湿和中
	脾虚泻	大便稀溏，色淡不臭，多于食后作泻，时轻时重，反复不已，神疲纳呆，面色少华	舌淡，苔白，脉缓弱	健脾益气，助运止泻
	脾肾阳虚	久泻不止，大便清稀，完谷不化，或见脱肛，形寒肢冷，面色淡白无华，精神萎靡，睡时露睛	舌淡，苔白，脉细弱	温补脾肾，固涩止泻
变证	气阴两伤	泻下无度，甚则泻下不禁，便稀如水，精神萎靡或烦躁不安，目眶及前囟凹陷，皮肤干燥枯瘪，啼哭无泪，口渴引饮，唇干舌燥，小便短少，甚至无尿	舌红少津，苔少或无苔，脉细数	益气养阴，酸甘敛阴
	阴竭阳脱	泻下不止，次频量多，精神萎靡，表情淡漠，面色青灰或苍白，气息低微，哭声微弱，啼哭无泪，尿少或无，四肢厥冷，冷汗自出	舌淡无津，苔白，脉沉细欲绝	挽阴回阳，救逆固脱

【主要护理问题】

1. 腹痛、腹泻。

2. 肛周皮肤损伤。

3. 纳差、消瘦。

【护理措施】

1. 病情观察

（1）观察大便的次数、性状、颜色、气味及量，以辨别泄泻的证候类型，准确记录出入量，必要时留标本送检。

（2）注意体温、脉搏、呼吸、血压及神志等变化，防止变证的发生。

（3）若患儿暴泻不止，频繁呕吐，精神萎靡或烦躁不安，眼眶前囟凹陷，口渴、尿少等，为津伤液脱之征象；若久泻者出现面色青灰或苍白，冷汗自出，四肢厥冷，尿少或无尿等，为阳气外脱之征象，应立即报告医生，配合抢救。

2. 生活起居护理

（1）保持病室整洁安静，空气流通，温湿度适宜。

（2）注意天气变化，及时增减衣物，避免过热或受凉。

（3）轻症患儿可适当活动，泄泻频繁伴发热患儿，应卧床休息。

（4）保持口腔清洁湿润，避免口唇干燥破溃。

（5）保持床铺平整、无皱褶，勤为患儿翻身。

（6）加强肛周皮肤护理，保持臀部清洁干燥，勤换尿布，每次便后用温水清洗臀部并擦干，以免产生红臀。

（7）传染性患儿应执行消化道隔离，患儿的饮食用具、便盆、尿布应分类消毒，防止交叉感染。

（8）对出现慢惊风症状患儿，床边应设置床栏，并加强巡视，以免发生意外。

（9）辨证起居。脾虚泻患儿病室宜向阳；湿热泻患儿病室宜凉爽干燥；风寒泻患儿应加强保暖，以免复感风寒，加重腹泻。

3. 情志护理 加强巡视，以慈爱的态度对待患儿，帮助患儿尽快熟悉病室环境，多抚慰关爱，消除其紧张情绪。腹痛时应多与其交流，分散其注意力。对患儿进行各项护理操作时，应耐心诱导解释，尽量减少患儿的痛苦和恐惧。

4. 饮食护理

（1）饮食原则及禁忌

1）饮食以清淡、易消化为原则。合理控制饮食，减轻脾胃负担。多食用流质或半流质饮食。

2）哺乳儿适当减少乳食次数和时间；重症患儿应暂禁食，一般禁食6～8小时，最长不超过24小时，病情好转后逐渐由少到多、由稀到稠，增加饮食量。

3）禁荤腥油腻、坚硬、生冷等刺激肠胃的食物，少食香蕉等具有润肠作用的水果。

（2）辨证施食

1）湿热泻患儿，可用淡盐水、芦根、淡竹叶煎水代茶饮，忌生热燥火的食物。

2）伤食泻患儿，应严格控制饮食，必要时禁食，出现呕吐时不宜急于止吐，待腹中宿食吐净、泻净，自流质食物开始逐步恢复饮食，宜用山楂、鸡内金、砂仁等消食化滞。

3）风寒泻患儿，饮食宜辛温，可用生姜红糖饮疏风散寒。

4）脾虚泻患儿，饮食宜热而软，少量多餐，不宜过饱。可用党参6g，茯苓9g，大枣5枚、炒米30g，加水煮粥服用，以健脾益气。

5）脾肾阳虚泻患儿，饮食宜温、软、少渣，可常食党参、黄芪、山药、红枣、芡实等以温补脾肾。

6）气阴两伤泻患儿，可用石斛6g，甘草2g，乌梅3g，煎水代茶饮，以益气养阴。

5. 用药护理

（1）用药原则　按时按量服用中药汤剂，注意观察用药后症状缓解情况。若小儿抗拒服药，须固定其头和手，用小勺将药放于舌根处，使之自然咽下，切记捏鼻，以防药液呛入气管。

（2）辨证施药

1）湿热泻患儿，汤剂宜少量多次温服，黄芩、黄连皆为寒凉之品，故汤剂不宜久服，中病即止。

2）伤食泻患儿，汤剂宜浓煎，少量频频喂服。根据伤食种类不同，可给予单味中药煎服：若伤于肉类，可取焦山楂10～15g，加水100mL煎服；伤于面类，取炒莱菔子10～15g煎服；伤于谷类，取鸡内金10～15g，和炒麦芽10～15g煎服。

3）风寒泻、脾虚泻、脾肾阳虚泻患儿，汤剂宜热服，风寒泻患儿服药后应盖被出汗以助药效。

4）阴竭阳脱患儿，汤剂宜热服、频服，必要时进行鼻饲给药。

6. 中医护理适宜技术

（1）腹痛、腹泻　可用小儿推拿法、穴位贴敷法、艾灸法、穴位注射等。

1）小儿推拿法：采用“止泻四法”，即在小儿特定穴“腹、脐、龟尾、节骨”四穴上施以摩法、揉法、推法。每个动作3～5分钟，每日1次，10天为1个疗程，共1个疗程。揉脐：用掌根或中指在患儿腹部做揉法。摩腹：用手掌或食指、中指、环指在患儿腹部做逆时针的环转运动。推上七节骨：在患儿第四腰椎至尾骨端一条直线上用食、中二指做自下而上的直推法。揉龟尾：用中指在患儿尾骨端做揉法。

辨证取穴　湿热泻可加清脾经、清大肠、退六腑、揉天枢穴等清泻湿热；伤食泻可加补脾经、清大肠、清小肠、揉板门、运内八卦、揉足三里等消食和胃；风寒泻可加补大肠、补脾经、清小肠、推攒竹、推坎宫、揉太阳、揉外劳宫、推三关等散风祛寒；脾虚泻可加补脾经、补大肠、推三关、揉按足三里、捏脊等穴位健脾止泻；脾肾阳虚加揉肾俞。

2）穴位贴敷法：根据不同证型每次取中药药末2～3g，用温水调成糊状，用纱布包紧，外敷于穴位，4～6小时后取下，每日1～2次，3天为1个疗程。

辨证选药、取穴　湿热泻可用葛根20g，黄连20g，苦参20g，木香20g，研粉混匀，取神阙穴、中脘穴、天枢穴、气海穴；伤食泻可用丁香20g，五倍子20g，吴茱萸20g，干姜20g，肉桂20g，研粉混匀，取神阙穴、中脘穴、天枢穴、气海穴；风寒泻可用吴茱萸20g，干姜20g，白芷20g，肉桂20g，丁香20g，研粉混匀，取神阙穴；脾虚泻可用白术20g，白豆蔻20g，砂仁20g，丁香20g，吴茱萸20g，肉桂20g，研粉混匀，取神阙穴、气海穴。

3）艾灸法：适宜于风寒泻、脾肾阳虚泻患儿。取穴中脘、神阙、天枢，点燃艾条，距离皮肤3cm左右，先回旋灸神阙3分钟，再分别雀啄灸神阙、中脘、天枢各2分钟，接着以神阙为中心，沿任脉循行部位往返灸3～5分钟，往返灸需达到中脘及关元穴，最后分别对中脘、神阙及天枢施以温和灸，以所灸部位皮肤潮红为度，每日1次，连续5日为1个疗程，共2个疗程。

4）穴位注射：泄泻不止可遵医嘱进行穴位注射，如脐下石门穴，每次注入生理盐水1mL，每日两次，3～5天为1个疗程。

（2）肛周皮肤损伤　可用中药坐浴法，适宜于湿热泻。可遵医嘱用苍术 20g，黄柏 20g，煎水 500mL，坐浴 10 分钟，温度以 40℃为适宜，擦干后涂黄连膏等药膏，以清热化湿。

（3）纳差、消瘦　可用中药灌肠法、穴位按摩法。

1）中药灌肠法：对呕吐、频繁进食及服药困难的患儿，可遵医嘱进行直肠给药，取肉豆蔻 10g，丁香 9g，诃子 9g，芡实 9g，茯苓 12g，焦山楂、焦神曲、焦麦芽各 15g，用自动煎药机煎取汁 100mL，经高压消毒后密封留置待用。灌肠前尽量先让患儿排便，将药液加温至 36～37℃，用 20mL 注射器抽吸，接一次性灌肠管，插入肠道，深度为 5～10mL，注入药液，保留 15～20 分钟。每日 1～2 次，5 天为 1 个疗程，共 2 个疗程。

2）穴位按摩法：呕吐患儿在参考腹痛、腹泻选穴基础上加合谷、内关、上脘穴，每个穴位按摩 3～5 分钟，每日 1 次，10 天为 1 个疗程，共 1 个疗程。

第二十六节　小儿积滞

小儿积滞是由于乳食喂养不当，食停中脘，积而不化，气滞不行所形成的一种病证。临床以不思饮食，食而不化，腹部胀满，嗳腐、吞酸，大便溏泄或便秘为主要特征。一年四季均可发生，尤以夏秋季节发病率较高。各年龄阶段均可发病，常以婴幼儿多见，特别是禀赋不足，脾胃虚弱，以及人工喂养的婴幼儿更易罹患。本病既可单独出现，又可兼夹于感冒、泄泻、疳证等其他疾病中。相当于西医学的小儿消化功能紊乱或功能性消化不良等疾病。

【病因病机】

小儿积滞之病因主要与喂养不当有关，先天禀赋不足，病后失调，脾胃虚弱者更易为乳食所伤。积滞的病位在脾胃，病机为乳食停聚中脘，积而不化，气滞不行。病理性质有实证和虚实夹杂证。一般平素体健，病程短，脾胃受损程度轻者，多为实证；若积久不消，病程迁延，脾胃受损程度重者，则为虚实夹杂。小儿积滞一般预后良好，若经久不愈，迁延失治，则影响小儿生长发育，可转化为疳证。

【护治原则】

本病以消食化积、理气导滞为基本原则。实证以消为主，积滞化热者，佐以清解积热；偏寒者，佐以温阳助运；积滞较重，或积热结聚者，当通腑泄热。虚实夹杂证，宜清补兼施，积重而脾虚者，宜消中兼补。

【常见证候类型、临床表现及治法】

小儿积滞的常见证候类型、临床表现及治法，见表 11－27。

表 11－27　小儿积滞常见证候类型、临床表现及治法

证候名称	症状	舌脉	治法
乳食内积	乳食不思或少思，脘腹胀满、疼痛拒按，呕吐食物、乳片，烦躁不安，哭闹不宁，大便酸臭或秘结	舌淡红，苔白垢腻，脉弦滑，指纹紫滞	消乳化食，导滞和中
食积化热	不思乳食，口干，脘腹胀满、腹部灼热，午后发热，心烦易怒，夜不安寐，小便黄，大便臭秽或秘结	舌红，苔黄腻，脉滑数，指纹紫	清热导滞，和中消积
脾虚夹积	不思乳食，食则饱胀，呕吐酸馊，腹满喜按、喜俯卧，夜寐不安，面色萎黄，形体消瘦，神疲肢倦，大便稀糊或溏，夹食物残渣	舌淡，苔白腻，脉细滑，指纹淡滞	健脾助运，消积化滞

【主要护理问题】

1. 纳差。

2. 腹胀、腹痛。

3. 嗳腐吞酸。

4. 抱卧不宁。

【护理措施】

1. 病情观察

（1）观察患儿进食量，腹胀、腹痛部位、性质和程度，二便、舌苔及脉象等情况，以辨别积滞的证候。若患儿出现呕吐，观察并记录呕吐物量、性状等。

（2）因积生热者，定时测量体温，做好记录。

（3）观察患者饮食、睡眠、精神的情况，若出现烦躁不安、夜间哭闹等情况，应加强护理。

2. 生活起居护理

（1）保持病室环境清洁，病室内安静舒适，温湿度适宜。

（2）保证充足的睡眠和适当活动。

（3）注意防寒保暖，预防感冒。日常起居应做到“背要暖，腹要暖，足膝要暖，头要凉”。

（4）呕吐患儿注意口腔护理，及时清理呕吐物，每天用淡盐水或银芩汤漱口2～3次。

3. 情志护理　为患儿做好心理安慰及情志疏导，尽量促使患儿怡情悦志，避免过度紧张、恼怒、惊恐等不良刺激，做到喜怒有节，保持心情舒畅。针对小儿的特点，指导家属进行情志护理。

4. 饮食护理

（1）饮食原则及禁忌

1）饮食以高蛋白、高热量、高维生素、易消化为原则，养成良好饮食习惯，定时、定量、定质，忌生冷、辛辣刺激、肥甘厚味之食。

2）对于脾胃功能差，饮食稍不慎即吐泻的小儿，要合理添加辅食，应遵循“先稀后干、先荤后素、先少后多”的原则。

3）呕吐者可暂禁食3～6小时，或给予生姜汁数滴，加少许糖水饮服。可用粟米饭焦锅巴，研细粉，每次10g，每日两次，用糖开水冲调服，有助运消食之功；便秘者，可予蜂蜜10～20mL冲服。

4）对吸吮能力差者，可予鼻饲。

（2）辨证施食

1）乳食内积者，可暂停进食，可用鸡内金、陈皮、砂仁、山楂等，以消乳化食，导滞和中。

2）食积化热者，烹饪方式尽量选择水煮、清蒸。可食绿豆汤、白菜、莴笋、莲藕、芹菜、茄子、百合、柚子、梨等，以清热导滞，理气和中。

3）脾虚夹积者，给予细、软、烂的饮食，可食大枣、薏苡仁、山药等，以益气健脾。

5. 用药护理

（1）用药原则

1）汤药宜温服，按时给药，服后静养。呕吐轻者汤药可浓煎，采取少量多次频服的方法。

2）注意服药时间和方法。一般健胃药宜饭前服用，消导药宜饭后服用，通便药宜空腹或半空腹服用。

（2）辨证施药

1）食积化热患儿，汤剂宜凉服。

2）乳食内积患儿，汤药宜浓煎，少量频服。

3）脾虚夹积患儿，汤药宜温热服。

6. 中医护理适宜技术

（1）纳差　可用小儿推拿法、捏脊疗法、摩腹疗法。

1）小儿推拿法：补脾经、揉板门、清大肠、推四横纹、运内八卦、分推腹阴阳、揉天枢、顺时针揉按中脘和神阙、手指按揉双侧足三里各50次，下推七节骨50次，每日1次。

2）捏脊疗法：重点揉捏脾俞、胃俞起到健脾益胃之功效。患儿俯卧，医者两手半握拳，两食指抵于背脊之上，再以两手拇指伸向食指前方，合力夹住肌肉提起，而后食指向前，拇指向后退，做翻卷动作，两手同时向前移动，自长强穴起，一直捏至大椎穴止，如此反复3～5次，捏到第3次后，每捏3把，将皮肤提起1次。每日1次，6日为1个疗程。

3）摩腹疗法：以掌部或四指指腹着力，沿中脘→天枢→关元→中脘做环形摩动，视具体病情采用顺时针或逆时针方向摩腹。

（2）腹胀、腹痛　可用小儿推拿法、刮痧法、穴位注射法、穴位敷贴法。

1）小儿推拿法：揉摩脐部，补脾经，摩腹，按揉足三里、中脘，揉板门，以健脾和胃，消食和中，推四横纹，运内八卦，分腹阴阳以理气和中，调和气血。腹部及背部穴位以消积膏为介质进行推拿，将青皮10g，麸炒枳壳10g，厚朴10g，砂仁10g，芒硝10g，焦山楂、焦神曲、焦麦芽各10g，生姜10g，研磨成细小粉末，然后浸泡在75%酒精中，浸泡1天后，再加入适量的凡士林开始熬制，先用细火加热，待颜色开始慢慢变成微黄时，立即停止加热，再用事先准备好的器具将药渣过滤掉，冷却备用即可。烦躁不安者，可加掐五指节，清肝经，补脾经，推三关，揉足三里、中脘，捏脊以温中健脾，补益气血。

2）刮痧法：食积化热者可取督脉、膀胱经穴、六腑穴、三关穴等部位刮痧治疗，每部位10分钟，每周1次。

3）穴位注射法：遵医嘱给予维生素B_{12} 0.1～0.5mL（稀释至1.0mL），注入足三里、脾俞穴，每天1次。

4）穴位敷贴法：选中脘、神阙穴，先热敷5分钟，后继续保留24小时。隔日1次，3次为1个疗程。

辨证选方　食积化热者，取神曲30g，麦芽30g，山楂30g，槟榔10g，生大黄10g，芒硝20g，共研细末，以麻油调用；乳食内积者取玄明粉3g，胡椒粉0.5g，用于便秘；脾虚夹积者取炙黄芪5g，山楂5g，鸡内金5g，炒扁豆10g，炒山药10g。

（3）嗳腐吞酸　可用小儿推拿、针刺疗法。

1）小儿推拿：清大肠、清脾经、清胃经、退六腑、揉足三里。每天1次，共3天。

辨症推拿：呕吐酸馊乳食、腹部胀实者，加清脾经、清胃经、按弦搓摩；呕吐频繁者，加推天柱骨、横纹推向板门；大便溏薄酸臭者，加清补大肠经；大便秘结臭秽者，加清大肠、推下七节骨。

2）针刺疗法：常规消毒后，三棱针快速点刺足三里、中脘、梁门，刺出血2～3滴，或挤出黄白色液体少许，3天后重复一次。

辨证取穴　乳食内积配内庭、天枢；腹胀配章门、气海穴；恶心、呕吐配内关穴；脾虚夹积配足三里、中脘、梁门、四缝、脾俞、胃俞、气海；食积化热配曲池、大椎；烦躁配神门，毫针刺用中等刺激，不留针，实证以泻法为主，辅以补法。

（4）抱卧不宁　可用耳穴疗法、艾灸法。

1）耳穴疗法：取胃、大肠、神门、交感、脾俞，每次选3～4穴，用王不留行籽或磁珠等贴压于患儿耳郭上的穴位或反应点，嘱每天按压2～3次，以有酸、麻、胀、痛、热感为度，不寐伴头晕头痛、急躁易怒者手法易重，倦怠纳差者手法宜轻，每次每穴30秒，每3～5天更换1次，双耳交替，10天为1个疗程。

2）艾灸法：取穴足三里，将点燃的艾条对准足三里，在距离皮肤2～3cm处进行熏灸，一般灸5～10分钟，以患者局部皮肤红润，有温热感而无灼痛感为宜。

第二十七节　湿　疮

湿疮是因感受风湿热毒之邪所致的过敏性、炎性皮肤病，以多形性皮损、对称分布、剧烈瘙痒、渗出倾向、反复发作、易成慢性为其特征。根据病程分为急性、亚急性、慢性三类，以慢性湿疮多见。急性湿疮以丘疱疹为主，慢性湿疮以表皮肥厚和苔藓样变为主，好发于耳后、头部、面部、手部、阴囊等特定部位。本病无明显的发病季节，常复发于冬季。主要相当于西医学的湿疹。

【病因病机】

湿疮的发生与禀赋不耐，饮食不节，外受风、湿、热邪等因素有关。病位在肌肤，与肝、脾有关。基本病机为风湿热邪浸淫肌肤，湿瘀互结，血虚风燥，肌肤失养。湿疮的病理性质有虚实两个方面。初起病性属实，以湿热为主；日久湿邪困脾，脾虚失健，为虚实夹杂；病久耗伤阴血，血虚生风生燥，形成虚证。一般病程较长，可反复多次发病。

【护治原则】

以清热利湿、祛风止痒为原则。急性者以清热利湿为主；慢性者以养血润肤为主，外治宜用温和的药物，以免加重病情。

【常见证候类型、临床表现及治法】

湿疮的常见证候类型、临床表现及治法，见表11－28。

表11－28　湿疮常见证候类型、临床表现及治法

证候名称	症状	舌脉	治法
风热蕴肤	皮损以红色丘疹为主，可见鳞屑、结痂、渗出不明显，皮肤灼热，瘙痒剧烈，可伴发热，口渴	舌质红或舌边尖红，苔薄黄，脉浮	疏风清热止痒
湿热浸淫	皮损潮红，多见丘疹、丘疱疹、水疱，皮肤灼热疼痛，瘙痒剧烈无休，抓破后糜烂、渗出，可伴心烦口渴，身热不扬，大便干，小便短赤	舌质红，苔黄腻，脉滑	清热燥湿止痒
脾虚湿蕴	皮肤潮红，皮损以丘疹或丘疱疹为主，色暗或有鳞屑，瘙痒，抓后糜烂渗出，伴纳少乏力，腹胀便溏，小便清长或微黄	舌淡胖，苔薄白或腻，脉濡缓无力	健脾利湿止痒
阴虚血燥	病程久，反复发作，皮损色暗或色素沉着，干燥脱屑，粗糙肥厚，苔藓样变，剧痒难忍，遇热或肥皂水洗后瘙痒加重，伴口干不欲饮，纳差，腹胀，便干，或手足心热	舌红，苔少或剥，脉细	滋阴养血，润燥止痒

【主要护理问题】

1．皮肤瘙痒。

2．皮损。

【护理措施】

1. 病情观察

（1）观察皮损部位、范围、形态、色泽、瘙痒、疼痛、伴随症状、舌苔脉象等情况，以辨别湿疮的证候。

（2）观察皮损渗出、糜烂等变化，若渗出多，糜烂严重，应及时报告医生，以防继发感染、溃疡等变证。

（3）皮损严重且合并感染者，要密切观察神志、生命体征等变化，若发现体温升高、血压下降等感染性休克表现，立即报告医生，并配合抢救处理。

（4）观察有无疼痛，若患者有疼痛，应记录疼痛的性质、程度。

2. 生活起居护理

（1）起居有常，注意劳逸结合，适当体育锻炼，保证充足睡眠，注意个人卫生。

（2）保持居室明亮、清洁，空气流通，避免吹对流风。

（3）衣着应柔软宽松、吸汗、透气，以棉质品为宜，避免羽绒、尼龙及毛织品衣服贴身穿戴，减少对皮肤摩擦和刺激，勤换衣被。

（4）保持皮肤清洁，每日用温水清洁，避免用热水烫洗、用力搓擦，以免损伤皮肤，诱发感染；避免使用有刺激性的肥皂和化妆品；避免阳光直晒湿疮；瘙痒时尽量不要抓挠，瘙痒难忍时，可立即涂抹止痒剂，亦可轻按皮损周围皮肤，以缓解痒感；指导患者坚持长期规范使用保湿润肤剂。

（5）辨证起居。风热蕴肤者居室宜通风、凉爽，湿度适宜，以减轻皮肤灼热和口渴症状，避免劳累和复感外邪；湿热浸淫者以休息为主，保证充足的睡眠，居室宜干净、通风、凉爽；脾虚湿蕴者居室宜干燥凉爽，光线充足，劳逸结合，避免久坐及过度思虑劳神；阴虚血燥者居住环境宜安静，避免噪音，以促进睡眠，适当运动，避免劳累。

3. 情志护理 主动关心体贴患儿的疾苦，采用解释、鼓励、安慰等语言开导法，进行耐心安慰和开导，如实讲解疾病治疗的难易和规律，讲清情志对疾病治疗的影响，使其消除顾虑，心情舒畅，气机条达，气血调和。或通过病友会的现身说法，使其树立战胜疾病的信心，积极配合治疗。

4. 饮食护理

（1）饮食原则及禁忌

1）湿疮患者饮食宜清淡、易消化。多食新鲜蔬菜、水果，忌食海腥动风之物、辛辣刺激、生冷、油腻之品。

2）平时多饮用温开水，忌浓茶、咖啡、烟酒。

（2）辨证施食

1）风热蕴肤者，可选用薄荷、金银花、菊花等，以疏风清热。

2）湿热浸淫者，可选用莲藕、丝瓜、冬瓜、赤小豆粥等，以清热利湿。

3）脾虚湿蕴者，可选用赤小豆、薏苡仁、山药、莲子或赤小豆苡米粥等，以健脾利湿。

4）阴虚血燥者，可选用阿胶、鳖、枸杞子、山药、银耳莲子大枣粳米粥，以滋阴养血润燥。

5. 用药护理

（1）用药原则

1）汤药宜文火煎煮。

2）服药后应注意观察患者瘙痒、渗出及小便情况；注意有无胃脘不适等。

3）外用药物应注意勿涂入口眼等黏膜处；儿童、老年患者的头面、乳房及外阴部湿疮忌用刺激性强的外用药物。

（2）辨证施药

1）疏风清热止痒类汤药不宜久煎，宜温服。

2）清热燥湿止痒类汤药不宜久煎，宜温凉服。

3）健脾利湿止痒类汤药宜浓煎，饭后温服，若一次服用量过多、过凉，易伤脾胃。

4）滋阴养血、润燥止痒类汤药宜浓煎，温服、少量频服。

5）外洗剂或外涂剂：①风热蕴肤证初起仅有皮肤潮红而无流滋者，用药以清热安抚、避免刺激为原则，可选用清热止痒的中药苦参、黄柏、地肤子、荆芥等煎汤外洗，或用10%黄柏溶液、炉甘石洗剂外搽；若糜烂、水疱、流滋较多者，用药以收敛、清热、消炎、止痒为原则，可选用马齿苋水洗剂、黄柏溶液或除湿止痒软膏外搽，或2%～3%硼酸水、0.5%醋酸铅外洗；急性湿疮后期，滋水减少、结痂时，用药以保护皮损、避免刺激、促进角质新生、清除残余炎症为原则，可选用黄连软膏、青黛膏外搽。②湿热浸淫及脾虚湿蕴之亚急性湿疮者，用药以清热燥湿、祛风止痒、收敛为原则，有少量流滋者，选用苦参汤、三黄洗剂湿敷外搽；无流滋者，可选用青黛散、祛湿散等油调外敷或黄柏霜外搽。③阴虚血燥之慢性湿疮者，用药以清热燥湿，养血止痒，抑制表皮细胞增生，促进真皮炎症吸收为原则，可选用各种软膏、乳剂，如青黛膏、肤舒止痒膏、湿疮膏等，根据瘙痒及皮肤肥厚程度，加入不同浓度的止痒剂、角质促成和溶解剂。

6. 中医适宜技术

（1）皮肤瘙痒　可用药线点灸、长子穴灸、梅花穴灸。

1）药线点灸：选择皮损部位施灸，以祛风止痒。

2）长子穴灸：取首先出现的疹子或最大的疹子为穴，每天点灸1次，一般1～3天。

3）梅花（莲花、葵花）穴灸：沿皮损处周边和病损皮肤上呈梅花（莲花、葵花）形分布取穴，每天点灸1次，症状减轻后，改隔天点灸1次，治疗5～7天，以巩固疗效。

（2）皮损　可用中药溻渍疗法、中药药浴法。

1）中药溻渍疗法：适用于炎症较重、流滋明显的皮损，遵医嘱采用清热燥湿、止痒洗剂，如黄柏溶液、三黄溶液等冷湿敷于皮损处，每次20分钟，每天2～4次。

2）中药药浴法：适用于急性、亚急性和慢性湿疮皮损无明显流滋者。皮损面积小者，可局部洗浴；皮损面积大者，可全身洗浴，水温38～43℃为宜，每次20分钟，每天1次，微微发汗即可。

辨期选药　急性期可遵医嘱选用苦参、白鲜皮、马齿苋、黄柏等药物，以清热燥湿，凉血止痒；慢性湿疮可遵医嘱选用当归、桃仁、生地黄、鸡血藤等，以滋阴养血，润燥止痒。

第二十八节　蛇串疮

蛇串疮是一种急性疱疹性皮肤病，水疱成簇出现，呈带状分布，痛如火燎，因皮损状如蛇行，故名蛇串疮。每多缠腰而发，故又称缠腰火丹，也称为火带疮、蛇丹、蜘蛛疮等。其特点为骤然在皮肤上出现红斑、水疱或丘疱疹，累累如串珠，排列成带状，沿一侧周围神经分布区出现，伴刺痛。多发于春秋季节，好发于成年人，愈后极少复发。相当于西医学的带状疱疹等疾病。

【病因病机】

蛇串疮的发生多与情志内伤，饮食不节，感染毒邪等因素有关。病位在肌肤，与肝、脾有关。病机为湿热毒邪，阻滞经络，外溢肌肤。病理性质初期以湿热火毒为主，后期则转为正虚血瘀兼夹湿邪。多数患者愈后极少复发，部分患者有后遗神经痛。

【护治原则】

本病护治以清热利湿、行气止痛为原则。遵循初期清利湿热，后期活血通络止痛，体虚者辅以扶正的护治原则。

【常见证候类型、临床表现及治法】

蛇串疮的常见证候类型、临床表现及治法，见表 11－29。

表 11－29　蛇串疮常见证候类型、临床表现及治法

证候名称	症状	舌脉	治法
肝经郁热	皮损鲜红，疱壁紧张，灼热刺痛，伴咽干口苦，心烦易怒，便干溲黄	舌质红，苔薄黄或黄厚，脉弦滑数	清肝泻火，解毒止痛
脾虚湿蕴	皮损色淡，疱壁松弛，疼痛略轻，伴腹胀食少，渴不欲饮，时有便溏	舌质淡，苔白或白腻，脉沉缓或滑	健脾化湿，清热解毒止痛
气滞血瘀	皮疹消退后局部仍痛不可忍，坐卧不安，向临近部位放射，重者可持续数月之久	舌质暗，苔白，脉弦细	理气活血，化瘀通络止痛

【主要护理问题】

1. 疼痛。

2. 丘疹及水疱。

【护理措施】

1. 病情观察

（1）观察患者疼痛的部位、性质、程度、持续时间及伴随症状。

（2）观察皮损部位、颜色、范围、水疱大小、疱液性状、疱壁紧张度、有无糜烂及合并感染、全身情况、舌苔及脉象情况，以辨别蛇串疮的证候。

（3）病情较重、疼痛剧烈者，密切观察神志、生命体征等变化，若发现异常，立即报告医生，及时处理。

（4）年老体弱者注意观察有无发热、乏力、头痛、纳差等伴随症状。

2. 生活起居护理

（1）保持居室整洁，光线充足，空气流通，避免吹对流风。

（2）起居有常，注意劳逸结合，适当的体育锻炼，如散步、慢跑、太极拳、八段锦等增强体质。保证充足睡眠，注意个人卫生。

（3）疱壁紧张期采取健侧卧位，防止挤压，引起疱疹破裂。

（4）衣着应柔软宽松、吸汗、透气，避免羽绒、尼龙及毛织品衣服贴身穿戴，减少对皮肤摩擦和刺激，勤换衣被。

（5）及时清除血疱、坏死结痂，保持皮损局部清洁干燥，水疱较大，疱壁紧张者，可无菌抽吸疱液，以减轻胀痛不适。

（6）忌用热水烫洗，忌用化学洗涤剂洗涤衣物，忌用刺激性强的软膏涂敷，以防加重皮损或病情。

（7）注意手卫生，勤修剪指甲，避免搔抓皮损处皮肤。

（8）皮损累及眼部时，注意观察视力变化，鼓励患者多眨眼，防止眼睑粘连及溃疡性角膜炎。嘱患者遵医嘱使用眼药水和眼药膏，白天每2～3小时滴眼药水一次，睡前涂眼药膏后纱布覆盖。

（9）皮损发生于头皮、腋下、外阴等毛发部位时，应剪去局部毛发，保持创面清洁。

（10）辨证起居。肝经郁热者，居室干燥凉爽，避免久视和久行；脾虚湿蕴者，居室宜干燥温暖，注意劳逸结合，避免过度思虑劳神；气滞血瘀者，居住环境避免阴暗潮湿，加强运动，以畅通气血。

3. 情志护理　关心体贴患者的疾苦，及时评估患者的心理需求，并进行针对性的疏导。采用解释、鼓励、安慰等语言开导法，进行耐心安慰和开导，告知患者治疗和调护的具体措施及治疗效果，使其消除顾虑，保持愉悦情志，避免肝郁化火而加重病情。

4. 饮食护理

（1）*饮食原则及禁忌*

1）饮食有节，宜清淡、易消化。多食新鲜蔬菜、水果，忌食肥甘厚味和海腥动风之物，辛辣刺激、生冷、油腻之品。

2）平时多饮温开水，忌浓茶、咖啡、烟酒。

（2）*辨证施食*

1）肝经郁热者，宜食清肝泻火之品，如芹菜、丝瓜、甘蔗、绿豆粥。

2）脾虚湿蕴者，宜食健脾利湿之物，如山药、白扁豆、蘑菇、赤小豆、薏苡仁粥。

3）气滞血瘀者，宜食行气活血化瘀的食物，如白萝卜、柑橘、木耳、山楂等，慎食甜食及易胀气食品。

5. 用药护理

（1）*用药原则*

1）服药后应注意观察患者疼痛、水疱消长情况。

2）外用药物应注意勿涂入口眼等黏膜处。

3）服药期间注意观察药物不良反应，如出现食欲减退、恶心、呕吐、腹痛、便溏者，立即报告医生，并做好记录。

（2）*辨证施药*

1）清肝泻火，解毒止痛类汤药宜武火快煎，午后凉服。

2）健脾化湿类汤药宜文火慢煎，早晨或上午温服。

3）理气活血、化瘀通络止痛类汤药宜文火慢煎，早晨或上午温服。

4）外洗剂或外涂剂：发病初起可外敷玉露膏，或外涂三洗剂等，每天3次；水疱破溃后可外涂黄连膏、青黛膏等；水疱坏死者可用九一丹或海浮散换药。

6. 中医适宜技术

（1）*疼痛*　可用药线点灸、长子穴灸、梅花穴灸。

1）药线点灸：选择皮损部位施灸，以清热解毒止痛。

2）长子穴灸：取首先出现的疹子或最大的疹子为穴，每天点灸1次，一般1～3天。

3）梅花（莲花、葵花）穴灸：沿皮损处周边和病损皮肤上呈梅花（莲花、葵花）形分布取穴，每天点灸1次，疼痛减轻后改隔天点灸1次，治疗5～7天，以巩固疗效。

（2）*丘疹及水疱*　可用中药溻渍法。遵医嘱配制药液或取外用煎洗剂适量，温度38～43℃。选择大小与皮损处相当的敷料，在药液中浸湿，以不滴水为度，敷于患处。每3～5分钟用无菌纱布或棉球在敷料上淋药液1次，每5～10分钟更换敷料1次。每日溻渍2～3次，每次20～40分钟。

第二十九节　干眼症

干眼症又称为“白涩症”，是指白睛不赤不肿，而以自觉眼内干涩不适，甚则视物昏蒙为主症的病证。常伴畏光、灼热微痒、不耐久视等症状，可发生于不同年龄、不同季节。相当于西医学的角结膜干燥症等疾病。

【病因病机】

干眼症之病因主要与阴阳失调，或五脏不济，或精血不充有关。病位在目，与肝、肾、肺、脾四脏密切相关。主要病机为肝肾精血亏虚，不能上润于目，双目失于濡养。病理性质多属本虚标实，虚多实少。病位多轻浅，病程短而易愈，重症病程长而反复。

【护治原则】

以滋阴生津、清肝明目为原则。

【常见证候类型、临床表现及治法】

干眼症的常见证候类型、临床表现及治法，见表 11－30。

表 11－30　干眼症证候类型、临床表现及治法

证候名称	症状	舌脉	治法
肺阴不足	眼干涩不爽，不耐久视，白睛如常或稍有赤脉，黑睛可有细点星翳，反复难愈，伴口干鼻燥，咽干，便秘	苔薄少津，脉细无力	滋阴润肺
肝经郁热	目珠干涩，灼热刺痛，或白睛微红，或黑睛星翳，或不耐久视；口苦咽干，烦躁易怒，或失眠多梦，小便黄，大便干	舌红，苔薄黄或黄厚，脉弦滑数	清肝解郁，养血明目
气阴两虚	目内干涩不爽，目燥乏泽，双目频眨，羞明畏光，白睛隐隐淡红，不耐久视，久视后则诸症加重，甚者视物昏蒙，黑睛可有细点星翳，甚者呈丝状，迁延难愈；口干少津，神疲乏力，头晕耳鸣，腰膝酸软	舌淡红，苔薄，脉细或沉细	益气养阴，滋补肝肾
邪热恋肺	患风热赤眼或天行赤眼之后期，微感畏光流泪，有少许眼眵，干涩不爽，白睛少许赤丝细脉而迟迟不退，睑内轻度红赤	舌质红，苔薄黄，脉数	清热利肺

【主要护理问题】

眼部干涩。

【护理措施】

1. 病情观察

（1）观察眼部干涩感、痒感、畏光等症状，以及泪及目眵的量、色、质的变化。

（2）观察患者神志、面色、舌象、脉象及生命体征变化。

（3）询问患者饮食、二便、睡眠情况。

2. 生活起居护理

（1）病室环境宜整洁，保持空气新鲜，温湿度适宜。

（2）避免久居干燥、多风、强光的环境中，如烟尘环境、空调房间、烈日下等。

（3）注意用眼卫生，勿用手揉眼，避免过度用眼，如长时间使用电脑、手机等电子产品。

（4）衣被不宜过暖。

（5）避免长期佩戴隐形眼镜。

（6）注意休息，保证睡眠时间和睡眠质量。

3. 情志护理　评估患者有无焦虑、厌烦情绪，及时给予情志疏导，保持情志舒畅。避免肝郁化火而加重病情。向患者解释疾病发生、发展过程及治疗、转归情况，帮助其消除顾虑，积极配合治疗和护理。

4. 饮食护理

（1）饮食原则及禁忌

1）干眼症患者饮食宜清淡、富含维生素 A 和蛋白质的食物，如牛奶、鸡蛋、胡萝卜、韭菜、菠菜、西红柿、豆制品及干果仁等。

2）勿食辛辣刺激性强的食物，如油炸、油煎食品及油腻食物。

3）禁烟、酒、浓茶、咖啡等。

（2）辨证施食

1）肺阴不足者，可选用百合、银耳、沙参、山药、麦冬等，以滋阴润燥。

2）肝经郁热者，可选用枸杞菊花茶，以清肝明目。

3）气阴两虚者，可选用百合银耳莲子汤、黑豆核桃乳，以益气养阴，补肾益精。

4）邪热恋肺者，可选白萝卜汤、雪梨等，以清热利肺。

5. 用药护理

（1）用药原则

1）汤药宜温服，每日两次，早晚各一次。

2）服药后应注意观察患者眼部干涩、眼痒、畏光等变化。

（2）辨证施药

1）肺阴不足、气阴两虚者，中药汤剂宜饭后温服，有利于滋阴润肺，益气养血。

2）肝经郁热、邪热恋肺者，中药汤剂宜饭后温凉服，有利于清肝解郁，清热利肺。

6. 中医适宜技术

眼部干涩　可用雷火灸法、穴位按摩法、耳穴贴压法。

（1）雷火灸法　主要选取头面部、双耳部、双手合谷穴，灸 15 ~ 20 分钟。每日 1 次，每周为 1 个疗程。

头面部　①依次横行灸额头、上眼眶、下眼眶，灸条距离皮肤 3 ~ 5cm，每部位 2 ~ 3 分钟，灸至皮肤微红。②依次雀啄灸印堂、攒竹、鱼腰、丝竹空、四白、睛明、瞳子髎穴，每穴 10 ~ 15 次。

双耳部　①沿耳郭以顺时针方向回旋灸 2 ~ 3 分钟。②耳垂中点眼穴雀啄灸点穴 10 ~ 15 次。

双手合谷穴　双侧合谷穴回旋灸至皮肤微红后，雀啄灸点穴 10 ~ 15 次。

（2）穴位按摩法　用双手拇指依次按揉睛明、攒竹、鱼腰、丝竹空、瞳子髎、太阳、四白、阳白穴，每穴 10 ~ 20 次。肺阴不足、气阴两虚者，采用补法，手法应徐缓轻、频率低、幅度小；肝经郁热、邪热留恋者，采用泻法，手法应急快重、频率高、幅度大。每日 1 次，每周为 1 个疗程。

（3）耳穴贴压法　主要选取眼、目 2、交感穴，采用王不留行籽耳穴贴压，每穴按压 1 ~ 2 分钟，以耳郭潮红、发热为度，每日 3 ~ 5 次，每周为 1 个疗程。

辨证取穴　肺阴不足、气阴两虚者，配肺、肝、肾穴，采用点压法或轻柔按摩法，力度不宜过重；肝经郁热、邪热恋肺者，配肝、脾、肺穴，采用对压法或直压法。

第三十节 暴 聋

暴聋是指因脏腑功能失调所致的以骤然听力减退为主要特征的病证。暴聋是耳科急症之一，特点为耳聋突然发生，以单侧多见，常伴耳鸣、耳胀、眩晕等症状，可发生于不同年龄及不同季节。相当于西医学的突发性耳聋等疾病。

【病因病机】

暴聋之病因多由外感、情志、饮食、虚损等因素引起。病位在耳，与肝、肾、脾、肺等脏腑关系密切。病理性质有虚实之分，实者多因外邪、肝火、痰饮、瘀血等蒙蔽清窍；虚者多为脾、肾等脏腑虚损，气血亏虚所致。病机实证多为外邪侵袭，肺失宣降，或侵犯少阳，肝失条达，也可因外伤致瘀血内停；虚证多为思虑过度，脾失健运，或素体虚弱，先天不足，肾精亏虚，耗伤气血。实证起病急，病程短；虚证起病缓，病程较长，反复缠绵。暴聋若能及时治疗，预后较好，若延误治疗，则听力恢复较为困难。

【护治原则】

本病应分虚实治疗和护理。实证以疏风泻火、化痰开窍为原则；虚证以健脾益气、补肾填精、聪耳开窍为原则。

【常见证候类型、临床表现及治法】

暴聋的常见证候类型、临床表现及治法，见表11－31。

表11－31 暴聋证候类型、临床表现及治法

证候名称	症状	舌脉	治法
外邪侵袭	听力骤然下降，或有耳部胀闷感及耳鸣，可伴鼻塞、流涕、咳嗽、头痛、发热恶寒	舌质淡红，苔薄，脉浮	疏风散邪，宣肺通窍
肝火上扰	耳聋时轻时重，或伴耳鸣，多在情志抑郁或恼怒之后加重。口苦咽干，面红目赤，尿黄，大便干结，夜寐不宁，胸胁胀痛，头痛或眩晕	舌红，苔黄，脉弦数	清肝泄热，开郁通窍
痰火郁结	听力减退，耳中胀闷，或伴耳鸣；头重头昏，或见头晕目眩，胸脘满闷，咳嗽痰多，口苦或淡而无味，二便不畅	舌红，苔黄腻，脉滑数	化痰清热，散结通窍
气滞血瘀	听力减退，病程可长可短，全身可无明显其他症状，或有爆震史	舌质暗红或有瘀点，脉细涩	活血化瘀，行气通窍
肾精亏损	听力逐渐下降，头昏眼花，腰膝酸软，虚烦失眠，夜尿频多，发脱齿摇	舌红，少苔，脉细弱或细数	补肾填精，滋阴潜阳
气血亏虚	听力减退，每遇疲劳之后加重，或见倦怠乏力，声低气怯，面色无华，心悸失眠，食欲不振，脘腹胀满，大便溏薄	舌质淡红，苔薄白，脉细弱	健脾益气，养血通窍

【主要护理问题】

1. 听力下降。

2. 耳鸣。

【护理措施】

1. 病情观察

（1）观察患者听力下降程度，定期进行听力检查。

（2）观察患者有无耳鸣、耳胀、头晕等伴随症状。

（3）用电耳镜观察外耳道及鼓膜情况。

（4）及时观察患者的面色、舌象、脉象、饮食、二便、睡眠等情况。

2. 生活起居护理

（1）保持病室安静，避免噪音刺激。

（2）避免长时间打电话，使用耳机和掏耳朵。

（3）劳逸结合，避免过度疲劳、紧张，节制房事。

（4）正确擤鼻，防止涕液注入耳窍。

（5）起居有常，顺应天时，保持良好的睡眠，有助于耳聋耳鸣的防治。

3. 情志护理　怡情养性，保持情志舒畅，消除来自工作或生活上的各种压力，解除对耳聋耳鸣不必要的紧张和误解，可防止耳聋耳鸣的加重和发生。

辨证选乐　根据辨证分型给予相应的五音疗法，调节五脏功能。外邪侵袭者，宜疏风散邪，宣肺通窍，听“商”音，如《高山流水》等；肝火上扰、痰火郁结、气滞血瘀者，宜清肝泄热，化痰开窍，疏肝理气，听“角”音，如《梅花三弄》等；肾精亏损者，宜补肾填精，滋阴潜阳，听“羽”音，如《小夜曲》等；气血亏虚者，宜健脾益气，养血通窍，听“徵”音和“宫”音，如《花好月圆》《春江花月夜》等。

4. 饮食护理

（1）饮食原则及禁忌

1）饮食以清淡、富营养、易消化为原则。

2）宜食少酸多甘食物，忌油炸、腌制、肥甘厚腻及生冷之品。

（2）辨证施食

1）外邪侵袭者，可选薄荷粥、葛根粥等疏风散邪，宣肺通窍之品。

2）肝火上扰者，可选绿豆、芹菜、苦瓜、菊花等清肝泄热之品。

3）痰火郁结者，可选梨、枇杷、莲藕、百合等清热化痰之品。

4）气滞血瘀者，可选红糖、山楂、韭菜、黑木耳、桃仁等活血化瘀之品。

5）肾精亏损者，可选黑豆、黑芝麻、黑米、桑椹、核桃、板栗等补肾填精之品。

6）气血亏虚者，可选大枣、枸杞子、山药、龙眼肉等健脾益气、养血通窍之品。

5. 用药护理

（1）用药原则

1）汤药宜温服，每日两次，早晚各一次。

2）服药后注意观察患者耳聋、耳鸣、耳胀等的变化。

3）避免使用耳毒性药物，如氨基苷类抗生素、利尿剂（如呋塞米）等。

（2）辨证施药

1）外邪侵袭者，使用解表药宜武火快煎，汤剂热服，服药后卧床盖被，以助发汗，并观察体温、出汗等情况。

2）肝火上扰、痰火郁结者，中药宜饭后凉服或微温服。

3）气滞血瘀者，中药宜饭后温服。

4）肾精亏损、气血亏虚者，中药宜饭前空腹温服，以利于药物吸收。

6. 中医适宜技术

（1）听力下降　可用艾灸法、刮痧法。

1）艾灸法：适用于气滞血瘀、肾精亏损、气血亏虚型暴聋患者。主要艾灸耳部，灸 15 ~ 20

分钟，每日 1 次，每周为 1 个疗程。

回旋灸　距离耳部皮肤 2～3cm，沿耳郭以顺时针方向回旋灸 5～10 分钟，以感觉局部皮肤温热而无灼痛为度。

雀啄灸　回旋灸结束后，依次雀啄灸耳门、听宫、听会、翳风、完骨穴，每穴 10～20 次。

2）刮痧法：主要选取头部、耳部、背部，每个部位刮 10～20 次。头部、耳部每日 1 次，每周为 1 个疗程；背部每周 1 次。

头部　中间从前额发际线向后至风府穴，两边从太阳穴呈弧形刮至风池穴，采用梳刮法。

耳部　用刮板棱角点压按揉耳门、听宫、听会、翳风和完骨穴，力量逐渐加重，以患者能耐受为度，保持数秒后快速抬起，重复操作 10～20 次。

背部　沿背部督脉从后发际刮至骶尾椎，采用直线刮法。实证采用泻刮法，以出痧为度；虚证采用补刮法，手法轻柔，不必强求出痧。

辨证取穴　外邪侵袭加泻刮合谷、中渚，肝火上扰、气滞血瘀加泻刮行间、丘墟、足临泣，痰火郁结加泻刮劳宫、丰隆、内庭，肾精亏损加补刮关元、气海、命门，气血亏虚加补刮气海、足三里、脾俞。

（2）耳鸣　可用耳穴贴压法、穴位按摩法。

1）耳穴贴压法：取内耳、外耳、肾、三焦穴，采用王不留行籽耳穴贴压，每穴按压 1～2 分钟，每日 3～5 次，每周为 1 个疗程。

辨证取穴　外邪侵袭者加肺穴，肝火上扰、痰火郁结、气滞血瘀者加肝、胆穴，气血亏虚、肾精亏损者加心、脾穴。

2）穴位按摩法：①用拇指依次按揉耳门、听宫、听会、翳风、完骨穴，每穴 10～20 次。②摩耳轮：用食指和拇指相对捏揉耳郭 20～30 次，直到耳部有发热的感觉。③按耳窝：用食指按压耳窝凹陷处 10～20 次。每日 1 次，每周为 1 个疗程。

主要参考书目

[1] 苏扬，苏荣德，陆军．足部反射区按摩保健法［M］．南京：江苏科学技术出版社，2003.
[2] 张安玲．中医基础理论［M］．北京：科学出版社，2004.
[3] 范士生．足部反射区按摩疗法［M］．北京：北京体育大学出版社，2005.
[4] 季冰天，赵焰．足间道［M］．武汉：湖北科学技术出版社，2005.
[5] 刘革新．中医护理学［M］．2 版．北京：人民卫生出版社，2006.
[6] 吴在德，吴肇汉．外科学［M］．北京：人民卫生出版社，2007.
[7] 陈红风．中医外科学［M］．上海：上海科学技术出版社，2007.
[8] 孙广仁．中医基础理论［M］．北京：中国中医药出版社，2007.
[9] 顾一煌．中医健身学［M］．北京：中国中医药出版社，2009.
[10] 徐桂华，李佃贵．中医护理学［M］．北京：人民卫生出版社，2009.
[11] 王琦．中医体质学［M］．北京：人民卫生出版社，2009.
[12] 张景岳．景岳全书·传忠录［M］．北京：中国医药科技出版社，2011.
[13] 孙广仁，郑洪新．中医基础理论［M］．北京：中国中医药出版社，2012.
[14] 徐桂华，张先庚．中医临床护理学［M］．北京：人民卫生出版社，2012.
[15] 孙秋华，陈佩仪．中医临床护理学［M］．北京：中国中医药出版社，2012.
[16] 邓铁涛．中医诊断学［M］．2 版．北京：人民卫生出版社，2013.
[17] 周仲英，蔡淦．中医内科学［M］．2 版．北京：人民卫生出版社，2013.
[18] 池建淮，胡慧．中医护理学基础［M］．北京：人民卫生出版社，2014.
[19] 周祯祥，唐德才．中药学［M］．北京：中国中医药出版社，2016.
[20] 梁繁荣，王华．针灸学［M］．北京：中国中医药出版社，2016.
[21] 沈雪勇．经络腧穴学［M］．北京：中国中医药出版社，2016.
[22] 高树中．针灸治疗学［M］．北京：中国中医药出版社，2016.
[23] 刘明军，王金贵．小儿推拿学［M］．北京：中国中医药出版社，2016.
[24] 王之虹．推拿手法学［M］．3 版．北京：人民卫生出版社，2016.
[25] 孙秋华，陈莉军．中医护理学基础［M］．北京：人民卫生出版社，2016.
[26] 刘天君，章文春．中医气功学［M］．4 版．北京：中国中医药出版社，2016.
[27] 孙秋华．中医临床护理学［M］．北京：中国中医药出版社，2016.
[28] 胡慧．中医临床护理学［M］．北京：人民卫生出版社，2016.
[29] 谈勇．中医妇科学［M］．北京：中国中医药出版社，2016.

[30] 马融．中医儿科学［M］. 北京：中国中医药出版社，2016.
[31] 陈红风．中医外科学［M］. 北京：中国中医药出版社，2016.
[32] 王富春，马铁明．刺法灸法学［M］. 北京：中国中医药出版社，2016.
[33] 徐桂华，胡慧．中医护理学基础［M］. 北京：中国中医药出版社，2016.
[34] 郑洪新．中医基础理论［M］. 北京：中国中医药出版社，2016.
[35] 李灿东．中医诊断学［M］. 北京：中国中医药出版社，2016.
[36] 王新佩．金匮要略［M］. 北京：中国中医药出版社，2017.
[37] 陈佩仪．中医护理学基础［M］. 北京：人民卫生出版社，2017.
[38] 徐桂华、张先庚．中医临床护理学［M］. 2 版．北京：人民卫生出版社，2017.
[39] 张伯礼，吴勉华．中医内科学［M］. 北京：中国中医药出版社，2017.
[40] 程士德．内经讲义［M］. 北京：上海科学技术出版社，2018.
[41] 郭霭春．难经集注白话解［M］. 北京：中国中医药出版社，2019.
[42] 倪诚．中医体质养生学［M］. 北京：人民卫生出版社，2019.
[43] 徐桂华，孙桂菊．营养与食疗学［M］. 北京：人民卫生出版社，2020.
[44] 王英．丹溪心法［M］. 北京：中国医药科技出版社，2020.
[45] 郝玉芳，王诗源．中医护理学基础：双语［M］. 北京：人民卫生出版社，2020.